Anatomie und Physiologie
für Krankenschwestern
sowie andere medizinische und
pharmazeutische Fachberufe

Anatomie und Physiologie

für Krankenschwestern sowie andere medizinische und pharmazeutische Fachberufe

Begründet von Professor Dr. H.-J. von Brandis

8., bearbeitete Auflage
von Professor Dr. Winfried Schönberger

Mit 295 zum Teil farbigen Abbildungen
und 39 Tabellen

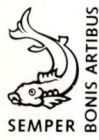
SEMPER BONIS ARTIBUS

Gustav Fischer Verlag · Stuttgart · Jena · New York
1991

Anschrift des Herausgebers:

Univ.-Professor Dr. Winfried Schönberger
Kinderklinik der Johannes Gutenberg-Universität
Postfach 3960, 6500 Mainz

Die Deutsche Bibliothek – CIP-Einheitsaufnahme

Brandis, Hans-Joachim von:
Anatomie und Physiologie für Krankenschwestern sowie andere
medizinische und pharmazeutische Fachberufe / begr. von H.-
J. von Brandis. – 8., bearb. Aufl. / von Winfried Schönberger. –
Stuttgart ; Jena ; New York : G. Fischer, 1991
  ISBN 3-437-00653-3
NE: Schönberger, Winfried [Bearb.]

© Gustav Fischer Verlag · Stuttgart · Jena · New York · 1991
Wollgrasweg 49 · 7000 Stuttgart 70 (Hohenheim)
Satz: Filmsatz Jovanović, Ruhstorf/Rott
Druck und Einband: Passavia Druckerei GmbH, Passau
Printed in Germany

0 1 2 3 4 5

Vorwort zur 8. Auflage

Anregungen aus dem Leserkreis folgend wurden Abschnitte bezüglich des Erythropoetins, des atrialen natriuretischen Faktors, des Wochenbetts und der Zwillingsentstehung eingefügt. Bis auf die Neufassung des Kapitels der Milz konnte auf eingreifende textliche Änderungen verzichtet werden. Die Abb. 171 wurde durch eine neue ersetzt, zahlreiche weitere Abbildungen werden erstmals koloriert gedruckt. Dafür sei dem Verlag herzlich gedankt. Zu danken habe ich auch diesmal wieder den Lesern dieses Buches, die meiner Bitte um konstruktive Kritik nachkamen.

Mainz, März 1991   W. Schönberger

Vorwort zur 6. Auflage

Nichts kann den bisherigen Beliebtheitsgrad des Lehrbuches der Anatomie und Physiologie von H.-J. von Brandis bei Schwestern und ärztlichen Mitarbeitern sowie deren Dozenten besser verdeutlichen als die Tatsache, daß es nach nur neun Jahren bereits in fünfter Auflage erschien, ein Erfolg, wie er nur wenigen Büchern beschieden ist. Der Tod des Autors verzögerte dann bis jetzt die notwendige Neuauflage.

Auf Wunsch des Verlages habe ich inzwischen die Fortführung des Buches übernommen, von dem hiermit die sechste, völlig neu bearbeitete Auflage vorliegt. Dabei habe ich mich trotz aller Änderungen bemüht, die Grundkonzeption des Werkes beizubehalten. Neben der eingehenden textlichen Überarbeitung wurden zahlreiche Abbildungen durch neue ersetzt und der Bildteil außerdem beträchtlich erweitert. Dabei durfte ich dankenswerter Weise Abbildungen aus anderen Werken des Verlages als Vorlagen benutzen. Für die speziellen Ausbildungsziele der Krankengymnastinnen enthält diese Ausgabe erstmalig auch Tabellen über Ursprung, Ansatz, Nervenversorgung und Funktion der Muskulatur, die dem Taschenbuch der Anatomie von Voss und Herrlinger im G. Fischer Verlag entnommen wurden.

Die Leser der Neuauflage möchte ich an dieser Stelle nun um kritische Hinweise und Anregungen bitten, für die ich stets dankbar sein werde. Herrn Dr. Wulf D. von Lucius von der Verlagsleitung und Herrn Bernhard Gaebler von der Herstellungsabteilung des Gustav Fischer Verlages danke ich besonders dafür, daß sie meinen Wünschen stets großzügiges Verständnis entgegenbrachten und auf die Ausstattung des Buches so große Sorgfalt verwandten.

Der Vermittlung von Herrn Dr. von Lucius habe ich es auch zu verdanken, daß Frau Erica Brühlmann-Jecklin und Herr Professor Dr. med. Klaus Mörike die Fahnen aus der Sicht der Schulschwester bzw. des Anatomen kritisch lasen und noch wertvolle Anregungen gaben. Auch ihnen sei hier herzlich gedankt.

Frau Helga Baltes danke ich sehr für die zügige Reinschrift des Manuskriptes und meiner Frau, Dr. Gisela Schönberger, für ihre wertvolle Hilfe beim Lesen der Korrekturen und Erstellen der Fußnoten.

Nicht zuletzt sei aber auch der Schülerinnen von der Kinderkrankenpflegeschule der Universität Mainz dankbar gedacht, die das Manuskript der Neuauflage lasen und mich auf dem eingeschlagenen Weg ermutigten.

Mainz, Juli 1985   W. Schönberger

Aus dem Vorwort zur 1. Auflage

Den Grundstock zu diesen Lehrbuch legte der Chirurg Friedemann im Jahre 1913. Er glaubte damals, den Krankenschwestern durch Darstellung der anatomischen Grundbegriffe einen angemessenen Überblick über die Zusammenhänge zwischen der Lehre vom gesunden Körper und der Pflege des kranken Menschen geben zu können. Die Lehre von der Funktion der einzelnen Organe – die Physiologie – wurde nur am Rande gestreift. Diese Begrenzung des Unterrichtsstoffes entsprach jenem Wissensbedarf, der nach dem Stand der Wissenschaft im Jahre 1913 für die erfolgreiche Ausübung des Krankenpflegeberufs ausreichend erschien. Damals konzentrierte die Krankenschwester ihre Aufgaben auf das rein «Pflegerische». Sie mußte durch gute Beobachtungsgabe «mit geübtem Blick» wichtige Einzelheiten im Zustand des Kranken als Helferin des Arztes rechtzeitig und richtig erfassen, die heute mit Hilfe verschiedenster medizinisch-technischer Untersuchungsmethoden an zahlreichen anderen Arbeitsplätzen des Krankenhauses ermittelt werden.

Der Siegeszug der Technik hat eben nicht nur die Aufgaben des Arztes sondern auch diejenigen seiner Helfer im Krankenhaus und in der Praxis grundlegend gewandelt. Physikalische und chemische Untersuchungs- sowie Behandlungsmethoden beherrschen heute die Arbeit am Krankenbett. Neben der Krankenschwester und dem Krankenpfleger steht heute die medizinisch-technische Assistentin in ihren verschiedenen Untergruppen, das Personal der Krankengymnastik-, Massage- und Bäderabteilung, die Diätassistentin usw., um nur einige der wichtigsten ärztlichen Hilfsberufe aufzuführen.

Alle diese Berufsgruppen haben ihre eigenen Aufgaben und Arbeitsmethoden, aber ihr gemeinsames Wirken zum Wohle des Kranken hat die gleichen Kenntnisse von den Lebensvorgängen des gesunden Organismus zur Voraussetzung. Damit ist heute die Anatomie als die Lehre von der Form mit der Physiologie als der Lehre von der Funktion des menschlichen Körpers zu einer unlösbaren Einheit verbunden. Diese Erkenntnis hat zwangsläufig den Unterrichtsstoff über dieses Gebiet für alle Helfer des Arztes – darunter in erster Linie das Krankenpflegepersonal – gewaltig erweitert. Die in den letzten Jahren erfolgte Neuordnung des Unterrichts in den Krankenpflegeschulen hat diese Notwendigkeit eindeutig bestätigt.

Natürlich ist der Wissensbedarf in den anatomisch-physiologischen Grundlagen bei den einzelnen Berufsgruppen innerhalb der ärztlichen Helfer verschieden ausgerichtet. Es ist nicht ganz einfach, diesen Unterrichtsstoff in einem Lehrbuch für Anatomie und Physiologie auf einen Nenner zu bringen, wenn man versucht, allen Interessen gerecht zu werden. Aus eigener Erfahrung glaube ich aber, das allen Gemeinsame im Unterricht über Anatomie und Physiologie kennengelernt zu haben.

So stellt dieses Buch einen neuen Versuch dar, die Lehre von der Anatomie und Physiologie als geschlossene Einheit sowohl für das Krankenpflegepersonal als auch für die übrigen Helfer der Ärzte im Krankenhaus zu schildern.

Aachen, 16. Februar 1968   H.-J. v. Brandis

Inhalt

Einführung

Die Kenntnis der Lebensvorgänge im gesunden menschlichen Körper wird durch die **Anatomie**[1] – die Zergliederungskunst – und die **Physiologie**[2] – die Lehre von der Körperfunktion – vermittelt. Im Gegensatz dazu beschreiben die **pathologische**[3] Anatomie und **pathologische Physiologie** das Wesen der Krankheiten.

Die Anatomie war schon immer Ausgangspunkt ärztlicher Forschung. Sie beschreibt den Bau des menschlichen Körpers, seiner Organe und Gewebe. Soweit deren Beschaffenheit bereits mit bloßem Auge erfaßt werden kann, spricht man von **makroskopischer**[4] Anatomie. Der feinere Gewebsaufbau, den wir nur mit dem Mikroskop erkennen können, wird durch die **mikroskopische**[5] Anatomie *(Histologie*[6]*)* beschrieben. Man bezeichnet die makroskopische und mikroskopische Anatomie daher auch als die Lehre von der Form, als **Morphologie**[7]. Die Anatomie beschränkt sich aber nicht auf die Beschreibung und Aufzählung einzelner Körperteile und Gewebe. Ihr Ausgangspunkt ist zwar der tote Körper, jedoch ist die Zergliederung des Körpers nur Mittel zum Zweck. Sichtung und Schilderung des dabei gewonnenen Materials bieten erst die Voraussetzungen für die weitere Arbeit. Ziel der Anatomie ist es daher, aus den einzelnen toten Teilen wieder das Mosaik des lebenden Organismus zusammenzufügen. Hierzu reicht aber die Kenntnis der Formen allein nicht aus. Man muß auch ihre Entwicklung kennen und wissen, welche inneren und äußeren Einflüsse ihre charakteristische Form prägen. Schließlich lassen sich auch wichtige Rückschlüsse aus dem Vergleich mit den entsprechenden Teilen verwandter Stammesarten ziehen.

Den Überblick über den Werdegang eines Individuums vom Keim bis zur endgültigen Form gibt die **Entwicklungsgeschichte** *(Embryologie)*[8]. Sie vollzieht sich im Mutterleib *(Embryonalzeit)*. Nach der Geburt folgen die Jahre des Wachstums, bis der Mensch endlich ausgewachsen ist, ein Zustand, der nach scheinbarem Stillstand in die Vorgänge übergeht, die als **Altersveränderungen** *(Gerontologie)*[9] bekannt sind.

Manche Beobachtungen in diesem rein zeitlich geordneten Entwicklungsablauf werden jedoch nur dann verständlich, wenn wir sie mit verschiedenen Stammesarten vergleichen. Diese Betrachtungsweise wird als **Stammesgeschichte** oder *Phylogenese*[10] bezeichnet. Dabei geht man von der Annahme aus, daß alle Lebewesen in einen gemeinsamen Stammbaum einzuordnen sind, an dessen Spitze als höchstentwickeltes Individuum der Mensch steht. Unter dem Aspekt der Stammesgeschichte hat der Mensch zahlreiche niedere Entwicklungsstufen durchlaufen, deren Spuren in der Aus- und Rückbildung seiner Organe noch erkennbar sind. So erscheinen die Gliedmaßen beim Menschen in einem frühen embryonalen Stadium als lappenförmige Anhänge, wie sie uns bei den primitiven Wirbeltieren, den Fischen, in Gestalt von Flossen als Fortbewegungsmittel bekannt sind (s. Abb. 1). Auch sieht man beim menschlichen Embryo

---

[1] Anatomie (anatemno (gr.): zerschneide): Kunst des Zergliederns
[2] Physiologie (physis (gr.): Natur; logos (gr.): Wort, Lehre): Lehre von den Lebensvorgängen
[3] Pathologie (pathos (gr.): Leiden): Lehre von den Krankheiten
[4] makroskopisch (makros (gr.): groß; skopeo (gr.): ich sehe): mit bloßem Auge sichtbar
[5] mikroskopisch (mikros (gr.): klein): nur mit dem Mikroskop sichtbar
[6] Histologie (histos (gr.): Gewebe): Lehre von den Geweben
[7] Morphologie (morphe (gr.): Form): Lehre von der Körperform
[8] Embryologie (embryon (gr.): ungeborene Leibesfrucht): Lehre von der Entwicklung der Leibesfrucht
[9] Gerontologie (geron (gr.): Greis): Lehre vom Altern
[10] Phylogenese (phylon (gr.): Stamm; genesis (gr.): Entstehung): Stammesentwicklung

vorübergehend Kiemenbögen und Schlundtaschen, die bei bestimmten niederen Tiergattungen als voll entwickelte Organe lebenswichtige Aufgaben erfüllen, um sich im Laufe der weiteren Stammesentwicklung wieder zurückzubilden.

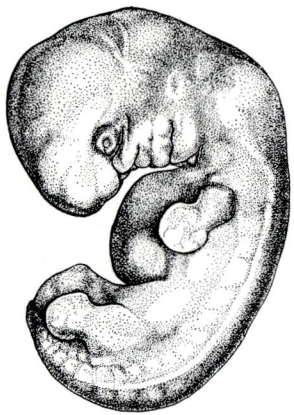

Abb. 1: Embryo im 1. Embryonalmonat. Die Arm- und Beinanlagen ähneln noch Fischflossen (nach Grosser)

Diese Gegenüberstellung einander entsprechender Teile verwandter Organismen wird als **vergleichende Anatomie** bezeichnet. Sie verdeutlicht die Bedeutung der Umwelt für die Lebewesen. Tiere können zwar im Vergleich zum Menschen nur als Stufen einer Entwicklung vom Niederen zum Höheren gelten, doch bietet ihr Organismus ein in sich harmonisch abgerundetes Bild, wenn man ihn vor dem Hintergrund der ihn umgebenden Umwelt betrachtet. Um auf das oben gewählte Beispiel zurückzukommen: Die Flossen sind für den Fisch das gleiche ideale Fortbewegungsmittel, wie es für den Vierfüßler vier und für den Menschen zwei Beine sind. *«Jeder Organismus erscheint vollkommen in seine besondere Umwelt eingepaßt. Beide gehören zusammen»* (Benninghoff[11]).

Aus den Lebensbedingungen der Umwelt entstehen also für den Organismus gestaltende Kräfte. Aber auch aus sich heraus formt er sich als Ganzes und in seinen einzelnen Teilen unter dem Einfluß seiner Aufgaben. Das bis ins Kleinste zweckmäßige Gefüge des menschlichen Organismus wird erst dann verständlich, wenn man erkennt, in welch vollkommener Weise sich die Form des menschlichen Körpers und der Organe mit ihren Funktionen zu einem harmonischen Ganzen verbinden.

Ein Beispiel dafür sind die Knochen. Die Knochen sollen das formbestimmende Stützgerüst des Körpers sein und gleichzeitig den Muskeln Haltepunkte bieten, von denen aus diese die Glieder bewegen können. Darum müssen die Knochen hart sein. Ihre äußere Form und ihr innerer Aufbau passen sich der Körperhaltung und den Erfordernissen der an ihnen ansetzenden Muskeln an. Die Gestaltungskraft der Funktion beschränkt sich dabei nicht nur auf die Formung einzelner Systeme. Sie vermag darüber hinaus vorhandene Formen an besondere Anforderungen anzupassen. Muß z.B. ein Muskel vermehrt Arbeit leisten, so vergrößern seine Fasern ihren Durchmesser, der Muskel wird dicker und kräftiger.

Form und Funktion sind also nicht voneinander zu trennen. Damit fallen auch die Schranken zwischen Anatomie und Physiologie. Zwar versteht man streng genommen unter Anatomie nur die Lehre von der Form und stellt ihr die Physiologie als die Lehre von den Lebenserscheinungen – den Funktionen – zur Seite. Aufgabe der Physiologie ist es, die Arbeitsweise des

---

[11] Benninghoff, Alfred (1890–1953), Anatom, Kiel, Marburg

lebenden Organismus zu erkennen und zu beschreiben. Diese beruht auf den Gesetzen der Physik und Chemie. Aber wie das Verständnis für die Form erst durch die Kenntnis der Funktion möglich ist, so hat auch die Lehre von der Funktion die Kenntnis der Form zur Voraussetzung. Beide – Funktion und Form – sind ein unteilbares Ganzes. Nur so können wir den Organismus in seiner Gesamtheit erfassen.

Allgemeiner Teil

Die menschliche Gestalt

Wachstum und Proportionen

Die Gestalt des Menschen wird durch seine aufrechte Körperhaltung bestimmt. Im Gegensatz zu den meisten Tieren benutzt der Mensch nur die Beine zur Fortbewegung. Die Arme, von der Last des Körpers befreit, können ganz in den Dienst der Greif- und Tastfunktion treten. Der Kopf – aus der Waagrechten zur Senkrechten erhoben – gestaltet sich bei ihm zu einer neuen, unter den Lebewesen einmaligen Form. Sein Gesichtsteil, der Schnauzenteil der Tiere, tritt gegenüber dem sich stark entwickelnden Gehirnschädel zurück. Der Mund dient jetzt nicht mehr allein der Nahrungsaufnahme, sondern formt auch die Sprache und prägt das Mienenspiel.

So ebenmäßig uns die menschliche Gestalt in ihrer Idealform erscheint, so wenig entspricht sie absolut festen Gesetzen. Zwar bestehen zwischen den einzelnen Körperteilen gewisse Größenbeziehungen (z.B. entspricht die Spannweite der Arme etwa der Körpergröße), doch hat jeder Körper seine eigenen **Proportionen,** die sich in der Wachstumsphase in Abhängigkeit von vielen Faktoren entwickelt haben.

Wachstum bedeutet Vermehrung und Vergrößerung der einzelnen Bausteine des Organismus, d.h. seiner Zellen. Alle Wachstumsreize werden zentral über eine Art *«Organisationszentrum»* gesteuert, dessen Sitz im Gehirn liegt. Die Voraussetzungen für ein normales Wachstum können folgendermaßen zusammengefaßt werden:

1. Das als Nahrung aufgenommene **Aufbaumaterial** muß in der Menge und Zusammensetzung vollwertig sein.

2. Das zugeführte Aufbaumaterial muß im Körper richtig aufgenommen, transportiert und in die Körperzellen eingebaut werden.

3. Endorgane (z.B. Knochen) müssen eine **normale Wachstumskraft** besitzen.

4. Die Steuerung des Wachstums durch **Einflüsse des Nervensystems** und verschiedener **Hormone** muß intakt sein.

Erbliche Faktoren können dabei das Wachstum über die Punkte 2–4 beeinflussen.

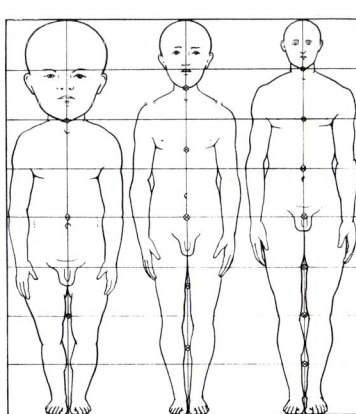

Abb. 2: Die Veränderung der Körperproportionen während des Wachstums (nach Stratz)

Von den vielen Faktoren, die das Wachstum zusätzlich bestimmen, seien hier nur die wichtigsten erwähnt: *Lebensalter, Geschlecht, äußere Lebensbedingungen, Rasse* und *funktionelle Beanspruchung.*

Von der Geburt bis zum Abschluß des Körperwachstums kommt es zu Verschiebungen der Körperproportionen. So ist die Kopfhöhe des Neugeborenen viermal, die des Erwachsenen achtmal in der Körperlänge enthalten. Der Nabel, der sich beim Neugeborenen in der Mitte des Körpers befindet, wandert im Laufe der Jahre durch das vermehrte Wachstum der Beine scheinbar aufwärts, so daß er etwa ab dem 15. Lebensjahr gut handbreit oberhalb der Körpermitte liegt (Abb. 2).

Das Wachstum zeigt einen zwar typischen, aber keineswegs gleichmäßigen Verlauf. Am stärksten wächst der Mensch im Säuglingsalter. Der Längenzuwachs beträgt in den ersten 6 Lebensmonaten 16-17 cm. Im 2. Lebenshalbjahr fällt die durchschnittliche Wachstumsrate auf 7-8 cm ab. Sie liegt dann bis zum Eintritt der **Pubertät**[1] bei etwa 6 cm pro Jahr.

Zwischen Wachstum und Geschlecht besteht eine Abhängigkeit. Nur in den ersten 9 Lebensjahren, also vor dem Beginn der Reifung der Keimdrüsen, verläuft das Wachstum bei Jungen und Mädchen gleich. Im Alter von 10-11 Jahren kommt es bei den Mädchen und ab dem 12.-13. Lebensjahr auch bei den Knaben noch einmal zu einer Phase schnelleren Wachstums (s. Abb. 3). Man spricht vom **pubertären Wachstumsschub.** Er ist vom Reifungsbeginn der Keimdrüsen abhängig, der bei Mädchen etwa 2 Jahre früher als bei Knaben einsetzt. Daher sind Mädchen zwischen dem 10. und 13. Lebensjahr meist größer als Jungen. Da das Wachstum der Mädchen aber bereits zwischen dem 15. und 16. Lebensjahr, bei Knaben aber erst zwischen dem 17. und 18. Lebensjahr aufhört, sind Knaben dann aufgrund der längeren Wachstumsphase als Erwachsene üblicherweise größer.

Wie stark äußere Lebensbedingungen den Körperbau formen, sieht man an Menschen, die schwer körperlich arbeiten müssen und daher eine besonders kräftig entwickelte Muskulatur

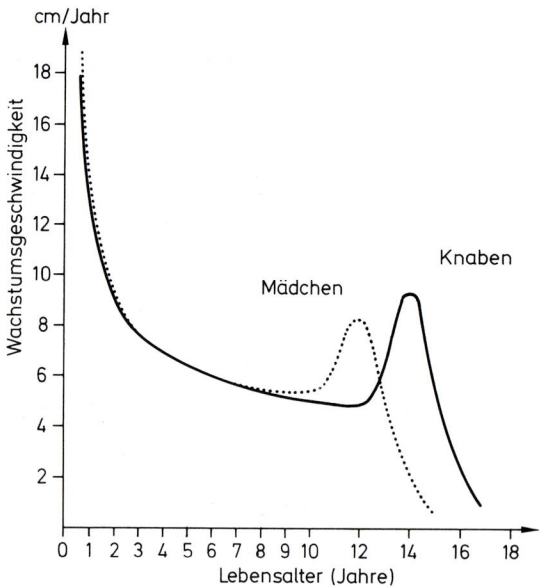

Abb. 3: Wachstumsgeschwindigkeit (cm/Jahr) bei mittlerem Wachstumsverlauf (nach Tanner)

---

[1] Pubertät (pubertas (lat.): Geschlechtsreife): Phase der Geschlechtsreifung

haben. Ganz ausgesprochen unterscheiden sich schließlich die verschiedenen Menschenrassen in ihrem Körperbau. Man denke dabei an die unterschiedlichen körperlichen Merkmale der weißen, schwarzen und gelben Rasse oder im Bereich der weißen Rasse an den Gegensatz zwischen den meist hochgewachsenen Nordländern und den eher kleinwüchsigen Südländern in Europa.

Die Konstitution[1]

Die Vielfalt der menschlichen Formen ist durch feste Maße allein nicht zu erfassen. So ergab sich aus den Erkenntnissen der Krankheitslehre die Suche nach anderen Einteilungsformen, um einen besseren Überblick über das vielfältige Bild menschlicher Erscheinungen und Eigenschaften zu gewinnen. Aus Erfahrung ist bekannt, daß die Menschen auf gleiche Umwelteinflüsse verschieden reagieren. Schädliche Einwirkungen, die den einen erkranken lassen, gehen am anderen spurlos vorüber. Auch verlaufen gleiche Krankheiten im Einzelfall äußerst unterschiedlich. Die Ursache dieser verschiedenen Reaktionsweisen zu erforschen, ist das Ziel der **Konstitutionslehre**. Unter Konstitution versteht man das Erscheinungsbild des Menschen, aus dem sich bestimmte Reaktionsweisen im Gesunden und im Kranken ableiten lassen. Die Konstitution ist das Ergebnis erblicher und durch Umwelteinflüsse erworbener Eigenschaften. Die **Konstitutionsforschung** will aus der Vielfalt der Einzelwesen bestimmte charakteristische Typen herauskristallisieren. Sie sollen dem Arzt Hinweise geben, zu welchen Krankheiten ein Mensch neigt und mit welchem Krankheitsverlauf zu rechnen ist.

Die Aufstellung bestimmter **Konstitutionstypen** läßt sich jedoch nicht direkt mit der Annahme einer Krankheit verbinden, da Konstitution ein übergeordneter Begriff ist, der alle Möglichkeiten zur gesunden wie zur kranken Seite enthält. Die Merkmale, aus denen sich die einzelnen Konstitutionstypen ergeben, sind den verschiedensten Seiten des Lebens entnommen und erschweren in ihrer Mannigfaltigkeit eine einheitliche Deutung.

Am bekanntesten ist die Einteilung der *Konstitutionstypen nach Kretschmer*[2], der die Menschen aufgrund körperlicher und seelischer Merkmale in drei Hauptgruppen unterteilt. Nach ihm gibt es den leptosomen[3], den athletischen und den pyknischen[4] Typ (Abb. 4).

Die Kennzeichen des **leptosomen Typus** sind: schlanker, hoher Körperwuchs ohne Neigung zu Fettansatz, schmaler Schädel, scharf geschnittenes Gesicht, schmale Lippen, schmale Nase. Ist dieser Typ überentwickelt, so sind dies schwächliche, hagere Menschen mit zu langem, schmalem und flachem Brustkorb, schlaffer, schlecht entwickelter Muskulatur und dünnem Skelett.

Die wesentlichen Merkmale des **athletischen Typs** sind: kräftiger, grobknochiger Körperbau, stark entwickelte Muskulatur, breiter Brustkorb mit mächtig ausladenden Schultern bei verhältnismäßig schmalem Becken und Unterkörper.

Der **pyknische Typ** ist von mittelgroßer, gedrungener Gestalt. Sein Schädel geht mehr in die Breite als in die Länge. Der Hals fällt durch seine kurze, gedrungene Form auf, und die Gliedmaßen sind eher kurz und wenig muskulös.

Diesen drei Körperformen entspricht nach Kretschmer eine bestimmte seelische Grundhaltung. Bei den *leptosomen Konstitutionstypen* überwiegen die in sich verschlossenen Menschen.

---

[1] Konstitution (constitutio (lat.): Beschaffenheit): Summe der Eigenschaften eines Menschen
[2] Kretschmer, Ernst (1888–1964), Psychiater, Marburg, Tübingen
[3] leptosom (leptos (gr.): klein, schmal; soma (gr.): Körper): schmalleibig
[4] pyknisch (pyknos (gr.): dick): dickleibig

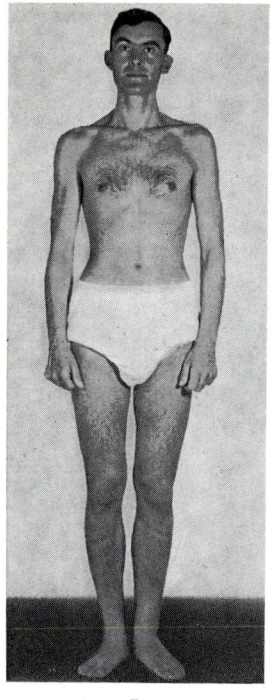
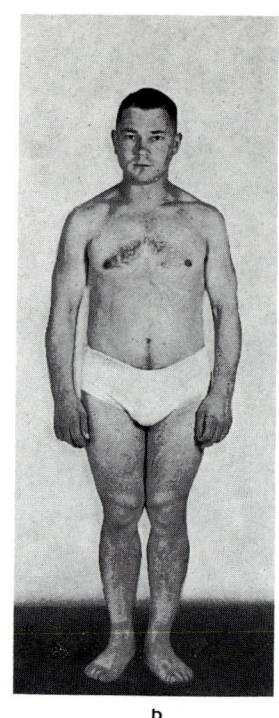
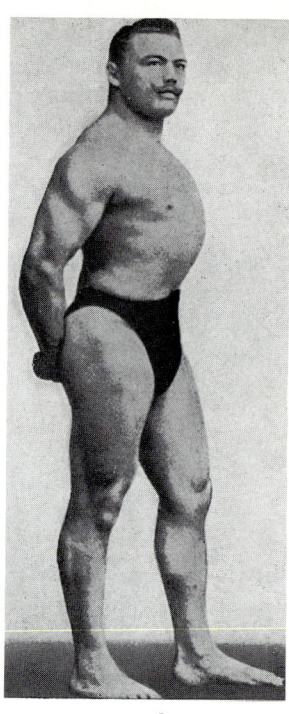

a   b   c

Abb. 4: Die 3 Konstitutionstypen nach Kretschmer: a) leptosom, b) pyknisch, c) athletisch. (Aus Curtius: Konstitution, Handbuch der Inneren Medizin, Band 6)

Ihre Stimmung schlägt leicht von einem Extrem ins andere um. Bald wirken sie weich und überempfindlich, bald hart und abstoßend. Sie können hartnäckig ein Ziel verfolgen und es dann plötzlich aufgeben. In ihrer seelischen Grundhaltung liegt eine innere Zwiespältigkeit *(schizothym[5])* vor.

Der *Athlet* ist in seiner Gemütslage ausgeglichen und selten aus der Ruhe zu bringen.

Der *Pykniker* wirkt aufgeschlossen. Er hat Sinn für Humor und die guten Seiten des Lebens. Seine Stimmung schwankt in gewissen periodisch wiederkehrenden Zeitabschnitten zwischen heiterer Aufgeschlossenheit und ruhigem Ernst. Im Grunde ist er ein Lebenskünstler, der seiner Heiterkeit bald mit vielen, bald mit wenigen Worten Luft macht *(zyklothym[6])*.

So entstehen bekannte Persönlichkeitsgruppen, die in ihrer reinen Form allerdings selten anzutreffen sind. Hierin liegt für die Konstitutionsforschung die Hauptschwierigkeit. Die Mischung der einzelnen Typen verwischt die klaren Trennungslinien.

---

[5] schizothym (schizo (gr.): ich spalte; thymos (gr.): Gemüt): gespaltene Seele, Zwiespalt
[6] zyklothym (kyklos (gr.): Kreis): Stimmung in periodischem Wechsel zwischen Ernst und Heiterkeit kreisend

Die Orientierung am menschlichen Körper

Zur Orientierung am menschlichen Körper ist eine einheitliche Beschreibung notwendig. Muß eine Krankenschwester in einem abgelegenen Ort dem entfernt wohnenden Arzt eine Verletzung oder die Stelle einer schmerzhaften Erkrankung beschreiben, dann ist es wichtig, daß sie diese Stelle möglichst exakt angibt. Zur genauen Beschreibung des Krankheitsherdes ist daher die Kenntnis der Körperoberfläche und ihrer markanten Punkte notwendig. *Dabei beziehen sich die Orientierungsbezeichnungen immer auf den stehenden Menschen, Richtungsbezeichnungen wie rechts und links auf den zu Untersuchenden.*

Der Körper wird folgendermaßen untergliedert:

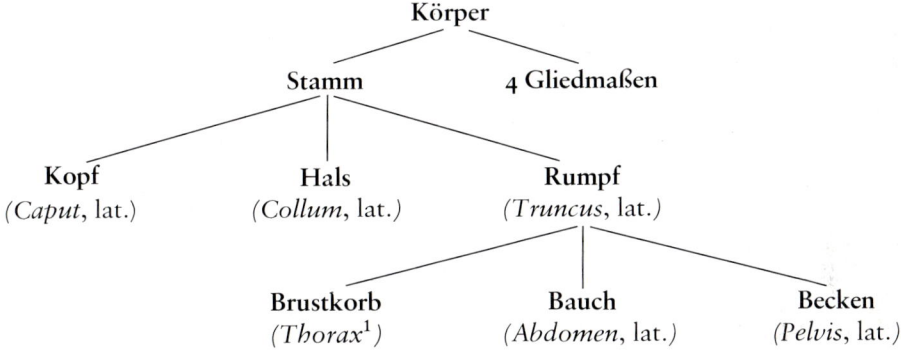

Zur genauen Orientierung am Körper dienen folgende Begriffe:

dorsal: hinten (dorsum (lat.) Rücken) = rückwärts	*anterior* (lat.): vordere
ventral: vorn (venter (lat.) Bauch) = bauchwärts	*posterior* (lat.): hintere
kranial: oben (kranion (gr.) Schädel) = kopfwärts	*superior* (lat.): obere
kaudal: unten (cauda (lat.) Schwanz) = steißwärts	*inferior* (lat.): untere
medial: innen (medium (lat.) Mitte) = zur Mitte hin	*internus* (lat.): innere
lateral: außen (latus (lat.) Seite) = zur Seite hin	*externus* (lat.): äußere

Außerdem kann man sich am Körper mit Hilfe von **Ebenen** und **Achsen** orientieren, deren Kenntnis ebenfalls notwendig ist. Man unterscheidet folgende Ebenen (s. Abb. 5):

1. Medianebene
Durch die Medianebene wird der Körper spiegelbildlich in eine rechte und linke Hälfte zerlegt. Sie ist ein Sonderfall der folgenden Sagittalebene.

2. Sagittalebene
Eine Ebene, die parallel zur Medianebene durch den Körper geht, nennt man Sagittalebene (sagitta (lat.) = Pfeil).

3. Frontalebene
Eine Frontalebene verläuft parallel zur Stirn durch den Körper (frons (lat.) = Stirn).

4. Transversalebene
Läuft eine Ebene in der Horizontalen durch den stehenden Menschen, so spricht man von einer Transversalebene (transversus (lat.) = querverlaufend).

Den *3 Hauptebenen* entsprechend werden am Körper auch *3 Achsen* unterschieden (s. Abb. 5):

---

[1] Thorax (gr. = Brustpanzer): Brustkorb

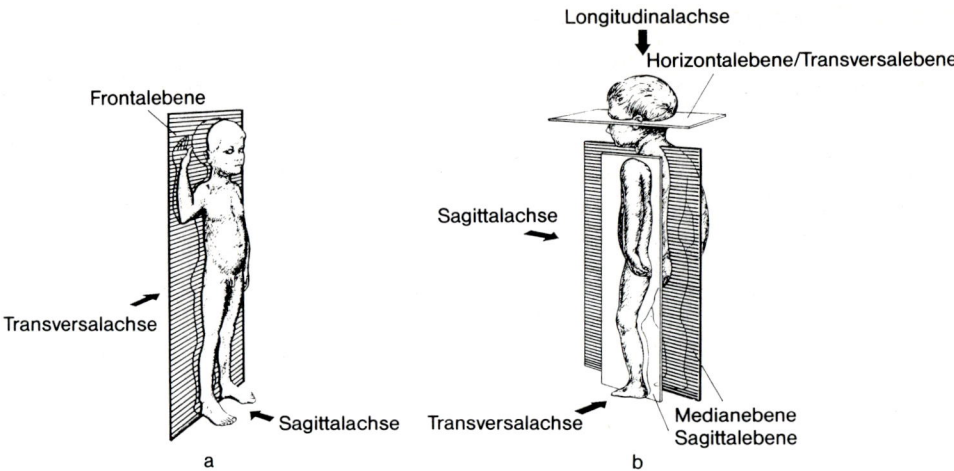

Abb. 5: Die wichtigsten Ebenen und Achsen des menschlichen Körpers

1. Die **Vertikal**[2]- oder **Longitudinalachse**[3] verläuft vom Scheitel bis zur Sohle.
2. Die **Sagittalachse** zieht von vorn nach hinten durch den Körper.
3. Die **Transversalachse** verläuft von rechts nach links.
Die Achsen und Ebenen stehen somit senkrecht aufeinander.
Besondere Bezeichnungen an den Gliedmaßen sind:
proximal[4] = näher zum Rumpf
distal[5] = weiter vom Rumpf weg

So liegt das Ellenbogengelenk proximal von der Handwurzel, aber distal vom Schultergelenk.

Beugeseiten der Gliedmaßen sind an den Beinen die Fußsohle, Wade und Rückseite des Oberschenkels, an den Armen die Handfläche sowie die angrenzenden Unterarm- und Oberarm-innenflächen.

Die *Streckseiten* der Gliedmaßen sind an den Beinen der Fußrücken und die Vorderseite des Unter- und Oberschenkels, an den Armen der Handrücken und die angrenzenden Unterarm- und Oberarmaußenflächen (s. Abb. 6).

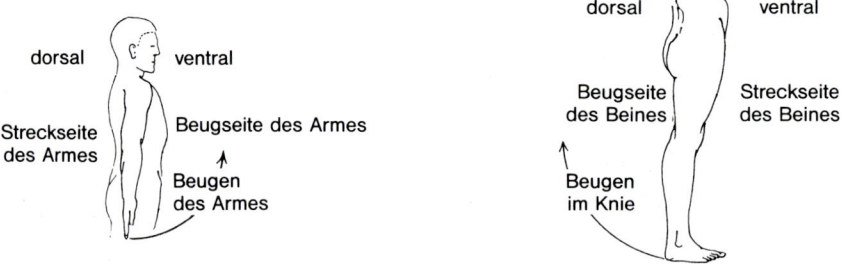

Abb. 6: Schema zur Darstellung der Begriffe Beuge- und Streckseite an Rumpf und Gliedmaßen (dorsal = Streckseite, ventral = Beugseite des Rumpfes)

---

[2] verticalis (lat.): senkrecht
[3] longitudinalis (lat.): längsgerichtet
[4] proximalis (lat.): rumpfwärts gelegen; Gegensatz: distal
[5] distalis (lat.): weiter vom Rumpf entfernt gelegen; Gegensatz: proximal

Beugung der Gliedmaßen:

Beugebewegungen sind die Bewegungen, bei denen die Beugeseiten einander genähert werden. So besteht beispielsweise das Kniebeugen in der Annäherung der Ferse gegen den Oberschenkel.

Streckung der Gliedmaßen:

Bei der Streckung der Gliedmaßen werden die Gliedmaßenabschnitte in eine gerade Stellung geführt. Ein Beispiel hierfür ist das Ausstrecken der Arme und Finger.

Die Zellen

Bau und Lebensäußerungen der Zellen

Wie alle höheren pflanzlichen und tierischen Lebewesen besteht auch der Mensch aus einer großen Zahl von **Zellen.** Sie sind die kleinsten, nur mikroskopisch sichtbaren Bausteine des Körpers, die noch selbständig fortbestehen können.

Zuerst wurden die Zellen bei den Pflanzen entdeckt. Daher kommt auch der Name Zelle. Die pflanzlichen Zellen sind nämlich von einer derben äußeren Hülle umgeben, die einen abgeschlossenen Hohlraum *(Cella[1])* bildet, der die eigentlichen Zellbestandteile enthält. Eine so ausgeprägte äußere Zellwand, die bei den Pflanzen aus Zellulose besteht, besitzen die menschlichen und tierischen Zellen nicht. Statt dessen sind sie von einer nur mit Spezialmikroskopen (Elektronenmikroskop) gut erkennbaren, ca. 1/100000 mm dicken Membran umschlossen.

Diese **Zellmembran** besteht in erster Linie aus Eiweißkörpern und fettähnlichen Substanzen *(Lipoide).* Von ihr werden wichtige Aufgaben wahrgenommen. Sie sorgt dafür daß Nährstoffe

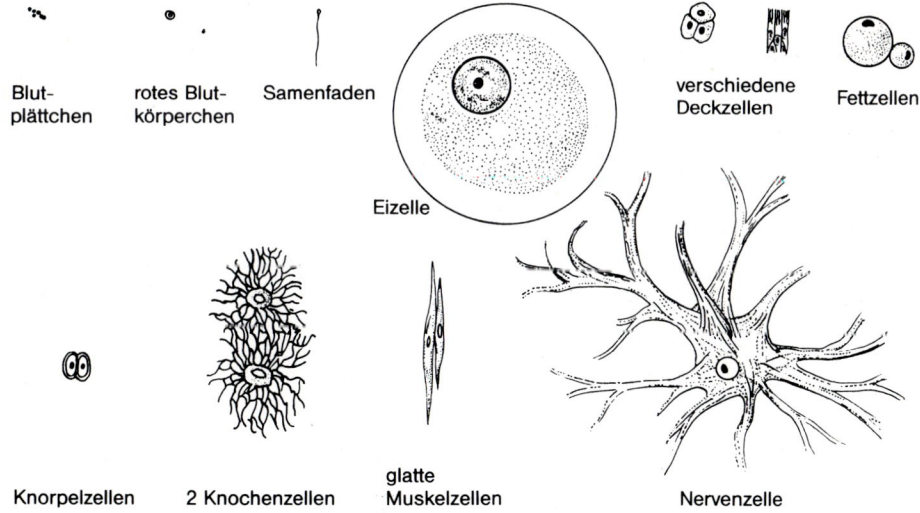

Abb. 7: Verschiedene Zellen des menschlichen Körpers bei gleicher Vergrößerung, halbschematisch (nach von Möllendorf)

---

[1] Cella (lat.): Hohlraum, Zelle

leicht aufgenommen und im Innern der Zelle angereichert werden können. Andererseits verhindert sie auch das Eindringen schädlicher Stoffe. *Die Zellmembran kann daher als Barriere, Schleuse oder Pumpe wirken.*

Die verschiedenen **Zellarten** sind von äußerst unterschiedlicher Größe (Abb. 7). Die durchschnittliche Zellgröße beträgt 15-20 μm (1 μm = 1/1000 mm). Zu den größten menschlichen Zellen gehören die reife Eizelle, die Fettzellen und manche Nervenzellen (120-200 μm). Besonders klein sind manche Lymphozyten (5 μm). Auch die äußere Form der Zellen differiert stark. Zellen können rund, eckig, länglich oder auch stark verzweigt sein.

Man unterscheidet an jeder Zelle den **Zelleib** und den **Zellkern** (Abb. 8 u. 9). Zelleib und Zellkern enthalten die lebende Substanz der tierischen und pflanzlichen Zellen, die als **Protoplasma**[2] bezeichnet wird. Das Protoplasma wird in das **Zellplasma** *(Zytoplasma[3])* und das **Kernplasma** *(Karyoplasma[4]* oder *Nukleoplasma[5])* unterteilt.

Das **Zytoplasma** ist eine zähflüssige Masse, die zu 75-95 % aus Wasser besteht. Seine wichtigsten Baustoffe sind Eiweißkörper, Lipoide und Kohlenhydrate. Es enthält außerdem Kalium, Natrium, Calcium, Chlorid, Phosphat und Spurenelemente. Im Zytoplasma liegen eine Reihe gröberer Einschlüsse, bei denen es sich um «Organe» der Zellen handelt, die **Organellen** genannt werden. Zu ihnen gehört das **Zentralkörperchen** *(Zentriol)*, das für die Zellteilung von Bedeutung ist. Es liegt meist in Form eines oder zweier Körnchen in Kernnähe. In bestimmten Einschlüssen (**Ribosomen**[6]) wird Eiweiß hergestellt. Andere Organellen dienen als Kraftwerke (**Mitochondrien**[7]), in denen aus dem Abbau von Kohlenhydraten *energiereiche Phosphatverbindungen* gebildet werden. *Mitochondrien* sind äußerst reich an *Enzymen*[8]. Als weitere Organellen seien noch der **Golgi-Apparat**[9] und die **Lysosomen**[10] erwähnt. Der Golgi-Apparat besteht aus einer Ansammlung dünner Bläschen und Schläuche. Er wird als eine Art «Verpackungsmaschine» für Eiweißkörper angesehen. Lysosomen sind bläschenartige, unregel-

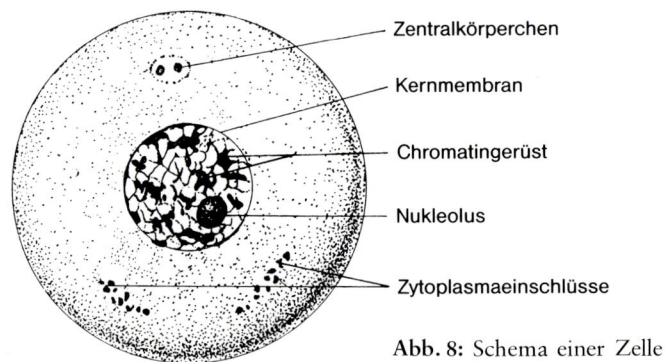

Zentralkörperchen

Kernmembran

Chromatingerüst

Nukleolus

Zytoplasmaeinschlüsse

Abb. 8: Schema einer Zelle

[2] Protoplasma (protos (gr.): erste; plasma (gr.): Gebilde): lebende Substanz der Zelle
[3] Zytoplasma (kytos (gr.): Zelle): Zellplasma
[4] Karyoplasma (karyon (gr.): Nuß, Fruchtkern): Kernplasma
[5] Nukleoplasma (nucleus (lat.): Kern): Kernplasma
[6] Ribosomen (Ribose: Zuckerbestandteil der Ribonukleinsäure; soma (gr.): Körper): ribonukleinsäurereiche Körperchen
[7] Mitochondrien (mitos (gr.): der Faden; chondros (gr.): Kern)
[8] Enzym (en (gr.): in; zyme (gr.): Sauerteig): Eiweißkörper, die im lebenden Körper chemische Reaktionen beschleunigen
[9] Golgi, Camillo (1844–1926), Anatom, Pavia
[10] Lysosomen (lysis (gr.): Auflösung; soma (gr.): Körper)

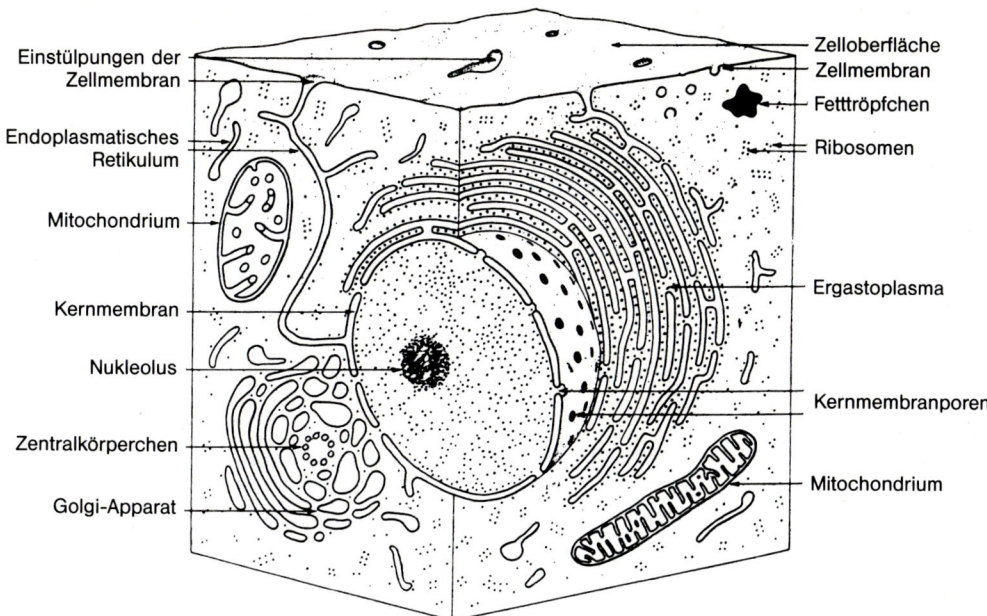

Einstülpungen der
Zellmembran

Endoplasmatisches
Retikulum

Mitochondrium

Kernmembran

Nukleolus

Zentralkörperchen

Golgi-Apparat

Zelloberfläche
Zellmembran

Fetttröpfchen

Ribosomen

Ergastoplasma

Kernmembranporen

Mitochondrium

Abb. 9: Schema der räumlichen Anordnung elektronenmikroskopisch erkennbarer Zellstrukturen (nach Wohlfahrt–Bottermann, 1959)

mäßige Strukturen, die dem Verdauungssystem der Zellen entsprechen. Sie enthalten Verdauungsenzyme, die zellfremde Substanzen verdauen und unschädlich machen. Zelleigene, unbrauchbar gewordene Bestandteile werden von den Lysosomen umschlossen, angedaut und in kleinen Bläschen aus der Zelle ausgestoßen.

Der **Kern,** das andere Hauptorgan der Zelle, paßt sich in seiner Form meist dem Zelleib an. Seine Größe ist sehr unterschiedlich. Bei manchen Zellen ist er äußerst klein, bei anderen so groß, daß er fast den ganzen Zelleib ausfüllt. Gegen das *Zytoplasma* wird der Kern durch die dünne **Kernmembran** abgegrenzt. Der Kern enthält ein Gerüst von Eiweißkörpern, die sich zum Teil gut anfärben lassen und als **Chromatin**[11] die Grundsubstanz der **Chromosomen**[12] bilden. Der kaum färbbare Anteil dieses Eiweißgerüstes trägt an feinen Fädchen das Chromatin in Form perlschnurartig aneinandergereihter Körnchen. Diese Körnchen sind die Träger der Erbeigenschaften (**Gene,** s. S. 33, 34). Bei der Zellteilung ordnet sich das *Chromatingerüst* zu den schlingenförmigen *Chromosomen,* mit denen die Erbeigenschaften übertragen werden.

Das Chromatingerüst des Kerns enthält die **Desoxyribonukleinsäure** *(Kernsäure).* Sie ist das Baumaterial der Gene und bestimmt die Erbanlagen. Zwischen den Maschen des Chromatingerüstes liegt eine wäßrige Eiweißlösung, der **Kernsaft** *(Karyoplasma).* Außerdem enthält der Kern die **Kernkörperchen** *(Nukleolen),* die eine zentrale Stellung im Eiweißstoffwechsel haben.

Zellmembran, Zytoplasma und *Kern* regeln in engsten gegenseitigen Beziehungen die Lebenserscheinungen der Zelle. Diese äußern sich in erster Linie durch Entnahme und Verarbeitung von Stoffen aus dem Blut, die zur Erhaltung der Zellen selbst und zur Durchführung ihrer Aufgaben benötigt werden. Daraus ergeben sich zahlreiche chemische Umsetzungen, die in ihrer Gesamtheit als **Stoffwechsel** bezeichnet werden.

[11] Chromatin (chroma (gr.): Farbe)
[12] Chromosomen (chroma (gr.): Farbe; soma (gr.): Körper)

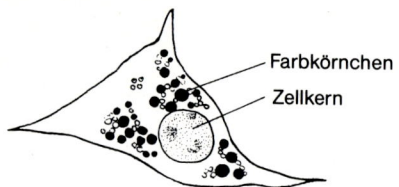

Farbkörnchen

Zellkern

Abb. 10: Aufnahme von schwarzen Farbkörnchen durch eine Zelle (Phagozytose)

Sind sie unmittelbar für die Ernährung und den Aufbau der Zellen bestimmt, spricht man vom **Baustoffwechsel.** Dienen sie aber der Zellfunktion, so handelt es sich um den **Betriebsstoffwechsel.** Sämtliche Zellen versuchen die Aufnahme, Verarbeitung und Abgabe der zugeführten Stoffe in einem Gleichgewicht zu halten. Gegen eine zeitweilige Überlastung können sie sich durch Speicherung von übermäßig angebotenen Substanzen im Zelleib schützen. So kann man mikroskopisch bei einem Überangebot von Fett die Speicherung feinster Fetttröpfchen in bestimmten Zellen gut beobachten. Auch sind die Zellen in der Lage, Reste zerfallener Zellen, Bakterien oder Fremdkörper in sich aufzunehmen und zu beseitigen. Diese Fähigkeit der Zellen wird **Phagozytose**[13] genannt (Abb. 10). So werden beispielsweise feinste Kohleteilchen, die in die Lungen eingeatmet wurden, in den Zelleib lebender Zellen aufgenommen.

Eine andere Lebensäußerung bestimmter Zellen ist ihre Fähigkeit sich zu bewegen. Diese **Zellwanderung** besteht darin, daß sich der Zelleib in Richtung auf das Ziel zunächst mit einzelnen Fortsätzen, dann als Ganzes verzieht und streckt. Da diese Bewegung der Zellen der von einzelligen Urtieren, den *Amöben* gleicht, nennt man sie *amöboide Bewegung* (Abb. 11).

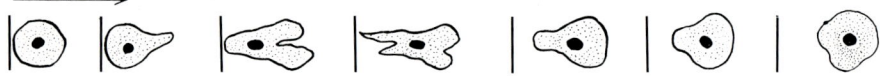

Abb. 11: Zellwanderung (amöboide Bewegung) in verschiedenen Bewegungsphasen. Der Pfeil zeigt die Wanderungsrichtung an

Die männlichen Samenzellen sind für eine besonders rasche Beweglichkeit mit einem eigenen Bewegungsorgan, einer schlagende Bewegungen ausführenden Geißel, ausgestattet. Andere Zellen tragen an ihrer Oberfläche feine Flimmerhärchen, mit denen sie durch rhythmische Schwingungen kleine Körperchen weiterleiten können.

Soll sich die Vielfalt der Zellen mit ihren mannigfaltigen Funktionen im Organismus zu einem sinnvollen Ganzen zusammenfinden, so bedarf es einer zentralen Führung. Voraussetzung hierfür ist, daß die Zellen selbst auf die Reize einer solchen Regulation antworten können. So gehört zu den weiteren Grundeigenschaften der Zelle ihre **Reizbarkeit.** Die Art der auf die Zellen einwirkenden Reize ist äußerst unterschiedlich. Auf sie wird bei Schilderung der einzelnen Organe eingegangen. Die Antwort von Zellen auf Reize wird als **Reaktion** bezeichnet. Sie kann in einer Formveränderung (z.B. Zusammenziehung oder Dehnung der Zellen) oder in einer Änderung der chemischen Zusammensetzung ihres Protoplasmas bestehen.

Um lebens- und funktionsfähig zu bleiben, muß die unmittelbare Umgebung jeder Zelle auf ihre Lebensbedürfnisse abgestimmt sein. Diese Voraussetzung wird durch das Blut geschaffen, das in feinsten Gefäßen (Haargefäße = Kapillaren, s. S. 203) die Zellen umfließt. Das Blut führt den Zellen Wasser, gelöste Nährstoffe, Salze und Sauerstoff zu. Es garantiert auch eine möglichst gleichbleibende Temperatur in der Umgebung der Zellen, da die Lebensfähigkeit und Funktion der Zellen an einen bestimmten Temperaturbereich gebunden sind.

---

[13] Phagozytose (phagein (gr.): fressen; kytos (gr.): Zelle)

Mit dem Blut werden auch die Abfallstoffe *(Stoffwechselschlacken)* der Zellen zu den Ausscheidungsorganen transportiert.

Bestimmte Zellen stellen eine Substanz her, die ähnlich wie beim Mauerwerk der Mörtel, zwischen den Zellen liegt. Sie wird **Zwischenzellsubstanz** *(Interzellularsubstanz[14])* genannt. Sie verleiht den von diesen Zellen gebildeten Geweben besondere Eigenschaften, z.B. dem Knochen Härte, dem Knorpel Elastizität (siehe Gewebelehre).

Gewebelehre

Im Laufe der Entwicklung von der befruchteten Eizelle zum fertigen Organismus bilden sich verschiedene Zellgruppen aus. *Innerhalb einer Gruppe sind alle Zellen in ihrer Bauart und ihren Eigenschaften gleich.* Diese Zellgruppen sind die Muttersubstanz der **Gewebe.** *Unter einem Gewebe versteht man daher einen Zellverband gleicher Beschaffenheit und Leistung* (Funktion). Gewebe sind nur Baustoffe des Organismus und für sich selbst genommen keine geschlossenen Systeme, so wie Steine, Mörtel und Eisenträger auch nur Baustoffe eines Hauses sind. Gewebelehre ist also Materialkunde, wie dies der Anatom Benninghoff formulierte.

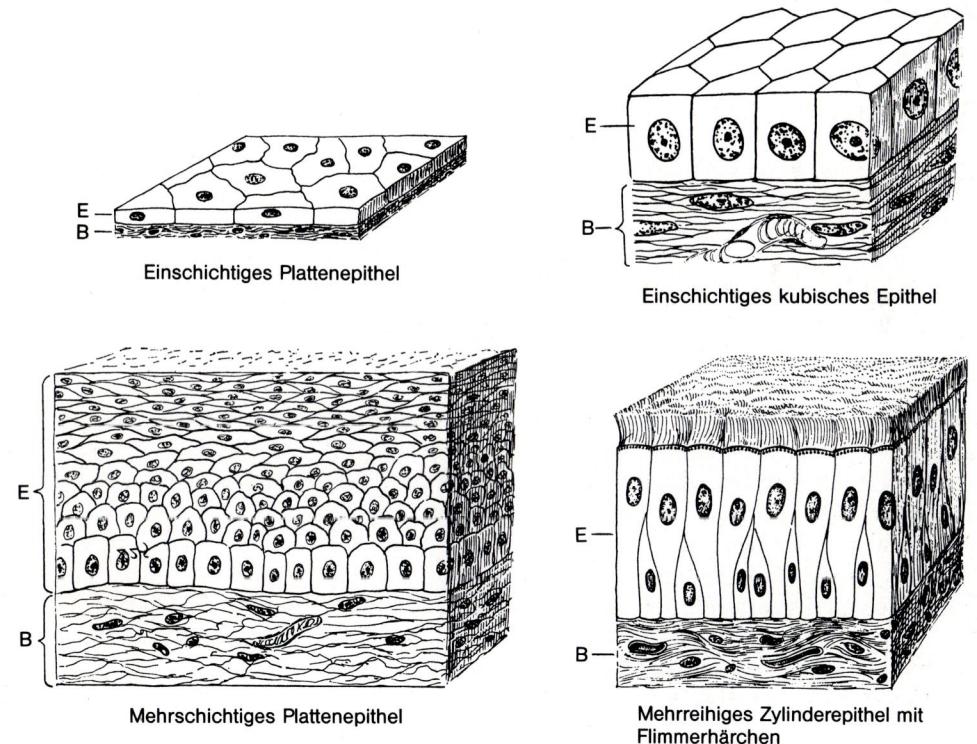

Einschichtiges Plattenepithel

Einschichtiges kubisches Epithel

Mehrschichtiges Plattenepithel

Mehrreihiges Zylinderepithel mit Flimmerhärchen

Abb. 12: Schematische Darstellung der wichtigsten Epithelgewebe. Die Basalmembran zwischen Epithelzellen (E) und dem darunterliegenden Bindegewebe (B) ist nicht eingezeichnet

---

[14] Interzellularsubstanz (inter (lat.): zwischen; cellula (lat.): kleine Zelle): Zwischenzellsubstanz

Im menschlichen Körper werden 4 *Grundgewebe* unterschieden. Es sind dies:
1. **Deckgewebe** *(Epithelgewebe)*
2. **Binde- und Stützgewebe**
3. **Muskelgewebe**
4. **Nervengewebe**

Von diesen 4 Grundgeweben leiten sich alle Bestandteile des Organismus ab. Aus bestimmten gesetzmäßigen Zusammensetzungen von Zellen dieser Grundgewebe ergeben sich die **Organe** (Herz, Lunge, Leber, Niere, Gehirn usw.) als übergeordnete Einheiten.

Das Deck- oder Epithelgewebe

Unter Deck- oder Epithelgewebe[1] versteht man flächenhafte Zellverbände von *Deck- oder Epithelzellen.* Sie bilden als oberste Schicht der Haut einen schützenden Überzug über die Körperoberfläche. Als oberste Schicht der Schleimhäute kleiden sie die freie Oberfläche der Hohlräume von Organen aus (Magen, Darm, Harnblase, Drüsen usw.).

Die *Epithelzellen* haben eine plattenförmige, kubische oder zylindrische Form. Sie können *einschichtig, mehrschichtig* oder *mehrreihig* übereinander liegen (Abb. 12). Der grundsätzliche Unterschied zwischen *mehrreihigem* und *mehrschichtigem Epithel* besteht darin, daß beim *mehrreihigen Epithel* alle Zellen Kontakt mit der **Basalmembran** haben, bei dem *mehrschichtigen Epithel* aber nur die unteren Zellen der Basalmembran aufliegen. Zwischen den Epithelzellen besteht ein Zwischenspalt, der **Interzellularspalt**[2].

Die einzelnen Zellen grenzen durch Brücken *(Interzellularbrücken = Desmosomen[3])* aneinander. Zwischen Epithel und daruntergelegenem Bindegewebe liegt als feines Häutchen die *Basalmembran*[4].

Das **einschichtige Plattenepithelgewebe** besteht aus flachen Deckzellen von viereckiger Form, die wie Fliesen eines Steinfußbodens aneinandergefügt sind. Solch einschichtiges Plattenepithelgewebe kleidet Organabschnitte aus, die mechanisch nicht stark beansprucht werden und besonders durchlässig sein müssen, wie etwa die am Gasaustausch beteiligten Anteile des Lungengewebes (Lungenbläschen). Das entsprechend gebaute Epithelgewebe, welches die Innenwände der Blut- und Lymphgefäße[5] auskleidet, wird **Endothel**[6] genannt.

Das **mehrschichtige Plattenepithel** findet man an der äußeren Haut, der Mundhöhle, der Speiseröhre und überall dort, wo die Oberfläche gegen mechanische, thermische oder chemische Reize geschützt werden muß. Den mehrschichtigen Deckzellenbelag der Haut nennt man **Epidermis**[7]. Im Bereich der Epidermis ist das mehrschichtige Plattenepithel verhornt. An mechanisch besonders beanspruchten Stellen der Haut, wie Handflächen und Fußsohlen, ist das Epithel und damit auch die Hornschicht am dicksten. Die Hornschicht besteht aus kernlos gewordenen, abgestorbenen Deckzellen.

Kubische und *zylindrische Deckzellen* haben die Form eines Würfels bzw. eines länglichen Zylinders. In ein oder mehreren Schichten kleiden sie innere Organe und Drüsen aus. Die

---

[1] Epithel (epitheleo (gr.): wachse auf etwas, wachse über etwas hinweg)
[2] Interzellularspalt (inter (lat.): zwischen; cellula (lat.): kleine Zelle) Zwischenzellspalt
[3] Desmosomen (desmos (gr.): Band, Stift; soma (gr.): Körper): Haftplatten für den Zusammenhang von Epithelzellen
[4] Basalmembran (basis (gr.): Untergrund; membrana (lat.): dünne Haut)
[5] Lymphe (lympha (lat.): klares Wasser): hellgelbe Flüssigkeit aus Lymphoplasma und Lymphkörperchen
[6] Endothel (endon (gr.): innen; theleo (gr.): blühe, wachse)
[7] Epidermis (derma (gr.): Haut): Oberhaut

zylindrischen Deckzellen können an ihrer Oberfläche mit feinsten «**Flimmerhärchen**» bedeckt sein, die durch rhythmisches Schwingen kleinste Körperchen fortbewegen können (z.B. *Flimmerepithel der Atemwege*).

Aufgabe der Deckgewebe

Als Oberflächenbekleidung vermittelt das Deckgewebe die Beziehung zur äußeren und inneren Umwelt. Daraus leitet sich folgendes ab:

1. *Schutz* gegen mechanische Einwirkungen wie Reibung, Druck sowie gegen wechselnde Temperatureinflüsse und Austrocknung.
2. *Stoffaufnahme und -abgabe*. Bestimmte Arten von Epithelzellen können Stoffe bilden, die sie an innere oder äußere Oberflächen bzw. in das Blut abgeben *(sezernieren)*[8]. Man nennt sie Drüsenzellen. Andere Epithelzellen nehmen Stoffe aus ihrer Umgebung auf, sie *resorbieren*[9] (z.B. Epithelzellen des Darmes).
3. *Reizaufnahme*. In Sinnesorganen (z.B. Auge, Ohr und Riechzellen der Nase) sind die Deckzellen so abgewandelt, daß sie die verschiedenen Reize der Außenwelt wie Licht, Schall oder Geruchsreize aufnehmen und die entstehende Erregung an die Sinnesnerven weiterleiten können.

Die Drüsen

Drüsenzellen, eine bestimmte Art von *Deckzellen*, können einzeln liegen. Sie liegen dann in gleicher Ebene zwischen den übrigen Deckzellen wie etwa die *Becherzellen* der Dickdarmschleimhaut (s. S. 294). Meist sind die Drüsenzellen aber zu größeren Gebilden zusammengefaßt. Es stülpen sich dann bestimmte Teile des Deckzellgewebes der Haut oder der Schleimhäute finger- oder sackförmig unter die Oberflächenebene in die nächst tiefere Gewebsschicht ein (Abb. 13).

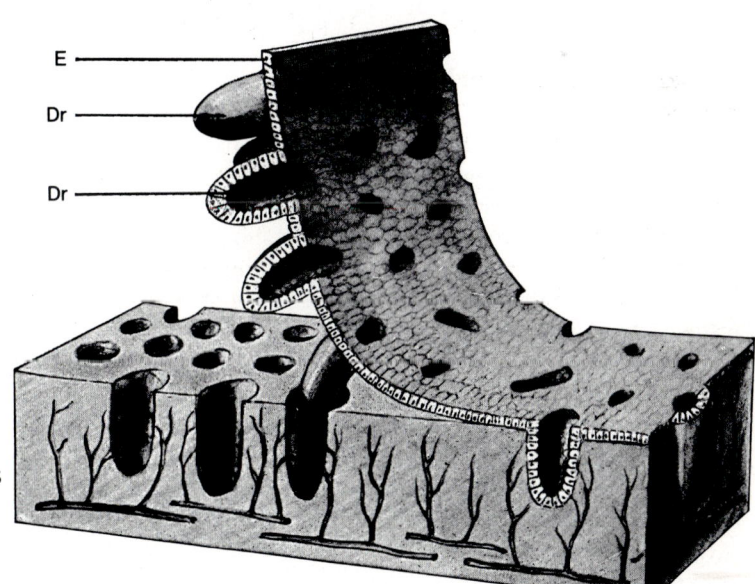

Abb. 13: Schematische Darstellung einer Schleimhaut mit tubulären Drüsen (E = einschichtiges Epithel; Dr = aus dem Bindegewebe herausgehobene Drüsenschläuche)

---

[8] sezernieren (secernere, lat.): absondern
[9] resorbieren (resorbere, lat.): aufsaugen

Durch weiteres Wachstum entwickeln sich dann die eigentlichen Drüsen verschiedener Form und Größe. Es gibt nach der Form der Endstücke sackförmige *(alveoläre)*[1] und schlauchförmige *(tubuläre)*[2] Drüsen, sowie Mischformen dieser beiden Grundformen *(tubuloalveoläre Drüsen)*. Große Drüsen setzen sich aus vielen kleinen Einheiten zusammen, wie dies die Abbildung 14 zeigt.

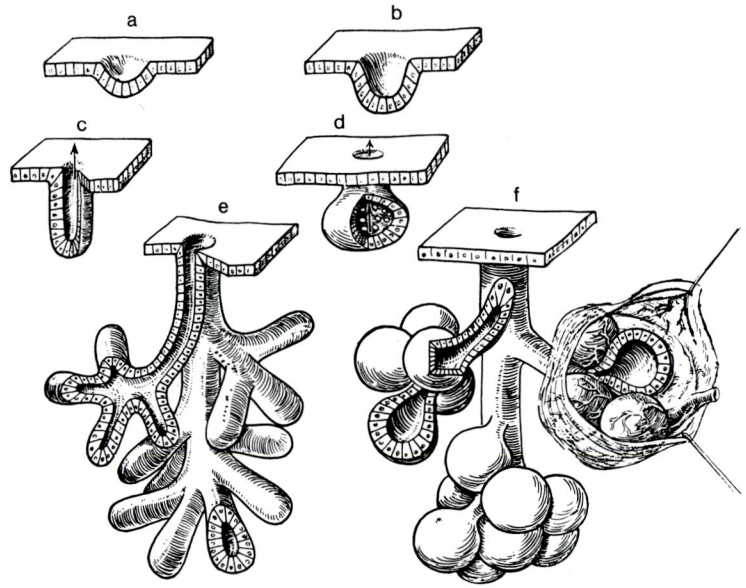

Abb. 14: Schema der Drüsenentwicklung und des Drüsenbaus.
a und b: beginnende Drüsenentwicklung mit Einsenkung des Epithelgewebes unter die Oberflächenebene
c und d: einfache tubuläre (c) und alveoläre (d) Drüse
e und f: zusammengesetzte Drüse mit tubulären (e) und alveolären (f) Endstücken.
Mehrere Endstücke münden in einen gemeinsamen Ausführungsgang und werden von Bindegewebe zu Drüsenläppchen (siehe rechts) zusammengefaßt.

Bei den verzweigten Drüsen haben nur die Zellen der Endabschnitte, d.h. die Zellen der kleinen Säckchen und Schläuche, die Fähigkeit Säfte (Sekrete) abzusondern. Für den Abfluß der **Sekrete**[3] sorgt ein von der Drüsengröße abhängiges Kanalsystem, das mit einfachen Deckzellen ausgekleidet ist (Ausführungsgänge). Durch diese *Ausführungsgänge* werden die Sekrete der Drüsen zu ihrem Bestimmungsort, z.B. von den Hautdrüsen auf die Haut und von den Darmdrüsen in den Darm geleitet.

Wird der von einer Drüse abgesonderte Stoff im Körper noch benötigt, so spricht man von **Sekret** (z.B. Speichel, Galle, Magen- oder Darmsaft, Tränenflüssigkeit, Schweiß). Muß das Produkt dagegen nur ausgeschieden werden, so wird es als **Exkret**[4] (z.B. Harn) bezeichnet. Sekretabsondernde Drüsen sind u.a. die Speicheldrüsen, die Leber, die Magen-Darmdrüsen, die Tränendrüsen, die Schweißdrüsen und die weiblichen Brustdrüsen. Sie sondern alle ihre Sekrete nach außen hin ab. Es gibt aber auch Drüsen ohne Ausführungsgänge. Sie bestehen aus

---

[1] alveolär (alveolus (lat): kleine Aushöhlung)
[2] tubulär (tubulus (lat.): das Röhrchen)
[3] Sekret (secretum (lat.): Absonderung)
[4] Exkret (excretum (lat): Ausscheidung)

Zellen, die ihr Sekret direkt in das Blut abgeben. Man nennt diese Produkte *Inkrete*[5] oder **Hormone**[6]. Es sind hochwirksame Stoffe, die an den verschiedensten Stellen des Stoffwechsels antreibend oder bremsend wirken. Die Drüsen selbst, welche die Hormone herstellen, nennt man *hormonbereitende Drüsen* oder *Drüsen mit innerer Sekretion*. Drüsen mit innerer Sekretion sind u. a. Schilddrüse, die Nebennieren und die Hirnanhangsdrüse (s. S. 423). Zusätzlich gibt es noch Drüsen in denen Zellverbände für die äußere und innere Sekretion in einem Organ zusammenliegen (Beispiel: Bauchspeicheldrüse).

Das Binde- und Stützgewebe

Allgemeines

Das 2. Grundgewebe des menschlichen Körpers ist das Binde- und Stützgewebe. Es kommt in mehreren Formen vor. Das besondere Kennzeichen der Binde- und Stützgewebearten ist die zwischen den Zellen liegende Grundmasse, die **Zwischenzell- oder Interzellularsubstanz.** Man unterscheidet die geformte und die ungeformte Zwischenzellsubstanz. Bei der geformten Zwischenzellsubstanz unterscheidet man verschiedene Fasern, die man nach ihren chemischen und physikalischen Eigenschaften in *leimbildende (kollagene*[1]*), elastische* und *netzförmige (retikuläre*[2]*) Fasern* einteilt.

Die einzelnen Zellen der Binde- und Stützgewebe liegen also im Gegensatz zu den lückenlos aneinandergefügten Zellen der Deckgewebe mehr oder weniger weit auseinander und sondern zwischen sich die Grundmasse ab. *Diese Zwischenzellsubstanz ist die Trägerin der mechanischen Eigenschaften der Binde- und Stützgewebe.* Dementsprechend ist sie je nach Aufgabe von verschiedener Stärke und Festigkeit.

Die **kollagenen Fasern** sind sehr zugfest und ergeben beim Kochen Leim. Sie sind u. a. Hauptbestandteil der Sehnen und Gelenkbänder.

Die **elastischen Fasern** besitzen die Elastizität eines Gummibandes. Beim Kochen bilden sie keinen Leim. Auf ihnen beruht z. B. die Elastizität der Lungen, der Schlagadern und der Haut.

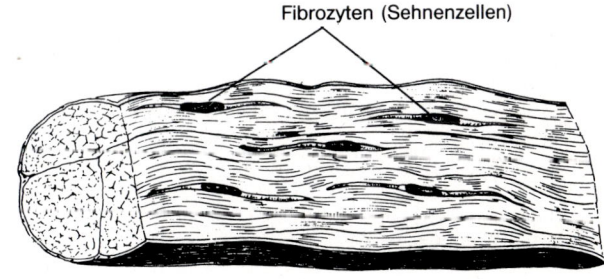

Abb. 15: Längsschnitt (schematisch) durch eine Sehne. Zwischen den Fasern der Grundsubstanz liegen die Fibrozyten.

---

[5] Inkret (incretum (lat.): in (lat.) = hinein; cernere (lat.) = scheiden): Absonderung einer Drüse in die Blutbahn

[6] Hormon (hormao (gr.): ich treibe an): Informationsüberträger

[1] Kollagen (kolla (gr.): Leim; genes (gr.): hervorbringend): leimbildend, da diese Fasern beim Kochen Leim bilden

[2] retikulär (reticulum (lat.): kleines Netz): netzförmig

Die **retikulären Fasern** sind ebenfalls nicht leimbildend und haben eine gewisse Elastizität. Sie verstärken ein aus Zellen gebildetes Netzwerk, das vor allem in den Lymphknoten, der Milz und dem Knochenmark vorkommt. Man findet sie aber auch immer an den Grenzflächen des Bindegewebes zu anderen Geweben in flacher, häutchenartiger Ausbreitung. Als Beispiel sei hier die Grenze zwischen Epithel- und Bindegewebe genannt, wo retikuläre Fasern die Grundlage der Basalmembran bilden.

Die Zellen des Bindegewebes *(Fibrozyten[3])* treten gegenüber der Zwischenzellsubstanz mengenmäßig deutlich zurück (Abb. 15). Die Menge und Anordnung der geformten Zwischenzellsubstanz hängt von der Beanspruchung des Gewebes ab.

Das Bindegewebe

Funktion und Aufbau grenzen die verschiedenen Arten des eigentlichen Bindegewebes gegenüber den Stützgeweben (Knochen, Knorpel) als einheitliche Gruppen ab. Nach dem Verhalten der Faserbündel teilt man das Bindegewebe in folgende Untergruppen ein:

1. lockeres Bindegewebe
2. straffes Bindegewebe
3. netzförmiges oder retikuläres Bindegewebe

Als «*lockeres*», verhältnismäßig faserarmes Bindegewebe liegt es als «*Pack- und Hüllmaterial*» überall im Körper zwischen den einzelnen Organteilen und Organen.

Es ergänzt sich hierbei mit dem Fettgewebe. Fettgewebe ist nichts anderes als eine Sonderform des netzförmigen Bindegewebes, dessen Zellen in ihrem Zelleib reichlich Fett gespeichert haben.

Angefangen bei der kleinsten Einheit innerhalb eines Organs, z.B. einem Drüsenläppchen, sind alle Einzelteile von zarten Bindegewebsfasern umsponnen. Mehrere Teile sind durch eine derbere Hülle zu einer Gruppe, mehrere Gruppen zu einer größeren Gruppe, viele Gruppen schließlich durch eine feste Bindegewebskapsel zu einem Organ zusammengeschlossen.

Die funktionelle Beanspruchung, hauptsächlich sind es Druck- und Zugkräfte, vermehrt die kollagenen Fasern und bestimmt ihre Ausrichtung. Dadurch wird die Festigkeit des Bindegewebes erhöht.

In *Organkapseln* und *Muskelbinden* (= Faszien[4]) sind die Kollagenfasern in Scherengitterform angeordnet. So kann sich die derbe Hülle den Formveränderungen der Organe bzw. der Muskeln anpassen. Am eindrucksvollsten zeigt sich der gestaltende Einfluß der Funktion an den bindegewebigen Verbindungen der Muskeln mit den Knochen und der Knochen untereinander. Durch die hier stark wirksamen Zugkräfte ordnen sich die leimbildenden (kollagenen) Bindegewebsfasern in der Zugrichtung an, vermehren sich und bilden somit starke, zugfeste Taue: die *Sehnen* (s. Abb. 15) und *Bänder*.

Das Fettgewebe

Das Fettgewebe leitet sich vom retikulären Bindegewebe ab. Seine Zellen speichern die Fettvorräte des Körpers. Das Fettgewebe ist für den Stoffwechsel und die Mechanik des Körpers von Bedeutung. Das Fett füllt das Innere dieser Bindegewebszellen so vollständig aus, daß Zytoplasma und Kern am Rande des Zelleibes liegen. Fasern von lockerem Bindegewebe umspinnen die einzelnen kugeligen Fettzellen, fassen sie zu kleinen Fettträubchen und dann zu

---

[3] Fibrozyten (fibra (lat.): Faser; kytos (gr.): Zelle): Faserzellen
[4] Faszien (fascia (lat.): Binde): bindegewebige Muskelhülle

A

B

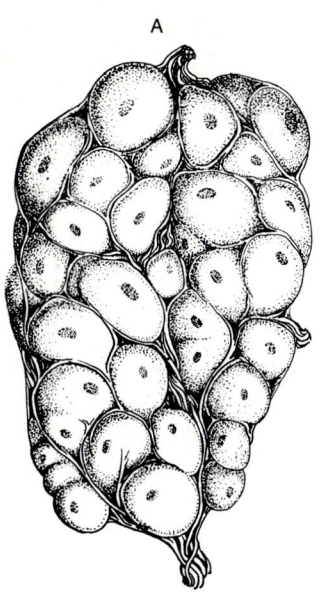

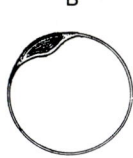

Abb. 16 A: Gruppe von Fettzellen, die von lockerem Bindegewebe umgeben werden. Dazwischen liegen kräftigere kollagene und elastische Faserzüge.

Abb. 16 B: Einzelne Fettzelle, deren Kern an den Zellrand gedrängt ist.

größeren Fettläppchen zusammen (s. Abb. 16). So entstehen regelrechte Fettorgane. Sie sind nicht nur als *Polster* und *Kälteschutz*, sondern auch als *Vorratsspeicher* für den Organismus von Bedeutung.

Als **Speicherfett** bildet ein wesentlicher Teil der Fettzellen ein wichtiges *Reservelager*, aus dem bei Bedarf unabhängig von der Nahrungsaufnahme jederzeit hochwertige Nährstoffe entnommen werden können. Außerdem ist das Fettgewebe ein *Flüssigkeitsspeicher*. Sein Wassergehalt schwankt zwischen 5 und 70%. Das Speicherfett sitzt hauptsächlich im Gekröse des Darmtraktes (s. S. 288) und unter der Haut, wo es die Körperoberfläche in Abhängigkeit vom Geschlecht, Lebensalter und Ernährungszustand formt.

Als **Baufett** ist eine andere Gruppe von Fettzellen ein Bauteil unseres Körpers. Es wird im Hungerzustand erst spät abgebaut. Das Baufett füllt jeden toten Winkel des Körpers aus. Es bildet außerdem Polster an mechanisch besonders stark beanspruchten Stellen. So fängt es beispielsweise im Bereich der Fußsohlen den Druck der Körperlast wie ein Wasserkissen auf.

Auch chemisch unterscheiden sich Speicher- und Baufett. Das *Speicherfett* besteht aus *Neutralfetten*, im *Baufett* überwiegen dagegen die *Lipoide* (Cholesterin, Lecithin).

Das Knorpelgewebe

Das Knorpelgewebe gehört zu den *Stützgeweben* des Körpers. Seine besondere elastische Druckfestigkeit ist durch die *Zwischenzellsubstanz* bedingt. Ihr gegenüber treten die Knorpelzellen an Masse stark zurück. Die Knorpelzellen liegen einzeln oder zu mehreren weit verstreut in der knorpeligen Zwischenzellmasse.

Man unterscheidet nach dem Feinbau der Zwischenzellmasse 3 verschiedene Knorpelarten:
1. **hyalinen**[1] *(glasartigen)* **Knorpel**
2. **elastischen Knorpel**
3. **Faserknorpel**

---

[1] hyalin (hyalos (gr.): Glas): glasartig

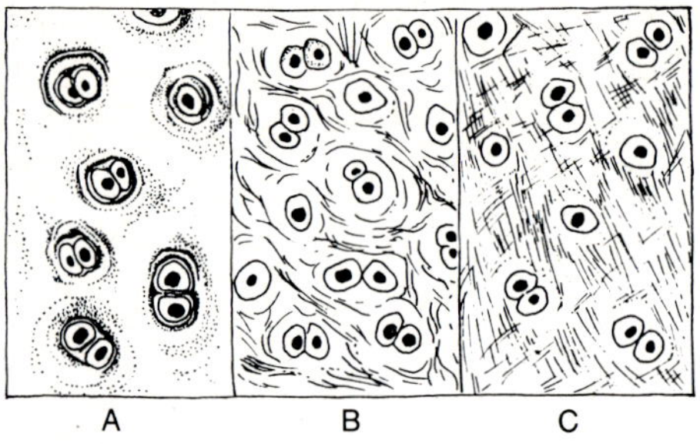

Abb. 17: Die 3 Knorpelarten: A = hyaliner Knorpel; B = elastischer Knorpel; C = Faserknorpel. Die Strichelung entspricht den elastischen (B) und kollagenen (C) Fasern in der Zwischensubstanz

Der *hyaline Knorpel* sieht wie Milchglas aus. Er verbindet Druckfestigkeit mit Elastizität. Daher überzieht er die Gelenkflächen, die einen hohen Druck aushalten müssen. Auch bestehen Teile der Rippen, die großen Kehlkopfknorpel und die Luftröhrenringe aus hyalinem Knorpel.

Im *elastischen Knorpel* wird durch starke Anreicherung von *elastischen Fasern* in der Zwischenzellsubstanz die Elastizität erhöht (Beispiel: Stützgerüst der Ohrmuschel).

Der *Faserknorpel* wird in seiner knorpeligen Zwischenzellmasse von zahlreichen *kollagenen* (leimgebenden) *Bindegewebsfasern* durchzogen. Damit verbindet sich im Faserknorpel die elastische Druckfestigkeit der Knorpelmasse mit der Zugfestigkeit des sehnigen Bindegewebes zu einer besonders widerstandsfähigen Gewebeart. Faserknorpel findet man an Orten mit außergewöhnlicher mechanischer Beanspruchung, so in der Wirbelsäule als Bandscheiben zwischen den Wirbelkörpern oder in der Schamfuge als Bindeglied zwischen den beiden Beckenhälften.

Das Knochengewebe

Der Knochen ist das vollkommenste Stützgewebe des Körpers. Seine Eigenschaften ergeben sich aus der Art seiner Zwischenzellsubstanz, der *Knochengrundmasse.* Sie besteht aus *kollagenen Bindegewebsfasern* (Leimfasern), in die Kalksalze eingelagert sind. Ähnlich ist der

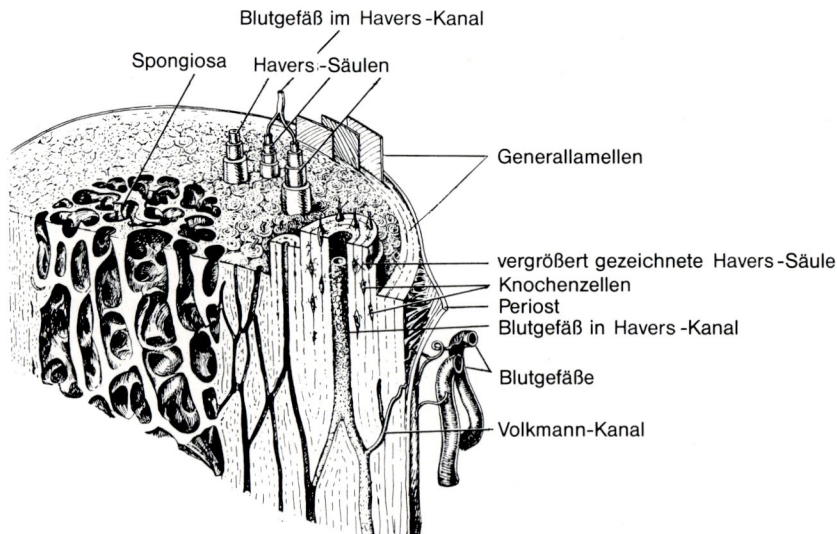

Abb. 18: Feinbau des Knochens in schematischer Darstellung (nach Benninghoff). 3 Havers-Säulen und 3 Generallamellen sind aus dem Knochen herausragend gezeichnet. Rechts eine stark vergrößert gezeichnete Havers-Säule

Eisenbeton der Baustoffindustrie beschaffen: im Inneren zugfeste, biegsame Stahldrähte, als Hüll- und Füllmaterial Zement (= Kalksalz). Dadurch ist der Knochen tragfähig, hart, druck- und zugfest und doch von einer gewissen Elastizität.

Zur Erleichterung des Stoffwechsels sind die länglichen Knochenzellen durch fein verästelte Ausläufer miteinander verbunden (s. Abb. 7).

Die besonderen Eigenschaften des Knochens werden durch seinen Feinbau verständlich. Man unterscheidet 2 Knochenarten: den *fein-* und *grobfaserigen Knochen.*

Im **feinfaserigen Knochen** (*Lamellenknochen*[1]) sind die Leimfasern der knöchernen Grund-masse (= Zwischenzellsubstanz) in Form dünner Plättchen (*Lamellen*) angeordnet. Diese Lamel-len sind nur Bruchteile von Millimetern dick. Zwischen ihnen liegen die verästelten Knochen-zellen. Der größte Teil der Lamellen legt sich in mehreren Schichten röhrenförmig als sogenannte **Havers**[2]**-Lamellen** um die Gefäße des Knochengewebes und bildet so unendlich viele neben- und übereinander liegende kleine Säulen (**Havers-Säulen**) mit einem feinen Kanal für das in der Mitte liegende Gefäß (**Havers-Kanal**). Eine Havers-Säule ist einige Millimeter lang.

Im Inneren des Knochens bildet die Knochenmasse ein schwammartiges Baugerüst (**Spon-giosa**[3]), dessen Hohlräume das Knochenmark (s. S. 227) enthalten.

An der Außenseite des Knochens ordnen sich die Lamellen als größere Platten (**General-lamellen**) zu einer festen Schale um das System der ineinandergefügten Havers-Säulen. Die Spalten zwischen den einzelnen Lamellen werden durch eine besondere Lamellenart, die **Schaltlamellen**, ausgefüllt.

Schließlich wird die Knochenmasse unabhängig von dem Havers-Kanalsystem noch von Kanälen für größere Blutgefäße, den **Volkmann**[4]**-Kanälen** durchzogen. Im Lamellenknochen sind also die kalksalzbeladenen Leimfasern zu Lamellen und die Lamellen zu Havers-Säulen geformt. Havers-Säulen, Schaltlamellen und Generallamellen sind dabei so kunstvoll ineinan-dergefügt, daß der Knochen eine gewisse innere Verschieblichkeit und Biegungsfestigkeit besitzt. Der Knochen ist damit zugleich fest und elastisch und daher jeder normalen mechani-schen Beanspruchung gewachsen. Er ist so gebaut, daß mit der kleinstmöglichen Menge an Knochenmasse ein Höchstmaß an innerer Festigkeit und Belastbarkeit erzielt wird. Dabei bestimmen seine Aufgaben Gestalt und innere Konstruktion.

Der **grobfaserige** oder **geflechtartige Knochen** besitzt Faserbündel, die wie bei einem *derben Bindegewebe* angeordnet sind und auch mit dem Bindegewebe der Umgebung, der *Knochenhaut*, in direkter Verbindung stehen. Beim Menschen findet man diese Knochenform an den Ansatz-stellen von Bändern und Sehnen. Diese Bezirke bilden am Knochen rauhe Stellen. Sie können als *verknöcherte Bänder und Sehnen* angesehen werden.

Die Knochenoberfläche ist mit Ausnahme der von Knorpel überzogenen Gelenkflächen von einer derben Bindegewebshaut, der **Knochenhaut** (*Periost*[5]) überzogen. In der Knochenhaut verlaufen die für die Ernährung des Knochens wichtigen Blutgefäße, die sich von hier aus weiter in den Knochen durch die Volkmann- und Havers-Kanäle fortsetzen.

Die chemische Zusammensetzung des Knochens

Die *Knochensubstanz* setzt sich zu etwa 50% aus einem *anorganischen Anteil*, überwiegend Calcium-Phosphatsalze, und zu ca. 30% aus einem *organischen Anteil*, der zu 90-95% aus dem Eiweißkörper Kollagen besteht, zusammen. Der Rest ist Wasser. Neben seinen mechani-

---

[1] Lamelle (lamella (lag.): Plättchen)
[2] Havers, Clopton (1650–1702), Anatom, London
[3] Spongiosa (spongia (lat.): Schwamm)
[4] Volkmann, Alfred Wilhelm (1800–1877), Physiologe, Halle
[5] Periost (peri (gr.): um herum; osteon (gr.): Knochen): Knochenhaut

schen Funktionen ist das Knochengewebe die *Calcium- und Phosphatreserve* des Körpers. Werden diese Substanzen nicht ausreichend mit der Nahrung zugeführt, so greift der Organismus auf dieses Depot im Skelett zurück. Von den im Organismus enthaltenen 1500 g Calcium werden etwa 99% in der Knochenmasse gebunden, der Rest befindet sich im Blut und den Weichteilen. Der Kalksalzgehalt ist in allen Knochen eines Menschen gleich hoch. Er wird im Alter jedoch geringer, wodurch die Knochen an Festigkeit verlieren und brüchiger werden.

Der Kalksalzgehalt der Knochen bildet die Grundlage für seine Darstellung im Röntgenbild, da Kalksalze für Röntgenstrahlen undurchlässig sind. Daher bildet das kalkhaltige Gewebe im Röntgenbild «Schatten» (s. Abb. 31).

Durch Einlegen des Knochens in 10%ige Salz- oder Schwefelsäure lassen sich die Kalksalze aus dem Knochen herauslösen. Es bleibt dann die organische Grundsubstanz des Knochens, das Gerüst der kollagenen Fasern, zurück. Der entkalkte Knochen ist weich und biegsam. Er läßt sich dann schneiden, was für die mikroskopische Untersuchung von Knochengewebe wichtig ist.

Durch Ausglühen (Veraschen) des Knochens kann man das organische Gerüst der kollagenen Fasern verbrennen. Es bleiben dann die verschiedenen anorganischen Kalksalze zurück (überwiegend eine Verbindung von Calcium und Phosphor).

Das Muskelgewebe

Das Muskelgewebe ermöglicht die Bewegungsvorgänge des Körpers. Es besteht aus langgestreckten, faserförmigen Zellen, den Muskelfasern, die sich in der Längsrichtung zusammenziehen (kontrahieren) und damit verkürzen können. Diese Fähigkeit der Muskelfasern zur Kontraktion beruht auf den **Myofibrillen**[1], feinen Fäserchen, die den Zelleib in den Muskelfasern in der Längsrichtung durchziehen.

Nach Bau und Funktion unterscheidet man 3 verschiedene Muskelarten:

1. quergestreifte Skelettmuskulatur
2. glatte Muskulatur
3. quergestreifte Herzmuskulatur

Bau der quergestreiften Skelettmuskulatur

Die quergestreifte Skelettmuskulatur kann willkürlich bewegt werden. Sie ist ein wesentlicher Bestandteil der Körpermasse und macht beim Manne etwa 36%, bei der Frau 32% des Körpergewichtes aus.

Die einzelnen quergestreiften Muskelfasern sind schlauchförmige Gebilde, die bis zu 15 cm lang und 0,1 mm dick werden können. In ihnen liegen zahlreiche *wandständige Zellkerne* (30–40 Zellkerne auf 1 mm Faserlänge) in einem gemeinsamen *Zytoplasma*, das hier **Sarkoplasma**[2] genannt wird. Die Schlauchwand ist das **Sarkolemm**, eine feine, elastische Haut, die bei üblicher Färbetechnik strukturlos erscheint. Der für die Muskelkontraktion entscheidende Bestandteil der Fasermasse (Sarkoplasma) sind die äußerst feinen, fadenförmigen Fibrillen.

---

[1] Myofibrillen (mys (gr.): Muskel; fibrilla (lat): Fäserchen): Muskelfäserchen, die im Zelleib der Muskelzellen liegen

[2] Sarkoplasma (sarx (gr.): Fleisch): Protoplasma der Muskelfasern

In den Skelettmuskelfasern liegen diese kontraktilen Myofibrillen in der Längsrichtung parallel nebeneinander. Jede Myofibrille ist abwechselnd aus optisch dichteren und helleren Gliedern aufgebaut, die bei quergestreiften Muskelfasern immer in gleicher Höhe liegen. Dadurch kommt ein Querbau zustande, der das Bild der *Querstreifung* ergibt (Abb. 19).

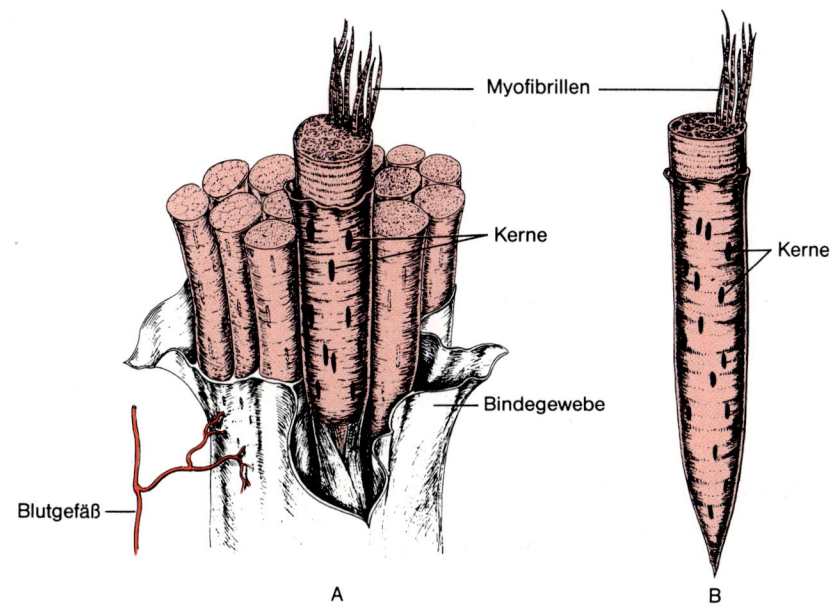

Abb. 19: Feinbau der quergestreiften Skelettmuskulatur (A = Bündel von Muskelfasern, B = einzelne Muskelfaser)

Ein Skelettmuskel (s. Abb. 19) wird außen von einem mit elastischen Fasern durchsetzten kollagenen Bindegewebe umschlossen, das mit **Septen**[3] in das Innere des Muskels einstrahlt, diesen in einzelne Faserbündel aufteilt und schließlich jede einzelne Muskelfaser umspinnt. Dadurch erhalten die weichen Muskelfasern Halt. In den Septen verlaufen und verzweigen sich die *Nerven* und *Blutgefäße* des Muskels. Jede Muskelfaser ist von einem engmaschigen Netz feinster Blutgefäße (Kapillaren) umgeben.

Das den Muskel umgebende Bindegewebe wird auch als **Muskelbinde** *(Faszie)* bezeichnet. Mehrere Muskeln erhalten eine *Gruppenfaszie* als Hülle, die als *Septum*[3] (Scheidewand) zwischen den Muskeln zum Knochen zieht und mit ihm ein Muskelfach *(Loge)* abgrenzt. Diese *Gruppenfaszien* sind Teile der allgemeinen *Körperfaszie*, die wie ein Schlauch unseren Körper umgibt. Dies sieht man besonders schön an den Gliedmaßen (Abb. 20).

Die rote Farbe des Muskelgewebes ist durch seinen hohen Blutgehalt und seinen roten Farbstoff in den Muskelzellen, den Muskelfarbstoff **Myoglobin,** der dem Blutfarbstoff verwandt ist, bedingt.

Die Verbindung der einzelnen Muskelfasern mit den Sehnenfasern erfolgt zum Teil durch ein mit der Muskelfaserwand *(Sarkolemm*[4]*)* zusammenhängendes Gitterfasergewebe. Es setzt

---

[3] Septum (septum (lat.): Scheidewand)
[4] Sarkolemm (sarx (gr.): Fleisch; lemma (gr.): Hülle): Umhüllung der quergestreiften Muskelfaser

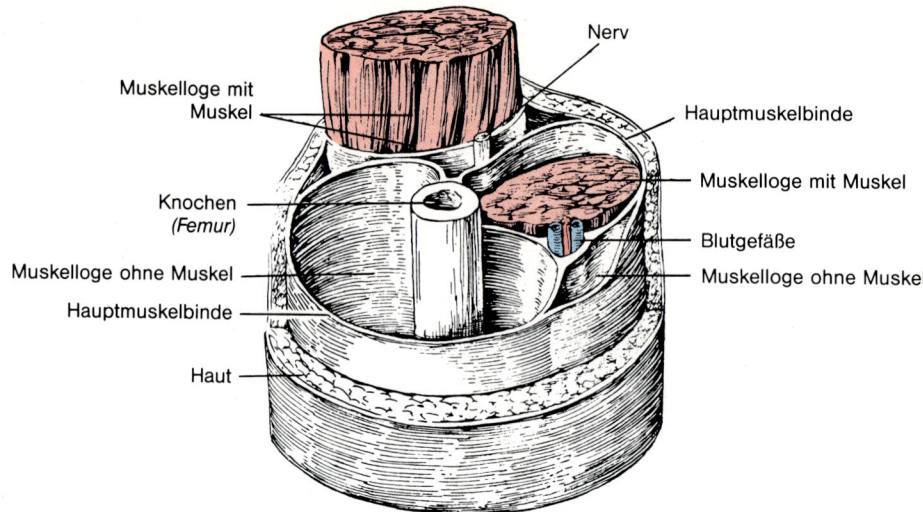

Abb. 20: Muskelbinden (Faszien) und die von ihnen gebildeten Muskelfächer (Muskellogen) am Beispiel des Oberschenkels. Aus 2 Muskellogen wurden die Muskeln entfernt

sich am Ende einer Muskelfaser in kollagene Sehnenfasern fort. Die Myofibrillen gehen aber auch am Faserende direkt in Sehnenfibrillen über.

Weitere Ausführungen über die quergestreifte Muskulatur auf Seite 83.

Bau der glatten Muskulatur

Die glatte Muskulatur (s. Abb. 21) setzt sich aus meist länglichen, zum Teil auch stark verzweigten Muskelzellen zusammen. Ihre durchschnittliche Länge beträgt 80 μm, ihre Dicke 2-7 μm. Jede Zelle besitzt einen *Kern*, der *in der Mitte des Zelleibes* liegt. Die Querstreifung fehlt den glatten Muskelfasern, da die optisch dichteren und helleren Glieder ihrer Myofibrillen nicht in gleicher Höhe des Zelleibes liegen. Die Kontraktilität[5] der glatten Muskelfasern beruht ebenfalls auf sehr feinen Myofibrillen, welche die Fasern der Länge nach durchziehen. Glatte Muskelfasern befinden sich auch in Ruhe in einem gewissen Spannungszustand. Aus dieser Ruhelage heraus können sie sich verkürzen oder verlängern. Glatte Muskelfasern kommen auch vereinzelt

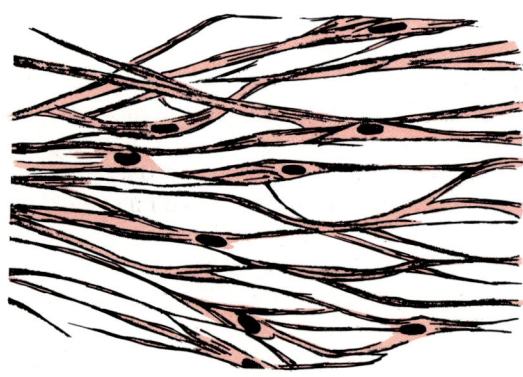

Abb. 21: Netzwerk glatter Muskulatur im Längsschnitt (nach Benninghoff)

---

[5] Kontraktilität (contrahere (lat.): zusammenziehen): Fähigkeit sich zusammenzuziehen

an manchen Stellen des Bindegewebes vor. Meist lagern sie sich aber zur Bildung von *Membra-nen*[6] (Muskelhäuten), *Bündeln* oder *Netzen* zusammen.

Die glatte Muskulatur untersteht nicht unserem Willen. Sie zieht sich unwillkürlich auf bestimmte Reize zusammen. Dieses geschieht langsam, um bei geringst möglichem Energie-verbrauch längere Zeit in einem Verkürzungs- oder Dehnungszustand verharren zu können. Eine solche *Halteleistung* ist notwendig, um röhren- oder kugelförmige Hohlräume gleichmäßig zu vergrößern oder zu verkleinern. So wird die Weite der Blutgefäße, des Magen-Darm-Kanals, der Harn- und Gallenblase durch glatte Muskulatur reguliert.

Bau der Herzmuskulatur

Die Herzmuskulatur (s. Abb. 22) hat eine besondere Bauart. In mancher Hinsicht nimmt sie eine Mittelstellung zwischen glatter Muskulatur und Skelettmuskulatur ein. So besitzen die Herzmuskelfasern *mittelständige Kerne* wie die glatten Muskelfasern und eine *Querstreifung* wie die Skelettmuskelfasern. Ihre Zellen sind verzweigt und durch besondere *Kittlinien* (**Glanz-streifen**) miteinander verbunden. Auch die Herzmuskulatur arbeitet unabhängig von unserem Willen.

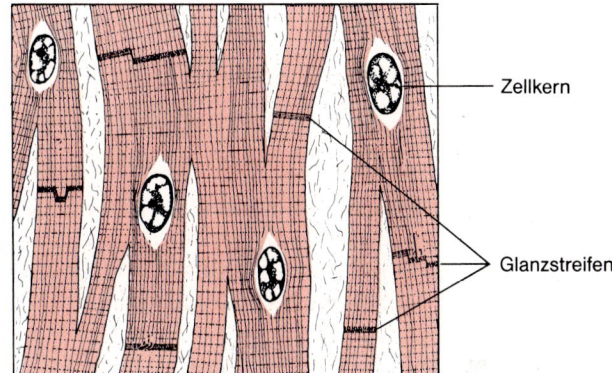

Zellkern

Glanzstreifen

Abb. 22: Herzmuskelgewebe im Längs-schnitt. Die Herzmuskelfasern sind aus Herzmuskelzellen aufgebaut, die im Be-reich der Glanzstreifen End-zu-End-Kontakte eingehen

Das Nervengewebe

Das Nervengewebe (s. Abb. 23) bildet das Gehirn, das Rückenmark und das verzweigte peri-phere Nervensystem. Es besteht aus *Nervenzellen* (**Ganglienzellen**[1]) mit deren Fortsätzen und dem *Nervenkitt* (**Neuroglia**[2]). Eine Nervenzelle mit allen ihren Fortsätzen bezeichnet man als ein **Neuron**[3]. Die Neuronen lenken durch *Reizaufnahme, Reizverarbeitung* und *Erregungs-leitung* (Fortleitung der Nervenimpulse) die Lebensvorgänge des Organismus.

Die Größe einer Nervenzelle ist sehr unterschiedlich. Neben kleinen, nur 4 µm großen Zellen, sieht man andere, die zu den größten Zellen des Körpers zählen (130 µm große Pyramidenzellen, siehe Abb. 7).

---

[6] Membran (membrana (lat.): zarte Haut)
[1] Ganglienzellen (ganglion (gr.): Nervenknoten)
[2] Neuroglia (neuron (gr.): Nerv; glia (gr.): Kitt, Leim): Nervenkitt
[3] Neuron (neuron (gr.): Nerv)

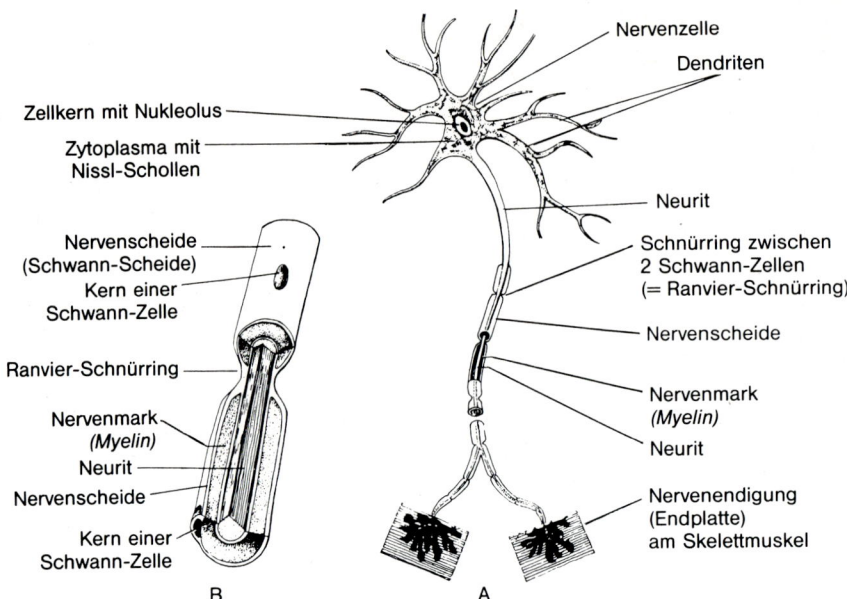

Nervenzelle

Dendriten

Zellkern mit Nukleolus

Zytoplasma mit
Nissl-Schollen

Neurit

Schnürring zwischen
2 Schwann-Zellen
(= Ranvier-Schnürring)

Nervenscheide
(Schwann-Scheide)

Kern einer
Schwann-Zelle

Nervenscheide

Ranvier-Schnürring

Nervenmark
(Myelin)

Neurit

Nervenmark
(Myelin)

Neurit

Nervenscheide

Nervenendigung
(Endplatte)
am Skelettmuskel

Kern einer
Schwann-Zelle

B   A

Abb. 23 A: Schematische Darstellung einer motorischen Nerven- oder Ganglienzelle mit ihren Fortsätzen. Bei A ist der Neurit unterbrochen dargestellt

Abb. 23 B: Der Neurit mit seiner Nervenscheide (Schwann-Scheide) bei starker Vergrößerung

Die Nervenzellen haben meist einen rundlichen Kern, der in der Mitte des Zelleibes liegt. Ihr Zytoplasma ist von feinsten Fädchen durchzogen. Dazwischen liegen körnige Einschlüsse, die nach ihrem Entdecker *Nissl*[4]*-Schollen* genannt werden. Sie geben dem Zelleib ein geschecktes Aussehen.

Die Nervenzellen besitzen eine Reihe unregelmäßig geformter Fortsätze. Man unterscheidet dabei den bei jeder Zelle nur einmal vorhandenen langen Fortsatz, die *eigentliche Nervenfaser* (= **Neurit**[5], **Axon**[6] oder **Achsenzylinder**) und eine Anzahl kleiner, unregelmäßig verzweigter Ästchen. Diese Ästchen werden **Dendriten**[7] genannt, weil sie der Verzweigung eines Baumes ähneln. Der lange Fortsatz der Nervenzellen, der Neurit, kann bis zu 1 m lang sein und ist dabei dünner als ein Haar (2-20 μm). Der Neurit bildet eine fortlaufende Leitung von der nervösen Zentrale (= Ganglien- oder Nervenzellen im Gehirn oder Rückenmark) bis zum Erfolgsorgan oder einer anderen Nervenzelle. Eine große Anzahl von Nervenfasern (Neuriten) wird zu dickeren Kabeln gebündelt, es sind dies die **Nerven.**

Nicht alle Nervenfasern reichen von den nervösen Zentralen des Gehirns und Rückenmarks bis zur Körperperipherie. Ein Teil verläuft nur im Gehirn und Rückenmark und endet innerhalb dieser Organe an Umschaltstellen. Man nennt sie *zentrale Nervenfasern.* Die langen, in die Peripherie reichenden Fortsätze werden *periphere Nervenfasern* genannt.

Anstelle des sonst im Körper vorkommenden Bindegewebes haben die Neuronen ein besonderes Hüllmaterial, die *Neuroglia* (Nervenkitt). Man unterscheidet eine *Neuroglia des zentralen*

---

[4] Nissl, Franz (1860–1919), Psychiater, Heidelberg
[5] Neurit (neuron (gr.): Nerv)
[6] Axon (axon (gr.): Achse)
[7] Dendrit (dendron (gr.): Baum)

und peripheren Nervensystems. Die zellreiche Neuroglia des zentralen Nervensystems bildet ein Faserwerk, in das die Nervenzellen und Nervenfasern eingeschlossen sind. Zusätzlich ist die Neuroglia für die Ernährung der Nervenzellen von Bedeutung. Gliazellen führen als «Ammenzellen» den Nervenzellen Nahrung zu. Gehen Nervenzellen und Nervenfasern zugrunde, so können sie deren Zerfallsprodukte speichern.

Die *Neuriten* (Achsenzylinder) werden im zentralen und peripheren Nervensystem gegeneinander durch eine fettartige Masse isoliert, die man *Nervenmark* (**Myelin**[8]) nennt. Dieses Nervenmark ist Teil der Gliazellen. In Abhängigkeit von der Dicke dieser Myelinschicht spricht man von *markreichen* und *markarmen Nervenfasern.* Markreiche Nervenfasern sehen infolge ihres hohen Myelingehaltes weiß, markarme Nervenfasern durch die zahlreichen Hüllzellen grau aus.

In den peripheren Nerven werden die Neuriten von einer **Nervenscheide** (= *Neurilemm*[9]) überzogen, die nach ihrem Erstbeschreiber auch *Schwann*[10]-*Scheide* genannt wird. Sie setzt sich aus den *Schwann-Zellen* zusammen, die als periphere Gliazellen um den *Achsenzylinder* (Neuriten) herum die mehr oder weniger starke *Myelinschicht* legen. Wo *Schwann-Zellen* aneinandergrenzen ist die *Myelinschicht* in einem kurzen Abschnitt unterbrochen. Dadurch entstehen bei markreichen Nerven in regelmäßigen Abständen *Schnürringe* (**Ranvier**[11]-**Schnürring**).

Chemische Zusammensetzung des Nervengewebes

Chemisch setzt sich das Zytoplasma der Nervenzellen und der Achsenzylinder (= Nervenfasern) vorwiegend aus Eiweißkörpern, das Nervenmark aus fettartigen Stoffen (Lipoide) zusammen.

Die Vermehrung der Zellen

Mitose[1]

Vermehrung der Zellen bedeutet Wachstum. Neue Zellen können nur durch Teilung bereits vorhandener Zellen entstehen. Bei dem komplizierten Vorgang der Halbierung von Zellkern und Zelleib müssen den beiden entstehenden Tochterzellen sämtliche Eigenschaften der Mutterzelle mitgegeben werden, damit die Tochterzellen in Bau und Funktion absolut der Mutterzelle gleichen.

Im Mittelpunkt der Zellteilung steht der Zellkern mit seinen *Chromosomen.* Es wurde schon erwähnt (s. S. 13), daß der Zellkern *Chromatinkörnchen* (s. Abb. 8) enthält, aus denen sich bei der Zellteilung kleine Fädchen, die *Chromosomen*, bilden (Abb. 24).

Der Fadenform der Chromosomen verdankt diese Form der Zellteilung den Namen **Mitose**[1]. Schematisch läßt sich die *Mitose* in 4 Stadien unterteilen:

---

[8] Myelin (myelos (gr.): Mark)
[9] Neurilemm (neuron (gr.): Nerv; lemma (gr.): Hülle): Nervenscheide
[10] Schwann, Theodor (1910–1882), Anatom, Löwen, Lüttich
[11] Ranvier, Louis Antoine (1835–1922), Histologe, Paris
[1] Mitose (mitos (gr.): Faden): indirekte Kernteilung

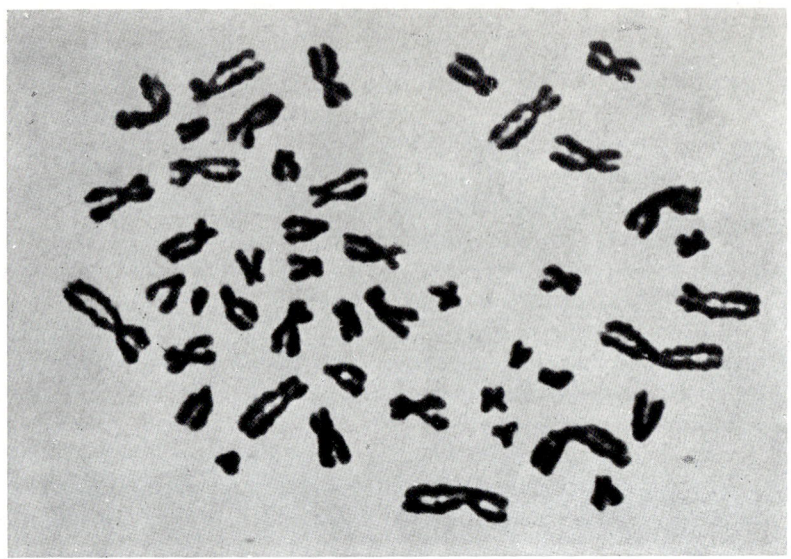

Abb. 24: Chromosomen des Menschen (aus Müntzing: Verebungslehre)

1. Stadium *(Knäuelstadium = Prophase[2])*

Die Chromosomen liegen als lange Fäden im Ruhekern (s. Abb. 8). Sie verkürzen und verdicken sich dann in der Prophase durch zunehmende Spiralisierung, wodurch sie sichtbar werden (s. Abb. 25 a). Diese Chromosomen sind von unterschiedlicher Form und Größe (s. Abb. 24).

Etwas später löst sich die Kernmembran (s. S. 13) auf. Damit liegen die Chromosomen frei im Zelleib. Gleichzeitig wandern die Zentralkörperchen (Polkörperchen, s. S. 12) unter Ausbildung von Spindelfasern von ihrem Platz neben dem Kern zu den beiden Zellpolen (s. Abb. 25 b).

2. Stadium *(Muttersternstadium = Metaphase[3])*

Die Chromosomen ordnen sich in der Mitte des Zelleibes, der sich zunehmend verflüssigt, zu einer sternförmigen Figur, dem Mutterstern (daher der Name Muttersternstadium). In der Mitte dieser Sternfigur bereitet sich die spätere Teilungsebene vor. Die Chromosomen werden dicker und beginnen sich der Länge nach zu spalten. Mit den inzwischen an den Kernpolen angelangten Zentralkörperchen sind sie jetzt durch die Spindelfasern (Kernspindelfasern) verbunden (s. Abb. 25 c und d).

3. Stadium *(Tochtersternstadium = Anaphase[4])*

Die Chromosomen haben sich inzwischen der Länge nach in absolut gleiche Hälften geteilt und werden von den kontraktilen Spindelfasern der Zentralkörperchen in Richtung der Zellpole gezogen, wo sie sich zu neuen, sternförmigen Figuren, den Tochtersternen, zusammenlegen. Gleichzeitig streckt sich die Zelle in die Länge und beginnt sich in der Mitte einzukerben («Tochtersternstadium», s. Abb. 25 e).

---

[2] Prophase (pro (gr.): vorher; phasis (gr.): Erscheinung)
[3] Metaphase (meta (gr.): nach)
[4] Anaphase (ana (gr.): hinauf)

4. Stadium *(Abschluß- und Wiederaufbaustadium = Telophase[5])*

Der Zelleib teilt sich in der Mitte in gleiche Hälften, und die Chromosomen bilden sich über ein Tochterknäuel zu dem Bild des ruhenden Kernes um. Zum Schluß wandern die Zentralkörperchen wieder zu der Stelle, wo sie üblicherweise in der Zelle liegen (s. Abb. 25 f).

Die mitotische Zellteilung ist die Grundlage für die Entwicklung und das Wachstum der Lebewesen. Durch sie entsteht aus der Urzelle das ausgereifte Individuum. Außerdem werden durch die mitotische Zellteilung immer wieder überalterte Zellen durch junge Zellen ersetzt. Dabei wird durch die Chromosomen die Erbmasse des Individuums bewahrt und übertragen.

Jedes Lebewesen, ob Mensch, Tier oder Pflanze, bildet eine bestimmte, charakteristische Anzahl von Chromosomen in jeder Zelle. Die Zahl der Chromosomen schwankt bei den verschiedenen Lebewesen zwischen 2 und etwa 500. *Beim Menschen beträgt die Chromosomenzahl 46*, von denen jeweils die Hälfte vom Vater und der Mutter stammt. Rein äußerlich zeigt sich dies darin, daß in jeder Zelle jeweils 2 Chromosomen gleicher Form und Größe liegen (Ausnahme geschlechtsvererbende Chromosomen beim männlichen Geschlecht).

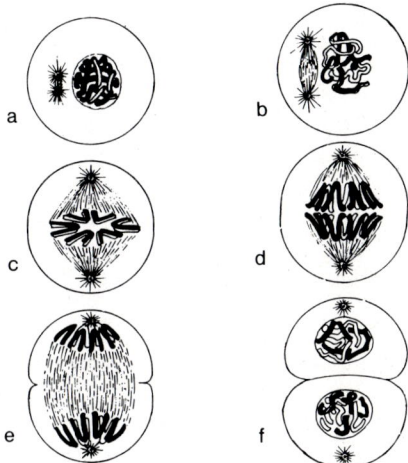

Abb. 25: Schematische Darstellung der mitotischen Zellteilung (a = Knäuelstadium; b = Wanderung der Zentralkörperchen zu den Zellpolen; c und d = Muttersternstadium; e = Tochtersternstadium; f = Abschluß- und Wiederaufbaustadium)

Meiose

Eine einzige, aber sehr bedeutsame Ausnahme hinsichtlich der Chromosomenzahl machen die Geschlechts- oder Keimzellen, also die *weibliche Ei-* und *männliche Samenzelle*. Sie verringern die Chromosomenzahl durch die **Meiose**[6] *(Reifungsteilung oder Reduktionsteilung[7])* auf die Hälfte; beim Menschen also von 46 auf 23 Chromosomen.

Üblicherweise halbieren sich, wie oben gezeigt, im Tochtersternstadium die Chromosomen, damit die Tochterzellen wieder die gleiche Chromosomenzahl wie die Mutterzelle besitzen. Dieser Vorgang sichert den Zellen die konstante Chromosomenzahl. Für menschliche Zellen bedeutet dies, daß auch nach vollzogener Zellteilung in jeder der beiden neugebildeten Zellen die Chromosomenzahl wieder 46 beträgt.

---

[5] Telophase (telos (gr.): Ende)
[6] Meiose (meiosis (gr.): Verminderung)
[7] Reduktionsteilung (reductio (lat.): Zurückführung)

Die Entstehung eines neuen Individuums beginnt aber damit, daß sich eine weibliche Ei- und männliche Samenzelle zu einer einzigen neuen Zelle verbinden. Besäße jede dieser Geschlechtszellen zum Zeitpunkt der Befruchtung 46 Chromosomen, so müßten die Zellen des aus dieser Verbindung hervorgehenden Organismus 92 Chromosomen aufweisen. Bei jeder folgenden Generation würde sich die Chromosomenzahl zwangsläufig weiter verdoppeln.

Damit dies nicht geschieht, enthalten reife Geschlechtszellen nur die Hälfte der Chromosomenzahl. Dies wird dadurch erreicht, daß während der Reifung der Ei- und Samenzellen eine Reduktionsteilung (Meiose) eintritt, indem im Muttersternstadium die sonst übliche Längsteilung der Chromosomen ausbleibt.

Diese Verringerung der Chromosomenzahl ist ausschließlich in Ei- und Samenzellen möglich.

Vererbung

Unter Vererbung versteht man die Übertragung von Anlagen für gleichbleibende Merkmale und Eigenschaften von Generation zu Generation nach bestimmten Regeln. Die zahlreichen Anlagen eines Organismus werden in ihrer Gesamtheit als das Erbgut des Organismus bezeichnet. Dieses *Erbgut* (**Genotyp**[1]) bestimmt neben Einflüssen der Umwelt das *Erscheinungsbild* (**Phänotyp**[2]) des Individuums, garantiert das Gleichbleiben der Art und ist dafür verantwortlich, daß die neue Generation der Elterngeneration ähnlich ist. Das Erbgut enthält somit die Anweisung, wie das Erscheinungsbild (Phänotyp) ausgebildet werden soll. Durch das Erbgut wird diese Anweisung auf die Nachkommenschaft übertragen. Übertragung von Anweisungen sind Nachrichten. Das *Erbgut* enthält somit eine Anweisung und eine Nachricht, eine *Information*. Die moderne Genetik definiert daher *Vererbung* als *Weitergabe von Informationen*.

Die Mendel-Regeln

Die systematische Erforschung der Vererbungsgesetze beginnt mit den Untersuchungen von Johann Gregor **Mendel**[3]. In seiner Arbeit «Versuche über Pflanzen-Hybriden[4]» beschrieb er 1865 die grundlegenden Gesetze der Vererbung, die er durch die quantitative Auswertung seiner Kreuzungsversuche fand.

Kreuzt man 2 Individuen, die sich in einem Merkmal unterscheiden, so sind sämtliche Nachkommen in der folgenden Generation untereinander gleich (**Uniformitätsgesetz**). Werden diese Nachkommen untereinander gekreuzt, so spalten sich in der Enkelgeneration die Merkmale im Zahlenverhältnis 1 : 2 : 1 oder 3 : 1 wieder auf (**Spaltungsgesetz**).

Dabei ist belanglos, welche Anlage der Vater und welche die Mutter beisteuert (**Reziprozitätsgesetz**[5]).

Unterscheiden sich aber 2 Individuen in mehreren Merkmalen, so treten die einzelnen Merkmale in der Enkelgeneration als unabhängige Neukombinationen auf. Daraus leitet sich das **Gesetz von der Unabhängigkeit der zugrunde liegenden Erbanlagen** oder der **freien Kombination der Erbanlagen** ab.

---

[1] Genotyp (genos (gr.): Geschlecht, Gattung; typos (gr.): Gepräge)
[2] Phänotyp (phainomai (gr.): erscheine)
[3] Mendel, Gregor (1822–1884), Augustinerpater, Königskloster in Brünn
[4] Hybrid (hybrida (lat.): Bastard): von zweierlei Herkunft, gemischt
[5] Reziprozität: Wechselseitigkeit

Aus dem Spaltungsgesetz und dem Gesetz der freien Neukombination der Erbanlagen zog Mendel den Schluß, daß das Erbgut aus einzelnen Erbfaktoren, aus *Teilinformationen*, besteht. Jedes einzelne Merkmal beruht danach auf einer eigenen Teilinformation. Vererbung beruht somit auf dem Zusammentreten oder Auseinandergehen von bestimmten Erbfaktoren, die **Gene**[6] genannt werden. Diese *Gene* kommen in sämtlichen Körperzellen und den unreifen Keimzellen, in denen die Reduktionsteilung (Meiose) noch nicht abgelaufen ist, *paarweise* (**diploid**[7]) vor. Das eine Gen stammt immer vom Vater, das andere entsprechende Gen von der Mutter ab. Nach der Reduktionsteilung sind Gene in den reifen Geschlechtszellen nur noch *einfach* (**haploid**[8]) vorhanden. Nach der Befruchtung bilden sie mit dem *entsprechenden* (**homologen**[9]) *Gen* des anderen Geschlechts wieder die *paarige, diploide Anlage*. Die beiden Gene, die für ein bestimmtes Merkmal verantwortlich sind, können die gleiche Wirkung haben. Hinsichtlich dieses Merkmals ist das Individuum dann **homozygot**[10], d.h. *reinerbig*.

Dies ist beispielsweise bei den Blutgruppen der Fall, wenn beide Gene, die für die Ausprägung des ABO-Systems verantwortlich sind, die Konfiguration[11] 0 haben und der Erbtyp (Genotyp) damit 00 ist.

Hat aber das eine Gen die Konfiguration A, das andere Gen die Konfiguration 0, so lautet der Genotyp A0, das Individuum ist **heterozygot**[12], d.h. *nicht reinerbig*.

Sich entsprechende Gene (homologe Gene), welche unterschiedliche Konfigurationen haben, werden **Allele**[13] genannt.

Da ein Individuum von jedem Gen nur ein Paar besitzt, kann es auch nie mehr als 2 Gene haben, die zueinander im Verhältnis der *Allelie* stehen.

In einer Bevölkerung kann es dagegen für einen bestimmten Genort eine Reihe verschiedener Allele geben. So gibt es für den Blutgruppen-Genort (AB0-Genort) die Allele A, B und 0. Man spricht dann von einer *Allelen-Reihe* oder *multipler Allelie*. Bei der Reduktionsteilung werden die Allele immer getrennt. Von einem Allelenpaar des Vaters oder der Mutter kann daher immer nur ein Gen an ein Kind über die Keimzellen weitergegeben werden.

In ihrer Wirkung auf den Phänotyp müssen die Allele nicht gleichwertig sein. Überwiegt ein Gen bei Heterozygoten, d.h. Nicht-Reinerbigen, so wird es als **dominantes**[14] **Gen**, sein unterdrücktes Allel als **rezessives**[15] **Gen** bezeichnet. Ein dominantes Gen ist also für das Merkmal allein bestimmend.

Bei den Blutgruppen verhält sich das Allel A gegenüber dem Allel 0 dominant. Der Phänotyp, d.h. der Erscheinungstyp, des nicht reinerbigen heterozygoten Genotyps A0 ist daher A. Das Allel 0 ist rezessiv und kommt als Phänotyp nur dann vor, wenn der Genotyp homozygot 00 ist (Abb. 26). Eine Erbanlage ist dominant, wenn sie üblicherweise in heterozygotem, d.h. nicht reinerbigem Zustand äußerlich in Erscheinung tritt. Rezessiv ist eine Erbanlage, wenn sie nur in homozygotem, d.h. reinerbigem Zustand wirksam wird. Im heterozygoten Zustand wird die rezessive Erbanlage durch die allele dominante Anlage überdeckt.

---

[6] Gen (genos (gr.): Geschlecht, Gattung, Nachkomme)

[7] diploid (diploe (gr.): Doppelteil; diplo-, dipl- (gr. Vorsilbe), doppelt)

[8] haploid (haploos (gr.): einfach)

[9] homolog (homos (gr.): gleich; logos (gr.): Wort, Lehre)

[10] homozygot (homos (gr.): gleich; zygon (gr.): Joch)

[11] Konfiguration (configuro (lat.): gleichgestalten, anpassen): Form, Umformung

[12] heterozygot (hetero (gr.): ein anderer; zygon (gr.): Joch)

[13] Allel (allelon (gr.): zueinandergehörig)

[14] dominant (dominari (lat.): herrschen)

[15] rezessiv (recedere (lat.): zurückgehen)

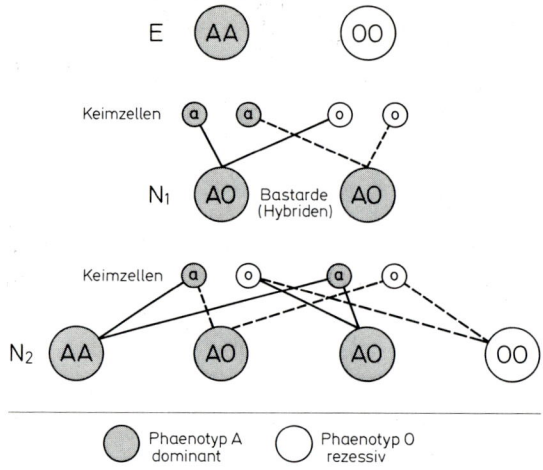

E   AA   OO

Keimzellen   a   a   o   o

N₁   AO   Bastarde   AO
             (Hybriden)

Keimzellen   a   o   a   o

N₂   AA   AO   AO   OO

Phaenotyp A   Phaenotyp O
dominant   rezessiv

Abb. 26: Schema des Erbganges der Blutgruppen O und A. Die Buchstaben in den großen Kreisen bezeichnen den Genotyp. E = Elterngeneration, N₁ = 1. Nachkommengeneration, N₂ = 2. Nachkommengeneration

Chromosomen und Vererbung

Chromosomen haben wir bereits als intensiv färbbare, stabförmige Bestandteile des Zellkernes kennengelernt. Ihre Substanz besteht aus einem schraubenförmig gewundenen Faden (**Chromonema**[1]), an dem kugelförmige Verdickungen sitzen (**Chromomere**[2]). Die Chromosomen kommen in den Körperzellen und unreifen Keimzellen doppelt (diploid) vor. Erst durch die Reduktionsteilung (Meiose) wird der doppelte (diploide) Chromosomensatz auf den einfachen (haploiden) Chromosomensatz in den reifen Keimzellen reduziert. Dabei werden die einander entsprechenden einzelnen Chromosomenpaarlinge (homologe Chromosomen), von denen das eine Chromosom jeweils vom Vater und das andere von der Mutter stammt, dem Zufall entsprechend auf die Keimzellen verteilt. Der halbe (haploide) Chromosomensatz enthält dann in freier Neukombination Chromosomen der väterlichen und mütterlichen Seite.

Die Chromosomen tragen die Gene. Allele Gene sitzen in homologen Chromosomen an gleicher Stelle. Die Trennung der Chromosomenpaare in der Reduktionsteilung (Meiose) entspricht der Spaltung der Erbanlagen. Die zufällige Verteilung der einzelnen Chromosomenpaarlinge auf die Keimzellen erklärt die Möglichkeit der freien Neukombination der Gene. *Gestaltlich entsprechen den Genen die Chromomere.* Die Anzahl der Chromosomen ist bei den verschiedenen Arten unterschiedlich, in einer Art jedoch gleich.

Der doppelte (diploide) Chromosomensatz des Menschen enthält 23 Chromosomenpaare, also 46 Chromosomen. 22 Chromosomenpaare sind die sogenannten **Autosomen**[3]. Sie sind beim weiblichen und männlichen Geschlecht gleich. Ihre Gene werden *autosomale Gene* genannt.

Die **Geschlechtschromosomen** *(X- und Y-Chromosome)* haben eine Sonderstellung. Beim Menschen ist beim weiblichen Geschlecht das X-Chromosom doppelt vorhanden; beim männlichen Geschlecht kommt dagegen ein X-Chromosom und ein Y-Chromosom vor.

---

[1] Chromonema (chroma, chromatos (gr.): Farbe; nema (gr.): Faden)
[2] Chromomer (meros (gr.): Teil)
[3] Autosom (autos (gr.): selbst, eigen, unmittelbar; soma (gr.): Körper)

Nach der Reduktionsteilung enthält die eine Hälfte der Samenfäden das Y-Chromosom, die andere Hälfte das X-Chromosom. Das Geschlechtschromosom der Eizelle ist immer ein X-Chromosom. Bei der Befruchtung der Eizelle erzeugen Y-haltige Samenfäden männliche, X-haltige Samenfäden weibliche Nachkommen. In verschiedenen Autosomen liegende Gene trennen und kombinieren sich nach den Gesetzen des Zufalls. Gene in gleichen Chromosomen werden dagegen zusammen übertragen, sie sind gekoppelt.

Molekulare Grundlagen der Vererbung

Die Erbanlagen sind an die auf den Chromosomen linienförmig angeordneten Gene (Erbfaktoren) gebunden. Ein Gen besteht aus einem Abschnitt (Segment) des Großmoleküls *Desoxyribonukleinsäure* (DNS). Das DNS-Molekül, ein Polynukleotid, kann in seinem Aufbau mit einer Leiter verglichen werden. Die durch eine Wasserstoffbrücke aneinander gebundenen *Nukleinbasenpaare*, die «Sprossen der Leiter», bestehen aus *Adenin* (A) und *Thymin* (T) oder aus *Cytosin* (C) und *Guanin* (G). Der aus *Desoxyribosephosphat* bestehende «Haltestrick» der Leiter schlingt sich um die zentral gelegenen Nukleinbasen (Abb. 27 und 28).

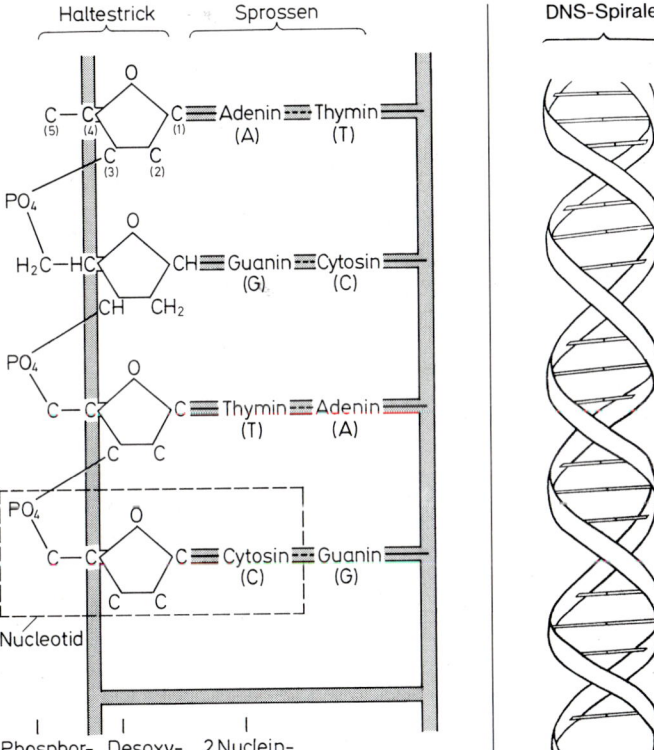
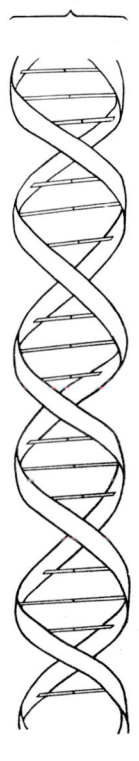

Abb. 28: Desoxyribonukleinsäure-Molekül in Form einer Doppelspirale nach Watson und Crick

Abb. 27: Schematischer Aufbau des Desoxyribonukleinsäure-Moleküls. Die Nucleotidbestandteile sind in Form einer Leiter angeordnet. Dabei bilden die Desoxyribosephosphate die Haltestricke und die Nukleinbasenpaare die Sprossen der Leiter

Alle Lebewesen und auch die Viren enthalten DNS als Erbsubstanz. Vor jeder Zellteilung muß sich die DNS verdoppeln. Bei der Verdoppelung der DNS lösen sich abschnittweise die lockeren Wasserstoffbindungen der Basenpaare und die beiden Ketten liegen, dem Negativ und Positiv einer Fotographie vergleichbar, getrennt vor.

Aus den im Kernsaft enthaltenen Purin- und Pyrimidinbasen, sowie Desoxyribose und Phosphat wird das entsprechende Positiv bzw. Negativ gebildet, das sich mit der vorhandenen Halbkette zur Doppelkette verbindet und damit die identische DNS-Garnitur wieder herstellt.

Die Herstellung der Eiweißkörper (Proteine) erfordert im Gegensatz zum wesentlich einfacheren Kohlenhydrat- und Fettaufbau (Kohlenhydrat- und Fettsynthese) einen komplizierten Mechanismus, der durch den *Erbcode* ermöglicht wird.

Proteine sind aus 20 verschiedenen Aminosäuren aufgebaut, die aneinandergereiht sind. Um diese 20 Aminosäuren zu kennzeichnen, verfügt der Erbcode lediglich über 4 «Buchstaben», die 4 Nukleinbasen Adenin, Thymin, Cytosin und Guanin (s. Abb. 27).

Würde jede Base einzeln als Zeichen für eine Aminosäure stehen, so könnten nur 4 Aminosäuren dargestellt werden. Die Natur benützt zur Verschlüsselung (Chiffrierung) einer jeden Aminosäure eine Folge von 3 Basen (Basentriplett), z.B. für die Aminosäure Alanin AGC (= Adenin–Guanin–Cytosin). Damit verfügt der Erbcode über 4^3 (= 64) Basen-Tripletts.

Es wurde inzwischen nachgewiesen, daß die Eiweißherstellung (Proteinsynthese) nicht im Zellkern, in dem die DNS liegt, erfolgt, sondern im Zytoplasma.

Der Bote («messenger»), der den Code in das Zytoplasma übermittelt ist die **Ribonukleinsäure** (RNS), die sich von der DNS dadurch unterscheidet, daß der Zucker *Desoxyribose* durch den Zucker *Ribose* und die Nukleinbase *Thymin* (T) durch *Uracil* (U) ersetzt sind und das Molekül nur aus einer Polynukleotidkette besteht. Wählt man den bildlichen Vergleich (s. Abb. 27) so besteht die RNS nur aus einem Haltestrick und den dazugehörenden halben Sprossen der Leiter. Die *Messenger-RNS* gelangt mit der genetischen Information aus dem Kern in das Zytoplasma und tritt mit den winzigen Ribosomen in Kontakt, die die Eiweißkörper herstellen. So ein Ribosom wandert an der Messenger-RNS entlang von Triplett zu Triplett, bis das Proteinmolekül fertig hergestellt ist. Das Proteinmolekül gelangt dann z.B. als Enzym in die Mitochondrien, in die Lysosomen usw. oder verläßt die Zelle als Sekret.

Der Genbegriff läßt sich daher heute folgendermaßen definieren: *Ein Gen ist ein Abschnitt von DNS, welcher den Code für die Bildung eines bestimmten Eiweißkörpers (Polypeptid) enthält.*

Spezieller Teil

Knochen und Gelenke

Allgemeines

Das **Skelett**[1] *(Knochengerüst)* des erwachsenen Menschen besteht aus über 200 Knochen. Ihre unterschiedliche Form, Größe und innere Struktur ergibt sich aus ihren Aufgaben. Die langen Knochen der Extremitäten sind röhrenförmige Stäbe, deren verdickte Enden eine schwammartige Struktur (Spongiosa) haben. Man nennt sie *Röhrenknochen*. In den Röhrenknochen liegt beim Erwachsenen das fetthaltige **gelbe Knochenmark**. Am Schädel- und Rumpfskelett (Becken, Brustkorb, Schulterblatt) sind die Knochen dagegen flach, mehr oder weniger plattenförmig und ausschließlich von schwammartiger Innenstruktur (Spongiosa). Sie werden als *flache Knochen* bezeichnet. Zwischen den Knochenbälkchen ihrer Spongiosa befindet sich das blutbildende **rote Knochenmark** (s. S. 227). Die Knochen der Hand- und Fußwurzel sind im wesentlichen würfelförmig und zeigen ebenfalls die schwammartige Bälkchenstruktur der Spongiosa. Man nennt sie *kurze Knochen*. *Unregelmäßige Knochen* werden diejenigen genannt, die man aufgrund ihrer Form nicht den genannten Gruppen zurechnen kann (z.B. Wirbel).

Die Abbildung 29a zeigt den Aufbau eines Röhrenknochens am Beispiel des Oberschenkelknochens. Der Knochen ist hier bis auf einen Teil der Schaftmitte der Länge nach durchsägt worden. Oberhalb des nicht durchsägten Knochens ist die Säule des Knochenmarks in der *Markhöhle* dargestellt. Der ganze Knochen wird mit Ausnahme der Gelenkflächen von der **Knochenhaut** *(Periost)* umschlossen, die hier nur mit einem ernährenden Blutgefäß an einem kleinen Abschnitt des Schaftes gezeigt wird. Solche ernährenden Blutgefäße treten jedoch an vielen Stellen von der Knochenhaut aus in den Knochen ein. Als Beispiel ist daher zusätzlich noch ein Blutgefäß eingezeichnet, das durch die *Knochenrinde* in das *Knochenmark* zieht. Im Bereich der *Epiphysen*[2] erkennt man deutlich die schwammartige Bälkchenstruktur der Spongiosa.

Der Röhrenknochen besteht aus einem langen, röhrenförmigen Schaft, der **Diaphyse**[3] genannt wird. Die verdickten Enden der *Diaphyse*, die **Epiphysen**, sind bei den einzelnen Röhrenknochen unterschiedlich geformt, um eine optimale bewegliche Verbindung mit dem Nachbarknochen zu ermöglichen. Der äußere und innere Aufbau des Knochens wird besser verständlich, wenn man die Knochenentwicklung vor und nach der Geburt verfolgt.

Die Knochenentwicklung

In einem ersten, noch sehr frühen Entwicklungsabschnitt vor der Geburt, in dem schon die Muskeln, Blutgefäße und Nerven ausgebildet sind, befindet sich an der Stelle der späteren Knochen ein zusammenhängendes System strangartiger Gebilde aus einem besonderen Bindegewebe (**embryonales Bindegewebe**). Von diesem Stadium aus gibt es zwei Möglichkeiten zur *Knochenbildung:*

---

[1] Skelett (skeletos (gr.): ausgetrocknet)
[2] Epiphyse (epiphyomai (gr.): auf etwas wachsen)
[3] Diaphyse (diaphyomai (gr.): dazwischenwachsen)

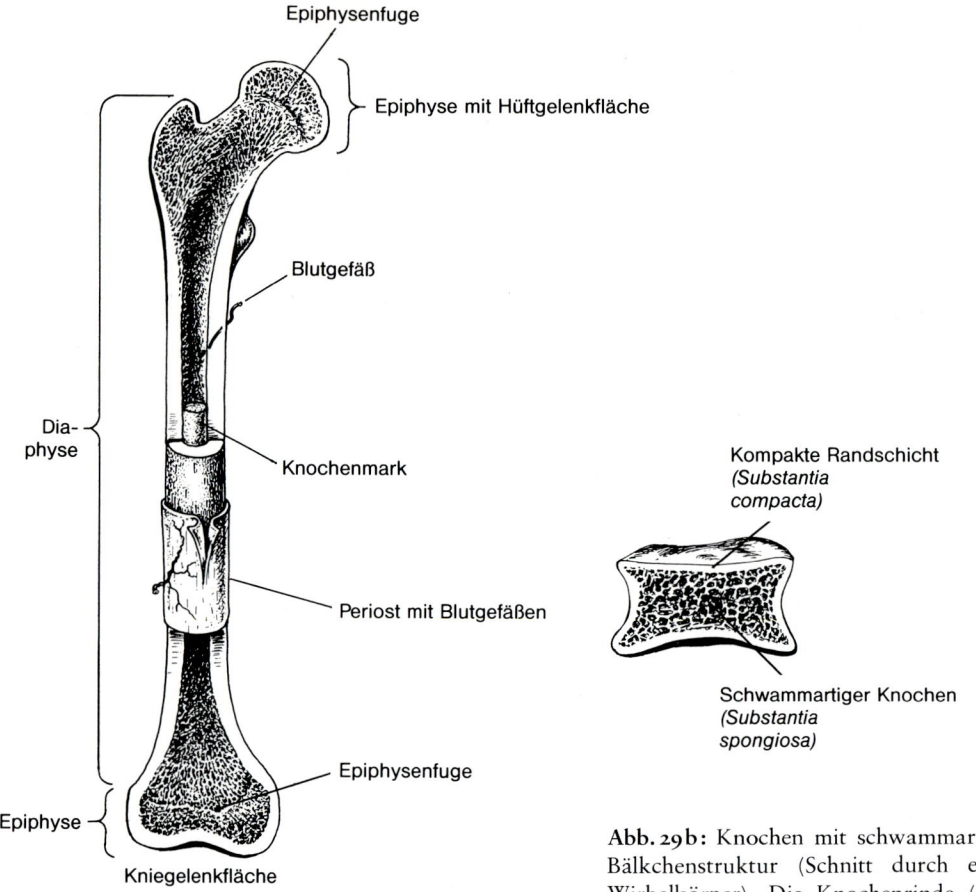

Abb. 29a: Röhrenknochen am Beispiel des Oberschenkelknochens (Femur) erläutert. Die beiden Epiphysenfugen trennen die Diaphyse von den Epiphysen

Abb. 29b: Knochen mit schwammartiger Bälkchenstruktur (Schnitt durch einen Wirbelkörper). Die Knochenrinde (Substantia compacta) umschließt die schwammartige Bälkchenstruktur (Substantia spongiosa)

1. Die direkte Umwandlung des Bindegewebes durch knochenbildende Zellen in Knochen. Sie kommt hauptsächlich an den Schädelknochen vor (**Deck-** oder **Belegknochen** = *Bindegewebsknochen*).
2. Die Knochenbildung über eine knorpelige Zwischenstufe (**Ersatzknochen**). Die meisten Knochen des menschlichen Skeletts entwickeln sich über eine solche *knorpelige Zwischenstufe.* Dabei bilden sich in einem zweiten Entwicklungsabschnitt vor der Geburt aus der Vorstufe der bindegewebigen Stränge Stäbe aus glasartigem, *hyalinem Knorpel*, die eine plumpe, noch nicht völlig durchmodellierte, verkleinerte Ausgabe der eigentlichen Knochen sind. Zwischen diesen Knorpelstäben bleiben zuerst noch kurze Bindegewebsstrecken bestehen, an deren Stelle sich später die Gelenke befinden.

In einem 3. Entwicklungsabschnitt, der noch vor der Geburt beginnt, werden diese Knorpelstäbe in Knochen umgewandelt. Diesen Vorgang nennt man **Verknöcherung** *(Ossifikation[1]).*

---

[1] Ossifikation (os (lat): Knochen; facere (lat.): machen): Knochenbildung

Bei der Umwandlung des Knorpels in Knochen unterscheidet man eine von der Knorpelhaut ausgehende *(perichondrale[2])* von einer im Knorpel selbst ablaufenden *(enchondrale[3])* Verknöcherung. Diese *enchondrale Verknöcherung* geht primär allerdings auch von der Knochenhaut aus, da von hier blutgefäßhaltige Fortsätze, die knochenbildende Zellen mit sich führen, in den Knorpel einwachsen. Der hyaline Knorpel bildet so gewissermaßen den Platzhalter für die spätere Knochensubstanz. Der Knorpel wandelt sich aber nie direkt in Knochen um. Zuerst muß immer Knorpelgewebe zerstört werden, damit in dem dadurch geschaffenen Raum Knochensubstanz gebildet werden kann. Ein Überblick über diese Vorgänge ergibt die Betrachtung eines verknöchernden Röhrenknochens (Abb. 30).

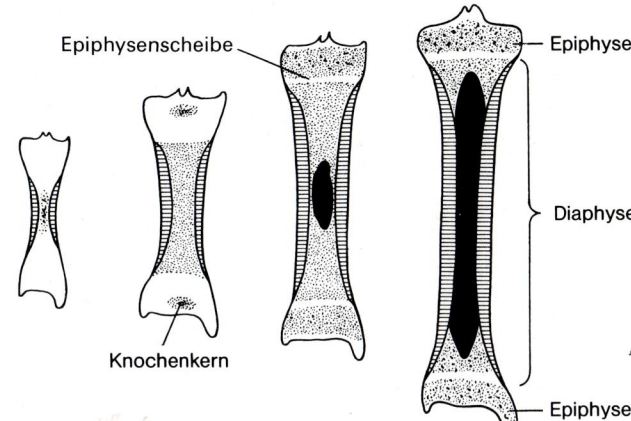

Abb. 30: Ersatzknochenentwicklung. Der enchondral entstehende Knochen ist punktiert, der perichondral entstehende Knochen schraffiert dargestellt. (Weiß = Knorpel, schwarz = Markhöhle)

Zuerst legen knochenbildende Zellen außen um den Knorpelstab eine dünne Knochenmanschette *(perichondrale Verknöcherung = perichondrale Knochenmanschette)*. Etwas später dringen dann auch knochenbildende Zellen zusammen mit den einwachsenden Blutgefäßen in den Knorpel ein. Im Knorpelinneren bildet sich zuerst ein Verknöcherungszentrum *(Ossifikationszentrum)* in der Mitte des Schafts (Diaphyse), später dann auch in den beiden Epiphysen (**Epiphysenkerne**). So wird innen und außen der Knochen aufgebaut, nachdem zuvor Teile der Knorpelmasse in den Stäben durch besondere Zellen aufgelöst wurden. Im Innern entsteht dabei der röhrenförmige Raum für die Aufnahme des Knochenmarks. Im Bereich anders geformter Knochen verlaufen diese Vorgänge im Prinzip gleichartig, obwohl dort die Gliederung in Diaphyse und Epiphysen fehlt.

Das eigentliche Dickenwachstum der Knochen erfolgt durch knochenbildende Zellen in der Keimschicht der Knochenhaut. Diese bilden so lange Schicht um Schicht feine Knochenschalen, bis das Dickenwachstum abgeschlossen ist. Dieser Vorgang ist mit der Bildung der Jahresringe eines Baumes vergleichbar. Gleichzeitig bauen aber bestimmte Zellen im Inneren des Knochens wieder Knochengewebe ab, damit ein Minimum an Material ein Maximum an Leistung erbringen kann.

Das Längenwachstum der Knochen erfolgt in den **Epiphysenfugen** (Epiphysenscheiben), welche die *Epiphysen* von der *Diaphyse* trennen. Während die Verknöcherung in der Schaftmitte bei Geburt schon voll im Gange ist, beginnt sie in den Epiphysen zum Teil erst später. Auch hier bildet sich durch Einwachsen von knochenbildenden Zellen zuerst ein kleiner

---

[2] perichondral (peri (gr.): um herum; chondros (gr.): Knorpel): um den Knorpel herum
[3] enchondral (en (gr.): in; chondros (gr.): Knorpel): im Knorpel

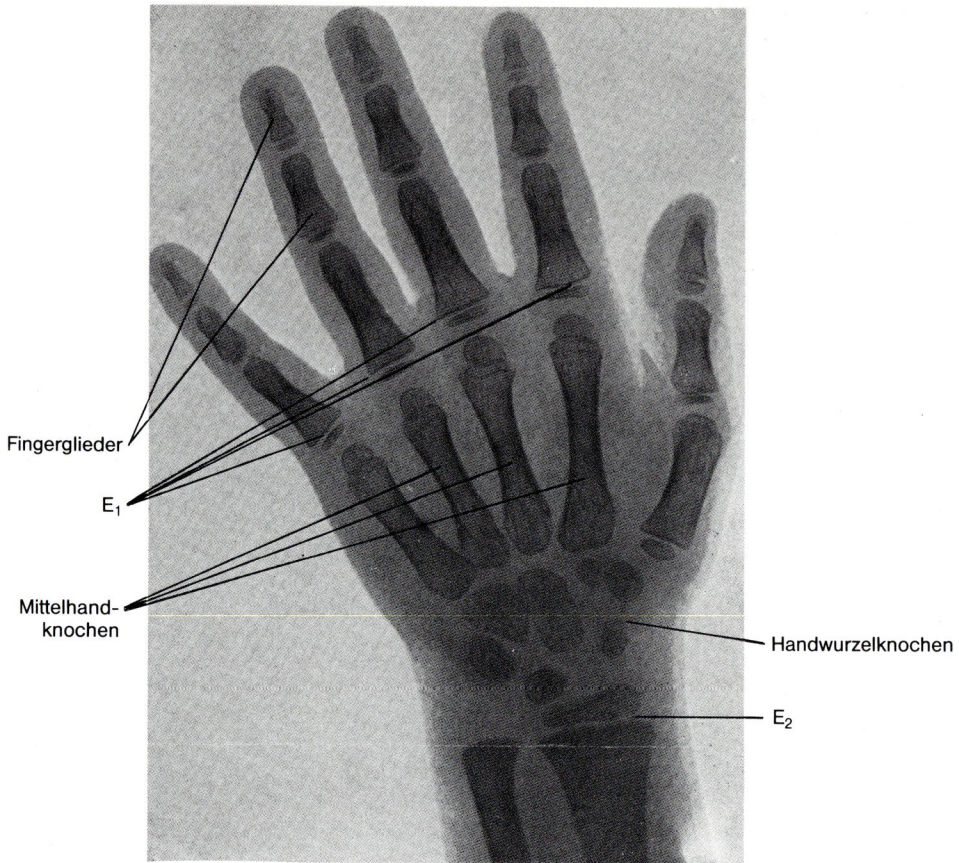

Fingerglieder

E₁

Mittelhand-
knochen

Handwurzelknochen

E₂

Abb. 31: Röntgenbild einer kindlichen Hand. Die Epiphysenfugen sind als helle Linien in den Röhren-knochen zu erkennen. E_1 = Epiphysenfugen des 2.–5. Fingergrundgliedes. E_2 = distale Epiphysenfuge der Speiche (Radius)

Knochenkern, der sich allmählich vergrößert und dann fast die ganze Epiphyse ausfüllt. Zwischen dem Knochenkern in der Epiphyse und dem knöchernen Schaft bleibt bis zum Abschluß des Wachstums die schmale Knorpelscheibe der *Epiphysenfuge* bestehen, in der neuer Knorpel und damit Material für die weitere Verknöcherung gebildet wird. In der knorpeligen Epiphysenfuge erfolgt also das Längenwachstum des Knochens. Das Wachstum hört erst auf, wenn der letzte Rest des Epiphysenknorpels verknöchert ist. Lediglich an den Enden der Epiphysen bleibt der hyaline Knorpel als *Gelenkknorpel* erhalten. Man kann diese Wachstumsvorgänge sehr schön im Röntgenbild beobachten. Je älter der Mensch wird, um so schmaler erscheint die knorpelige Wachstumszone der Epiphysenfugen, bis sie schließlich zur knöchernen Epiphysen-linie wird. Die Epiphysenfugen stellen sich röntgenologisch beim noch wachsenden Menschen als feine, horizontalgestellte, streifenförmige Zonen dar (Abb. 31).

Der fertige Knochen

Der fertige Knochen besitzt eine unterschiedlich starke **Knochenrinde** *(Corticalis[1])* aus fester Knochenmasse. Das Innere ist entweder ausgehöhlt (**Markhöhle** der langen Röhrenknochen) oder von dem schwammartigen Maschenwerk der **Spongiosa** ausgefüllt. In der Markhöhle und zwischen den Bälkchen der Spongiosa liegt das Knochenmark. Die Oberfläche der Knochen ist von der Knochenhaut, dem *Periost*, überzogen. Die Knochensubstanz entspricht in Zahl und Anordnung der Bälkchen der Funktion eines jeden Knochens. Im Laufe der Knochenentwicklung wird so der Knochen in Abhängigkeit von seiner Beanspruchung geformt. So bilden sich schon bei normaler Belastung des Schenkelhalses, infolge der dabei entstehenden Druck- und Zugspannung, Druck- und Zugbündel der Knochenbälkchen in der Spongiosa (Abb. 32).

Man kann leicht im Röntgenbild oder auf Sägeschnitten des Knochens erkennen, daß die Anordnung der Knochenbälkchen in diesem Knochenabschnitt den Kraftlinien eines entsprechend konstruierten Krans entspricht.

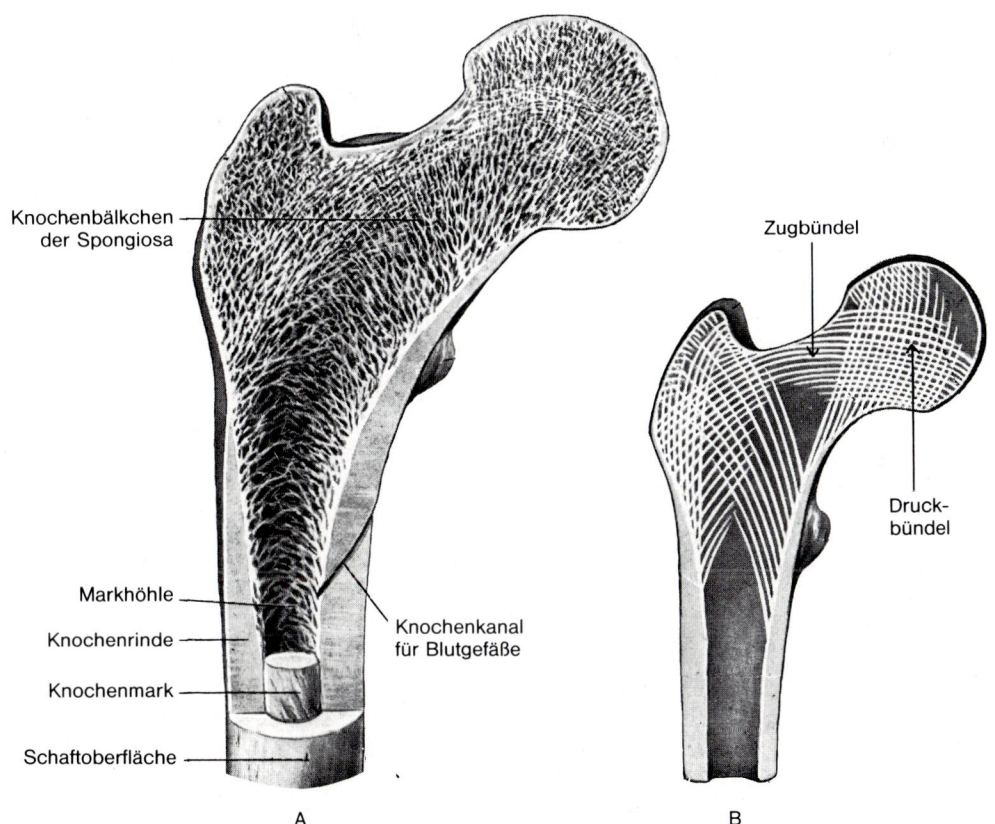

Abb. 32a: Ausrichtung der Knochenbälkchen durch mechanische Beanspruchung im Bereich des Oberschenkelkopfes und Halses (Längsschnitt)

Abb. 32b: Schematische Darstellung der Spannungslinien (Zug- und Druckbündel) der Knochenbälkchen im Bereich des Oberschenkelkopfes und Halses

---

[1] Corticalis (Cortex (lat.): Rinde)

Je stärker die mechanische Beanspruchung, um so deutlicher fällt die morphologische Antwort des Knochens aus, wie bereits ein Blick auf das menschliche Skelett zeigt. So sind die langen Röhrenknochen der Beine sehr viel kräftiger entwickelt als die Knochen der Arme. Ein weiteres Beispiel sind die unteren Wirbel der Wirbelsäule, die wesentlich kräftiger gebaut sind als die weiter kranial liegenden. Auch vermehrt sich die Knochenmasse an Stellen, an denen ein ständiger Muskelzug auf den Knochen einwirkt. Es bilden sich dadurch Knochenvorsprünge und -leisten.

Allgemeine Gelenklehre

Die Knochen des Skeletts können miteinander fest oder beweglich verbunden sein. Die feste Verbindung nennt man *Knochenhaft*, die bewegliche Verbindung *Gelenk*.

Zum besseren Verständnis dieser Knochenverbindungen sei daran erinnert, daß die Skelettanlagen in der Embryonalzeit zunächst als spaltenlos zusammenhängendes System bestehen, in dem die Knochen zuerst mit einer bindegewebigen und dann bis auf wenige Ausnahmen mit einer knorpeligen Vorstufe auftreten. Die Gelenke entwickeln sich dabei aus den Resten der Bindegewebsstränge, die zwischen den einzelnen Knorpelstücken bestehen bleiben. Zwischen einigen Knochen verfestigt sich das Bindegewebe zu einem derben Band oder zu Faserknorpel. So bildet sich eine elastisch federnde *Band-* oder *Knorpelhaft*. Durch *Faserknorpel* sind z.B. die beiden Beckenhälften vorne im Bereich der *Symphyse*[1] miteinander verbunden. Eine Sonderform der Bandhaft ist die *Knochennaht*, die zwischen den Schädelknochen vorkommt. Durch diese Knochennähte wird zugleich das Wachstum dieser Knochen ermöglicht.

Die Regel ist aber, daß an die Stelle des bindegewebigen Zwischengewebes zwei glatte, durch einen Spalt voneinander getrennte Knorpelflächen treten. Sie sind der Rest der knorpeligen Knochenvorstufe, d.h. die einander zugewandten Enden der ursprünglichen Knorpelstücke.

So entstehen die Gelenke, die eine mehr oder weniger ausgeprägte Beweglichkeit zwischen den einzelnen Knochen ermöglichen (Abb. 33). Ein *Gelenk* besteht aus folgenden Teilen: **Gelenkkörper** *(Gelenkkopf* und *Gelenkpfanne,* die mit Knorpel überzogen sind)*, **Gelenkkapsel, Gelenkhöhle** und **Gelenkschmiere**. Der *Gelenkknorpel* besteht aus *hyalinem Knorpel*. Er überzieht die Gelenkflächen, d.h. die einander zugewandten und in der Form aufeinander abgestimmten Enden von zwei benachbarten Knochen. Meist ist eine Gelenkfläche annähernd kugelförmig *(konvexe[2] Seite = Gelenkkopf)*, die andere entsprechend ausgehöhlt *(konkave[3] Seite = Gelenkpfanne).*

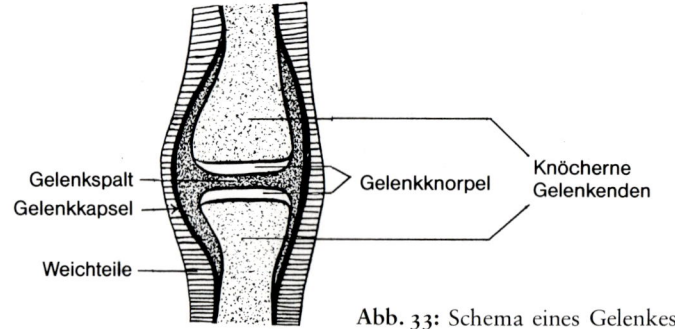

Gelenkspalt
Gelenkkapsel

Weichteile

Gelenkknorpel

Knöcherne
Gelenkenden

Abb. 33: Schema eines Gelenkes

---

[1] Symphyse (symphyomai (gr.): wachse zusammen): Knochenverbindung durch Faserknorpel
[2] konvex (convexus (lat.): nach außen gewölbt)
[3] konkav (concavus (lat.): nach innen gewölbt, hohl)

Zwischen den eng aneinanderliegenden Gelenkflächen liegt der schmale *Gelenkspalt*. Die gelenkflächennahen Knochenenden sind durch die *Gelenkkapsel*, die oberhalb der Knorpelflächen allseitig am Knochen angewachsen ist, zur *Gelenkhöhle* verbunden. Die Gelenkkapsel besteht aus einer äußeren, derben Bindegewebsfaserschicht und einer besonderen Innenschicht, der Gelenkinnenhaut. Außen wird die Gelenkkapsel durch feste Bänder *(Ligamenta*[4]*)* verstärkt, damit die Gelenkflächen nicht voneinander abgleiten können. Die Gelenkinnenhaut sondert eine gallertartige, fadenziehende Flüssigkeit als *Gelenkschmiere* (**Synovia**[5]) in die Gelenkhöhle ab. Ähnlich wie Maschinenöl die Maschinenteile hält die Gelenkschmiere die knorpeligen Gelenkflächen gleitfähig. Dies ist wichtig, da die Gelenkflächen in der luftdicht abgeschlossenen Gelenkkapsel durch Muskelzug und Körperlast fest aufeinandergepreßt werden. Der im Röntgenbild erkennbare Zwischenraum zwischen den gelenkbildenden Knochen entspricht nicht dem Gelenkspalt, sondern dem Gelenkknorpelüberzug der Gelenkflächen. Der Gelenkspalt selbst ist dagegen extrem eng.

Als besondere Einrichtungen sind in einige Gelenke «Zwischenscheiben» aus Faserknorpel eingebaut *(***Meniskus**[6] und **Diskus**[7]).

Sie haben die Form eines Halbmondes (Kniegelenks-Meniskus) oder einer Scheibe (Diskus). Ein *Diskus* unterteilt ein Gelenk vollständig, ein *Meniskus* dagegen nur unvollständig.

Ist die Gelenkpfanne wesentlich kleiner als der Gelenkkopf, so kann sie durch einen Randwulst aus Faserknorpel vergrößert werden.

Ausmaß und Art der Beweglichkeit eines Gelenkes wird durch die Form der Gelenkflächen, die Straffheit der Gelenkkapsel und ihrer Bänder sowie die Anordnung und Kraft der auf das Gelenk einwirkenden Muskeln bestimmt.

Gelenke lassen sich nach der Form ihrer Gelenkkörper folgendermaßen unterteilen:

1. Das **Kugelgelenk** mit drei Hauptbewegungsachsen, die senkrecht aufeinanderstehen. Ein Kugelgelenk ermöglicht die größte Beweglichkeit. Es besteht aus einem kugeligen Gelenkkopf und einer entsprechend ausgehöhlten Pfanne. Die Bewegungsachsen laufen durch einen Drehpunkt, der im Mittelpunkt der Kugel liegt (z.B. Schultergelenk).

Eine Sonderform des Kugelgelenks ist das **Nußgelenk**. Bei ihm ist der Gelenkkopf zu mehr als 50% von der Gelenkpfanne umgeben. Dadurch wird der Bewegungsumfang eines solchen Gelenkes eingeschränkt (z.B. Hüftgelenk).

2. Das **Walzengelenk.** Es besitzt nur eine Bewegungsachse. Sein walzenförmiger Gelenkkopf steht mit einer muldenförmigen Gelenkpfanne in Verbindung. Er kann aber auch von einer zangenförmigen Gelenkpfanne umfaßt werden (z.B. im Ellenbogen die gelenkige Verbindung zwischen dem Oberarmknochen und der Elle). Dieser Gelenktyp tritt in 2 Formen auf:

a) **Scharniergelenk** (Fingergelenke)

b) **Radgelenk.**

Das *Radgelenk* besitzt einen radförmigen Gelenkkörper (proximales Gelenk zwischen Elle und Speiche).

3. Das **Ellipsoidgelenk** mit 2 Hauptbewegungsachsen (z.B. Verbindung zwischen Speiche und Handwurzelknochen).

4. Das **Sattelgelenk** mit 2 Hauptbewegungsachsen (Daumengrundgelenk).

---

[4] Ligament (ligamentum (lat.): Band)
[5] Synovia (das Wort wurde von Paracelsus († 1541) erfunden, es besitzt keine sprachliche Grundlage): Gelenkschmiere
[6] Meniskus (meniskos (gr.): mondförmiger Körper)
[7] Diskus (diskos (gr.): Scheibe)

5. Das **ebene Gelenk.** In Abhängigkeit von der speziellen Form haben solche Gelenke ein ganz unterschiedliches Bewegungsausmaß. Ebene Gelenke sind die Gelenke der Wirbelsäule.

Nähere Einzelheiten hinsichtlich Bau und Funktion der Gelenke werden später bei den einzelnen Gelenken besprochen.

Im medizinischen Sprachgebrauch haben die wichtigsten Gelenkbewegungen folgende Bezeichnung (s. Abb. 34):

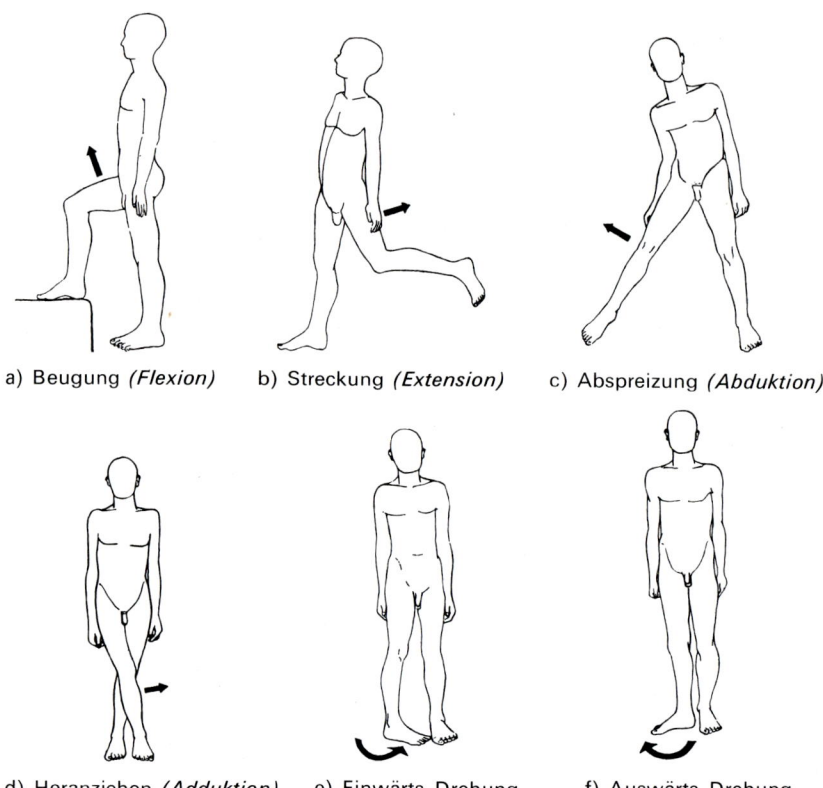

a) Beugung *(Flexion)*   b) Streckung *(Extension)*   c) Abspreizung *(Abduktion)*

d) Heranziehen *(Adduktion)*   e) Einwärts-Drehung (Innenrotation)   f) Auswärts-Drehung (Außenrotation)

Abb. 34: Die wichtigsten Gelenkbewegungen am Beispiel des Hüftgelenks gezeigt

1. Beugung = *Flexion*[8]

Die voneinander abgewandten Enden von zwei gelenkig verbundenen Knochen werden einander genähert (Beispiel am Hüftgelenk: das Knie wird gegen den Rumpf gezogen).

2. Streckung = *Extension*[9]

Die voneinander abgewandten Enden von zwei gelenkig verbundenen Knochen werden voneinander entfernt (Beispiel am Hüftgelenk: Das Knie wird vom Rumpf wegbewegt).

3. Abspreizung = *Abduktion*[10]

Ein Glied wird zur Seite gespreizt.

---

[8] Flexion (flexio (lat.): Beugung)
[9] Extension (extendere (lat.): ausstrecken): Streckung
[10] Abduktion (abducere (lat.): wegführen): Abspreizung

4. Heranziehen = *Adduktion*[11]

Ein Glied wird zur Körpermitte geführt.

So bedeutet am Beispiel des Hüftgelenks Abduktion abspreizen und Adduktion anlegen der Beine.

5. Drehung = *Rotation*[12]

Ein Glied wird um seine Längsachse nach innen oder außen gedreht (Beispiel am Hüftgelenk: Auswärtsdrehen = Fußspitzen bewegen sich nach außen; Einwärtsdrehen = Fußspitzen bewegen sich nach innen).

Einige besondere Bewegungsformen sind der Besprechung der einzelnen Knochen und Gelenke vorbehalten.

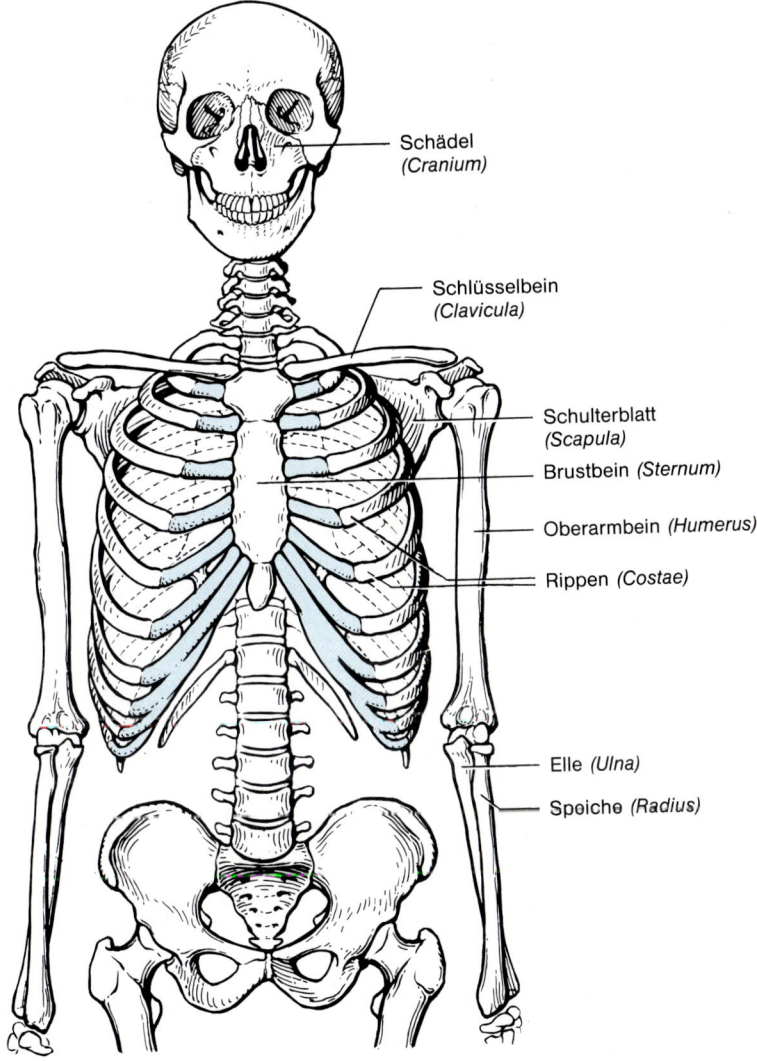

Schädel
(Cranium)

Schlüsselbein
(Clavicula)

Schulterblatt
(Scapula)

Brustbein *(Sternum)*

Oberarmbein *(Humerus)*

Rippen *(Costae)*

Elle *(Ulna)*

Speiche *(Radius)*

Abb. 35: Oberer Teil des Skeletts von vorne, die Rippenknorpel sind blau dargestellt

---

[11] Adduktion (adducere (lat.): heranführen: Anlegen
[12] Rotation (rotare (lat.): herumdrehen): Drehung

Das menschliche Knochengerüst

Der Aufbau und die Aufgaben des menschlichen Knochengerüstes (Abb. 35, 36, 37) lassen sich in großen Zügen folgendermaßen beschreiben. Der Stamm des menschlichen Körpers wird durch die Wirbelsäule gestützt. Gleichzeitig umschließt die Wirbelsäule das Rückenmark, das zum zentralen Nervensystem gehört. Auf der Wirbelsäule ruht oben der Schädel. Er enthält das Gehirn. Vor der Wirbelsäule liegen in zwei voneinander getrennten Körperhöhlen, der Brust- und Bauchhöhle, die Eingeweide. Sie werden im Bereich der Brust von den zum Brustkorb zusammengefügten Rippen und dem Brustbein umschlossen. Die ringförmig miteinander verbundenen, breit ausladenden Beckenknochen bilden den festen Boden der Bauchhöhle.

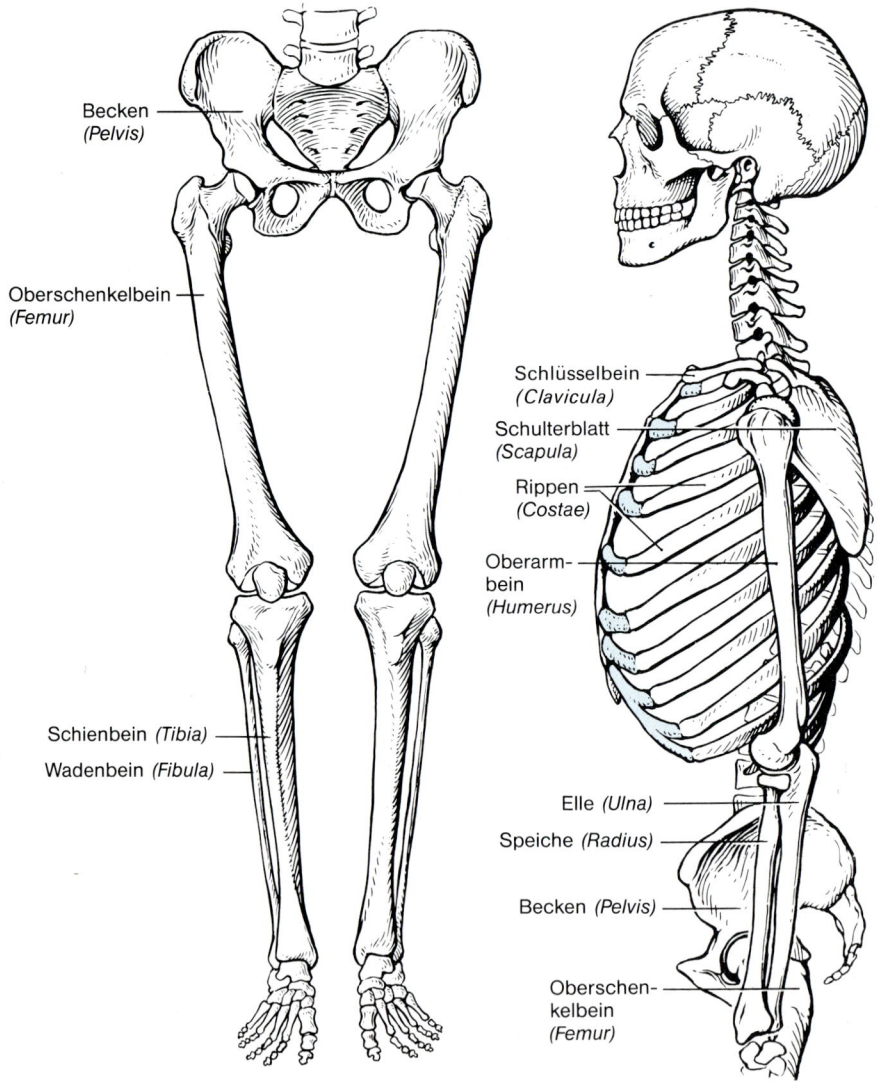

Becken (Pelvis)

Oberschenkelbein (Femur)

Schlüsselbein (Clavicula)

Schulterblatt (Scapula)

Rippen (Costae)

Oberarm-bein (Humerus)

Schienbein (Tibia)

Wadenbein (Fibula)

Elle (Ulna)

Speiche (Radius)

Becken (Pelvis)

Oberschen-kelbein (Femur)

Abb. 36: Unterer Teil des Skeletts von vorne (links) und oberer Teil des Skeletts von der Seite, die Rippen-knorpel sind blau dargestellt

Seitlich ist an das Knochengerüst des Stammes das Skelett der Gliedmaßen angefügt. Während die Knochen der Beine durch das Hüftgelenk unmittelbar mit dem knöchernen Beckenring und dadurch mit dem Rumpfskelett verbunden sind, liegt zwischen den Armen und dem Brustkorb zur Erhöhung der Beweglichkeit ein besonderes knöchernes Zwischenstück, der Schultergürtel. Er besteht aus den beiden Schulterblättern und den Schlüsselbeinen. An den Schulterblättern befindet sich als gelenkige Verbindung zu den Armen das Schultergelenk.

Das Skelett der Arme und Beine ist grundsätzlich gleich gegliedert. Während bei den Vierfüßlern alle Gliedmaßen sehr ähnliche Knochen haben, unterscheiden sich beim Menschen die Knochen der Arme und Beine in Form und Stärke jedoch erheblich, da der Mensch auf seine Beine aufgerichtet ist. Er benutzt die Arme nur noch zum Greifen. Die Beine müssen dagegen allein die Körperlast tragen. Deshalb sind die Bein- und Fußknochen massiver entwickelt und auch anders gestellt als die Arm- und Handknochen.

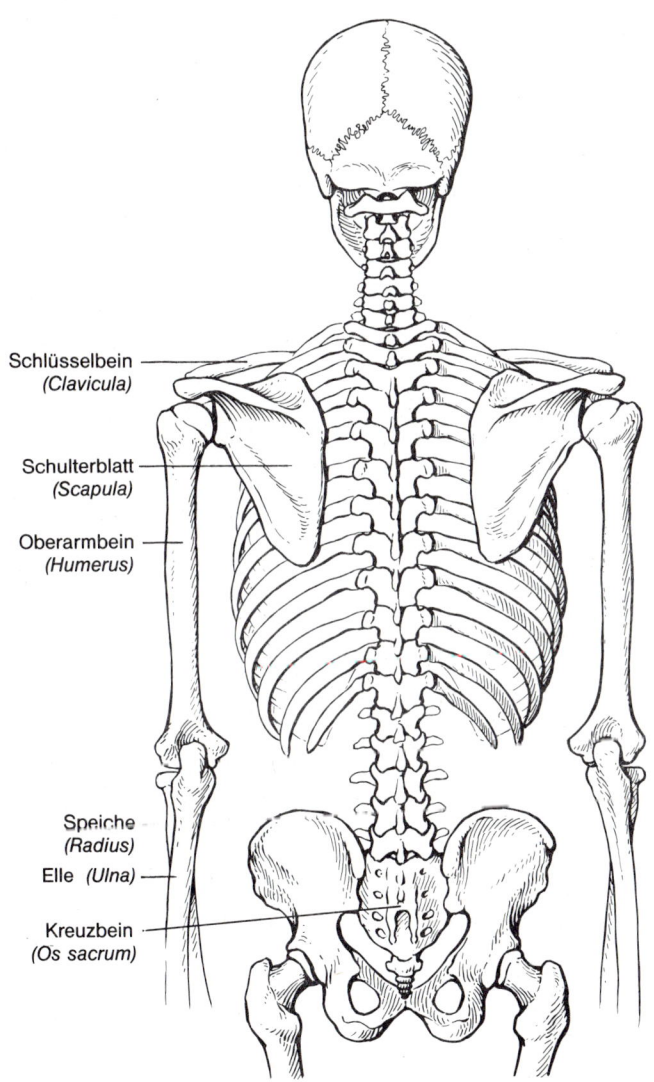

Schlüsselbein
(Clavicula)

Schulterblatt
(Scapula)

Oberarmbein
(Humerus)

Speiche
(Radius)

Elle (Ulna)

Kreuzbein
(Os sacrum)

Abb. 37: Oberer Teil des Skeletts von hinten

In der Nähe des Rumpfes liegt in den Armen und Beinen nur ein einziger, kräftiger Röhrenknochen, das Oberarm- bzw. Oberschenkelbein. Unterarm und Unterschenkel besitzen dagegen
zwei Knochen und sind mit dem Oberarm bzw. Oberschenkel durch das Ellenbogen- bzw.
Kniegelenk verbunden. An ihren distalen Enden stehen Unterarm- und Unterschenkelknochen
mit den Hand- und Fußwurzelknochen in gelenkiger Verbindung. Die unterschiedliche Zahl
von 8 Hand- und 7 Fußwurzelknochen ist stammesgeschichtlich zu erklären. Ursprünglich
waren nämlich, wie dies bei manchen Tieren der Fall ist, entsprechend der Zahl der Finger und
Zehen im Bereich der Hände und Füße jeweils 10 Wurzelknochen in zwei Fünferreihen hintereinander angelegt. Von diesen Hand- und Fußwurzelknochen sind jedoch einige im Laufe der
Stammesentwicklung miteinander verschmolzen.

Hände und Füße besitzen ein fünfstrahliges Skelett mit fünf Mittelhand- bzw. Mittelfußknochen und schließlich den dreigliedrigen Finger- und Zehenknochen. Nur Daumen und
Großzehe machen hier eine Ausnahme, sie bestehen nur aus zwei Gliedern.

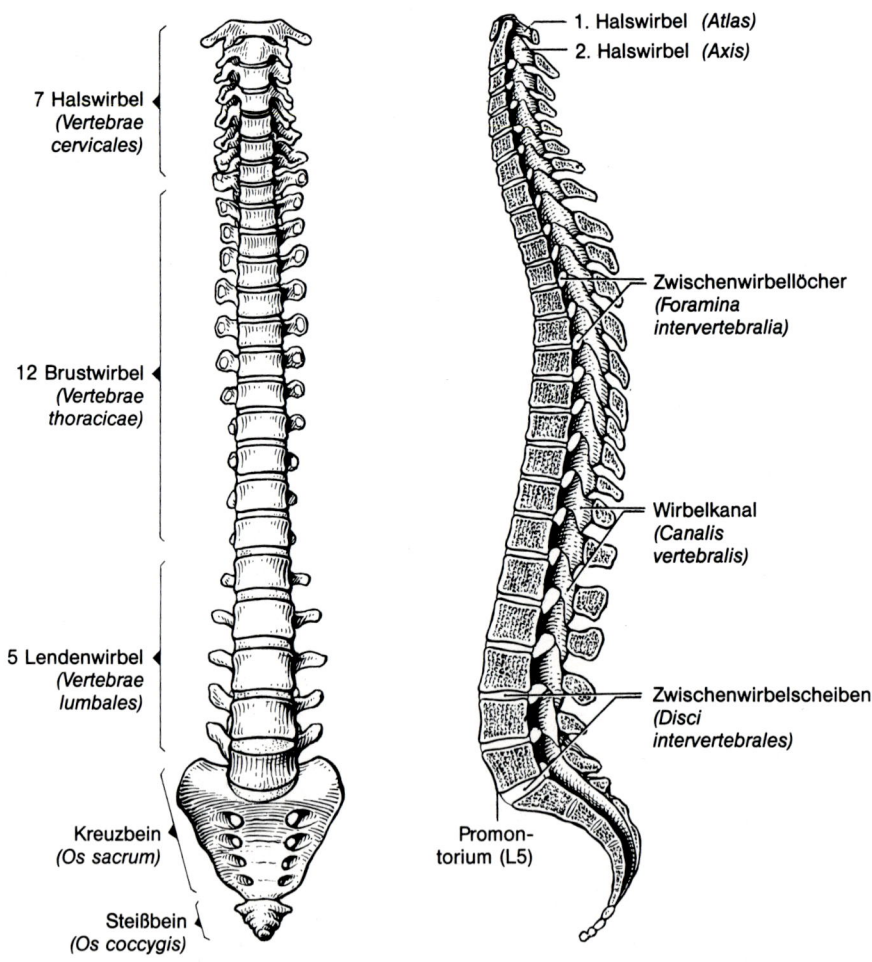

Abb. 38: Wirbelsäule: links von vorne; rechts von der Seite, der Länge nach aufgesägt

Die Wirbelsäule

Die Wirbelsäule ist die Achse unseres Skeletts (Abb. 38). Sie setzt sich aus den **Wirbeln** (*vertebra*, lat. = Wirbel) zusammen. Man unterscheidet an der Wirbelsäule entsprechend ihrer Lage 24 gegeneinander bewegliche Wirbel. Dies sind die *7 Halswirbel*, *12 Brustwirbel* und *5 Lendenwirbel*. Weiter kaudal schließen sich das *Kreuz-* und *Steißbein* an. Das **Kreuzbein** *(Os sacrum[1])* entspricht fünf weiteren Wirbeln, die aber zu einem kräftigen Knochen zusammengewachsen sind. Ähnlich wird das **Steißbein** *(Os coccygis)*[2], der untere Abschluß der Wirbelsäule, aus vier bis fünf im Laufe der Stammesentwicklung verkümmerten und ganz oder teilweise verschmolzenen Wirbeln gebildet.

Da die Wirbelsäule aus vielen einzelnen Wirbeln aufgebaut ist, erhält sie Beweglichkeit und Elastizität. Sie verläuft lediglich in der Frontalebene gerade. Seitlich gesehen zeigt sie beim Menschen mehrere charakteristische Krümmungen (s. Abb. 39). Die *Halswirbelsäule* ist schwach, die *Lendenwirbelsäule* dagegen stärker nach vorne durchgebogen (**Lordose**[3]). Der dazwischenliegende Abschnitt der **Brustwirbelsäule** ist dagegen nach hinten gekrümmt (**Kyphose**[4]).

Das *Kreuzbein* wölbt sich ebenso wie die Brustwirbelsäule nach dorsal. Durch diese mehrfache Biegung der Wirbelsäule wird die auf den einzelnen Wirbeln ruhende Belastung bei Bewegungen gleichmäßig auf alle Wirbel verteilt. Würde die Wirbelsäule dagegen gerade verlaufen, so würden bei jeder Krümmung die Wirbel, die auf der Höhe des Krümmungsscheitels liegen, übermäßig belastet und zusammengedrückt.

Mit Ausnahme des 1. und 2. Halswirbels, die wegen ihrer Beziehung zum Schädel eine Sonderstellung einnehmen, sind alle Wirbel prinzipiell gleichgebaut. Jedoch werden sie um so größer, je weiter sie abwärts liegen (s. Abb. 38).

Die Hauptmasse des *Wirbels* bildet der kurze, säulenförmige *Wirbelkörper*, der die Körperlast trägt und bis auf seine Randzonen aus schwammartigem Knochen (Spongiosa) besteht, der mit rotem Knochenmark ausgefüllt ist.

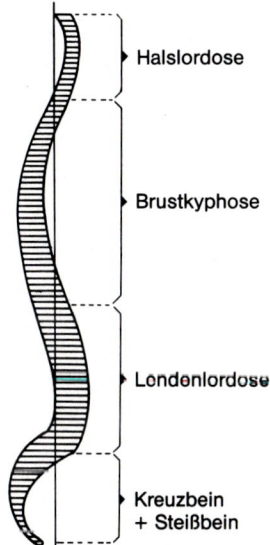

Halslordose

Brustkyphose

Lendenlordose

Kreuzbein
+ Steißbein

Abb. 39: Krümmungen der Wirbelsäule

---

[1] Os sacrum (os (lat.): Knochen; sacrum (lat.): heilig): Kreuzbein
[2] Os coccygis (kokkyx (gr.): Kuckuck): Steißbein, das einem Kuckucksschnabel ähnlich ist
[3] Lordose (lordos (gr.): vorwärts gekrümmt)
[4] Kyphose (kyphos (gr.): krumm): bezieht sich eigentlich auf die krankhafte Krümmung, d.h. Buckel

Nach hinten (dorsal) schließt sich der *Wirbelbogen* an, der das etwa fingerdicke *Wirbelloch* umschließt. Die Wirbellöcher liegen ebenso wie die Wirbelkörper genau übereinander. Dadurch entsteht der Wirbelkanal, in dem das Rückenmark liegt.

Vom 3. Halswirbel an abwärts haben die Wirbel eine Reihe gleichartiger knöcherner Fortsätze, die vom Wirbelbogen ausgehen. Dies sind der *Dornfortsatz*, die *zwei Querfortsätze* und

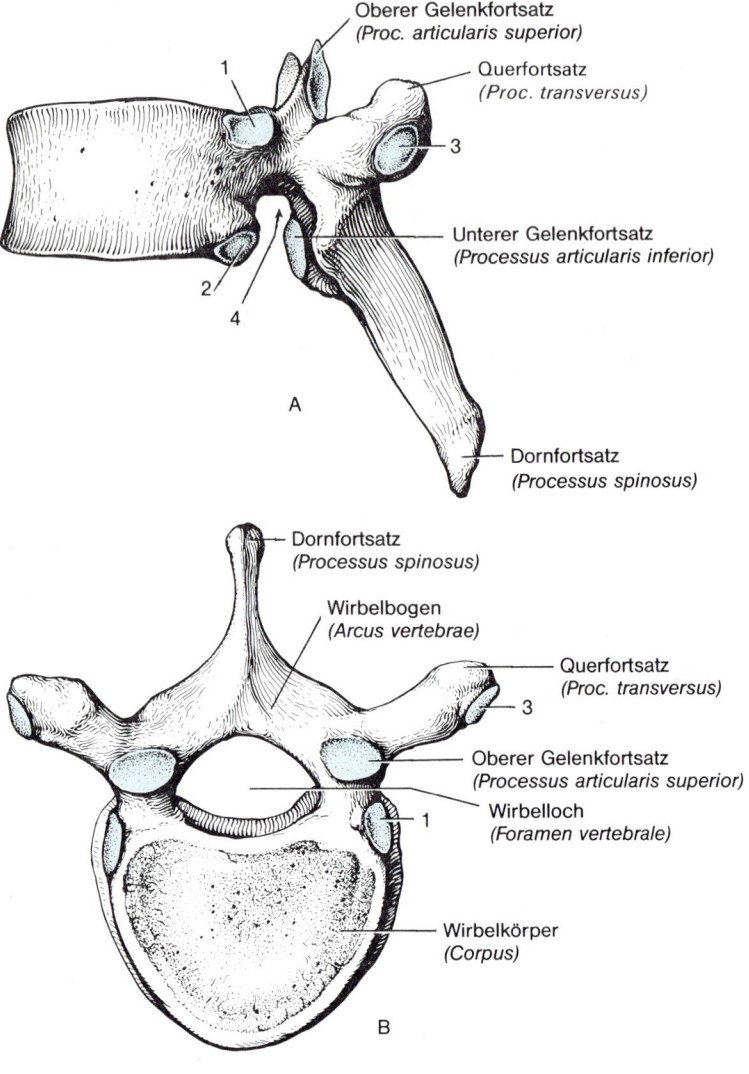

Oberer Gelenkfortsatz
(*Proc. articularis superior*)

Querfortsatz
(*Proc. transversus*)

Unterer Gelenkfortsatz
(*Processus articularis inferior*)

Dornfortsatz
(*Processus spinosus*)

A

Dornfortsatz
(*Processus spinosus*)

Wirbelbogen
(*Arcus vertebrae*)

Querfortsatz
(*Proc. transversus*)

Oberer Gelenkfortsatz
(*Processus articularis superior*)

Wirbelloch
(*Foramen vertebrale*)

Wirbelkörper
(*Corpus*)

B

1 = Obere Rippengelenkfläche
2 = Untere Rippengelenkfläche
3 = Rippengelenkfläche des Querfortsatzes
4 = Einschnitt am Wirbelbogen für das Zwischenwirbelloch

Abb. 40: Brustwirbel: A = von der Seite; B = von oben
1 = Obere Rippengelenkfläche (Fovea costalis superior), 2 = Untere Rippengelenkfläche (Fovea costalis inferior), 3 = Rippengelenkfläche des Querfortsatzes (Fovea costalis transversalis), 4 = Einschnitt am Wirbelbogen für das Zwischenwirbelloch (Incisura vertebralis inferior). Die von Knorpel überzogenen Gelenkflächen sind blau dargestellt

vier Gelenkfortsätze. Der Dornfortsatz und die Querfortsätze sind Ursprungs- bzw. Ansatz-punkte für Muskeln. Die Querfortsätze der Brustwirbel bilden zusätzlich ein Widerlager für die Rippen, mit denen sie durch ein Gelenk verbunden sind. Die beiden oberen und unteren Gelenkfortsätze stellen die gelenkige Verbindung zu den beiden Nachbarwirbeln her (Abb. 40). Man kann in der Mittellinie des Halses und Rückens die Dornfortsätze deutlich fühlen und so die einzelnen Wirbel abzählen. Dabei gibt der am stärksten vorspringende 7. Halswirbeldorn-fortsatz eine gute Orientierungsmarke.

Da der Wirbelbogen nicht von der gesamten Höhe des Wirbelkörpers entspringt, entsteht an ihm beidseits ein flacher oberer und ein tieferer unterer Einschnitt. Durch den unteren Einschnitt eines Wirbelbogens und dem oberen Einschnitt im Bogen seines kaudal (unten) liegenden Nachbarwirbels wird ein Loch *(Zwischenwirbelloch)* gebildet, durch das die Rückenmarks-nerven aus dem Wirbelkanal ziehen.

Das Kreuzbein

Das Kreuzbein *(Os sacrum)* ist ein dreieckiger, nach hinten konvex gewölbter Knochen, der das gleiche Bauprinzip wie die freien Wirbel besitzt, da das Kreuzbein aus fünf miteinander verschmolzenen Wirbeln besteht. Man sieht auch am Kreuzbein in abgewandelter Form *Wirbel-körper, -kanal, Zwischenwirbellöcher, Dorn-* und *Querfortsätze* (Abb. 41).

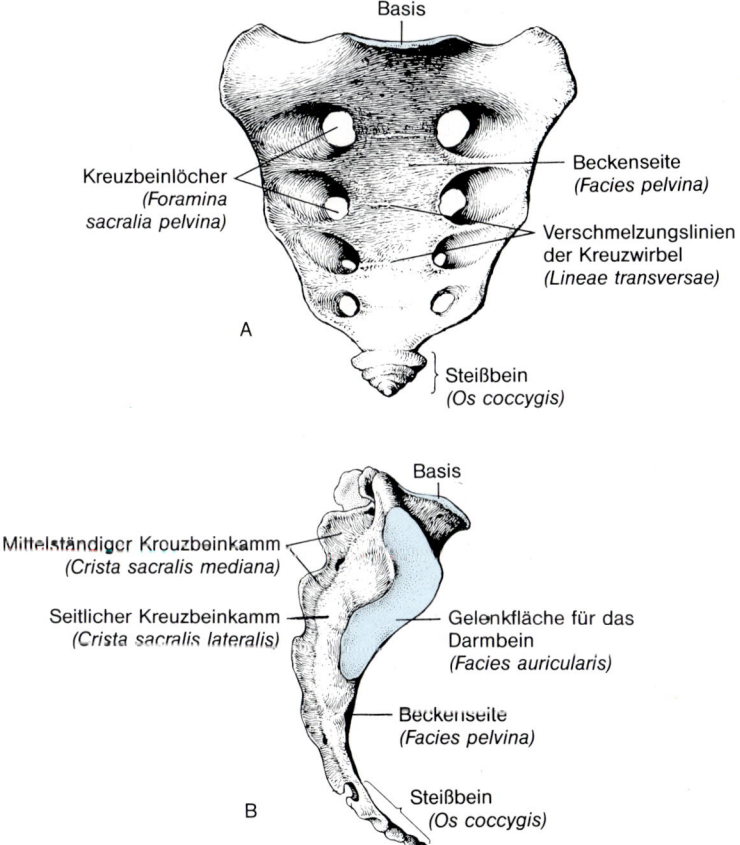

Abb. 41: Kreuzbein und Steißbein. Die von Knorpel überzogenen Gelenkflächen sind blau dargestellt

Das Kreuzbein ist gleichzeitig ein wichtiger Bestandteil des *Beckengürtels*, durch den die Last des Rumpfes auf das Becken übertragen wird. An seiner Basis besitzt das Kreuzbein eine Gelenkfläche zur Verbindung mit dem 5. Lendenwirbel. Durch eine weitere, beidseits liegende seitliche Gelenkfläche ist es mit den beiden Hüftbeinen verbunden. Die Lendenwirbelsäule ist gegen das Kreuzbein deutlich abgewinkelt. Der Scheitel dieses Winkels heißt **Promontorium**[5].

Das Steißbein

Das Steißbein *(Os coccygis)* entstand aus dem Zusammenschluß von vier bis fünf Einzel-wirbeln. Diese bestehen jedoch nur noch aus verkümmerten Wirbelkörpern ohne deren Fort-sätze (Abb. 41).

1. und 2. Halswirbel

Es wurde schon erwähnt, daß sich die beiden ersten Halswirbel in ihrem Bau von den übrigen Wirbeln deutlich unterscheiden. Durch sie wird die Wirbelsäule mit dem Schädel gelenkig verbunden. Der 1. *Halswirbel* (**Atlas**[6]), der den Kopf trägt, besitzt keinen Wirbelkörper. Er besteht im wesentlichen aus 2 starken Seitenstücken, die die Gelenkflächen für die Gelenk-verbindung mit dem Schädel und dem 2. Halswirbel tragen. Er wird nach dem griechischen Gott Atlas, der nach der Sage die Säulen des Himmelsgewölbes trug, *Atlas* genannt (Abb. 42).

Der Körper des 2. *Halswirbels* (**Axis**[7]) trägt an seinen oberen Enden einen zahnförmigen Fortsatz, der sich im Atlasbogen an die Stelle des Wirbelkörpers einfügt. Um diesen Zahn dreht sich der Atlas und mit ihm der Kopf. Deshalb heißt der 2. Halswirbel *Achsen-* oder *Drehwirbel*, lateinisch *Axis* (Abb. 43). Das Gelenk zwischen Atlas und Axis ist ein *Drehgelenk*, in dem die Drehungen um die Längsachse erfolgen. Das Beugen und Strecken des Kopfes findet im oberen Kopfgelenk, der Verbindung zwischen den Gelenkflächen des Atlas und der Schädelbasis (Schädelunterfläche) statt, wobei die Gelenkachse quer verläuft. Zusätzlich ist in diesem oberen Kopfgelenk auch noch eine geringe Seitwärtsneigung um eine sagittal verlaufende Achse möglich.

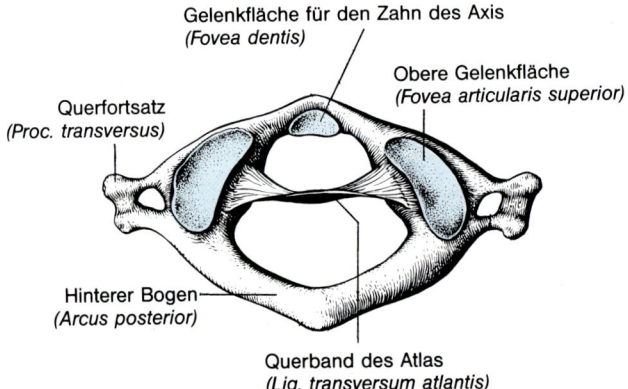

Abb. 42: Atlas (= 1. Halswirbel), von hinten und oben gesehen. Die von Knorpel überzogenen Gelenk-flächen sind blau dargestellt

---

[5] Promontorium (lat.): Vorsprung, besonders eines Gebirges
[6] Atlas (lat.): der Träger, 1. Halswirbel
[7] Axis (lat.): die Achse, 2. Halswirbel

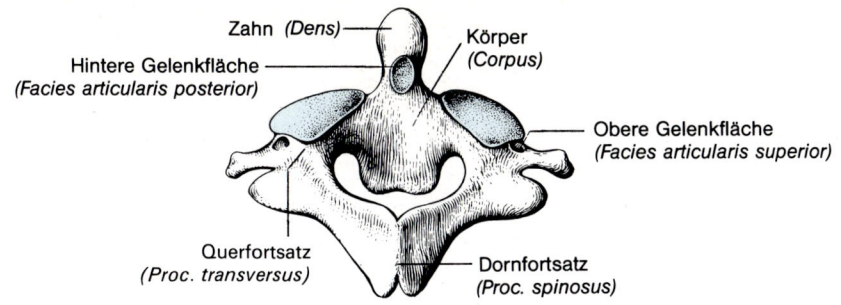

Zahn *(Dens)*

Körper *(Corpus)*

Hintere Gelenkfläche *(Facies articularis posterior)*

Obere Gelenkfläche *(Facies articularis superior)*

Querfortsatz *(Proc. transversus)*

Dornfortsatz *(Proc. spinosus)*

Abb. 43: Axis (= 2. Halswirbel), von hinten oben gesehen. Die von Knorpel überzogenen Gelenkflächen sind blau dargestellt

Ein breites, kräftiges Band, das quer durch den weiten Knochenring des Atlas zieht, hält den Zahn des Axis fest in seinem Lager und grenzt im dorsalen Atlasring den Raum zum Rückenmark ab.

Beweglichkeit der Wirbelsäule

Die Beweglichkeit der Wirbelsäule ist in den einzelnen Abschnitten sehr unterschiedlich. Am unbeweglichsten ist die Brustwirbelsäule, am beweglichsten die Halswirbelsäule, gefolgt von der Lendenwirbelsäule. Folgende Hauptbewegungen sind in der Wirbelsäule möglich:

1. Beugung und Streckung um die Transversalachse
2. seitliche Neigung um die Sagittalachse
3. Drehung um die Längsachse des Körpers

Somit entspricht die Wirbelsäule funktionell einem *Kugelgelenk* mit 3 Hauptbewegungsachsen.

Die Wirbelsäule ist also gleichzeitig ein biegsamer Stab und dennoch ein festes Mittelstück von Hals und Rumpf. Diese Doppelfunktion verdankt sie ihrem Aufbau aus einzelnen, gegeneinander beweglichen, aber doch fest aufeinander sitzenden Wirbeln und der Art, wie diese Wirbel miteinander verbunden sind.

Ein wesentlicher Anteil dieser elastischen Stabilität der Wirbelsäule beruht auf den **Bandscheiben** (Zwischenwirbelscheiben = *Disci intervertebrales*[8]), die jeweils zwischen zwei Wirbeln liegen und diese im Sinne der *Bandhaft* (s. S. 42) miteinander verbinden (s. Abb. 44). Die *Bandscheiben* sind 3 bis 7 mm dicke, aus faserreichem Knorpelgewebe bestehende Platten, deren Durchmesser den angrenzenden Wirbelkörpern entspricht. In den zentralen Anteilen der Zwischenwirbelscheiben befindet sich ein *Gallertkern*. Dieser Kern wirkt in der Wirbelsäule wie ein Wasserkissen. Er verschiebt sich je nach Stellung der einzelnen Wirbel ausgleichend in Richtung des schwächeren Drucks. Dabei wird die Bandscheibe durch einen äußeren derben Faserring zusammengehalten. Für die Elastizität der Wirbelsäule sind zusätzlich zahlreiche Bänder von Bedeutung, die elastische Fasern enthalten. Ein Teil dieser Bänder erstreckt sich in einem breiten Längszug vor und hinter den Wirbelkörpern über die gesamte Wirbelsäule. Eine andere Bändergruppe verspannt die einzelnen Wirbel mit ihren Fortsätzen und Gelenken untereinander. Sie verbinden u.a. die Dornfortsätze und Wirbelbögen und sind so an der Bildung des Wirbelkanals für das Rückenmark beteiligt. Besonders kräftige Bänder sichern die Verbindung zwischen dem Schädel und den beiden obersten Halswirbeln, zwischen denen eine Bandscheibe fehlt. Für den Halt der Wirbelsäule ist außerdem die Rückenmuskulatur äußerst wichtig.

---

[8] Discus intervertebralis (diskos (gr.): Scheibe; inter (lat.): zwischen; vertebra (lat.): Wirbel): Zwischenwirbelscheibe

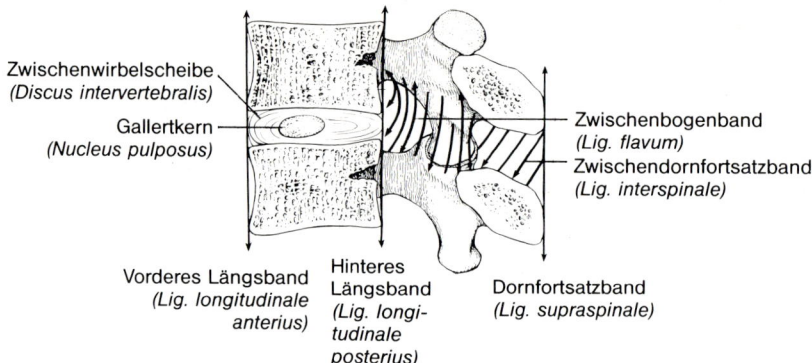

Zwischenwirbelscheibe
(Discus intervertebralis)

Gallertkern
(Nucleus pulposus)

Zwischenbogenband
(Lig. flavum)
Zwischendornfortsatzband
(Lig. interspinale)

Vorderes Längsband
(Lig. longitudinale anterius)

Hinteres
Längsband
(Lig. longi-
tudinale
posterius)

Dornfortsatzband
(Lig. supraspinale)

Abb. 44: Schematische Darstellung der Bänder der Lendenwirbelsäule (Medianschnitt durch 2 Wirbel)

Der Schädel

Der Schädel dient dem Gehirn und den in ihm liegenden Sinnesorganen als schützende Schale, den Nahrungs- und Atmungswegen als feste Eintrittspforte. Für diese Aufgaben bildet er eine knöcherne Einheit, deren Art eine kurze stammesgeschichtliche Betrachtung verdeutlicht (Abb. 45).

In der aufsteigenden Reihe der Wirbeltiere nimmt das Gehirn an Größe zu. Auch Säugetiere haben noch ein relativ kleines Gehirn. Dementsprechend ist der Gehirnteil ihres Schädels auch von geringem Umfang. Andererseits verlangt die Lebensweise der Tiere, insbesondere die Art ihrer Nahrungsaufnahme kräftige Kiefer. Deshalb tritt beim tierischen Schädel der Schnauzen-teil (Kieferteil) stark in den Vordergrund. Die menschliche Schädelform steht dagegen im Zeichen der starken Entwicklung des Gehirns. Daher ist der Gehirnteil des menschlichen Schädels hoch gewölbt. Der Gesichts- und Kieferteil tritt dem gegenüber an Größe deutlich zurück.

Wir unterscheiden daher einen **Hirnschädel** von einem **Gesichtsschädel**. Beide zusammen bestehen aus 29 Knochen, die im Laufe des Lebens größtenteils miteinander verwachsen (Knochenhaft).

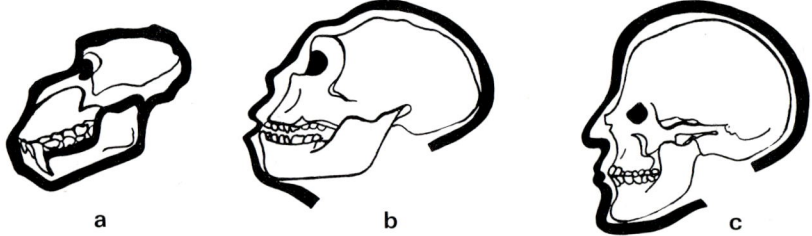

a   b   c

Abb. 45: Form des menschlichen Schädels in stammesgeschichtlicher Sicht. a) Affenschädel, b) Menschli-cher Schädel aus der mittleren Eiszeit (etwa 1 200 000 J. v. Chr.), c) Menschlicher Schädel der Neuzeit

Der Gehirnschädel

Der Gehirnschädel (s. Abb. 46 und 47) hat annähernd die Form einer Hohlkugel. Die Wölbung des Schädels wird *Schädeldach* (**Schädelkalotte**), sein Boden *Schädelgrund* oder **Schädelbasis** genannt.

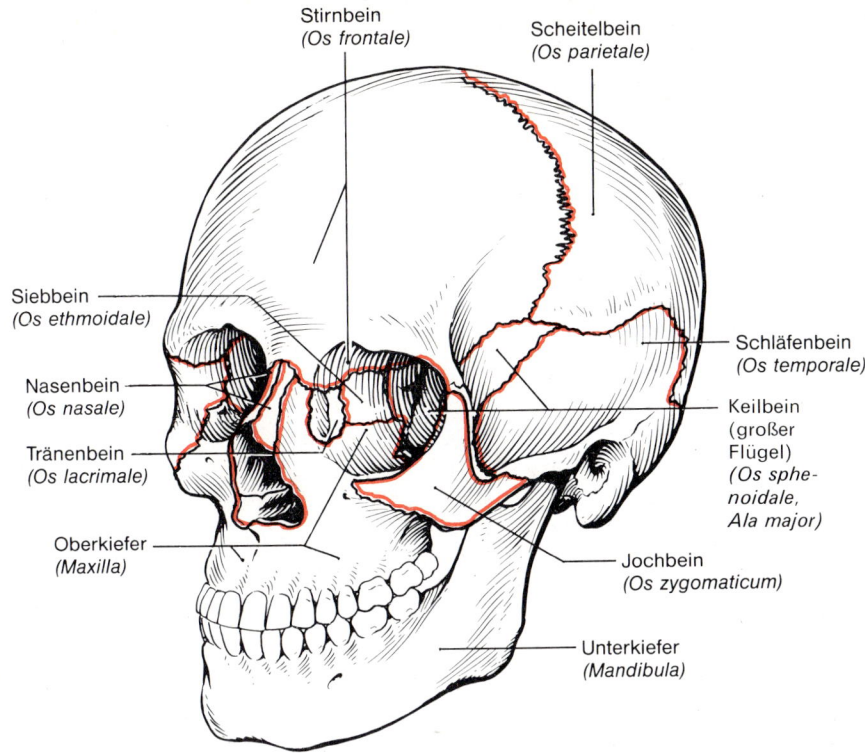

Abb. 46: Ansicht des Schädels schräg von vorn. Die Schädelnähte sind rot eingezeichnet

Das Schädeldach setzt sich aus mehreren flachen Knochenplatten zusammen. Zwischen einer festen inneren und äußeren Knochenrindenschicht liegen schwammartig angeordnete Knochenbälkchen (Spongiosa), die hier als Diploe[1] bezeichnet werden. Zur Schädelbasis hin verbreitern sich diese Knochenplatten zu kräftigen Knochenkörpern.

Ganz überwiegend sind die Schädelknochen durch eine *Bandhaft*, die als *Naht* bezeichnet wird (Knochennähte, s. S. 42), miteinander verbunden. Diese Nähte bestehen aus einer dünnen Schicht Bindegewebe, das in die benachbarten Knochen eindringt und diese fest verbindet. Am Hirnschädel verlaufen die Nähte meist stark geschlängelt *(Zackennaht)*. Im Gesichtsschädel werden die Knochen dagegen überwiegend durch glatte Nähte verbunden.

Beim Neugeborenen liegen zwischen den schalenförmigen Knochen des Hirnschädels straffe Bindegewebsplatten. An den Stellen, wo mehrere Knochen zusammentreffen, entstehen Lücken, die man **Fontanellen**[2] nennt. Sie gestatten den Schädelknochen eine gewisse gegenseitige Verschieblichkeit. Dies ist bei der Geburt wichtig, da sich die Schädelform dadurch dem Geburtskanal anpassen kann. Von den Fontanellen haben die vorne gelegene **große Fontanelle** und die hinten gelegene **kleine Fontanelle** für den Geburtshelfer praktische Bedeutung (Abb. 48).

Das Schädeldach wölbt sich zu einer mehr oder weniger runden Kugel mit glatter Oberfläche. An seiner Innenfläche befinden sich die Abdrücke der Hirnwindungen. Folgende Knochen beteiligen sich mit schuppenförmigen Knochenplatten an der Bildung des Schädeldaches:

---

[1] Diploe (diploe (gr.): Doppelteil)
[2] Fontanelle (fonticulus (lat): kleine Quelle)

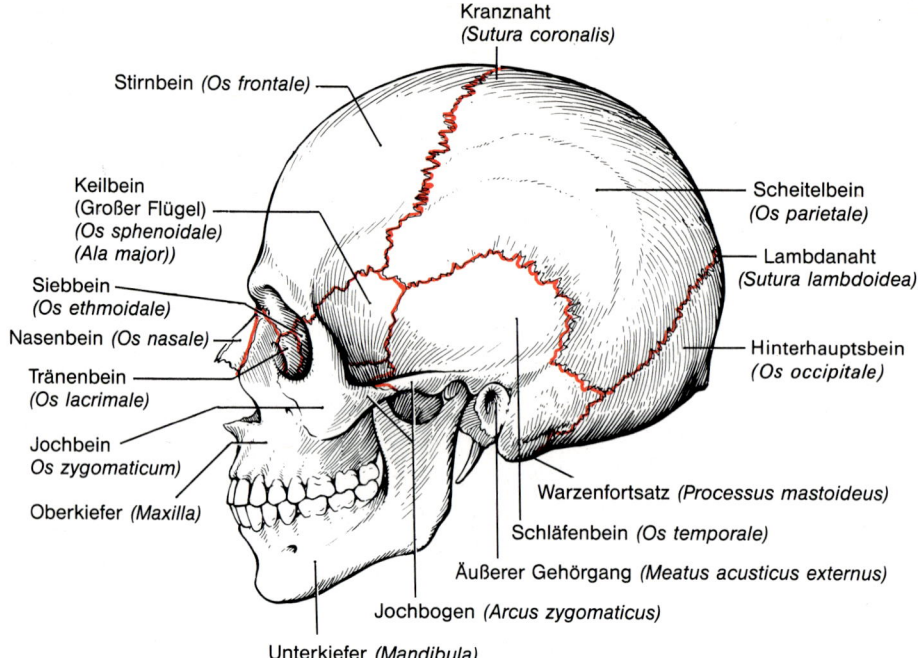

Kranznaht
(Sutura coronalis)

Stirnbein (Os frontale)

Keilbein
(Großer Flügel)
(Os sphenoidale)
(Ala major))

Siebbein
(Os ethmoidale)

Nasenbein (Os nasale)

Tränenbein
(Os lacrimale)

Jochbein
Os zygomaticum)

Oberkiefer (Maxilla)

Scheitelbein
(Os parietale)

Lambdanaht
(Sutura lambdoidea)

Hinterhauptsbein
(Os occipitale)

Warzenfortsatz (Processus mastoideus)

Schläfenbein (Os temporale)

Äußerer Gehörgang (Meatus acusticus externus)

Jochbogen (Arcus zygomaticus)

Unterkiefer (Mandibula)

Abb. 47: Ansicht des Schädels von der Seite. Die Schädelnähte sind rot eingezeichnet

Vorne das aus zwei Hälften zu einem Knochen zusammengewachsene **Stirnbein** (Os frontale[2]), seitlich die paarig angelegten **Scheitel-** und **Schläfenbeine** (Os parietale[3] und Os temporale[4]), hinten das einzeln angelegte **Hinterhauptsbein** (Os occipitale[5]).
Die Namen der Knochen kennzeichnen dabei ihre Lage (s. Abb. 46, 47).

An der Konstruktion der *Schädelbasis* (s. Abb. 49 und 50) sind die beiden *Stirn-* und *Schläfenbeine* sowie das *Hinterhauptsbein* wesentlich beteiligt. Zwischen diesen Knochen sitzt als großes Mittelstück das **Keil-** oder **Wespenbein** (Os sphenoidale[6]), das so genannt wird, weil es

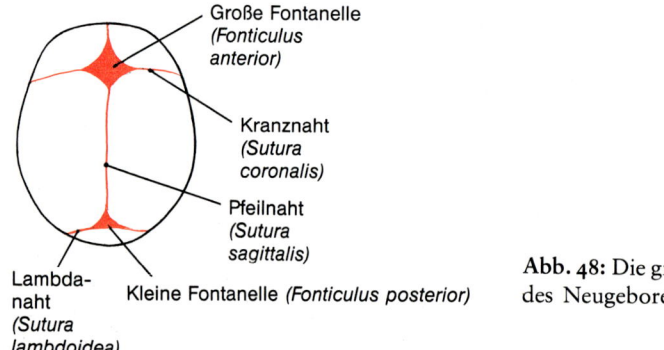

Große Fontanelle
(Fonticulus
anterior)

Kranznaht
(Sutura
coronalis)

Pfeilnaht
(Sutura
sagittalis)

Lambda-
naht
(Sutura
lambdoidea)

Kleine Fontanelle (Fonticulus posterior)

Abb. 48: Die große und kleine Fontanelle am Schädel des Neugeborenen

[2] Os frontale (frontalis (lat.): zur Stirn gehörend): Stirnbein
[3] Os parietale (parietalis (lat.): zur Wand gehörend): Scheitelbein
[4] Os temporale (tempora (lat.): Schläfe): Schläfenbein
[5] Os occipitale (occiput (lat.): Hinterhaupt): Hinterhauptsbein
[6] Os sphenoidale (sphenoides (gr.): keilförmig; sphen (gr.): Keil): Keilbein

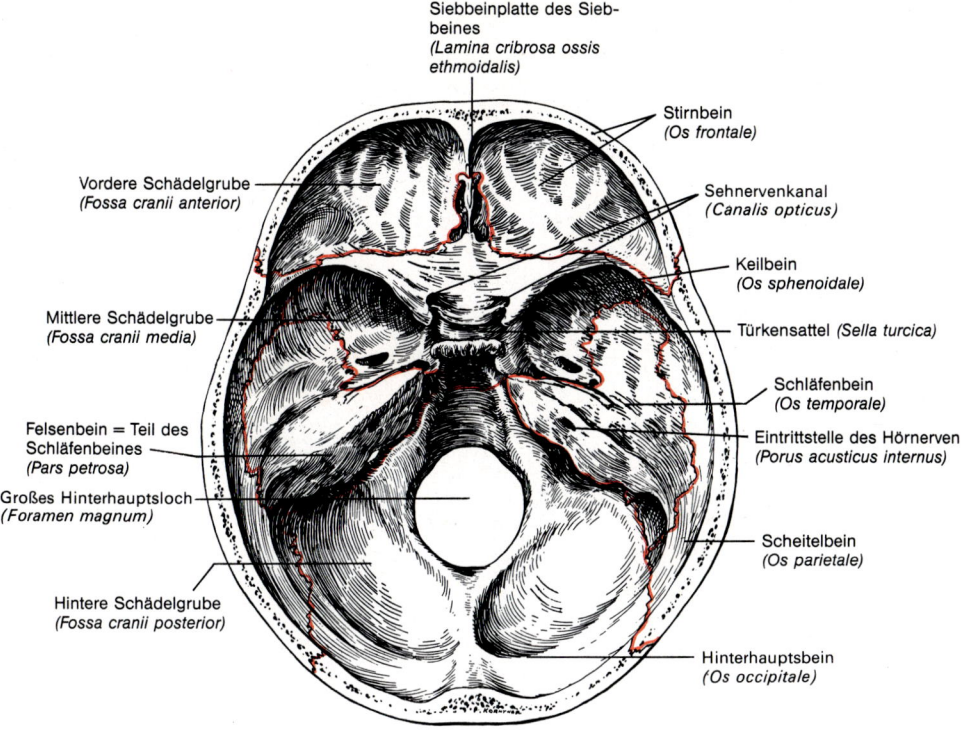

Siebbeinplatte des Sieb-
beines
*(Lamina cribrosa ossis
ethmoidalis)*

Stirnbein
(Os frontale)

Vordere Schädelgrube
(Fossa cranii anterior)

Sehnervenkanal
(Canalis opticus)

Keilbein
(Os sphenoidale)

Mittlere Schädelgrube
(Fossa cranii media)

Türkensattel *(Sella turcica)*

Schläfenbein
(Os temporale)

Felsenbein = Teil des
Schläfenbeines
(Pars petrosa)

Eintrittstelle des Hörnerven
(Porus acusticus internus)

Großes Hinterhauptsloch
(Foramen magnum)

Scheitelbein
(Os parietale)

Hintere Schädelgrube
(Fossa cranii posterior)

Hinterhauptsbein
(Os occipitale)

Abb. 49: Innere Schädelbasis. Die Knochengrenzen sind rot eingezeichnet.

sich wie ein Keil zwischen die übrigen Knochen einfügt, und seine Form im isolierten Zustand an das Bild einer fliegenden Wespe erinnert. Das *Keilbein* besteht aus einem kräftigen Mittelstück, an das sich beidseits zwei flügelförmige Knochenteile anlegen. Zwischen den beiden *Stirnbeinen* ist in der Schädelbasis das **Siebbein** *(Os ethmoidale*[7]*)* eingefügt, ein kleiner, siebartig durchlöcherter Knochen, durch dessen Öffnungen die Fasern der Riechnerven in die Nase gelangen.

Die Schädelbasis wird innen durch zwei paarige, beidseits liegende Knochenkämme in die *vordere, mittlere* und *hintere Schädelgrube* unterteilt. Ihr Relief ist im wesentlichen ein Abdruck der Gehirnbasis. Die mittlere Schädelgrube wird von der vorderen Schädelgrube durch einen zum Keilbein gehörenden Knochenteil *(kleiner Flügel des Keilbeines)* getrennt. Die Trennung zwischen mittlerer und hinterer Schädelgrube erfolgt durch das **Felsenbein** *(Os petrosum*[8]*).* Das *Felsenbein* ist Teil des *Schläfenbeines* und ragt wie ein Fels aus dem Relief der Schädelbasis hervor. Es entspricht in der Form etwa einer Pyramide, daher der Name *Felsenbeinpyramide.* Die Basis der Felsenbeinpyramide liegt an der Außenseite der Schädelbasis hinter dem Ohr. Als Fortsatz trägt sie dort den **Warzenfortsatz** *(Processus mastoideus*[9]*),* den man als Knochenvorsprung hinter dem Ohr gut tasten kann. Die Felsenbeinpyramide enthält das *Gehör-* und *Gleichgewichtsorgan* (s. S. 426). Seitlich liegt außen im Schläfenbein der *knöcherne Gehörgang,* auf dessen äußerer Öffnung das Ohr als Schalltrichter aufgesetzt ist.

[7] Os ethmoidale (ethmoides (gr.): siebähnlich; ethmos (gr.): Sieb): Siebbein
[8] Os petrosum (petros (gr.): Fels): Felsbein
[9] Processus mastoideus (processus (lat.): Fortsatz; mastoideus (lat.): brustwarzenförmig): Warzenfortsatz.

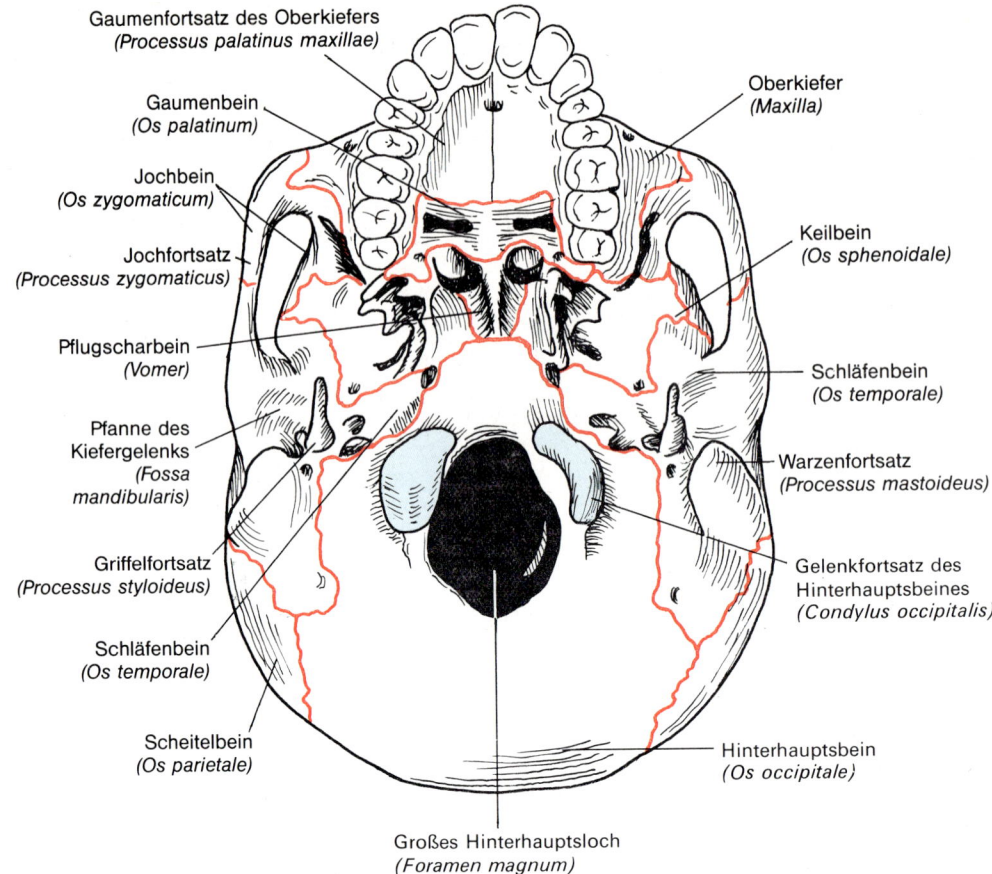

Gaumenfortsatz des Oberkiefers
(Processus palatinus maxillae)

Gaumenbein
(Os palatinum)

Jochbein
(Os zygomaticum)

Jochfortsatz
(Processus zygomaticus)

Pflugscharbein
(Vomer)

Pfanne des
Kiefergelenks
(Fossa
mandibularis)

Griffelfortsatz
(Processus styloideus)

Schläfenbein
(Os temporale)

Scheitelbein
(Os parietale)

Großes Hinterhauptsloch
(Foramen magnum)

Oberkiefer
(Maxilla)

Keilbein
(Os sphenoidale)

Schläfenbein
(Os temporale)

Warzenfortsatz
(Processus mastoideus)

Gelenkfortsatz des
Hinterhauptsbeines
(Condylus occipitalis)

Hinterhauptsbein
(Os occipitale)

Abb. 50: Äußere Schädelbasis. Die Knochengrenzen sind rot eingezeichnet. Die von Knorpel überzogenen Gelenkflächen sind blau dargestellt

Im Warzenfortsatz befindet sich zwischen weiträumig auseinander gezogenen Knochenbälkchen ein luftgefülltes Hohlsystem. Diese Hohlräume, die *Warzenfortsatzzellen*, stehen mit dem Mittelohr in Verbindung und bilden mit ihm einen gemeinsamen Erkrankungsraum (s. S. 464).

Die Spitzen der beiden zur Mitte der Schädelbasis ragenden Felsenbeinpyramiden legen sich von hinten an das Mittelstück des Keilbeins, den *Keilbeinkörper* an, der massig in das Zentrum der mittleren Schädelgrube hineinragt und sie in eine rechte und linke Hälfte teilt. Die Oberfläche des Keilbeinkörpers ist hier durch eine Eindellung vertieft, deren vorderer und hinterer Rand durch eine kleine Knochenleiste erhöht ist. Die dadurch gebildete Grube ähnelt in ihrer Form einem *Türkensattel* und wird deshalb **Sella turcica**[10] genannt. In ihr liegt die *Hypophyse*[11], die Hirnanhangsdrüse (s. S. 426). Rechts und links vom Türkensattel zieht beidseits der Sehnervenkanal *(Canalis opticus*[12]) durch die Schädelbasis zur Augenhöhle. In ihm verläuft der Sehnerv vom Auge zum Gehirn.

---

[10] Sella turcica (sella (lat.): Sessel; turcicus (lat.): türkisch): Türkensattel
[11] Hypophyse (hypo (gr.): darunter; phyomai (gr.): wachse): Hirnanhangsdrüse
[12] Canalis opticus (canalis (lat.): Kanal, Röhre; opticus (lat.): zum sehen gehörend): Kanal des Sehnerven

Im *Hinterhauptsbein*, am Boden der hinteren Schädelgrube, befindet sich ein etwa daumendickes, rundliches Loch (**großes Hinterhauptsloch** = *Foramen magnum*[13]), durch welches das Rückenmark in den Wirbelkanal gelangt.

Zusätzlich wird die Schädelbasis von zahlreichen, paarig angelegten kleineren, verschieden geformten Öffnungen durchsetzt, durch die Nerven und Blutgefäße ziehen.

Die Unterseite der Schädelbasis besitzt Knochenvorsprünge, an denen die Muskeln und Bänder des Halses ansetzen. Beidseits des Hinterhauptsloches liegen die ovalen Gelenkflächen für die Gelenkverbindung des Schädels zum ersten Halswirbel. Der vordere Teil der Schädelbasis ist mit Knochen des Gesichtsschädels an der Bildung des *Nasenrachenraumes* beteiligt (s. Abb. 51).

Der Gesichtsschädel

Der Gesichtsschädel setzt sich aus zahlreichen kleineren und größeren Knochen zusammen, die sich um das **Oberkieferbein** *(Maxilla)*, das Haupt- und Mittelstück des Gesichtsschädels, gruppieren. Die wichtigsten dieser Knochen sind (s. Abb. 46, 47 und 50):

1. **Oberkiefer** *(Maxilla* (lat.)*)*
2. **Siebbein** *(Os ethmoidale*, von ethmos (gr.) Sieb*)*
3. **Nasenbein** *(Os nasale*, von nasus (lat.) Nase*)*
4. **Tränenbein** *(Os lacrimale*, von lacrima (lat.) Träne*)*
5. **Pflugscharbein** *(Vomer* (lat.) Pflugschar, da die Form des Knochens einer Pflugschar ähnelt*)*
6. **Jochbein** *(Os zygomaticum*, von zygoma (gr.) Jochbogen*)*
7. **Gaumenbein** *(Os palatinum*, von palatum (lat.) Gaumen*)*
8. **Unterkiefer** *(Mandibula* (lat.)*)*

Wie die Abbildungen 46, 47 und 50 zeigen, ist der *Oberkieferknochen* (Maxilla) mit den Knochen der Schädelbasis und des Hirnschädels durch Knochennähte verbunden.

Er besteht aus einem großen, würfelförmigen Hauptstück, dem *Oberkieferkörper* und 4 Knochenfortsätzen *(Stirnfortsatz, Jochfortsatz, Zahnfortsatz, Gaumenfortsatz)*. Der Oberkieferkörper selbst ist hohl. Er enthält die dünnwandige, lufthaltige *Oberkieferhöhle* (s. S. 61). Die Fortsätze des Oberkieferkörpers bilden mit den übrigen Knochen des Gesichtsschädels das knöcherne Gerüst der *Nasen-* und *Augenhöhlen*, des *Gaumens* und der *Wangen* (Abb. 46, 47 und 50).

An der Unterseite des *Oberkieferkörpers* befindet sich der horizontal stehende *Gaumenfortsatz*, der sich mit dem entsprechenden Fortsatz der Gegenseite zu einer gewölbten Platte vereinigt. Zusammen mit den beiden sich weiter hinten anschließenden *Gaumenbeinen* bilden die Oberkieferfortsätze das knöcherne Dach der Mundhöhle (Abb. 50).

Der *Zahnfortsatz* verstärkt den Rand des Oberkieferkörpers und trägt in einzelnen Fächern die obere Zahnreihe (s. auch S. 270).

Der *Stirnfortsatz* ragt zum Stirnbein nach oben und verbindet den Oberkiefer mit diesem zu einem knöchernen Pfeiler, der den Kaudruck vom Oberkiefer auf den Hirnschädel überträgt. Ein Teil des Stirnfortsatzes bildet den unteren Rand der knöchernen Augenhöhle (Abb. 46).

Der *Jochfortsatz* ragt schräg nach dorsal aufwärts. Er schließt sich mit dem Jochbein zum *Jochbogen* zusammen und beteiligt sich so an der Formung des Wangenprofils.

Das *Jochbein* selbst ist zwischen dem Oberkieferknochen und der Seitenfläche der Schädelbasis *(Keil-, Stirn-* und *Schläfenbein)* eingefügt. Es bestimmt das Wangenprofil. Mit seinem vorderen Rand ist das Jochbein an der Bildung der knöchernen Augenhöhle in ihrem äußeren unteren Abschnitt beteiligt (Abb. 46).

---

[13] Foramen magnum (foramen (lat.): Loch; magnus (lat.): groß): großes Hinterhauptsloch

Die knöchernen Wände der **Augenhöhle** *(= Orbita[1])*, die das Auge schützend umgeben, setzen sich aus folgenden Knochen mosaikförmig zusammen: *Stirnbein, Oberkieferbein, Tränenbein, Siebbein, Keilbein, Jochbein* und *Gaumenbein* (Abb. 46).

Auch die knöcherne Wand der **Nasenhöhle** ist aus mehreren Knochen zusammengesetzt. Sie bildet in der Mitte des Gesichtsschädels einen sagittal gestellten, vorne und hinten offenen Belüftungskanal als direkte Verbindung der Nase zum Rachenraum. Ihre äußere untere Umrandung gehört zum *Oberkieferkörper*. In die obere äußere Umrandung sind die dachförmig gegeneinander gestellten *Nasenbeine* eingefügt. Nach hinten wird das *Dach der Nasenhöhle* durch die *Tränenbeine* und Teile des *Sieb-* und *Keilbeines* vervollständigt (s. Abb. 46). Von der Unterseite des Siebbeines zieht eine flache Knochenplatte senkrecht nach unten. Sie vereinigt sich mit dem angrenzenden *Pflugscharbein* (s. Abb. 51) auf dem knöchernen Gaumen zur knöchernen **Nasenscheidewand** und teilt so die Nasenhöhle in 2 Hälften. Nach vorne wird die Nasenscheidewand durch eine Knorpelplatte ergänzt. Der knöchernen Nase ist die äußere Nase als eine Art Windfang vorgebaut. Sie enthält überwiegend ein Knorpelgerüst.

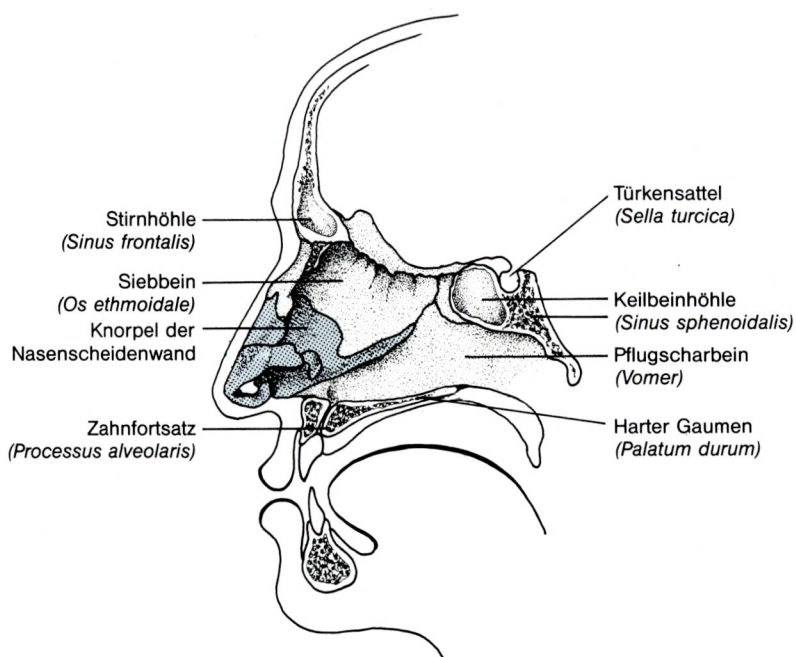

Abb. 51: Nasenscheidewand und Knochengerüst der Nase, das Knorpelgerüst ist blau markiert (Längsschnitt durch den Schädel)

Die *äußeren Seitenwände* der Nasenhöhle sind aus Teilen des *Oberkieferknochens* und Forstätzen des *Sieb-*, *Gaumen-* und *Keilbeines* zusammengesetzt. Sie tragen drei übereinander liegende muschelförmige, horizontal gestellte Knochenleisten, die **Nasenmuscheln** *(Concha[2])*.

Dadurch wird die Oberfläche der Nasenwand vergrößert, was für die Nasenatmung bedeutsam ist. Die beiden oberen Muscheln sind Knochenleisten des Siebbeins. Die unterste und zugleich größte Muschel ist ein selbständiger Knochen, der dem Oberkieferknochen anliegt.

---

[1] Orbita (lat.): Augenhöhle, verwandt mit orbis (lat.): Kreis
[2] Concha (konche (gr.): Muschel): Nasenmuschel

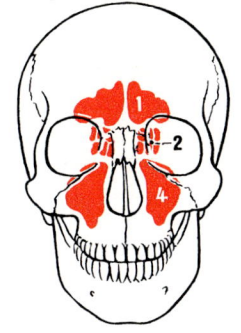
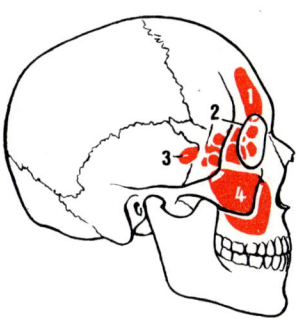

Abb. 52: Lage der Nasennebenhöhlen bei Frontal- und Seitenansicht.
1 = Stirnhöhle (Sinus frontalis);
2 = Siebbeinzellen (Sinus ethmoidalis);
3 = Keilbeinhöhle (Sinus sphenoidalis);
4 = Kieferhöhle (Sinus maxillaris)

Die an die Nasenhöhle angrenzenden Knochen enthalten lufthaltige Hohlräume, die **Nasennebenhöhlen** *(Sinus[3])*, die mit der Nasenhöhle durch feine Öffnungen in Verbindung stehen (Abb. 52). Die *Nasennebenhöhlen* sind individuell unterschiedlich groß. Sie bilden sich erst während der Kindheit aus. Die größten unter ihnen sind die beiden **Kieferhöhlen** im Inneren des Oberkieferkörpers. Zwei weitere große Höhlen liegen als **Stirnhöhlen** über der Nasenhöhle in der Stirnbeinbasis. Weiter hinten befinden sich am Nasenhöhlendach die kleinwabigen **Siebbeinzellen** im Siebbein. Schließlich gehören auch die **Keilbeinhöhlen** zu den Nasennebenhöhlen (s. Abb. 51), die weiter hinten am Schädelgrund im Keilkörper über dem Dach der Nasenhöhlen liegen.

Der hintere Ausgang der Nasenhöhle führt in den Rachenraum. Man kann daher mit einem Instrument von den Nasenlöchern aus durch den vorderen Naseneingang auf ihrem Boden entlang in den Nasen-Rachenraum gelangen.

Der Unterkiefer

Der Unterkiefer *(Mandibula)* besteht aus einer breiten, hufeisenförmigen Knochenspange, deren Hauptteil, der *Unterkieferkörper*, waagerecht steht, während die hinteren Enden als *Unterkieferäste* nach oben gebogen sind (Abb. 53). Der Übergang vom horizontal stehenden Unterkieferkörper zum aufsteigenden Unterkieferast ist als scharfwinkliger Knick *(Kieferwinkel)* unter dem Ohr zu fühlen. Der Unterkieferkörper trägt einen etwas zurückstehenden Knochenkamm, den *Zahnfortsatz*, in den das Unterkiefergebiß eingelassen ist. Die vordere Rundung des Unterkiefers springt als Kinn vor und bestimmt wesentlich das Gesichtsprofil. Die beiden aufsteigenden Unterkieferäste enden in zwei Knochenfortsätzen. Der vordere ist die Ansatzstelle eines wichtigen Kaumuskels, der hintere trägt das Gelenkköpfchen des Kiefergelenkes. Die dazugehörige kleine Gelenkpfanne sitzt an der Unterfläche des Schläfenbeins. Das Kiefergelenkköpfchen hat die Form einer Walze, die für die Gelenkpfanne etwas zu klein ist. In das Kiefergelenk ist eine kleine Knorpelscheibe (Diskus) als verschiebliche Gelenkfläche eingefügt.

Der Unterkiefer ist neben den Gehörknöchelchen der einzige bewegliche Schädelknochen. Die von ihm im Kiefergelenk ausgeführten Bewegungen können in drei Hauptbewegungen des Unterkiefers gegen den Oberkiefer zerlegt werden:

1. *Öffnen und Schließen des Mundes um die Transversalachse*
2. *Vor- und Zurückschieben des Unterkiefers um die Sagittalachse*
3. *Mahlbewegungen um die Longitudinalachse*

Damit entspricht das Kiefergelenk funktionell einem *Kugelgelenk*. Beim Kauen werden diese drei Grundbewegungen kombiniert.

---

[3] Sinus (lat.): Vertiefung, Bucht, Höhle

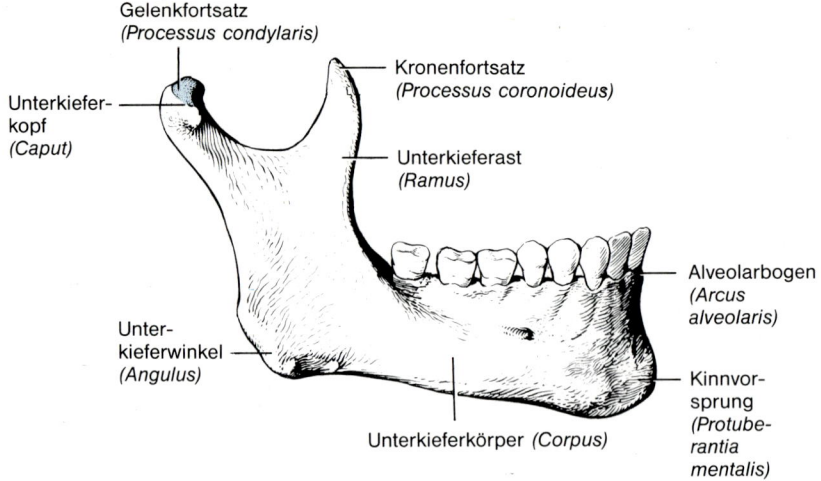

Abb. 53: Rechte Hälfte des Unterkiefers (Mandibula), die Gelenkfläche ist blau dargestellt

Am Hals, zwischen Unterkiefer und Kehlkopf, sitzt das hufeisenförmige **Zungenbein** *(Os hyoideum*[1]*, Abb. 54)*. Das Zungenbein ist ein nach hinten offener Halbbogen. Es wird ebenfalls zu den Schädelknochen gezählt und ist Ursprungs- und Ansatzpunkt von Kau- und Schluckmuskeln.

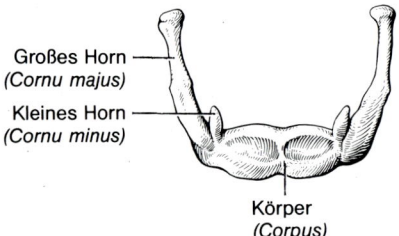

Abb. 54: Zungenbein (Os hyoideum) von vorne

Der Brustkorb

Der Brustkorb *(Thorax)* bildet das Knochengerüst für den oberen Teil des Rumpfes. Er umschließt die in der *Brusthöhle* und im oberen Teil der *Bauchhöhle* liegenden Organe. Der *Brustkorb* wird von der *Brustwirbelsäule* (12 Brustwirbel), die von hinten her in den Brustraum vorspringt, den 12 Paar **Rippen** *(Costa*[1]*)* und dem **Brustbein** *(Sternum*[2]*)* gebildet. Die Rippen sind durch Gelenke mit den Brustwirbeln verbunden (Abb. 55).

Die **Rippen** bestehen aus dem *Rippenknochen* und dem hyalinen *Rippenknorpel*. Am *Rippenknochen* (Abb. 56) werden *Kopf*, *Hals* und *Körper* unterschieden. Der *Kopf* trägt eine Gelenkfläche zur Verbindung mit den Wirbelkörpern. Auf den Rippenkopf folgt der *Hals*, der gegen

---

[1] Os hyoideum (hys (gr.): Schwein; eides (gr.): ähnlich: bedeutet dem Schweinsrüssel ähnlich): Zungenbein

[1] Costa (lat.): Rippe

[2] Sternum (sternon, gr.): Brustbein

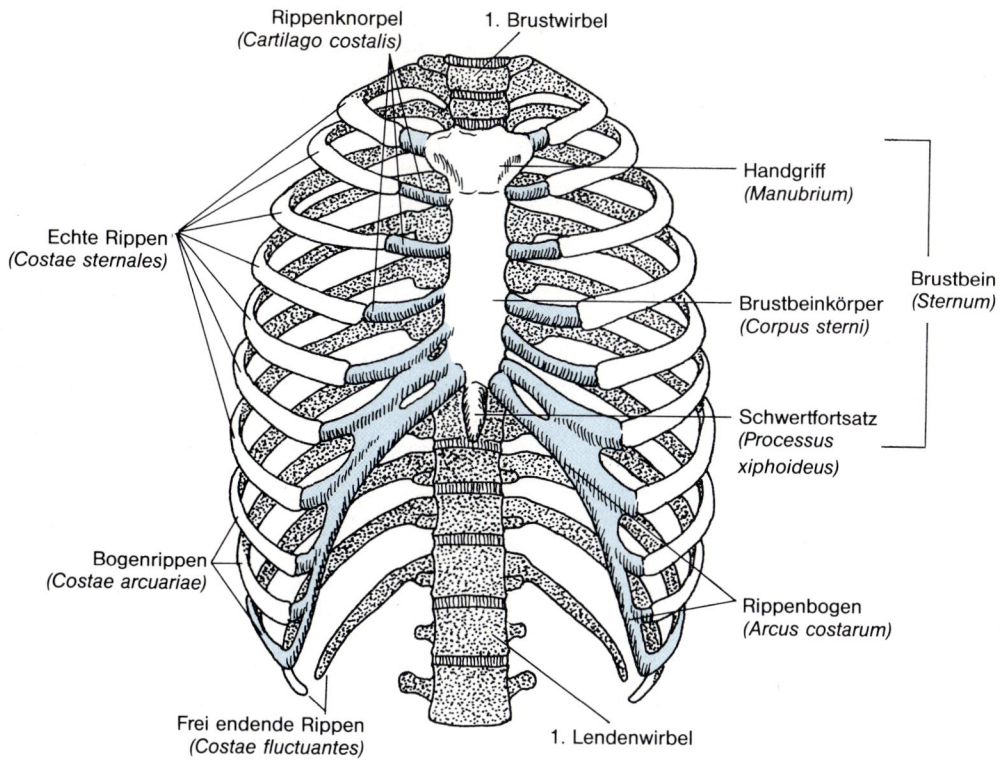

Rippenknorpel
(Cartilago costalis)

1. Brustwirbel

Echte Rippen
(Costae sternales)

Handgriff
(Manubrium)

Brustbein
(Sternum)

Brustbeinkörper
(Corpus sterni)

Schwertfortsatz
(Processus
xiphoideus)

Bogenrippen
(Costae arcuariae)

Rippenbogen
(Arcus costarum)

Frei endende Rippen
(Costae fluctuantes)

1. Lendenwirbel

Abb. 55: Ansicht des Brustkorbes (Thorax) von vorne. Sein aus Knorpel bestehender Anteil ist blau dargestellt

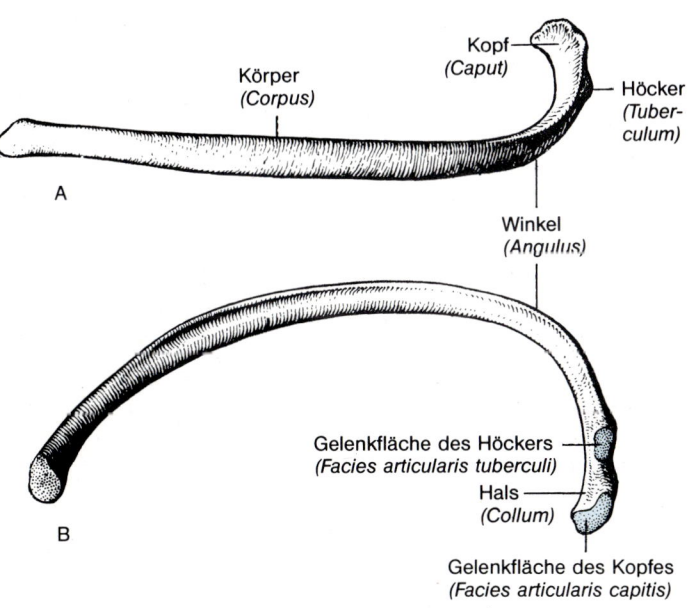

Kopf
(Caput)

Körper
(Corpus)

Höcker
(Tuber-
culum)

A

Winkel
(Angulus)

Gelenkfläche des Höckers
(Facies articularis tuberculi)

Hals
(Collum)

B

Gelenkfläche des Kopfes
(Facies articularis capitis)

Abb. 56: Linke 6. Rippe. Ansicht von der Seite (A) und von unten (B). Die von Knorpel überzogenen Gelenkflächen sind blau dargestellt

den Rippenkörper durch einen Höcker abgegrenzt wird. Dieser *Höcker* besitzt eine kleine Gelenkfläche zur Verbindung mit den Querfortsätzen des zugehörigen Brustwirbels.

Nach vorne folgen auf die *Rippenkörper* die Knorpelspangen der *Rippenknorpel*, deren laterales Ende in einer napfartigen Vertiefung des Rippenknochens liegt. Ihr mediales Ende ist bei der 1. bis 7. Rippe direkt mit dem Brustbein gelenkig verbunden. Das 8. bis 10. Rippenpaar beteiligt sich mit seinen Knorpeln an der Bildung des Rippenbogens, während die 11. und 12. Rippe frei in der Bauchwand enden. Jede Rippe ist mit zwei Gelenken *(Kopfgelenk* und *Rippen-Querfortsatz-Gelenk)* mit den zugehörigen Brustwirbeln verbunden. Beide Gelenke zusammen bilden eine funktionelle Einheit. Ihre gemeinsame Bewegungsachse liegt in der Längsrichtung des Rippenhalses (Abb. 57).

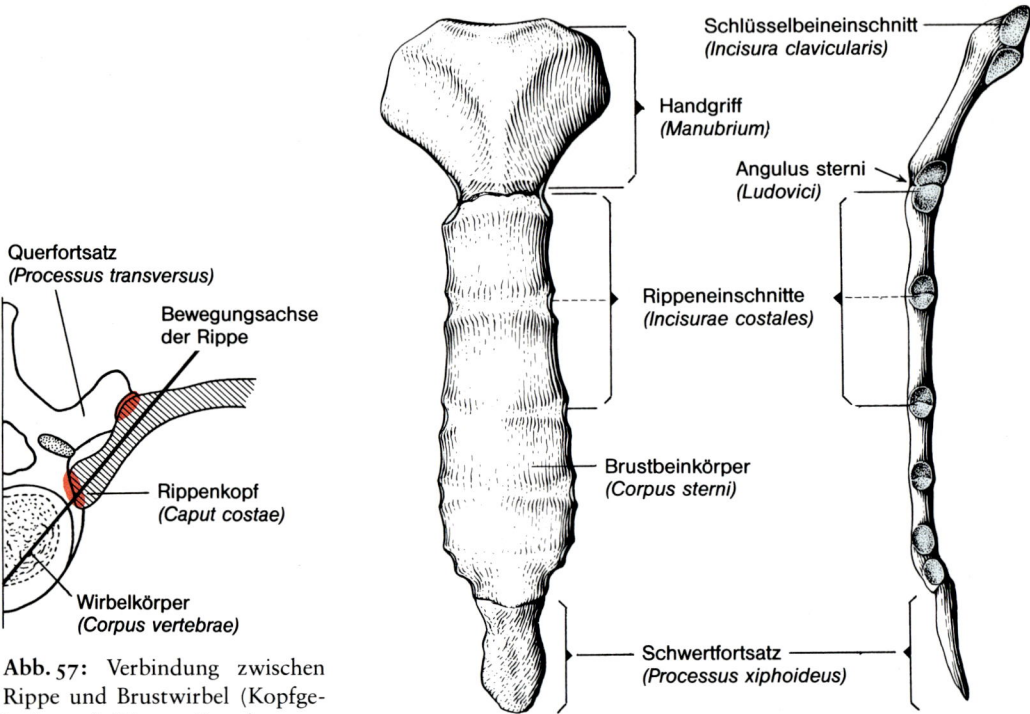

Abb. 57: Verbindung zwischen Rippe und Brustwirbel (Kopfgelenk und Rippen-Querfortsatz-Gelenk). Die Rippengelenke sind rot markiert

Abb. 58: Brustbein von vorne und von der Seite gesehen. Die von Knorpel bedeckten Gelenkflächen sind blau dargestellt

Das **Brustbein** ist ein längsgestellter, schwertförmiger, flacher Knochen (Abb. 58). Er besteht aus 3 Teilen, dem *Handgriff* am oberen Ende, dem in der Mitte liegenden *Brustbeinkörper* als Hauptstück und dem kleinen beweglichen *Schwertfortsatz* am unteren Ende. Am Schwertfortsatz vereinigen sich die aufsteigenden knorpeligen Rippenbögen zum *epigastrischen*[3] *Winkel*. Die Größe dieses Winkels beträgt meist 90 Grad. Er ist aber vom Alter, Geschlecht und Konstitutionstyp abhängig und ändert sich bei der Atmung.

Rippen und Brustbein sind ähnlich gebaut wie die platten Schädelknochen. Ihre äußere Knochenrinde ist fest, das Innere besteht dagegen aus schwammartig zusammengesetzten

---

[3] epigastrisch (epi (gr.): auf; gaster (gr.): Magen): auf dem Bauch oder Magen befindlich

Knochenbälkchen (Spongiosa). Zwischen den Knochenbälkchen liegt rotes, blutbildendes Knochenmark. Durch seine Lage an der Körperoberfläche ist das Brustbein eine bevorzugte Stelle für die *Knochenmarkpunktion* zur Beurteilung von Blutkrankheiten *(Sternalpunktion)*.

Jedes Rippenpaar ist mit dem zugehörigen Wirbelkörper und Brustbeinabschnitt zu einem knöchernen Ring vereint, in den der Wirbelkörper nach innen vorspringt. Diese übereinander stehenden Ringe werden von oben nach unten weiter.

Der Brustraum erhält dadurch Kegelform. Dabei sind die Rippen von dorsal (hinten) nach ventral (vorn) geneigt, d. h., daß das hintere Ende der Rippenringe höher steht als ihr vorderer Teil.

Durch das Heben der Rippen wird der Brustkorb beim Einatmen im sagittalen und transversalen Durchmesser erweitert und bei der Ausatmung durch Senkung wieder verkleinert (Abb. 59).

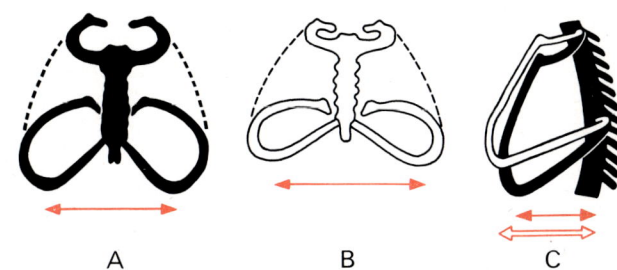

Abb. 59: Schematische Darstellung der Bewegungen des Brustkorbes bei der Atmung.
A Ausatmung
B Einatmung
C Beide Atemstellungen übereinander gezeichnet

A   B   C

Die gelenkigen Verbindungen zwischen den Rippen mit den Wirbeln und dem Brustbein sind durch ein System verschiedener, sich überkreuzender Bänder gesichert, das durch die Rippenmuskeln ergänzt wird (s. S. 164).

Das Becken

Das **Becken** *(Pelvis[1])* ist der feste knöcherne Boden des Bauchraumes, der sonst mit Ausnahme der dorsal gelegenen Wirbelsäule nur von einer Muskel- und Sehnenplatte gebildet wird (s. Abb. 60). Das Becken steht als Bindeglied zwischen dem Rumpfskelett und dem Knochengerüst der Beine. Durch das Becken wird die Last des Rumpfes in den Hüftgelenken auf die Beine übertragen (s. Abb. 36, 37).

Die Beckenknochen schließen sich ringförmig zusammen. Man spricht deshalb auch vom *Beckenring*. Dieser wird vom **Kreuzbein** *(Os sacrum)* und den beiden **Hüftbeinen** gebildet. Die *Hüftbeine* werden vorne in der etwa 1 cm breiten **Schamfuge** *(Symphyse)* durch eine federnde Knorpelhaft zusammengehalten. Dorsal sind die Hüftbeine beidseits mit dem Kreuzbein durch ein Gelenk verbunden, in dem allerdings durch zahlreiche, feste Bänder praktisch keine Bewegung möglich ist *(Kreuzbein-Darmbein-Gelenk)*.

Das **Hüftbein** *(Os coxae[2])* besteht aus drei Teilknochen: dem **Darmbein** *(Os ilium[3])*, **Sitzbein** *(Os Ischii[4])* und **Schambein** *(Os pubis[5])*. Die Trennungslinien dieser Knochen sind nur im Kindesalter zu erkennen. Beim Erwachsenen sind sie zu einem einzigen Knochen zusammengewachsen (Abb. 60).

---

[1] Pelvis (lat.): Becken
[2] Os coxae (coxa (lat.): Hüfte): Hüftknochen
[3] Os ilium (ilia, ilium (lat.): die Weichen): Darmbein
[4] Os ischii (ischion (gr.): Hüfte, Gesäß): Sitzbein
[5] Os pubis (pubes (lat.): Schamgegend): Schambein

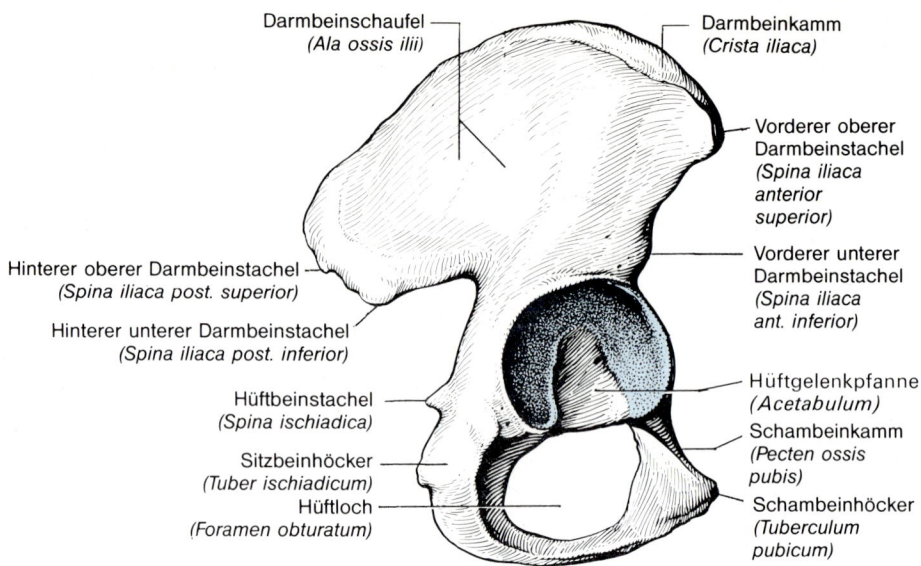

Darmbeinschaufel
(Ala ossis ilii)

Darmbeinkamm
(Crista iliaca)

Vorderer oberer
Darmbeinstachel
(Spina iliaca
anterior
superior)

Vorderer unterer
Darmbeinstachel
(Spina iliaca
ant. inferior)

Hinterer oberer Darmbeinstachel
(Spina iliaca post. superior)

Hinterer unterer Darmbeinstachel
(Spina iliaca post. inferior)

Hüftbeinstachel
(Spina ischiadica)

Sitzbeinhöcker
(Tuber ischiadicum)

Hüftloch
(Foramen obturatum)

Hüftgelenkpfanne
(Acetabulum)

Schambeinkamm
(Pecten ossis
pubis)

Schambeinhöcker
(Tuberculum
pubicum)

Abb. 60: Seitliche Ansicht des rechten Hüftbeines (Os coxae). Die von Knorpel überzogene Gelenkfläche ist blau dargestellt

Das **Darmbein,** der größte Hüftbeinknochen, besitzt eine nach kranial breit ausladende, schwach gehöhlte Knochenplatte. Sie ist für die Eingeweide ein fester Boden, daher der Name «Darmbeinschaufel». Diese besteht aus einem bälkchenförmigen Knochenwerk (Spongiosa). Zwischen den Bälkchen befindet sich blutbildendes, rotes Knochenmark. Den oberen Rand der Darmbeinschaufel, den *Darmbeinkamm,* kann man in der Flanke gut tasten. Wegen ihrer Lage im Bereich der Körperoberfläche ist die Darmbeinschaufel für Knochenmarkpunktionen geeignet *(Beckenkammbiopsie).* Das vordere obere Ende des Darmbeinkammes wird **vorderer oberer Darmbeinstachel** *(Spina[6] iliaca anterior superior)* genannt. Dieser ist unter anderem ein wichtiger Orientierungspunkt bei Injektionen in die Gesäßmuskulatur.

Das Darmbein besitzt eine ohrenförmige Gelenkfläche für die Verbindung mit dem Kreuzbein. Dieses Gelenk zwischen Wirbelsäule und Beckenring wird **Kreuzbein-Darmbein-Gelenk** *(Articulatio sacroiliaca)* genannt.

Schräg abwärts schließt sich an das Darmbein das **Sitzbein** an. Es ist ein dicker, nach vorn gebogener Knochen, dessen tiefster Punkt, der **Sitzbeinhöcker** *(Tuber[7] ischiadicum),* eine Hauptstütze des Rumpfes beim Sitzen ist. Man fühlt diesen Knochenvorsprung beim Sitzen deutlich durch die Haut, während er beim Stehen von Muskeln bedeckt wird.

Das **Schambein** ist als winkliger Knochen ventral (vorn) zwischen das Darm- und Sitzbein eingefügt. Das rechte und linke Schambein treffen in der Schamfuge (Symphyse) zusammen.

Die 3 Hüftbeinknochen bilden im Bereich der *Hüftgelenkpfanne* eine gemeinsame Nahtstelle. Die Hüftgelenkpfanne ist eine halbkugelige, teilweise von Knorpel bedeckte Aushöhlung, die wegen ihrer Form *Essignäpfchen (Acetabulum[8])* genannt wird. Die Äste des Scham- und Sitzbeines umschließen ein rundliches Loch *(Foramen obturatum[9]),* das durch eine derbe, sehnige Membran verschlossen wird, durch die nur Nerven und Blutgefäße hindurchtreten.

---

[6] Spina (lat.): Dorn
[7] Tuber (lat.): Höcker
[8] Acetabulum (lat.): Essigschälchen (von acetum: Essig)
[9] Foramen obturatum (foramen (lat.): Loch; obturatus (lat.): verstopft): verstopftes Loch

Kräftige Bänder halten die Kreuzbein-Darmbein-Gelenke im Bereich der Rücken- und Bauchseite fest zusammen und verbinden als dicke Taue Vorsprünge der Beckenknochen zur Verstärkung des Beckenbodens.

Ein besonders markantes Band ist das **Leistenband** *(Ligamentum inguinale[10])*. Es verläuft schräg zwischen der vorderen, oberen Darmbeinkammspitze (Spina iliaca anterior superior) und der inneren, oberen Schambeinecke (s. Abb. 98).

Als Ganzes ist das Becken eine sich nach oben ausweitende, aus Knochen, Bändern und Muskeln zusammengefügte Schale mit trichterförmig verengtem Boden. Sein weiter, oberer Teil, der hauptsächlich vom Darm- und Schambein gebildet wird, wird «**großes Becken**» genannt. Der untere Teil, das «**kleine Becken**», entspricht einem von Knochen (Kreuzbein, Steißbein, Schambein, Sitzbein), Bändern und Muskeln umschlossenen Kanal, der oben einen «*Beckeneingang*», unten einen «*Beckenausgang*» und dazwischen die «*Beckenhöhle*» erkennen läßt. Der Kanal des kleinen Beckens ist gegen die annähernd horizontal gestellte Schale des großen Beckens fast senkrecht nach dorsal abgebogen. Er ist der eigentliche knöcherne «*Geburtskanal*». Der Beckeneingang, die Grenzlinie zwischen großem und kleinem Becken *(Linea terminalis[11])*, beginnt an dem vorspringenden Knick zwischen dem 5. Lenden- und 1. Kreuzbeinwirbel *(Promontorium)* und verläuft über den bogenförmigen inneren Rand des Darm- und Schambeins zur Schamfuge. Nach kaudal (unten) wird das kleine Becken vom «Beckenboden», einer Platte aus Muskeln und Sehnen, abgeschlossen.

Die Durchmesser des kleinen Beckens der Frau sind für den Geburtsvorgang wichtig, da das Kind bei der Geburt durch den Beckenkanal hindurchtreten muß. Die Beckenhöhle der Frau ist daher besonders weit und niedrig. Das männliche Becken ist dagegen hoch, schmal und eng gebaut. Die Verschiedenheit der Beckenform ist ein markanter Geschlechtsunterschied.

Für die Geburtshilfe ist die Kenntnis der Beckenweite wichtig. Ihre Bestimmung ist durch die Messung von Beckenein- und -ausgang in verschiedenen Durchmessern möglich. Der wichtigste Durchmesser entspricht der kürzesten Entfernung zwischen dem Promontorium und der Symphyse. Er wird «*Conjugata vera*»[12] genannt und ist meist 11 cm lang.

Das Bein

Das Bein besteht aus dem Oberschenkel mit dem Oberschenkelbein, dem Unterschenkel mit dem Schien- und Wadenbein und dem Fuß mit den Fußwurzel-, Mittelfuß- und Zehenknochen.

Der Oberschenkel

Das **Oberschenkelbein** *(Femur[1])* ist der größte und kräftigste Röhrenknochen des ganzen Skelettes (Abb. 61). Sein oberes, dem Becken zugewandtes, kugelförmiges Ende, der **Oberschenkelkopf** *(Caput femoris)*, liegt in der Hüftgelenkpfanne. Er bildet einen Teil des Hüftgelenkes. Zwischen **Oberschenkelkopf** *(Caput)* und **-schaft** *(Corpus)* sitzt der schräg verlaufende **Oberschenkelhals** *(Collum)*.

Das untere Ende des Oberschenkelschaftes verbreitert sich zu den beiden **Oberschenkelgelenkknorren** *(Femurkondylen[2])* Die Femurkondylen sind durch eine Einbuchtung voneinander

---

[10] Ligamentum inguinale (inguinalis (lat.): zur Leiste gehörend): Leistenband
[11] Linea terminalis (linea (lat.): Linie; terminalis (lat.): zur Grenze gehörend): Grenzlinie
[12] Conjugata vera (conjugatus (lat.): verbunden; verus (lat.): wahr, echt): echte Verbindungslinie
[1] Femur (lat.): Oberschenkel
[2] Femurkondylen (kondylos (gr.): Fingerknöchel): Gelenkhöcker des Femur

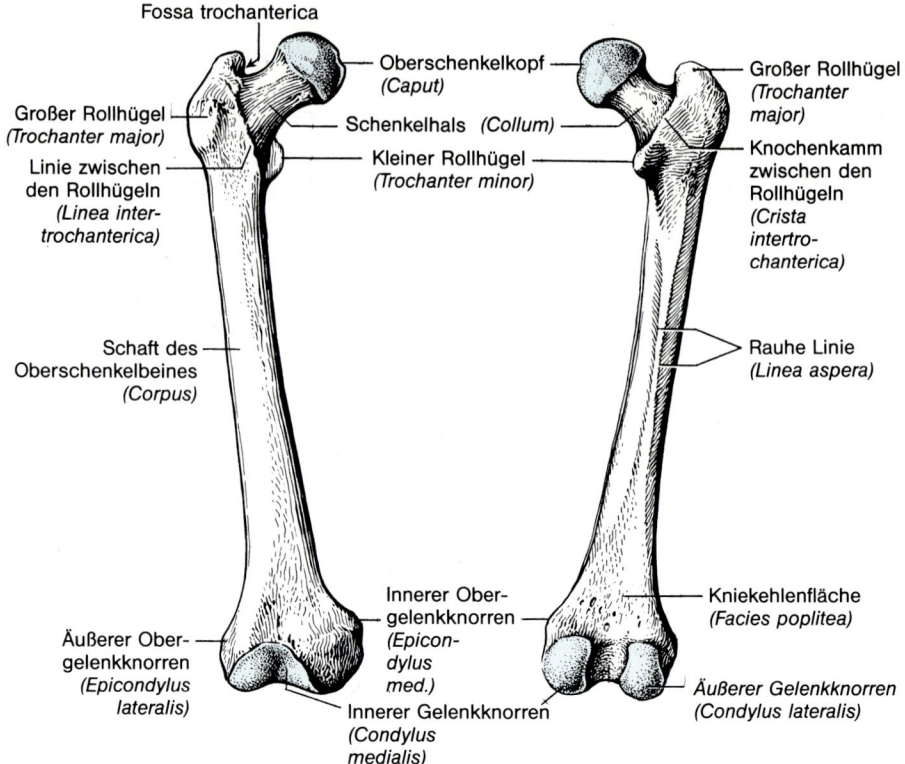

Fossa trochanterica

Großer Rollhügel
(Trochanter major)

Linie zwischen
den Rollhügeln
(Linea inter-
trochanterica)

Oberschenkelkopf
(Caput)

Schenkelhals (Collum)

Kleiner Rollhügel
(Trochanter minor)

Großer Rollhügel
(Trochanter
major)

Knochenkamm
zwischen den
Rollhügeln
(Crista
intertro-
chanterica)

Schaft des
Oberschenkelbeines
(Corpus)

Rauhe Linie
(Linea aspera)

Äußerer Ober-
gelenkknorren
(Epicondylus
lateralis)

Innerer Ober-
gelenkknorren
(Epicon-
dylus
med.)

Innerer Gelenkknorren
(Condylus
medialis)

Kniekehlenfläche
(Facies poplitea)

Äußerer Gelenkknorren
(Condylus lateralis)

Abb. 61: Rechtes Oberschenkelbein (Femur). Links von vorne, rechts von hinten gesehen. Die Schrägstellung entspricht seiner Lage im Oberschenkel. Die von Knorpel bedeckten Gelenkflächen sind blau
dargestellt. Im medialen unteren Bereich des Oberschenkelkopfes fehlt der Gelenkknorpel

getrennt und bilden als Gelenkrollen die Aufsatzfläche des Oberschenkelbeins auf dem Schienbein im Kniegelenk. Das Oberschenkelbein besitzt zahlreiche Knochenvorsprünge, Leisten und
Rauhigkeiten, an denen Muskeln und Bänder ansetzen. Zwei besonders markante Knochenvorsprünge sind der **große** und **kleine Rollhügel** (*Trochanter*[3] *major und minor*). Sie sitzen am
Übergang vom Oberschenkelhals zum Oberschenkelschaft. Man kann den großen Rollhügel
als kräftigen Knochenwulst am äußeren, oberen Ende des Oberschenkels durch die Haut fühlen.
Der kleine Rollhügel sitzt ihm gegenüber an der Schaftinnenseite.

Der Unterschenkel

Der Unterschenkel (Abb. 62) enthält zwei Röhrenknochen, das kräftige **Schienbein** (*Tibia*[1])
als eigentlichen Trageknochen und das dünnere **Wadenbein** (*Fibula*[2]), das vor allem Muskeln
als Ursprungs- und Ansatzpunkt dient.

Das **Schienbein** hat einen dreikantigen **Schaft,** dessen breite Vorderfläche durch die Haut zu
fühlen ist. Das obere Schienbeinende ist zum **Schienbeinkopf** verbreitert. Man unterscheidet

---

[3] Trochanter major und minor (major (lat.): größer; minor (lat.): kleiner): großer und kleiner Rollhügel
[1] Tibia (lat.): Schienbein
[2] Fibula (fibula (lat.): Spange): Wadenbein

an ihm einen **inneren** und **äußeren Gelenkknorren** (= *Tibiakondylen*). Der Schienbeinkopf trägt auf breit ausladenden Gelenkflächen das Oberschenkelbein. So bilden der Schienbeinkopf und die Kondylen des Oberschenkels die Gelenkflächen des Kniegelenkes. An der Vorderfläche der Femurkondylen liegt in der Sehne des vierköpfigen Oberschenkelmuskels (M. quadriceps[3] femoris) die **Kniescheibe** *(Patella[4])*, ein flacher, rundlicher Knochen mit einem Durchmesser von etwa 4 cm. Die von Knorpel überzogene Rückseite der Kniescheibe bildet einen Teil des Kniegelenkes.

Das innere, distale (= untere) Schienbeinende ist zum **Innenknöchel** *(Malleolus[5] medialis)* ausgezogen und bildet die innere Führungsleiste der Knöchelgabel (s. Abb. 63).

Das **Wadenbein** liegt als schlanker, federnder Stab an der Unterschenkelaußenseite tief in den Weichteilen. Sein oberes, verdicktes Ende, das **Wadenbeinköpfchen,** stemmt sich gegen die Unterfläche des äußeren Schienbeinknaufs und ist als Knochenvorsprung unterhalb des Kniegelenks durch die Haut zu fühlen. Das untere Wadenbeinende ist verdickt und bildet, entsprechend dem Innenknöchel als **Außenknöchel** *(Malleolus lateralis)* die äußere Führungsleiste der Knöchelgabel. Der **Wadenbeinschaft** wird mit dem *Schienbeinschaft* durch die bindegewebige **Zwischenknochenmembran** *(Membrana interossea)* verbunden, die Muskeln als Ursprung dient. Die **Malleolengabel** (Knöchelgabel) ist mit ihren seitlichen Stützen ein wesentlicher Teil des *oberen Sprunggelenks,* der Gelenkverbindung zwischen den Unterschenkelknochen und dem Sprungbein.

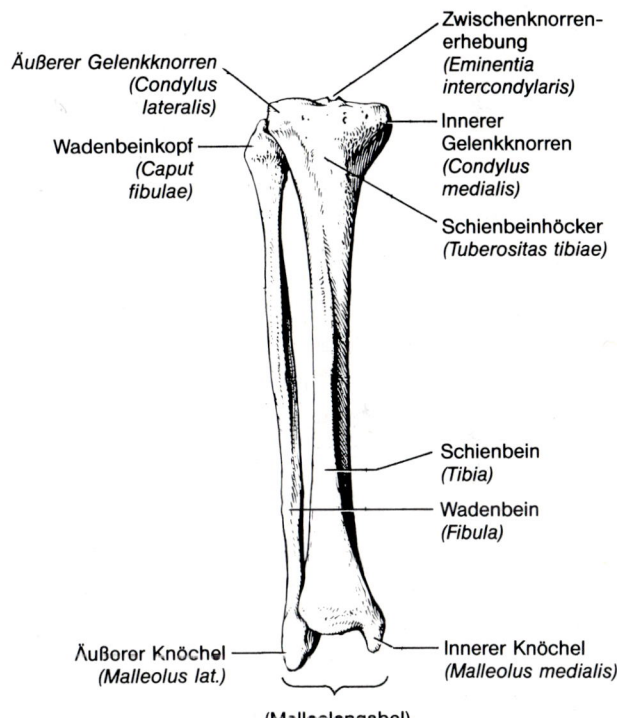

Abb. 62: Rechtes Schienbein (Tibia) und Wadenbein (Fibula) von vorne

[3] Musculus quadriceps (mus (lat.): Maus; quattuor (lat.): vier; caput (lat.): Kopf): vierköpfiger Muskel
[4] Patella (patella (lat.): flache Schale): Kniescheibe
[5] Malleolus (malleolus (lat.): Hämmerchen): Knöchel

Der Fuß

Der Fuß (Abb. 63 und 64) besteht aus der **Fußwurzel** mit 7 Fußwurzelknochen, dem **Mittelfuß** mit 5 Mittelfußknochen und den 5 **Zehen** mit 3, bzw. an der Großzehe nur 2 knöchernen Gliedern. Die Knochen des Fußskeletts sind mosaikartig zu einem Gewölbe zusammengefügt. Der Bauplan des Fußes entspricht den großen statischen Anforderungen beim Gehen und Stehen.

Als Träger der Körperlast sind die *Fußwurzel-* und *Mittelfußknochen* zu kräftigen Stützpfeilern entwickelt und so gegeneinander gesetzt, daß sie ein federndes *Längs-* und *Quergewölbe* bilden. Auf dieser Gewölbekonstruktion ruht das Körpergewicht. Die Zehen liegen dagegen der Unterlage auf. Sie sind einerseits eine Art Tastorgan, mit dem beim Auftreten der Boden geprüft wird, andererseits Hebel mit denen sich der Fuß beim Gehen vom Boden abstößt.

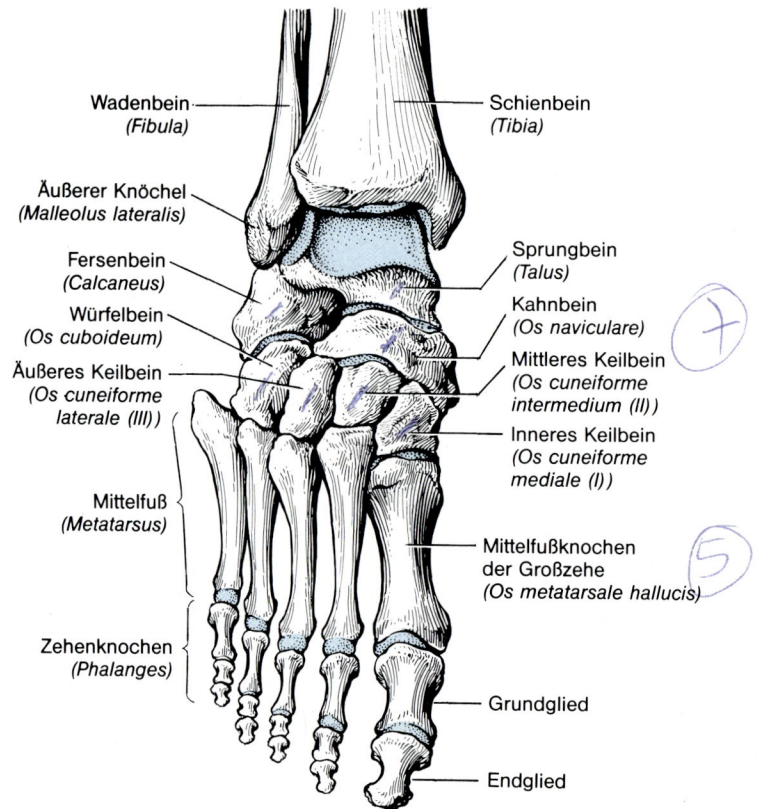

Abb. 63: Skelett des rechten Fußes von oben gesehen. Die von Knorpel bedeckten Gelenkflächen sind blau dargestellt

Die Fußwurzelknochen gleichen in ihrer Form Würfeln und Keilen. Die Mittelfuß- und Zehenknochen sind dagegen Röhrenknochen. Der größte Fußwurzelknochen ist das **Fersenbein** (*Calcaneus*[1]). Sein kräftiger, als Ferse weit vorspringender Knochenkörper ist der hintere Stützpunkt für das Längsgewölbe des Fußes. Auf dem *Fersenbein* ruht das **Sprungbein** (*Talus*[2]), das sich in der Knöchelgabel mit Schien- und Wadenbein zum *oberen Sprunggelenk* (s. S. 74)

---

[1] Calcaneus (calx (lat.): Ferse): Fersenbein
[2] Talus (talus (lat.): Würfel): Sprungbein

verbindet. In Richtung der Zehen liegt vor dem Sprungbein das **Kahnbein** *(Os naviculare[3])*. Zwischen Fersenbein und Sprungbein einerseits, Sprung- und Kahnbein andererseits, befindet sich das 2. Hauptgelenk der Fußwurzel, das *untere Sprunggelenk* (s. S. 74). Bei den Bewegungen des Fußes bildet das obere und untere Sprunggelenk eine funktionelle Einheit. Die übrigen Fußwurzelknochen, das **Würfelbein** *(Os cuboideum[4])* und die drei **Keilbeine** *(Os cuneiforme[5] I, II und III)* liegen in Richtung der Zehen vor dem Fersenbein und Kahnbein.

Als nächstes Glied dieser Knochenkette schließen sich die fünf **Mittelfußknochen** *(Ossa metatarsalia[6] I-V)* an. Dabei bildet das Würfelbein mit dem 4. und 5. Mittelfußknochen den äußeren Bogen, das Kahnbein mit den drei Keilbeinen und dem 1.-3. Mittelfußknochen den inneren Bogen des Längsgewölbes des Fußes.

Das knöcherne Gerüst des Längsgewölbes ist einem Dreifuß mit verschieden steilgestellten Beinen vergleichbar. Nach dorsal (hinten) ruht die Körperlast auf dem Fersenbein und Sprungbein, nach vorn und seitlich wird sie von der inneren und äußeren Pfeilergruppe der übrigen Fußwurzel- und Mittelfußknochen im Groß- und Kleinzehenballen abgestützt. Das Längsgewölbe hat seinen höchsten Punkt am inneren Fußrand. Am äußeren Fußrand ist es am flachsten, wie man dies beim Abdruck einer normalen Fußsohle sieht.

Das Quergewölbe wird durch die Stellung der Keilbeine gegen das Würfelbein bestimmt. Es beginnt an der Außenseite des Fußes beim Würfelbein aufzusteigen, erreicht seinen höchsten Punkt am zweiten Keilbein und stützt sich, nach innen absinkend, auf das 1. Keilbein. Die angrenzenden Mittelfußknochen folgen in ihrer Stellung dieser Wölbung. Sie bilden einen entsprechenden Querbogen, der sich in Richtung der Zehen allmählich abflacht.

Alle Fußwurzelknochen stehen untereinander und mit den Mittelfußknochen in straffer, gelenkiger Verbindung. Ihre gegenseitige Beweglichkeit ist zwar nur gering, sie gibt aber dem Fußgewölbe Elastizität.

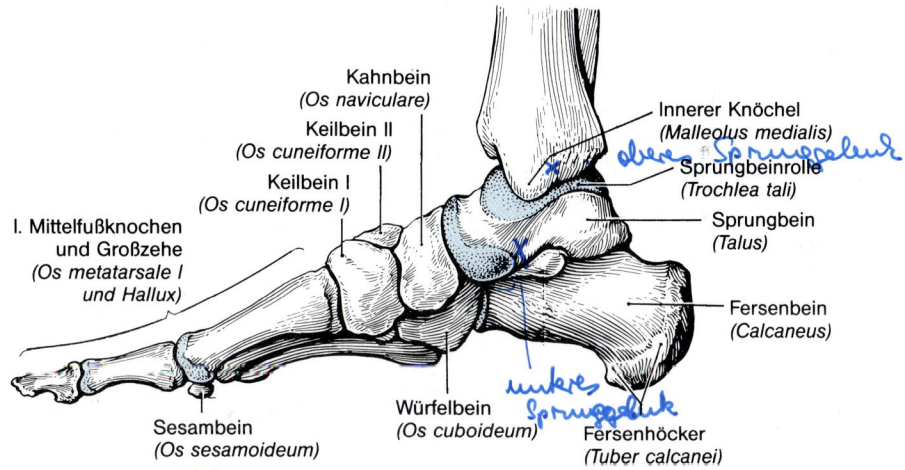

Abb. 64: Innenseite des rechten Fußskeletts. Die von Knorpel bedeckten Gelenkflächen sind blau dargestellt

---

[3] Os naviculare (navicula (lat.): kleines Schiff): Kahnbein
[4] Os cuboideum (kuboeides (gr.): würfelförmig): Würfelbein
[5] Os cuneiforme (cuneus (lat.): Keil): keilförmig
[6] Ossa metatarsalia (meta (gr.): inmitten; tarsos (gr.): Fußwurzel; metatarsus (lat.): Mittelfuß): Mittelfußknochen

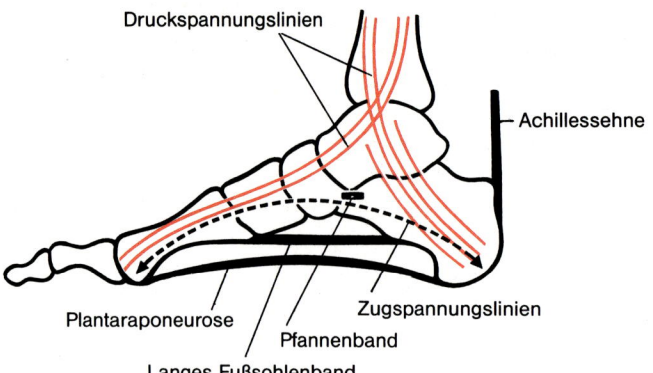

Druckspannungslinien

Achillessehne

Plantaraponeurose

Zugspannungslinien

Pfannenband

Langes Fußsohlenband

Abb. 65: Längsgewölbe des Fußes. Die Körperlast erzeugt Druckspannung, das Fußgewölbe Zugspannung

Zusätzlich ist für den Halt der Fußgewölbe die Verspannung der Fußwurzel- und Mittelfußknochen sowie deren Gelenke durch Bänder und Muskeln von entscheidender Bedeutung. Eine Gruppe von Bändern hält die Knöchelgabel zusammen, eine andere verbindet die einzelnen Fußwurzel-, Mittelfuß- und Zehenknochen. Von den Bändern sind die von besonderer Bedeutung, die sich unter dem Fußskelett in der Längsrichtung zwischen dem Fersenbein, der Fußwurzel und den Mittelfußknochen in drei Schichten ausspannen und den Halt des Längsgewölbes sichern (Abb. 65). Von den Fußmuskeln stützen nur die unter dem Fuß liegenden Muskeln das Fußgewölbe.

Von den fünf Zehen besteht die 2. bis 5. aus drei, die Großzehe jedoch nur aus zwei Röhrenknochen *(Phalangen[7])*. Man spricht vom **Grund-, Mittel-** und **Endglied** der Zehen. Die Zehengrundglieder sind mit den Mittelfußknochen durch Kugelgelenke (**Zehengrundgelenke**) verbunden, zwischen den übrigen Zehengliedern liegen Scharniergelenke (**Zehenmittel- und -endgelenke**). Dadurch können die Zehen relativ weit gehoben (Streckung), gebeugt und ein wenig zur Seite bewegt werden. Auch die Zehengelenke sind durch feste Bänder gesichert. Unter dem Großzehengrundgelenk sind zur besseren Abstützung zwei kleine, rundliche Knochenstückchen *(Sesambeine[8])* in die Gelenkkapsel eingelassen.

Die Gelenke des Beines

Das Hüftgelenk

Das Hüftgelenk verbindet das Bein mit dem Rumpf. Seine Gelenkflächen werden von der Hüftgelenkpfanne und dem Oberschenkelkopf gebildet. Die Größe des Gelenkes und seine besonderen Aufgaben erfordern eine starke Sicherung der Verbindung zwischen Kopf und Pfanne.

Daher ist die Gelenkpfanne durch einen Knorpelrand verbreitert und der Bandapparat des Hüftgelenkes kräftig entwickelt. Er schlingt sich in schraubenförmigen Zügen vom Pfannenrand zum Schenkelhals um die Gelenkkapsel und ist so angeordnet, daß er sich durch die

---

[7] Phalangen (phalanx (gr.): 1. rundes Holz, Rolle; 2. Schlachtordnung): (Finger-, Zehen-)Glied
[8] Sesambeine: in Sehnen und Bänder eingelagerte Knochen. Der Name kommt von der arabischen Sesampflanze, deren Schotenfrucht diesen Knochen ähnlich erscheinen soll

Streckung des Beines beim Stehen vermehrt anspannt. So wird der Kopf in die Pfanne gepreßt, das Gelenk festgestellt und ein Zurückkippen des Beckens verhindert. Bei der Beugung entspannen sich die Bandzüge und geben die Beweglichkeit des Gelenkkopfes frei. Die Wirkung dieser Bänder wird durch zahlreiche kräftige Muskeln unterstützt.

Das Hüftgelenk besitzt unendlich viele Bewegungsachsen, die alle durch den Mittelpunkt des Oberschenkelkopfes verlaufen. Damit ist es funktionell ein Kugelgelenk, anatomisch jedoch ein Nußgelenk, da der Gelenkkopf tief in die Gelenkpfanne hineinragt. Die Hautpbewegungen verlaufen in drei Achsen:

1. **Transversalachse**
   a) *Beugung* (Flexion, hier = Anteversion[1]); das Bein wird gegen den Rumpf gezogen
   b) *Streckung* (Extension, hier = Retroversion[2]); das Bein wird vom Rumpf weggezogen
2. **Sagittalachse**
   a) *Abspreizung* (Abduktion = Seitwärtsführen des Beines)
   b) *Anlegen* (Adduktion = Heranführen des Beines in Richtung der Körpermitte)
3. **Longitudinalachse**
   a) *Innendrehung* (Innenrotation = Drehen des Beines um die Längsachse nach innen)
   b) *Außendrehung* (Außenrotation = Drehung des Beines nach außen)
   Diese Bewegungen werden oft kombiniert.

Das Kniegelenk

Das Kniegelenk, das größte Gelenk des Körpers, verbindet den Oberschenkelknochen mit dem Schienbein, wobei die Gelenkflächen von den Oberschenkel- und Schienbeinkondylen gebildet werden, während das Wadenbein an der Kniegelenkbildung nicht beteiligt ist.

Das *Kniegelenk* (Abb. 66) ist ein *Dreh- und Scharniergelenk* mit zwei Hauptachsen, um die folgende Bewegungen ausgeführt werden können:

1. *Beugung und Streckung* um eine quer durch die Femurkondylen verlaufende Achse
2. *Innen- und Außendrehung* um eine Längsachse

Die *Innen-* und *Außendrehung* ist jedoch nur bei gleichzeitig gebeugtem Knie möglich. Durch die Form der Gelenkkörper werden die Bewegungen kaum eingeschränkt. Es besteht somit keine nennenswerte Knochenführung. Auch berühren sich die beiden Gelenkkörper nur linienhaft. Zur Sicherung der Bewegungen im Kniegelenk sind zwischen die Gelenkflächen zwei halbmondförmige Gelenkscheiben *(Meniskus)* eingeschoben, die aus Faserknorpel bestehen. Diese sind mit ihrem erhöhten Außenrand an der Gelenkkapsel angewachsen. Die *Menisken* gleiten während der Beugung des Knies nach hinten und rutschen während der Streckung nach vorne. Durch kräftige Bandsicherungen im Gelenk und an seinen Außenflächen werden die Gelenkkörper zusammengehalten.

Im Gelenkinnern sind es die **Kreuzbänder**, zwei starke, sich überkreuzende Bänder, die die Beugung, Streckung und Innenrotation hemmen, die Außenrotation aber freigeben. An der Außenseite wird die Gelenkkapsel durch die *inneren* und *äußeren Seitenbänder* verstärkt, die als kräftige Bandzüge rechts und links vom Oberschenkel zum Schien- und Wadenbein ziehen und das vorne gelegene Kniescheibenband verstärken.

Das **Kniescheibenband** *(Ligamentum patellae)* ist die sehnige Verlängerung einer größeren Muskelgruppe an der Oberschenkelvorderseite *(M. quadriceps femoris)*. Es enthält das größte Sesambein des Körpers, die Kniescheibe (Patella). Auch zwischen den Knieseitenbändern und

---

[1] Anteversion (ante (lat.): vor; versio (lat.): Neigung): Beugung
[2] Retroversion (retro (lat.): zurück; versio (lat.): Neigung): Streckung

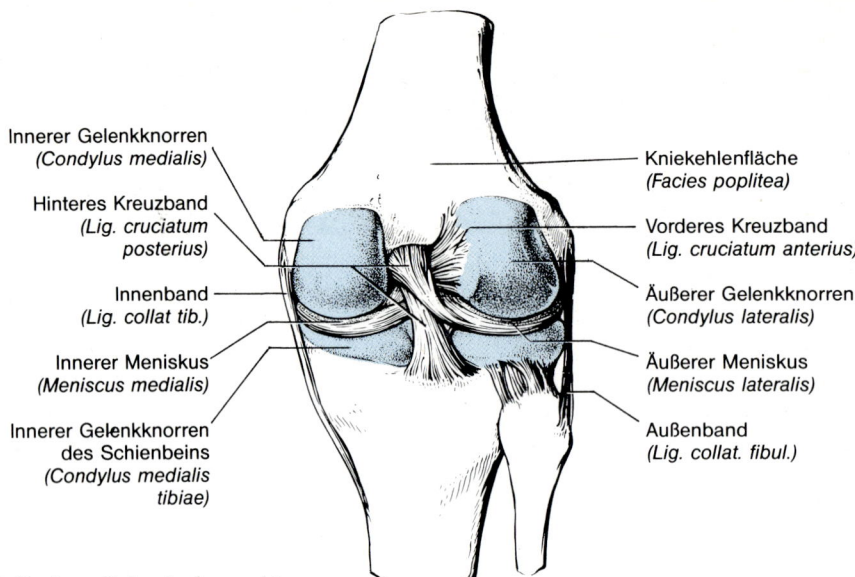

Abb. 66: Rechtes Kniegelenk von hinten.
Die von Knorpel bedeckten Gelenkflächen sind blau dargestellt, die Gelenkkapsel ist entfernt

dem Kniescheibenband ist die Gelenkkapsel noch durch weitere Bandzüge verstärkt. Diese verhindern das Abknicken des Unterschenkels gegen den Oberschenkel. Nur bei gebeugtem Knie gestatten sie die auf maximal 50° begrenzte Drehung des Unterschenkels gegen den Oberschenkel um die Längsachse.

Das obere und untere Sprunggelenk

Von den Fußgelenken verbindet das **obere Sprunggelenk** das Schien- und Wadenbein mit dem Sprungbein.

Das obere Sprunggelenk ist ein Scharniergelenk mit querverlaufender Achse, um die der Fuß gegen den Unterschenkel gehoben *(Dorsalflexion[3])* und in Richtung der Fußsohle gesenkt *(Plantarflexion[4])* werden kann.

Das **untere Sprunggelenk** liegt in der Fußwurzel zwischen Springbein, Fersenbein und Kahnbein. Anatomisch setzt es sich aus zwei völlig getrennten Gelenken zusammen, die jedoch eine funktionelle Einheit bilden. Es sind dies das dorsal (hinten) gelegene Gelenk zwischen Fersenbein und Sprungbein und das ventral (vorn) gelegene Gelenk zwischen Sprungbein, Fersenbein und Kahnbein. Beide Abschnitte des unteren Sprunggelenkes haben ihre eigene Gelenkkapsel und Gelenkhöhle. Die Bewegungen verlaufen in diesem Gelenk um eine Längsachse, die an der medialen Seite des Sprungbeines oben eintritt und an der lateralen Seite des Fersenbeines unten austritt. Um diese Achse kann der innere *(= Supination[5])* und äußere Fußrand *(= Pronation[6])* gehoben werden.

Meist wird der Fuß im oberen und unteren Sprunggelenk gleichzeitig bewegt.

Auf die Beschreibung der übrigen Fußwurzelgelenke soll hier verzichtet werden. Ihre Bedeutung für die Elastizität des Fußgewölbes wurde bereits erwähnt.

---

[3] Dorsalflexion (dorsum (lat.): Rücken; flexio (lat.): Beugung): Heben des Fußes
[4] Plantarflexion (planta (lat.): Fußsohle): Senken des Fußes
[5] Supination (supinare (lat): nach oben drehen)
[6] Pronation (pronare (lat.): vornüberneigen)

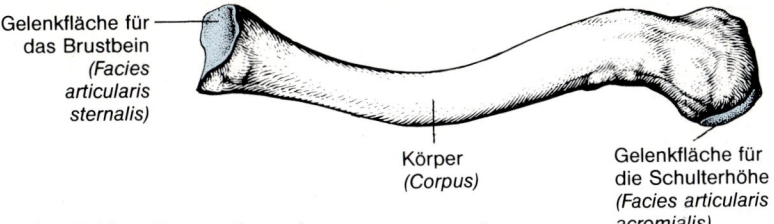

Gelenkfläche für
das Brustbein
*(Facies
articularis
sternalis)*

Körper
(Corpus)

Gelenkfläche für
die Schulterhöhe
*(Facies articularis
acromialis)*

Abb. 67: Linkes Schlüsselbein (Clavicula) von unten gesehen.
Die von Knorpel überzogenen Gelenkflächen sind blau dargestellt

Der Schultergürtel

Im Gegensatz zum Beckenring ist der Schultergürtel ein äußerst bewegliches Bindeglied zwischen dem Rumpfskelett und den Armknochen. Er ist von oben auf den Brustkorb gelegt und besteht aus den *Schlüsselbeinen* und *Schulterblättern.*

Das **Schlüsselbein** *(Clavicula[1])* ist ein gering S-förmig gebogener, etwa fingerdicker Knochen (s. Abb. 67). Sein mediales (inneres), etwas verdicktes Ende ist mit dem *Brustbein (Sternum)* im *Sternoclaviculargelenk* (mediales Schlüsselbeingelenk), das ähnlich geformte laterale (äußere) Ende mit dem Schulterblatt im *Acromioclaviculargelenk* (laterales Schlüsselbeingelenk) verbunden.

Das **Schulterblatt** *(Scapula[2])* ist eine dünne Knochenplatte von annähernd dreieckiger Form (Abb. 68 und 69). Seine Unterfläche liegt dem Brustkorb flach auf. An der Außenfläche verläuft

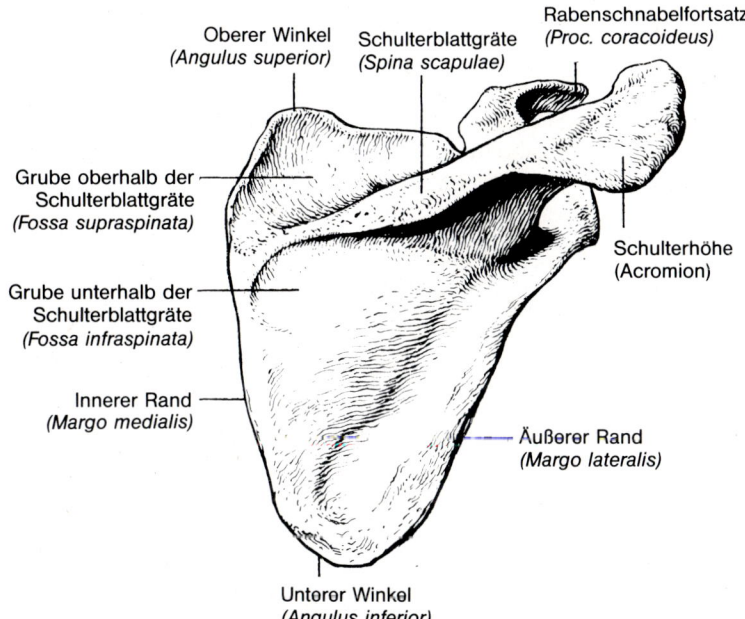

Oberer Winkel
(Angulus superior)

Schulterblattgräte
(Spina scapulae)

Rabenschnabelfortsatz
(Proc. coracoideus)

Grube oberhalb der
Schulterblattgräte
(Fossa supraspinata)

Grube unterhalb der
Schulterblattgräte
(Fossa infraspinata)

Innerer Rand
(Margo medialis)

Schulterhöhe
(Acromion)

Äußerer Rand
(Margo lateralis)

Unterer Winkel
(Angulus inferior)

Abb. 68: Rechtes Schulterblatt (Scapula) von hinten

---

[1] Clavicula (clavis (lat.) : Schlüssel) : Schlüsselbein
[2] Scapula (lat.) : Schulterblatt

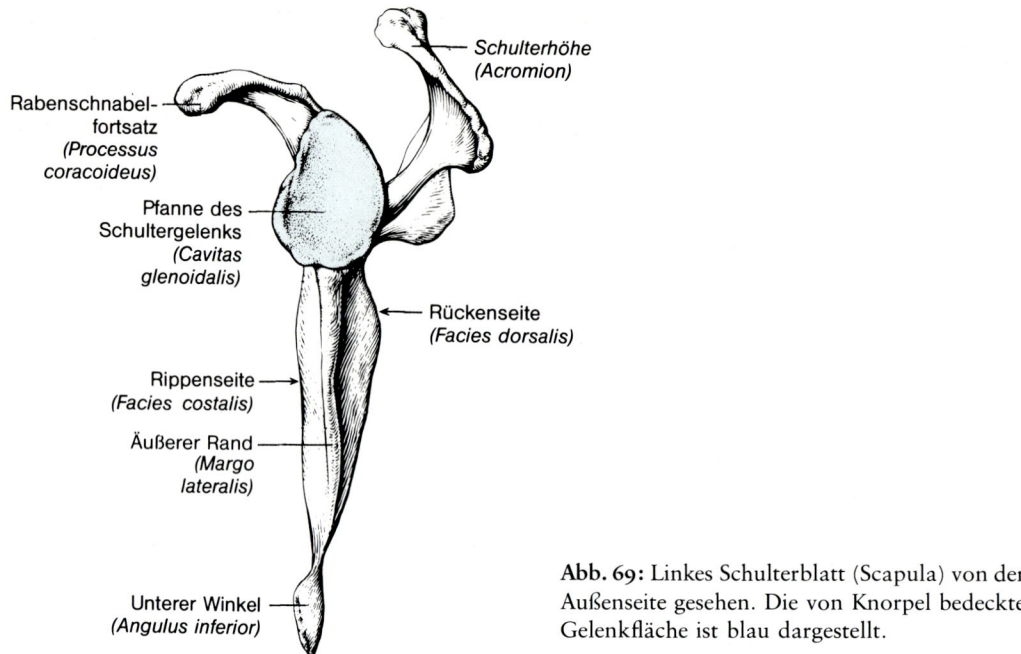

Schulterhöhe
(Acromion)

Rabenschnabel-
fortsatz
(Processus
coracoideus)

Pfanne des
Schultergelenks
(Cavitas
glenoidalis)

Rückenseite
(Facies dorsalis)

Rippenseite
(Facies costalis)

Äußerer Rand
(Margo
lateralis)

Unterer Winkel
(Angulus inferior)

Abb. 69: Linkes Schulterblatt (Scapula) von der Außenseite gesehen. Die von Knorpel bedeckte Gelenkfläche ist blau dargestellt.

ein kräftiger Knochenkamm, die **Schulterblattgräte** *(Spina scapulae³).* Ihr verbreitertes Ende ragt als **Schulterhöhe** *(Acromion⁴)* über die Schultergelenkpfanne, die an der oberen lateralen (äußeren) Schulterblattecke sitzt. Das *Acromion* ist durch eine straffe Gelenkverbindung mit dem äußeren Schlüsselbeinende im *Acromioclaviculargelenk* (laterales Schlüsselbeingelenk) verbunden.

Vom oberen lateralen Rand des Schulterblattes entspringt ein kräftiger, nach vorn und außen gekrümmter Knochenhaken, der wegen seines Aussehens **Rabenschnabelfortsatz** *(Processus coracoideus⁵)* genannt wird. Er ist eine wichtige Mukelansatzstelle.

Der Arm

Am Schultergelenk hängen die Arme. An ihnen unterscheidet man den Oberarm mit dem Oberarmknochen, den Unterarm mit der Elle und Speiche und die Hand mit den Handwurzel-, Mittelhand- und Fingerknochen. Der Oberarm und Schultergürtel sind durch das Schultergelenk, der Oberarm und der Unterarm durch das Ellenbogengelenk, der Unterarm und die Hand durch das Handgelenk verbunden.

Der Oberarm

Der **Oberarmknochen** *(Humerus¹)* ist ein gerader, kräftiger, Röhrenknochen (Abb. 70). Sein oberes, halbkugelig geformtes Ende, der **Oberarmkopf** (Caput humeri), gehört zum Schulter-

---

³ Spina scapulae (spina (lat.): Dorn, Rückgrat): Schulterblattgrat
⁴ Acromion (akros (gr.): äußerst; omos (gr.): Schulter): Schulterhöhe
⁵ Processus coracoideus (processus (lat.): Fortsatz; korax (gr.): Rabe): Rabenschnabelfortsatz
¹ Humerus (lat.): Oberarmknochen

gelenk. Das Mittelstück, der **Oberarmschaft** *(Corpus humeri)*, trägt Knochenvorsprünge und -leisten, an denen Muskeln ansetzen. Eine leichte Einschnürung zwischen Kopf und Schaft wird als **Oberarmhals** bezeichnet. Das untere Schaftende ist verbreitert. Es trägt die zum Ellenbogengelenk gehörenden Gelenkflächen des **Köpfchens** *(Capitulum[2] humeri)* und der **Rolle** *(Trochlea[3] humeri)*, sowie die als Muskelursprungspunkte wichtigen **Obergelenkknorren** *(Epicondylus[4] medialis* und *lateralis)*.

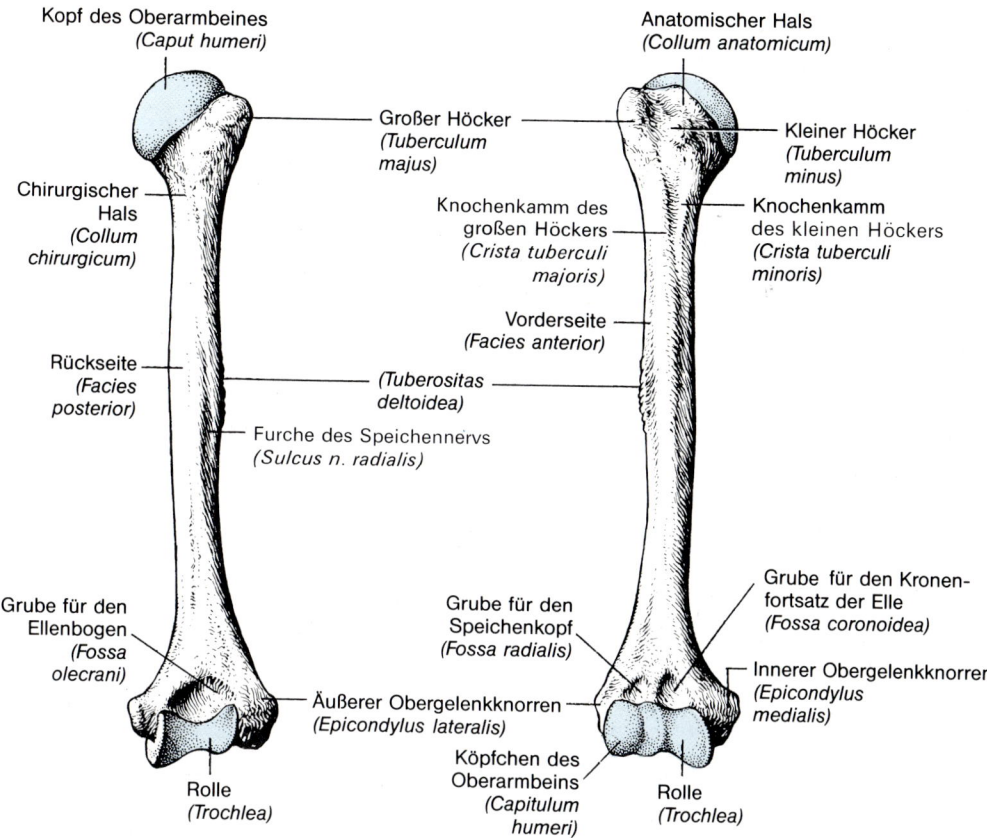

Kopf des Oberarmbeines
(Caput humeri)

Anatomischer Hals
(Collum anatomicum)

Großer Höcker
(Tuberculum majus)

Kleiner Höcker
(Tuberculum minus)

Chirurgischer
Hals
(Collum chirurgicum)

Knochenkamm des
großen Höckers
(Crista tuberculi majoris)

Knochenkamm
des kleinen Höckers
(Crista tuberculi minoris)

Vorderseite
(Facies anterior)

Rückseite
(Facies posterior)

(Tuberositas deltoidea)

Furche des Speichennervs
(Sulcus n. radialis)

Grube für den Kronen-
fortsatz der Elle
(Fossa coronoidea)

Grube für den
Ellenbogen
(Fossa olecrani)

Grube für den
Speichenkopf
(Fossa radialis)

Innerer Obergelenkknorren
(Epicondylus medialis)

Äußerer Obergelenkknorren
(Epicondylus lateralis)

Rolle
(Trochlea)

Köpfchen des
Oberarmbeins
(Capitulum humeri)

Rolle
(Trochlea)

Abb. 70: Rechtes Oberarmbein (Humerus). Links von hinten, rechts von vorn gesehen. Die von Knorpel bedeckten Gelenkflächen sind blau dargestellt

Der Unterarm

Der Unterarm besitzt zwei Röhrenknochen, die **Speiche** *(Radius[1])* und **Elle** *(Ulna[2])*, die in ganzer Länge durch eine derbe Zwischenknochenmembran verbunden sind (Abb. 71). Die Elle liegt an der Kleinfingerseite, die Speiche an der Daumenseite des Unterarms.

---

[2] Capitulum humeri (capitulum (lat): Köpfchen): Oberarmköpfchen
[3] Trochlea humeri (trochlea (lat.): Rolle): Oberarmrolle
[4] Epicondylus (epi (gr.): auf; kondylos (gr.): Gelenkfortsatz): der auf dem Condylus liegende Fortsatz
[1] Radius (radius (lat.): Stab, Speiche des Rades): Speiche
[2] Ulna (ulna (lat.): Elle): Elle

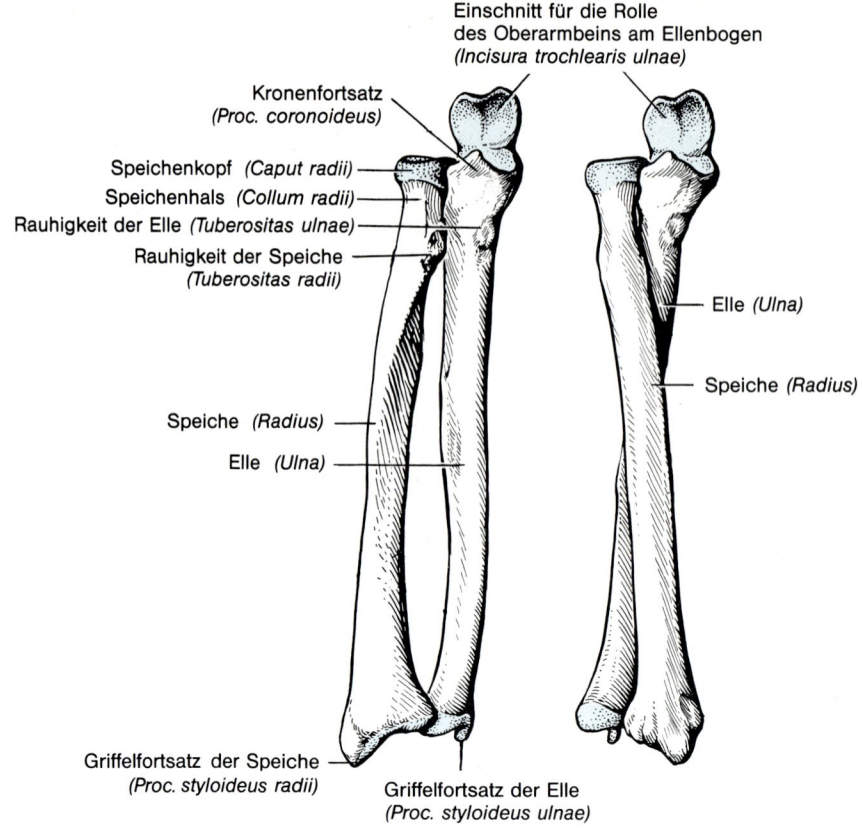

Abb. 71: Rechte Unterarmknochen von vorne. Links in Supinationsstellung, rechts in Pronationsstellung. Die von Knorpel bedeckten Gelenkflächen sind blau dargestellt

Das obere Ende der *Elle* ist mit einem halbkreisförmigen Ausschnitt, der vorne von einem hakenförmigen Fortsatz, dem **Kronenfortsatz** *(Processus coronoideus[3])* begrenzt wird, als Gelenkpfanne mit der *Rolle* (Trochlea[4]) *des Oberarmknochens* gelenkig verbunden.

Das hintere, deutlich durch die Haut fühlbare Ende des Ellenfortsatzes ist die **Ellenbogenspitze** *(Olecranon[5])*.

Das proximale (obere) Ende der *Speiche* verdickt sich zu dem radförmigen **Speichenkopf** *(Caput radii)*. Dieser ist mit dem Köpfchen des *Oberarmknochens (Capitulum humeri)* und der benachbarten Elle gelenkig verbunden. Zur Hand hin verbreitert sich der Speichenschaft zu einer muldenförmigen Gelenkfläche für die angrenzenden Handwurzelknochen. Das distale (untere) Ende der Elle ist nur über eine kleine, zwischengeschaltete Knorpelscheibe (Diskus) indirekt an der Bildung des Handwurzelgelenkes beteiligt.

Die Elle hat an ihrem distalen Ende noch einen spitzen, die Speiche einen kurzen, stumpfen Vorsprung. Diese Vorsprünge werden **Griffelfortsätze** *(Processus styloideus[6] der Ulna und des Radius)* genannt. Beide Fortsätze sind gut durch die Haut zu fühlen.

---

[3] Processus coronoideus (koronoeides (gr.): das Gekrümmte): hakenähnlich
[4] Trochlea (lat.): Rolle
[5] Olecranon (olene (gr.): Ellenbogen; kranon (gr.): Kopf): Kopf des Ellenbogens
[6] Processus styloideus (styloeides (gr.): griffelförmig): Griffelfortsatz

Die Hand

An der Hand werden **Handwurzel-, Mittelhand-** und **Fingerknochen** unterschieden. Die *Handwurzelknochen* liegen in zwei Reihen hintereinander. Es sind kleine, gedrungene Knochen, die nach ihrer Form benannt werden (Abb. 72).

In der proximalen, d.h. den Unterarmknochen zugewandten Reihe liegen von radial nach ulnar:

1. **Kahnbein** *(Os scaphoideum[1])*
2. **Mondbein** *(Os lunatum[2])*
3. **Dreieckbein** *(Os triquetrum[3])*

in der distalen, den Mittelhandknochen zugewandten Reihe:

4. **Trapezbein** *(Os trapezium[4])* = großes Vieleckbein
5. **trapezähnliches Bein** *(Os trapezoideum[5])* = kleines Vieleckbein
6. **Kopfbein** *(Os capitatum[6])*
7. **Hakenbein** *(Os hamatum[7]).*

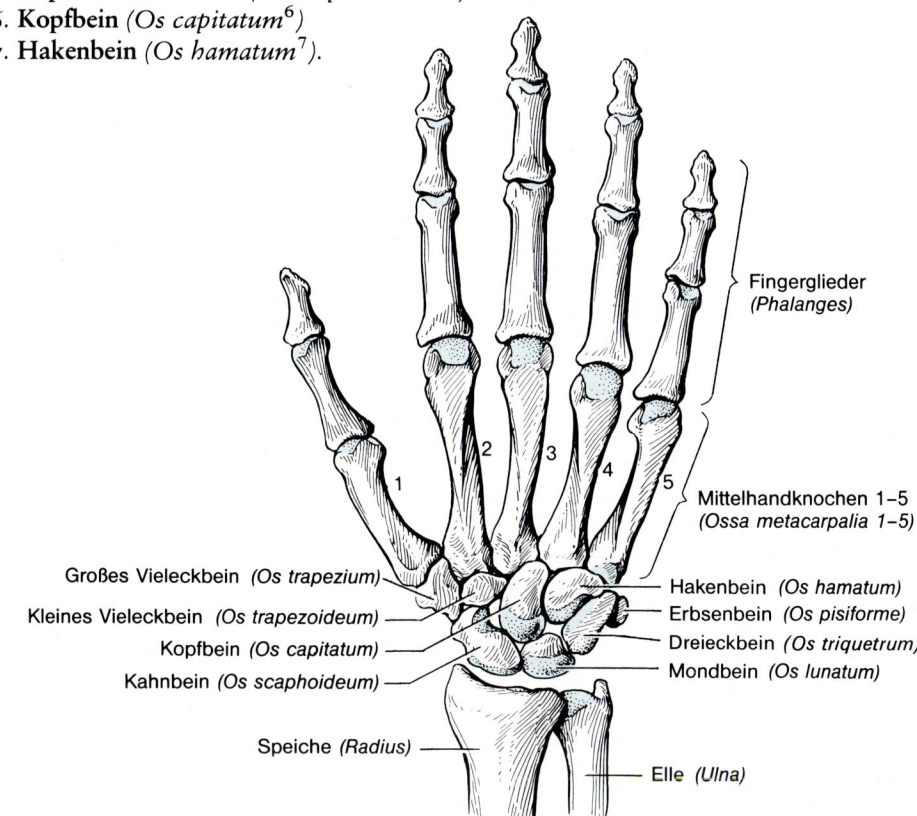

Abb. 72: Knochen der rechten Hand von dorsal. Die von Knorpel überzogenen Gelenkflächen sind blau dargestellt

[1] Os scaphoideum (skaphoeides (gr.): kahnförmig): Kahnbein
[2] Os lunatum (luna (lat.): Mond): Mondbein
[3] Os triquetrum (triquetrus (lat): dreieckig): Dreieckbein
[4] Os trapezium (trapeza (gr.): Tisch, Tafel, Trapez): Trapezbein
[5] Os trapezoideum (trapezoides (gr.): tischförmig, trapezförmig): trapezähnliches Bein
[6] Os capitatum (capitatus (lat.): mit einem Kopf versehen): Kopfbein
[7] Os hamatum (hamatus (lat.): mit einem Haken versehen; hamus (lat.): Haken): Hakenbein

Hinzu kommt als 8. Handwurzelknochen das **Erbsenbein** (*Os pisiforme*[8]), ein Sesambein (s. S. 72), das der Handflächenseite des Dreieckbeins aufliegt. Kahnbein, Mondbein und Dreieckbein bilden mit ihren proximalen Gelenkflächen den eiförmigen Gelenkkopf des **oberen** (proximalen) **Handgelenkes,** das deshalb als *Eigelenk* bezeichnet wird. Die einzelnen Handwurzelknochen sind untereinander durch straffe Gelenke verbunden und in ihrem Zusammenhalt durch zahlreiche feste Bänder gesichert. Die Gliederung und der Bau der Mittelhand- und Fingerknochen entspricht den Mittelfuß- und Zehenknochen.

Die 5 **Mittelhandknochen** (*Ossa metacarparlia*[9] *I-V*) sind Röhrenknochen, deren verdickte Enden Gelenkflächen für die Handwurzel- und Fingerknochen tragen. Ihr zur Handwurzel gerichtetes Ende wird *Basis*, das andere Ende *Köpfchen* genannt. Sie sind strahlenförmig nebeneinander zwischen den Handwurzel- und Fingerknochen angeordnet und bilden das knöcherne Gerüst der Mittelhand. Die Gelenkverbindungen zwischen dem 2.-5. Mittelhandknochen und den Handwurzelknochen sind durch kräftige Bänder gesichert. Eine Ausnahme bildet nur das Gelenk zwischen dem 1. Mittelhandknochen und der Handwurzel (s. unten).

Auch die Finger sind aus Röhrenknochen zusammengesetzt. Der 2.-5. Finger hat 3 Glieder (*Phalangen*): das **Grund-, Mittel-** und **Endglied.** Zwischen dem Fingergrundglied und dem entsprechenden Mittelhandknochen liegt das **Fingergrundgelenk,** ein Kugelgelenk. Allerdings ist die Drehbewegung um die Längsachse nur passiv möglich, da hierfür keine entsprechende Muskulatur vorhanden ist. Somit erfolgen die aktiven Bewegungen nur um 2 *Hauptachsen:*

1. *Beugung und Streckung* der Finger um eine quer von medial nach lateral ziehende Achse
2. *Spreizen* (Abduktion) und *Zusammenziehen* (Adduktion) der Finger um eine vom Handrücken zur Handfläche verlaufende Achse

Die Gelenke zwischen den übrigen Fingerknochen sind reine Scharniergelenke. Sie gestatten nur die Beugung und Streckung um eine von medial nach lateral verlaufende Achse. Das Gelenk zwischen Grund- und Mittelglied heißt **Fingermittelgelenk,** zwischen Mittel- und Endglied **Fingerendgelenk.** Alle Fingergelenke besitzen starke Seitenbänder, die so angeordnet sind, daß sie sich mit zunehmender Beugung vermehrt anspannen.

Der **Daumen** ist dagegen anders gebaut. Er besteht nur aus 2 Röhrenknochen, dem **Grund-** und **Endglied.** Der Mittelhandknochen des Daumens ist durch ein selbständiges Gelenk mit dem Trapezbein verbunden, dem **Handwurzelgelenk.** Die Gelenkflächen dieser beiden Knochen sind in zwei senkrecht aufeinander stehenden Ebenen sattelförmig gekrümmt. Man nennt dieses Gelenk daher *Sattelgelenk.* Es hat eine weite Gelenkkapsel und entspricht in seiner Bewegungsmöglichkeit fast einem Kugelgelenk. Das **Daumengrundgelenk** zwischen dem 1. Mittelhandknochen und dem Grundglied sowie das **Daumenendgelenk** zwischen Grund- und Endglied sind dagegen Scharniergelenke. Im Grund- und Endgelenk läßt sich der Daumen daher nur beugen und strecken. Der Daumen kann zusammen mit dem 1. Mittelhandknochen den übrigen Fingern gegenübergestellt werden (**Oppositionsbewegung**[10]). Diese Oppositionsbewegung ist die Voraussetzung für die Greiffunktion der Hand.

---

[8] Os pisiforme (pisum (lat.): Erbse; pisiforme (lat.): erbsenförmig): Erbsenbein
[9] Ossa metacarpalia (meta (gr.): zwischen; karpos (gr.): Handwurzel): Mittelhandknochen
[10] Oppostionsbewegung (opponere (lat.): gegenüberstellen)

Schlüsselbeingelenke und Gelenke von Arm und Hand

Das Schulter-, Ellenbogen- und Handgelenk ergänzen sich in ihren Bewegungsmöglichkeiten.

Das Schultergelenk

Das Schultergelenk, das die Pfanne des Schulterblatts mit dem Kopf des Oberarmbeines verbindet, ist das beweglichste Kugelgelenk des Menschen. Seine Kapsel ist weit und schlaff, wie es das große Bewegungsausmaß erfordert. Daher sind auch die Bandsicherungen relativ schwach entwickelt. Die mechanische Sicherung des Schultergelenkes erfolgt im wesentlichen durch die Schultermuskulatur.

Im Schultergelenk werden *3 Hauptbewegungen* um *3 Hauptachsen* durchgeführt:
1. *Abduktion*[1] und *Adduktion*[2] (Wegführen und Heranführen des Armes zum Rumpf) um eine von ventral (vorn) nach dorsal (hinten) verlaufende Achse (**Sagittalachse**)
2. *Anteversion*[3] (Vor-) und *Retroversion*[4] (Rückschwingen des Armes) um eine von medial nach lateral verlaufende Achse (**Transversalachse**)
3. *Innen-* und *Außenrotation*[5] (Innen- und Außendrehung) um eine von kranial nach kaudal (von oben nach unten) verlaufende Achse (**Longitudinalachse**)

Das Bewegungsausmaß des Armes im Schultergelenk selbst ist jedoch begrenzt. Der Arm kann nach vorn und zur Seite etwa bis zur Horizontallinie, nach hinten nur um 20-30 Grad gehoben werden. Dann verhindert die Spannung der Gelenkkapsel und ihrer Bänder sowie das Anstoßen des Gelenkkopfes am Pfannendach ein weiteres Anheben des Armes im Schultergelenk selbst. Erst durch die Mitbewegung des Schultergürtels kann der Arm über die Horizontalebene hinaus gehoben werden. Die Schulterblätter und Schlüsselbeine sind im Gegensatz zum Beckenring nicht starr mit dem Rumpfskelett verbunden. Zwischen den Schulterblättern besteht eine durch Muskeln geschlossene Lücke. Erst durch diese Muskeln wird der Schultergürtel zu einer Bewegungseinheit zusammengefaßt und am Brustkorb fixiert. Das Schulterblatt liegt somit in Muskeln eingebettet beweglich auf dem Brustkorb.

Das mediale und laterale Schlüsselbeingelenk

Das *Schlüsselbein* ist mit dem Brustbein und Acromion des Schulterblattes gelenkig verbunden *(mediales und laterales Schlüsselbeingelenk)*. Die Gelenkflächen dieser Gelenke sind zwar flach, doch haben sie so viel Spielraum, daß sich das Schlüsselbein gegen das Brustbein und das Schulterblatt gegen das Schlüsselbein wie in einem Kugelgelenk nach allen Richtungen drehen läßt. Dabei erfolgen die Bewegungen des Schultergürtels gegen den Rumpf vor allem in dem Gelenk zwischen Brust- und Schlüsselbein, dem *medialen Schlüsselbeingelenk*. Der Bewegungsumfang in dem seitlich gelegenen *lateralen Schlüsselbeingelenk* (Acromioclaviculargelenk) ist dagegen deutlich geringer. Er entspricht aber ebenfalls einem Kugelgelenk. Beide Gelenke bilden eine funktionelle Einheit.

Das Schultergelenk wird so durch Muskelzug immer in die für eine Armbewegung günstigste Stellung geführt.

---

[1] Abduktion (abducere (lat.): wegführen)
[2] Adduktion (adducere (lat.): heranführen)
[3] Anteversion (ante (lat.): vor; versio (lat.): Neigung)
[4] Retroversion (retro (lat.): zurück; versio (lat.): Neigung)
[5] Innen- und Außenrotation (rotare (lat.): herumdrehen)

Das Ellenbogengelenk

Das Ellenbogengelenk besteht aus *3 Einzelgelenken*, die von einer gemeinsamen Kapsel und starken Bändern umschlossen werden:

1. Das *Gelenk zwischen Oberarmrolle* (Trochlea) *und der Ellenbogengelenkpfanne* (Incisura trochlearis), ein Scharniergelenk (s. S. 43), in dem der Unterarm um die Transversalachse gegen den Oberarm gebeugt und gestreckt wird.

2. Das *Gelenk zwischen Oberarmköpfchen und Speichenkopf.* In ihm sind Scharnierbewegungen in Form von Beugung und Streckung sowie Drehbewegungen um die Längsachse möglich.

3. Das *Gelenk zwischen Speichenköpfchen und Elle* (oberes Radioulnargelenk). in ihm dreht sich der Rand des radförmigen Speichenköpfchens bei der Drehung des Unterarms um die Längsachse wie ein Rad um die feststehende Elle *(Radgelenk)*.

Das Gelenk zwischen Oberarmköpfchen und Speichenkopf ist der Form nach ein Kugelgelenk. Durch ein ringförmiges Band, das sich um den Radiuskopf legt, werden aber Radius und Ulna so verbunden, daß nur Bewegungen um 2 Achsen möglich sind.

Umwendebewegungen der Hand (Pronation und Supination)

Zwischen Elle und Speiche gibt es zwei gelenkige Verbindungen, das **obere** und **untere Radioulnargelenk.** Das obere Radioulnargelenk ist ein Teilgelenk des Ellenbogengelenkes. Von den in diesen Gelenken ablaufenden Bewegungen sieht man am Unterarm wenig, sie werden jedoch durch die vom Radius getragene Hand deutlich angezeigt (s. Abb. 91). Durch die Bewegungen im *oberen und unteren Radioulnargelenk* wird die Hohlhand nach oben (= **Supination**; supinare (lat.) = rücklings beugen, nach oben drehen) und nach unten gedreht (= **Pronation**; pronare (lat.) = vornüberneigen). Diese Bewegungen erfolgen also in den zwei anatomisch getrennten, funktionell jedoch eine Einheit bildenden Gelenken des oberen und unteren Radioulnargelenks. Bei der Supinationsstellung der Hand stehen beide Unterarmknochen nebeneinander, in der Pronationsstellung überkreuzen sie sich (s. Abb. 71, 91).

Das Handgelenk

Im Handgelenk wird die Hand gegen den Unterarm bewegt. Man bezeichnet das Handgelenk als «Eigelenk», weil der von den Handwurzelknochen gebildete Gelenkkopf eiförmig gestaltet ist. Das Handgelenk besitzt 2 Hauptachsen. Diese ermöglichen folgende Grundbewegungen:

1. Um eine von radial nach ulnar verlaufende Achse kann die Hand gegen den Unterarm abgewinkelt werden (in Richtung Handrücken = *Dorsalflexion*[6]; in Richtung Handfläche = *Palmarflexion*[7])

2. Um die vom Handrücken zur Handfläche verlaufende Achse kann die Hand in Richtung Elle oder Speiche abgewinkelt werden *(radiale und ulnare Abduktion)*

Drehungen der Hand um die Längsachse sind im Handgelenk nicht möglich. Sie erfolgen durch Drehung des Armes im Schultergelenk und vor allem in Ellenbogengelenk.

---

[6] Dorsalflexion (dorsum (lat.): Rücken; flectere (lat.): biegen, beugen)
[7] Palmarflexion (palma (lat.): Handfläche)

Muskellehre

Allgemeine Muskellehre

Die *Muskellehre* beschäftigt sich mit der quergestreiften, willkürlich bewegten Skelettmuskulatur. Ihr Feinbau wurde bereits in Kapitel der Gewebelehre besprochen. Die Skelettmuskeln haben die Fähigkeit sich zusammenziehen zu können *(Kontraktion[1])*. Sie verlaufen meist von einem Knochen zum anderen über ein dazwischenliegendes Gelenk, gelegentlich aber auch über mehrere Gelenke hinweg. Durch ihre Zusammenziehung bewegen sie die Knochen in den Gelenken gegeneinander *(Bewegungsmuskeln)* oder fixieren sie in einer bestimmten Stellung *(Haltemuskeln)*. Muskeln leisten bei der Kontraktion mechanische Arbeit, wobei Wärme entsteht.

Es gibt ungefähr 400 einzelne Muskeln. Entsprechend ihren Aufgaben haben sie verschiedene Form und Größe (s. Abb. 73). Die eigentliche Masse des Muskels wird **Muskelbauch** genannt, dessen Enden mit **Sehnen** am Knochen befestigt sind. Die zur Körpermitte hin gelegene Befestigungsstelle des Muskels nennt man **Ursprung**, die peripher gelegene **Ansatz.**

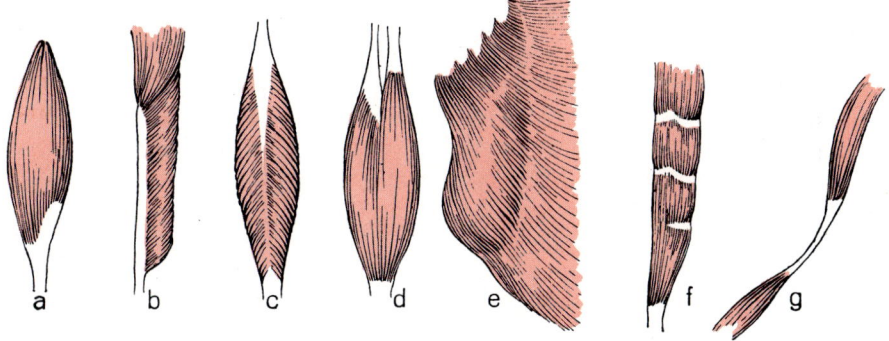

Abb. 73: Muskelformen (Schema): a = spindelförmiger Muskel; b = einfach gefiederter Muskel; c = doppelt gefiederter Muskel; d = doppelköpfiger Muskel; e = platter Muskel f = Muskel mit Zwischensehnen; g = zweibäuchiger Muskel

Die Knochenoberfläche ist im Bereich der Ursprungs- und Ansatzstelle aufgerauht oder durch Vorsprünge vergrößert (s. S. 23). Gelegentlich dienen dem Muskel aber auch bindegewebige, zwischen zwei Knochen ausgespannte Membranen (Häute) als Ursprungsflächen, so z.B. zwischen den beiden Unterschenkel- und den beiden Unterarmknochen.

Die *Sehnen* haben eine silbrig-weiße oder zartgelbe Farbe. Ihre Form ist nicht einheitlich. Es gibt *strangförmige, glatte* und *flach ausgebreitete Sehnen.* Flach ausgebreitete Sehnen werden **Aponeurosen[2]** *(Sehnenhäute)* genannt. Die Zugfestigkeit der Sehnen ist extrem hoch. Bei übermäßigem Zug reißt eher die Sehne mit ihrer knöchernen Ansatzfläche aus dem Knochen heraus als die Sehne selber.

An Stellen, an denen die Sehnen über Knochen laufen oder sich überkreuzen wird ihre Gleitfähigkeit durch **Sehnenscheiden** erhöht. Die Sehnenscheiden sind bindegewebige, innen glattwandige, mit etwas zäher Gleitflüssigkeit versehene Führungskanäle.

---

[1] Kontraktion (contractio (lat.): Zusammenziehung)
[2] Aponeurose (apo (gr.): von etwas fort, bezeichnet ein Entfernen, Abgehen; neuron (gr.): Sehne, Nerv)

Den gleichen Zweck haben **Schleimbeutel** *(Bursa[3])*. Schleimbeutel sind kleinere oder größere dünnwandige Bindegewebssäckchen, die mit einer schleimigen, fadenziehenden Flüssigkeit gefüllt sind. Sie liegen als elastische Druckpolster an Stellen besonders starken Drucks zwischen Sehnen und Knochen. Meist haben Sehnen einen viel geringeren Durchmesser als die dazugehörigen Muskeln. Da zwischen Sehne und Muskel eine engste, bis zu den einzelnen Muskelfasern reichende Verbindung besteht, kann jede Muskelfaser für sich allein unabhängig von den anderen Fasern willkürlich zusammengezogen werden. Dies bedeutet, daß je nach Bedarf alle Fasern eines Muskels oder nur ein Teil kontrahiert werden kann. Damit lassen sich alle Bewegungen mit willkürlich abgestufter Kraft ausführen. Um die Kraftübertragung vom Muskel zur Sehne wirtschaftlich zu gestalten, muß die Haftfläche der Muskelfasern an der Sehne vergrößert werden. Es sei daran erinnert, daß die Muskelfasern nebeneinander in gleicher Richtung zum sehnigen Muskelpol verlaufen (s. S. 26). Wäre ihre Verbindung zur Sehne auf den geringen Sehnendurchmesser beschränkt, so würden nur die Muskelfasern ihre Kraft uneingeschränkt auf die Sehne übertragen können, die in direkter Verlängerung des Sehnenquerschnittes liegen. Der größere Teil aller Muskelfasern müßte dann schräg an der Sehne ansetzen. Ihre Kraft würde somit ungleichmäßig und unwirtschaftlich übertragen. Deshalb sind die meisten Muskeln nicht endständig mit der Sehne verbunden. Ihre Haftfläche reicht vielmehr über die Muskeloberfläche und setzt sich in die Tiefe des Muskelbauches fort. Damit haben alle Muskelfasern gleichmäßigen Anschluß an die Sehne. Die sich daraus ergebende Struktur des Muskels wird «*Fiederung des Muskels*» genannt, weil eine Ähnlichkeit mit einer Vogelfeder besteht. Man unterscheidet *einfach gefiederte* und *doppelt gefiederte Muskeln*.

Nach dem gleichen Prinzip können auch mehrere Muskelbäuche eine gemeinsame Sehne haben. Je nach Zahl der Muskelbäuche spricht man von *2-, 3- oder 4-köpfigen Muskeln* (s. Abb. 73 d). Liegt jedoch eine Sehne zwischen 2 Muskelbäuchen, so spricht man von einem *zweibäuchigen Muskel* (Abb. 73 g). Flache, breite Muskeln haben eine breitflächige Sehne *(Aponeurose)*.

Auch kann ein Muskel von *Zwischensehnen* mehrfach unterbrochen sein (s. Abb. 73 f).

Die meisten Bewegungen werden nicht durch einzelne Muskeln, sondern durch das Zusammenspiel von verschiedenen Muskeln ausgeführt. Gleichsinnig wirkende Muskeln werden **Synergisten**[4] *(Zusammenwirker)*, entgegengesetzt arbeitende **Antagonisten**[5] *(Gegenwirker)* genannt. So erfolgt zum Beispiel die Beugung des Armes im Ellenbogengelenk durch gleichsinnig wirkende Beugemuskeln (= Synergisten), die ihr entgegengesetzte Streckbewegung durch eine Gruppe gleichsinnig wirkender Streckmuskeln (= Synergisten). Beide Muskelgruppen – Beuger und Strecker – stehen sich als Antagonisten (Gegenwirker) gegenüber. So werden bei jeder Bewegung von Rumpf und Gliedmaßen Muskelgruppen als Spieler und Gegenspieler betätigt. Sogar innerhalb eines einzelnen Muskels können Fasergruppen eine entgegengerichtete Funktion haben (z. B. Deltamuskel).

Synergisten und Antagonisten stehen in wichtiger Wechselbeziehung, da sich ein Muskel zwar willkürlich zusammenziehen, jedoch nicht von selbst strecken kann. Die Streckung der Muskeln erfolgt durch die Antagonisten. Sie ziehen den erschlafften Muskel wieder in die Länge, wobei die Schwerkraft unterstützend wirken kann.

Ein Bewegungsablauf ist aber meist nicht auf eine bestimmte Muskelgruppe begrenzt, wie dies am Beispiel der Beuger und Strecker gezeigt wurde.

Üblicherweise sind bei jeder Bewegung eine Reihe von Muskeln zu einer «*Glieder- oder Muskelkette*» zusammengeschlossen. Eine «Kette» umfaßt Synergisten und Antagonisten. Sie

---

[3] Bursa (lat): Beutel, Tasche
[4] Synergist (syn (gr.): zusammen; ergon (gr.): Werk)
[5] Antagonist (antagonizomai (gr.): kämpfe dagegen; antagonistes (gr.): Gegner)

überspannt mehrere Gelenke und wirkt so auf weit auseinanderliegende Körperabschnitte. Bewegt sich in einer solchen Kette ein Glied (= 1 Muskel), so folgen die anderen ganz oder teilweise. Solche «Muskel-Gliederketten» bestehen unter anderem an Armen und Beinen.

Die Arbeitsweise der Muskulatur entspricht damit nicht dem anatomisch begrenzten Begriff des einzelnen Muskels. Es kann vielmehr eine ganze Gruppe funktionell zusammengehöriger Muskeln oder auch nur der Teil eines einzelnen Muskels als Arbeitseinheit eingesetzt werden. Dabei werden die Bewegungen der Muskeln durch das Nervensystem gesteuert.

Die bei der Bewegung von zwei Skeletteilen sichtbar werdende *Muskelverkürzung* ist jedoch nur ein Teil der Muskeltätigkeit. Auch bei scheinbar körperlicher Ruhe sind die Muskeln nicht völlig erschlafft, sondern sie befinden sich in einer vom Nervensystem individuell gesteuerten *Ruhespannung*, die als **Muskeltonus**[6] bezeichnet wird. Durchschneidet man einen Muskel quer zu seiner Faserrichtung, so klaffen die Schnittflächen daher weit auseinander. Die Muskelspannung *(Muskeltonus)* kann willkürlich erhöht werden. Sie bestimmt wesentlich die straffe oder schlaffe Körperhaltung eines Menschen.

Je nach Aufgabe kann ein Muskel sich überwiegend *verkürzen* oder *seine Spannung erhöhen*. Meist erfolgen beide *Kontraktionsformen* gleichzeitig. So wird beim Kauen zunächst der Unterkiefer durch Verkürzung des Kaumuskels angehoben, bis sich beide Zahnreihen berühren. Man kann dann den Biß verstärken, indem durch Erhöhung der Muskelspannung (Tonuserhöhung) die Zahnreihen fest aufeinandergepreßt werden. Der Kaumuskeltonus verhindert auch, daß der Unterkiefer nicht der Schwerkraft folgend nach unten fällt. Bei Haltemuskeln ist die Aufrechterhaltung des Muskeltonus die Hauptarbeitsleistung.

Die beiden Formen der Muskeltätigkeit – *Muskelverkürzung und Erhöhung der Muskelspannung* – lassen sich durch ein einfaches Beispiel verdeutlichen. Dazu wird ein Muskel mit seinem einen Ende an einem festen Punkt fixiert, während an seinem anderen Ende ein Gewicht hängt. Um das Gewicht zu heben, muß er sich verkürzen. Er bleibt dann dabei unter *gleicher Spannung*, da das Gewicht gleichmäßig an seinem freien Ende zieht. Diese Muskelbetätigung, Verkürzung bei gleichbleibender Muskelspannung, nennt man **isotonische**[7] **Kontraktion.** Der Verkürzungsgrad wird durch das Anheben des Gewichtes sichtbar. Daher auch die Bezeichnung «Hubhöhe». Die *geleistete Arbeit* des Muskels ergibt sich aus dem *Produkt von Gewicht und Hubhöhe* nach dem physikalischen Gesetz: **Arbeit = Kraft × Weg.**

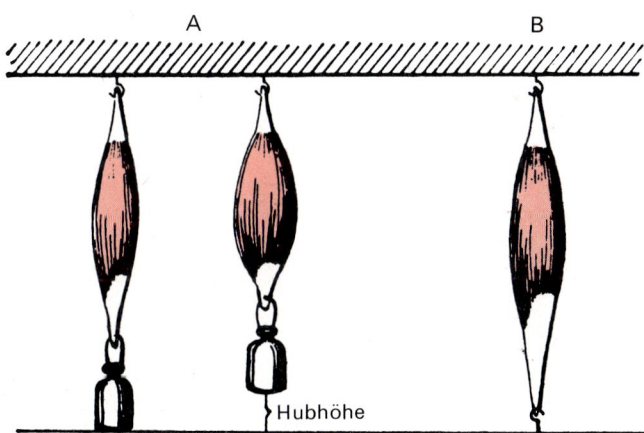

Abb. 74: Schematische Darstellung der isotonischen (A) und isometrischen (B) Kontraktion eines Muskels

isotonische Betätigung   isometrische Betätigung

Hubhöhe

---

[6] Muskeltonus (tonos (gr.): Spannung): Muskelspannung
[7] isotonisch (isos (gr.): gleich; tonos (gr.): Spannung): gleiche Spannung

Die Muskelkraft wird in Kilogramm gemessen. Die maximale Muskelkraft entspricht dem Gewicht, das ein Muskel gerade noch heben kann.

Ist der Muskel dagegen mit beiden Enden zwischen zwei festen Punkten ausgespannt, so kann er sich nicht verkürzen, sondern bei entsprechendem Reiz nur vermehrt anspannen. Da seine Länge dabei gleichbleibt, wird diese Art der Muskelbetätigung **isometrische**[8] **Kontraktion** genannt (Abb. 74).

Üblicherweise arbeitet die Muskulatur gleichzeitig *isotonisch* und *isometrisch*. Die Kraftentfaltung eines Muskels wird durch die Länge und Zahl seiner Fasern bestimmt. Lange Muskeln arbeiten überwiegend isotonisch, kurze Muskeln dagegen überwiegend isometrisch.

Die Steuerung der Muskeltätigkeit

Die Tätigkeit der Muskulatur, ihre Zusammenziehung und Spannungserhöhung, wird durch das motorische, der Bewegung dienende Nervensystem gesteuert. Nach Bedarf werden mehr oder weniger Muskelfasern erregt. Dazu wird die vom **Zentralnervensystem** ausgehende, durch **motorische Nervenfasern** fortgeleitete *Erregung* über **motorische Endplatten** auf die Muskelfasern übertragen (s. Abb. 75). *Motorische Endplatten* sind die kolbig aufgetriebenen Endabschnitte der motorischen Nervenfasern, die sich in Rillen der Muskelfaseroberfläche legen. Sie enthalten reichlich die Überträgersubstanz **Acetylcholin.**

Üblicherweise besitzt jede Muskelfaser nur eine einzige motorische Endplatte. Erreicht die *Nervenerregung* die motorische Endplatte, so wird aus dieser Endplatte Acetylcholin in Gegenwart von Calcium in den zwischen ihr und der Muskelfaser liegenden Spalt freigesetzt. Dadurch wird in diesem Bereich die Durchlässigkeit der Muskelfaser für Natrium und Kalium erhöht (**Endplattenpotential**), womit die Erregung vom Nerv auf die Muskelfaser übertragen ist. Die Erregung breitet sich dann über die Muskelfaserwand weiter aus. Dabei wird die Durchlässigkeit für Natrium, das außerhalb der Zelle in etwa 10-fach höherer Konzentration vorhanden ist, schlagartig erhöht. Es kommt dann dem Konzentrationsgefälle entsprechend zu einem Einstrom von Natrium in die Muskelfaser. So wird aus dem **Ruhepotential** das **Aktionspotential.** In Ruhe besteht nämlich bei erregbaren Zellen (Nerven, Sinnes- und Muskelzellen) zwischen dem Zellinnern und dem Außenraum eine *negative Spannung* (Ruhepotential). Ursache der Negativität im Zellinnern gegenüber der Umgebung ist die unterschiedliche Verteilung der **Ionen**[1] (Ionen = elektrisch geladene Atome). Beim Ruhepotential sind aufgrund der

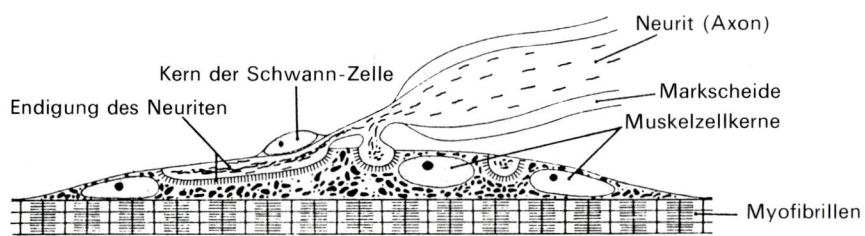

Abb. 75: Schematische Darstellung einer motorischen Endplatte nach einem elektronenmikroskopischen Bild (Couteaux, 1958). Die Muskelfibrillen bestehen aus hintereinanderliegenden Sarkomeren

---

[8] isometrisch (isos (gr.): gleich; metron (gr.): Maß): Bezeichnung für Spannungsänderung des Muskels bei gleichbleibender Länge

[1] Ionen (ion (gr.): gehend, wandernd)

Durchlässigkeit der Zellwand im Zellinnern mehr **Anionen**[2] (negativ geladene Ionen) als **Kationen**[3] (positiv geladene Ionen) enthalten. Erst durch die *Erregung der Zelle* kommt es dann zu einer vermehrten Durchlässigkeit der Zellwand für Natrium *(Aktionspotential)*. Diese Aktionspotentiale lassen sich als elektrische Ströme ableiten (beim Muskel durch die *Elektromyographie*[4]).

Das *Aktionspotential* setzt in den Muskelfasern Calciumionen frei, wodurch die Zusammenziehung der Muskelfibrillen ausgelöst wird. Die *Muskelfibrillen* enthalten als wesentliche Bestandteile die Eiweißkörper **Myosin** und **Aktin**. Der Vorgang der Kontraktion besteht darin, daß die dünneren *Aktinfäden* teleskopartig zwischen die dickeren *Myosinfäden* hineingezogen werden (Abb. 76).

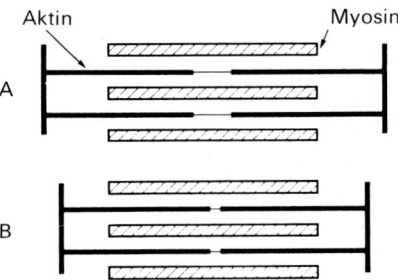

Abb. 76: Schematische Darstellung der Kontraktion einer Muskelfibrille im Bereich ihrer kleinsten Funktionseinheit, dem Sarkomer. (A: Sarkomer im erschlafften Zustand; B: Kontraktion). Bei der Kontraktion werden die Aktinfäden teleskopartig zwischen die Myosinfäden hineingezogen. Muskelfibrillen bestehen aus einer Vielzahl solcher hintereinander liegender Sarkomere (s. Abb. 75)

Vom Moment der Erregungsübertragung von der Nervenfaser auf die Muskelfaser bis zum Beginn der Muskelkontraktion vergeht etwa 1/1000 Sekunde. Diese Zeit wird **Latenzzeit**[5] genannt. Die Latenzzeit wird zur Freisetzung der kontraktionsauslösenden Calciumionen im Zellinnern benötigt. Vom Beginn der Verkürzung oder Spannungserhöhung bis zur völligen Wiedererschlaffung der Muskelfasern vergehen ebenfalls nur Bruchteile von Sekunden (ca. 1/10 Sekunde). Man kann diesen Vorgang im Experiment graphisch darstellen (s. Abb. 77).

Der Gipfelpunkt dieser Kurve entspricht dem Augenblick der stärksten Muskelkontraktion. Die Registrierung einer solchen Kurve beruht jedoch auf nur einem einzigen Stromstoß. Im Organismus werden die Muskelfasern aber so schnell hintereinander von nervösen Impulsen getroffen, daß sie noch nicht wieder erschlafft sind, wenn sie erneut erregt werden.

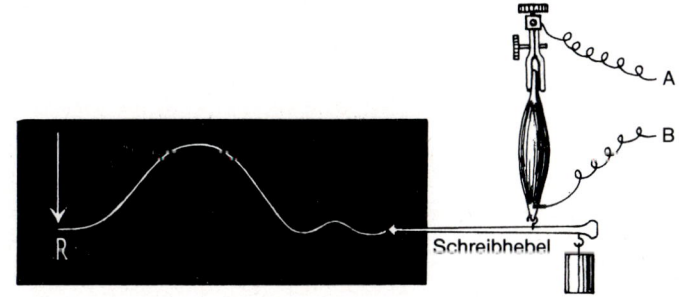

Abb. 77: Aufzeichnung der Kontraktion eines isolierten Muskels nach einmaliger elektrischer Reizung (Einzelzuckung). Bei R (Pfeil) erfolgt die elektrische Reizung. Der Anstieg der Kurve (= Beginn der Kontraktion) geschieht mit einer zeitlichen Verkürzung, die der Latenzzeit entspricht

---

[2] Anionen (ana (gr.): hinauf; ion (gr.): gehend, wandernd)
[3] Kationen (kation (gr.): hinabgehend)
[4] Elektromyographie (mys (gr.): Muskel; grapho (gr.): zeichne): Methode zur Aufzeichnung von Muskelaktionspotentialen
[5] Latenzzeit (latens (lat.): verborgen, versteckt)

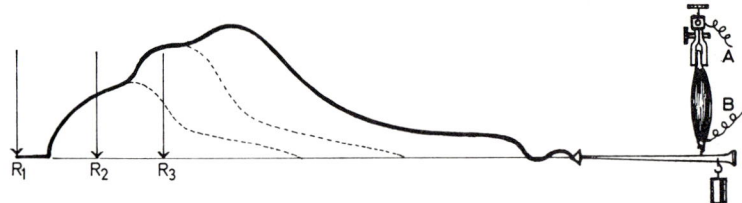

Abb. 78: Aufzeichnung der Kontraktion eines isolierten Muskels nach dreimaliger elektrischer Reizung bei R_1 bis R_3. Durch den 2. und 3. Reiz nimmt die Zuckungshöhe zu (Summation der Wirkungen). Der Kurvenverlauf, der sich ohne die 2. bzw. 3. Reizung ergeben würde, ist gestrichelt dargestellt

Wird im Experiment ein Muskel durch mehrere elektrische Reize in kurzen Abständen erregt, so nimmt die Höhe der Einzelzuckungen zwar ab, doch summieren sich diese zu einer größeren Hubhöhe und damit zu einer erhöhten Gesamtleistung (s. Abb. 78). Bei noch weiterer Frequenzsteigerung der elektrischen Reize nimmt die Höhe der Einzelzuckungen immer mehr ab und ist schließlich als solche nicht mehr zu erkennen. Der Muskel gerät dadurch in eine Dauerverkürzung. Man bezeichnet diese Dauerverkürzung des Muskels als *tetanische Muskelzusammenziehung* oder kurz als **Muskeltetanus**[6]. Dieser Vorgang entspricht der *willkürlichen Muskelarbeit*.

Die im Muskel auftretenden Aktionsströme lassen sich durch besondere Meßgeräte ableiten (**Elektromyographie**). Man legt dazu auf die Haut über dem betreffenden Muskel Meßplatten (Elektroden) oder sticht feine Nadeln in den Muskel ein und leitet so die Ströme kurvenmäßig ab.

Die Elektromyographie brachte den Nachweis, daß Muskeln immer nur mit einem Teil ihrer Fasern arbeiten. Nur so kann der Muskel Dauerleistungen wie langes Stehen und Tragen von Gegenständen ohne zu schnelle Ermüdung erbringen. Der Muskel verfügt somit über eine Reserve an Fasern, die bei beginnender Ermüdung eingesetzt werden.

Die Leistungsfähigkeit eines Muskels kann durch Training gesteigert werden, bei Untätigkeit läßt sie nach.

Die chemischen Umsetzungen bei der Muskelarbeit

Bei der Muskelarbeit laufen chemische Reaktionen in den Muskelfasern ab. Sie sind Voraussetzung für die Muskeltätigkeit. Zusätzlich sind sie aber auch für den Stoffwechsel und Wärmehaushalt des ganzen Orgnismus von großer Bedeutung.

Chemisch gesehen besteht der Skelettmuskel zu fast 80% aus Wasser. Von den organischen Substanzen überwiegen bei ihm die Eiweißkörper. Dabei besteht deren größter Anteil aus den Eiweißkörpern der Myofibrillen (Myosin und Aktin, siehe oben), welche die Träger der Kontraktionsfähigkeit der Muskelfasern sind. Eiweiß ist aber auch ein Bestandteil des roten Muskelfarbstoffs **Myoglobin.**

Als eigentliche Quelle der Muskelkraft wird in den Muskelfasern Kohlenhydrat in Form von **Glykogen** *(= Muskelstärke)* gespeichert. Die Energie dieses Kohlenhydrats ist aber für die Muskeltätigkeit nicht schnell genug verfügbar. *Erster Energiespeicher* und Energielieferant ist die schnell spaltbare energiereiche Substanz **Adenosintriphosphat** (= ATP). Das ATP-Molekül besteht aus der Purinbase *Adenin,* dem Zucker *Ribose* und drei *Phosphorsäureresten.*

---

[6] Muskeltetanus (tetanos (gr.): Spannung)

Die erste Energiebereitstellung erfolgt durch Spaltung des *ATP-Moleküls* in **Adenosindi-phosphat** (= ADP) und einen **Phosphorsäurerest**. ADP enthält also nur noch 2 Phosphorsäure-reste. Um den ATP-Vorrat zu erhalten muß ADP immer wieder zu dem energiereicheren ATP aufgebaut werden.

Ein *zweiter Energiespeicher* und als solcher auch Energielieferant zum Wiederaufbau von ATP aus ADP ist das **Kreatinphosphat**. Der Wiederaufbau zu ATP erfolgt nach folgender Formel:

$$\text{ADP} + \text{Kreatinphosphat} \rightleftharpoons \text{ATP} + \text{Kreatin}$$

Ist ausreichend ATP vorhanden, wird der Vorrat an Kreatinphosphat aufgefüllt. Vorwiegend wird der ATP-Vorrat aber durch stufenweisen Abbau von **Glykogen**, den *dritten Energie-speicher* der Muskelfasern ergänzt.

Man kann daher die Muskelfasern mit einem winzigen Motor vergleichen, der die in den Betriebsstoffen (Kohlenhydrate, Fette) enthaltene chemische Energie in mechanische Energie umwandelt. Unter günstigen Bedingungen kann etwa ein Drittel der umgesetzten Energie in *mechanische Arbeit* verwandelt werden, der Rest wird als *Wärme* frei. Der Wirkungsgrad des «Muskelmotors», d.h. das Verhältnis gewonnener Arbeit zum Gesamtenergieverbrauch, be-trägt 30-35%. Die chemische Energie hierfür wird vorwiegend durch die «Verbrennung» von Kohlenhydraten (Glukose als Spaltprodukt des Glykogens) bereitgestellt.

Glukose kann mit Sauerstoff vollständig zu Kohlendioxid und Wasser verbrannt werden, wobei Energie frei wird (= Oxidation der Kohlenhydrate). Diese Oxidation der Kohlenhydrate liefert Energie für den ständigen Wiederaufbau energiereicher Phosphatverbindungen.

Der Abbau der Glukose kann mit (= **aerob**[1]) und ohne (= **anaerob**[2]) Sauerstoffverbrauch erfolgen. Jedoch wird bei dem anaeroben Abbau im Vergleich zum aeroben Abbau nur wenig Energie gewonnen. Bei dem *aeroben Abbau* der Glukose entstehen aus einem Molekül Glukose zwei Moleküle **Brenztraubensäure**, bei *anaerober Glykolyse*[3] dagegen zwei Moleküle **Milch-säure** *(Laktat)*. Vorstufe dieser Milchsäure ist aber ebenfalls die Brenztraubensäure, die durch das Enzym *Laktatdehydrogenase* zur Milchsäure reduziert wird. Der Abbau von Glukose zur Brenztraubensäure verläuft in einem komplizierten, 10 Einzelschritte umfassenden Prozeß. Ein Teil der aus dem Glukoseabbau kommenden Milchsäure wird an das Blut abgegeben. Die bei vorwiegend anaerober Tätigkeit entstehende Milchsäure kann im Herzmuskel und der Leber wieder verwertet werden. Im Herzmuskel ist die Milchsäure ein direkter Energiespender. In der Leber wird sie dagegen zu *Glykogen* (Muskelstärke) aufgebaut, das dann als **Blutzucker** *(Glukose)* dem Organismus wieder zur Verfügung gestellt werden kann. Der Muskel ist also auch ohne Sauerstoffverbrauch prinzipiell arbeitsfähig. Da die Sauerstoffzufuhr nicht immer den Anforderungen entspricht, ist es wichtig, daß im Muskel *anaerobe Energiereserven* liegen, die bei Bedarf ohne Sauerstoff verwendet werden können. Diese sind der *geringe ATP-*, der *etwas größere Kreatinphosphat-* und der *große Glykogenvorrat.*

Der Muskel entnimmt dem durchströmenden Blut den Sauerstoff zum großen Teil erst nach seiner Kontraktion, d.h. er geht eine **Sauerstoffschuld** ein, die erst anschließend nach der Muskelarbeit getilgt wird, wenn die oxidative Verbrennung der entstandenen Säuren (Brenz-traubensäure und Milchsäure), und der Wiederaufbau der energiereichen Phosphate erfolgt. Besonders beim Kurzstreckenlauf ist die Möglichkeit des Muskels eine Sauerstoffschuld einzu-gehen die Voraussetzung für Höchstleistungen. Bei genügender Sauerstoffzufuhr wird die

---

[1] aerob (aer, aeros (gr.): Luft)
[2] anaerob (anaerobios (gr.): Leben ohne Luft)
[3] Glykolyse (lysis (gr.): Lösung): Glukoseabbau

Milchsäure wieder in den Kreislauf der Kohlenhydrate *(Zitronensäurezyklus)* aufgenommen und überwiegend in Glukose bzw. Glykogen rückverwandelt. Nur ein kleiner Teil der Milchsäure wird vollständig zu Kohlensäure und Wasser abgebaut.

Wärmehaushalt und Muskelstoffwechsel

Es wurde schon erwähnt, daß nur etwa 30 % der bei der Muskelarbeit freigesetzten Energie auch in mechanische Arbeit umgewandelt werden können. Der Rest der Energie wird als *Wärme* frei und geht damit der mechanischen Arbeitsleistung verloren. Die freiwerdende Wärme ist aber für den *Wärmehaushalt* des Organismus von Bedeutung. Wärmebildung bei körperlicher Arbeit kennt jeder. Aber auch der ruhende Muskel bildet durch seine *Ruhespannung* dauernd Wärme. Diese Wärme ist der wesentlichste Teil der Wärmeproduktion zur Aufrechterhaltung der Körpertemperatur.

Den chemischen Vorgängen bei der Muskelkontraktion entsprechend erfolgt auch die Wärmebildung bei einer Einzelzuckung oder einem kurzen Tetanus zweiphasig. Ein erster Anteil, die «initiale[1] *Wärme*», tritt während der Muskelkontraktion auf («**Arbeitswärme**»). Der zweite Anteil, die «*verzögerte Wärme*» oder «**Erholungswärme**», wird erst nach der Kontraktion gebildet, wenn der Muskel bereits wieder erschlafft ist. Dann müssen ja die anaerob gebildete Milchsäure in Glukose bzw. Glykogen rückverwandelt und die energiereichen Phosphate wieder aufgebaut werden. Durch Temperaturmessung läßt sich nachweisen, daß einer nur wenige Sekunden dauernden Muskelreizung eine mehrere Minuten anhaltende Wärmeproduktion folgt. Bei ungenügender Sauerstoffzufuhr (z. B. schlechte Durchblutung) ist die Wärmebildung des Muskels durch die Verminderung der sauerstoffabhängigen *Erholungswärme* herabgesetzt. Der Muskel ist also nicht so sehr während seiner Kontraktion, sondern in der Erholungsphase auf eine ausreichende Sauerstoffzufuhr angewiesen. Dies macht sich nach körperlicher Anstrengung in verstärkter Atmung und Pulsbeschleunigung bemerkbar.

Glatte Muskulatur

Den sich schnell kontrahierenden quergestreiften Muskelfasern stehen die träge arbeitenden, «unermüdlichen» *glatten Muskelfasern* gegenüber, die wir u. a. an den Blutgefäßen, dem Magen-Darmtrakt und der Harn- und Gallenblase finden. Glatte Muskelfasern besitzen keine motorische Endplatte, und es fehlt ihnen die Querstreifung. Ihre wesentliche funktionelle Besonderheit ist ihre Fähigkeit zu großer Halteleistung bei relativ geringem Energieaufwand. Die glatte Muskulatur befindet sich in einem dauernden, aber wechselnden *Spannungszustand*, den man *Tonus* nennt. Dieser führt nicht zur Ermüdung. Durch Nervenerregung (Sympathicus[2] und Parasympathicus[3] des vegetativen Nervensystems[4]) wird eine gesteigerte Spannung oder Entspannung bewirkt. Nur diese *Tonusänderung* bedeutet für die glatte Muskulatur *Arbeit*.

---

[1] initial (initialis (lat.): anfänglich)
[2] Sympathicus (sympatheia (gr.): Mitempfindung)
[3] Parasympathicus (para (gr.): neben)
[4] vegetatives Nervensystem (vegetare (lat.): beleben): das Nervensystem, das dem Willen nicht untersteht

Spezielle Muskellehre

Die spezielle Muskellehre soll hier weniger die genaue anatomische Kenntnis der einzelnen Muskeln als das Verständnis für ihre Wirkungsweise vermitteln. Im allgemeinen Teil der Muskellehre wurde bereits darauf hingewiesen, daß die quergestreifte Muskulatur 2 wichtige mechanische Aufgaben erfüllt:

1. Sie sichert als «*Haltemuskulatur*» den Halt des Knochengerüstes
2. Sie bewegt als «*Bewegungsmuskulatur*» die Teile des Skeletts nach den Hebelgesetzen gegeneinander

Beide Funktionen können von ein und demselben Muskel erfüllt werden. Das Skelett läßt sich gedanklich in verschiedene Hebelsysteme zerlegen. Ein Muskel überspannt dann wenigstens zwei Hebelarme (= Knochen), die er durch Verkürzung (Kontraktion) über ein Gelenk gegeneinander bewegt. Dabei wirken Muskeln als «*Spieler*» (Synergisten) und «*Gegenspieler*» (Antagonisten).

Man kann daher die Wirkung von Muskeln schon an ihrem Verlauf erkennen, sofern man ihren Ursprungs- und Ansatzpunkt an den Knochen, sowie die Achsen der verbindenden Gelenke kennt. Daher werden auch die Ursprungs- und Ansatzpunkte der meisten Muskeln neben ihrer Funktion im Folgenden zusätzlich tabellarisch aufgeführt.

Die Rumpfmuskeln

Die knöcherne Stütze des Rumpfes wird von der Wirbelsäule, dem Brustkorb mit den Rippen und dem Becken gebildet. Die Längsachse des Rumpfes (Longitudinalachse) verläuft von kranial nach kaudal, seine Querachse (Transversalachse) von medial nach lateral und die Sagittalachse von vorne nach hinten durch die Wirbelsäule. Um diese Achsen sind folgende Rumpfbewegungen wie in einem Kugelgelenk (funktionelles Kugelgelenk) möglich:

1. Beugung und Streckung des Rumpfes nach vorne und hinten *(Transversalachse)*
2. Seitliche Neigung *(Sagittalachse)*
3. Rumpfdrehung *(Longitudinalachse)*

An diesen Bewegungen sind die in Tabelle I aufgeführten Muskeln beteiligt (s. S. 94).

Die *Muskeln zum Strecken* (Aufrichten) des Rumpfes liegen am Rücken rechts und links der Wirbelsäule. Sie bilden als mächtiger Muskelstrang die Hauptmasse der Wirbelsäulenmuskulatur und reichen von der Schädelbasis bis zum Becken. Es ist die *Eigenmuskulatur des Rückens* («genuine»[1] Rückenmuskulatur). Bei aufrecht stehenden Menschen kann man diese Muskeln als kräftige Längswülste rechts und links der Mittellinie sehen und fühlen. Zusammengenommen nennt man sie «**Rückenstrecker**» (M. erector spinae[2]) oder «**Rumpfaufrichter**» (s. Abb. 79 und 80).

Die *Rückenstrecker* bestehen aus zahlreichen kleineren und größeren Muskeln, die sich an die Fortsätze und Vorsprünge der Wirbel und der angrenzenden Rippenabschnitte heften. Sie verspannen die Wirbelsäule als Ganzes und in ihren einzelnen Teilen wie die Taue die Segel an Mast und Rahen. Die Muskeln des *Rückenstreckers* (M. erector spinae) haben zwei Aufgaben:

Als «*Haltemuskeln*» sichern sie die aus vielen beweglichen Einzelteilen (Wirbeln) bestehende Wirbelsäule. Bei aufrechter Körperhaltung stellen sie also die Wirbelsäule fest. Da der Schwer-

---

[1] genuin (genesis (gr.): Entstehung, Ursache): eigentlich, ursprünglich
[2] M. erector spinae (erector (lat.): Aufrichter; spina (lat.): Dorn, Rückgrat)

punt des Rumpfes in Höhe des *Promontorium* vor der Wirbelsäule liegt, verhindern die Rückenmuskeln ein Vorwärtskippen des Rumpfes. Sie stehen daher ständig unter Spannung.

Als «*Bewegungsmuskeln*» strecken sie die Wirbelsäule, d. h. sie richten den Oberkörper aus der Rumpfbeuge auf.

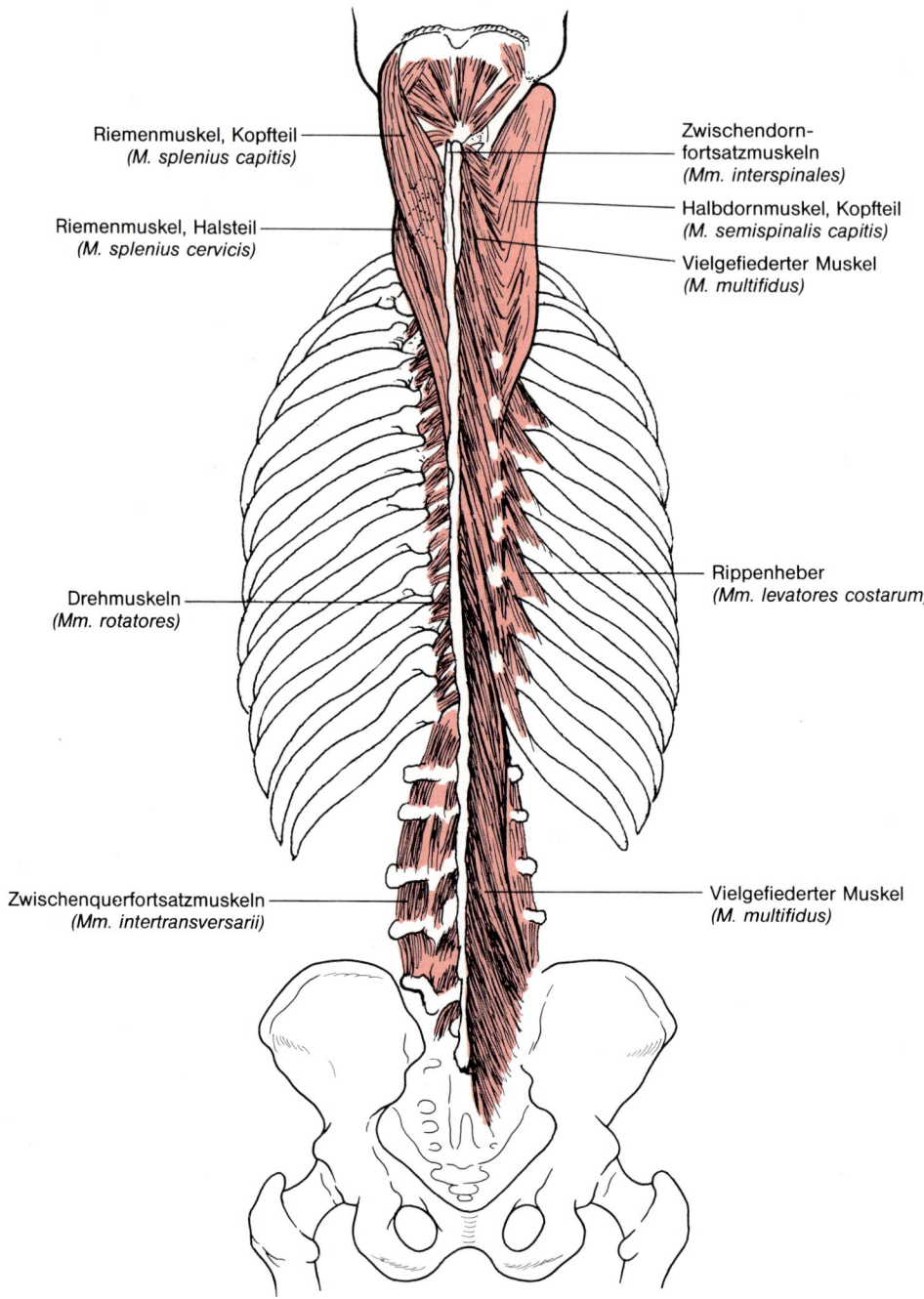

Riemenmuskel, Kopfteil
(M. splenius capitis)

Riemenmuskel, Halsteil
(M. splenius cervicis)

Drehmuskeln
(Mm. rotatores)

Zwischenquerfortsatzmuskeln
(Mm. intertransversarii)

Zwischendorn-
fortsatzmuskeln
(Mm. interspinales)

Halbdornmuskel, Kopfteil
(M. semispinalis capitis)

Vielgefiederter Muskel
(M. multifidus)

Rippenheber
(Mm. levatores costarum)

Vielgefiederter Muskel
(M. multifidus)

Abb. 79: Tiefe Schicht der genuinen Rückenmuskeln

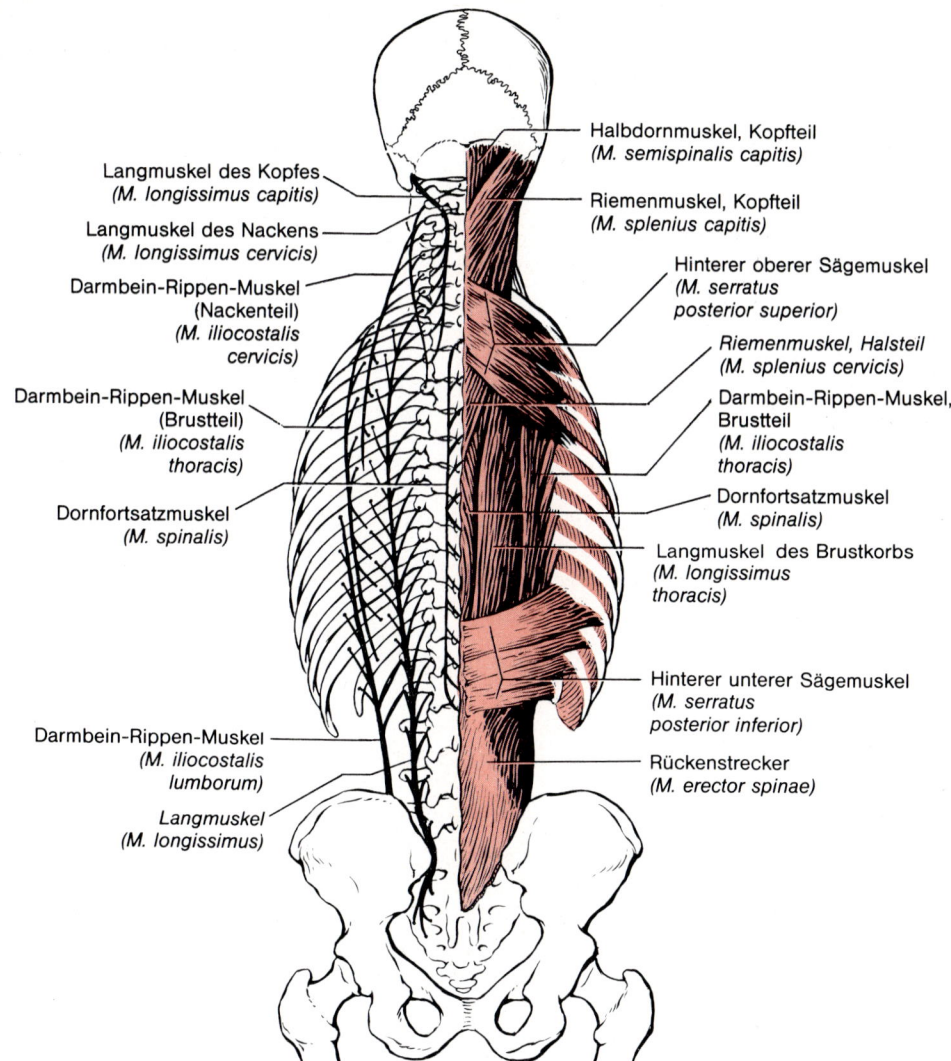

Langmuskel des Kopfes
(M. longissimus capitis)

Langmuskel des Nackens
(M. longissimus cervicis)

Darmbein-Rippen-Muskel
(Nackenteil)
(M. iliocostalis
cervicis)

Darmbein-Rippen-Muskel
(Brustteil)
(M. iliocostalis
thoracis)

Dornfortsatzmuskel
(M. spinalis)

Darmbein-Rippen-Muskel
(M. iliocostalis
lumborum)

Langmuskel
(M. longissimus)

Halbdornmuskel, Kopfteil
(M. semispinalis capitis)

Riemenmuskel, Kopfteil
(M. splenius capitis)

Hinterer oberer Sägemuskel
(M. serratus
posterior superior)

Riemenmuskel, Halsteil
(M. splenius cervicis)

Darmbein-Rippen-Muskel,
Brustteil
(M. iliocostalis
thoracis)

Dornfortsatzmuskel
(M. spinalis)

Langmuskel des Brustkorbs
(M. longissimus
thoracis)

Hinterer unterer Sägemuskel
(M. serratus
posterior inferior)

Rückenstrecker
(M. erector spinae)

Abb. 80: Seitlicher Strang der genuinen Rückenmuskulatur. Linksseitig Linienschema des M. ileocostalis und M. longissimus

Die Leistungsfähigkeit des Rückenstreckers wird noch durch eine breite, sehnige Muskelbinde (= Faszie[3]) erhöht, die ihn fest umschließt und mit weiteren kräftigen Rückenmuskeln verbindet. Über diese *Rückenmuskelbinde* ist der *Rückenstrecker* mit den übrigen Rückenmuskeln, besonders mit dem **Kapuzenmuskel** *(M. trapezius[4])* und dem **breiten Rückenmuskel** *(M. latissimus dorsi[5])* zu einer Funktionseinheit bei der Wirbelsäulenstreckung verbunden (s. Tab. 3 und 4).

Die kopfnahe Gruppe des *Rückenstreckers* verbindet im Nacken die Hals- und oberste Brustwirbelsäule mit dem Hinterhaupt. Sie bewegt und fixiert diesen Wirbelsäulenabschnitt

[3] Faszie (fascia (lat.): die Binde)
[4] M. trapezius (trapezoides (gr.): trapez- oder tafelförmig)
[5] M. latissimus dorsi (latus (lat.): breit; latissimus: breitest; dorsum (lat.): Rücken)

Tab. 1: Funktionelle Gruppen der Rückenmuskeln

I. Strecker

a) Oberflächliche Schicht:
1. Darmbein-Rippen-Muskel (M. iliocostalis)
2. Langmuskel (M. longissimus)

b) Mittlere Schicht:
1. Vielgefiederter Muskel (M. multifidus)
2. Halbdornmuskel, Kopfteil (M. semispinalis capitis)
3. Riemenmuskel (M. splenius)

c) Tiefe Schicht:
1. Zwischendornmuskeln (Mm. interspinales)
2. Großer hinterer gerader Kopfmuskel (M. rectus capitis posterior major)
3. Kleiner hinterer gerader Kopfmuskel (M. rectus capitis posterior minor)
4. Oberer schräger Kopfmuskel (M. obliquus capitis superior)
5. Unterer schräger Kopfmuskel (M. obliquus capitis inferior)
6. Drehmuskeln (Mm. rotatores)
7. Zwischenquerfortsatzmuskeln (Mm. intertransversarii)
8. Rippenheber (Mm. levatores costarum)
   Nervenversorgung: Hintere Äste der Rückenmarknerven (Spinalnerven)

II. Beuger:

1. Rectusgruppe des Halses (= untere Zungenbeinmuskeln, Tab. 26 b)
2. Tiefe oder prävertebrale Gruppe der Halsmuskeln (Tab. 26 d)
3. Mundbodenmuskulatur

III. Dreher:

1. Drehmuskeln (Mm. rotatores)
2. Unterer schräger Kopfmuskel (M. obliquus capitis inferior)
3. Riemenmuskel, Kopfteil (M. splenius capitis)
4. Kopfwender (M. sternocleidomastoideus)
5. Trapezmuskel (M. trapezius)

und den Kopf. In dieser Aufgabe wird sie von weiteren Halsmuskeln unterstützt (s. S. 143). Die gelenkige Verbindung zwischen dem Hinterhaupt und dem ersten Halswirbel (Atlas) ist besonders gesichert. Beidseits verbindet ein Kranz von je vier kleinen Muskeln den Atlas mit der Schädelbasis und verstärkt so die Bandsicherung dieses wichtigen Gelenkes (Abb. 81).

Die Beugung der Wirbelsäule nach vorn *(Rumpfbeuge)* wird bei aufrechter Stellung von den *geraden Bauchmuskeln* eingeleitet und erfolgt dann überwiegend passiv durch die Schwerkraft, wobei die Bauchmuskulatur unterstützend wirkt (s. Tab. 2). Die Rumpfbeugung wird dann in ihrem Ausmaß durch den *Rückenstrecker* (M. erector spinae) als Antagonisten reguliert.

Für die Bewegungen im Hals- und Lendenteil, den beweglichsten Abschnitten der Wirbelsäule, stehen zusätzliche Muskeln zur Verfügung. Im Halsbereich sind dies die **tiefe oder prävertebrale Gruppe** (s. Tab. 26 d) und die **Scalenusgruppe**[7] (Tab. 26 c).

---

[6] praevertebral (prae (lat.): vor; vertebra (lat.): Wirbel)
[7] Scalenusgruppe (skalenos (gr.): schief, ungleichseitig, dreieckig)

Von der *prävertebralen Gruppe* beugt der **lange Kopfmuskel** *(M. longus capitis*[8]*)* den Kopf nach vorn, der **lange Halsmuskel** *(M. longus colli*[9]*)* die Halswirbelsäule zur Seite.

Die Muskeln der *Scalenusgruppe* ziehen von den Querfortsätzen der Halswirbel zu den beiden obersten Rippen. Sie beugen bei einseitiger Kontraktion die Halswirbelsäule zur Seite. Bei festgestellter Halswirbelsäule heben sie die erste und zweite Rippe und werden dadurch zu *Einatmungsmuskeln.*

Die Seitwärtsbeugung der Lendenwirbelsäule wird durch den **viereckigen Lendenmuskel** *(M. quadratus lumborum*[15]*)* und den **Hüftlendenmuskel** *(M. iliopsoas*[11]*)* unterstützt. Der *quadratische Lendenmuskel* (Tab. 2), der den Raum zwischen den Lendenwirbeln, der zwölften Rippe und dem Beckenkamm ausfüllt, kann aber nicht nur die Lendenwirbelsäule zur Seite beugen, sondern auch die zwölfte Rippe abwärts ziehen, wodurch die Ausatmung verstärkt wird.

Der *Hüftlendenmuskel* (s. Tab. 15) ist ebenfalls ein Seitwärtsbeuger der Lendenwirbelsäule. Seine Hauptwirkung besteht jedoch in der Beugung des Hüftgelenkes (s. S. 123).

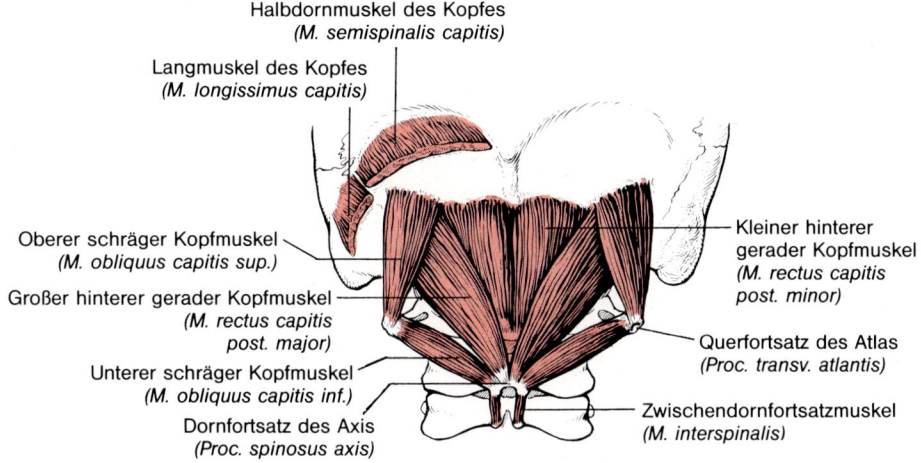

Abb. 81: Tiefe Nackenmuskeln

Die Bauchmuskeln

Die Bauchmuskeln (s. Tab. 2, Abb. 82) füllen als mehrschichtige Muskelplatte den großen Zwischenraum zwischen Brustkorb und Becken. Der Rahmen, in dem sie sich ausspannen, besteht aus dem rechten und linken Rippenbogen, den untersten freien Rippen, der Wirbelsäule und dem oberen Beckenrand. Sie bilden die Bauchwand und schützen die Bauchorgane. Ziehen sie sich gleichzeitig zusammen, so wirken sie auf die Organe der Bauchhöhle wie eine Presse *(Bauchpresse).* Sie können den Inhalt folgender Organe entleeren helfen: Darm, Harnblase, Gebärmutter und Magen (Erbrechen). Außerdem sind die Bauchmuskeln an allen Bewe-

---

[8] M. longus capitis (longus (lat.): lang; caput (lat.): Kopf)
[9] M. longus colli (collum (lat.): Hals)
[10] M. quadratus lumborum (quadratus (lat.): rechteckig; lumbus (lat.): Lende)
[11] M. iliopsoas (ilia (lat.): die Weichen; ilio- (lat.): zum Darmbein gehörend; psoa (gr.): die Lende)

Tab. 2: Bauchmuskeln

---

1. Äußerer schräger Bauchmuskel (M. obliquus externus abdominis)
   U. Außenfläche der 5. bis 12. Rippe
   A. Äußerer Rand des Darmbeinkamms, Schambeinhöcker, weiße Linie (Linea alba)
   N. 5. bis 12. Zwischenrippennerv (Nn. intercostales V–XII)

2. Innererer schräger Bauchmuskel (M. obliquus internus abdominis)
   U. Lendenaponeurose, Darmbeinkamm, Leistenband
   A. 9. bis 12. Rippe, weiße Linie (Linea alba)
   N. 8. bis 12. Zwischenrippennerv, Iliohypogastricusnerv, Ilioinguinalisnerv (Nn. intercostales
      VIII–XII, N. iliohypogastricus, N. ilioinguinalis)

3. Querer Bauchmuskel (M. transversus abdominis)
   U. Innenfläche des 7. bis 12. Rippenknorpels, Lendenaponeurose, innerer Rand des Darmbeinkamms
   A. weiße Linie (Linea alba)
   N. 7. bis 12. Zwischenrippennerv, Iliohypogastricusnerv, Ilioinguinalisnerv (Nn. intercostales
      VII–XII, N. iliohypogastricus, N. ilioinguinalis)

4. Gerader Bauchmuskel (M. rectus abdominis)
   U. 5. bis 7. Rippenknorpel
   A. Schambein, neben der Schambeinfuge
   N. 5. bis 7. Zwischenrippennerv (Nn. intercostales V–VII)

5. Pyramidenmuskel (M. pyramidalis)
   U. Schambeinfuge, vor dem Ansatz des geraden Bauchmuskels
   A. weiße Linie (Linea alba)
   N. 12. Zwischenrippennerv (N. intercostalis XII)

6. Quadratischer Lendenmuskel (M. quadratus lumborum)
   U. Innerer Rand des Darmbeinkamms
   A. 12. Rippe, Rippenfortsätze des 1. bis 4. Lendenwirbels
   N. Lendengeflecht, Unterrippennerv (Plexus lumbalis, N. subcostalis)

---

gungen des Rumpfes mit Ausnahme der Streck- oder Aufrichtungsbewegung beteiligt. Dabei ergänzen sich die einzelnen Bauchmuskeln in ihrer Funktion.

Am weitesten innen liegen die **queren Bauchmuskeln** *(Mm. transversi abdominis[1])*. Sie spannen sich quer zur Wirbelsäule vorwiegend zwischen den Rippen und dem Darmbeinkamm aus. Dorsal sind sie mit dem *Rumpfaufrichter* verbunden, ventral vereinigen sie sich zu einer flächenhaften Sehne. Sie bilden so einen elastischen Gürtel, der sich um die Taille legt. Dadurch können sie eine starke Wirkung bei der Bauchpresse entfalten.

Über den *queren Bauchmuskeln* liegen beidseits der **innere** und **äußere schräge Bauchmuskel** *(M. obliquus externus[2]* und *internus[3] abdominis)*, die sich ebenfalls in den Flanken zwischen Rippen und Beckenkamm ausspannen. Sie überkreuzen sich in ihrem Faserverlauf (s. Abb. 83) und vereinigen sich ventral zu einem breitflächigen Sehnenband. Dabei vereinigt sich der im Faserverlauf gleichgerichtete äußere schräge Bauchmuskel der einen Seite mit dem inneren schrägen Bauchmuskel der Gegenseite zu einem schräg verlaufenden *«Muskel-Sehnengurt»*, der für die Rumpfdrehung wichtig ist.

---

[1] M. transversus abdominis (transversus (lat.): querverlaufend; abdomen (lat.): der Bauch)
[2] M. obliquus externus (obliquus (lat.): schief; externus (lat.): außen liegend)
[3] internus (lat.): innen liegend, der innere

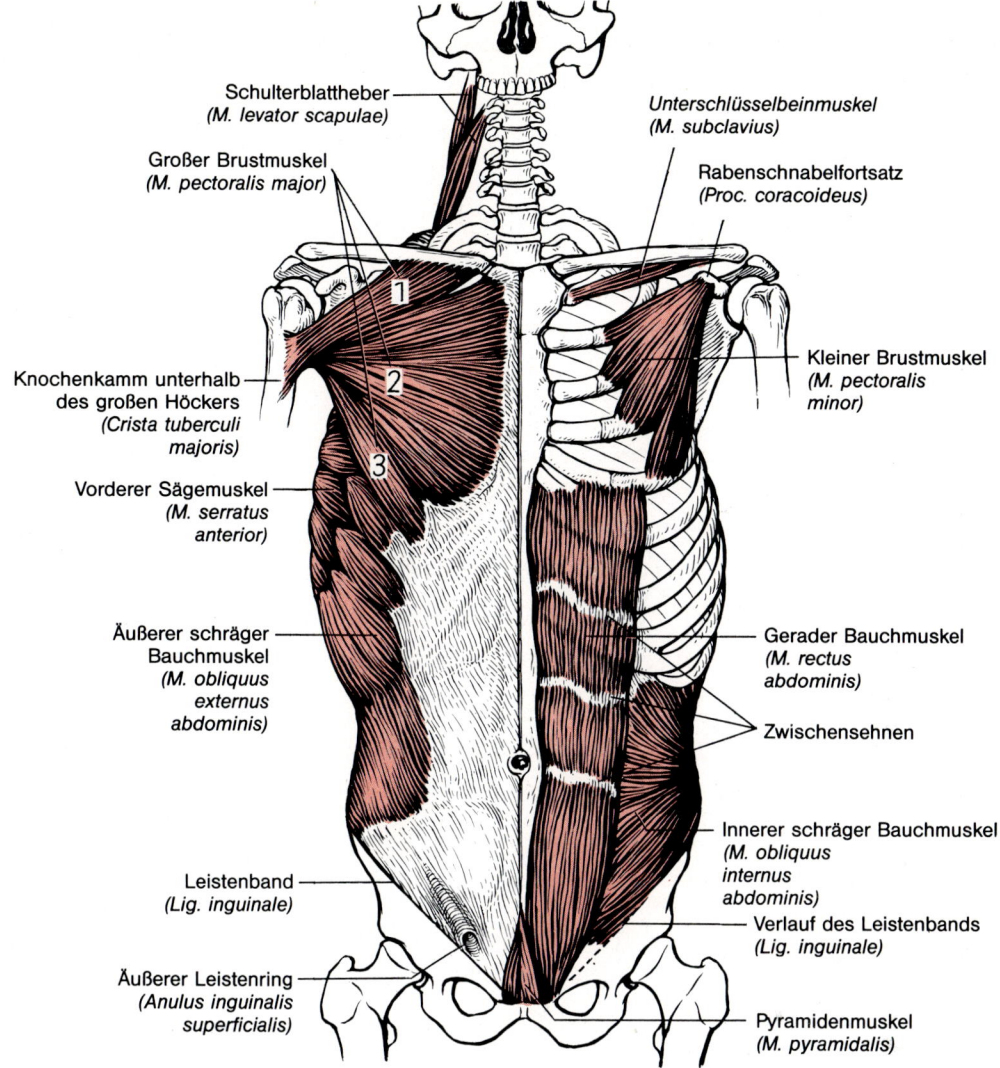

Schulterblattheber
(M. levator scapulae)

Unterschlüsselbeinmuskel
(M. subclavius)

Großer Brustmuskel
(M. pectoralis major)

Rabenschnabelfortsatz
(Proc. coracoideus)

Kleiner Brustmuskel
(M. pectoralis
minor)

Knochenkamm unterhalb
des großen Höckers
(Crista tuberculi
majoris)

Vorderer Sägemuskel
(M. serratus
anterior)

Gerader Bauchmuskel
(M. rectus
abdominis)

Zwischensehnen

Äußerer schräger
Bauchmuskel
(M. obliquus
externus
abdominis)

Innerer schräger Bauchmuskel
(M. obliquus
internus
abdominis)

Leistenband
(Lig. inguinale)

Verlauf des Leistenbands
(Lig. inguinale)

Äußerer Leistenring
(Anulus inguinalis
superficialis)

Pyramidenmuskel
(M. pyramidalis)

Abb. 82: Muskeln der vorderen Rumpfwand. (1 = Schlüsselbeinteil; 2 = Brustbein-Rippenteil; 3 = Bauchteil des großen Brustmuskels)

In der Mitte der vorderen Bauchwand liegen rechts und links der Mittellinie die **geraden Bauchmuskeln** *(Mm. recti[4] abdominis)* als breites Muskelband zwischen Brustkorb und Becken. Sie sind zwischen den von beiden Seiten zur Mitte ziehenden Sehnenblättern der schrägen und queren Muskeln wie ein Schwert in der Scheide eingebettet (**Rectusscheide**). In dieser Sehnenscheide sind sie mit mehreren queren Sehnenstreifen befestigt, die man bei muskelkräftigen, mageren Menschen als quer verlaufende Rinnen auf der vorderen Bauchwand erkennen kann.

Bei den Rumpfbewegungen und bei der Bauchpresse bilden die Bauchmuskeln eine funktionelle Einheit.

---

[4] rectus (lat.): gerade

Die Rumpfbeugung wird von den *geraden Bauchmuskeln* eingeleitet, während die *Rücken-muskeln* gleichzeitig erschlaffen. Von einem bestimmten Neigungswinkel an sinkt der Rumpf der Schwerkraft folgend dann weiter abwärts. Nur bei extremer Beugung wird diese Bewegung durch die *geraden Bauchmuskeln* unterstützt. Die *Rückenstrecker* verhindern dann als Gegen-spieler, daß die Rumpfbeugung zu stark wird, und der Oberkörper dadurch das Gleichgewicht verliert. Umgekehrt schützen die *geraden Bauchmuskeln* den Rumpf bei der Rückwärtsneigung vor dem nach Hintenüberkippen.

Die Seitwärtsneigung des Rumpfes erfordert die Kontraktion der beiden *schrägen Bauch-muskeln* einer Seite. Die *schrägen Bauchmuskeln* der Gegenseite verhindern dann als Antago-nisten ein zu starkes Absinken des Rumpfes zur Seite. Bei der Drehung des Rumpfes um die Längsachse wirkt der *innere schräge Bauchmuskel* der einen Seite mit dem in seinem Faser-verlauf gleichgerichteten *äußeren schrägen Bauchmuskel* der Gegenseite bandartig zusammen. Die Fasern der flächenhaften Sehnen (Aponeurosen) dieser Muskeln überkreuzen sich in der vorderen Mittellinie und bilden so eine bindegewebige weiße Linie, die *Linea alba*[5]. Damit ent-stehen aus den 4 schrägen Bauchmuskeln zwei sich kreuzende «*Muskel-Sehnengurte*».

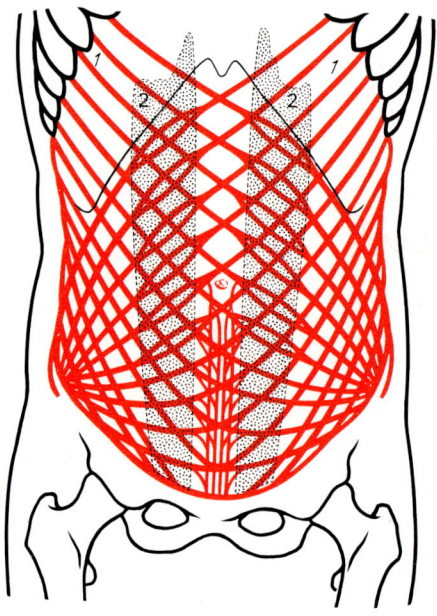

Abb. 83: Bau der vorderen und seitlichen Bauch-wand. Muskel- und Sehnenfasern sind strichför-mig dargestellt. Durch die Durchflechtung der Sehnenfasern beider Seiten in der Mittellinie entsteht die Linea alba. (1 = Äußere schräge Bauchmuskeln; 2 = Gerade Bauchmuskeln)

Bei der Bauchpresse sind sämtliche Bauchmuskeln beteiligt. Die Bauchpresse kann aber nur wirksam werden, wenn die obere Wand der Bauchhöhle, das *Zwerchfell*, nicht ausweichen kann. Dies wird durch tiefe Einatmung und Verschluß der Stimmritze im Kehlkopf erreicht. Hier ergeben sich Zusammenhänge zwischen Bauchpresse und Atmung, auf die bei der Beschrei-bung der Atemmuskulatur eingegangen wird (s. S. 165). Für den Einsatz der Bauchpresse müs-sen der Brustkorb und das Becken fixiert, das heißt, festgestellt werden.

---

[5] albus (lat.): weiß, hell

Das Zwerchfell

Das Zwerchfell *(Diaphragma[1])* ist eine dünne Muskelplatte, welche die Brust- und Bauchhöhle trennt (s. Abb. 84). Es entspringt von den oberen 3-4 Lendenwirbelkörpern und von den Innenflächen des 7. bis 12. Rippenknorpels sowie dem Schwertfortsatz des Brustbeins. Es ragt mit zwei Wölbungen, der rechten und linken Zwerchfellkuppel, in die Brusthöhle hinein. Seine Muskelfasern befestigen sich an einer zentral liegenden Sehne. Seine von den Lendenwirbeln entspringenden Fasern formen zwei Öffnungen. Die tiefer gelegene Öffnung läßt die *Körperschlagader* (Aorta[2]), die höher gelegene die *Speiseröhre* aus dem Brustkorb in den Bauchraum hindurchtreten. Durch den sehnigen Zwerchfellteil zieht außerdem die *untere Hohlvene*.

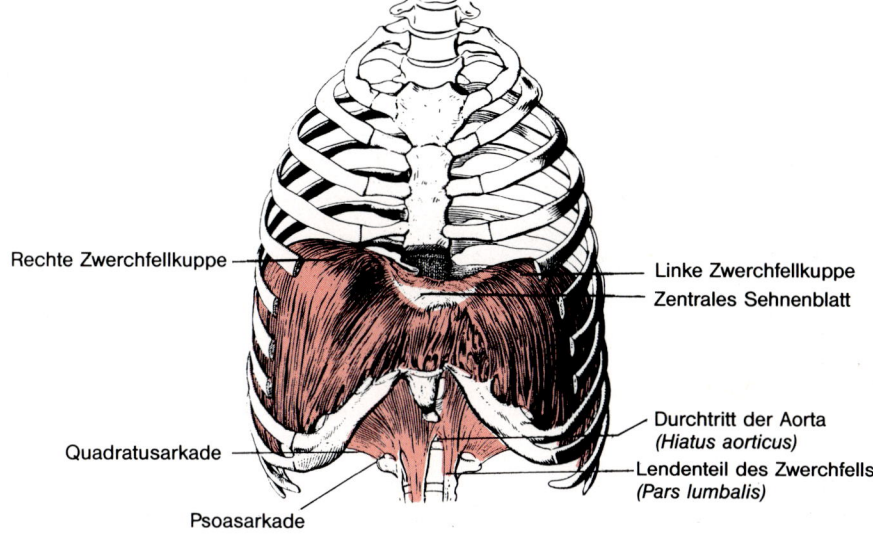

Abb. 84: Zwerchfell im Brustkorb von vorn und oben gesehen

Kontrahiert sich das *Zwerchfell*, so werden die Bauchorgane nach unten gedrückt, die dann die nachgiebige vordere Bauchwand vorwölben. Die Zusammenziehung des *Zwerchfells* führt zur Einatmung. Gegenspieler des *Zwerchfells* sind die *Bauchmuskeln*. Erschlafft das *Zwerchfell* nach der Einatmung, so drängen die *Bauchmuskeln* die Bauchorgane nach innen und oben. Damit wird gleichzeitig auch das *Zwerchfell* nach oben gedrängt und die Brusthöhle verkleinert. Es wird ausgeatmet.

Enge Zusammenhänge bestehen zur «*Bauchpresse*».

Der Beckenboden

Die Bauchhöhle wird nach unten durch den *Beckenboden* (s. Abb. 85) geschlossen und gesichert. Der Beckenboden ist ein aus Muskeln und Faszien bestehender Verschlußapparat, der aus dem innen gelegenen **Zwerchfell des Beckens** *(Diaphragma pelvis)*, dem darunterliegenden **Zwerchfell der Harn- und Geschlechtswege** *(Diaphragma urogenitale[1])* und einer außen

---

[1] Diaphragma (diaphragma (gr.): Scheidewand)
[2] Aorta (aeiro (gr.): hänge auf, hebe empor)
[1] urogenitalis (lat.): Harn- und geschlechtsorgane betreffend

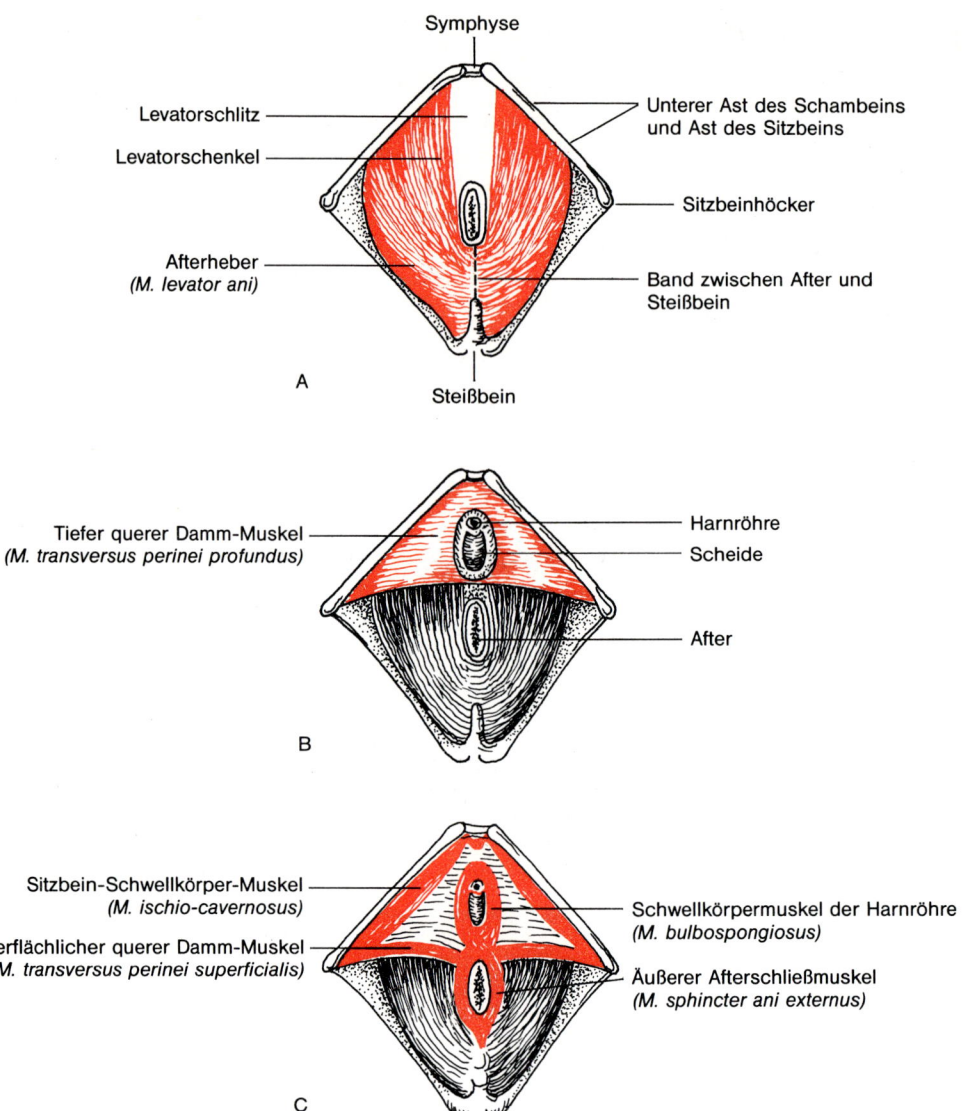

Abb. 85: Beckenboden von kaudal. A = Schicht des Zwerchfells des Beckens (Diaphragma pelvis); B = Schicht des Zwerchfells der Harn- und Geschlechtswege (Diaphragma urogenitale); C = Schicht der Ringmuskeln (Sphincterenschicht)

liegenden Schicht von *Schließmuskeln* besteht, welche die Öffnung des *Afters* und der *Scheide* umfassen. Durch das *Diaphragma pelvis* tritt der *Enddarm*, der von dem in diesem Zwerchfell liegenden **Afterhebemuskel** (*M. levator ani*[2]) umschlossen wird. Durch das *Diaphragma urogenitale* ziehen die *Harnröhre* und die *Scheide* der Frau. Muskelfasern des *Diaphragma urogenitale* bilden einen *Schließmuskel der Harnröhre*, der den willkürlichen Harnblasenverschluß ermöglicht.

---

[2] M. levator ani (levator (lat.): der Heber; anus (lat.): Ring (After)

Somit werden durch den Beckenboden die Lücken zwischen den Beckenknochen und den im Becken liegenden Bändern bis auf die Öffnung für den After, die Harnröhre und die Scheide der Frau geschlossen. Die Muskeln des Beckenbodens beteiligen sich an der Bauchpresse, da sich der Beckenboden hebt, wenn sich seine Muskeln zusammenziehen. Dadurch wird der Bauch- und Beckenraum verkleinert.

Muskeln zum Bewegen der Arme

Die Schultermuskeln

Die Schultermuskeln bewegen die Arme gegen den Rumpf. Außerdem befestigen sie den Schultergürtel (Schulterblatt und Schlüsselbein) am Brustkorb, wobei sie die Lücke zwischen den beiden Schulterblättern füllen. Sie schließen damit den knöchernen Schultergürtel zu einem elastischen Ring, der als bewegliches Zwischenglied zwischen Arm und Rumpf auf dem Brustkorb liegt, ohne dadurch die Atembewegungen zu behindern.

Will man die Wirkung der Schultermuskeln verstehen, so muß man sich daran erinnern, daß der Bau des Schultergelenks dem Oberarmknochen nur ein begrenztes Bewegungsausmaß ermöglicht. Der große Bewegungsspielraum des Armes wird erst durch die Mitbewegungen des Schulterblatts möglich. Dabei hängt das Schulterblatt an der Führungsstange des Schlüssel-

Tab. 3: Muskeln, die auf den Schultergürtel wirken

1. Kapuzenmuskel (M. trapezius; wörtlich = trapezförmiger Muskel)
   U. Hinterhauptbein, bindegewebige Muskeltrennwand des Nackens,
       Dornfortsätze des 1. bis 12. Brustwirbels
   A. Äußerstes Ende des Schlüsselbeins, Schulterhöhe und Schultergräte
   N. XI. Hirnnerv («Akzessorius»), Halsgeflecht (N. accessorius, Plexus cervicalis)
2. Kleiner und großer Rautenmuskel (M. rhomboideus minor et major)
   U. Dornfortsätze des 6. bis 7. Halswirbels und 1. bis 4. Brustwirbels
   A. Innerer Rand des Schulterblatts
   N. Hinterer Schulterblattnerv, Halsgeflecht (N. dorsalis scapulae, Plexus cervicalis)
3. Schulterblattheber (M. levator scapulae)
   U. Hintere Höcker der Querfortsätze des 1. bis 4. Halswirbels
   A. Oberer Winkel des Schulterblatts
   N. Hinterer Schulterblattnerv, Halsgeflecht (N. dorsalis scapulae, Plexus cervicalis)
4. Kleiner Brustmuskel (M. pectoralis minor)
   U. 2. bis 5. Rippe
   A. Rabenschnabelfortsatz des Schulterblatts
   N. Vordere Äste der Brustnerven (Nn. thoracici ventrales)
5. Unterschlüsselbeinmuskel (M. subclavius)
   U. Knochenknorpelgrenze der 1. Rippe
   A. Unterfläche des Schlüsselbeins
   N. Unterschlüsselbeinnerv (N. subclavius)
6. Vorderer Sägemuskel (M. serratus anterior)
   U. 1. bis 9. Rippe
   A. Oberer und unterer Winkel sowie innerer Rand des Schulterblatts
   N. Langer Brustnerv (N. thoracicus longus)

beins und gleitet auf der Führungsfläche des Brustkorbes. Ohne die Mitbewegung des Schulterblattes wäre es nicht möglich, den Arm über die Horizontalebene zu erheben.

Man muß bei der Schultermuskulatur zwei Gruppen trennen:

1. Muskeln, die den Schultergürtel gegen den Rumpf bewegen
2. Muskeln, die den Oberarmknochen im Schultergelenk bewegen

Muskeln, die auf den Schultergürtel wirken

Die Hauptmasse der Schultergürtelmuskulatur (Abb. 82, 86, 87) wirkt auf das Schulterblatt. Fünf Muskeln fixieren es am Brustkorb und bewegen es auf der Brustwand hin und her (s. Tab. 3). Das Schlüsselbein, das nur durch den **Unterschlüsselbeinmuskel** (M. subclavius[1]) am Brustkorb

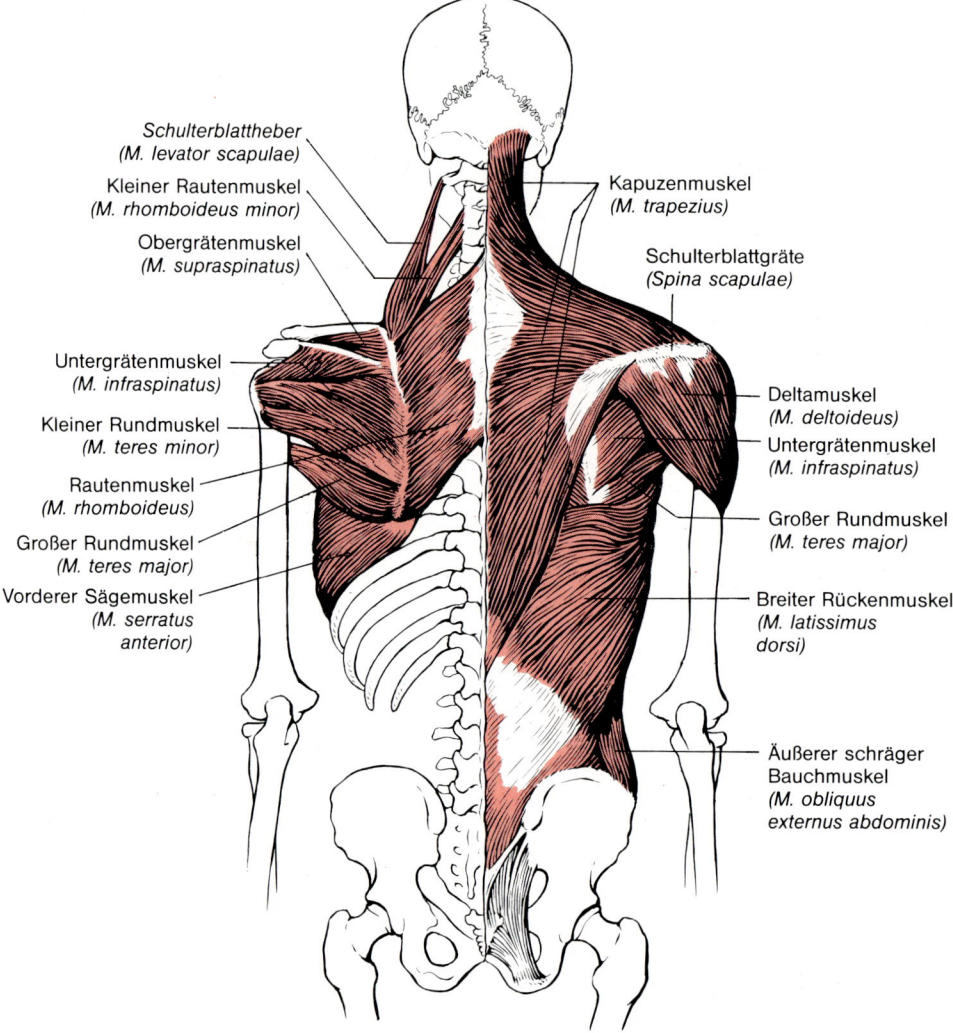

Abb. 86: Muskeln des Schultergürtels. Rechts oberflächliche, links tiefe Schicht

---

[1] M. subclavius (clavis (lat.): der Schlüssel): unter dem Schlüsselbein liegend

befestigt ist, folgt den Bewegungen des Schulterblattes. Die Muskeln des Schultergürtels bilden als Spieler (Agonisten) und Gegenspieler (Antagonisten) vier «*Muskelschlingen*». Es sind dies:

1. Die Muskelschlinge zwischen **Rautenmuskel** (*M. rhomboideus*[2]) und *unterem Teil* des **vorderen Sägemuskels** (*M. serratus*[3] *anterior*). Der *Rautenmuskel* dreht die Schultergelenkpfanne abwärts, der *untere Teil* des *vorderen Sägemuskels* dagegen aufwärts.

2. Die Muskelschlinge zwischen **Schulterblattheber** (*M. levator*[4] *scapulae*) und *unterem Drittel* des **Kapuzenmuskels** (*M. trapezius*). Der *Schulterblattheber* hebt den oberen Schulterblattwinkel, wodurch die Schultergelenkpfanne gesenkt wird. Der *untere Teil* des *Kapuzenmuskels* dreht dagegen die Schultergelenkpfanne aufwärts.

3. Die Muskelschlinge zwischen *oberem Drittel* des **Kapuzenmuskels** (*M. trapezius*) und dem **kleinen Brustmuskel** (*M. pectoralis minor*[5]). Das *obere Drittel* des *Kapuzenmuskels* hebt das äußere Schulterblattende mit der Schultergelenkpfanne, der *kleine Brustmuskel* senkt es.

4. Die Muskelschlinge zwischen *mittlerem Drittel* des **Kapuzenmuskels** (*M. trapezius*) und *oberem Teil* des **vorderen Sägemuskels** (*M. serratus anterior*). Der *mittlere Teil* des *Kapuzenmuskels* zieht die Schultergelenkpfanne horizontal nach hinten, der *obere Teil* des *vorderen Sägemuskels* entsprechend nach vorn.

Durch die verschiedenen Verlaufsrichtungen ihrer Muskelfasern werden beim *Kapuzenmuskel* und *seitlichen Sägemuskel* Teile des gleichen Muskels zum Spieler und Gegenspieler (Abb. 87). Jedoch lassen sich die auf den Schultergürtel einwirkenden Kräfte nur im Schema so einfach darstellen. In Wirklichkeit sind bei den Schulterblattbewegungen alle diese Schultermuskeln mehr oder weniger stark beteiligt.

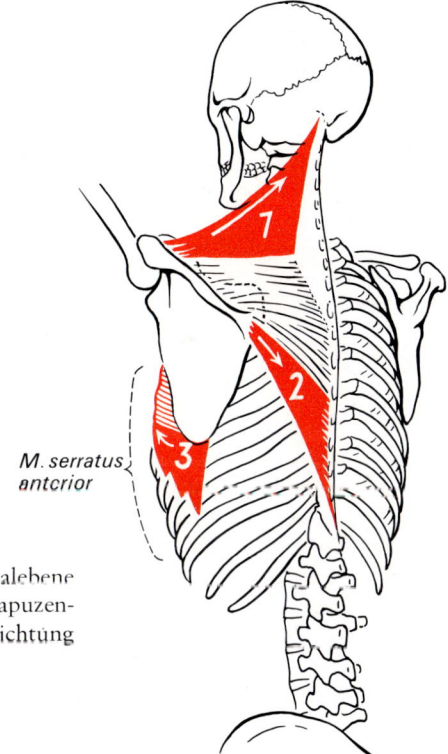

M. serratus
anterior

Abb. 87: Muskelkräfte, die den Arm über die Horizontalebene erheben. 1 = absteigender-, 2 = aufsteigender Teil des Kapuzenmuskels; 3 = vorderer Sägemuskel. Die Pfeile zeigen die Richtung der Muskelwirkung an

---

[2] M. rhomboideus (rhomboides (gr.): rautenförmig)
[3] serratus (lat.): gesägt, gezähnt
[4] levator (lat.): der Heber
[5] M. pectoralis minor (pectoralis (lat.): zur Brust gehörend; minor (lat.): kleiner)

Die Muskulatur des Schultergelenks

Der Oberarmknochen (Humerus) wird im Schultergelenk, das ein Kugelgelenk ist, von zwei Muskelgruppen bewegt. Die eine Muskelgruppe verbindet den Schultergürtel mit dem Oberarmknochen, die andere dagegen den Rumpf mit dem Oberarmknochen.

Tab. 4: Muskeln, die auf das Schultergelenk wirken

1. Großer Brustmuskel (M. pectoralis major)
   U.   I. Innere zwei Drittel des Schlüsselbeins
        II. Brustbein und 2. bis 7. Rippenknorpel
        III. Vorderes Blatt der Scheide des geraden Bauchmuskels
   A. Knochenkamm des großen Höckers des Oberarmknochens
   N. Vordere Äste der Brustnerven (Nn. thoracici ventrales)

2. Deltamuskel (M. deltoideus)
   U. Seitliches Drittel des Schlüsselbeins, Schulterhöhe und Schulterblattgräte
   A. Rauhigkeit des Deltamuskels an der Mitte des Oberarmknochens
   N. Achselnerv (N. axillaris)

3. Breiter Rückenmuskel (M. latissimus dorsi)
   U. Dornfortsätze des 7. bis 12. Brustwirbels, Rücken-Lenden-Faszie, Darmbeinkamm
   A. Knochenkamm des kleinen Höckers des Oberarmknochens
   N. Brust-Rücken-Nerv (N. thoracodorsalis)

4. Großer Rundmuskel (M. teres major)
   U. Unterer Winkel des Schulterblatts
   A. Knochenkamm des kleinen Höckers des Oberarmknochens
   N. Brust-Rücken-Nerv (N. thoracodorsalis)

5. Obergrätenmuskel (M. supraspinatus)
   U. Grube oberhalb der Schulterblattgräte
   A. Großer Höcker des Oberarmknochens
   N. Oberer Schulterblattnerv (N. suprascapularis)

6. Untergrätenmuskel (M. infraspinatus)
   U. Grube unterhalb der Schulterblattgräte
   A. Großer Höcker des Oberarmknochens
   N. Oberer Schulterblattnerv (N. suprascapularis)

7. Kleiner Rundmuskel (M. teres minor)
   U. Seitlicher Rand des Schulterblatts
   A. Großer Höcker des Oberarmknochens
   N. Achselnerv (N. axillaris)

8. Unterschulterblattmuskel (M. subscapularis)
   U. Rippenseite des Schulterblatts
   A. Kleiner Höcker des Oberarmknochens
   N. Unterschulterblattnerven (Nn. subscapulares)

9. Hakenarmmuskel (M. coracobrachialis)
   U. Rabenschnabelfortsatz des Schulterblatts
   A. Oberarmmitte, gegenüber dem Ansatz des Deltamuskels
   N. Muskel-Haut-Nerv (N. musculocutaneus)

10. Zweiköpfiger Armmuskel, langer Kopf
    (M. biceps brachii, Caput longum) (siehe Tabelle 6)

11. Dreiköpfiger Armstrecker, langer Kopf
    (M. triceps brachii, Caput longum) (siehe Tabelle 6)

Die Muskeln zwischen Schultergürtel und Oberarm

Die Muskeln zwischen Schultergürtel und Oberarm (s. Abb. 88, 89, 90) bedecken vollständig das Schultergelenk. Ihr größter und wichtigster Muskel ist der **Deltamuskel** (*M. deltoideus*[1]). Er zieht breitflächig vom äußeren Schlüsselbeinende, von der Schulterhöhe und der Schulterblattgräte zur Außenfläche des Oberarmknochens. So bedeckt er das Schultergelenk wie eine rundliche Haube und formt durch seine Muskelmasse die Schulterwölbung. Der *Deltamuskel* hat wie der *Kapuzenmuskel* die Fähigkeit seine Fasern in drei Gruppen als Spieler und Gegenspieler einzusetzen. Man unterscheidet am *Deltamuskel* eine *vordere*, vom Schlüsselbein kommende, eine *mittlere*, von der Schulterhöhe kommende und eine *hintere*, von der Schulterblattgräte kommende *Fasergruppe*. Damit ist der *Deltamuskel* bei fast allen Armbewegungen im Schultergelenk beteiligt. Wird der Arm nach vorne in die Horizontale erhoben, so kontrahiert sich sein vorderer Abschnitt, beim Rückwärtsheben die hintere Fasergruppe, beim Seitwärts-

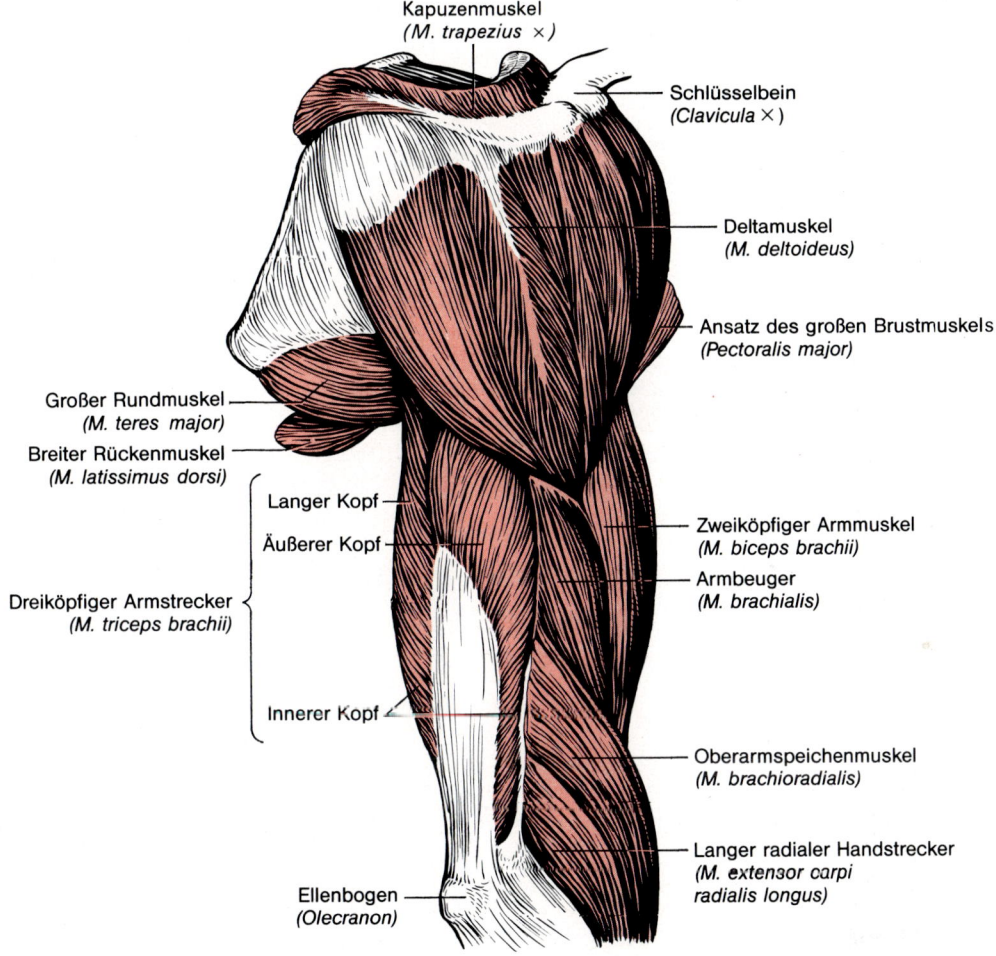

Kapuzenmuskel
(*M. trapezius* ×)

Schlüsselbein
(*Clavicula* ×)

Deltamuskel
(*M. deltoideus*)

Ansatz des großen Brustmuskels
(*Pectoralis major*)

Großer Rundmuskel
(*M. teres major*)

Breiter Rückenmuskel
(*M. latissimus dorsi*)

Langer Kopf

Äußerer Kopf

Zweiköpfiger Armmuskel
(*M. biceps brachii*)

Armbeuger
(*M. brachialis*)

Dreiköpfiger Armstrecker
(*M. triceps brachii*)

Innerer Kopf

Oberarmspeichenmuskel
(*M. brachioradialis*)

Langer radialer Handstrecker
(*M. extensor carpi
radialis longus*)

Ellenbogen
(*Olecranon*)

Abb. 88: Muskeln des rechten Oberarms von der Seite und hinten gesehen

---

[1] M. deltoideus (deltoides (gr.): deltaförmig)

heben dagegen der ganze *Deltamuskel*. Beim Einwärtsdrehen im Schultergelenk ziehen sich seine vorderen, beim Auswärtsdrehen seine hinteren Fasergruppen zusammen.

Der *Deltamuskel* ist der wichtigste Muskel für das Hochführen des Armes im Schultergelenk. Seine Wirkung wird durch weitere Schultermuskeln ergänzt. Sie ziehen unter dem *Deltamuskel* von der Vorder- und Rückfläche des Schulterblatts zum Oberarm (s. Tab. 4). Ihre genaue Schilderung erübrigt sich hier.

Als ein Beispiel für die grundsätzliche Bedeutung des Gegenspiels von Muskeln sei einer dieser kleinen Schultermuskeln besonders erwähnt. Es ist der **große Rundmuskel** *(M. teres major[2])*, der walzenförmig vom unteren Schulterblattwinkel zum Oberarmknochen zieht. Er ist der Gegenspieler des *Deltamuskels*, da er den vom *Deltamuskel* gehobenen Arm wieder an den Rumpf zurückzieht, wobei ihm jedoch «Oberarm-Rumpfmuskeln» wesentlich helfen. Zusätzlich ist der *große Rundmuskel* an der Einwärtsdrehung des Armes beteiligt. Da er den gleichen Ansatz, die gleiche Innervation und Funktion wie der *breite Rückenmuskel (M. latissimus dorsi)* hat, wird er auch als dessen Brudermuskel bezeichnet. Außer dem *großen Rundmuskel* sind zusätzlich noch vier weitere, zwischen Schulterblatt und Oberarmkopfbereich verlaufende Mus-

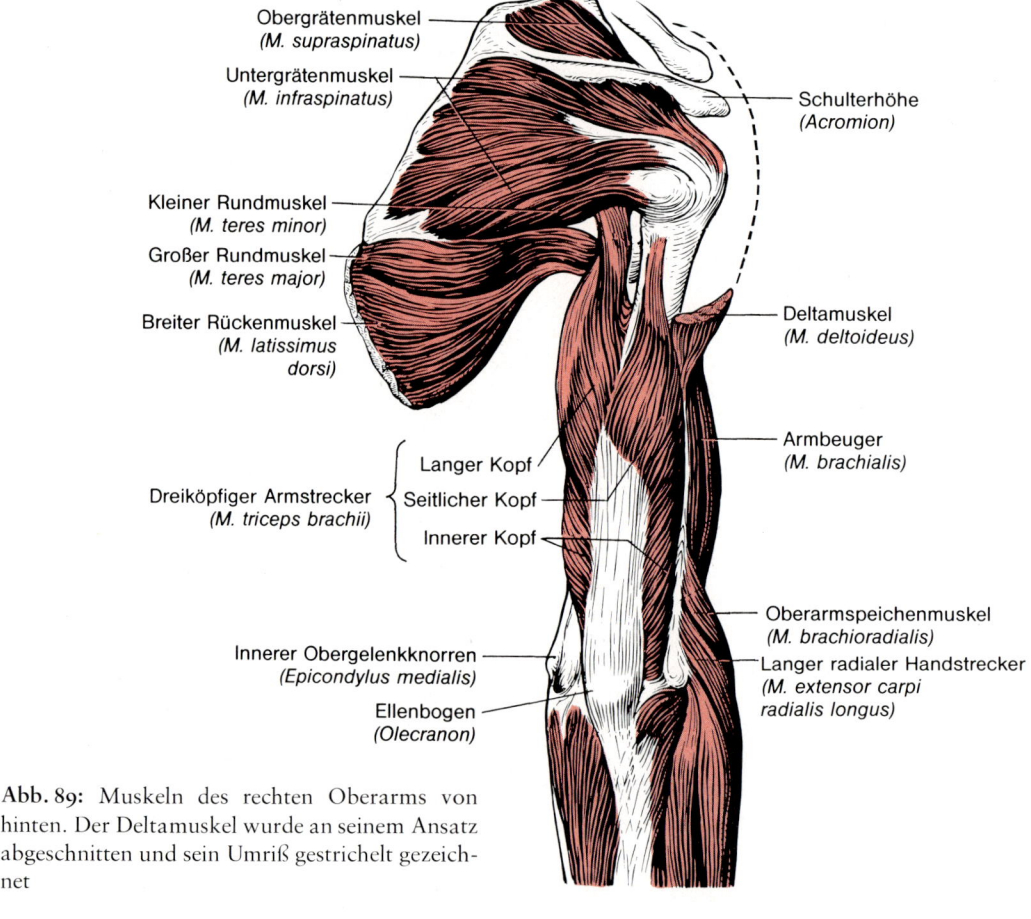

Abb. 89: Muskeln des rechten Oberarms von hinten. Der Deltamuskel wurde an seinem Ansatz abgeschnitten und sein Umriß gestrichelt gezeichnet

---

[2] M. teres major (teres (lat.): dreikantig; major (lat.): größer)

keln an den Drehbewegungen des Armes im Schultergelenk beteiligt (Tab. 4 Muskeln 5-8). Die Sehnen dieser Muskeln verbinden sich vor ihrem Ansatz am Oberarmknochen fest mit der Schultergelenkkapsel. Kapsel und Sehne lassen sich praktisch nicht mehr voneinander trennen. Diese feste Verbindung, die das Schultergelenk manschettenförmig umgibt, ist allerdings im Bereich der Achselhöhle nicht ganz vollständig. Sie wirkt als Muskelführung des Schultergelenks beim Ein- und Auswärtsdrehen des Oberarms im Schultergelenk.

Die Muskeln zwischen Oberarm und Rumpf

Als mächtige Muskeln verbinden der **große Brustmuskel** *(M. pectoralis major)* und der **breite Rückenmuskel** *(M. latissimus dorsi)* den Oberarm direkt mit dem Rumpf. Sie verstärken entscheidend die Kraft, mit der ein erhobener Arm von den Schultermuskeln an die Brustwand zurückgeführt wird.

Der *große Brustmuskel* (s. Abb. 82) entspringt breitflächig von den Rippen zwischen Schlüsselbein und Rippenbogen, bedeckt als dicke, fächerförmige Muskelplatte die vordere Brustwand und setzt an dem Knochenkamm des großen Höckers des Oberarmknochens an. Der *breite Rückenmuskel* (s. Abb. 86) zieht von den Dornfortsätzen der Brust- und Lendenwirbel von hinten her zum Oberarmknochen und bedeckt als flächenhaft ausgebreiteter, kräftiger Muskel die meisten Rückenmuskeln. Bei dem großen Brustmuskel setzen die von kaudal (unten) kommenden Muskelfasern am weitesten proximal (näher zum Rumpf) und die von kranial (oben) kommenden Fasern am weitesten distal (weiter vom Rumpf weg) am Oberarmknochen an. Bei herabhängendem Arm gibt es daher absteigende, querverlaufende und aufsteigende Fasern des *großen Brustmuskels*. Wurde der Arm vom Rumpf weggeführt (Abduktionsbewegung), so laufen auch die sonst bei hängendem Arm absteigenden Fasern des *großen Brustmuskels* quer und ziehen den Arm bei ihrer Kontraktion nach vorn. Wird der Arm über die Horizontale erhoben, so ziehen ihn dann alle Teile des *großen Brustmuskels* bei ihrer Kontraktion nach vorne. Dies geschieht bei allen Schlagbewegungen. Werden dagegen die Arme fixiert, so ziehen die *großen Brustmuskeln* den Körper nach oben (z.B. beim Hochziehen am Reck). Dabei werden also der feste und bewegliche Punkt dieses Muskels vertauscht. In gleicher Weise werden bei schwerer Atemnot (z.B. *Asthma bronchiale*) die Rippen von diesem Muskel nach oben gezogen, wobei die Arme jedoch gleichzeitig festgestellt sein müssen. Durch diese Bewegung wird der *große Brustmuskel* zu einem *Atemhilfsmuskel*.

Der *breite Rückenmuskel* zieht den Arm beim Ausholen zu Wurf- und Stoßbewegungen nach hinten, den erhobenen Arm aber nach unten. Außerdem dreht er den Arm nach innen. Dadurch kann die Hand den Rücken und das Gesäß erreichen.

Der *große Brustmuskel* und der *breite Rückenmuskel* werden beim Heben der Arme stark gedehnt. Beide Muskeln ziehen den erhobenen Arm mit Kraft zum Rumpf zurück. Je stärker sie zuvor gedehnt wurden, um so größer ist dann ihre Kraftentfaltung bei der folgenden Kontraktion. Daher führt man auch den Arm weit nach oben zurück, wenn man etwa ein Beil schwingen will. Gemeinsam bilden sie eine kräftige Muskelschlinge, die den Körper trägt, wenn man sich an den Armen schwebend, z.B. am Reck, festhält.

Der *breite Rückenmuskel* führt bei festgestellten Armen den Rumpf aber auch nach vorne und richtet ihn dadurch auf.

Durch den *großen Brustmuskel* wird die vordere, durch den *breiten Rückenmuskel* die hintere Wand der «Achselhöhle» gebildet. So schützen diese Muskeln eine Körperregion, wo dicht unter der Körperoberfläche wichtige Blutgefäße und Nerven zur Versorgung des Armes verlaufen gegen eine äußere Gewalteinwirkung.

Zusammenfassend zeigt die Tabelle 5 durch welche Muskeln die verschiedenen Bewegungen im Schultergelenk ausgeführt werden.

Tab. 5: Mechanik des Schultergelenks

Bewegung	Ausführende Muskeln
Abduktion (90°)	1. Deltamuskel, Schulterhöhenteil (M. deltoideus, pars acromialis) 2. Obergrätenmuskel (M. supraspinatus)
Adduktion (20–40°)	1. Deltamuskel, Schlüsselbein- und Schultergrätenteil (M. deltoideus, pars clavicularis et spinalis) 2. Großer Brustmuskel (M. pectoralis major) 3. Breiter Rückenmuskel (M. latissimus dorsi) 4. Großer Rundmuskel (M. teres major)
Anteversion (90°)	1. Deltamuskel, Schlüsselbein- und Schulterhöhenteil (M. deltoideus, pars clavicularis et acromialis) 2. Großer Brustmuskel, Schlüsselbeinteil (M. pectoralis major, pars clavicularis) 3. Hakenarmmuskel (M. coracobrachialis)
Retroversion (40°)	1. Deltamuskel, Schultergräten- und Schulterhöhenteil (M. deltoideus, pars spinalis et acromialis) 2. Breiter Rückenmuskel (M. latissimus dorsi) 3. Großer Rundmuskel (M. teres major)
Innenrotation (90°)	1. Deltamuskel, Schlüsselbeinteil (M. deltoideus, pars clavicularis) 2. Unterschulterblattmuskel (M. subscapularis) 3. Großer Rundmuskel (M. teres major) 4. Breiter Rückenmuskel (M. latissimus dorsi)
Außenrotation (90°)	1. Deltamuskel, Schultergrätenteil (M. deltoideus, pars spinalis) 2. Untergrätenmuskel (M. infraspinatus) 3. Kleiner Rundmuskel (M. teres minor)

Tab. 6: Muskeln, die auf das Ellenbogengelenk wirken

1. Zweiköpfiger Armmuskel (M. biceps brachii)
   U. Rabenschnabelfortsatz (kurzer Kopf); kleiner Höcker oberhalb der Gelenkfläche des Schulterblatts (langer Kopf)
   A. Rauhigkeit der Speiche
   N. Muskel-Haut-Nerv (N. musculocutaneus)
2. Armbeuger (M. brachialis)
   U. Vorderseite der unteren Hälfte des Oberarmknochens
   A. Rauhigkeit der Elle
   N. Muskel-Haut-Nerv (N. musculocutaneus)
3. Oberarmspeichenmuskel (M. brachioradialis)
   U. Seitlicher Rand des Oberarmknochens
   A. Griffelfortsatz der Speiche
   N. Speichennerv (N. radialis)
4. Dreiköpfiger Armstrecker (M. triceps brachii; wörtlich = dreiköpfiger Armmuskel)
   U. Langer Kopf: kleiner Höcker unterhalb der Gelenkfläche des Schulterblatts
       Innerer Kopf: hintere Fläche des Oberarmknochens, unterhalb der Furche des Speichennervs
       Seitlicher Kopf: oberhalb der Furche des Speichennervs
   A. Ellenbogen
   N. Speichennerv (N. radialis)

Die Armmuskeln

Die Armmuskeln bewegen Arm, Hand und Finger in ihren Gelenken. Sie sind im Gegensatz zur Schultermuskulatur übersichtlicher angeordnet. Schematisch kann man nach ihrem Sitz *Oberarm-*, *Unterarm-*, *Hand-* und *Fingermuskeln* unterscheiden.

Die Oberarmmuskeln

Die Oberarmmuskeln (Abb. 88, 89, 90) beugen und strecken im Ellenbogengelenk (s. Tab. 6). Außerdem sind bestimmte Oberarmmuskeln an der Unterarmdrehung beteiligt.

Der wichtigste Beugemuskel im Ellenbogengelenk ist der **zweiköpfige Armmuskel** *(M. biceps brachii[1])*, der nach seinen beiden Muskelbäuchen benannt ist, die getrennt oberhalb des

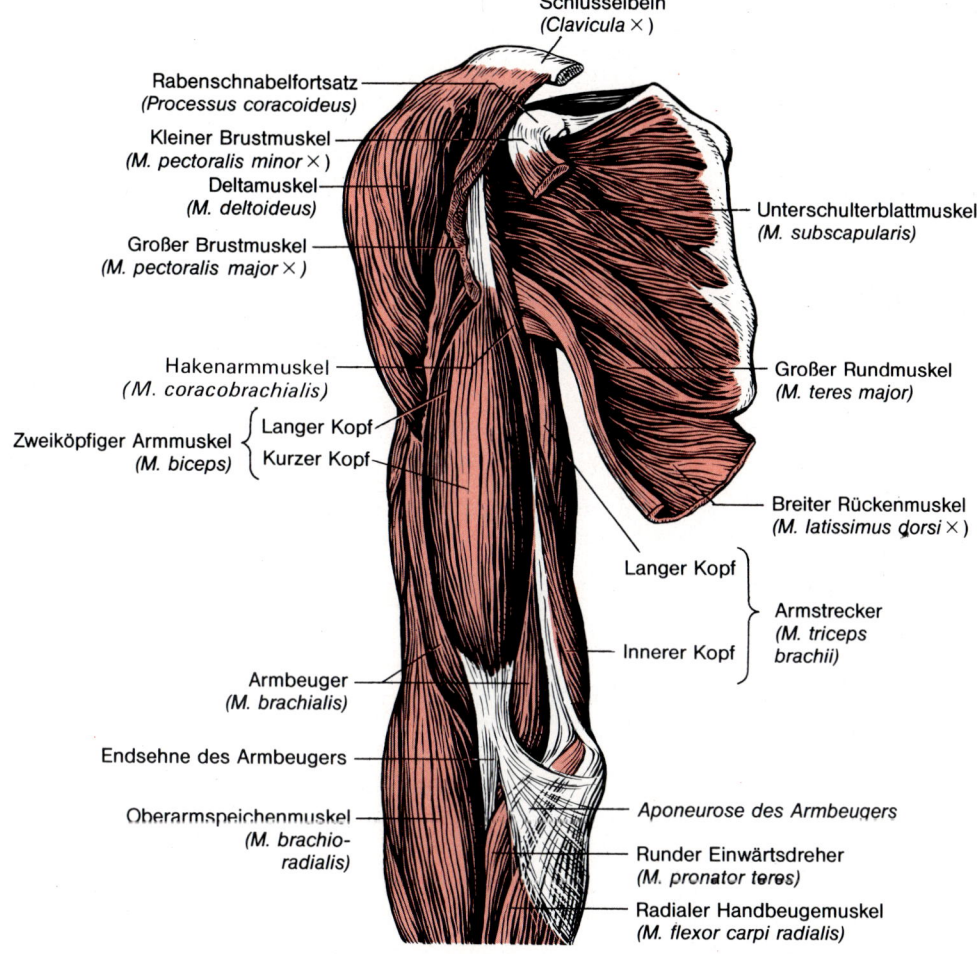

Schlüsselbein
(Clavicula ×)

Rabenschnabelfortsatz
(Processus coracoideus)

Kleiner Brustmuskel
(M. pectoralis minor ×)

Deltamuskel
(M. deltoideus)

Großer Brustmuskel
(M. pectoralis major ×)

Unterschulterblattmuskel
(M. subscapularis)

Hakenarmmuskel
(M. coracobrachialis)

Großer Rundmuskel
(M. teres major)

Zweiköpfiger Armmuskel
(M. biceps)
Langer Kopf
Kurzer Kopf

Breiter Rückenmuskel
(M. latissimus dorsi ×)

Langer Kopf

Armstrecker
(M. triceps brachii)

Innerer Kopf

Armbeuger
(M. brachialis)

Endsehne des Armbeugers

Oberarmspeichenmuskel
(M. brachio-radialis)

Aponeurose des Armbeugers

Runder Einwärtsdreher
(M. pronator teres)

Radialer Handbeugemuskel
(M. flexor carpi radialis)

Abb. 90: Muskeln des rechten Oberarmes von vorne; × = durchtrennte Muskeln

[1] M. biceps brachii (biceps (lat.): zweiköpfig; brachium (lat.): Arm)

Schultergelenkes entspringen und sich mit einer gemeinsamen Sehne am Speichenkopf befestigen. Diese Sehne ist so um den Speichenschaft geschlungen, daß sich durch das Zusammenziehen dieses Muskels der Speichenschaft und damit der Unterarm und die Hand um die Längsachse auswärtsdrehen. Der zweiköpfige Armmuskel beugt also den Arm im Ellenbogengelenk und dreht den Unterarm nach außen (Supinationsbewegung). Weitere Beugemuskeln im Ellenbogengelenk sind der **Armbeuger** *(M. brachialis*[2]*)* und der **Oberarmspeichenmuskel** *(M. brachioradialis*[3]*)*.

Die Streckung des Unterarmes gegen den Oberarm erfolgt durch den **dreiköpfigen Armstrecker** *(M. triceps*[3] *brachii)*. Er ist der Gegenspieler der Beuger und zieht an der Oberarmrückseite zum Ellenbogenkopf (Olecranon), wo er mit einer kräftigen Sehne ansetzt (s. Abb. 89).

Im Ellenbogengelenk wird die Beugung und Streckung um eine von medial nach lateral verlaufende Achse von den Muskeln ausgeführt, die in der Tabelle 7 aufgeführt sind (s. S. 111).

Mechanik des oberen und unteren Speichen-Ellen-Gelenks
(Radioulnargelenk)

Die Unterarmdrehung um die Längsachse erfolgt durch zwei Muskelgruppen, die *Einwärtsdreher* (Pronatoren) und die *Auswärtsdreher* (Supinatoren). Bei der Einwärtsdrehung (Pronation) überkreuzt die Speiche die Elle, bei der Auswärtsdrehung stehen dagegen Speiche und Elle parallel. Bei Unterarmbrüchen soll daher der Arm immer in halber Supinationsstellung ruhig gestellt werden. Bei den Pronations- und Supinationsbewegungen folgt die Hand stets der Drehung des Speichenschaftes.

Sämtliche Muskeln für die Unterarmdrehung setzen am Speichenschaft an. Sie kreuzen dabei die längsverlaufende Achse des oberen und unteren Gelenkes zwischen Elle und Speiche *(proximales* und *distales Radioulnargelenk)*. Die Muskeln zur Drehung des Unterarmes liegen also mit einem wesentlichen Teil ihrer Muskelmasse am Unterarm.

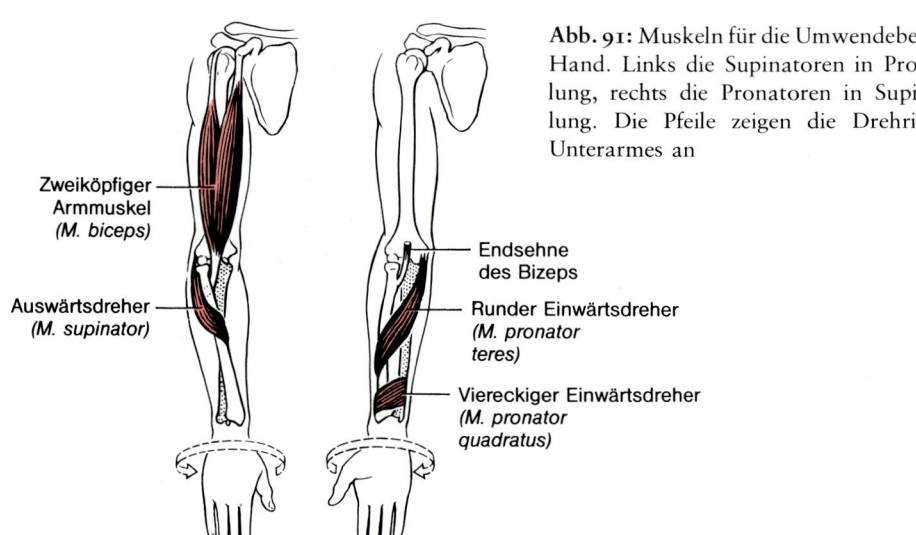

Abb. 91: Muskeln für die Umwendebewegung der Hand. Links die Supinatoren in Pronationsstellung, rechts die Pronatoren in Supinationsstellung. Die Pfeile zeigen die Drehrichtung des Unterarmes an

Zweiköpfiger Armmuskel (M. biceps)

Auswärtsdreher (M. supinator)

Endsehne des Bizeps

Runder Einwärtsdreher (M. pronator teres)

Viereckiger Einwärtsdreher (M. pronator quadratus)

---

[2] M. brachialis (brachialis (lat.): zum Arm gehörend)
[3] M. brachioradialis (radius (lat.): Stab, Speiche des Rades; radialis (lat.): zur Speiche (des Unterarmes) gehörend)
[4] triceps (lat.): dreiköpfig

Tab. 7: Mechanik des Ellenbogengelenks

Bewegung	Ausführende Muskeln
Beugung (40°)	1. Zweiköpfiger Armmuskel (M. biceps brachii) 2. Armbeuger (M. brachialis) 3. Oberarmspeichenmuskel (M. brachioradialis)
Streckung (180°)	1. Dreiköpfiger Armstrecker (M. triceps brachii)

Die Einwärts- und Auswärtsdrehung erfolgt durch jeweils zwei Muskeln (Tab. 8). Die Ursprungs- und Ansatzpunkte dieser Muskeln für die Umwendebewegungen der Hand sind in der Abbildung 91 zu erkennen. Dabei ist die Muskulatur der Auswärtsdreher stärker entwickelt als die der Einwärtsdreher. Die Kraft der Auswärtsdrehung nimmt bei stärker werdender Beugung des Unterarms zu. Deshalb wird bei vielen Handgriffen die Auswärtsdrehung der Hände bei mehr oder weniger gebeugtem Unterarm durchgeführt (z. B. das Einwärtsdrehen einer Schraube). Die Unterarmdrehung kann durch gleichsinnige Bewegungen des ganzen Armes im Schultergelenk unterstützt werden. Auch ergänzen noch weitere Unterarmmuskeln die eigentlichen Einwärts- und Auswärtsdreher.

Tab. 8: Mechanik des oberen und unteren Speichen-Ellen-Gelenks

Bewegung	Ausführende Muskeln
Pronation 80–90° (Einwärtsdrehung)	1. Runder Einwärtsdreher (M. pronator teres) 2. Viereckiger Einwärtsdreher (M. pronator quadratus)
Supination 80–90° (Auswärtsdrehung)	1. Auswärtsdreher (M. supinator) 2. Zweiköpfiger Armmuskel (M. biceps brachii)

Die Unterarmmuskeln

Die Unterarmmuskeln (Abb. 92, 93, 94) bewegen die Hand und die Finger in ihren Gelenken. Außerdem unterstützen sie die Unterarmdrehung. Die Bewegungen der *Hand* erfolgen im *proximalen Handgelenk* um zwei Achsen. Um eine durch das distale Radius- und Ulnaende querverlaufende Achse wird die Hand gebeugt und gestreckt. Die Abwinkelung der Hand zur Daumen- oder Kleinfingerseite erfolgt dagegen um eine darauf senkrecht stehende, vom Handrücken zur Handfläche ziehende Achse.

Die *Finger* können in den *Mittel-* und *Endgelenken* nur gebeugt und gestreckt, in ihren *Grundgelenken* aber auch gespreizt und passiv um die Längsachse gedreht werden. Der *Daumen* verfügt durch die Form des *Sattelgelenks* und durch mehrere Muskeln auch über eine besondere Beweglichkeit in seinem Handwurzelgelenk.

Die *Unterarmmuskeln* gliedern sich in Beuger und Strecker. Dabei unterscheidet man Muskeln für die Bewegungen der Hand als Ganzes und für die Bewegungen der einzelnen Finger. Sie liegen in je zwei Schichten an der Beuge- und Streckseite des Unterarmes. Die Muskeln setzen mit langen, dünnen Sehnen an den Handwurzel- und Mittelhandknochen sowie den Fingergliedern an. So bleiben Hand und Finger schlank und gelenkig. Würden sie dagegen von den Muskelbäuchen bedeckt, so wären sie für die Greiffunktion unbrauchbar.

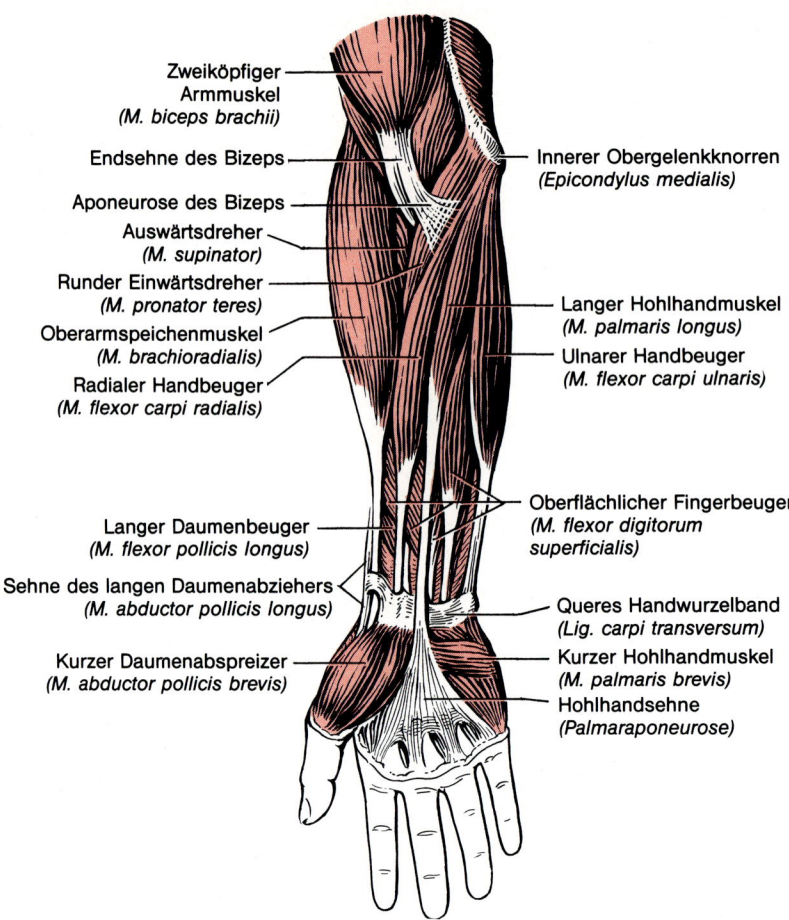

Zweiköpfiger Armmuskel
(M. biceps brachii)

Endsehne des Bizeps

Aponeurose des Bizeps

Auswärtsdreher
(M. supinator)

Runder Einwärtsdreher
(M. pronator teres)

Oberarmspeichenmuskel
(M. brachioradialis)

Radialer Handbeuger
(M. flexor carpi radialis)

Innerer Obergelenkknorren
(Epicondylus medialis)

Langer Hohlhandmuskel
(M. palmaris longus)

Ulnarer Handbeuger
(M. flexor carpi ulnaris)

Langer Daumenbeuger
(M. flexor pollicis longus)

Sehne des langen Daumenabziehers
(M. abductor pollicis longus)

Kurzer Daumenabspreizer
(M. abductor pollicis brevis)

Oberflächlicher Fingerbeuger
(M. flexor digitorum superficialis)

Queres Handwurzelband
(Lig. carpi transversum)

Kurzer Hohlhandmuskel
(M. palmaris brevis)

Hohlhandsehne
(Palmaraponeurose)

Abb. 92: Oberflächliche Schicht der Muskeln auf der Beugeseite des Unterarmes

Sechs Muskeln bewegen die Hand im Handgelenk, wobei der *lange Hohlhandmuskel* jedoch häufig fehlt (s. Tab. 9, S. 114).

Der **radiale** und **ulnare Handbeuger** (*M. flexor carpi*[1] *radialis* und *ulnaris*) ziehen vom unteren Oberarmende, dem medialen Epikondylus, auf der Unterarmbeugeseite zu den Handwurzelknochen. Der ebenfalls vom medialen Epikondylus kommende **lange Hohlhandmuskel** (*M. palmaris longus*[2]) zieht zur Hohlhand und verbreitert sich dort fächerförmig zu einer Sehnenplatte, die *Palmaraponeurose* genannt wird. Der **lange** und **kurze radiale Handstrecker** (*M. extensor*[3] *carpi radialis longus* und *brevis*[4]), sowie der **ulnare Handstrecker** (*M. extensor carpi ulnaris*) verlaufen vom lateralen Epikondylus an der Unterarmstreckseite zur Handwurzel. Die Beugung und Streckung der Hand durch diese Muskeln ergibt sich aus deren Lage. Das

---

[1] M. flexor carpi (flexor (lat.): Beuger; carpus (lat.): Handwurzel)

[2] M. palmaris longus (palma manus (lat.): die flache Hand, Handfläche; palmaris: zur Handfläche gehörend; longus (lat.): lang)

[3] M. extensor (extensor (lat.): der Strecker)

[4] brevis (lat.): kurz

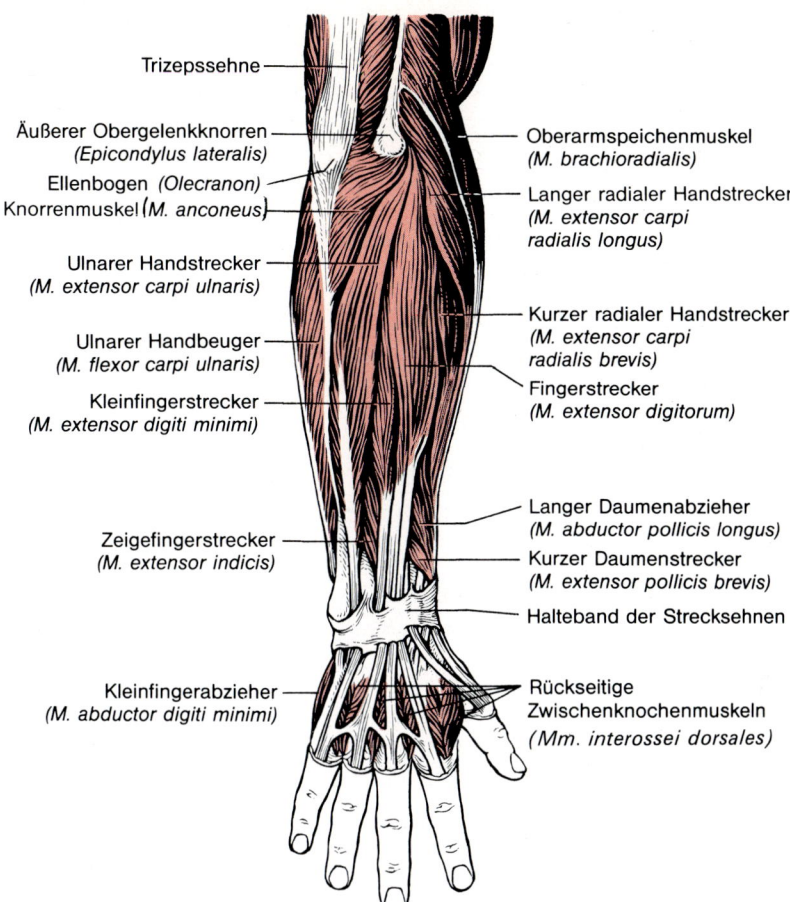

Trizepssehne

Äußerer Obergelenkknorren
(Epicondylus lateralis)
Ellenbogen (Olecranon)
Knorrenmuskel (M. anconeus)

Ulnarer Handstrecker
(M. extensor carpi ulnaris)

Ulnarer Handbeuger
(M. flexor carpi ulnaris)

Kleinfingerstrecker
(M. extensor digiti minimi)

Zeigefingerstrecker
(M. extensor indicis)

Kleinfingerabzieher
(M. abductor digiti minimi)

Oberarmspeichenmuskel
(M. brachioradialis)

Langer radialer Handstrecker
(M. extensor carpi
radialis longus)

Kurzer radialer Handstrecker
(M. extensor carpi
radialis brevis)
Fingerstrecker
(M. extensor digitorum)

Langer Daumenabzieher
(M. abductor pollicis longus)
Kurzer Daumenstrecker
(M. extensor pollicis brevis)
Halteband der Strecksehnen

Rückseitige
Zwischenknochenmuskeln
(Mm. interossei dorsales)

Abb. 93: Streckmuskeln des rechten Unterarmes

Abwinkeln der Hand zur Daumenseite hin erfolgt gemeinsam durch die auf der radialen Seite liegenden *Beuge-* und *Streckmuskeln*, während die Hand durch die entsprechenden auf der ulnaren Seite liegenden *Beuge-* und *Streckmuskeln* zur Kleinfingerseite gezogen wird (s. Tab. 10, S. 114).

Die Muskeln, die auf die Fingergelenke wirken

Die Muskeln, die auf die Fingergelenke (Tab. 11, S. 116) wirken, liegen teils am Unterarm, teils an der Hand selbst. Als *lange Fingermuskeln* ziehen sie vom Unterarm zu den Fingergliedern, als *kurze Fingermuskeln* liegen sie zwischen den Hand- und Fingerknochen.

Die langen Fingermuskeln

Zu den *langen Fingermuskeln* gehören der **oberflächliche** und **tiefe Fingerbeuger** (*M. flexor digitorum*[1] *superficialis*[2] *und profundus*[3]). Zieht sich einer dieser *langen Fingerbeuger* zusam-

---

[1] digitus (lat.) : Finger, Zehe
[2] superficialis (lat.) : an der Oberfläche liegend
[3] profundus (lat.) : tief

men, so beugt er gleichzeitig den zweiten bis fünften Finger. Die *langen Fingerbeuger* haben den gleichen Verlauf wie die *Handbeugemuskeln* und liegen teils neben, teils unter ihnen. Ihre kräftigen Muskelbäuche, die man beim Faustschluß am Unterarm fühlen und sehen kann, gehen

Tab. 9: Muskeln, die auf das Handgelenk wirken

1. Radialer Handbeuger (M. flexor carpi radialis)
   U. Innerer Obergelenkknorren des Oberarmknochens
   A. Basis des 2. Mittelhandknochens
   N. Mittelnerv des Arms (N. medianus)
2. Ulnarer Handbeuger (M. flexor carpi ulnaris)
   U. I. Zum Oberarmknochen gehörender Kopf: Innerer Obergelenkknorren des Oberarmknochens
       II. Zur Elle gehörender Kopf: Ellenbogen und hinterer Rand der Elle
   A. Hakenbein, 5. Mittelhandknochen
   N. Ellennerv (N. ulnaris)
3. Langer Hohlhandmuskel (M. palmaris longus)
   U. Innerer Obergelenkknorren des Oberarmknochens
   A. Hohlhandsehne
   N. Mittelnerv des Armes (N. medianus)
4. Langer radialer Handstrecker (M. extensor carpi radialis longus)
   U. Äußerer Rand und äußerer Obergelenkknorren des Oberarmknochens
   A. Basis des 2. Mittelhandknochens
   N. Speichennerv (N. radialis)
5. Kurzer radialer Handstrecker (M. extensor carpi radialis brevis)
   U. Äußerer Obergelenkknorren des Oberarmknochens
   A. Basis des 3. Mittelhandknochens
   N. Speichennerv (N. radialis)
6. Ulnarer Handstrecker (M. extensor carpi ulnaris)
   U. Äußerer Obergelenkknorren des Oberarmknochens
   A. Basis des 5. Mittelhandknochens
   N. Speichennerv (N. radialis)

Tab. 10: Mechanik des Handgelenks

Bewegung	Ausführende Muskeln
Palmarflexion (60–90°)	1. Radialer Handbeuger (M. flexor carpi radialis) 2. Ulnarer Handbeuger (M. flexor carpi ulnaris) 3. Langer Hohlhandmuskel (M. palmaris longus) 4. Oberflächlicher Fingerbeuger (M. flexor digitorum superficialis) 5. Tiefer Fingerbeuger (M. flexor digitorum profundus)
Dorsalflexion (50–60°)	1. Langer radialer Handstrecker (M. extensor carpi radialis longus) 2. Kurzer radialer Handstrecker (M. extensor carpi radialis brevis) 3. Ulnarer Handstrecker (M. extensor carpi ulnaris) 4. Fingerstrecker (M. extensor digitorum)
Radialabduktion (20–30°)	1. Radialer Handbeuger (M. flexor carpi radialis) 2. Langer radialer Handstrecker (M. extensor carpi radialis longus) 3. Kurzer radialer Handstrecker (M. extensor carpi radialis brevis)
Ulnarabduktion (30–40°)	1. Ulnarer Handbeuger (M. flexor carpi ulnaris) 2. Ulnarer Handstrecker (M. extensor carpi ulnaris)

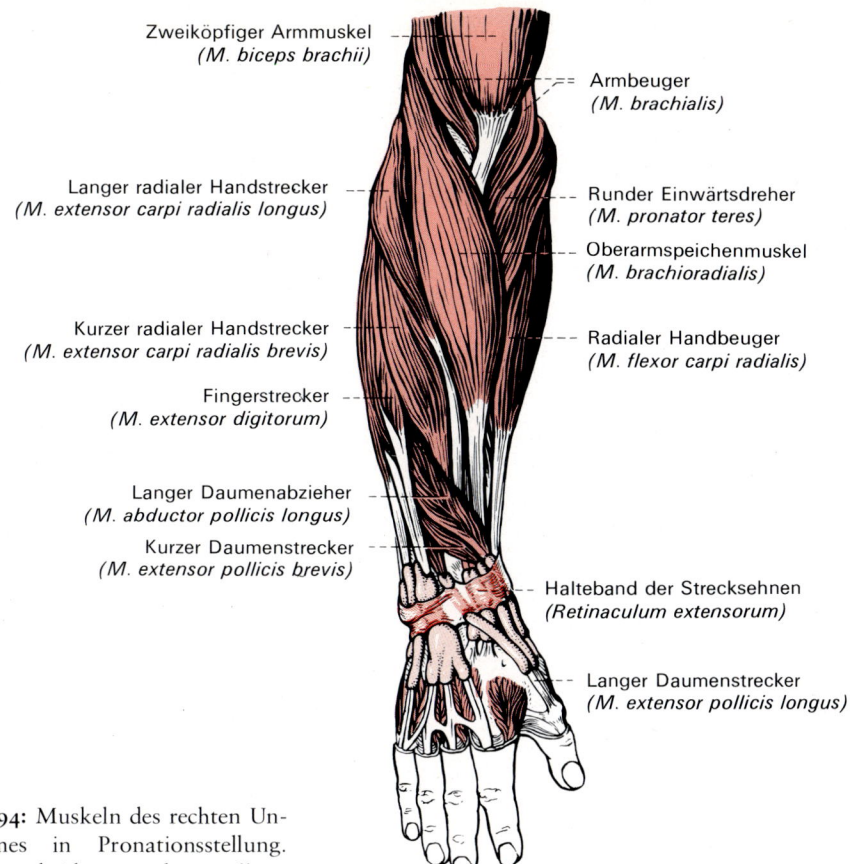

Zweiköpfiger Armmuskel
(M. biceps brachii)

Armbeuger
(M. brachialis)

Langer radialer Handstrecker
(M. extensor carpi radialis longus)

Runder Einwärtsdreher
(M. pronator teres)

Oberarmspeichenmuskel
(M. brachioradialis)

Kurzer radialer Handstrecker
(M. extensor carpi radialis brevis)

Radialer Handbeuger
(M. flexor carpi radialis)

Fingerstrecker
(M. extensor digitorum)

Langer Daumenabzieher
(M. abductor pollicis longus)

Kurzer Daumenstrecker
(M. extensor pollicis brevis)

Halteband der Strecksehnen
(Retinaculum extensorum)

Langer Daumenstrecker
(M. extensor pollicis longus)

Abb. 94: Muskeln des rechten Unterarmes in Pronationsstellung.
(Sehnenscheiden rosa dargestellt)

schon oberhalb der Handwurzel in vier schlanke Sehnen über, die sich auf der Beugeseite
an die Mittel- und Endglieder der Finger heften. Die Sehnen des *oberflächlichen Fingerbeugers*
ziehen zu den Mittelgliedern, die Sehnen des *tiefen Fingerbeugers* zu den Endgliedern. Dadurch
beugt der *oberflächliche Fingerbeuger* im *Mittelgelenk*, der *tiefe Fingerbeuger* im *Endgelenk*.

Ihre Sehnen werden durch Bänder an den Hand- und Fingerknochen fixiert. Dadurch können
sie bei der Fingerbeugung nicht von den Fingerknochen abgleiten. Als ein besonders breites
Band überspannt das **quere Handwurzelband** (*Ligamentum carpi transversum*[4]) die Handwurzelknochen auf der Beugeseite (Palmarseite). Unter ihm liegen wie in einem Tunnel die
von ihren Sehnenscheiden umhüllten Sehnen der *Fingerbeuger* (**Carpaltunnel**[5], Abb. 95).

Die Sehnen des *oberflächlichen Fingerbeugers* spalten sich kurz vor ihrem Ansatz an den
Mittelgliedern der Finger in jeweils zwei Schenkel. Durch den dadurch entstehenden Sehnen-
spalt gelangen die Sehnen des *tiefen Fingerbeugers* zu den Fingerendgliedern.

Gegenspieler der *langen Fingerbeuger* ist der **Fingerstrecker** (*M. extensor digitorum*). Er
zieht am Unterarm zwischen den *Handstreckern* zur Dorsalseite des zweiten bis fünften Fingers,

---

[4] transversus (lat.): quer verlaufend
[5] Carpaltunnel (carpus (lat.): Handwurzel)

Tab. 11: Muskeln, die auf die Fingergelenke wirken

A. Lange Muskeln

1. Oberflächlicher Fingerbeuger (M. flexor digitorum superficialis)
   U. I. Oberarmknochen-Ellen-Kopf: Innerer Obergelenkknorren des Oberarmknochens,
          Kronenfortsatz der Elle
      II. Speichenkopf: Vorderseite der Speiche
   A. Mittelglieder des 2. bis 5. Fingers
   N. Mittelnerv des Armes (N. medianus)

2. Tiefer Fingerbeuger (M. flexor digitorum profundus)
   U. Vorderseite der Elle, Membran zwischen Elle und Speiche
   A. Basis der Endglieder des 2. bis 5. Fingers
   N. Mittelnerv des Armes und Ellennerv (N. medianus und N. ulnaris)

3. Fingerstrecker (M. extensor digitorum)
   U. Äußerer Obergelenkknorren des Oberarmknochens, seitliches Band des Ellenbogengelenks und
      Ringband der Speiche
   A. Dorsalaponeurose des 2. bis 5. Fingers
   N. Speichennerv (N. radialis)

4. Zeigefingerstrecker (M. extensor indicis)
   U. Unteres Drittel der Rückseite der Elle
   A. Dorsalaponeurose des Zeigefingers
   N. Speichennerv (N. radialis)

5. Kleinfingerstrecker (N. extensor digiti minimi)
   U. Äußerer Obergelenkknorren des Oberarmknochens, seitliches Band des Ellenbogengelenks und
      Ringband der Speiche
   A. Dorsalaponeurose des 5. Fingers
   N. Speichennerv (N. radialis)

B. Kurze Muskeln

1. Regenwurmmuskeln (4) (Mm. lumbricales)
   U. Sehnen des tiefen Fingerbeugers in der Hohlhand
   A. Radialer Zipfel der Dorsalaponeurose des 2. bis 5. Fingers
   N. Mittelnerv des Armes (N. medianus) für I, II und Ellennerv (N. ulnaris) für III, IV

2. Zwischenknochenmuskeln der Handfläche (3) (Mm. interossei palmares)
   U. Mittelhandknochen II (Ellenseite), IV und V (Speichenseite)
   A. Dorsalaponeurosen des 2., 4. und 5. Fingers
   N. Ellennerv (N. ulnaris)

3. Zwischenknochenmuskeln des Handrückens (4) (Mm. interossei dorsales)
   U. Gegenüberliegende Seitenflächen von je 2 Mittelhandknochen (I–V)
   A. Dorsalaponeurose des 2., 3. und 4. Fingers
   N. Ellennerv (N. ulnaris)

---

wo seine Sehnen zusammen mit den Sehnen der *kurzen Fingermuskeln* eine gemeinsame Sehnen-platte (**Dorsalaponeurose**[6]) bilden. Er streckt die Finger im *Grund-, Mittel-* und *Endgelenk*.

Der Zeigefinger und Kleinfinger besitzen mit dem **Zeigefingerstrecker** *(M. extensor indicis*[7]) und dem **Kleinfingerstrecker** *(M. extensor digiti minimi*[8]*)* zusätzlich einen eigenen Streck-muskel. Dadurch können diese beiden Finger auch allein gestreckt werden. Damit die verschie-

---

[6] Dorsalaponeurose (dorsum (lat.): Rücken; apo (gr.): von etwas entfernen; neuron; Sehne, Nerv)
[7] index (lat.): der Anzeiger; Zeigefinger
[8] digitus minimus (digitus (lat.): Finger, Zehe; minimus (lat.): der kleinste): Kleinfinger, Kleinzehe

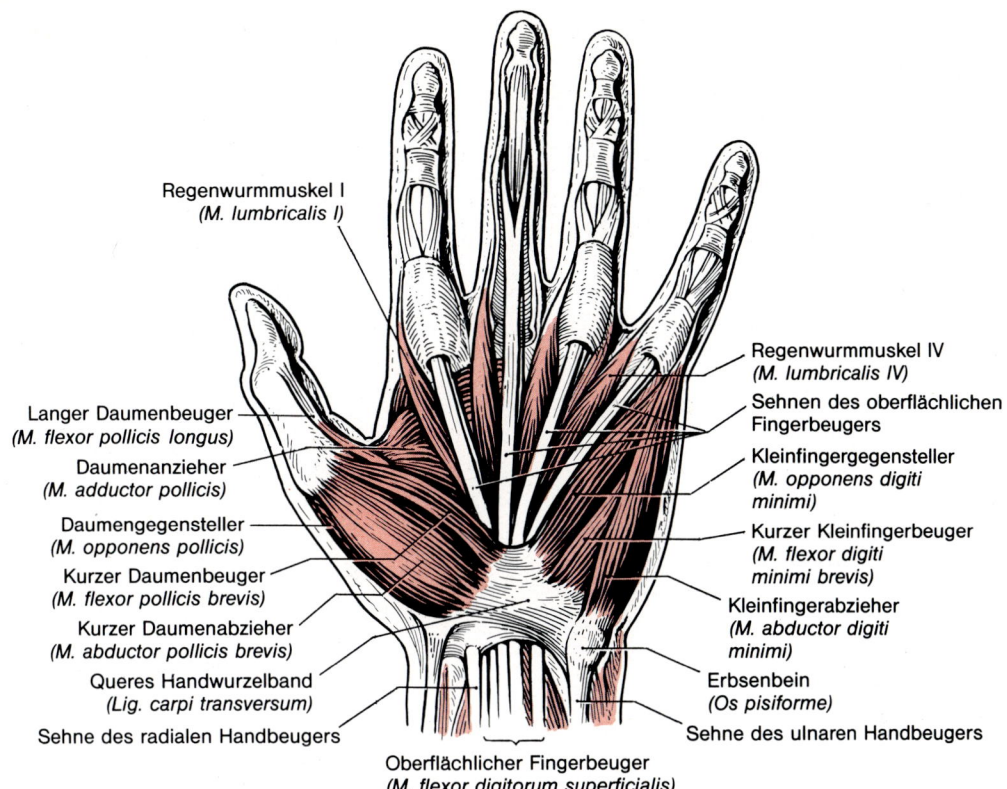

Regenwurmmuskel I
(M. lumbricalis I)

Langer Daumenbeuger
(M. flexor pollicis longus)

Daumenanzieher
(M. adductor pollicis)

Daumengegensteller
(M. opponens pollicis)

Kurzer Daumenbeuger
(M. flexor pollicis brevis)

Kurzer Daumenabzieher
(M. abductor pollicis brevis)

Queres Handwurzelband
(Lig. carpi transversum)

Sehne des radialen Handbeugers

Regenwurmmuskel IV
(M. lumbricalis IV)

Sehnen des oberflächlichen
Fingerbeugers

Kleinfingergegensteller
(M. opponens digiti
minimi)

Kurzer Kleinfingerbeuger
(M. flexor digiti
minimi brevis)

Kleinfingerabzieher
(M. abductor digiti
minimi)

Erbsenbein
(Os pisiforme)

Sehne des ulnaren Handbeugers

Oberflächlicher Fingerbeuger
(M. flexor digitorum superficialis)

Abb. 95: Muskeln der linken Hohlhand nach Entfernung der Palmaraponeurose. (Sehnenscheide des Mittelfingers der Länge nach gespalten)

denen Fingersehnen unter ihren Bändern ohne Reibung auf den Knochen gleiten können, sind sie von besonderen, innen glattwandigen, bindegewebigen Hüllen, den *Sehnenscheiden*, umgeben, die etwas Gleitflüssigkeit enthalten.

Betrachtet man den Verlauf der *langen Fingerbeuger* und *-strecker* über das Handgelenk zu den Fingern, so wird deutlich, daß sie auch bei der Beugung bzw. Streckung der Hand im Handgelenk beteiligt sind, da sie nicht nur die Fingergelenke, sondern auch das Handgelenk überspannen.

Die kurzen Fingermuskeln

Im Bereich der Mittelhand liegen die *kurzen Fingermuskeln* (Abb. 95, 96). Die Gruppe der **Regenwurmmuskeln** (*Mm. lumbricales*[9]) besteht aus vier rundlichen Muskeln, die von den seitlichen Rändern der vier Sehnen des *tiefen Fingerbeugers* entspringen und mit zarten Sehnen in die auf der Streckseite der Finger liegende Sehnenplatte des 2. bis 5. Fingers einstrahlen. Sie *beugen* die Finger im *Grundgelenk* und *strecken* sie im *Mittel-* und *Endgelenk*.

Die **Zwischenknochenmuskeln** (*Mm. interossei*[10]) liegen ihrem Namen entsprechend in den Spalten zwischen den Mittelhandknochen. Nach ihrer Lage werden sie in vier dorsal (*Mm.*

---

[9] Mm. lumbricales (lumbricalis (lat.): regenwurmähnlich)
[10] Mm. interossei (interosseus (lat.): zwischen Knochen liegend)

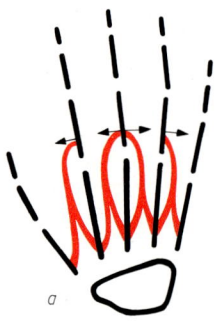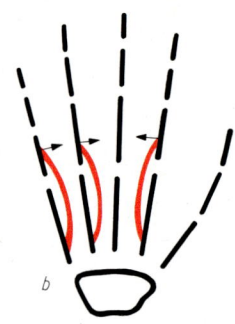

Abb. 96: Schema der dorsalen (a) und palmaren (b) Zwischenknochenmuskeln (Mm. interossei). Die Pfeile zeigen die Bewegungsrichtung der Finger nach Kontraktion des jeweiligen Zwischenknochemuskels an

interossei dorsales) und drei palmar (Mm. interossei palmares) liegende Muskeln unterteilt. Die dorsal liegenden Zwischenknochenmuskeln abduzieren den 2. bis 5. Finger im Grundgelenk, der palmar liegenden ziehen den 2., 4. und 5. Finger gegen den Mittelfinger (Abb. 96).

Die Tabelle 12 zeigt welche Muskeln bei den verschiedenen Fingerbewegungen beteiligt sind.

Tab. 12: Mechanik der Fingergelenke

Bewegung	Ausführende Muskeln
A. Grundgelenk	
Beugung (90°)	Zwischenknochenmuskeln, alle (Mm. interossei dorsales et palmares) Regenwurmmuskeln (Mm. lumbricales)
Streckung (10°)	Fingerstrecker (M. extensor digitorum)
Abduktion (10°)	Zwischenknochenmuskeln des Handrückens (Mm. interossei dorsales)
Adduktion (20°)	Zwischenknochenmuskeln der Handflächen (Mm. interossei palmares)
B. Mittelgelenk	
Beugung (100°)	Oberflächlicher Fingerbeuger (M. flexor digitorum superficialis)
Streckung (10°)	Zwischenknochenmuskeln, alle (Mm. interossei dorsales et palmares) Regenwurmmuskeln (Mm. lumbricales)
C. Endgelenk	
Beugung (60°)	Tiefer Fingerbeuger (M. flexor digitorum profundus)
Streckung (10°)	Zwischenknochenmuskeln, alle (Mm. interossei dorsales et palmares) Regenwurmmuskeln (Mm. lumbricales)

Die Muskeln des Daumens und Kleinfingers

Die Muskeln des Daumens

Der Daumen hat unter den Fingern eine Sonderstellung, da er sich den übrigen Fingern gegenüberstellen läßt (Abb. 94, 95, 97). Durch ihn erhält die Hand die Funktion einer Greifzange. Seine Beweglichkeit ist deshalb so groß, weil der zum Daumen gehörende erste Mittelhandknochen sich in seinem Handwurzelgelenk, einem Sattelgelenk, fast wie in einem Kugelgelenk nach allen Richtungen bewegen läßt. Zwischen den übrigen Mittelhandknochen und der Handwurzel bestehen dagegen straffe Gelenkverbindungen, welche das Bewegungsausmaß in diesem Bereich stark einschränken.

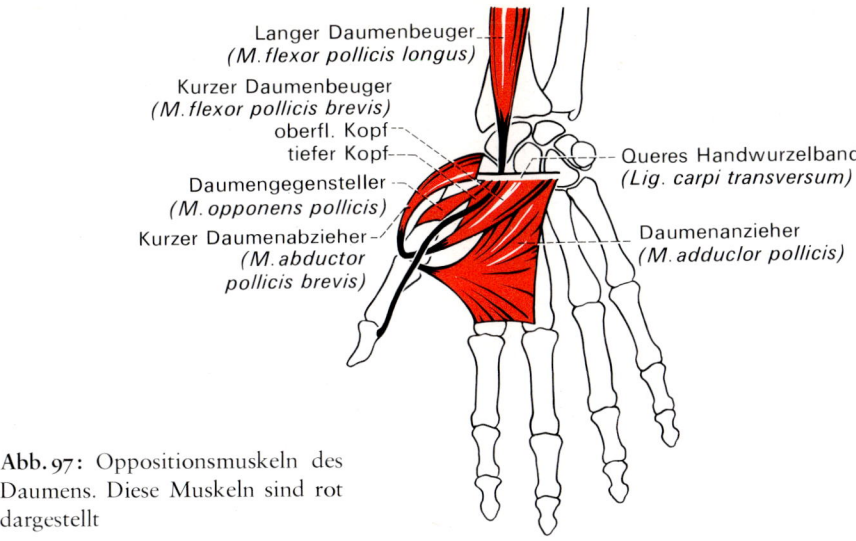

Langer Daumenbeuger
(M. flexor pollicis longus)

Kurzer Daumenbeuger
(M. flexor pollicis brevis)
oberfl. Kopf
tiefer Kopf

Daumengegensteller
(M. opponens pollicis)

Kurzer Daumenabzieher
(M. abductor
pollicis brevis)

Queres Handwurzelband
(Lig. carpi transversum)

Daumenanzieher
(M. adductor pollicis)

Abb. 97: Oppositionsmuskeln des Daumens. Diese Muskeln sind rot dargestellt

Der Daumen läßt sich mit dem ersten Mittelhandknochen im Halbkreis vor die Handfläche und Beugeseite der Finger führen. Erst dadurch wird die Hand im eigentlichen Sinne greiffähig. Man nennt diese Daumenbewegung die **Oppositionsbewegung**[1] (*«Gegenüberstellung»*) des Daumens. Der Daumen wird dabei nicht nur von der Zeigefinger- zur Kleinfingerseite des Handtellers geführt, sondern auch etwas zur Handfläche hin um seine Längsachse gedreht (*Kreiselbewegung des 1. Mittelhandknochens*). Die entgegengesetzte Bewegung, durch die der Daumen wieder in seine Ausgangsstellung neben den Zeigefinger gelangt, nennt man **Repositionsbewegung**[2] (*«Rückführung»*).

Der Daumen kann außerdem zusammen mit seinem 1. Mittelhandknochen von der Mittelhand weit abgespreizt (*Abduktion*) und wieder herangeführt (*Adduktion*) werden. Im *Grund-* und *Endgelenk* läßt sich der Daumen wie die übrigen Finger lediglich beugen und strecken. Die Kombinationsmöglichkeiten dieser Bewegungen machen den Daumen funktionell zu einer Gegenhand. Die Funktionsfähigkeit der Hand wird daher durch den Verlust des Daumens schwer beeinträchtigt. Deshalb wird auch das Fehlen des rechten Daumens als 25 %ige Minderung der Erwerbsfähigkeit bewertet und dem Verlust eines Auges gleichgesetzt. Der Daumen wird durch vier lange und vier kurze Eigenmuskeln bewegt, die in der Tabelle 13 aufgeführt sind. Die Daumenmuskeln ziehen vom Unterarm (lange Daumenmuskeln) und der Handwurzel (kurze Daumenmuskeln) zu den Daumengliedern und dem 1. Mittelhandknochen. Durch die vier kurzen Daumenmuskeln wird der *«Daumenballen»* gebildet. Alle Muskeln des Daumens werden nach ihrer Funktion benannt, wobei jedoch ihre Namen teilweise ihrer funktionellen Bedeutung nicht völlig gerecht werden.

Die Muskeln des Kleinfingers

Der Kleinfinger besitzt drei Eigenmuskeln (Abb. 95), durch die er eine relativ große Beweglichkeit erhält. Allerdings sind diese Muskeln recht klein und weniger wichtig als die Daumen-

---

[1] Oppositionbewegung (opponere (lat.): gegenüberstellen)
[2] Repositionsbewegung (reponere (lat.): wieder hinsetzen)

Tab. 13: Muskeln des Daumens

A. Lange Muskeln

1. Langer Daumenbeuger (M. flexor pollicis longus)
   U. Vorderfläche der Speiche und Membran zwischen Elle und Speiche
   A. Endglied des Daumens
   N. Mittelnerv des Armes (N. medianus)

2. Langer Daumenstrecker (M. extensor pollicis longus)
   U. Rückseite der Elle und Zwischenknochenmembran
   A. Endglied des Daumens
   N. Speichennerv (N. radialis)

3. Kurzer Daumenstrecker (M. extensor pollicis brevis)
   U. Speiche und Membran zwischen Elle und Speiche
   A. Grundglied des Daumens
   N. Speichennerv (N. radialis)

4. Langer Daumenabzieher (M. abductor pollicis longus)
   U. Rückseite von Elle und Speiche, Membran zwischen Elle und Speiche
   A. Basis des 1. Mittelhandknochens
   N. Speichernnerv (N. radialis)

B. Kurze Muskeln

5. Daumenanzieher (M. adductor pollicis)
   U. I. Schiefer Kopf: Basis des 2. und 3. Mittelhandknochens, Kopfbein
      II. Querverlaufender Kopf: Palmarfläche des 3. Mittelhandknochens,
          Köpfe des 2. und 3. Mittelhandknochens
   A. Kapsel des 1. Fingergrundgelenks, Basis der 1. Grundphalanx
   N. Ellennerv (N. ulnaris)

6. Daumengegensteller (M. opponens pollicis)
   U. Qures Handwurzelband, großes Vieleckbein
   A. Radiale Seite des 1. Mittelhandknochens
   N. Ellennerv (N. ulnaris)

7. Kurzer Daumenbeuger (M. flexor pollicis brevis)
   U. I. Oberflächlich liegender Kopf: Quers Handwurzelband
      II. Tiefer Kopf: Großes und kleines Vieleckbein, Kopfbein, Basis des 1. Mittelhandknochens
   A. Radiale Seite des 1. Fingergrundgelenks
   N. Oberflächlich liegender Kopf: Mittelnerv des Armes (N. medianus)
      Tiefer Kopf: Ellennerv (N. ulnaris)

8. Kurzer Daumenabzieher (M. abductor pollicis brevis)
   U. Qures Handwurzelband, Kahnbein
   A. Basis des 1. Fingergrundgliedes
   N. Mittelnerv des Armes (N. medianus)

muskeln. Sie bilden den «*Kleinfingerballen*» und liegen zwischen der Beugeseite der Handwurzelknochen und dem Kleinfingergrundgelenk. Ihre Funktion ergibt sich aus ihren Namen (s. Tab. 14).

Die Hohlhand wird durch die **Palmaraponeurose**, eine flächenförmige Sehnenplatte bedeckt. Sie ist die Fortsetzung des *langen Hohlhandmuskels* (M. palmaris longus). Während dieser Muskel selbst fehlen kann, ist die *Palmaraponeurose* immer angelegt. Von ihrer der Hohlhand zugewandten Seite strahlen zahlreiche Faserzüge in die sie bedeckende Haut ein und stellen so eine feste Verbindung zwischen der Haut und der Palmaraponeurose her. Daher kann man die

Tab. 14: Muskeln des Kleinfingers

---

1. Kleinfingerabzieher (M. abductor digiti minimi)
   U. Queres Handwurzelband, Erbsenbein
   A. Basis des 5. Fingergrundgliedes
   N. Ellennerv (N. ulnaris)

2. Kurzer Kleinfingerbeuger (M. flexor digiti minimi brevis)
   U. Queres Handwurzelband, Hakenbein
   A. Basis des 5. Fingergrundgliedes
   N. Ellennerv (N. ulnaris)

3. Kleinfingergegensteller (M. opponens digiti minimi)
   U. Queres Handwurzelband, Haken des Hakenbeins
   A. Ulnarer Rand des 5. Mittelhandknochens
   N. Ellennerv (N. ulnaris)

Haut in diesem Bereich im Gegensatz zum Handrücken auch nicht in Falten von ihrer Unterlage abheben. Bei Anspannung bilden die Haut der Hohlhand und die Palmaraponeurose gemeinsam eine derbe Platte. Dadurch werden die darunterliegenden Blutgefäße und Nerven gegen Druck geschützt.

Die Hüft-, Bein- und Fußmuskeln

Die Hüftmuskeln liegen als fester Muskelmantel um das Hüftgelenk, in dem das Bein und der Rumpf gegeneinander bewegt werden. Während beim Schultergelenk und seinen Muskeln das Bewegungsausmaß im Vordergrund steht, muß im Hüftgelenk neben großer Beweglichkeit zusätzlich die sichere Standfestigkeit gewährleistet sein. Das *Hüftgelenk* ist funktionell ein *Kugelgelenk*, anatomisch ein *Nußgelenk* mit drei Hauptachsen der Bewegung (sie auch Seite 43). Um die *Transversalachse* werden die Beine gegen das Becken *(Spielbein)* oder das Becken gegen die Beine *(Standbein)* bewegt. Die Abspreizung *(Abduktion)* und das Heranziehen *(Adduktion)* des Beines erfolgt um die *Sagittalachse*, die Innendrehung *(Innenrotation)* und Außendrehung *(Außenrotation)* um die *Longitudinalachse*.

Nach den Richtungen der Hüftgelenksbewegungen unterscheidet man *Muskeln* zur *Beugung* und *Streckung* (Ante- und Retroversion), zum *Abspreizen* und *Heranziehen* (Abduktion und Adduktion) sowie zum *Ein-* und *Auswärtsdrehen* (Innen- und Außenrotation) des Beines. Nur ein Teil dieser Muskeln überspannt als eigentliche «Hüftmuskeln» ausschließlich das *Hüftgelenk*. Die übrigen Muskeln ziehen vom Becken bis zum Unterschenkel. Sie überspannen damit nicht nur das *Hüft-* sondern auch das *Kniegelenk* und können damit gleichzeitig auf beide Gelenke einwirken. Dadurch werden die Bewegungen im *Hüft-* und *Kniegelenk* koordiniert. Nach ihrem Sitz bezeichnet man diese Muskeln als «Oberschenkelmuskulatur». Dabei sei daran erinnert, daß im *Kniegelenk* ganz überwiegend nur *Beuge-* und *Streckbewegungen* um eine *Transversalachse* möglich sind. Zusätzlich läßt sich der Unterschenkel bei gebeugtem Knie um die *Longitudinalachse* nach innen und außen drehen. Bei durchgestrecktem Knie wird diese Kreiselbewegung dagegen unmöglich.

Sämtliche auf das Hüftgelenk wirkenden Muskeln sind in der Tabelle 15 aufgeführt.

Die Muskeln zum Beugen und Strecken des Beines im Hüftgelenk

Die *Beuger* ziehen vor, die *Strecker* hinter dem *Hüftgelenk* vom Becken zum Oberschenkel (Abb. 98, 99 und 101-104). Auch hier gibt es entsprechend dem Deltamuskel am Schultergelenk

Tab. 15: Muskeln, die auf das Hüftgelenk wirken

1. Hüftlendenmuskel (M. iliopsoas)
   a) Großer Lendenmuskel (M. psoas major)
      U. 12. Brust- und 1. bis 4. Lendenwirbelkörper, Querfortsätze des 1. bis 5. Lendenwirbels
      A. Kleiner Rollhügel
   b) Darmbeinmuskel (M. iliacus)
      U. Innenfläche der Darmbeinschaufel, vorderer unterer Darmbeinstachel
      A. Kleiner Rollhügel
      N. Lendengeflecht, Oberschenkelnerv (Plexus lumbalis, N. femoralis)

2. Großer Gesäßmuskel (M. glutaeus maximus)
   U. Außenfläche des Darmbeins, Kreuzbeins, Steißbeins
   A. Unterhalb des großen Rollhügels an der Rückseite des Oberschenkelbeins, Oberschenkelfaszie
   N. Unterer Gesäßnerv (N. glutaeus inferior)

3. Mittlerer Gesäßmuskel (M. glutaeus medius)
   U. Außenfläche der Darmbeinschaufel
   A. Großer Rollhügel
   N. Oberer Gesäßnerv (N. glutaeus superior)

4. Kleiner Gesäßmuskel (M. glutaeus minimus)
   U. Außenfläche der Darmbeinschaufel
   A. Großer Rollhügel
   N. Oberer Gesäßnerv (N. glutaeus superior)

5. Birnenförmiger Muskel (M. piriformis)
   U. Beckenseite des Kreuzbeins
   A. Spitze des großen Rollhügels
   N. Kreuzbeingeflecht (Plexus sacralis)

6. Innerer Hüftlochmuskel (M. obturatorius internus)
   U. Innenfläche des Hüftbeins und der Membran des Hüftlochs
   A. Grube an der Innenfläche des großen Rollhügels (= Fossa trochanterica)
   N. Kreuzbeingeflecht (Plexus sacralis)

7. Zwillingsmuskeln (Mm. gemelli)
   a) Oberer Zwillingsmuskel (M. gemellus superior)
      U. Hüftbeinstachel
   b) Unterer Zwillingsmuskel (M. gemellus inferior)
      U. Sitzbeinhöcker
      A. Grube an der Innenfläche des großen Rollhügels
      N. Kreuzbeingeflecht (Plexus sacralis)

8. Vierseitiger Schenkelmuskel (M. quadratus femoris)
   U. Sitzbeinhöcker
   A. Knochenkamm zwischen den Rollhügeln
   N. Kreuzbeingeflecht (Plexus sacralis)

9. Äußerer Hüftlochmuskel (M. obturatorius externus)
   U. Rand des Hüftlochs, Außenfläche der Membran des Hüftlochs
   A. Grube an der Innenfläche des großen Rollhügels
   N. Hüftlochnerv (N. obturatorius)

10. Kammuskel (M. pectineus)
    U. Schambeinkamm
    A. Innenseite des Oberschenkelbeins unterhalb des kleinen Rollhügels
    N. Hüftlochnerv, Oberschenkelnerv (N. obturatorius, N. femoralis)

11. Langer Schenkelanzieher (M. adductor longus)
    U. Zwischen Schambeinfuge und Schambeinhöcker
    A. Innerer Rand der rauhen Linie (Linea aspera)
    N. Hüftlochnerv (N. obturatorius)

12. Kurzer Schenkelanzieher (M. adductor brevis)
    U. Unterer Ast des Schambeins
    A. Innerer Rand der rauhen Linie
    N. Hüftlochnerv (N. obturatorius)

13. Großer Schenkelanzieher (M. adductor magnus)
    U. Sitzbeinhöcker und Ast des Sitzbeins
    A. Innerer Rand der rauhen Linie, innerer Obergelenkknorren des Oberschenkelbeins
    N. Hüftlochnerv, Schienbeinnerv (N. obturatorius, N. tibialis)

14. Schlankmuskel (M. gracilis)
    U. Unterer Ast des Schambeins
    A. Schienbeinhöcker (Gänsefuß)
    N. Hüftlochnerv (N. obturatorius)

15. Spanner der Oberschenkelbinde (M. tensor fasciae latae)
    U. Vorderer oberer Darmbeinstachel
    A. Seitlicher Anteil des Schienbeinhöckers
    N. Oberer Gesäßnerv (N. glutaeus superior)

16. Gerader Schenkelmuskel (M. rectus femoris)
17. Schneidermuskel (M. sartorius)
18. Zweiköpfiger Schenkelmuskel (M. biceps femoris)
19. Plattsehnenmuskel (M. semimembranosus)
20. Halbsehnenmuskel (M. semitendinosus)
    Die Muskeln 16 bis 20 siehe Tabelle 17

Muskeln, die nicht nur als Ganzes, sondern auch mit einzelnen Abschnitten an bestimmten Bewegungen im *Hüftgelenk* mitwirken und dadurch in ihrer Funktion zum eigenen Gegenspieler werden. Der kräftigste Hüftbeuger ist der **Hüftlendenmuskel** *(M. iliopsoas*[1], Abb. 98), der von der Vorderfläche der Lendenwirbelsäule und den angrenzenden Darmbeinabschnitten entspringt und zum Oberschenkelknochen zieht. Er beugt die Beine gegen den Rumpf. Andererseits kann er aber auch den Rumpf gegen die festgestellten Beine ziehen. Er ist also bei der Rumpfbeugung und beim Aufrichten des Oberkörpers aus horizontaler Lage maßgeblich beteiligt. Beim Hochziehen der Beine gegen den Rumpf *(Beugung im Hüftgelenk)* wird er von weiteren Muskeln unterstützt.

Der kräftigste von diesen unterstützend wirkenden Muskeln ist der **gerade Schenkelmuskel** *(M. rectus femoris)*, der als Mittelstück des **vierköpfigen Schenkelstreckers** *(M. quadriceps*[2] *femoris)* vom Darmbein über das Hüft- und Kniegelenk zum Schienbein zieht (s. Abb. 103). Aufgrund seines Verlaufes *beugt* er im *Hüft-* und *streckt* im *Kniegelenk.* Die drei übrigen Köpfe (= Muskelbäuche) des *vierköpfigen Schenkelstreckers* sind dagegen nur zwischen dem Oberschenkelschaft und dem Schienbein ausgespannt. Sie strecken daher auch lediglich das *Kniegelenk.* Die vier Muskelbäuche dieses Muskels vereinigen sich oberhalb des Kniegelenkes in einer gemeinsamen kräftigen Sehne, die direkt unterhalb des Kniegelenkes vorne am Schienbein

---

[1] M. iliopsoas (ilia (lat.): die Weichen; ilio-: zum Darmbein gehörend; psoa (gr.): die Lende)
[2] M. quadriceps femoris (quadriceps (lat.): vierköpfig; femur (lat.): Oberschenkelbein)

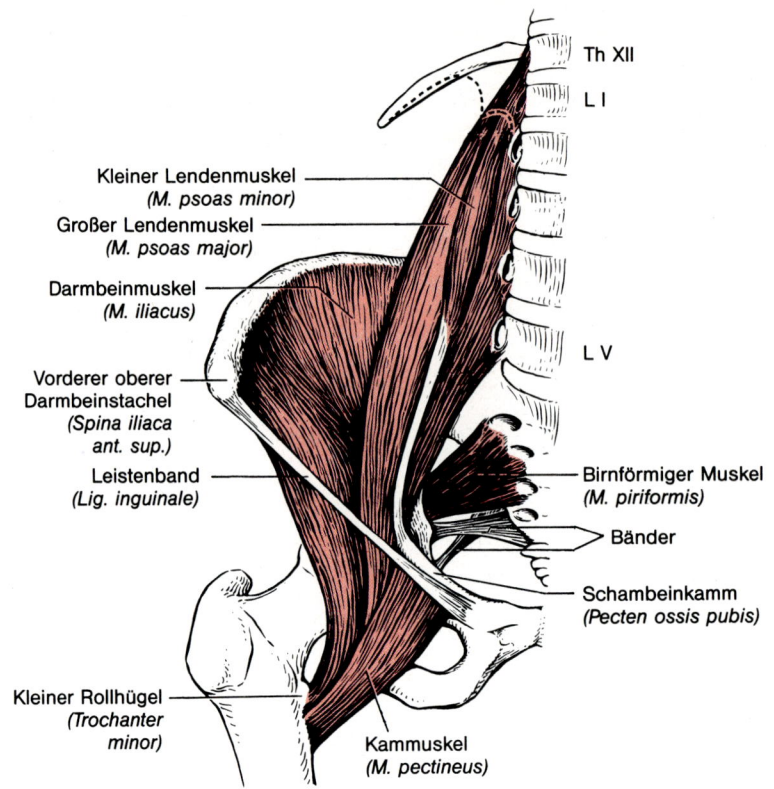

Abb. 98: Innere Hüftmuskeln. Zusätzlich sind der birnförmige Muskel und der Kammuskel dargestellt

ansetzt. In diese Sehne ist über dem Kniegelenk die *Kniescheibe* eingelagert. Daher wird die Sehne des *vierköpfigen Schenkelstreckers* auch als «**Kniescheibenband**» bezeichnet.

Welche Muskeln zusätzlich noch an der Beugung im Hüftgelenk beteiligt sind, geht aus Tabelle 16 hervor.

Der wichtigste Strecker des Oberschenkels im *Hüftgelenk* ist der **große Gesäßmuskel** *(M. glutaeus maximus[3])*, der breitflächig von der Rückseite des Beckens zum Oberschenkel verläuft und ihn als Gegenspieler des *Hüftlendenmuskels* nach hinten führt (= Streckung im Hüftgelenk). Er bildet im wesentlichen die Gesäßbacke (s. Abb. 102, 104). Hauptfunktion dieses Muskels ist das Heben des Oberkörpers und die damit verbundene Streckbewegung im zuvor gebeugten Hüftgelenk. Ohne ihn ist das Aufrichten aus der Kniebeuge, das Treppensteigen oder Springen nicht möglich. Außerdem hat er eine wichtige statische Funktion. Er verhindert, daß der Rumpf nach vorn kippt. Dabei wird er vor allem durch die *Rückenstreckmuskulatur* unterstützt.

Zusätzlich unterstützt eine Gruppe von drei Oberschenkelmuskeln den großen Gesäßmuskel. Sie ziehen alle vom *Sitzbeinhöcker* (Tuber ischiadicum) zu den Unterschenkelknochen und damit über die Rückseite des Hüft- und Kniegelenkes hinweg (Abb. 99, 102, 104). Daher können sie den Oberschenkel im *Hüftgelenk* strecken und den Unterschenkel gegen den Oberschenkel im *Kniegelenk* beugen. Es sind dies der **zweiköpfige Schenkelmuskel** *(M. biceps[4]*

---

[3] M. glutaeus maximus (glutos (gr.): die Hinterbacke; maximus (lat.): der größte)
[4] M. biceps femoris (biceps (lat.): zweiköpfig)

femoris), der **Halbsehnenmuskel** *(M. semitendinosus[5])* und der **Plattsehnenmuskel** *(M. semimembranosus[6]),* von denen der *zweiköpfige Schenkelmuskel* an der Außenseite des Knies zum Wadenbeinköpfchen zieht, während die beiden anderen Muskeln an der Innenseite des Knies ansetzen. Da die Hauptaufgabe dieser Muskelgruppe die Beugung des Unterschenkels im Kniegelenk ist, bezeichnet man sie auch als «*Kniebeuger*».

Als einziger Muskel kann der **Schneidermuskel** *(M. sartorius[7])* gleichzeitig das Hüft- und Kniegelenk beugen (Abb. 101, 103). Man nahm früher irrtümlich an, daß er für den Schneidersitz mit übereinandergeschlagenen Beinen wichtig sei. Der *Schneidermuskel* verläuft in einer bindegewebigen Führungsrinne schräg von der vorderen Darmbeinspitze über den *vierköpfigen Schenkelstrecker* hinweg nach dorsal zur Innenseite des Kniegelenkes und setzt dort am Schienbein an. Da sein Ansatz hinter der *Transversalachse* des Kniegelenkes liegt, beugt er somit gleichzeitig im Hüft- und Kniegelenk. Zusätzlich kann er bei gebeugtem Knie den Unterschenkel etwas einwärtsdrehen. Als weitere Muskeln sind auch die «*Kniebeuger*» an der Drehung des Unterschenkels im Kniegelenk um die Längsachse beteiligt, worauf schon hier hingewiesen werden soll. Der am inneren Gelenkknorren des Schienbeins ansetzende *Halbsehnenmuskel* und der *Plattsehnenmuskel* helfen nämlich beim Einwärtskreiseln *(Innenrotation),* der am Wadenbeinköpfchen angewachsene *zweiköpfige Schenkelmuskel* bei der Auswärtskreiselung *(Außenrotation).* Voraussetzung für diese Drehbewegung ist jedoch die Entspannung der Kniebänder durch gleichzeitige Kniebeugung. Bei durchgestrecktem Knie ist der Unterschenkel dagegen festgestellt und eine Drehung im Kniegelenk unmöglich. Drehen wir also das im Knie gestreckte Bein um seine Längsachse, so bewegen wir es nur im Hüftgelenk.

Die Muskeln für die Seitwärtsbewegung des Oberschenkels im Hüftgelenk

Die Muskeln für das Abspreizen *(Abduktion)* und Heranziehen *(Adduktion)* des Oberschenkels sitzen seitlich vom Hüftgelenk. Das Abspreizen erfolgt nur durch den **mittleren** und **kleinen Gesäßmuskel** *(M. glutaeus medius und minimus).* Beide Muskeln ziehen, hintereinanderliegend, von der Außenfläche der Beckenschaufel fächerförmig zum großen Rollhügel *(Trochanter major),* dem kräftigen Vorsprung am oberen Ende des Oberschenkelknochens, der an der Außenfläche der Hüfte zu fühlen ist. In ihrem hinteren Abschnitt werden der *mittlere* und *kleine Gesäßmuskel* vom *großen Gesäßmuskel* bedeckt. Sie verhindern beim Gehen das Absinken des Beckens auf die Seite des Spielbeines, indem sie sich auf der Seite des Standbeines kontrahieren. Dadurch wird das Becken auf die Seite des Standbeines geneigt und die Spielbeinseite angehoben. Erst dadurch kann das Spielbein beim Gehen nach vorn geführt werden. Fallen beide Muskeln z. B. durch eine Lähmung aus, so ist die Gehfähigkeit schwer beeinträchtigt: der Gang wird watschelnd. Durch ihre fächerförmige Ausbreitung an der Außenfläche der Beckenschaufel liegt ein Teil ihrer Muskelfasern vor, ein anderer hinter der *Longitudinalachse* des Hüftgelenkes. Deshalb drehen die hinten gelegenen Fasern das Hüftgelenk nach außen *(Außenrotation),* die vorne gelegenen Fasern nach innen *(Innenrotation).*

Die Gegenspieler der «Abspreizer» *(Abduktoren)* sind die «Heranzieher» *(Adduktoren).* Sie ziehen als Gruppe von fünf kräftigen, zum Teil breitflächigen, nebeneinanderliegenden Muskeln zwischen dem vorderen, unteren Beckenrand *(Scham-* und *Sitzbein)* zur Innenfläche des Oberschenkelschaftes, der ihnen fast in seiner ganzen Länge als Ansatzpunkt dient (s. Abb. 100). Ihre Wirkung wird am Beispiel eines Reiters deutlich, der die Beine zum Schenkelschluß fest an den Rumpf des Pferdes preßt.

---

[5] M. semitendinosus (semi (lat.): halb; tendo (lat.): Sehne; semitendinosus: halbsehnig)

[6] M. semimembranosus (semimembranosus (lat.): zur Hälfte aus Haut (Sehne) bestehend)

[7] M. sartorius (sartorius (lat.): Schneider; sartorius: zum Schneidern dienlich)

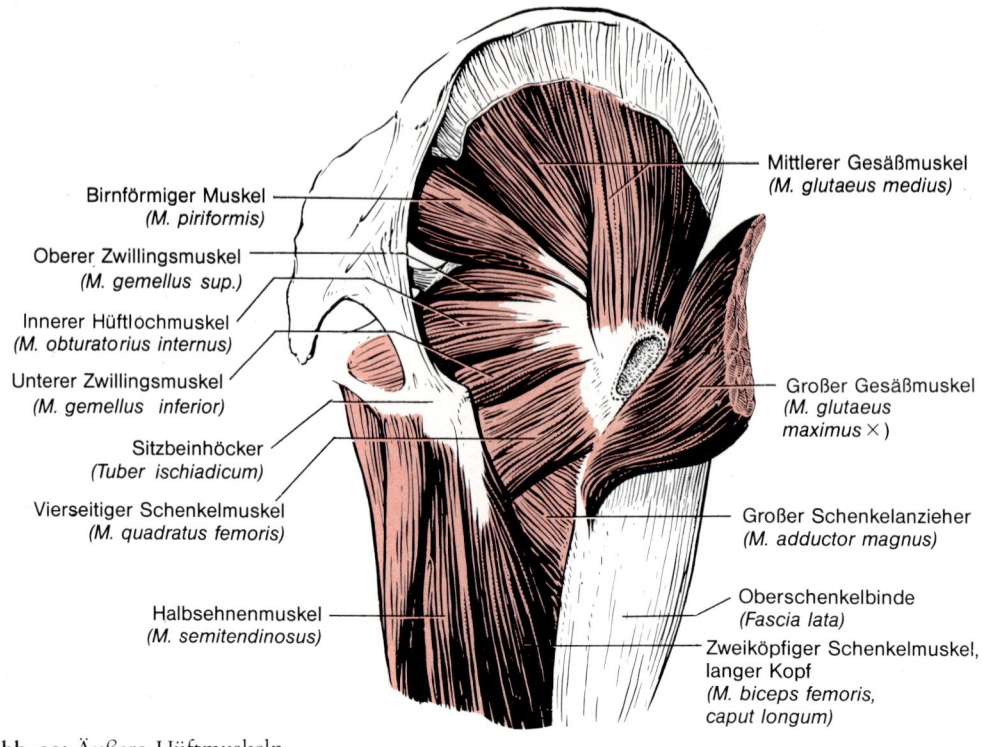

Birnförmiger Muskel
(M. piriformis)

Oberer Zwillingsmuskel
(M. gemellus sup.)

Innerer Hüftlochmuskel
(M. obturatorius internus)

Unterer Zwillingsmuskel
(M. gemellus inferior)

Sitzbeinhöcker
(Tuber ischiadicum)

Vierseitiger Schenkelmuskel
(M. quadratus femoris)

Halbsehnenmuskel
(M. semitendinosus)

Mittlerer Gesäßmuskel
(M. glutaeus medius)

Großer Gesäßmuskel
(M. glutaeus
maximus ×)

Großer Schenkelanzieher
(M. adductor magnus)

Oberschenkelbinde
(Fascia lata)

Zweiköpfiger Schenkelmuskel,
langer Kopf
(M. biceps femoris,
caput longum)

Abb. 99: Äußere Hüftmuskeln

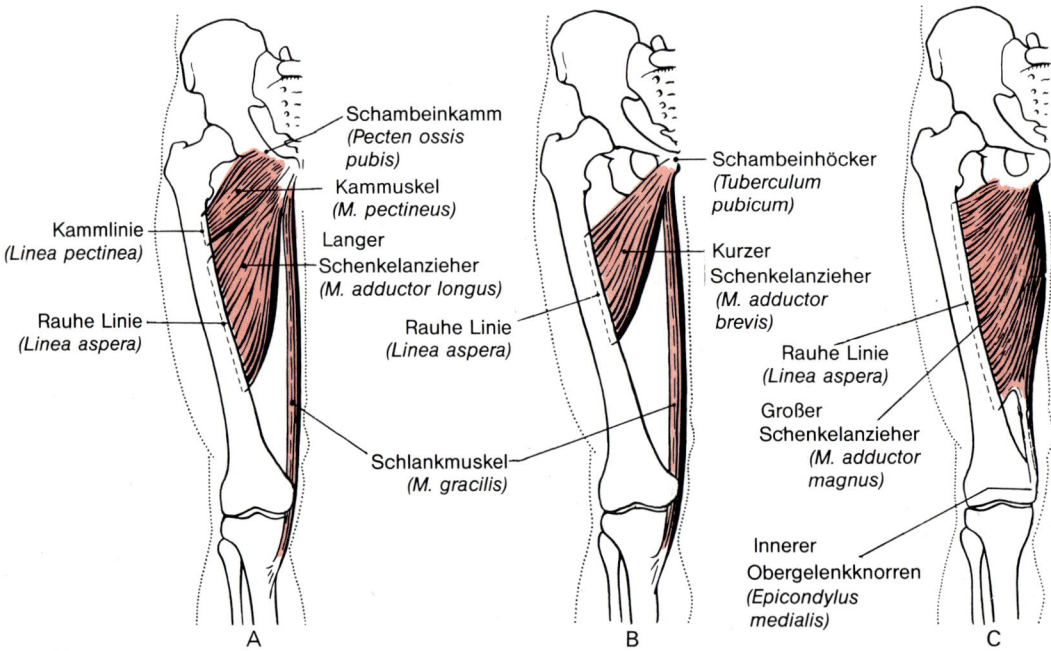

Schambeinkamm
(Pecten ossis
pubis)

Kammuskel
(M. pectineus)

Langer
Schenkelanzieher
(M. adductor longus)

Kammlinie
(Linea pectinea)

Rauhe Linie
(Linea aspera)

Rauhe Linie
(Linea aspera)

Schlankmuskel
(M. gracilis)

Schambeinhöcker
(Tuberculum
pubicum)

Kurzer
Schenkelanzieher
(M. adductor
brevis)

Rauhe Linie
(Linea aspera)

Großer
Schenkelanzieher
(M. adductor
magnus)

Innerer
Obergelenkknorren
(Epicondylus
medialis)

A   B   C

Abb. 100: Adduktoren des Oberschenkels (A = oberflächliche, B = mittlere, C = tiefe Schicht)

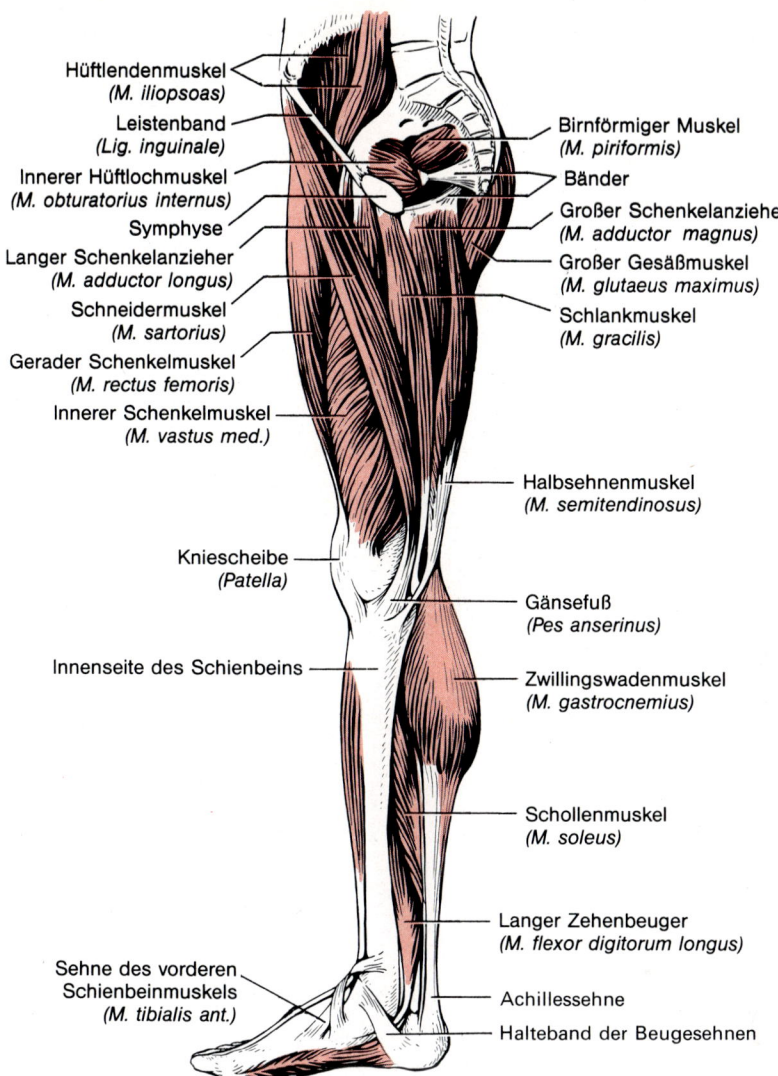

Abb. 101: Muskeln des Beines, Innenseite

Von diesen fünf Muskeln zieht der **Schlankmuskel** *(M. gracilis*[1]*)* vom Schambein kommend über das Kniegelenk hinweg zum inneren Gelenkknorren des Schienbeins (s. Abb. 100). Er wirkt daher auf zwei Gelenke, indem er im Hüftgelenk adduziert und das Kniegelenk beugt und innenrotiert.

Die Muskeln für die Drehung des Beines im Hüftgelenk

An der *Auswärtsdrehung* des Beines um seine Längsachse im Hüftgelenk ist unter anderem eine Gruppe von sechs kräftigen kleinen Muskeln beteiligt. Sie liegen in der Tiefe der Hüftgegend versteckt unter den drei Gesäßmuskeln und spannen sich so zwischen dem großen Rollhügel

---

[1] M. gracilis (gracilis (lat.): dünn, zart)

(Trochanter major) und der hinteren Beckenregion aus, daß sie den Oberschenkelknochen von hinten umfassen. Dadurch können sie ihn auswärtsdrehen (s. Abb. 99).

Für die *Einwärtsdrehung* des Oberschenkels sind keine eigenen Muskeln als Gegenspieler der Auswärtsdreher vorhanden. Die Einwärtsdrehung erfolgt vorwiegend durch Fasergruppen des *mittleren* und *kleinen Gesäßmuskels*, die vor der senkrecht verlaufenden Drehachse des Hüftgelenkes liegen *(Longitudinalachse).* Doch kann sich auch der **große Schenkelanzieher** *(M. adductor magnus*[1]*)* an der Einwärtsdrehung des Beines im Hüftgelenk beteiligen.

Die *Einwärtsdreher* des Beines sind schwächer als seine *Auswärtsdreher* entwickelt. Daher befindet sich das Bein normalerweise in leichter Auswärtsdrehung *(Außenrotationsstellung),* besonders wenn es frei herabhängt.

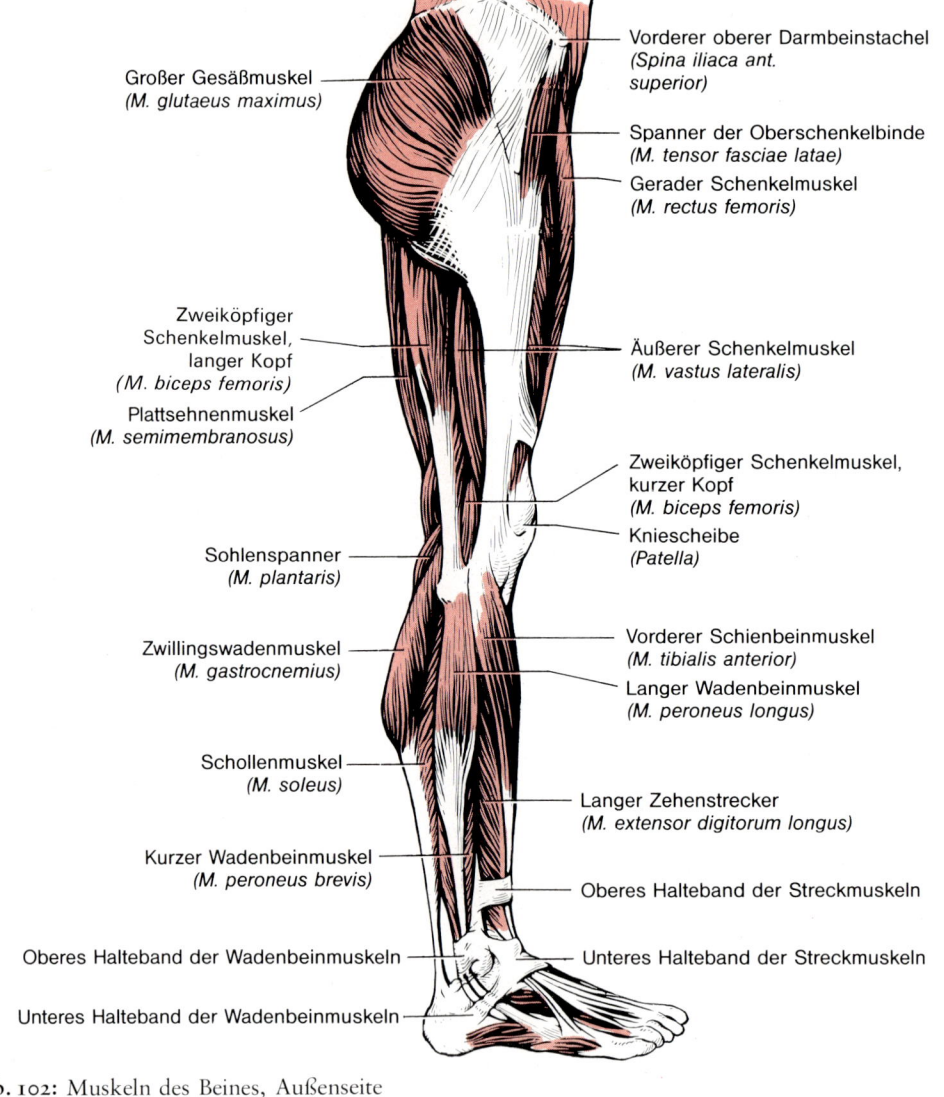

Großer Gesäßmuskel
(M. glutaeus maximus)

Zweiköpfiger Schenkelmuskel, langer Kopf
(M. biceps femoris)

Plattsehnenmuskel
(M. semimembranosus)

Sohlenspanner
(M. plantaris)

Zwillingswadenmuskel
(M. gastrocnemius)

Schollenmuskel
(M. soleus)

Kurzer Wadenbeinmuskel
(M. peroneus brevis)

Oberes Halteband der Wadenbeinmuskeln

Unteres Halteband der Wadenbeinmuskeln

Vorderer oberer Darmbeinstachel
(Spina iliaca ant. superior)

Spanner der Oberschenkelbinde
(M. tensor fasciae latae)

Gerader Schenkelmuskel
(M. rectus femoris)

Äußerer Schenkelmuskel
(M. vastus lateralis)

Zweiköpfiger Schenkelmuskel, kurzer Kopf
(M. biceps femoris)

Kniescheibe
(Patella)

Vorderer Schienbeinmuskel
(M. tibialis anterior)

Langer Wadenbeinmuskel
(M. peroneus longus)

Langer Zehenstrecker
(M. extensor digitorum longus)

Oberes Halteband der Streckmuskeln

Unteres Halteband der Streckmuskeln

Abb. 102: Muskeln des Beines, Außenseite

---

[1] M. abductor magnus (abductor (lat.) der Abzieher; magnus (lat.): groß)

Die Tabelle 16 enthält die Muskeln, die überwiegend an den Bewegungen im Hüftgelenk beteiligt sind.

Tab. 16: Mechanik des Hüftgelenks

Bewegung	Ausführende Muskeln
Beugung = Anteversion (130–140° in Rückenlage)	1. Hüftlendenmuskel (M. iliopsoas) 2. Gerader Schenkelmuskel (M. rectus femoris) 3. Spanner der Oberschenkelbinde (M. tensor fasciae latae) 4. Schneidermuskel (M. sartorius)
Streckung = Retroversion (10–15°)	Großer Gesäßmuskel (M. glutaeus maximus)
Abspreizen = Abduktion (30–50° in Rückenlage)	1. Mittlerer Gesäßmuskel (M. glutaeus medius) 2. Kleiner Gesäßmuskel (M. glutaeus minimus)
Heranziehen = Adduktion (20–30° in Rückenlage)	1. Kammuskel (M. pectineus) 2. Langer Schenkelanzieher (M. adductor longus) 3. Kurzer Schenkelanzieher (M. adductor brevis) 4. Großer Schenkelanzieher (M. adductor magnus) 5. Schlankmuskel (M. gracilis)
Einwärtsdrehen = Innenrotation (30–50° in Bauchlage bei gestrecktem Knie; 40–50° bei gebeugtem Knie)	1. Mittlerer Gesäßmuskel, vorderer Teil (M. glutaeus medius) 2. Kleiner Gesäßmuskel, vorderer Teil (M. glutaeus minimus) 3. Großer Schenkelanzieher (M. adductor magnus)
Auswärtsdrehen = Außenrotation (40–50° in Bauchlage bei gestrecktem Knie; 40–50° bei gebeugtem Knie)	1. Mittlerer Gesäßmuskel, hinterer Teil (M. glutaeus medius) 2. Kleiner Gesäßmuskel, hinterer Teil (M. glutaeus minimus) 3. Birnförmiger Muskel (M. piriformis) 4. Innerer Hüftlochmuskel (M. obturatorius internus) 5. Äußerer Hüftlochmuskel (M. obturatorius externus) 6. Viereckiger Schenkelmuskel (M. quadratus femoris) 7. Zwillingsmuskeln (Mm. gemelli)

Alle Oberschenkelmuskeln werden zusammen von einer kräftigen Bindegewebshülle, der **Oberschenkelbinde** *(Fascia lata[2])* umschlossen, die mit *Septen* zwischen den einzelnen Muskeln bis zum Oberschenkelknochen zieht und so die Muskeln in ihrer Lage sichert. An der Außenseite des Oberschenkels ist die *Oberschenkelbinde* besonders kräftig entwickelt. Durch den Zug des *großen Gesäßmuskels* und eines eigenen Muskels, der **Spanner der Oberschenkelbinde** *(M. tensor[3] fasciae latae)* genannt wird, entsteht hier ein kräftiger Streifen in der Faszie, der vom Darmbeinkamm über das Kniegelenk hinweg zum seitlichen Gelenkknorren des Schienbeines zieht *(Tractus iliotibialis[4])*. Der *Spanner der Oberschenkelbinde* ist eine Abspaltung des *mittleren Gesäßmuskels*. Er führt den Oberschenkel nach vorn, spannt wie sein Name sagt die Oberschenkelbinde und wirkt über die bandförmige Verstärkung in dieser Faszie *(Tractus iliotibialis)* bei gebeugtem Knie auf den Unterschenkel außenrotierend.

---

[2] Fascia lata (fascia (lat.): Binde; latus (lat.): breit)
[3] M. tensor fasciae latae (tensor (lat.): der Spanner)
[4] Tractus iliotibialis (tractus (lat.): der Zug; ilio (lat.): zum Darmbein gehörend; tibialis (lat.): zum Schienbein gehörend)

Die Muskeln, die auf das Kniegelenk wirken

Ein Teil der Muskeln, die auf das Kniegelenk einwirken, wurde bereits im Zusammenhang mit der Hüftgelenksmechanik erwähnt. Der überwiegend im Bereich des Unterschenkels liegende **Zwillingsmuskel** *(M. gastrocnemius)* wird dagegen erst später im Zusammenhang mit der Muskulatur des Unterschenkels besprochen.

Tab. 17: Muskeln, die auf das Kniegelenk wirken

---

1. Vierköpfiger Schenkelstrecker (M. quadriceps femoris)
   a) Gerader Schenkelmuskel (M. rectus femoris)
      U. Vorderer oberer Darmbeinstachel, Rauhigkeit oberhalb der Hüftgelenkspfanne
   b) Innerer Schenkelmuskel (M. vastus medialis)
      U. Innerer Rand der rauhen Linie (Linea aspera)
   c) Äußerer Schenkelmuskel (M. vastus lateralis)
      U. Äußerer Rand der rauhen Linie
   d) Mittlerer Schenkelmuskel (M. vastus intermedius)
      U. Vordere und seitliche Fläche des Oberschenkelbeins
      A. Gemeinsame Endsehne am Schienbeinhöcker (= Kniescheibenband)
      N. Oberschenkelnerv (N. femoralis)

2. Schneidermuskel (M. sartorius)
   U. Vorderer oberer Darmbeinstachel
   A. Schienbein (Gänsefuß)
   N. Oberschenkelnerv (N. femoralis)

3. Zweiköpfiger Schenkelmuskel (M. biceps femoris)
   U. Langer Kopf: Sitzbeinhöcker
      Kurzer Kopf: Äußerer Rand der rauhen Linie
   A. Wadenbeinkopf
   N. a) Langer Kopf: Schienbeinnerv (N. tibialis)
      b) Kurzer Kopf: Gemeinsamer Wadenbeinnerv (N. peroneus communis)

4. Halbsehnenmuskel (M. semitendinosus)
   U. Sitzbeinhöcker
   A. Neben dem Schienbeinhöcker (Gänsefuß)
   N. Schienbeinnerv (N. tibialis)

5. Plattsehnenmuskel (M. semimembranosus)
   U. Sitzbeinhöcker
   A. Innerer Gelenkknorren des Schienbeins, Hinterwand der Kniegelenkkapsel
   N. Schienbeinnerv (N. tibialis)

6. Kniekehlenmuskel (M. popliteus)
   U. Äußerer Gelenkknorren des Schienbeins
   A. Kniekehlenfläche des Schienbeins
   N. Schienbeinnerv (N. tibialis)

7. Schlankmuskel (M. gracilis)
   (siehe Tabelle 15)

8. Zwillingswadenmuskel (M. gastrocnemius)
   (siehe Tabelle 19)

9. Großer Gesäßmuskel (M. glutaeus maximus)
   (siehe Tabelle 15)

10. Spanner der Oberschenkelbinde (M. tensor fasciae latae)
    (siehe Tabelle 15)

In der Tabelle 17 sind alle Muskeln aufgeführt, welche an den Bewegungen im Kniegelenk beteiligt sind.

Die Tabelle 18 zeigt, welche Muskeln die Beugung und Streckung sowie die Innen- und Außenrotation im Kniegelenk bewirken.

Der *große Gesäßmuskel* und der *Spanner der Oberschenkelbinde* üben dabei ihre Streckwirkung auf das Kniegelenk über die bandförmige Verstärkung der Oberschenkelbinde *(Tractus iliotibialis)* aus.

Tab. 18: Mechanik des Kniegelenks

Bewegung	Ausführende Muskeln
Streckung (170–180°)	1. Vierköpfiger Schenkelstrecker (M. quadriceps femoris) 2. Großer Gesäßmuskel (M. glutaeus maximus) 3. Spanner der Oberschenkelbinde (M. tensor fasciae latae)
(Der 2. und 3. Muskel wirken über den Sehnenzug [Tractus iliotibialis] des Spanners der Oberschenkelbinde auf das Kniegelenk).	
Beugung (120–150° in Rückenlage)	1. Zweiköpfiger Schenkelmuskel (M. biceps femoris) 2. Halbsehnenmuskel (M. semitendinosus) 3. Plattsehnenmuskel (M. semimembranosus) 4. Schneidermuskel (M. sartorius) 5. Kniekehlenmuskel (M. popliteus) 6. Zwillingswadenmuskel (M. gastrocnemius) 7. Schlankmuskel (M. gracilis)
Innenrotation (5–10°)	1. Halbsehnenmuskel (M. semitendinosus) 2. Plattsehnenmuskel (M. semimembranosus) 3. Kniekehlenmuskel (M. popliteus) 4. Schneidermuskel (M. sartorius) 5. Schlankmuskel (M. gracilis)
Außenrotation (40°)	1. Zweiköpfiger Schenkelmuskel (M. biceps femoris) 2. Großer Gesäßmuskel (M. glutaeus maximus) 3. Spanner der Oberschenkelbinde (M. tensor fasciae latae)

Die Unterschenkelmuskeln

Die Unterschenkelmuskeln (Abb. 101-105) bewegen den Fuß im *oberen* und *unteren Sprunggelenk* sowie die Zehen. Außerdem sichern die zur Fußsohle ziehenden Unterschenkelmuskeln zusammen mit den *kurzen Fußmuskeln* den Halt des Fußgewölbes.

Im *oberen Sprunggelenk* wird der Fuß um eine quergestellte Achse *(Transversalachse)* gebeugt (Senken der Fußspitze = *Plantarflexion*) oder gestreckt (Heben der Fußspitze = *Dorsalflexion*). Im *unteren Sprunggelenk* erfolgt die seitliche Kantung des Fußes um eine fast längsgestellte Achse. Das Heben des inneren Fußrandes um diese Achse wird **Supination,** das Heben des äußeren Fußrandes dagegen **Pronation** genannt. Der Bau des unteren Sprunggelenkes führt dazu, daß sich die Fußspitze beim Heben der Außenkante auswärts und beim Heben der Innenkante einwärts dreht.

Die *Zehen* lassen sich in ihren *Grundgelenken* beugen, strecken, abspreizen *(abduzieren)* und anziehen *(adduzieren)*, in ihren *Mittel-* und *Endgelenken* dagegen nur beugen und strecken.

Entsprechend ihrer beugenden oder streckenden Wirkung auf Fuß und Zehen kann man die Unterschenkelmuskeln in *Beuger* und *Strecker* unterteilen. Die Unterschenkelmuskeln, die mit ihren Sehnen dorsal, das heißt vor der *Transversalachse* des *oberen Sprunggelenkes* und der *Zehengelenke* liegen, werden *Strecker* genannt. Die im Bereich der Wade und Fußsohle liegenden Muskeln, die mit ihren Sehnen plantar, das heißt hinter dieser *Transversalachse* verlaufen, werden als *Beuger* bezeichnet. Zusammen mit dem *dreiköpfigen Wadenmuskel* sind alle *Beuger* an der *Supinationsbewegung,* die *Strecker* mit den beiden *Wadenbeinmuskeln* an der *Pronationsbewegung* des Fußes beteiligt. Wie an der Hand unterscheidet man auch am Fuß «lange Muskeln», die vom Unterschenkel her zum Fuß und den Zehen ziehen und «kurze Muskeln», die ausschließlich im Bereich des Fußskeletts sitzen. Die *langen Fußmuskeln* gehen schon oberhalb der Knöchel in Sehnen über. So bleibt auch der Fuß ebenso wie die Hand schlank geformt. Die Sehnen werden durch Bänder am Fußskelett befestigt und besitzen Sehnenscheiden.

In der Tabelle 19 sind die Muskeln enthalten, welche den Fuß und die Zehen bewegen. Die Muskulatur der Großzehe ist in der Tabelle 21 gesondert aufgeführt (s. S. 138).

Tab. 19: Muskeln, die auf die Fuß- und Zehengelenke wirken, s. dazu auch Tab. 21

A. Lange Muskeln

1. Vorderer Schienbeinmuskel (M. tibialis anterior)
   U. Äußerer Gelenkknorren und äußere Seite des Schienbeins, Zwischenknochenmembran des Unterschenkels
   A. Inneres Keilbein (I), 1. Mittelfußknochen
   N. Tiefer Wadenbeinnerv (N. peroneus (fibularis) profundus)

2. Langer Zehenstrecker (M. extensor digitorum longus)
   U. Äußerer Gelenkknorren des Schienbeins, Kopf und vorderer Rand des Wadenbeins, Zwischenknochenmembran des Unterschenkels
   A. Dorsalaponeurose der 2. bis 5. Zehe
   N. Tiefer Wadenbeinnerv (N. peroneus (fibularis) profundus)

3. Zwillingswadenmuskel (M. gastrocnemius)
   U. Oberhalb der Gelenkknorren des Oberschenkelbeins
   A. Fersenhöcker
   N. Schienbeinnerv (N. tibialis)

4. Schollenmuskel (M. soleus)
   U. Kopf und hintere Fläche des Wadenbeins, Rückseite des Schienbeins
   A. Fersenhöcker
   N. Schienbeinnerv (N. tibialis)

5. Sohlenspanner (M. plantaris)
   U. Oberhalb des äußeren Gelenkknorrens des Oberschenkelbeins
   A. Fersenhöcker
   N. Schienbeinnerv (N. tibialis)

6. Hinterer Schienbeinmuskel (M. tibialis posterior)
   U. Hinterfläche der Zwischenknochenmembran, angrenzende Ränder des Schien- und Wadenbeines
   A. Kahnbein, Keilbein I und II
   N. Schienbeinnerv (N. tibialis)

7. Langer Zehenbeuger (M. flexor digitorum longus)
   U. Hintere Fläche des Schienbeins
   A. Endglieder der 2. bis 5. Zehe
   N. Schienbeinnerv (N. tibialis)

8. Langer Wadenbeinmuskel (M. peroneus (fibularis) longus)
   U. Äußerer Gelenkknorren des Schienbeins, Kopf, vorderer und äußerer Rand des Wadenbeins
   A. 1. Mittelfußknochen, Keilbein I
   N. Oberflächlicher Wadenbeinnerv (N. peroneus (fibularis) superficialis)

9. Kurzer Wadenbeinmuskel (M. peroneus (fibularis) brevis)
   U. Äußere und hintere Fläche des Wadenbeins
   A. Rauhigkeit des 5. Mittelfußknochens
   N. Oberflächlicher Wadenbeinnerv (N. peroneus (fibularis) superficialis)

B. Kurze Muskeln

10. Kurzer Zehenstrecker (M. extensor digitorum brevis)
    U. Dorsale und seitliche Fläche des vorderen Abschnittes des Fersenbeins
    A. Dorsalaponeurose der 2. bis 4. (5.) Zehe
    N. Tiefer Wadenbeinnerv (N. peroneus (fibularis) profundus)

11. Kurzer Zehenbeuger (M. flexor digitorum brevis)
    U. Innenseite des Fersenhöckers
    A. Basis der Mittelglieder der 2. bis 4. Zehe
    N. Innerer Fußsohlennerv (N. plantaris medialis)

12. Sohlenvierckmuskel (M. quadratus plantae)
    U. Innere und untere Fläche des Fersenbeins
    A. Sehnen des langen Zehenbeugers
    N. Äußerer Fußsohlennerv (N. plantaris lateralis)

13. Regenwurmmuskeln (Mm. lumbricales I–IV)
    U. Sehnen des langen Zehenbeugers
    A. Dorsalaponeurose der 2. bis 5. Zehe
    N. Innerer Fußsohlennerv (I, II), äußerer Fußsohlennerv (III, IV)
       (N. plantaris medialis I, II, N. plantaris lateralis III, IV)

14. Zwischenknochenmuskeln des Fußes (Mm. interossei pedis)
    a) Fußsohlenseitige Zwischenknochenmuskeln (Mm. interossei plantares I–III)
       U. Innerer Rand des 3. bis 5. Mittelfußknochens
       A. Grundglied und Dorsalaponeurose der 3. bis 5. Zehe
    b) Rückseitige Zwischenknochenmuskeln (Mm. interossei dorsales I–III)
       U. Mit 2 Köpfen von den zugewendeten Flächen der 1. bis 5. Mittelfußknochen
       A. Basis der Grundglieder und Dorsalaponeurose der 2. bis 4. Zehe
       N. Äußerer Fußsohlennerv (N. plantaris lateralis)

Die Streckung des Fußes und der Zehen (*Dorsalflexion* = Heben der Fußspitze) erfolgt durch drei lange Unterschenkelmuskeln. Es sind dies der **vordere Schienbeinmuskel** (*M. tibialis anterior*), der **lange Zehenstrecker** (*M. extensor digitorum longus*) und der **lange Großzehenstrecker** (*M. extensor hallucis[1] longus*). Diese Muskeln ziehen von der Vorder- und Außenseite des Unterschenkels zur Dorsalseite des Fußes und der Zehen (Abb. 102, 103).

Für die Beugung des Fußes und der Zehen (*Plantarflexion* — Senken der Fußspitze) steht eine größere und wesentlich kräftiger entwickelte Gruppe von langen Fußmuskeln zur Verfügung, welche mit ihren Muskelmassen an der Rückseite des Unterschenkels die Wade bilden. Diese Beugergruppe läßt sich in eine *tiefe* und *oberflächliche Schicht* zerlegen. Ihre *oberflächliche Schicht* besteht aus dem **dreiköpfigen Wadenmuskel** (*M. triceps surae[2]*) und dem **Sohlen-**

---

[1] hallux (hallex (lat.): die große Zehe

[2] M. triceps surae (triceps (lat.): dreiköpfig; sura (lat.): die Wade)

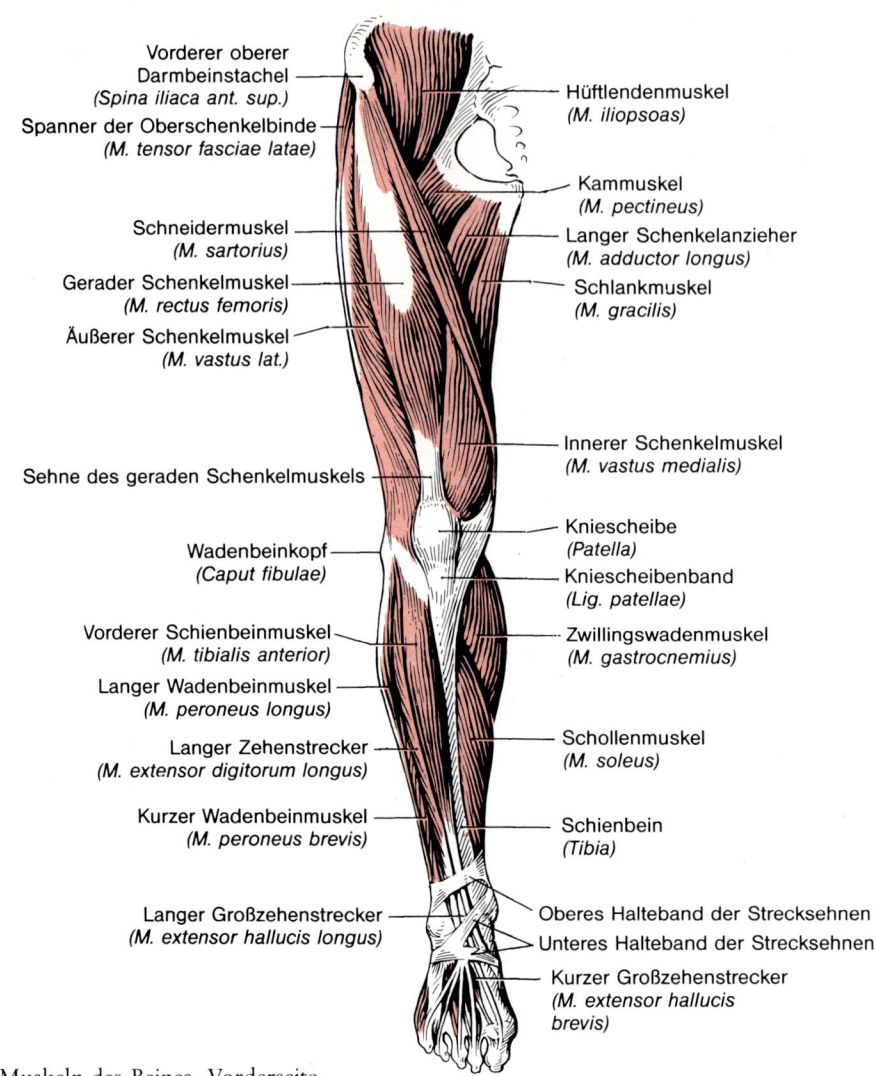

Vorderer oberer
Darmbeinstachel
(Spina iliaca ant. sup.)

Spanner der Oberschenkelbinde
(M. tensor fasciae latae)

Schneidermuskel
(M. sartorius)

Gerader Schenkelmuskel
(M. rectus femoris)

Äußerer Schenkelmuskel
(M. vastus lat.)

Sehne des geraden Schenkelmuskels

Wadenbeinkopf
(Caput fibulae)

Vorderer Schienbeinmuskel
(M. tibialis anterior)

Langer Wadenbeinmuskel
(M. peroneus longus)

Langer Zehenstrecker
(M. extensor digitorum longus)

Kurzer Wadenbeinmuskel
(M. peroneus brevis)

Langer Großzehenstrecker
(M. extensor hallucis longus)

Hüftlendenmuskel
(M. iliopsoas)

Kammuskel
(M. pectineus)

Langer Schenkelanzieher
(M. adductor longus)

Schlankmuskel
(M. gracilis)

Innerer Schenkelmuskel
(M. vastus medialis)

Kniescheibe
(Patella)

Kniescheibenband
(Lig. patellae)

Zwillingswadenmuskel
(M. gastrocnemius)

Schollenmuskel
(M. soleus)

Schienbein
(Tibia)

Oberes Halteband der Strecksehnen

Unteres Halteband der Strecksehnen

Kurzer Großzehenstrecker
*(M. extensor hallucis
brevis)*

Abb. 103: Muskeln des Beines, Vorderseite

spanner *(M. plantaris[3]).* Der *dreiköpfige Wadenmuskel* (Abb. 102-104) wird von den beiden Köpfen des **Zwillingswadenmuskels** *(M. gastrocnemius[4])* und dem **Schollenmuskel** *(M. soleus[5])* gebildet. Oberhalb der Ferse vereinigen sich die drei Muskelbäuche des *dreiköpfigen Waden-muskels* zu einer gemeinsamen Sehne, der **Achillessehne,** die an der Hinterkante des Fersen-beines ansetzt. Die Sehne dieses Muskels wurde nach dem griechischen Helden *Achilles* be-nannt, welcher der Sage nach nur an dieser Stelle verwundbar war. Der *dreiköpfige Waden-muskel* hebt die Ferse kraftvoll vom Boden ab. Da der *Zwillingswadenmuskel* seinen Ursprung oberhalb der Gelenkknorren des Oberschenkelbeines *(Femur)* hat, überspannt dieser Teil des

---

[3] M. plantaris (planta (lat.): Fußsohle; plantaris: zur Fußsohle gehörend)
[4] M. gastrocnemius (lat. Neubildg): der bauchige, hinter dem Schienbein liegende Muskel)
[5] M. soleus (solea (lat.) Scholle)

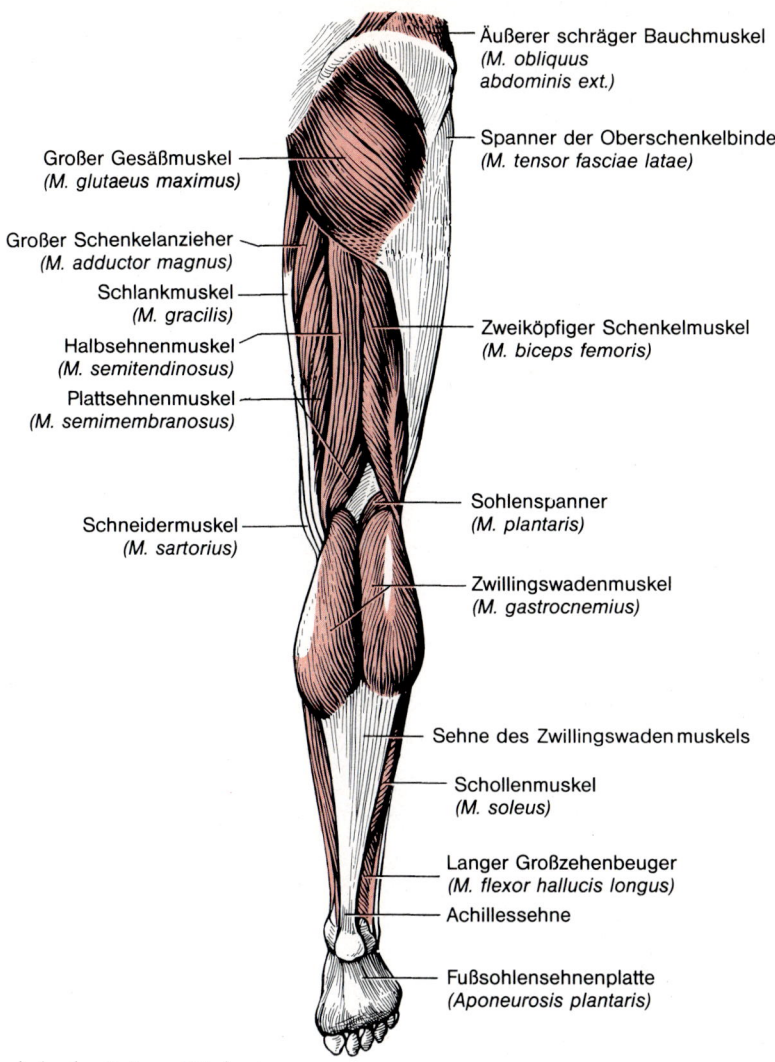

Äußerer schräger Bauchmuskel
(M. obliquus
abdominis ext.)

Spanner der Oberschenkelbinde
(M. tensor fasciae latae)

Großer Gesäßmuskel
(M. glutaeus maximus)

Großer Schenkelanzieher
(M. adductor magnus)

Schlankmuskel
(M. gracilis)

Halbsehnenmuskel
(M. semitendinosus)

Plattsehnenmuskel
(M. semimembranosus)

Zweiköpfiger Schenkelmuskel
(M. biceps femoris)

Schneidermuskel
(M. sartorius)

Sohlenspanner
(M. plantaris)

Zwillingswadenmuskel
(M. gastrocnemius)

Sehne des Zwillingswadenmuskels

Schollenmuskel
(M. soleus)

Langer Großzehenbeuger
(M. flexor hallucis longus)

Achillessehne

Fußsohlensehnenplatte
(Aponeurosis plantaris)

Abb. 104: Muskeln des Beines, Rückseite

dreiköpfigen Wadenmuskels auch das Kniegelenk. Er ist daher auch an der Kniegelenksbeugung beteiligt.

Die feinere Einstellung von Fuß und Zehen erfolgt bei den Beugebewegungen durch zwei weitere Muskelgruppen, die teils unter, teils neben dem *dreiköpfigen Wadenmuskel* liegen. Es sind dies die *tiefe Schicht der Beuger* (Flexoren) und die *Wadenbeinmuskulatur* (Peroneus-gruppe).

Die *tiefere Schicht der Beuger* besteht aus dem **hinteren Schienbeinmuskel** *(M. tibialis posterior)*, dem **langen Zehenbeuger** *(M. flexor digitorum longus)* und dem **langen Großzehenbeuger** *(M. flexor hallucis longus)*. Der *lange Zehenbeuger* befindet sich auf der Innenseite, der *lange Großzehenbeuger* auf der Außenseite des Unterschenkels. Zwischen diesen beiden Beugern liegt der *hintere Schienbeinmuskel* (Abb. 105). Diese Muskeln bewegen den Fuß im *oberen Sprunggelenk* und supinieren ihn zusammen mit dem *dreiköpfigen Wadenmuskel* im *unteren Sprunggelenk*.

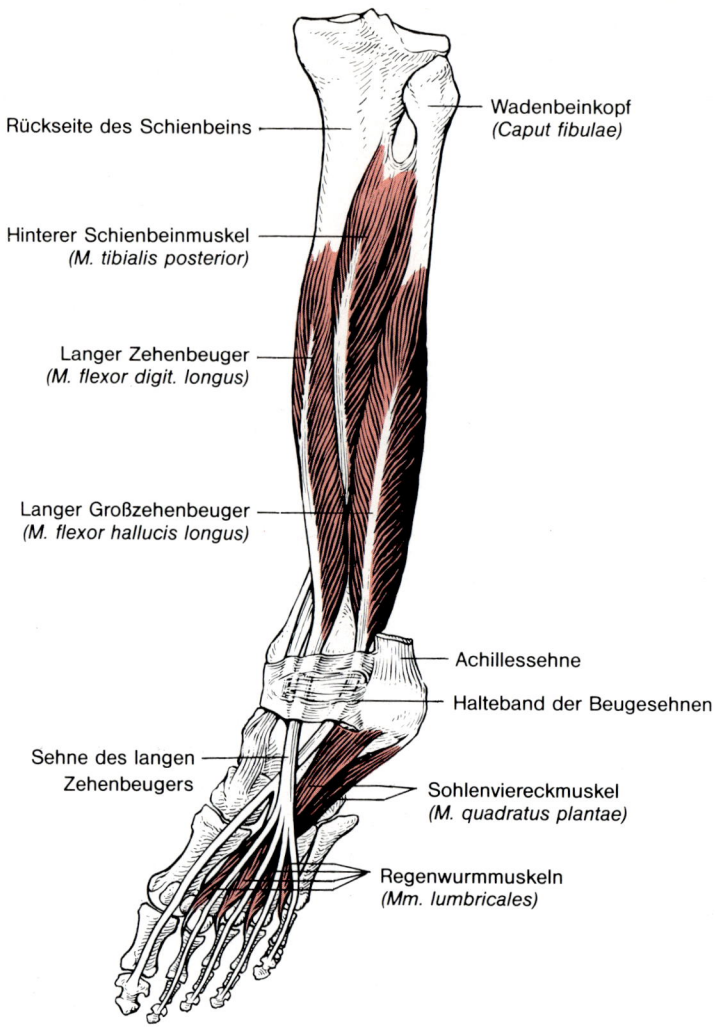

Rückseite des Schienbeins

Wadenbeinkopf
(Caput fibulae)

Hinterer Schienbeinmuskel
(M. tibialis posterior)

Langer Zehenbeuger
(M. flexor digit. longus)

Langer Großzehenbeuger
(M. flexor hallucis longus)

Achillessehne

Halteband der Beugesehnen

Sehne des langen
Zehenbeugers

Sohlenviereckmuskel
(M. quadratus plantae)

Regenwurmmuskeln
(Mm. lumbricales)

Abb. 105: Tiefe Beugemuskeln des rechten Fußes, von medial und hinten gesehen

Die *Wadenbeinmuskulatur* (Peroneusgruppe) besteht aus dem **langen** und **kurzen Wadenbeinmuskel** *(M. peroneus*[6] *longus* und *M. peroneus brevis).* Diese beiden Muskeln ziehen vom
Wadenbein kommend mit ihren schlanken Sehnen hinter dem Außenknöchel zum Mittelfuß
(s. Abb. 102, 103). Der *kurze Wadenbeinmuskel* setzt im Bereich des äußeren Fußrandes an der
Basis des 5. Mittelfußknochens an. Die Sehne des *langen Wadenbeinmuskels* zieht dagegen
vom äußeren Fußrand aus schräg über die Fußsohle hinweg weiter zum inneren Fußrand und
setzt dort am 1. Mittelfußknochen und 1. Keilbein an. Zusammen mit dem *vorderen Schienbeinmuskel* bildet der *lange Wadenbeinmuskel* eine steigbügelförmige Schlinge, die das *Fußgewölbe*
stützt. Gemeinsam mit den oberflächlichen und tiefen Beugern *(Flexoren)* sind die *Wadenbeinmuskeln* an der Beugung des Fußes beteiligt. Sie führen aber auch zusammen mit den Streckern

---

[6] M. peroneus (peroneus (lat. Neubildung): zum Wadenbein gehörend)

(Extensoren) des Fußes die Pronationsbewegungen des Fußes aus, indem der *lange Wadenbein-muskel* den inneren Fußrand senkt und der *kurze Wadenbeinmuskel* den äußeren Fußrand hebt.

Eigenmuskeln, die nur für die Pronations- oder Supinationsbewegungen im unteren Sprung-gelenk zuständig sind, gibt es dagegen nicht.

Die Tabelle 20 enthält alle Muskeln, die an den Bewegungen im oberen und unteren Sprung-gelenk beteiligt sind.

Tab. 20 a: Mechanik des oberen Sprunggelenks

Bewegung	Ausführende Muskeln
Dorsalflexion (30° aus rechtwinkliger Stellung des Fußes gegenüber dem Unter-schenkel)	1. Vorderer Schienbeinmuskel (M. tibialis anterior) 2. Langer Zehenstrecker (M. extensor digitorum longus) 3. Langer Großzehenstrecker (M. extensor hallucis longus)
Plantarflexion (50° aus rechtwinkliger Stellung des Fußes gegenüber dem Unter-schenkel)	1. Zwillingswadenmuskel (M. gastrocnemius) 2. Schollenmuskel (M. soleus) 3. Hinterer Schienbeinmuskel (M. tibialis posterior) 4. Langer Zehenbeuger (M. flexor digitorum longus) 5. Langer Großzehenbeuger (M. flexor hallucis longus) 6. Langer Wadenbeinmuskel (M. peroneus longus) 7. Kurzer Wadenbeinmuskel (M. peroneus brevis)

Tab. 20 b: Mechanik des unteren Sprunggelenks

Bewegung (bei festgestellter Ferse)	Ausführende Muskeln
Pronation (15°)	1. Langer Zehenstrecker (M. extensor digitorum longus) 2. Langer Wadenbeinmuskel (M. peroneus longus) 3. Kurzer Wadenbeinmuskel (M. peroneus brevis)
Supination (35°)	1. Hinterer Schienbeinmuskel (M. tibialis posterior) 2. Langer Zehenbeuger (M. flexor digitorum longus) 3. Langer Großzehenbeuger (M. flexor hallucis longus) 4. Zwillingswadenmuskel (M. gastrocnemius) 5. Schollenmuskel (M. soleus)

Die kurzen Fußmuskeln

Entsprechend den Verhältnissen an der Hand sitzen auch zwischen Fußwurzel, Mittelfuß- und Zehenknochen (Abb. 105, 106) eine größere Anzahl kurzer Muskeln, die als *kurze Fuß-muskeln* in den Tabellen 19, 21 b und 22 aufgeführt sind.

Sie ziehen nicht über das obere Sprunggelenk hinweg und bewegen vorwiegend die Zehen. Mit Ausnahme des **kurzen Großzehenstreckers** *(M. extensor hallucis brevis)* liegen die kurzen Muskeln der *Großzehe* an der Fußsohle (Tab. 21 b). Sie bilden den *Großzehenballen* (Abb. 106). Für die Eigenbeweglichkeit der *Kleinzehe* gibt es drei Muskeln. Sie liegen alle im Bereich des *Kleinzehenballens* (Tab. 22, Abb. 106).

Tab. 21: Muskeln der Großzehe

A, Lange Muskeln

1. Langer Großzehenstrecker (M. extensor hallucis longus)
   U. Innere Fläche des Wadenbeins, Zwischenknochenmembran des Unterschenkels
   A. Endglied der Großzehe
   N. Tiefer Wadenbeinnerv (N. peroneus (fibularis) profundus)
2. Langer Großzehenbeuger (M. flexor hallucis longus)
   U. Hintere Fläche des Wadenbeins, Zwischenknochenmembran des Unterschenkels
   A. Endglied der Großzehe
   N. Schienbeinnerv (N. tibialis)

B. Kurze Muskeln

3. Kurzer Großzehenstrecker (M. extensor hallucis brevis)
   U. Obere Fläche des vorderen Teiles des Fersenbeins
   A. Dorsalaponeurose der 1. Zehe
   N. Tiefer Wadenbeinnerv (N. peroneus (fibularis) profundus)
4. Abzieher der Großzehe (M. abductor hallucis)
   U. Innerer Fortsatz des Fersenhöckers
   A. Inneres Sesambein und Grundglied der Großzehe
   N. Innerer Fußsohlennerv (N. plantaris medialis)
5. Kurzer Großzehenbeuger (M. flexor hallucis brevis)
   U. Keilbein I, langes Fußsohlenband
   A. Inneres Sesambein (innerer Kopf) und äußeres Sesambein (äußerer Kopf)
   N. Innerer Fußsohlennerv (N. plantaris medialis): innerer Kopf
      Äußerer Fußsohlennerv (N. plantaris lateralis): äußerer Kopf
6. Großzehenanzieher (M. adductor hallucis)
   U. Schiefer Kopf (Caput obliquum): Würfelbein, langes Fußsohlenband, Basis des II. und III. Mittelfußknochens
      Querverlaufender Kopf (Caput transverum): Kapsel des III. und IV. Zehengrundgelenks
   A. Äußeres Sesambein und Grundphalanx der 1. Zehe
   N. Äußerer Fußsohlennerv (N. plantaris lateralis)

Zwischen den beiden Zehenballen verläuft der **kurze Zehenbeuger** *(M. flexor digitorum brevis)*. Die große Zahl der *kurzen Fußmuskeln* steht in auffallendem Gegensatz zu dem relativ geringen Bewegungsausmaß der Zehen. Hauptaufgabe der *kurzen Fußmuskeln* ist aber auch nicht die Bewegung der Zehen, sondern die Verstärkung des inneren Haltes des Fußgewölbes. Da die Körperlast mehr auf dem inneren Fußrand ruht, sind die kurzen Fußmuskeln dort stärker entwickelt als am äußeren Fußrand. Durch diese *kurzen Fußmuskeln* wird eine wirksame Längsverspannung des Fußgewölbes erreicht, die durch den *langen Großzehenbeuger* (M. flexor hallucis longus) verstärkt wird, dessen Sehne am inneren Fußrand, der höchsten Stelle des Längsgewölbes des Fußes, zur Großzehe zieht. Die Querverspannung des Fußgewölbes erfolgt dagegen vorwiegend durch den *langen Wadenbeinmuskel* (M. peroneus longus). Zur Fußsohle hin werden die Fußmuskeln von einer starken Sehnenplatte, der **Plantaraponeurose** *(Aponeurosis plantaris)* bedeckt. Diese Sehnenplatte setzt aber auch mit zwei längsverlaufenden tiefen Fortsätzen *(Septen)*, welche zwischen den Muskelgruppen der Fußsohle liegen, an den Fußknochen an. Die *Plantaraponeurose* dient der Sicherung des Längsgewölbes des Fußes. Schließlich wird die Fußsohle noch durch eine Fettschicht, die zwischen Plantaraponeurose und der Haut liegt, sorgfältig gepolstert. Diese Fettschicht ist an der Ferse und am Vorderfuß am stärksten entwickelt, da der Fuß durch das Körpergewicht an diesen Stellen besonders belastet wird. Sie wirkt wie ein Stoßdämpfer.

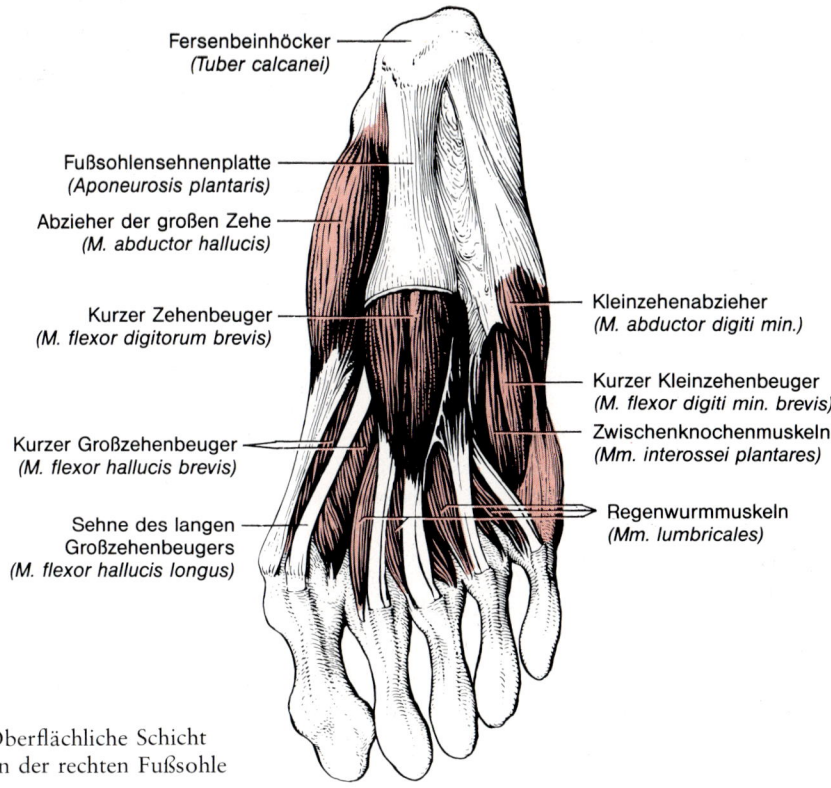

Fersenbeinhöcker
(Tuber calcanei)

Fußsohlensehnenplatte
(Aponeurosis plantaris)

Abzieher der großen Zehe
(M. abductor hallucis)

Kurzer Zehenbeuger
(M. flexor digitorum brevis)

Kurzer Großzehenbeuger
(M. flexor hallucis brevis)

Sehne des langen
Großzehenbeugers
(M. flexor hallucis longus)

Kleinzehenabzieher
(M. abductor digiti min.)

Kurzer Kleinzehenbeuger
(M. flexor digiti min. brevis)

Zwischenknochenmuskeln
(Mm. interossei plantares)

Regenwurmmuskeln
(Mm. lumbricales)

Abb. 106: Oberflächliche Schicht der Muskeln der rechten Fußsohle

Tab. 22: Muskeln der Kleinzehe

1. Kleinzehenabzieher (M. abductor digiti minimi)
   U: Innerer Fortsatz des Fersenhöckers, Fußsohlensehnenplatte
   A: Rauhigkeit des 5. Mittelfußknochens, Grundphalanx
   N: Äußerer Fußsohlennerv (N. plantaris lateralis)
2. Kurzer Kleinzehenbeuger (M. flexor digiti minimi brevis)
   U: Langes Fußsohlenband, Basis des 5. Mittelfußknochens
   A: Basis der Grundphalanx
   N: Äußerer Fußsohlennerv (N. plantaris lateralis)
3. Kleinzehengegensteller (M. opponens digiti minimi)
   U: Langes Fußsohlenband, Basis des 5. Mittelfußknochens
   A: Äußerer Rand des 5. Mittelfußknochens
   N: Äußerer Fußsohlennerv (N. plantaris lateralis)

Aufrechte Körperhaltung und Gang

Der *Schwerpunkt* des ganzen Körpers liegt etwa 5 cm unterhalb des Vorgebirges *(Promontorium)* vor der Wirbelsäule im Becken. Bei den Bewegungen des Körpers muß dieser Schwerpunkt durch Anspannung entsprechender Muskelgruppen immer rechtzeitig so verlagert werden, daß das Gleichgewicht erhalten bleibt, da man sonst stürzt. Die aufrechte Körperhaltung ist daher das Ergebnis der ständigen Balancierung des Körpers durch den Muskeltonus in einem labilen Gleichgewicht. Um das Gleichgewicht des Körpers zu erhalten müssen deshalb die Hüft-, Bein- und Fußmuskeln als Spieler und Gegenspieler funktionell zusammenwirken. Bei dieser Aufgabe werden sie von den Rumpf- und Halsmuskeln unterstützt. Die Muskeln von Bein, Rumpf und Hals werden dabei zu gemeinsamen Muskelketten zusammengefaßt, um das Gleichgewicht zu sichern.

Im Stand liegt der *Schwerpunkt des Körpers* genau senkrecht über der *Transversalachse* des *Hüft-, Knie-* und *Sprunggelenks.* In dieser Stellung ist nur eine geringe Muskelarbeit erforderlich, um den Körper im Gleichgewicht zu halten.

Beim Gehen und Laufen wird der Rumpf abwechselnd von einem Bein getragen *(Standbein),* während gleichzeitig das andere Bein von hinten nach vorn geschwungen wird *(Spielbein).* In dem Augenblick, in dem sich das Standbein mit der Ferse vom Boden abzuheben beginnt, wird das Spielbein mit seiner Ferse gerade wieder aufgesetzt. Dazwischen liegt das Abrollen des Fußes, d.h. das Aufsetzen und wieder Abheben der ganzen Fußsohle von der Ferse bis zu den Zehen.

Die Arme unterstützen beim Gehen und Laufen durch Pendelbewegungen zusätzlich das Gleichgewicht. So schwingt der Arm zurück, wenn das Bein auf der gleichen Seite vorschwingt.

Die Bewegung eines Beines setzt also immer eine Reihe von Muskelketten in Bewegung um das Gleichgewicht zu sichern und einen Sturz zu verhüten.

Die Muskeln im Kopf- und Halsbereich

Die Kaumuskeln

Die Kaumuskeln (Tab. 23, Abb. 107-109) bewegen den Unterkiefer im Kiefergelenk.

Man unterscheidet beim Kauen drei Hauptbewegungen, die mehr oder weniger untereinander kombiniert werden:

1. Öffnungs- und Schließbewegungen um die *Transversalachse*
2. Vor- und Rückschieben des Unterkiefers entlang der *Sagittalachse*
3. Mahlbewegungen um die *Longitudinalachse*

Tab. 23: Kaumuskeln

Nervenversorgung: Unterkiefernerv des 5. Hirnnerven (N. mandibularis des N. trigeminus).

1. Schläfenmuskel (M. temporalis)
   U. Schläfenfläche, Schläfenfaszie
   A. Kronenfortsatz des Unterkiefers.
2. Kaumuskel (M. masseter)
   U. Jochfortsatz des Oberkiefers, Jochbein, Jochbogen
   A. Unterkieferwinkel
3. Innerer Flügelmuskel (M. pterygoideus medialis)
   U. Flügelgrube des Keilbeins
   a. Innenseite des Kieferwinkels
4. Äußerer Flügelmuskel (M. pterygoideus lateralis)
   U. Äußerer Flügel des Flügelfortsatzes
   A. Vorderseite des Kieferhalses, Kapsel und Diskus des Kiefergelenks.

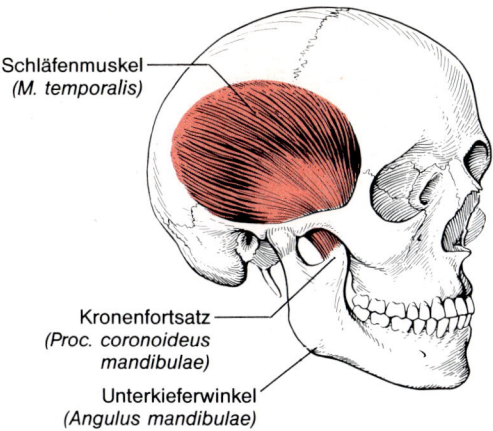

Schläfenmuskel
(M. temporalis)

Kronenfortsatz
*(Proc. coronoideus
mandibulae)*

Unterkieferwinkel
(Angulus mandibulae)

Abb. 107: Schläfenmuskel (M. temporalis)

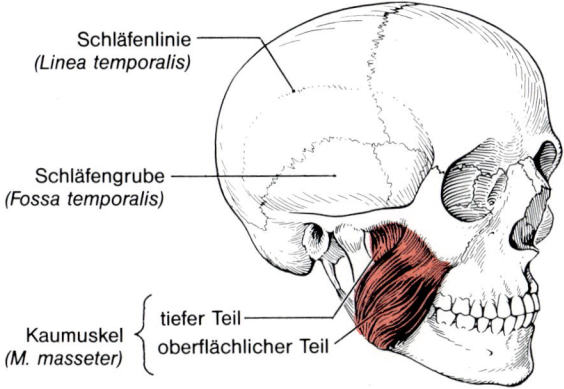

Schläfenlinie
(Linea temporalis)

Schläfengrube
(Fossa temporalis)

tiefer Teil

Kaumuskel   oberflächlicher Teil
(M. masseter)

Abb. 108: Kaumuskel (M. masseter)

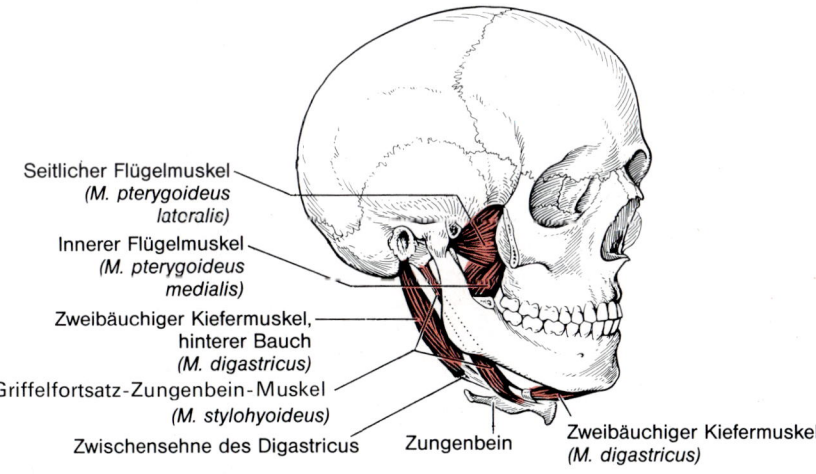

Seitlicher Flügelmuskel
*(M. pterygoideus
lateralis)*

Innerer Flügelmuskel
*(M. pterygoideus
medialis)*

Zweibäuchiger Kiefermuskel,
hinterer Bauch
(M. digastricus)

Griffelfortsatz-Zungenbein-Muskel
(M. stylohyoideus)

Zwischensehne des Digastricus

Zungenbein

Zweibäuchiger Kiefermuskel
(M. digastricus)

Abb. 109: Flügelmuskeln (Mm. pterygoidei), zweibauchiger Kiefermuskel (M. digastricus) und Griffel-
zungenbeinmuskel (M. stylohyoideus)

Funktionell entspricht das Kiefergelenk damit einem *Kugelgelenk*, da seine Bewegungen um 3 Hauptachsen erfolgen. Von den *Kaumuskeln* sind der **Schläfenmuskel** *(M. temporalis*[1]*)*, der **Kaumuskel** *(M. masseter*[2]*)* und der **innere Flügelmuskel** *(M. pterygoideus*[3] *medialis)* für die Schließbewegungen um die *Transversalachse* des Kiefergelenks zuständig. Der hintere Teil des *Schläfenmuskels* kann außerdem den vorgeschobenen Unterkiefer zurückziehen. Das An- und Abschwellen des oberflächlich in der Schläfengrube liegenden *Schläfenmuskels* und des in der seitlichen Gesichtsgegend vom Jochbein und Jochbogen zum Unterkiefer verlaufenden *Kaumuskels* ist bei den Kaubewegungen gut zu sehen und zu fühlen.

Der **äußere Flügelmuskel** *(M. pterygoideus lateralis)* ist als einziger Kaumuskel an den Schließbewegungen nicht beteiligt. Ziehen sich die beiden äußeren Flügelmuskel gleichzeitig zusammen, so schieben sie den Unterkiefer nach vorn. Kontrahieren sie sich dagegen abwechselnd, so ziehen sie den Unterkiefer zur Seite und führen Mahlbewegungen aus.

Diese *Kaumuskeln* im engeren Sinne, welche lediglich den Bewegungen des Kiefergelenkes dienen, werden von vielen anderen Muskeln beim Kauen unterstützt. Diese unterstützend wirkenden Muskeln werden auch «*akzessorische Kaumuskeln*» genannt. Zu ihnen gehören sämtliche *Zungenmuskeln*, die *Muskeln der Lippen und Wangen*, sowie die *oberen* und *unteren Zungenbeinmuskeln*. Die oberen und unteren Zungenbeinmuskeln werden durch das **Zungenbein** *(Os hyoideum)* getrennt, das als kleiner, hufeisenförmiger Knochen zwischen diesen beiden Muskelgruppen liegt.

Die *oberen Zungenbeinmuskeln* liegen alle in dem Bereich zwischen dem Schädel und dem Zungenbein. Ihrer Lage nach sind es eigentlich *Halsmuskeln*. Da sie aber vom Schädel entspringen und die gleiche Herkunft wie die *Kopfmuskeln* haben, werden sie zu diesen gerechnet (Tab. 24). Die *unteren Zungenbeinmuskeln* gehören dagegen zu den *Halsmuskeln* (s. S. 146).

Tab. 24: Obere Zungenbeinmuskeln

---

1. Zweibäuchiger Kiefermuskel (M. digastricus)
   U. Medial vom Warzenfortsatz (hinterer Bauch)
   A. Innenseite der Unterkiefermitte
   N. Kieferzungenbeinnerv (N. mylohyoideus: vorderer Bauch)
   Gesichtsnerv   (N. facialis: hinterer Bauch)
2. Griffelfortsatzzungenbeinmuskel (M. stylohyoideus)
   U. Griffelfortsatz
   A. Großes Horn des Zungenbeins
   N. Gesichtsnerv (N. facialis)
3. Kieferzungenbeinmuskel (M. mylohyoideus)
   U. Innenseite des Unterkieferkörpers
   A. Zungenbein und Sehnenstreifen zwischen dem rechten und linken Kieferzungenbeinmuskel
   N. Kieferzungenbeinnerv (N. mylohyoideus)
4. Kinnzungenbeinmuskel (M. geniohyoideus)
   U. Innenseite der Unterkiefermitte
   A. Zungenbeinkörper
   N. 1. Spinalnerv (legt sich dem XII. Hirnnerven (N. hypoglossus) vorübergehend an)

---

[1] M. temporalis (lat.): zur Schläfe gehörend
[2] M. masseter (gr.): Kaumuskel
[3] M. pterygoideus (pteryx (gr.) Flügel; eides (gr.): ähnlich): flügelähnlich

Die *oberen* und *unteren Zungenbeinmuskeln* sind vor allem für die Öffnungsbewegungen im Kiefergelenk zuständig. Dabei wird das Zungenbein durch die unteren Zungenbeinmuskeln festgehalten, während gleichzeitig diejenigen oberen Zungenbeinmuskeln, welche den Unterkiefer und das Zungenbein verbinden, den Unterkiefer gegen das festgestellte Zungenbein hin abwärts ziehen. Diese Öffnungsbewegung im Kiefergelenk erfolgt vorwiegend durch den **Kieferzungenbeinmuskel** *(M. mylohyoideus[4])* und den **zweibäuchigen Kiefermuskel** *(M. digastricus[5]).*

Da der Kehlkopf durch ein Band am Zungenbein befestigt ist, muß er den Bewegungen des Zungenbeins folgen, was besonders gut beim Schlucken zu sehen ist.

Die Tabelle 25 enthält alle Muskeln, die an den Bewegungen im Kiefergelenk beteiligt sind.

Tab. 25 : Mechanik des Kiefergelenks

Bewegung	Ausführende Muskeln
Öffnungsbewegung (Abduktion)	1. Zweibäuchiger Kiefermuskel (M. digastricus) 2. Kinnzungenbeinmuskel (M. geniohyoideus) 3. Kieferzungenbeinmuskel (M. mylohyoideus)
Schließbewegung (Adduktion)	1. Kaumuskel (M. masseter) 2. Innerer Flügelmuskel (M. pterygoideus medialis) 3. Schläfenmuskel (M. temporalis)
Vorgleiten	Äußerer Flügelmuskel (M. pterygoideus lateralis)
Rückgleiten	Schläfenmuskel (M. temporalis)

Die Halsmuskeln

Die Halsmuskeln (Abb. 110, 111, 112) bestehen aus dem **Halshautmuskel** *(Platysma[1])*, dem **Kopfwender** *(M. sternocleidomastoideus[2])*, der vom Kopf zum Rumpf zieht, sowie drei weiteren Muskelgruppen, die als *Rectusgruppe, Scalenusgruppe* und *tiefe oder prävertebrale Gruppe* bezeichnet werden. Auf die tiefe oder prävertebrale Gruppe und die Scalenusgruppe (Abb. 110) wurde bereits im Zusammenhang mit der Rumpfmuskulatur kurz eingegangen (s. S. 94).

Die *Halsmuskeln* wirken bei den Bewegungen des Kopfes und des Halses mit. Außerdem sind sie aber auch am Kau- und Schluckakt sowie den Bewegungen des Kehlkopfes beim Sprechen beteiligt. Die Halsmuskeln werden weitgehend von dem *Halshautmuskel* (Platysma) bedeckt.

Der *Halshautmuskel* ist eine direkt unter der Haut des Halses liegende, vom Unterkieferrand über das Schlüsselbein hinweg zur 2.-3. Rippe ziehende, dünne Muskelplatte (Abb. 111). Er ist der Rest eines bei manchen Säugern weit über den Rumpf hinweg ausgedehnten Hautmuskels, der beim Menschen seine Bedeutung verloren hat.

Durch den *Kopfwender* (M. sternocleidomastoideus) wird der Kopf unmittelbar mit dem Brustkorb verbunden. Er hat seinen Ursprung am Handgriff des Brustbeines und dem medialen Teil des Schlüsselbeines und zieht von dort schräg über die Seitenfläche des Halses hinweg zu

---

[4] M. mylohyoideus (mylos (gr.): Mühlstein; hys (gr.): Schwein; hyoideus: zum Zungenbein gehörend): den Unterkiefer mit dem Zungenbein verbindend

[5] M. digastricus (di (gr.): zwei; gaster (gr.): der Bauch)

[1] Platysma (platys (gr.): flach): Platte

[2] M. sternocleidomastoideus (sternon (gr.): Brustbein; kleis (gr.): Schlüsselbein; mastoideus (lat.): brustwarzenförmig)

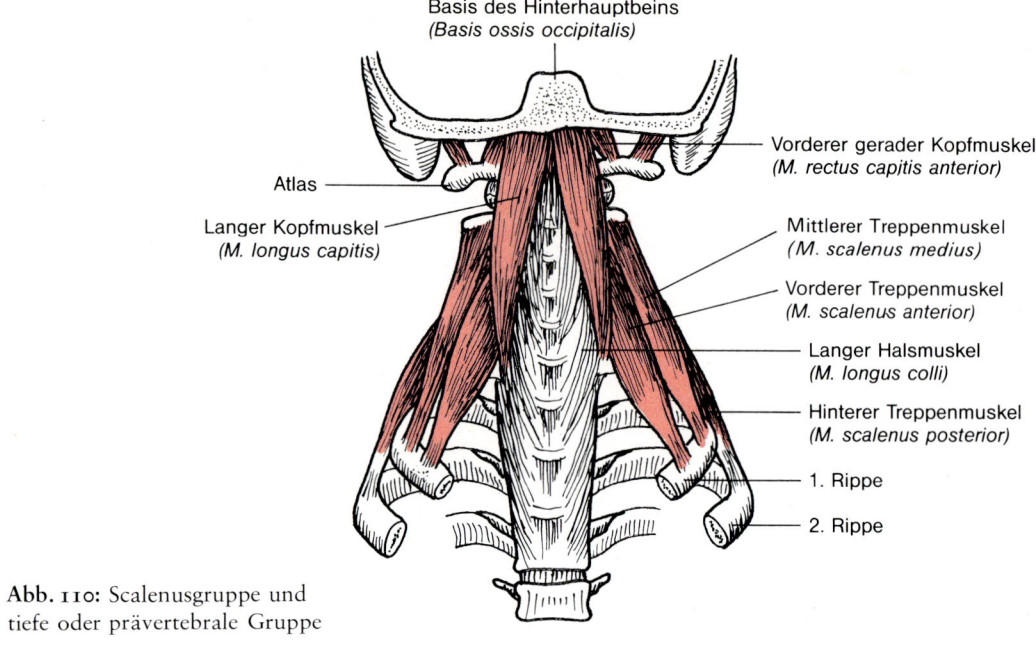

Basis des Hinterhauptbeins
(Basis ossis occipitalis)

Atlas

Langer Kopfmuskel
(M. longus capitis)

Vorderer gerader Kopfmuskel
(M. rectus capitis anterior)

Mittlerer Treppenmuskel
(M. scalenus medius)

Vorderer Treppenmuskel
(M. scalenus anterior)

Langer Halsmuskel
(M. longus colli)

Hinterer Treppenmuskel
(M. scalenus posterior)

1. Rippe

2. Rippe

Abb. 110: Scalenusgruppe und tiefe oder prävertebrale Gruppe

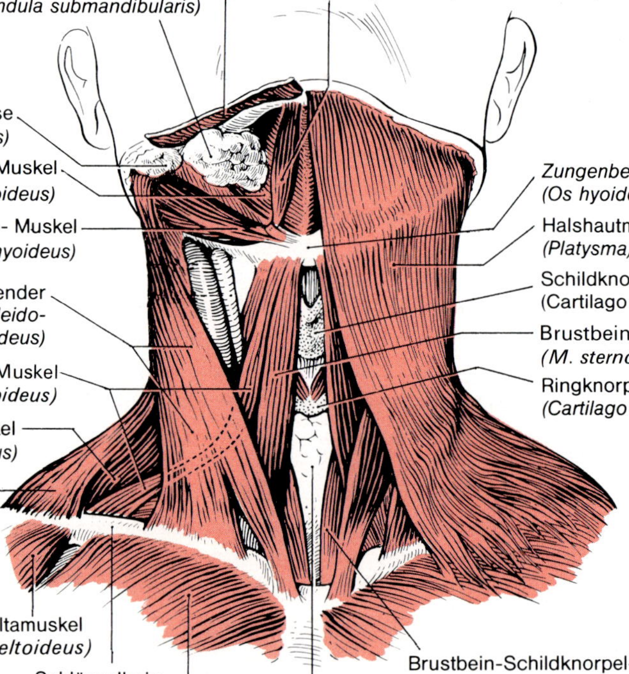

(Platysma ×)

Unterkieferspeicheldrüse
(Glandula submandibularis)

Zweibäuchiger Kiefermuskel,
vorderer Bauch
(M. digastricus, Venter anterior)

Ohrspeicheldrüse
(Glandula parotis)

Unterkiefer-Zungenbein- Muskel
(M. mylohyoideus)

Griffelfortsatz-Zungenbein- Muskel
(M. stylohyoideus)

Kopfwender
(M. sternocleido-
mastoideus)

Schulter-Zungenbein-Muskel
(M. omohyoideus)

Mittlerer Treppenmuskel
(M. scalenus medius)

Kapuzenmuskel
(M. trapezius)

Deltamuskel
(M.deltoideus)

Schlüsselbein

Großer Brustmuskel
(M. pectoralis major)

Schilddrüse

Zungenbein
(Os hyoideum)

Halshautmuskel
(Platysma)

Schildknorpel
(Cartilago thyroidea)

Brustbein-Zungenbein-Muskel
(M. sternohyoideus)

Ringknorpel
(Cartilago cricoidea)

Brustbein-Schildknorpel-
Muskel
(M. sternothyroideus)

Abb. 111: Muskeln des Halses I, von vorne

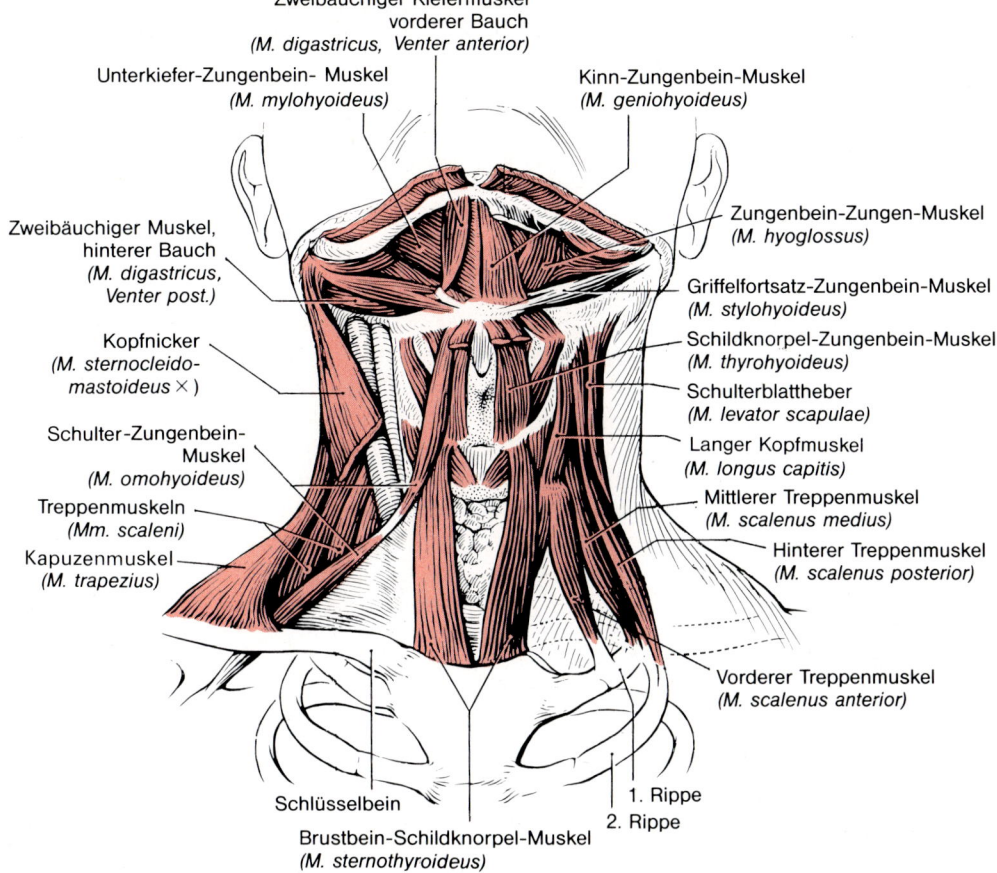

Zweibäuchiger Kiefermuskel
vorderer Bauch
(M. digastricus, Venter anterior)

Unterkiefer-Zungenbein- Muskel
(M. mylohyoideus)

Kinn-Zungenbein-Muskel
(M. geniohyoideus)

Zweibäuchiger Muskel,
hinterer Bauch
(M. digastricus,
Venter post.)

Kopfnicker
(M. sternocleido-
mastoideus ×)

Schulter-Zungenbein-
Muskel
(M. omohyoideus)

Treppenmuskeln
(Mm. scaleni)

Kapuzenmuskel
(M. trapezius)

Zungenbein-Zungen-Muskel
(M. hyoglossus)

Griffelfortsatz-Zungenbein-Muskel
(M. stylohyoideus)

Schildknorpel-Zungenbein-Muskel
(M. thyrohyoideus)

Schulterblattheber
(M. levator scapulae)

Langer Kopfmuskel
(M. longus capitis)

Mittlerer Treppenmuskel
(M. scalenus medius)

Hinterer Treppenmuskel
(M. scalenus posterior)

Vorderer Treppenmuskel
(M. scalenus anterior)

Schlüsselbein

1. Rippe
2. Rippe

Brustbein-Schildknorpel-Muskel
(M. sternothyroideus)

Abb. 112: Muskeln des Halses II, von vorne. Rechts: mittlere Schicht nach Durchtrennung des Kopfwenders (M. sternocleidomastoideus), Links: Scalenusgruppe und Rectusgruppe

seinem Ansatzpunkt, dem Warzenfortsatz (Processus mastoideus) am Schläfenbein. Kontrahiert sich der *Kopfwender*, so ist er am Hals als deutlicher Strang zu sehen. Zieht er sich nur einseitig zusammen, so dreht er das Gesicht zur Gegenseite und neigt dabei gleichzeitig das Gesicht zur eigenen Seite. Kontrahieren sich beide Muskeln gleichzeitig, so kippen sie den Kopf nach hinten und heben damit das Gesicht.

Tab. 26a: Halsmuskeln

1. Kopfwender (M. sternocleidomastoideus)
   U. Handgriff des Brustbeins, inneres Ende des Schlüsselbeins
   A. Warzenfortsatz, obere Nackenlinie
   N. XI. Hirnnerv (N. accessorius)
2. Halshautmuskel (Platysma)
   U. Unterkieferrand
   A. Hals- und Brusthaut bis zur Höhe der 2. bis 3. Rippe
   N. Gesichtsnerv (N. facialis)

Tab. 26b: Rectusgruppe oder untere Zungenbeinmuskeln

3. Brustbein-Zungenbein-Muskel (M. sternohyoideus)
   U. Handgriff des Brustbeins, Rückseite
   A. Zungenbeinkörper
   N. Halsnerven C1-3,4 (Nn. cervicales über die Ansa cervicalis)
4. Brustbein-Schildknorpel-Muskel (M. sternothyroideus)
   U. Handgriff des Brustbeins, Rückseite
   A. Schräge Linie des Schildknorpels
   N. Halsnerven C1-3,4 (Nn. cervicales über die Ansa cervicalis)
5. Schildknorpel-Zungenbein-Muskel (M. thyrohyoideus)
   U. Schräge Linie des Schildknorpels
   A. Körper und großes Horn des Zungenbeins
   N. Schildzungenbeinnerv des Halsgeflechtes (N. thyrohyoideus des Plexus cervicalis)
6. Schulter-Zungenbein-Muskel (M. omohyoideus)
   U. Oberer Rand des Schulterblatts
   A. Körper des Zungenbeines
   N. Halsnerven C1-3,4 (Nn. cervicales über die Ansa cervicalis)

Tab. 26c: Scalenusgruppe

7. Vorderer Treppenmuskel (M. scalenus anterior)
   U. Vordere Höcker der Querfortsätze des 3. bis 6. Halswirbels
   A. 1. Rippe
8. Mittlerer Treppenmuskel (M. scalenus medius)
   U. Querfortsätze des 1. bis 7. Halswirbels
   A. 1. Rippe
9. Hinterer Treppenmuskel (M. scalenus posterior)
   U. Hintere Höcker der Querfortsätze des 5. bis 7. Halswirbels
   A. 2. Rippe
   N. Halsgeflecht (Plexus cervicalis)

Tab. 26d: Tiefe oder prävertebrale Gruppe der Halsmuskeln

10. Vorderer gerader Halsmuskel (M. rectus capitis anterior)
    U. Querfortsatz des Atlas
    A. Hinterhauptbein
    N. Vorderer Ast des I. Halsnerven (N. suboccipitalis, Ramus ventralis)
11. Langer Kopfmuskel (M. longus capitis)
    U. Vordere Höcker der Querfortsätze des 3. bis 6. Halswirbels
    A. Hinterhauptbein
    N. Vordere Äste der 1. bis 4. Halsnerven (Rr. ventrales der Nn. cervicales I-IV)
12. Langer Halsmuskel (M. longus colli)
    a) Medialer, gerader Teil
       U. Körper des 1. bis 3. Brust- und 5. bis 7. Halswirbels
       A. Körper des 1. bis 3. Halswirbels
    b) Oberer lateraler, schräger Teil
       U. Vordere Höcker der Querfortsätze des 2. bis 5. Halswirbels
       A. Vorderer Höcker des Atlas, Körper des 2. Halswirbels

c) Unterer lateraler, schräger Teil
  U. Körper des oberen Brustwirbels
  A. Vordere Höcker der Querfortsätze des 6. und 7. Halswirbels
  N. Vordere Äste der Halsnerven (Rr. ventrales der Nn. cervicales)

Rectusgruppe oder untere Zungenbeingruppe

Die Muskeln der *Rectusgruppe* (s. Abb. 111, 112) haben bis auf den **Schulter-Zungenbein-Muskel** *(M. omohyoideus[3])* einen geraden Verlauf. Daher auch der Name Rectusgruppe (rectus (lat.) = gerade). Auf Grund ihrer Lagebeziehung zum Zungenbein werden sie aber auch *untere Zungenbeinmuskeln* genannt, da sie alle unterhalb des Zungenbeines liegen. Die einzelnen Muskeln dieser Gruppe haben ihren Namen von ihrem Ursprungs- und Ansatzpunkt erhalten. Ihre Aufgabe besteht vor allem in der Feststellung des Zungenbeins. Erst durch die Kontraktion der *unteren Zungenbeingruppe* wird das Zungenbein zu einem festen Ansatzpunkt für die *oberen Zungenbeinmuskeln*. Die oberen Zungenbeinmuskeln erhalten somit durch die unteren Zungenbeinmuskeln einen Stützpunkt für ihre Kraftentfaltung an Unterkiefer und Zunge.

Die Gesichtsmuskulatur

Die *Gesichtsmuskeln* (mimische[1] Muskulatur) (Abb. 113) nehmen unter den Körpermuskeln eine Sonderstellung ein, da sie nicht über Gelenke hinwegziehen, sondern oft an der Haut ohne Zwischenschaltung einer Sehne ansetzen. Dadurch können sie die Gesichtshaut bewegen und an ihr Furchen, Falten und Grübchen entstehen lassen, wodurch sie dem Gesicht seinen beson-

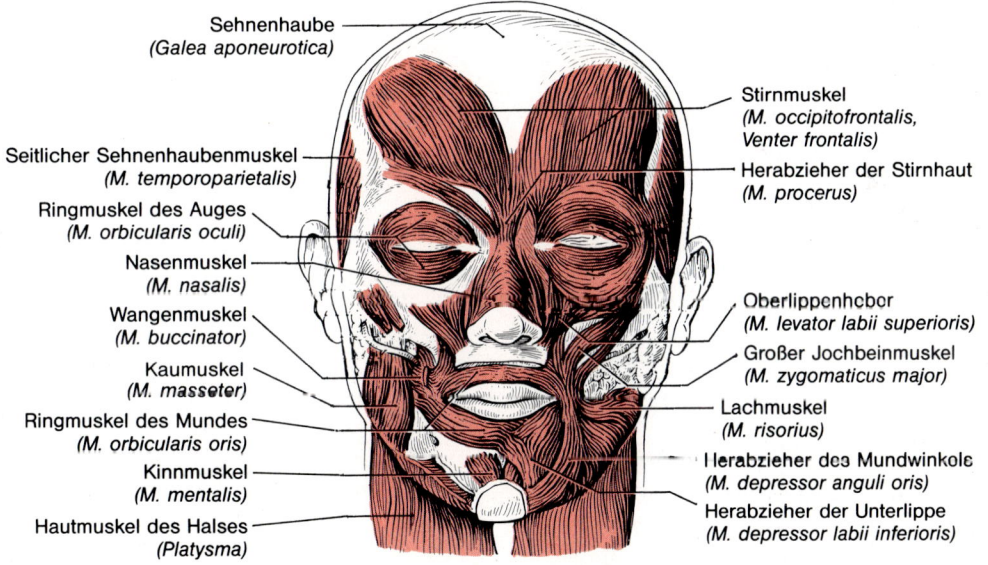

Abb. 113: Gesichtsmuskulatur. Im Bereich der rechten Gesichtshälfte ist die tiefere Schicht dargestellt

---

[3] M. omohyoideus (omos (gr.): Schulter): vom Schulterblatt zum Zungenbein ziehend
[1] mimisch (mimikos (gr.): zum Gebärdespiel gehörend): auf den Gesichtsaudruck bezogen oder wirkend

deren Ausdruck verleihen, der in Abhängigkeit vom seelischen Zustand wechselt. So kann schon allein die Stellung der Mundwinkel einem Gesicht den Ausdruck der Furcht, Trauer oder des Lachens geben.

Ringförmige Muskeln umschließen den Mund und die Augen. Flächenhafte Muskeln bedecken Stirn, Wangen und die übrigen Gesichtsabschnitte bis zum Hals. Durch sie werden die Lippen geöffnet, geschlossen, gerundet oder auch einseitig verzogen. Es gibt Muskeln zum Heben und Senken der Augenlider, zum Zusammenkneifen der Augenbrauen, zum Stirnrunzeln und Stirnglätten. Andere Muskeln verziehen die Gesichtszüge beim Lachen und Weinen.

Anatomie und Physiologie der inneren Organe

Für die Erhaltung des Lebens ist der normale Ablauf des *Stoffwechsels* die Voraussetzung. Dazu müssen alle Zellen im Organismus ständig mit *Nährstoffen* versorgt und von ihren *Stoffwechselschlacken* befreit werden. Die für den Stoffwechsel notwendigen Substanzen erhält der Organismus in fester und flüssiger Form durch die Nahrungsaufnahme, in gasförmigem Zustand mit der Atmung. Die Aufspaltung der Nahrung erfolgt im Verdauungstrakt *(Magen-Darmkanal)*. Von dort wird sie – in ihre einzelnen Bausteine zerlegt – den Zellen auf dem Blutwege zugeführt. Die *Abfallstoffe* des Organismus werden ausgeschieden. Durch den Darm werden sie als Stuhlgang, durch die Nieren als Urin und durch die Lungen als Gas abgegeben.

Stoffwechsel bedeutet *chemische Umsetzung*. Zu den wichtigsten chemischen Umsetzungen der Zelle gehört die Verbrennung von Nährstoffen. Dazu ist *Sauerstoff* erforderlich, der daher ständig zugeführt werden muß. Ebenso wichtig für die Funktionsfähigkeit der Zelle ist aber der laufende Abtransport der *Stoffwechselendprodukte*, zu denen vor allem *Kohlendioxid* gehört. Sauerstoff wird vom Körper mit der Einatmungsluft durch die Lungen aufgenommen, Kohlendioxid mit der Ausatmungsluft über die Lungen abgegeben.

Der Mittler der Stoffwechselvorgänge ist das *Blut*. Durch den *Blutkreislauf* werden die mit der Nahrung und Atmung aufgenommenen festen, flüssigen und gasförmigen Stoffe zum Ort ihres Verbrauchs transportiert und die Abfallstoffe den Ausscheidungsorganen zugeführt. Die Tätigkeit der einzelnen Organe wird dabei durch das *vegetative*[1] *(autonome*[2]*) Nervensystem* gesteuert und kontrolliert, das unserem Willen nicht untersteht (s. S. 419). Das vegetative Nervensystem selbst wird durch *Hormone* beeinflußt, die von Zellen produziert werden, die ihr *Sekret* direkt an das Blut abgeben.

Dadurch sind alle Zellen und Organe zu einer Funktionsgemeinschaft verbunden, bei der ein Teil vom anderen abhängig ist. So wird verständlich, warum der Ausfall eines einzigen Organs schwerste Störungen im Gesamtorganismus hervorrufen kann.

Die Atmungsorgane

Die Atmungsorgane bestehen aus den *zuleitenden* (äußeren) *Atemwegen* und den *Lungen*. Die Einatmungsluft wird über die *Nase* (oder den Mund) zunächst in den *Rachen* und über den *Kehlkopf* (Larynx)[1] weiter in die *Luftröhre* (Trachea)[2] geleitet. Von dort gelangt sie über die *Bronchien*[3] in die *Lungenbläschen* (Alveolen)[4]. Die «Ausatmungsluft» verläßt die Lungen in umgekehrter Richtung. In den Lungen erfolgt der Gasaustausch in den *Alveolen*. Dabei wird Sauerstoff aus der eingeatmeten Luft in das Blut aufgenommen und Kohlendioxid in die Lungenbläschen abgegeben. Man nennt diesen Vorgang «äußere Atmung». Als «innere Atmung» bezeichnet man den entsprechenden Gasaustausch zwischen dem Blut und den einzelnen Körperzellen (Abb. 114).

---

[1] vegetativ (vegetare (lat.): beleben)
[2] autonom (autos (gr.): selbst, eigen, unmittelbar; nomos (gr.): Gesetz)
[1] Larynx (larynx, laryngos (gr.): Kehlkopf)
[2] Trachea (tracheia (gr.): Luftröhre)
[3] Bronchien (bronchoi (gr.)): Hauptäste der Luftröhre
[4] Alveolen (alveolus (lat.): kleine Mulde)

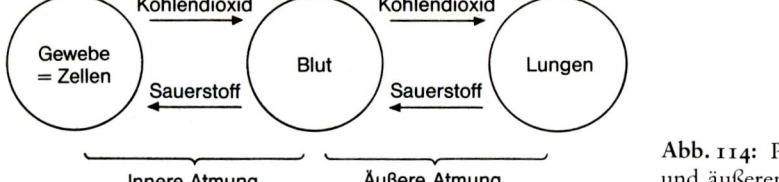

 (diagram labels)

Gewebe = Zellen — Kohlendioxid → Blut — Kohlendioxid → Lungen
Gewebe = Zellen ← Sauerstoff — Blut ← Sauerstoff — Lungen

Innere Atmung   Äußere Atmung

Abb. 114: Prinzip der inneren und äußeren Atmung

Die zuleitenden Atemwege

Die zuleitenden Atemwege umfassen die Strecke vom *Nasen-Rachenraum* bis zu den feinsten Verzweigungen der Luftröhre *(Bronchioli[1] der Lungen)*. Sie dienen der Reinigung, Vorwärmung und Befeuchtung der eingeatmeten Luft. Hinzu kommt eine Atmungsförderung durch die Weitstellung der Stimmritze des Kehlkopfes sowie der Bronchien bei jedem Atemzug.

Die Nase und die Nasennebenhöhlen

Eingangspforte der Atemwege ist die *Nase* mit der *Nasenhöhle.* Ihr Knochengerüst wurde bereits beschrieben. Die Nasenform ist ein charakteristisches Merkmal eines jeden Menschen. Sie beeinflußt durch ihren Bau den Luftstrom. Durch die abwärts gerichteten Nasenlöcher wird sie zu einer Art Windfang, der schützend vor der Nasenhöhle sitzt. Die **Nasenhöhle** liegt als horizontal gestellter Kanal über der *Gaumenplatte* (s. Abb. 51 und 115). Ihre hauptsächlich vom rechten und linken *Oberkieferbein* gebildeten *Seitenwände* neigen sich zur Mitte und vereinigen sich unter dem Schädelgrund mit der *Siebbeinplatte* (s. S. 57) zum *Nasenhöhlendach.* So wird die Nasenhöhle zu einem breitbasigen, im Querschnitt etwa dreieckigen Hohlraum, der durch die senkrecht vom Boden zum Dach der Nasenhöhle aufsteigende Knorpelknochenplatte der **Nasenscheidewand** in eine rechte und linke Hälfte unterteilt wird (s. Abb. 115). Der hintere Ausgang der Nasenhöhle (**Choanen**[2]) führt in den Rachenraum. Der Hals-Nasen-Ohren-Arzt kann daher auf dem Boden der Nasenhöhle ohne Schwierigkeit ein Instrument nach hinten in den Rachen einführen.

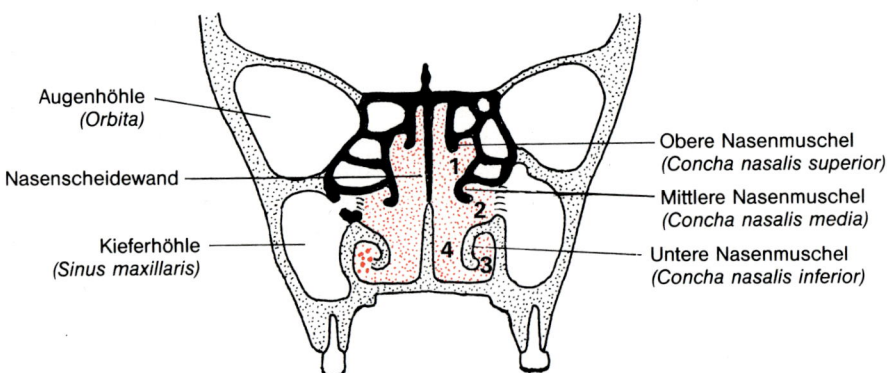

Augenhöhle (Orbita)

Nasenscheidewand

Kieferhöhle (Sinus maxillaris)

Obere Nasenmuschel (Concha nasalis superior)

Mittlere Nasenmuschel (Concha nasalis media)

Untere Nasenmuschel (Concha nasalis inferior)

Abb. 115: Frontalschnitt durch die innere Nase. Rot = Nasenhöhle; schwarz = Siebbein (Os ethmoidale) 1 = oberer, 2 = mittlerer, 3 = unterer und 4 = gemeinsamer Nasengang

---

[1] Bronchioli (bronchoi (gr.)): Feinere Verzweigungen der Luftröhrenäste (= Bronchi)
[2] Choanen (choanos (gr.): Trichter)

Der Naseneingang wird durch lange, starre Haare versperrt. Sie verhindern weitestgehend das Eindringen größerer Fremdkörper mit der Einatmungsluft.

Die Seitenwände der Nasenhöhle werden durch die *untere, mittlere* und *obere Nasenmuschel* wesentlich vergrößert (s. Abb. 115). Den Raum unter einer Nasenmuschel bezeichnet man als *Nasengang* und unterscheidet daher einen *unteren, mittleren* und *oberen Nasengang*. In den längsgestellten Nasengängen wird die eingeatmete Luft unter den Muscheln in feine Schichten aufgeteilt und an den Wänden der Nasenhöhle vorbeigeleitet.

Die Wände der Nasenhöhle sind von einer Schleimhaut überzogen, die aus einem *mehrreihigen Flimmerepithel* besteht. Zwischen den Flimmerhärchen tragenden Zylinderzellen sind schleimbildende Becherzellen eingelagert. Außerdem enthält das unter der Schleimhaut gelegene Bindegewebe kleine Schleimdrüsen. Der rhythmische Schlag der Flimmerhärchen der Nasenschleimhaut ist gegen den Rachen gerichtet und entfernt auf den Schleimhäuten abgefangene Staubteilchen und Bakterien. So wird die Innenfläche der Nasenhöhle und damit auch die Atemluft *gereinigt* und *angefeuchtet*. Die übermäßige Produktion von Nasenschleim macht sich als Schnupfen bemerkbar.

Die dritte Aufgabe der Nasenschleimhaut ist die *Vorwärmung der Atemluft*. Sie erfolgt durch ein dichtes Geflecht feinster Blutgefäße *(Venengeflecht)*, das unmittelbar unter der Schleimhaut liegt und besonders stark über den Nasenmuscheln entwickelt ist. Die Durchblutung der Nasenschleimhaut wird durch Hirnnerven (*N. trigeminus* und *N. facialis*, s. S. 398) gesteuert. Je kälter die Einatmungsluft ist, um so stärker wird die Schleimhaut durchblutet, wodurch dann die Atemluft stärker erwärmt wird. Auch chemische und psychische Reize können die Durchblutung und Schleimabsonderung der Nasenschleimhaut beeinflussen.

Nahe dem Nasenhöhlendach im Bereich der oberen Nasenmuschel und dem obersten Teil des Nasenseptums liegt die **Riechschleimhaut** mit den *Riechzellen*, die eine besondere Art von Sinneszellen sind. Sie bilden als nervöse Endorgane des *Riechnerven* das **Riechfeld**, die *Regio olfactoria*[3]. Zusätzlich sind in der Riechschleimhaut neben den Sinneszellen Stütz- und Basalzellen enthalten (s. S. 450). Das Riechvermögen ist unter anderem eine Schutzvorrichtung für die Atemwege. So hält man den Atem an, wenn die Atemluft übel riechende, schädliche Beimengungen enthält. Außerdem wird über den Geruchsinn reflektorisch die Speichel- und Magensaftsekretion ausgelöst und auch vor verdorbenen Speisen gewarnt. Dabei gelangen die Duftstoffe vorwiegend durch Diffusion zum Riechepithel. Durch «Schnuppern» wird die Luft besonders gut zum Riechepithel geleitet und dadurch die Geruchsleistung verbessert.

Der Raum der Nasenhöhle steht mit den *Nasennebenhöhlen* (s. S. 61) durch Öffnungen in unmittelbarer Verbindung. Der Zugang zur *Oberkiefer-* und *Stirnhöhle* liegt unter der mittleren Nasenmuschel im mittleren Nasengang, zur *Keilbeinhöhle* bei der oberen Nasenmuschel am Nasenhöhlendach. Die kleinen *Siebbeinzellen* münden teils unter der mittleren, teils unter der oberen Nasenmuschel.

Die Nasennebenhöhlen werden von der gleichen Schleimhaut überzogen wie die Nasenhöhle selbst, doch enthält die Schleimhaut der Nasennebenhöhlen weniger schleimabsondernde Drüsen. Die Schleimabsonderung in den Nasennebenhöhlen ist daher üblicherweise geringer als in der Nase selbst.

In den untersten Nasengang mündet ziemlich weit vorn der **Tränennasenkanal**, ein von Schleimhaut ausgekleideter Gang, der die Tränenflüssigkeit aus dem inneren Augenwinkel in die Nasenhöhle leitet (s. S. 458). Bei übermäßiger Sekretion der Tränendrüsen, beim Weinen, muß man daher die Nase putzen.

---

[3] Regio olfactoria (regio (lat.): Lage, Gegend; olfacere (lat.): Geruch empfinden, olere (lat.): riechen; olfactorius: dem Riechen dienen)

Aus den Nasenhöhlen gelangt die Atemluft durch die *Choanen* in den **Rachenraum** (Schlund = *Pharynx*, gr.), den gemeinsamen Raum der *Luft-* und *Speisewege*. In ihm kreuzen sich *Luft-* und *Speisewege*. Der Rachen geht nämlich an seinem unteren Ende vorne in die eigentlichen Luftwege *(Kehlkopf* und *Luftröhre)* und hinten in die vor der Halswirbelsäule gelegene *Speiseröhre* über. Die Einatmungsluft gelangt also von dorsal aus den Choanen nach vorn in den Kehlkopf. Der Speiseweg verläuft dagegen von der vorn gelegenen Mundhöhle zur hinten gelegenen Speiseröhre. Aufgabe des Schluckaktes ist es daher, durch das Anpressen des *weichen Gaumens* an die hintere Rachenwand (s. S. 278) und gleichzeitigen Verschluß des Kehlkopfs (s. unten) den Eintritt von Speisen in die Atemwege zu verhindern. Beim «*Verschlucken*» gelangen durch den gestörten Schluckakt Speisen in die Luftröhre.

Der Kehlkopf

Der Kehlkopf *(Larynx)* sitzt als röhrenförmiges Knorpelgerüst auf der Luftröhre an der Vorderseite des Halses. Er besteht aus fünf Knorpeln, die zum Teil gelenkig miteinander verbunden sind und durch Bänder und Muskeln zusammengehalten werden (s. Abb. 116). Der größte Kehlkopfknorpel ist der **Schildknorpel** *(Cartilago thyroidea[1])*. Er wird von zwei schildförmigen, vorn spitzwinkelig zusammengewachsenen Knorpelplatten gebildet. Sie bestimmen die Form des Kehlkopfes und sind an der Vorderseite des Halses als scharfkantiger Vorsprung zu fühlen und zu sehen *(Adamsapfel)*. Auf dem oberen Rande des Schildknorpels sitzt der **Kehldeckelknorpel** *(Epiglottis[2])*, der die Form eines Fahrradsattels hat. Seine nach vorn gerichtete Spitze ist an der Innenseite des Schildknorpels durch ein Band befestigt. Seine Basis ragt frei in den Rachen vor und bildet die vordere Umrandung des Kehlkopfeingangs. Der Kehldeckelknorpel *(Cartilago epiglottica[2])* legt sich beim Schlucken als schützende Verschlußklappe auf den Kehlkopfeingang. Beim Atmen und Sprechen läßt er den Kehlkopfeingang da-

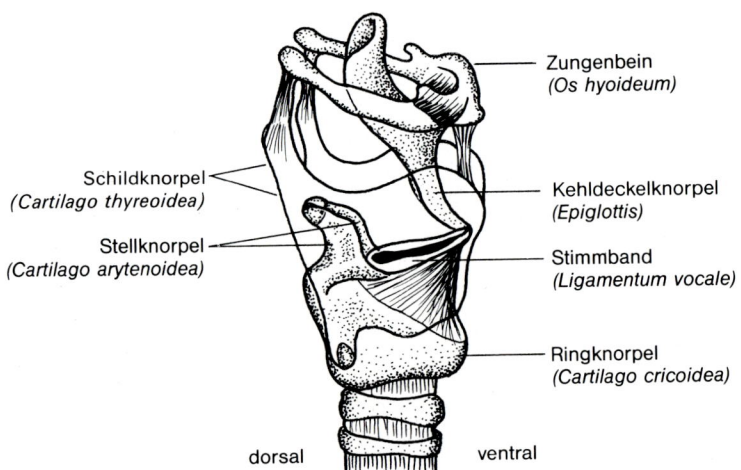

Zungenbein
(Os hyoideum)

Schildknorpel
(Cartilago thyreoidea)

Kehldeckelknorpel
(Epiglottis)

Stellknorpel
(Cartilago arytenoidea)

Stimmband
(Ligamentum vocale)

Ringknorpel
(Cartilago cricoidea)

dorsal   ventral

Abb. 116: Das Knorpelgerüst des Kehlkopfs mit Zungenbein und Bandapparat von rechts gesehen. Der Schildknorpel ist durchsichtig dargestellt

---

[1] Cartilago thyroidea (cartilago (lat.): Knorpel; thyreos (gr.): Schild)
[2] Epiglottis (epi (gr.): auf; glotta (gr.): Stimme): Kehldeckel

gegen offen. Die auf- und absteigende Bewegung des Kehlkopfes wird dadurch möglich, daß der Kehlkopf durch ein breites Band am Zungenbein aufgehängt ist. Somit werden diese Kehlkopfbewegungen durch die *oberen* und *unteren Zungenbeinmuskeln* ausgeführt (s. S. 142).

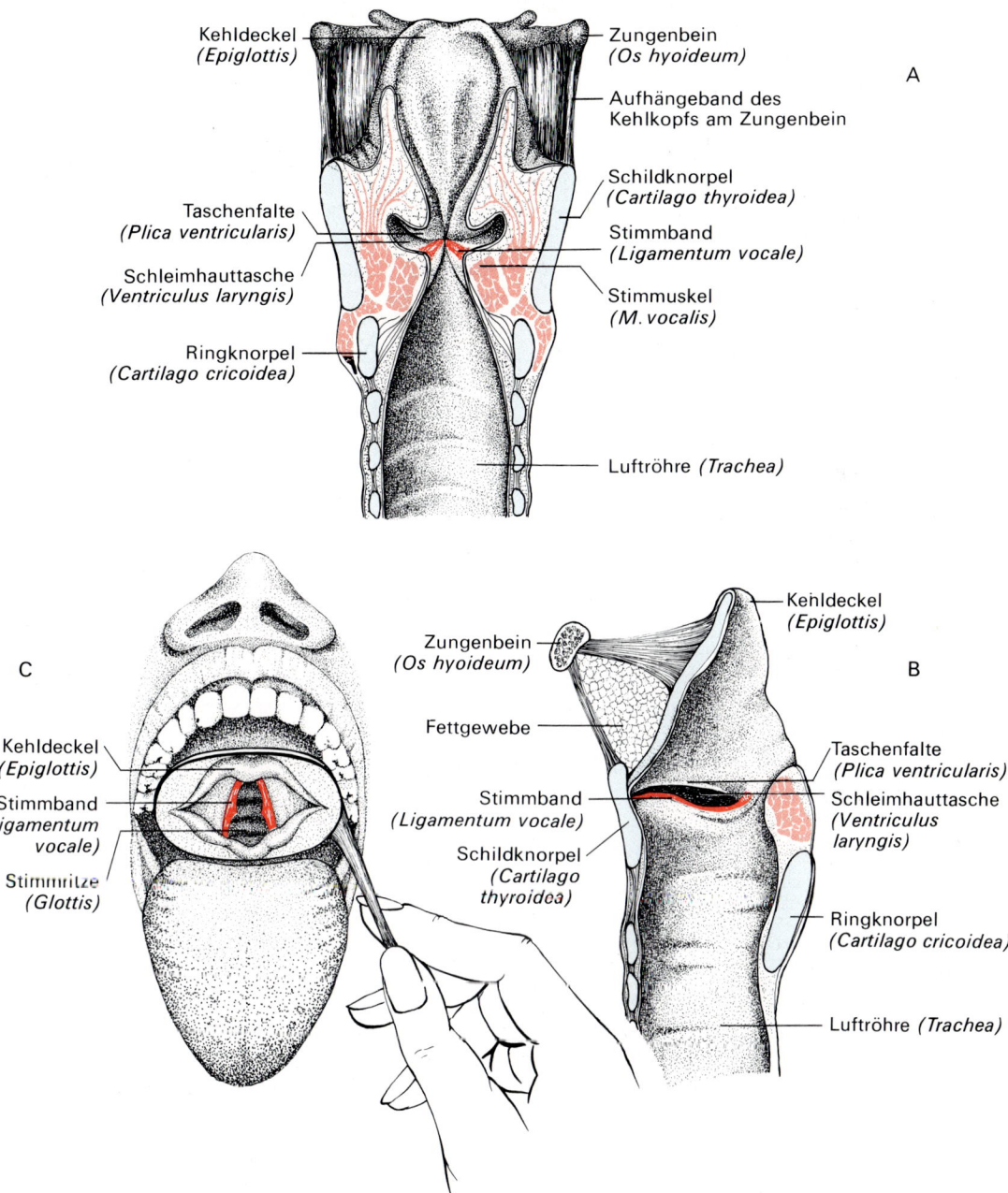

Abb. 117: Halbschematische Darstellung von Kehlkopf und Stimmbändern. a) Frontalschnitt. Man sieht von hinten in den Kehlkopf. b) Sagittalschnitt. Man sieht auf das Innere der rechten Kehlkopfhälfte. c) Laryngoskopisches Bild des Kehlkopfes

Unter dem Schildknorpel folgt als Übergang zur Luftröhre der siegelringförmige «**Ring-knorpel**» *(Cartilago cricoidea[3])*, dessen Platte nach hinten gerichtet ist. Schildknorpel und Ringknorpel sind durch Gelenke miteinander verbunden. Auf der Platte des Ringknorpels sitzen die beiden pyramidenförmigen **Stellknorpel** *(Cartilagines arytenoideae[4])*. Sie werden von kleinen Muskeln bewegt und sind für die Stellung und Spannung der Stimmbänder von entscheidender Bedeutung.

Der Kehlkopf ist mit Ausnahme der Stimmbänder von einer Schleimhaut bedeckt, die aus einem *mehrreihigen, zylindrischen Flimmerepithel* mit eingestreuten schleimbildenden *Becherzellen* besteht. Zusätzlich liegen in der Schleimhaut kleine schleimbildende Drüsen. Die Schlagrichtung der Flimmerhärchen erfolgt in Richtung des *Pharynx* (Schlund). Unter der Kehlkopfschleimhaut liegt ein ausgedehntes Blutgefäßnetz. Dadurch wird die Atemluft auch im Kehlkopf befeuchtet, von feinsten Staubteilchen befreit und angewärmt. Da die Schleimhaut *(Respirationsepithel)* im Bereich des Kehlkopfes einem so lockeren, gefäßreichen Bindegewebe aufliegt, besteht bei entzündlichen und allergischen Reaktionen durch die Entwicklung eines Larynxödems Erstickungsgefahr. Ein Luftröhrenschnitt *(Tracheotomie[5])* ist dann lebensrettend.

In das Kehlkopfinnere springen seitlich die **Stimmfalten** *(Plica vocalis[6])* als weißlich glänzende Membranen vor, in denen die **Stimmbänder** *(Ligamentum vocale)* mit dem **Stimmuskel** *(M. vocalis)* liegen. Die *Stimmbänder* verlaufen unter der Schleimhaut von der Innenfläche des Schildknorpels zu den *Stellknorpeln*, die durch kleine Muskeln gedreht werden, wodurch sich die *Stimmbänder* mitbewegen. Der frei in das Kehlkopfinnere vorspringende Rand der *Stimmfalten* ist von einem mäßig dicken, nicht verhornenden, aber dennoch widerstandsfähigen *Plattenepithel* überzogen, dessen weiße Farbe sich deutlich von der rötlich schimmernden Schleimhaut der übrigen Kehlkopfabschnitte abhebt. Dies kann man bei der Spiegeluntersuchung des Kehlkopfes erkennen, wobei ein kleiner Spiegel durch den Mund in den Rachen geführt wird (s. Abb. 117c).

Oberhalb der *Stimmfalten* verlaufen zwei weitere parallel liegende Schleimhautfalten, die **Taschenfalten** *(Plica ventricularis[7])*. Sie werden auch «falsche» Stimmbänder genannt, da sie nicht an der Stimmbildung beteiligt sind. Zwischen echten und falschen Stimmbändern besteht eine Schleimhauttasche *(Ventriculus laryngis)*, in der besonders reichlich Schleimdrüsen liegen. Die Schleimhaut der Taschenfalten und des Ventriculus laryngis benetzen die *Stimmfalten* mit ihrem Drüsensekret und bewahren sie so vor dem Austrocknen. Sie selbst besitzen keine Schleimdrüsen.

Der zwischen den beiden Stimmbändern bestehende Spalt wird «**Stimmritze**» *(Glottis[8])* genannt. Die Weite der *Stimmritze* ist von der Stellung der *Stimmbänder* abhängig. Dabei werden die Stimmbänder durch Drehung der Stellknorpel bewegt. Die Drehung der Stellknorpel erfolgt durch Muskeln, die nach ihrer Funktion in einen Erweiterer *(Abduktor)* und drei Verengerer *(Adduktoren)* der Stimmritze unterteilt werden.

Die Ein- und Ausatmungsluft muß den Spaltraum zwischen den beiden Stimmbändern, den man als **Stimmritze** bezeichnet, passieren. Bei ruhiger Atmung werden die Stimmbänder durch Muskelspannung und ihre eigene Elastizität in einer Mittelstellung gehalten, wobei sich die Stimmritze während der Einatmung etwas erweitert und während der Ausatmung leicht ver-

---

[3] Cartilago cricoidea (krikos (gr.): Ring; eides (gr.): ähnlich; cricoideus: ringförmig)
[4] Cartilago arytenoidea (arytaina (gr.): Gießbecken)
[5] Tracheotomie (tracheia (gr.): Luftröhre; tome (gr.): Schnitt)
[6] Plica vocalis (plica (lat.): Falte; vocalis (lat.): Stimme habend, tönend)
[7] Plica ventricularis (ventriculus (lat.): 1. kleiner Magen, 2. Kammer)
[8] Glottis (glotta (gr.): Stimme)

engt. Die Verkürzung des paarigen Muskels, der sich vom Ringknorpel bis zum Stellknorpel erstreckt, des «Lateralis», führt zu einer Verengung der Stimmritze. Der einzige Muskel, der die Stimmritze erweitert, ist der «Posticus»[9], der bei normaler Atmung die Stimmritze weit offen hält (Abb. 118).

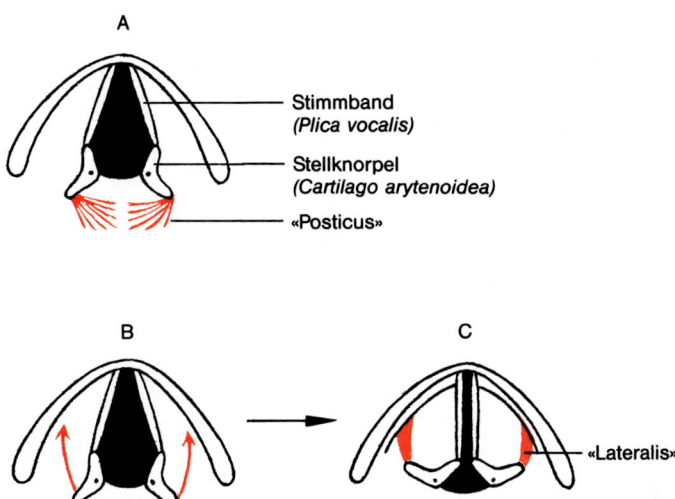

Abb. 118: Stellapparat des Kehlkopfes. Blick auf die Stimmritze (Glottis). A: Atmungsstellung. Die Stimmritze ist durch den Muskelzug des «Posticus» am Stellknorpel erweitert. B und C: Übergang aus der Atmungsstellung in Phonationsstellung durch die Wirkung des «Lateralis»

Wenn ein Fremdkörper in den oberen Kehlkopf gelangt, so legen sich die Stimmbänder sofort fest aneinander. Dieser Reflex soll das Eindringen von Fremdkörpern in die Luftröhre verhindern *(unter einem Reflex versteht man allgemein eine stets gleichbleibende Reaktion des Organismus auf einen bestimmten sensiblen Reiz).* Anschließend kommt es zu einem ebenfalls reflektorisch ausgelösten Hustenstoß. Dadurch wird der Fremdkörper mit einem kräftigen Ausatmungsstoß, der die Stimmritze sprengt, in den Mund zurückgeschleudert. Das Aushusten von Auswurf und Räuspern beruht auf dem gleichen Reflexmechanismus.

Stimmbildung

Neben dieser Schutzfunktion für die tiefer gelegenen Luftwege hat der Kehlkopf die Aufgabe der Stimmbildung. Bei der **Stimmbildung** *(Phonation[1])* werden die Stimmbänder durch den Luftstrom in Schwingungen versetzt. Die Frequenz der Schwingungen, das heißt die *Höhe des Grundtones*, kann durch die Änderung der Form und Spannung der Stimmbänder variiert werden, während die *Lautstärke* von der willkürlich zu beeinflussenden Stärke des Luftstromes abhängig ist. Die *Tonhöhe* der *Vokale* (Selbstlaute) ist dadurch festgelegt. Durch Rachen-, Mund- und Nasenhöhle wird dagegen die *Klangfarbe* bestimmt.

Die *Tonhöhe* ist also von der *Schwingungszahl* der Stimmbänder abhängig. Je kürzer die Stimmbänder (Vergleiche das Greifen der Töne auf einer Violinseite) und je stärker sie ge-

---

[9] Posticus (lat.): der hintere
[1] Phonation (phone, phonema (gr.): Stimme): Stimm- und Lautbildung

spannt sind (zum Vergleich das Spannen einer Violinseite beim Stimmen), um so schneller und weniger weit schwingen sie. Der Ton wird dadurch höher; je schwächer dagegen ihre Spannung ist, um so dicker sind auch die Stimmbänder. Sie erzeugen dann durch weite, langsame Schwingungen tiefe Töne.

Lautbildung

Voraussetzung für die **Lautbildung** *(Artikulation[2])* ist die Fähigkeit zur Formänderung des aus Mund- und Nasenhöhle sowie Rachen bestehenden Ansatzrohres des Kehlkopfes und die Möglichkeit einzelne Abschnitte dieses Ansatzrohres bei der Lautbildung gegeneinander zu verschliessen. Der Mundraum kann durch Änderung der Wangen- und Zungenstellung verschiedene Formen annehmen. Die Luftsäule im Ansatzrohr besitzt bei diesen unterschiedlichen Formen des Mundraumes verschiedene Eigenfrequenzen, so daß durch Resonanzbildung[3] charakteristische Obertöne entstehen.

Die bei der Stimmbildung erzeugten Grundfrequenzen der Schwingungen sind bei gleicher Tonhöhe für sämtliche Vokale (Selbstlaute) gleich (100–130 Hertz beim Mann, 200–300 Hertz bei der Frau. 1 Hertz[4] = 1 Schwingung/s). Die Differenzierung der Vokale wird erst durch die unterschiedlichen Obertöne möglich, deren Frequenz zwischen 200 bis 4000 Hertz liegt. Bei der Bildung der *Konsonanten* (Mitlaute) ist das Ansatzrohr stärker verengt als bei den Vokalen. Dabei ist vor allem die Stellung der Zahnreihen und der Lippen von Bedeutung. Konsonanten entstehen bei Unterbrechung des Luftstromes durch Lippen, Zähne, Zunge und weichen Gaumen. Nur bei den *stimmhaften Konsonanten* (z.B. b, d, g, m, n) treten gleichzeitig Stimmbandschwingungen auf. An der Bildung *stimmloser Konsonanten* (z.B. f, p, t, k) sind die Stimmbänder dagegen nicht beteiligt. Auch beim *Flüstern* schwingen die Stimmbänder nicht. Beim Flüstern wird die durch den Kehlkopf ausgeatmete Luft für die Lautbildung im Ansatzrohr ausgenutzt. Deshalb können Menschen, denen der Kehlkopf operativ entfernt werden mußte, auf diese Weise noch sprechen.

Frauen und Kinder haben einen kleineren Kehlkopf und damit kürzere Stimmbänder als Männer. Deshalb haben sie eine hohe Stimme. Der **Stimmwechsel** (Stimmbruch) während der Pubertät hängt mit dem raschen Wachstum der Stimmbänder in diesem Lebensabschnitt zusammen. Er tritt bei beiden Geschlechtern ein und ist bei Knaben so auffallend, weil das Größenwachstum des Kehlkopfes bei Knaben das der Mädchen um 30–50 % übertrifft.

Die Luftröhre

Als Fortsetzung der Atmungsorgane schließt sich nach unten die Luftröhre *(Trachea)* an den Kehlkopf an (s. Abb. 119), die in der Mittellinie des Halses und Brustraumes vor der Speiseröhre liegt. Sie ist beim Erwachsenen ein etwa 10–12 cm langes Rohr, dessen Lichtung durch 16–20 hufeisenförmige *Knorpelspangen* offen gehalten wird, deren Bögen nach vorne gerichtet sind, während die offene Seite von der bindegewebig-muskulösen Hinterwand zusammengehalten wird. Die Verbindungsstücke zwischen den einzelnen Knorpelspangen bestehen aus Bindegewebe, das reich an elastischen Fasern ist. Die Luftröhre steht daher unter einer *Längs-* und *Querspannung*, wodurch sie offengehalten wird. Beim Schlucken wird die Luftröhre mit dem

---

[2] Artikulation (articulare (lat.): deutlich aussprechen): deutliche Lautbildung bei Vokalen und Konsonanten
[3] Resonanz (resonare (lat.): widerhallen): Mitschwingen eines schwingungsfähigen Systems bei Einwirkung von periodisch veränderlichen Energieformen in der Eigenfrequenz des Systems
[4] Hertz, Heinrich (1857–1894), Physiker, Berlin

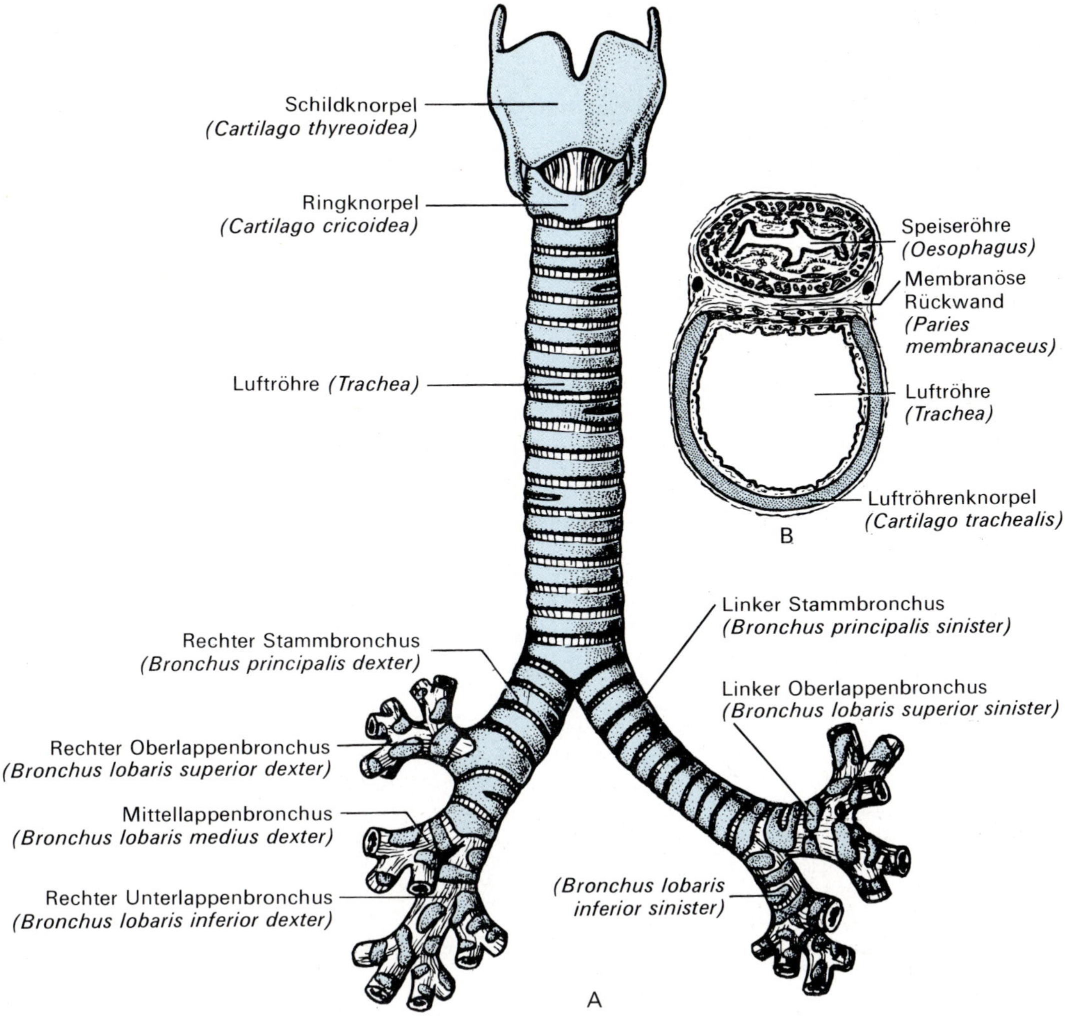

Schildknorpel
(Cartilago thyreoidea)

Ringknorpel
(Cartilago cricoidea)

Speiseröhre
(Oesophagus)

Membranöse
Rückwand
*(Paries
membranaceus)*

Luftröhre *(Trachea)*

Luftröhre
(Trachea)

Luftröhrenknorpel
(Cartilago trachealis)

B

Linker Stammbronchus
(Bronchus principalis sinister)

Rechter Stammbronchus
(Bronchus principalis dexter)

Linker Oberlappenbronchus
(Bronchus lobaris superior sinister)

Rechter Oberlappenbronchus
(Bronchus lobaris superior dexter)

Mittellappenbronchus
(Bronchus lobaris medius dexter)

Rechter Unterlappenbronchus
(Bronchus lobaris inferior dexter)

*(Bronchus lobaris
inferior sinister)*

A

Abb. 119a: Untere Luftwege mit Kehlkopf, Luftröhre, Haupt- und Lappenbronchien von vorn

Abb. 119b: Querschnitt durch die Luftröhre und die dorsal angrenzende Speiseröhre. Der Knorpel ist blau
dargestellt

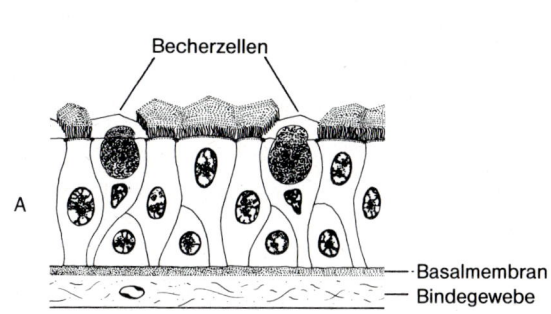

B

Becherzellen

A

Basalmembran
Bindegewebe

Abb. 120a: Atemepithel mit Flimmerepithelzellen und zwei dazwischenliegenden
Becherzellen (= schleimbildende Zellen)

Abb. 120b: Wellenförmiger Bewegungsablauf der Flimmerhaare

Kehlkopf nach oben, bei tiefer Einatmung nach unten gezogen. Durch beide Bewegungen wird sie in ihrer Längselastizität beansprucht. Die Weite der *Trachea* kann durch die glatte Muskulatur in ihrer Hinterwand aktiv um 25% verkleinert werden. Beim *Hustenstoß* kommt es zu einer so starken *Längs-* und *Querverschiebung* der Wand, daß Schleim durch den dabei entstehenden Luftstrom abgehustet werden kann.

Wie überall im Bereich der Atemwege ist auch die Luftröhre von einem Schleimhautüberzug aus Flimmerhaare tragenden Zylinderzellen und schleimbildenden Becherzellen ausgekleidet (Abb. 120). Zusätzlich liegen im angrenzenden Bindegewebe kleine Schleimdrüsen.

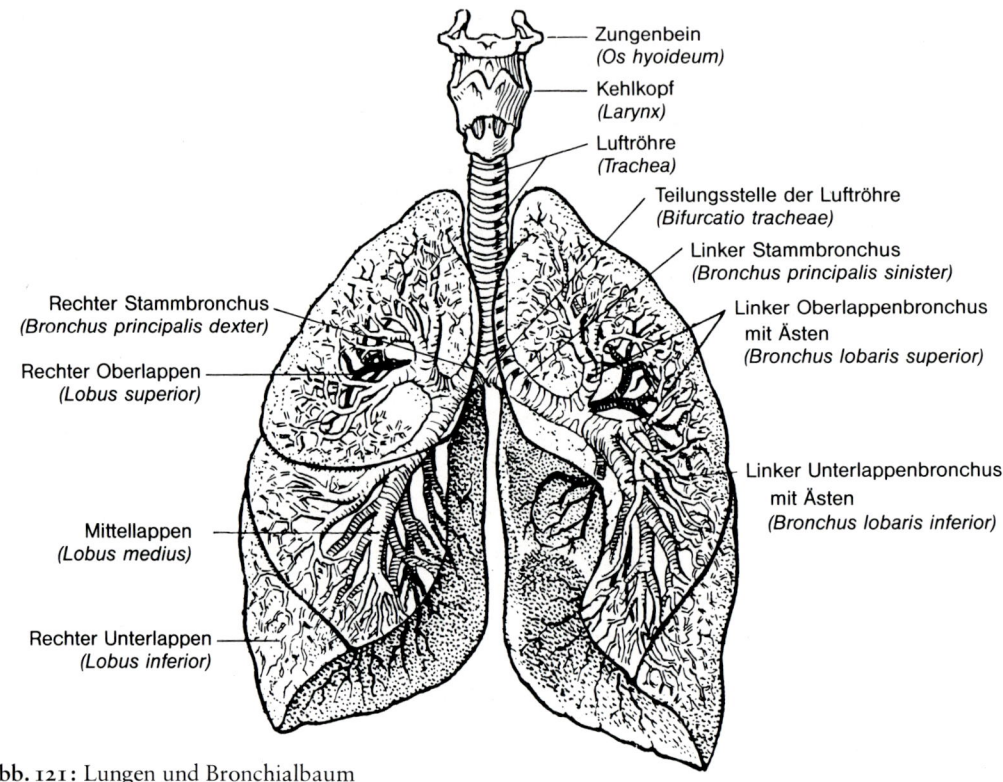

Abb. 121: Lungen und Bronchialbaum

Die Bronchien

In der Brusthöhle, etwa 12 cm unterhalb des Kehlkopfes, teilt sich die *Luftröhre* in 2 Äste, die zur rechten und linken Lunge führen (s. Abb. 119). Von dieser Teilungsstelle an (**Luftröhrengabel** = *Bifurcatio tracheae*[1]) nennt man die Äste der Trachea **Bronchien**. Der erste von der Luftröhrengabel nach rechts und links abgehende Ast wird als **rechter** und **linker Stammbronchus** bezeichnet, der nach 3 cm an der **Lungenwurzel** *(Lungenhilus*[2]*)* unmittelbar in die rechte und linke Lunge eintritt (Abb. 121). Innerhalb der Lungen teilt sich der rechte Stammbronchus in *drei* Hauptäste für die drei Lappen der rechten Lunge, der linke in *zwei* Hauptäste für die zwei

---

[1] Bifurcatio trachea (bi (lat.): zwei; furca (lat): Gabel; tracheia (gr.): Luftröhre)
[2] Lungenhilus (hilum (lat.): kleines Ding; Vertiefung an der Oberfläche eines Organs)

Lappen der linken Lunge (**Lappenbronchien,** s. Abb. 119, 121). Die *Lappenbronchien* teilen sich dann wie die Äste eines Laubbaumes weiter in die **Segmentbronchien** auf, die sich in immer kleinere Äste verzweigen. So entsteht das weit verzweigte System des **Bronchialbaumes,** das man im Röntgenbild durch Einspritzen eines Röntgenkontrastmittels darstellen kann.

Die *Bronchien* entsprechen nur bis zu den *Stammbronchien* in ihrem Aufbau der *Luftröhre.* Ihre Lichtung wird nämlich dann von einem Knorpelgerüst offen gehalten, dessen Teile sehr bald die Spangenform verlieren und in Form unregelmäßiger Knorpelplättchen als *Längs-* oder *Querverstrebungen* in die Bronchialwände eingelassen sind (s. Abb. 119). In den kleinen Bronchialästen bestehen diese Knorpelplättchen nicht mehr aus hyalinem, sondern aus elastischem Knorpel. In den kleinsten Verzweigungen der Bronchien, den **Bronchiolen**[3], mit einer Lichtung unter 1 mm fehlen Knorpeleinlagerungen völlig. Dafür sind diese Bronchiolen reichlich mit glatten Muskelfasern versehen, die durch eine Änderung des Durchmessers der Bronchiolen den Zu- und Abstrom der Atemluft regulieren können. Die Lichtung der **Endbronchiolen** (*Bronchioli terminales*[4] und *Bronchioli respiratorii*[5]) beträgt nur noch $^1/_2$ mm und geht unmittelbar in das eigentliche atmende Lungengewebe – die **Lungenbläschen** (*Alveolen*) über (s. Abb. 127, 128).

Die Bronchien sind bis auf die Endbronchiolen mit dem respiratorischen Epithel aus Zylinderepithelzellen mit Flimmerhaarbesatz und schleimbildenden Becherzellen ausgekleidet. Zusätzlich liegen auch hier im angrenzenden Bindegewebe wie im Bereich der Luftröhre Schleimdrüsen und ein ausgeprägtes Gefäßgeflecht. So wird die Atmungsluft bis zu den Lungenbläschen, in denen der Gasaustausch erfolgt, feucht, sauber und warm gehalten.

Die Lungen

In den **Lungen** (*Pulmo*[1]) erfolgt im Bereich der **Alveolen** die äußere Atmung mit der Aufnahme von Sauerstoff aus der Luft in das Blut hinein und die Abgabe von Kohlendioxid aus dem Blut in die Luft. Die Gesamtfläche der Alveolenwände beträgt beim Erwachsenen etwa 80 bis 100 qm. Zusammen mit den Bronchien bilden die Alveolen die Hauptmasse des Lungengewe-

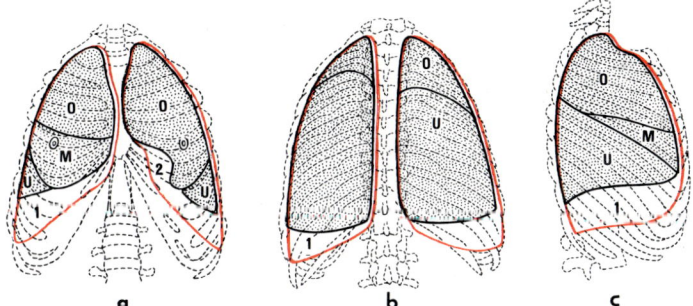

Abb. 122: Lungen- und Pleuragrenzen. a) von vorne, b) von hinten, c) von rechts seitlich (O = Oberlappen, M = Mittellappen, U = Unterlappen); 1 = Verschieberaum zwischen Rippen und Zwerchfell (Recessus costadiaphragmaticus); 2 = Verschieberaum zwischen Rippen und Mittelfellraum (Recessus costomediastinalis)

---

[3] Bronchiolen (bronchos (gr.): Hauptäste der Luftröhre; bronchioli = feinere Verzweigungen der Bronchien)
[4] Bronchioli terminales (terminalis (lat.): zur Grenze gehörend, das Ende bezeichnend)
[5] Bronchioli respiratorii (respirare (lat.): atmen)
[1] Pulmo (pulmo (lat.): Lunge)

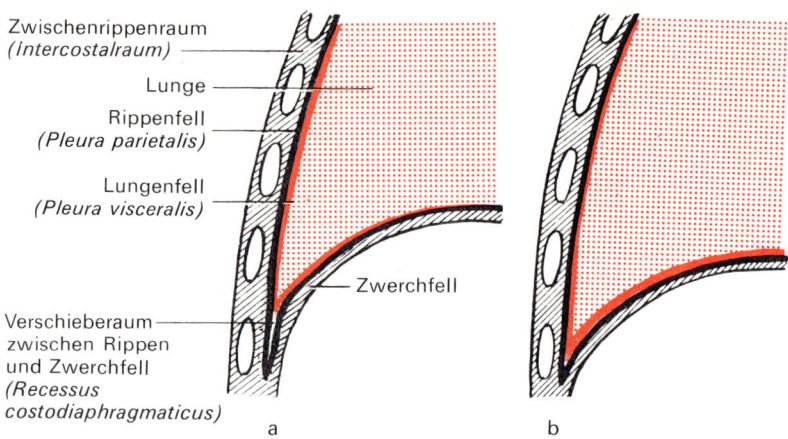

Zwischenrippenraum
(Intercostalraum)

Lunge

Rippenfell
(Pleura parietalis)

Lungenfell
(Pleura visceralis)

Zwerchfell

Verschieberaum
zwischen Rippen
und Zwerchfell
(Recessus
costodiaphragmaticus)

a   b

Abb. 123: Ausdehnung des Verschieberaums zwischen Rippen und Zwerchfell (Recessus costodiaphrag-maticus); a) Ausatmung, b) Einatmung, die eingleitende Lunge trennt jetzt die sich berührenden Pleura-flächen des Rippenfells (Pleura parietalis)

bes. Die Lunge besteht aus zwei getrennten **Lungenflügeln,** die beidseits die seitlichen Hälften des Brustraumes ausfüllen. Die Form der Lunge wird durch den ihr von der *Thoraxwand*, dem *Zwerchfell* und dem *Mediastinum*[2] (Mittelfellraum) belassenen Raum bestimmt (Abb. 122). Dadurch liegen ihre Außenflächen der inneren Thoraxwand an, während ihre Unterflächen dem Zwerchfell aufsitzen. Zwischen beiden Lungenflügeln befinden sich die Organe des **Mittelfellraumes** *(Mediastinum)*, von denen das Herz den größten Raum einnimmt. Die Lungenspitzen ragen beidseits über die 1. Rippe aus der oberen Öffnung des Brustkorbes heraus. Die Lungenspitzen können dort besonders gut durch die Auskultation (Abhören) untersucht werden.

Die Lungenunterfläche, die auch *Lungenbasis* genannt wird, paßt sich der Zwerchfell-wölbung genau an. Ihr scharf zulaufender unterer Rand legt sich in den schmalen Spalt zwischen Brustwand und aufsteigender Zwerchfellkuppe. Er entspricht der unteren Lungengrenze. Bei der Einatmung tritt er etwa 3–4 cm tiefer, um bei der Ausatmung wieder nach oben zu steigen (Abb. 123). Die Verschieblichkeit der Lungengrenzen bei der Ein- und Ausatmung läßt sich durch Perkussion (Abklopfen) prüfen. Durch die Perkussion ergeben sich wichtige Anhalts-punkte in Hinblick auf eine Lungenentzündung oder einen Erguß im Pleuraraum[3] (Rippenfell-raum).

Die Innenflächen der Lungenflügel zeigen Abdrücke der Mediastinalorgane, vor allem des Herzens.

Stammbronchus, Lungenschlagader (A. pulmonalis), Lungenvenen (Venae pulmonales) Lymphgefäße und Nerven treten auf der Mittelfellseite (Mediastinalseite) an der Lungenwurzel (Lungenhilus) in die Lungen ein bzw. aus.

Beide Lungenflügel sind in **Lappen** unterteilt, die bis zur Lungenwurzel reichen. Dadurch wird die *linke Lunge* in den etwa gleichgroßen **Ober-** und **Unterlappen** geteilt. Die *rechte Lunge* besteht dagegen aus drei Lappen, dem **Ober-, Mittel-** und **Unterlappen** (Abb. 121, 122). Der rechte Unterlappen entspricht in seiner Ausdehnung dem der linken Lunge. Dagegen ist der

[2] Mediastinum (lat.): der mittlere Teil der Brusthöhle, das Mittelfell
[3] Pleuraraum (pleura (gr.): Seite, Flanke)

Oberlappen unterteilt, da aus ihm der keilförmige Mittellappen herausgeschnitten ist. In der Abb. 122 sind die Lappengrenzen dargestellt. Man sieht, daß die Unterlappen überwiegend am Rücken, die Oberlappen und der rechte Mittellappen vorwiegend vorne liegen. Klinischen Erfordernissen entsprechend werden die Lungenflügel in jeweils zehn pyramiden- bis keilförmige **Segmente** unterteilt. Es sind dies broncho-arterielle Einheiten. Sie enthalten in ihrer *Segmentachse* jeweils einen *Segmentbronchus* und *Segmentast der Lungenarterie*, die sich nur in ihm verzweigen. Die Lungenvenen verlaufen dagegen zwischen den Lungensegmenten. Dies ist für die Lungenchirurgie von Bedeutung. Durch die Segmentchirurgie der Lunge ist es möglich geworden, schonend kleinere Lungenbezirke zu entfernen.

Das Brustfell

Beide Lungenflügel sind von einer mit Gefäßen versorgten Hülle, dem **Lungenfell** *(Pleura visceralis[1])* überzogen. Das *Lungenfell* grenzt, nur durch einen Flüssigkeitsspalt getrennt, an das **Rippenfell** *(Pleura parietalis[2])*, das die innere Thoraxwand, das Zwerchfell und das Mediastinum (Mittelfellraum) seitlich überzieht. Beide Pleurablätter werden gemeinsam als **Brustfell** bezeichnet. Am Lungenhilus, an dem beidseits der Hauptbronchus und die Gefäße in den Lungenflügel ein- bzw. austreten, gehen beide Pleurablätter ineinander über (s. Abb. 124).

Das Verständnis für die Beziehung zwischen Lungen, Brustfell (= Lungen- und Rippenfell) und Brustwand wird durch die Kenntnis der Entwicklungsgeschichte erleichtert. Die Lunge wächst nämlich als langsam größer werdende Knospe der Luftröhre vom Mediastinum (Mittelfellraum) aus in den schon angelegten *Brustfellsack* ein. Sie stülpt dabei die mediastinal gelegene Fläche des Brustfells ein. Diese bedeckt damit als *Lungenfell* die immer weiter in den Brustfellraum einwachsende Lungenknospe. Schließlich liegt die ausgereifte, völlig vom Lungenfell überzogene Lunge dem *Rippenfell* (= Brustfellüberzug der inneren Brustwand) flächenhaft an. Zwischen Lungenfell und Rippenfell bleibt nur ein ganz feiner Spalt bestehen, der **Interpleuralspalt** (s. Abb. 123 und 124).

Das *Brustfell* (= Lungen- und Rippenfell) ist eine dünne Haut mit spiegelglatter Oberfläche. Es besteht aus einer Schicht flacher Deckzellen, unter denen eine Schicht Bindegewebe mit zahlreichen elastischen Fasern und sensiblen, das heißt schmerzleitenden Nerven liegt. Das Brustfell ist daher im Gegensatz zum Lungengewebe schmerzempfindlich. Seine Deckzellen sondern eine geringe Menge klarer Flüssigkeit ab, die den Spalt zwischen der Lungenoberfläche und Brustwand ausfüllt. So sind Lungenoberfläche und innere Brustwand von einer gleitfähigen Haut überzogen, die eine reibungslose Verschiebung der Lungenoberfläche gegen die Brustwand bei der Atmung ermöglicht. Durch diese Flüssigkeitsschicht werden zusätzlich auch die Atembewegungen der Brustkorbwand auf die Lungen übertragen. Dies ist möglich, weil die Flüssigkeit nicht dehnbar ist und diese Flüssigkeitsschicht somit das Lungen- und Rippenfell (Pleura visceralis und parietalis) zusammenhält. Daher folgt die Lungenoberfläche den Atembewegungen des Brustkorbs, obwohl zwischen beiden keine feste Verbindung besteht. Kommt es durch eine Brustfellentzündung zu Verwachsungen der Pleurablätter, so behindert dies die Atmung erheblich.

Intrapleuraler Druck

In der Lunge sind reichlich *elastische Fasern* enthalten. Die Lungenoberfläche steht durch Dehnung dieser elastischen Fasern und der Oberflächenspannung der Lungenbläschen *(Alveo-*

---

[1] Pleura visceralis (visceralis (lat.): zu den Eingeweiden gehörend)
[2] Pleura parietalis (parietalis (lat.): zur Wand gehörend)

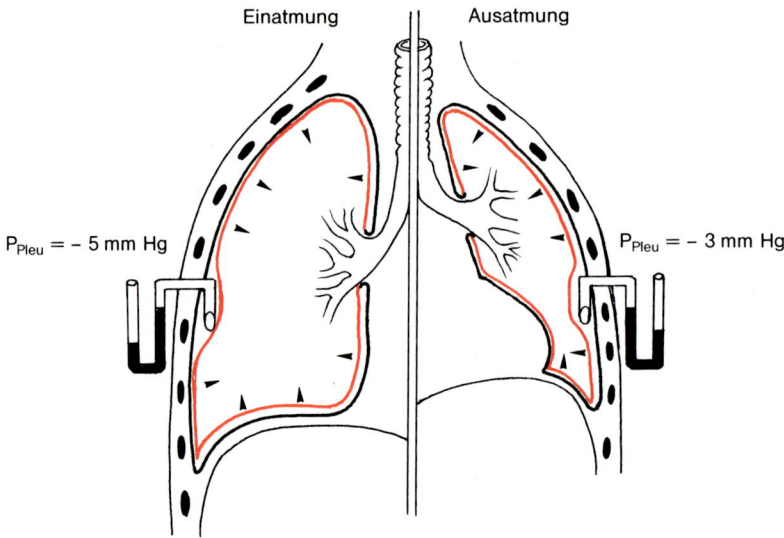

Abb. 124: Entstehung des intrapleuralen Druckes. Der elastische Zug der elastischen Fasern der Lunge (Pfeilrichtung) erzeugt im Interpleuralspalt einen «negativen Druck» gegenüber dem Außenraum. Dieser läßt sich durch ein im Interpleuralspalt liegendes Manometer nachweisen. Im Bereich des Stammbronchus geht das Lungenfell (Pleura visceralis, rot) in das Rippenfell (Pleura parietalis, schwarz) über. Dazwischen liegt der Interpleuralspalt

len) unter Zugspannung. Die gedehnte Lunge will daher ihr Volumen verkleinern. Dies läßt sich durch eine mit Flüssigkeit gefüllte und mit einem Manometer verbundene Kanüle nachweisen, die man mit ihrer Spitze in den Spalt zwischen der Pleura parietalis und visceralis, dem Rippen- und Lungenfell, einführt. Das Manometer zeigt dann am Ende der Einatmung einen Druck an, der 4–6 mm Hg unter dem atmosphärischen Druck liegt. Am Ende der Exspiration beträgt dieser Druck 2–4 mm Hg. Diese Druckdifferenz zwischen Außenraum und Pleuraspalt wird als **intrapleuraler** («negativer») **Druck** bezeichnet (Abb. 124).

Pneumothorax

Nur bei geschlossenem Spalt zwischen den beiden Pleurablättern bleibt der enge Kontakt zwischen Thoraxwand und Lungenoberfläche erhalten. Gelangt jedoch durch eine Verletzung Luft in diesen Spalt, so fällt die Lunge durch die Spannung ihrer elastischen Fasern zum Hilus hin zusammen. Diesen Zustand nennt man **Pneumothorax** (= Luftfüllung des Raumes zwischen den Pleurablättern). Die Lunge kann dann den Atmungsbewegungen nicht mehr folgen und fällt für den Gasaustausch aus. Ein doppelseitiger Pneumothorax ist daher ohne sofortige Drainage tödlich.

Die Lungen füllen den Brustraum nur in seinem vorderen und oberen Bereich vollständig aus. Hier liegen Lungen- und Rippenfell dicht aneinander. Dies gilt jedoch nicht für die unteren, seitlichen und hinteren Brustraumabschnitte. Die Lunge verkleinert sich nämlich durch ihre Elastizität während der Ausatmung etwas stärker als der Brustraum. So bleiben in Randbezirken, vor allem zwischen Zwerchfell und Brustwand, bei der Ausatmung spaltförmige Räume der Pleurahöhle bestehen, in die sich die Lungenränder bei der Einatmung schieben. Man bezeichnet diese Spalträume in den Umschlagfalten des Brustraums als **«Brustfellbuchten»**

(Recessus[1]). Es sind spaltförmige Ergänzungsräume *(Komplementärräume)*, in die sich die Lungen bei der Einatmung hinein ausdehnen (s. Abb. 122 und 123).

Die Atemmechanik und Atemmuskeln

Durch den ständigen Wechsel zwischen Einatmung (**Inspiration**[1]) und Ausatmung (**Exspiration**[2]) erfolgt die für den Gasaustausch notwendige Belüftung der Lungenbläschen. Mit der Einatmung gelangt sauerstoffreiche Luft in die Lungenbläschen hinein, durch die Ausatmung wird dagegen sauerstoffarme, mit Kohlendioxid angereicherte Luft nach außen abgegeben. Die Luftbewegungen bei der Ein- und Ausatmung entstehen durch den Wechsel der Erweiterung und Verengung des Brustkorbs.

Die Weite des Brustraums wird durch die Stellung der Rippen und Höhe des Zwerchfellstandes bestimmt.

Die Einatmung

Zur Erweiterung des Brustraumes werden die Rippen angehoben. Gleichzeitig senkt sich die Zwerchfellkuppe durch die Kontraktion des Zwerchfells (s. Abb. 124, 125, 126).

Zur Verkleinerung des Brustraumes werden die Rippen gesenkt, das Zwerchfell erschlafft, und die Zwerchfellkuppe steigt dadurch wieder nach oben. Das *Thoraxskelett* wird bei der Einatmung im oberen Bereich vorwiegend nach vorn, im unteren Bereich überwiegend zur Seite erweitert. Dies liegt daran, daß die *Rippenhalsachsen*, um welche die Rippenbewegungen erfolgen, an den oberen Rippen weiter zur Seite, bei den unteren Rippen dagegen mehr nach vorn gerichtet sind.

Die Atembewegungen des Brustkorbes erfolgen vorwiegend durch die **Zwischenrippenmuskeln** *(Mm. intercostales[3])*, welche die Zwischenrippenräume ausfüllen und dort in zwei Schichten liegen. Die Rippen werden bei körperlicher Ruhe hauptsächlich durch die **äußeren Zwischenrippenmuskeln** *(Mm. intercostales externi)* angehoben. Bei vertiefter Atmung unter körperlicher Belastung, besonders aber bei Atemnot, werden die eigentlichen Einatmungsmuskeln durch *Hilfsmuskeln* unterstützt.

Die *äußeren Zwischenrippenmuskeln* verlaufen zwischen den Rippen mit ihren Fasern schräg von dorsal oben nach vorn unten zur nächsten tiefer gelegenen Rippe. Sie füllen den Zwischenrippenraum von dorsal her bis zur Knochenknorpelgrenze der Rippen aus. Obwohl diese Muskeln im Verhältnis zu den kräftigen Muskeln an Rumpf und Gliedmaßen recht klein sind, können sie doch bei ruhiger Einatmung allein die Rippen heben (s. Abb. 125 a).

Erst bei Vertiefung der Atmung springen die sogenannten **Atemhilfsmuskeln** helfend ein. *Atemhilfsmuskeln* werden Muskeln genannt, die zwischen Rippen und Schultergürtel, Schädelbasis oder Wirbelsäule verlaufen und infolge ihrer Zugrichtung die Rippen heben können. Zu ihnen gehören als Hilfseinatmer vor allem der **große und kleine Brustmuskel** *(M. pectoralis major und minor)*, die **Treppenmuskeln** *(Mm. scaleni)*, der **Kopfwender** *(M. sternocleidomastoideus)* und der **obere hintere Sägemuskel** *(M. serratus posterior superior)*.

Menschen mit großer Atemnot, z.B. bei Asthma bronchiale, nehmen eine typische Stellung ein. Sie stützen sich mit den Armen auf einer festen Unterlage ab; dadurch wird der Ansatz-

---

[1] Recessus (lat.): Einbiegung, Vertiefung
[1] Inspiration (inspiratio (lat.): Einatmung)
[2] Exspiration (exspiratio (lat.): Ausatmung)
[3] Mm. intercostales (intercostalis (lat.): zwischen Rippen (= costae) liegend)

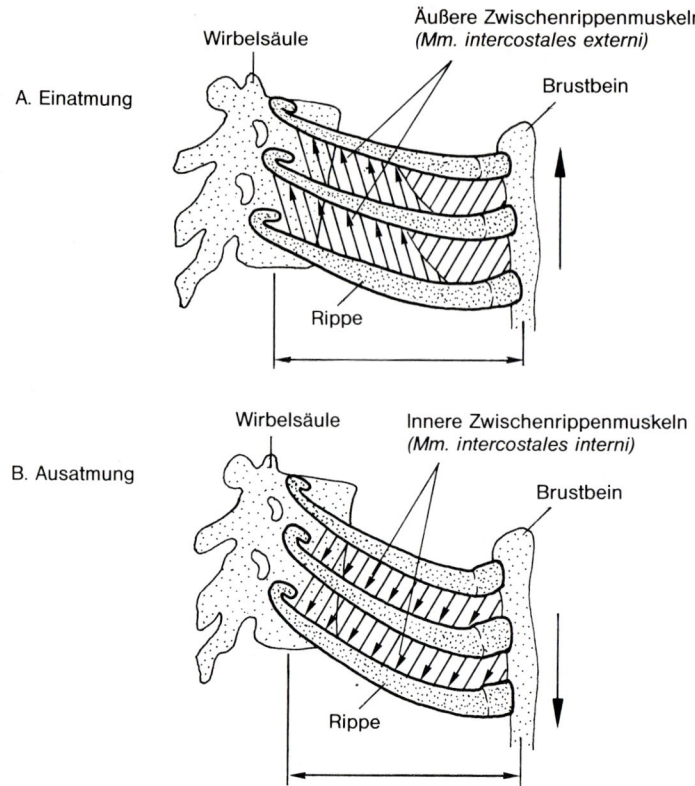

Abb. 125: Faserverlauf der Zwischenrippenmuskeln. Die Pfeilspitzen zeigen die Zugrichtung der äußeren (A) und inneren (B) Zwischenrippenmuskeln an. A Einatmung = Heben der Rippen durch Kontraktion der äußeren Zwischenrippenmuskeln. Der Abstand zwischen Wirbelsäule und Brustbein nimmt zu (Pfeil). B Ausatmung = Senken der Rippen durch Kontraktion der inneren Zwischenrippenmuskeln. Der Abstand zwischen Wirbelsäule und Brustbein nimmt ab (Pfeil).

punkt der Brustmuskeln fixiert. Erst so werden diese Muskeln zu Hilfsmuskeln der Einatmung, indem der feste und bewegliche Ansatzpunkt dieser Muskeln vertauscht wird.

Die Ausatmung

Mit der Erschlaffung der äußeren Zwischenrippenmuskeln und des Zwerchfells beginnt die Ausatmung. Der Brustkorb verengt sich dabei schon infolge der Schwerkraft sowie der Elastizität seiner Bänder und Gelenke, die zur Ruhelage zurückstreben. Gleichzeitig tritt das Zwerchfell mit seinen beiden Kuppeln langsam nach oben. Eigentliche *Ausatmungsmuskeln* sind der überwiegende Teil der **inneren Zwischenrippenmuskeln** *(Mm. intercostales interni)*. Sie verlaufen zum oberen Rand und der Innenfläche der nächst tieferen Rippe. Durch ihren Faserverlauf wird immer die obere Rippe der darunterliegenden genähert und damit der Brustkorb gesenkt (s. Abb. 125 b). Die inneren Zwischenrippenmuskeln sind damit Gegenspieler der äußeren Zwischenrippenmuskeln, die sie fast rechtwinklig überkreuzen. Auch sie füllen nicht den ganzen Zwischenrippenraum aus, sondern reichen vom Sternum nur bis zum Rippenwinkel nach dorsal. Aufgrund ihrer Lage wirkt ihr zwischen den Rippenknorpeln gelegener Teil jedoch als Einatmungsmuskel. Da die Einatmung wesentlich mehr Kraft erfordert als die Ausatmung, ist der Gesamtquerschnitt der *äußeren Zwischenrippenmuskeln* (Mm. intercostales externi) doppelt so groß wie derjenige der *inneren Zwischenrippenmuskeln* (Mm. intercostales interni). Als *Hilfsausatmer* werden bei angestrengter Atmung, aber auch beim Husten und Niesen, vor allem die **Bauchmuskeln** eingesetzt, welche die Rippen herabziehen und als Bauchpresse die Baucheingeweide mit dem Zwerchfell nach oben drängen.

Je nachdem ob die Erweiterung des Brustkorbes überwiegend durch die Hebung der Rippen oder Senkung des Zwerchfells zustande kommt, spricht man von **Brust-** oder **Bauchatmung.** Bei der *Brustatmung* wird die Atemmechanik vorwiegend von den Zwischenrippenmuskeln ausgeführt. Das Zwerchfell folgt dabei eher passiv den Druckänderungen im Brustkorb. Bei einer überwiegenden *Bauchatmung* kommt es dagegen durch eine kräftige Zusammenziehung des Zwerchfells zu einer stärkeren Verlagerung der Baucheingeweide, und die Bauchwand wölbt sich damit bei der Einatmung vor.

Auch die Wirbelsäule unterstützt durch ihre Mitbewegung die Atembewegungen des Brustkorbs. So richtet man sich bei tiefer Einatmung auf und nimmt die Schultern zurück, wodurch der Brustkorb gedehnt wird. Bei tiefer Ausatmung beugt man sich dagegen etwas vor, zieht die Schultern ein und verkleinert damit den Brustraum.

Bauchpresse und Atmung

Ein- und Ausatmung haben Rückwirkungen auf die Druckverhältnisse in der Bauchhöhle (Abb. 126). Bei der Einatmung weichen die Eingeweide der Bauchhöhle vor dem tiefertretenden Zwerchfell in Richtung des geringsten Widerstandes aus. Sie drücken dabei gegen die Muskel-Sehnenplatte der vorderen und seitlichen Bauchwand und wölben sie dadurch vor. Andererseits kann man die Bauchmuskeln willkürlich anspannen. Dadurch wird die Einatmung gebremst, da das Zwerchfell schwächer als die Bauchdeckenmuskeln ist.

Umgekehrt drängt der Bauchinhalt bei der Ausatmung das sich entspannende Zwerchfell in den Brustraum. Andererseits kann die Atmung den Druck in der Bauchhöhle entscheidend beeinflußen und die Wirkung der bei der Bauchpresse eingesetzten Muskeln wirksam verstärken. Wird nämlich die Atembewegung des Brustkorbs angehalten, nachdem die Lungen zuvor durch einen kräftigen Atemzug gebläht wurden – die Atemwege lassen sich ja durch die Stimmbänder verschließen – so wird die Wirkung der Zwerchfellkontraktion erhöht. Dies ist bei der Stuhlentleerung wichtig, bei der gleichzeitig die Bauchpresse eingesetzt wird, bis der Kotabgang erfolgt. Ähnliches gilt für die Preßwehen beim Geburtsakt.

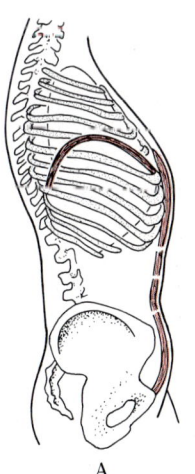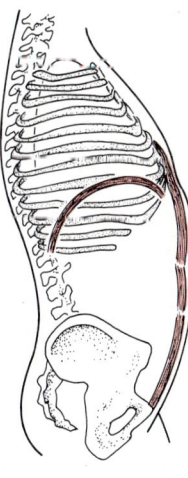

Abb. 126: Bauchpresse. Bauchmuskeln und Zwerchfell als kräftige schwarze Linie gezeichnet. A Starke Ausatmung. Die Bauchmuskeln sind eingezogen, die Zwerchfellkuppel steht hoch. Der Brustraum ist durch die nach unten gezogenen Rippen verkleinert. Der Bauchinnendruck ist erhöht. B Starke Einatmung. Die Bauchmuskulatur ist vorgewölbt, das Zwerchfell steht tief. Der Brustraum ist durch die nach oben gezogenen Rippen vergrößert. Der Bauchinnendruck ist erniedrigt

A   B

Feinbau der Lungen im Bereich der Lungenbläschen

Die Hauptmasse des Lungengewebes bilden die **Lungenbläschen** *(Alveolen)*. In ihnen findet der Gasaustausch statt. Die *Lungenbläschen* sitzen um die **Alveolargänge,** die aus den endständigen Ästchen des Bronchialbaumes, den *Bronchioli respiratorii,* hervorgehen (Abb. 127, 128).

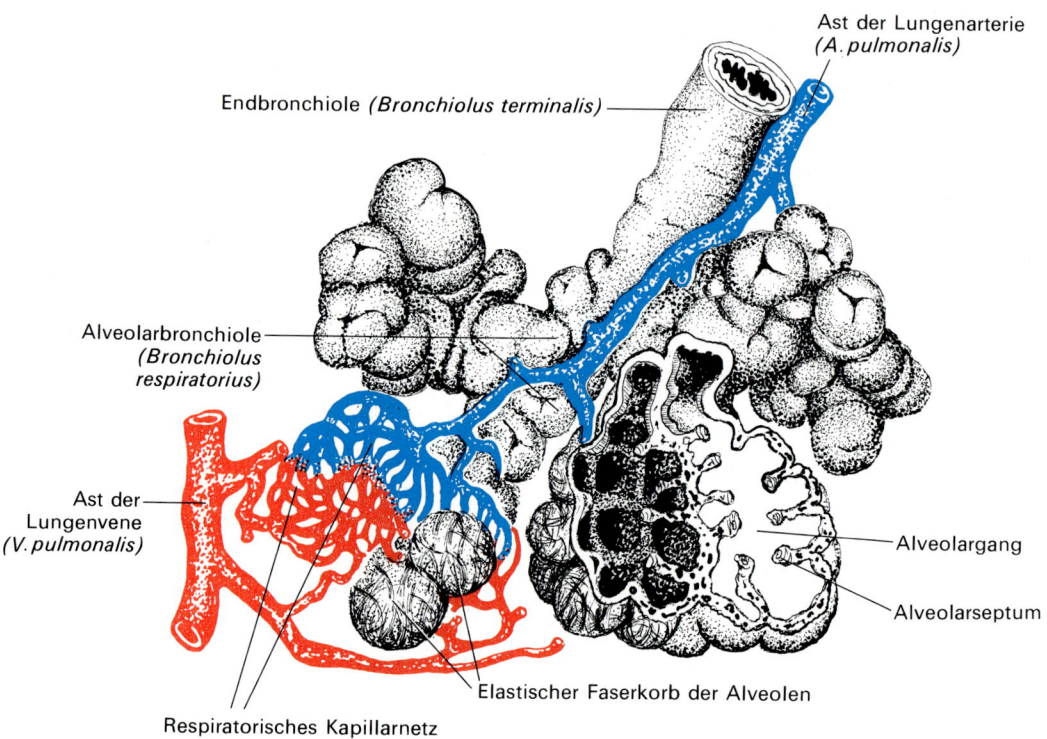

Ast der Lungenarterie
(A. pulmonalis)

Endbronchiole *(Bronchiolus terminalis)*

Alveolarbronchiole
*(Bronchiolus
respiratorius)*

Ast der
Lungenvene
(V. pulmonalis)

Alveolargang

Alveolarseptum

Elastischer Faserkorb der Alveolen

Respiratorisches Kapillarnetz

Abb. 127: Stück eines Lungenläppchens mit Blutgefäßen in halbschematischer Darstellung. Rechts unten ist ein Alveolargang der Länge nach aufgeschnitten

Die Lungenbläschen haben bei der Einatmung einen Durchmesser von 0,3–0,5 mm, bei der Ausatmung einen Durchmesser von 0,1–0,2 mm. Ihre Anzahl wird beim Menschen auf über über 300 Millionen geschätzt. Die Gesamtoberfläche der Lungenbläschen beträgt etwa 100 qm. Ihre Wand ist nur etwa $^1/_{1000}$ mm dick. Sie besteht aus *plattenförmigen Deckzellen,* die für Sauerstoff und Kohlendioxid durchlässig sind (Abb. 128). Ein Teil der Deckzellen übernimmt die Aufgabe Fremdkörper abzufangen, die trotz der vorgeschalteten Schutzvorrichtungen mit der Luft in die Lungenbläschen gelangt sind. Deckzellen, die Fremdkörper aufgenommen haben *(Vorgang der Phagozytose),* lösen sich aus dem übrigen Epithelverband und können in die Lichtung der Alveolen gelangen, von wo aus sie abgehustet werden (Abb. 128). Sie können aber auch in das Zwischenzellgewebe der Alveolarwand einwandern. Dort werden Fremdkörper abgelagert oder über die *Lymphbahnen* zu den zugehörigen *Lymphknoten* transportiert **(Hiluslymphknoten** der Lunge).

---

[1] Phospholipide (Phosphatide): komplexe Lipide, die Phosphorsäure in Esterform enthalten

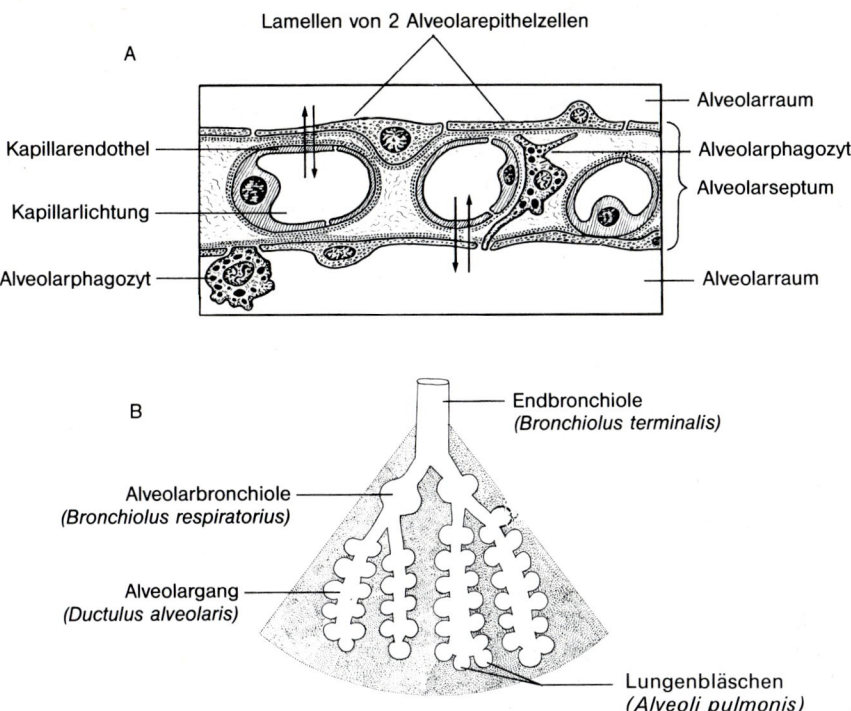

A

Lamellen von 2 Alveolarepithelzellen

Kapillarendothel

Kapillarlichtung

Alveolarphagozyt

Alveolarraum

Alveolarphagozyt

Alveolarseptum

Alveolarraum

B

Endbronchiole
(Bronchiolus terminalis)

Alveolarbronchiole
(Bronchiolus respiratorius)

Alveolargang
(Ductulus alveolaris)

Lungenbläschen
(Alveoli pulmonis)

Abb. 128a: Ausschnittsvergrößerung von einem Alveolarseptum. Die beiden Pfeilpaare verbinden den Alveolarraum mit der Lichtung der Blutkapillaren. Die Alveolarschranke besteht aus den Lammellen der Deckzellen des Alveolarepithels, dem Basalmembransystem (dicht punktiert) und dem Kapillarendothel

Abb. 128b: Schema der Aufzweigung einer Endbronchiole

Eine andere Gruppe von Deckzellen bildet eine extrem dünne, aus *Phospholipiden*[1] und *Mukoiden*[2] bestehende Schicht *(Surfactant*[3]*)*, welche die Innenfläche der Alveolen auskleidet, um die Oberflächenspannung an der Luft-Wassergrenze der Alveoleninnenfläche herabzusetzen und damit ein Zusammenfallen der Alveolen bei der Ausatmung zu verhindern.

Die Lungenbläschen sind von einem Netz feinster, elastischer Bindegewebsfasern umgeben. Dadurch erhalten sie die Elastizität, welche die Voraussetzung für ihre Volumenschwankungen bei der Ein- und Ausatmung ist.

Die Lungenbläschen werden außen von einem Netz dünnster Blutgefäße, den **Kapillaren**[4] oder *Haargefäßen,* umsponnen. In den Kapillaren erfolgt der Gasaustausch nach physikalischen Gesetzen (s. S. 171). Der *zuführende Schenkel* dieser Kapillaren enthält kohlendioxidreiches, sauerstoffarmes Blut, das aus dem gesamten Körper mit dem **kleinen Kreislauf** *(Lungenkreislauf)* in die *Lungenkapillaren* gelangt. Während seines Durchflusses durch die Lungenkapillaren gibt dieses Blut in der sehr kurzen *Kontaktzeit* von nur etwa 0,3 sec durch Diffusion (s. S. 172) Kohlendioxid in den Alveolarraum ab und nimmt gleichzeitig aus ihm Sauerstoff auf.

---

[2] Mukoide (Mukoproteide) gehören zu den Glykoproteiden: Schleimstoffe die von Haut und Schleimhäuten zum Schutz gegen chem. und mechan. Einwirkungen ausgeschieden werden

[3] Surfactant (engl.): oberflächenaktive Substanz

[4] Kapillare (capillaris (lat.): haarartig): Haargefäße

Der *ableitende Schenkel* der Lungenkapillaren enthält daher sauerstoffreiches, kohlendioxid-armes Blut, das über den **großen Kreislauf** im Körper verteilt wird (s. Kreislaufkapitel).

Der **kleine Kreislauf** *(Lungenkreislauf)* beginnt mit der **Lungenschlagader** *(A. pulmonalis)*, die am Lungenhilus beidseits in die Lungenflügel eintritt und endet mit den **Lungenvenen,** welche die Lungen am Hilus verlassen. Zwischen diesen Stammgefäßen liegt das **Kapillarsystem der Alveolen** (Abb. 127). Das Blut der A. pulmonalis ist daher sauerstoffarm und kohlendioxid-reich. Die Lungenvenen führen dagegen sauerstoffreiches und kohlendioxidarmes Blut.

Im **großen Kreislauf** enthalten dagegen die **Schlagadern** *(Arterien)* sauerstoffreiches, kohlen-dioxidarmes Blut, während in den **Venen** des großen Kreislaufs kohlendioxidreiches und sauer-stoffarmes Blut fließt.

Außer den Gefäßen des kleinen Kreislaufs enthalten die Lungen für ihre Eigenversorgung *Bronchialarterien* und *-venen*, da die Lungen selbst, ebenso wie alle anderen Organe, mit Sauerstoff versorgt und von Kohlendioxid befreit werden müssen.

Schließlich werden die Lungen noch von einem Netz kleiner *Lymphgefäße* durchzogen, in denen Deckzellen, die Fremdkörper aufgenommen haben, bis zu den *Lymphknoten der Lungen-wurzeln* transportiert werden. In den Lymphknoten, die wir uns als Schutzwälle gegen körper-fremde Stoffe vorstellen können, werden unter anderem Fremdkörper und Bakterien unschäd-lich gemacht. Die Lymphknoten der Lungenwurzeln (= **Hilusknoten**) vergrößern sich daher bei vielen Lungenerkrankungen. Sie können verhärten und sogar verkalken (z.B. bei der Tuberkulose). Im Röntgenbild ergeben sie typische Schatten. Die «*Hiluszeichnung der Lungen-wurzel*» wird dagegen von den Blutgefäßen der Lungen gebildet.

Das Lungengewebe besteht als Ganzes aus dem Bronchialbaum mit dem sich anschließenden System der Lungenbläschen und den dazugehörenden Blut- und Lymphgefäßen. Außerdem wird die Lunge von Nerven versorgt.

Die Lungenbläschen sind bei körperlicher Ruhe nicht alle gleichzeitig belüftet. Solche in Reserve stehenden Alveolengruppen werden auch weniger durchblutet. Erst bei körperlicher Belastung öffnen sich die Zugänge zu den «**Reservealveolen**», und ihre Durchblutung nimmt dann durch Eröffnung zusätzlicher Kapillarstrecken zu. Die Gesamtoberfläche der beatmeten Lungenbläschen ist daher vom Grad der körperlichen Belastung abhängig und wird dem je-weiligen Bedarf angepaßt.

Das Lungen- und Atemvolumen

Das Lungen- und Atemvolumen ist von Körperbau, Körpergröße, Lebensalter, Geschlecht und Trainingszustand abhängig. Bei körperlicher Ruhe werden von einem erwachsenen Manne mit einem Körpergewicht von ca. 70 kg durch jeden Atemzug (im Durchschnitt 16 Atemzüge/ Minute) etwa 500 ccm Luft ein- und wieder ausgeatmet. Man nennt diese Luftmenge **Atemzug-volumen** (= 500 ccm). Es ist das normale Ein- und Ausatmungsvolumen bei körperlicher Ruhe. Zusätzlich kann man durch verstärkte Inspiration noch weitere 2100–3000 ccm Luft einatmen. Man nennt dieses Volumen, das nach *normaler Inspiration* zusätzlich eingeatmet werden kann, **inspiratorisches Reservevolumen.**

Durch *verstärkte Exspiration* kann eine weitere große Luftmenge ausgeatmet werden. Sie wird **exspiratorisches Reservevolumen** genannt (800–1200 ccm). Das *exspiratorische Reserve-volumen* ist also die Luftmenge, die nach normaler Ausatmung noch zusätzlich ausgeatmet werden kann. Aber auch nach stärkster Ausatmung bleibt noch Luft in den Lungen zurück. Sie wird **Residualluft**[1] *(Restluft)* genannt. Sie beträgt etwa 1200 ccm und entspricht dem **Residual-volumen** der Lungen.

---

[1] Residualluft (residuus (lat.): zurückbleibend)

Atemzugvolumen (= 500 ccm), *inspiratorisches Reservevolumen* (= 2100–3000 ccm) und *exspiratorisches Reservevolumen* (= 800–1200 ccm) werden zusammen als **Vitalkapazität** (= 3400–4700 ccm) bezeichnet. Es ist die Luftmenge, die nach stärkster Einatmung maximal ausgeatmet werden kann. Unter **Inspirationskapazität** versteht man das Volumen, das nach normaler Ausatmung maximal eingeatmet werden kann (= *Atemzugvolumen + inspiratorisches Reservevolumen*). **Funktionelle Residualkapazität** ist das Volumen, das nach normaler Ausatmung noch in der Lunge vorhanden ist (= *exspiratorisches Reservevolumen + Residualvolumen*). Von diesen Begriffen haben nur das *Atemzugvolumen*, die *Vitalkapazität* und die *funktionelle Residualkapazität* größere Bedeutung (Abb. 129).

Man kann die bei der Atmung bewegten Luftmengen relativ einfach mit einem **Spirometer**[2] messen. Ein Spirometer kann verschiedene Gasvolumina bei gleichbleibendem Druck aufnehmen. Dabei taucht eine zylindrische Glocke in ein mit Wasser gefülltes Gefäß ein, das den

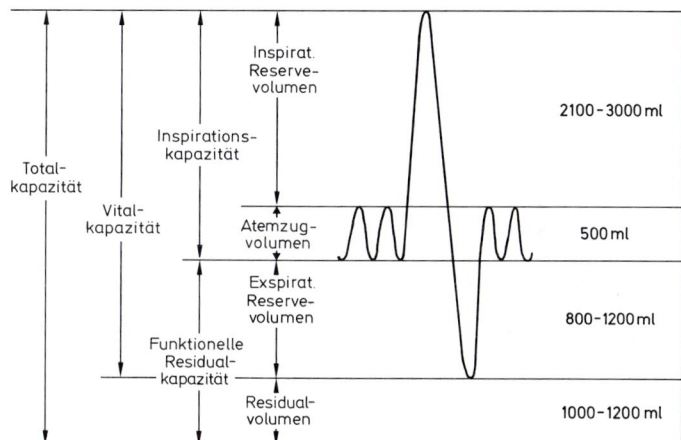

Abb. 129: Lungenvolumina und Lungenkapazitäten

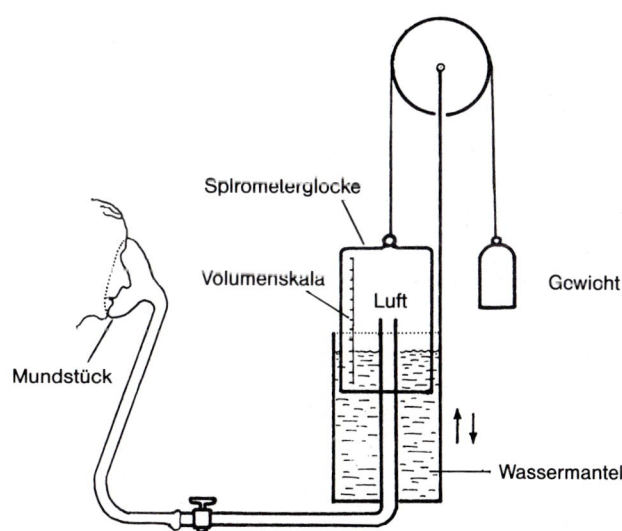

Abb. 130: Schematische Darstellung eines Glockenspirometers zur Messung von Lungen- und Atemvolumina

---

[2] Spirometer (spiro (lat.): atmen; metron (gr.): Maß

Innenraum des Spirometers luftdicht verschließt. Das Mundstück des zu Untersuchenden ist durch einen Schlauch mit dem Spirometer verbunden. Die Volumenänderung, welche bei der Prüfung der Vitalkapazität entsteht, läßt sich an einer geeichten Skala ablesen, da sie zu einer Bewegung der Glocke führt (Abb. 130).

Neben dem einzelnen Atemzugvolumen ist die **Atemfrequenz** von großer Bedeutung. Die *mittlere Atemfrequenz* beträgt beim Erwachsenen unter Ruhebedingungen 16 Atemzüge/ Minute, wobei allerdings Schwankungen zwischen 10 bis 18 Atemzüge/Minute beobachtet werden. Höhere Atemfrequenzen haben Kinder (20–30/min), Kleinkinder (30–40/min) und besonders Neugeborene (40–50/min). Aus dem Produkt aus *Atemzugvolumen* (= Volumen des einzelnen Atemzuges) und *Atemfrequenz* (Anzahl der Atemzüge/min) ergibt sich das **Atemzeitvolumen.**

Es beträgt für die Ruheatmung des Erwachsenen 7 l/min (= 14 × 500 ml). Bei körperlicher Belastung steigt es mit dem erhöhten Sauerstoffbedarf an und erreicht bei extremer Belastung etwa 70 l/min. Die Zunahme des Atemzeitvolumens erfolgt dabei durch Zunahme von Atemfrequenz und Atemzugvolumen.

Atemzugvolumen und Atemfrequenz stehen in Wechselbeziehung. So genügt es bei körperlicher Anstrengung nicht, die Atemfrequenz zu erhöhen, man muß die Atmung auch vertiefen. Ein wesentlicher Teil des sportlichen Trainings gilt daher einer möglichst rationellen Atemtechnik.

Der Gasaustausch

Der Gasaustausch zwischen Luft und Blut erfolgt ausschließlich an der Oberfläche der Lungenbläschen, die insgesamt auf 100 qm geschätzt wird. Durch die **Deckzellen** (*Alveolarepithel*) der Lungenbläschen, das **Basalmembransystem** (Interstitien) und die **Endothelzellen** der Kapillaren hindurch gelangt der Sauerstoff aus der Atemluft in das Blut und umgekehrt Kohlendioxid aus dem Blut in die Atmungsluft. Die Barriere, welche die Blutgase dabei überwinden, wird auch als **Alveolarschranke** bezeichnet. Sie ist extrem dünn und beträgt etwa 1 µm (= $^1/_{1000}$mm). Die atmosphärische Luft, die wir einatmen, enthält normalerweise:

21% Sauerstoff
78% Stickstoff
1% Edelgase
0,03% Kohlendioxid

Mit jedem Atemzug gelangt aber nur ein Teil der Einatmungsluft in die Lungenbläschen selbst. Der andere Teil verbleibt in der Luftröhre, den Bronchien und Bronchiolen bis zur Grenze ihres Übergangs in die Alveolen. Dieser Teil der Luft kann daher am Gasaustausch nicht teilnehmen. Den Raum, in dem kein Gasaustausch stattfindet, bezeichnet man als den **anatomischen Totraum** der zuleitenden Atemwege. Er umfaßt bei ruhiger Atmung ca. 140 ml. Der Ausdruck *Totraum* bezieht sich nur auf die fehlende Möglichkeit zum Austausch der Atemgase. Ansonsten hat dieser «Totraum» die wichtigen Aufgaben der Reinigung, Befeuchtung und Erwärmung der Einatmungsluft.

Bei der Ausatmung mischt sich die aus den Lungenbläschen ausgepreßte Luft mit der im «Totraum» pendelnden unveränderten Luft. Dadurch ist die *Ausatmungsluft* immer ein *Gemisch* der unveränderten Luft des Totraumes und der verbrauchten Luft aus den Lungenbläschen.

Untersucht man die *Ausatmungsluft*, so wird zuerst die unveränderte Luft aus dem «Totraum», dann Mischluft (= Mischung aus unveränderter Totraumluft und Lungenbläschenluft) und zum Schluß die Luft aus den Lungenbläschen ausgeatmet.

Die Ausatmungsluft ist sauerstoffärmer und kohlendioxidreicher als die Einatmungsluft. Sie enthält 16 % Sauerstoff und 4 % Kohlendioxid bei praktisch unverändertem Gehalt an Stickstoff und Edelgasen. Die Luft in den Lungenbläschen selbst enthält sogar nur 15 % Sauerstoff, aber 5 % Kohlendioxid. Diese Zahlen zeigen, in welchem Umfang der Einatmungsluft Sauerstoff entnommen und der Ausatmungsluft Kohlendioxid beigemischt wird. Dieser **Gaswechsel** erfolgt dabei nach den Gesetzen der **Diffusion**[1] **von Gasen** (Tabelle 27).

Tab. 27: Die Zusammensetzung der Atmungsluft

	Einatmungsluft	Ausatmungsluft	Luft der Lungenbläschen
Stickstoff	78 %	79 %	79 %
Sauerstoff	21 %	16 %	15 %
Kohlendioxid	0,03 %	4 %	5 %
Edelgase	1 %	1 %	1 %

Unter **freier Diffusion** versteht man die Wanderung von gelösten Teilchen (Molekülen und Ionen) vom Ort höherer zum Ort niederer Konzentration. Voraussetzung für den Ablauf einer solchen gerichteten Teilchenbewegung ist das Bestehen einer *Konzentrationsdifferenz*. Ursache dafür ist, daß sich solche Teilchen dauernd in dem sie umgebenden Medium bewegen. Dies wurde erstmals von dem englischen Botaniker *Brown*[2] beobachtet, der unter dem Mikroskop sah, daß sich Blütenstaub in Wasser unregelmäßig hin und herbewegt. Diese Bewegungen sind sprunghaft, da die Teilchen aufeinanderprallen und dann abgestoßen werden. Man bezeichnet dies als *Brown'sche Molekularbewegung*. Daß sich die Teilchen in größerer Zahl zum Ort der niederen Konzentration bewegen liegt daran, daß sie dort seltener mit anderen Teilchen zusammenstoßen. Dadurch findet so lange eine Teilchenbewegung statt, bis der Konzentrationsausgleich erreicht ist. Die Beweglichkeit der Teilchen bei der Diffusion hängt vom Lösungsmittel, allgemeiner gesagt, vom Diffusionsraum ab, in dem sie sich befinden; denn Diffusion gibt es auch in festen Körpern und Gasen. In Gasen ist sie am größten. Außerdem hängt die Beweglichkeit von der Teilchengröße ab. Ein typisches Beispiel für einen solchen Transportvorgang, der nach den Gesetzen der freien Diffusion abläuft, ist der Austausch der Atemgase Sauerstoff und Kohlendioxid. *Jedes Gas wandert dabei vom Ort der höheren Konzentration zu dem der niedrigeren Konzentration.* Bei Gasgemischen – und die Atemluft ist ja ein Gasgemisch – hängt das Ausmaß des Gasaustausches vom Teildruck (**Partialdruck**[3]) der einzelnen Gase ab, die in dem Gasgemisch enthalten sind. Für den Gasaustausch ist daher der Druck entscheidend, den diese Gase entsprechend ihrem Anteil am Gesamtvolumen des Gasgemisches ausüben.

Der **Luftdruck** (P_L) der Atemluft beträgt in Meereshöhe 760 mm Quecksilber. Er entspricht dem Druck, den eine Quecksilbersäule von 760 mm Höhe am Meeresspiegel auf ihrer Grundfläche ausübt. An diesem Druck ist der Sauerstoff entsprechend seinem *prozentualen Volumenanteil* (PO_2) mit 21 % beteiligt. Der Sauerstoffpartialdruck (PO_2) verhält sich also zum Gesamtdruck wie der Sauerstoff-Prozentanteil zum Gesamtgas (Gesamtgas = 100 %).

Nach der Formel $PO_2 = \dfrac{P_L \times O_2\,\%}{100\,\%}$ errechnet sich der Sauerstoffpartialdruck in Meereshöhe mit 159,6 mm Quecksilbersäule $\left(\dfrac{760\,\text{mm Hg} \times 21\,\%}{100\,\%} \right)$

---

[1] Diffusion (diffundo (lat.): verteilen, ausbreiten)
[2] Brown, Robert (1773–1853), Botaniker, London
[3] Partialdruck (partialis (lat.): teilweise)

Diese Berechnung bezieht sich auf trockene Luft. In Wirklichkeit enthält die Luft aber auch Wasserdampf, dessen Partialdruck noch abgezogen werden muß. Deshalb nimmt man für die Einatmungsluft üblicherweise einen *Sauerstoffpartialdruck* von 150 mm Quecksilber an.

Neben der Gasdruckdifferenz zwischen den Lungenbläschen und den Haargefäßen wird der Gaswechsel in den Alveolen durch folgende Faktoren bestimmt:

1. Austauschfläche im Bereich der Lungenbläschen
2. Diffusionsstrecke der Gase (Länge des Austauschweges)
3. Menge und
4. Zusammensetzung des in einer bestimmten Zeiteinheit an den Lungenbläschen vorbei-fließenden Blutes

Die **Diffusionsstrecke,** d.h. der Weg zwischen Lungenbläschen und Blut, ist für die diffundierenden Gase extrem kurz. Der Sauerstoff gelangt durch die Deckzellen der Lungenbläschen, das anschließende Basalmembransystem und die Endothelzellen der Kapillaren über die Blutflüssigkeit (Plasma) zu den roten Blutkörperchen. Diese *Diffusionsstrecke* beträgt beim Gesunden nur Bruchteile eines Millimeters (s. Abb. 128 a).

Kohlendioxid nimmt dagegen in umgekehrter Richtung den Weg in die Alveolarbläschen.

Das Blut selbst besitzt die günstigsten Voraussetzungen für einen raschen Gasaustausch. Der wichtigste Faktor für den Gasaustausch sind im Blut die *roten Blutkörperchen,* die **Erythro-zyten.** Sie sind in großer Menge vorhanden und haben nur ein geringes Volumen. Dadurch ergibt sich für ihre Gesamtzahl eine sehr große Oberfläche, die den Gasaustausch begünstigt. Man schätzt die Gesamtoberfläche der roten Blutkörperchen auf das 2000fache der Körperoberfläche. Der Gasaustausch wird zusätzlich dadurch begünstigt, daß das Blut in den Lungenkapillaren sehr langsam an den Lungenbläschen vorbeifließt. Die **Durchflußzeit** der roten Blutkörperchen durch die Kapillaren an dem Alveolarraum vorbei beträgt etwa 0,3 sec. Dennoch ist diese verhältnismäßig kurze **Kontaktzeit** ausreichend, um die Partialdrücke der Gase im Blut denen des Alveolarraumes nahezu vollständig anzugleichen.

Der Gasaustausch wird jedoch durch eine Verlängerung der **Diffusionsstrecke** oder einen teilweisen Ausfall der **Austauschfläche** in den Alveolen eingeschränkt. Eine Verlängerung der *Diffusionsstrecke* erfolgt u.a. beim *Lungenödem,* bei dem es zu einem Flüssigkeitsübertritt aus den Blutgefäßen in das *Interstitium* (Zwischenzellraum) und schließlich in die Alveolarräume kommt. Dadurch kann die *Diffusionsstrecke* auf das 5fache verlängert werden. Eine *Einschränkung der Austauschfläche* entsteht u.a. beim *Lungenemphysem*[4] (Schwund der Alveolarsepten) und bei *Atelektasen*[5] (Zusammenfallen von Alveolen).

Sauerstoff-Transportfunktion im Blut

Der Sauerstoff wird im Blut hauptsächlich *chemisch* an den Farbstoff der roten Blutkörperchen, das **Hämoglobin,** gebunden und in dieser Form transportiert. Nur ein kleiner Teil des Sauerstoffs, 0,3 ml/100 ml, ist in der Blutflüssigkeit (**Plasma**) *physikalisch* gelöst.

Kohlendioxid – Transportfunktion im Blut

Kohlendioxid entsteht als Endprodukt des oxidativen Stoffwechsels in sämtlichen Körperzellen. Es wird zu 10 % in *physikalisch gelöster* und zu 90 % in *chemisch gebundener Form* zur Lunge transportiert. Im arteriellen Blut liegen etwa 2,5 ml/100 ml in physikalischer Lösung vor.

---

[4] Emphysem (emphysao (gr.): blase hinein)
[5] Atelektasen (ateles (gr.): unvollständig; ektasis (gr.): Ausdehnung)

Die physikalische Löslichkeit des Kohlendioxid im Blut ist damit wesentlich höher als die des Sauerstoffs.

Nach seiner Bildung im Zellstoffwechsel diffundiert Kohlendioxid in die jeweils benachbarte Kapillare. Dort erfolgt die Vereinigung von *Kohlendioxid* mit *Wasser* zu *Kohlensäure*, die anschließend in *Bicarbonat-* und *Wasserstoffionen* zerfällt. Dieser Vorgang erfolgt nach folgender Formel:

$$CO_2 + H_2O \rightleftharpoons H_2CO_3 \rightleftharpoons HCO_3^- + H^+$$

Im Blutplasma verläuft diese Reaktion nur sehr langsam. In den Erythrozyten wird dagegen eine 10000mal höhere *Reaktionsgeschwindigkeit* durch das in den roten Blutkörperchen enthaltene Enzym **Carboanhydrase** erreicht. Über diese Reaktion werden 80% des vom Blut aufgenommenen *Kohlendioxid* in **Bicarbonat** umgewandelt, von denen 35% in den roten Blutkörperchen verbleiben, und 45% in das Blutplasma diffundieren. Die bei der Bildung von *Bicarbonat* entstehenden **Wasserstoffionen** führen aber nur zu einer geringfügigen Änderung des **pH-Wertes,** da sie in den *Erythrozyten* durch das *Hämoglobin* und in der *Blutflüssigkeit* (Plasma) durch die dort vorhandenen *Eiweißkörper* abgepuffert werden. In wesentlich geringerem Ausmaß (etwa 10%) wird aber auch *Kohlendioxid* direkt an *freie Aminogruppen* (NH$_2$-Gruppen) des *Hämoglobin* angelagert und in dieser Form transportiert. Die beschriebenen Reaktionen der Kohlendioxidbindung im Blut verlaufen bei der *Kohlendioxidabgabe* in der Lunge in umgekehrter Form ab.

Während bei der Einatmung dem Blut so viel Sauerstoff zugeführt werden soll, wie es die Lungenleistung erlaubt, um die höchstmögliche Sauerstoffsättigung des Blutfarbstoffs zu erreichen, soll bei der Ausatmung Kohlendioxid keineswegs vollständig aus dem Blut entfernt werden. Es wird vielmehr angestrebt, den Kohlendioxidgehalt des Blutes auf einer bestimmten Höhe zu halten, da der Organismus eine gewisse Menge Kohlendioxid im Blut für die *Selbststeuerung der Atmung* benötigt.

Es wurde bereits darauf hingewiesen, daß sich die Atmung den jeweiligen Erfordernissen des Organismus anpaßt. Dabei bilden Blutkreislauf und Atmung eine funktionelle Einheit. Das *Atemzeitvolumen* (= die Luftmenge, die pro Minute eingeatmet wird) kann daher von 7 l/min unter Ruhebedingungen auf maximal 70–80 l/min angehoben werden.

Steuerung der Atmung

Die rhythmisch verlaufende Atmung wird ständig vom Gehirn aus gesteuert und kann nur beschränkt willentlich beeinflußt werden. Man kann zwar zeitlich begrenzt verstärkt atmen und dabei vermehrt Kohlendioxid ausatmen oder auch befristet die Atmung anhalten, doch dann unterliegt die Atmung wieder allein den **zentralnervösen Steuerungsvorgängen.** Im Gegensatz zur Herztätigkeit ist Atmung nur im Zusammenhang mit dem *Zentralnervensystem* möglich. Die zentrale Steuerungsstelle sitzt im «**verlängerten Mark**» (*Medulla oblongata*[1]), dem Teil des Zentralnervensystems, der Gehirn- und Rückenmark verbindet. Sie wird **Atemzentrum** genannt (s. S. 411).

Das *Atemzentrum*, das in beiden Hirnhälften angelegt ist, steuert die *Atemmuskulatur*. Fällt eine Seite des Atemzentrums durch eine Erkrankung oder Verletzung aus, so kann die Gegenseite die Atmung noch aufrechterhalten.

Das *Atemzentrum* besteht aus einem getrennt liegenden **Einatmungs-** und **Ausatmungszentrum.** Der rhythmische Wechsel zwischen Ein- und Ausatmung erfolgt durch die salvenartige Entladung von *inspiratorischen* (Einatmung) und *exspiratorischen* (Ausatmung) *Neuro-*

---

[1] Medulla oblongata (medulla (lat.): Mark; oblongare (lat.): verlängern): verlängertes Mark

nen. Ist die eine dieser beiden Nervenzellgruppen in Tätigkeit, so wird die andere gehemmt. Schon allein dies ergibt eine rhythmische Atmung.

Mechanisch-reflektorische Kontrolle der Atmung

Der *Atmungsrhythmus des Atemzentrums* wird zusätzlich durch periphere Einflüsse stabilisiert. So wird die Einatmung reflektorisch gehemmt, wenn die Lungen gebläht werden. Damit wird gleichzeitig die Ausatmung eingeleitet. Umgekehrt führt eine stärkere Volumenabnahme der Lungen zu einer verstärkten Einatmung. **Dehnungsrezeptoren** (Fühler = organische Empfängerstrukturen) in den Lungenbläschen setzen dabei den *Dehnungsreiz* in Nervenimpulse um, die über den sensiblen Nerv der Lunge *(N. vagus[2])*, den 10. Hirnnerven, zum Ausatmungszentrum geleitet werden. Dadurch wird eine entsprechende Gegenbewegung der Atemmuskulatur ausgelöst *(Hering[3]-Breuer[4]-Reflex).*

Die Bedeutung dieses Reflexes besteht darin, daß dadurch die Tiefe (Amplitude) der Atembewegungen begrenzt wird, die so den jeweiligen Bedingungen optimal angepaßt wird.

Zusätzlich können noch mechanische Rezeptoren, die sogenannten Muskelspindeln, in der Zwischenrippenmuskulatur zur Feineinstellung der Atmung beitragen.

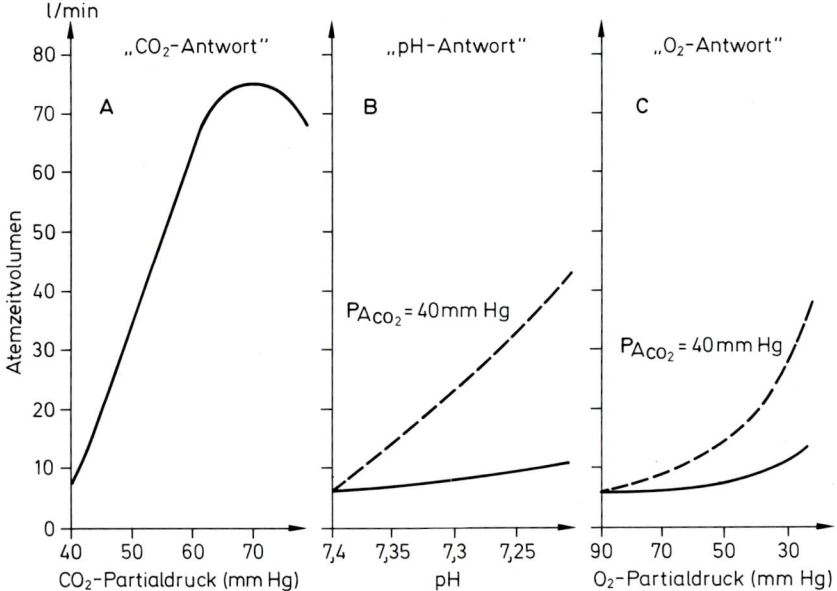

Abb. 131: Atemzeitvolumen in Abhängigkeit vom CO_2-Partialdruck (A), des pH-Wertes (B) und des O_2-Partialdruckes (C) im arteriellen Blut. Durchzogene Kurven: Normales Verhalten des Atemzeitvolumens. Gestrichelter Kurvenverlauf: Verhalten des Atemzeitvolumens bei gleichbleibenden CO_2-Partialdruck von 40 mm Hg

---

[2] N. vagus (vagus (lat.): umherschweifend)
[3] Hering, Ewald (1834–1918), Physiologe, Leipzig
[4] Breuer, Josef (1842–1925), Physiologe, Internist, Wien

Chemische Atmungskontrolle

Die *chemische Atmungsregulierung* paßt die Atmung der jeweiligen Stoffwechselleistung des Körpers an. Sie erfolgt über den *Kohlendioxidpartialdruck*, den *pH-Wert* (Wasserstoffionenkonzentration) und den *Sauerstoffpartialdruck* im arteriellen (sauerstoffreichen) Blut (Abb. 131).

Man sieht, in welch starkem Ausmaß der *Kohlendioxidpartialdruck* die Atmung beeinflußt. Bei einem sehr starken Anstieg des Kohlendioxidpartialdruckes kann ein Atemzeitvolumen von 70-80 l/min erreicht werden. Steigt der Kohlendioxidpartialdruck jedoch über 70 mm Quecksilber hinaus an, so kommt es zu einer *Lähmung des Atmungszentrums.*

Ein *Absinken des arteriellen pH-Wertes* unter 7,4 wird durch eine verstärkte Atmung (**Hyperventilation**), ein *Ansteigen des pH-Wertes* über die Norm durch eine Verminderung der Atemtätigkeit (**Hypoventilation**) beantwortet. Wie die Abbildung 131 zeigt, ist die pH-Wirkung auf die Atmung nicht allzu groß. Dies beruht auf der Wechselwirkung der beiden Atmungsantriebe, pH-Wert und Kohlendioxidpartialdruck. Eine alleinige pH-Änderung hätte einen weit größeren Einfluß auf das Atemzeitvolumen (gestrichelte Kurve bei gleichbleibendem Kohlendioxidpartialdruck von 40 mm Quecksilber). Normalerweise führt jedoch die pH-bedingte Zunahme des Atemzeitvolumens gleichzeitig zu einer verstärkten Kohlendioxidabgabe und damit zu einer Verminderung des Kohlendioxidantriebs der Atmung.

Bei einer *Abnahme des arteriellen Sauerstoffpartialdruckes* (**Hypoxie**[1]) kommt es ebenfalls nur zu einer mäßigen Zunahme des Atemzeitvolumens. Auch hier beruht der geringe Effekt auf der Wechselwirkung der verschiedenen Atemantriebe. Die sauerstoffbedingte Zunahme des Atemzeitvolumens führt nämlich ebenfalls zu einem Abfall des arteriellen Kohlendioxidpartialdruckes, so daß dessen Antriebsfunktion gemindert wird. Bei gleichbleibendem arteriellem Kohlendioxidpartialdruck (40 mm Hg) führt dagegen ein Sauerstoffmangel zu einer stärkeren Zunahme des Atemzeitvolumens.

Periphere Chemorezeptoren

Der Einfluß der Blutgase (Sauerstoff und Kohlendioxid) und des pH-Wertes werden teilweise über **Chemorezeptoren** (chemische Fühler) vermittelt. Diese befinden sich in Nebenorganen des *parasympathischen peripheren Nervensystems.* Diese Nebenorgane werden **parasympathische Paraganglien**[2] genannt und gehören zum vegetativen Nervensystem. Von ihnen aus werden Nervenimpulse zum Atemzentrum geleitet. Ein solches Paraganglion liegt beidseits an der Teilungsstelle der *gemeinsamen Kopfschlagader* (Arteria carotis[3] communis). Es wird daher **Paraganglion caroticum** oder auch **Glomus**[4] **caroticum** genannt. Weitere parasympathische Paraganglien liegen zwischen der *Lungenarterie* und dem *Aortenbogen* (**Paraganglion supracardiale**[5]). Die Paraganglien gehen aus dem Anlagematerial des *Nervus glossopharyngeus*[6] (IX. Hirnnerv; Paraganglion caroticum) und *Nervus vagus* (X. Hirnnerv; Paraganglion supra-

---

[1] Hypoxie (hypo-, hyp-, (gr. Vorsilbe): unter; oxys (gr.): sauer)
[2] parasympathische Paraganglion (par-, para-, (gr. Vorsilbe): neben, bei, hinzu; ganglion (gr.): Nervenknoten)
[3] Carotis (carotis (gr.): Kopfschlagader)
[4] Glomus caroticum (glomus (lat.): Knäuel; caroticus, zur Kopfschlagader gehörend)
[5] Paraganglion supracardiale (supra (lat.): oberhalb; cardia (gr.): Herz)
[6] N. glossopharyngeus (glossopharyngeus (gr.): zur Zunge und zum Schlund gehörend; glossa (gr.): die Zunge; pharyngeus (gr.): zum Schlund gehörend)

cardiale) hervor (s. Abb. 132). Diese Nerven leiten auch die Erregung von den Paraganglien zum Atemzentrum. Die Paraganglien reagieren mit einer Aktivitätszunahme, wenn der Sauerstoffpartialdruck und der pH-Wert abnehmen oder der Kohlendioxidpartialdruck ansteigt. Dabei kommt die Sauerstoffwirkung auf die Atmung ausschließlich über die Chemorezeptoren zustande. Der Atmungsantrieb über den Kohlendioxidpartialdruck und die Wasserstoffionenkonzentration (pH-Wert) wird dagegen nur zu einem kleinen Teil über diese peripheren Chemorezeptoren vermittelt (Abb. 132).

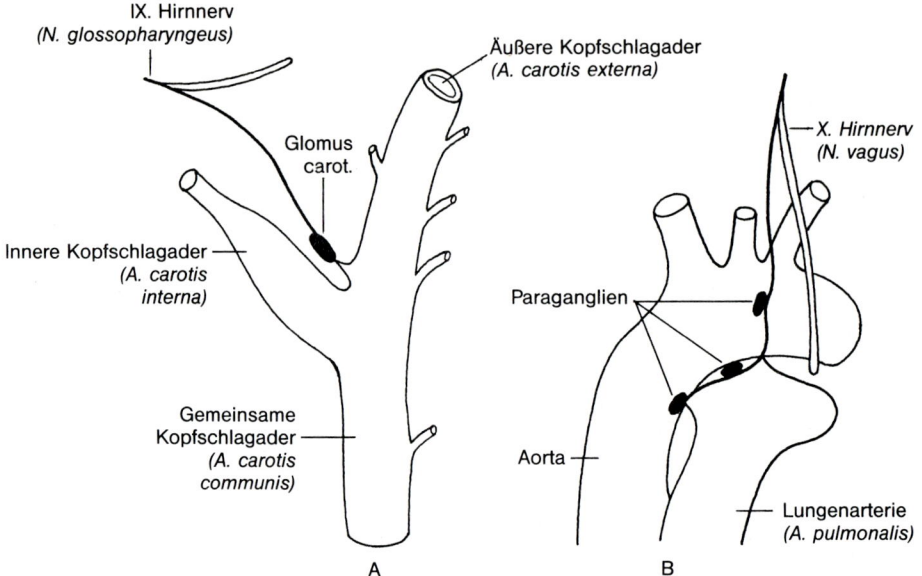

Abb. 132: Lage der Chemorezeptoren. Glomus caroticum (A) und Paraganglien am Aortenbogen (B) mit den dazugehörenden Nerven

Die *peripheren Chemorezeptoren* haben die Aufgabe, den Organismus vor Sauerstoffmangel zu schützen, da Sauerstoffmangel für den Körper äußerst gefährlich ist. Bei relativ geringer Senkung des Sauerstoffpartialdruckes kann es schon zu bleibenden Zellschäden kommen. Besonders empfindlich gegen Sauerstoffmangel sind die Nervenzellen des Gehirns. Deshalb überwacht das *Paraganglion caroticum* auch den Sauerstoffgehalt der *Kopfschlagader*, in der das Blut zum Gehirn fließt. Schon auf ein geringes Absinken des Sauerstoffpartialdruckes reagieren die Paraganglien mit einer Aktivitätszunahme. Über die dann folgende Erregungsleitung zum Gehirn kommt es zu einer verstärkten Tätigkeit des Atemzentrums wodurch das Atemzeitvolumen erhöht, und so der dem Gehirn drohende Sauerstoffmangel rechtzeitig abgewendet wird.

Zentrale chemische Empfindlichkeit (Chemosensibilität)

Der Einfluß des Kohlendioxidpartialdruckes und des pH-Wertes auf die Atmung erfolgt ganz überwiegend über chemisch empfindliche Strukturen des Hirnstammes im Bereich des verlängerten Markes (Medulla oblongata), die auf einen Anstieg des Kohlendioxidpartialdruckes und der Wasserstoffionenkonzentration (H^+-Ionen) ansprechen. Während Kohlendioxid sehr schnell aus dem Blut in das Hirngewebe gelangt *(Diffusionsvorgang)*, brauchen Wasserstoffionen dafür wesentlich länger. Da jede Steigerung des Kohlendioxidpartialdruckes mit einer

Zunahme der Wasserstoffionenkonzentration verbunden ist, ergibt sich die Frage, ob es sich um eine spezifische Wirkung des Kohlendioxid auf das Atemzentrum handelt, oder ob es die Änderung der Wasserstoffionenkonzentration in den Zellen des Atemzentrums ist, die zur Veränderung des Atmungsantriebes führt. Man nimmt derzeit an, daß die Wasserstoffionenkonzentration in der Flüssigkeit um die Zellen des Atemzentrums *(Extrazellularflüssigkeit)* der bestimmende Faktor für alle zentral ausgelösten Atmungsantriebe ist.

Atmungsantriebe bei körperlicher Tätigkeit

Die *Zunahme des Atemzeitvolumens* bei körperlicher Arbeit wird nicht nur auf die Wirkung der chemischen Atmungsantriebe allein zurückgeführt. Es gibt Hinweise dafür, daß wenigstens zu Beginn der körperlichen Belastung eine Miterregung des Atemzentrums vom motorischen Hirnzentrum aus erfolgt. Während der körperlichen Tätigkeit sind außerdem Rückmeldungen der arbeitenden Muskulatur über das Nervensystem atmungsfördernd.

Unspezifische Beeinflussung der Atmung

Neben den bereits geschilderten Vorgängen, die der Atmungsregulierung dienen, können auch unspezifische Reize die Atmung beeinflussen. Da sind *Schmerz-* und *Temperaturreize* zu nennen. So kann die Atmung unter anderem durch den Kältereiz bei einem Sprung in kaltes Wasser oder unter einer kalten Dusche angehalten werden. Ähnlich wirken sich Schmerzreize aus. Auch bei der Wahrnehmung von stechenden und übelriechenden Substanzen wird die Atmung reflexmäßig angehalten.

Krankhafte Atmungsformen

Bei Störungen der Lungenfunktion mit Anreicherung von Kohlendioxid (**Hyperkapnie**[1]) und Störungen des Säure-Basenhaushaltes treten verschiedene krankhafte Atemformen auf, die in der Abb. 133 schematisch dargestellt sind. Bei der dauernden Überladung des Organismus mit

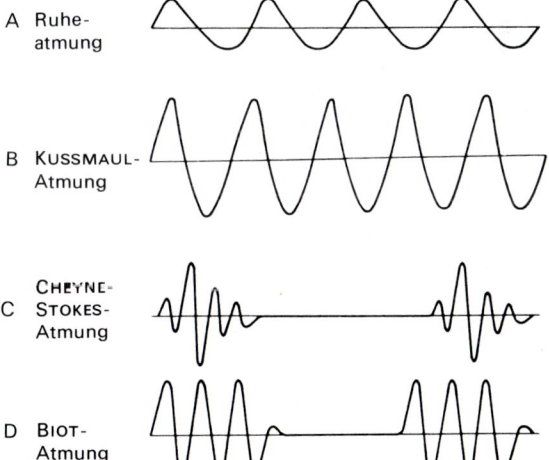

A Ruhe-
   atmung

B KUSSMAUL-
   Atmung

C CHEYNE-
   STOKES-
   Atmung

D BIOT-
   Atmung

Abb. 133: Schematische Darstellung der normalen (A) und krankhaften Atmungsformen (B–D)

---

[1] Hyperkapnie (hyper (gr.): über, über-hinaus, oberhalb; kapnos (gr.): Dunst, Nebel): Erhöhung der CO_2-Spannung im arteriellen Blut

Kohlendioxid infolge von Lungenfunktionsstörungen wird die Spontanatmung hauptsächlich über die *Chemorezeptoren* im *Paraganglion caroticum* gesteuert, die auf den Sauerstoffmangel ansprechen (**Cheyne-Stokes-Atmung**[2]).

Eine stoffwechselbedingte *Übersäuerung des Organismus* (z.B. beim entgleisten Diabetes mellitus, der Zuckerkrankheit) führt zu besonders tiefen Atemzügen (**Kussmaul-Atmung**[3]), durch die verstärkt Kohlendioxid abgegeben wird, um den pH-Wert anzuheben.

Auch an die psychische Beeinflußbarkeit der Atmung durch Zorn, Furcht, Freude oder Schrecken ist hier zu erinnern. Abschließend sei nochmals darauf hingewiesen, daß Atmung und Blutkreislauf eine funktionelle Einheit bilden. Verstärkte Atmung kann nur dann zur vermehrten Sauerstoffaufnahme und Kohlendioxidabgabe führen, wenn gleichzeitig mehr Blut durch die Lungen fließt. So ergänzen sich die Belüftung der Lungenbläschen und die Durchblutung ihrer Kapillaren.

Die Auslösung der ersten Atemzüge

Im Mutterleib atmet das Kind noch nicht. Erst nach der Loslösung vom mütterlichen Kreislauf nach der Geburt erfolgt der erste Atemzug. Dies macht den engen Zusammenhang von Blutgasgehalt und pH-Wert des Blutes einerseits und der Atemtätigkeit andererseits besonders deutlich. So lange das Kind in der Gebärmutter über die **Plazenta**[4] *(Mutterkuchen)* mit Sauerstoff versorgt wird und gleichzeitig Kohlendioxid abgeben kann, wird sein Atemzentrum nicht erregt. Erst nach der Loslösung vom Kreislauf der Mutter bei der Geburt nimmt der venöse Charakter des Blutes rasch zu, und es erfolgt der erste Atemzug. Sofern die Abtrennung vom mütterlichen Kreislauf noch vor der Geburt des kindlichen Kopfes erfolgt, kann bei dem Kind durch einen vorzeitigen Atemzug Fruchtwasser in die Lungen gelangen *(Fruchtwasseraspiration[5])*, das sofort abgesaugt werden muß, damit das Kind nicht erstickt.

Lungenuntersuchung

Zu den einfachen, aber aussagekräftigen Untersuchungsmethoden der Lunge gehört die *Bestimmung der Atemfrequenz* und die *Beobachtung des Atemtyps.* Durch Abklopfen der Brustwand (Perkussion[6]) und Abhören (Auskultation[7]) der Lungen mit einem Hörrohr (Stethoskop[8]) ergeben sich für den Arzt wichtige Hinweise auf Erkrankungen der Lungen und der Pleura. Der Klopfschall und das Atemgeräusch, das durch den Luftstrom erzeugt wird, der bei der Ein- und Ausatmung die Lunge durchströmt, werden durch Erkrankungen charakteristisch verändert. Ergeben sich bei der Auskultation und Perkussion der Lungen Hinweise für eine Erkrankung, so ist eine Röntgenaufnahme und gegebenenfalls auch eine Röntgendurchleuchtung des Thorax sinnvoll. Auf die Möglichkeiten der Spirometeruntersuchung wurde bereits hingewiesen. Außerdem lassen sich durch eine relativ einfache Untersuchung die Blutgase im arteriellen und venösen Blut ermitteln (**Astrup-Methode**), eine Untersuchung, die besonders bei künstlich beatmeten Patienten von größter Bedeutung ist. Auf weitere, sehr aussagefähige, aber auch komplizierte und aufwendige Lungenfunktionsprüfungen soll hier nicht eingegangen werden.

---

[2] Cheyne-Stokes-Atmung (Cheyne, John (1777–1836), Arzt, Dublin; Stokes, William (1804–1878), Internist, Dublin)

[3] Kussmaul-Atmung (Kussmaul, Adolf (1822–1902), Internist, Heidelberg)

[4] Plazenta (placenta (lat.): Mutterkuchen, Nachgeburt)

[5] Aspiration (aspiratio (lat.): Anhauchen, Anwehen): Ansaugen, Einatmen von Luft oder Flüssigkeit

[6] Perkussion (percutere (lat.): schlagen, klopfen)

[7] Auskultation (auscultare (lat.): horchen)

[8] Stethoskop (stethos (gr.): Brust; skopeo (gr.): betrachte)

Der Blutkreislauf

Allgemeines

Für den menschlichen Körper ist der *Blutkreislauf* das wichtigste Transportsystem. Durch ihn erfolgt der Transport der Atemgase, Nährstoffe und Stoffwechselendprodukte des Zellstoffwechsels. Ohne einen funktionierenden Kreislauf kann der Organismus den *Wasser- und Elektrolythaushalt* sowie den *Säure-Basenhaushalt* zur Wahrung eines weitgehend konstanten pH-Wertes nicht mehr regulieren. Außerdem erfolgt über den Kreislauf der Wärmetransport an die Körperoberfläche zur *Wärmeregulation*, der Transport von Hormonen und schließlich von Zellen und Eiweißkörpern (Immunglobuline) zur *Infektionsabwehr*. Kommt es zum Kreislaufstillstand, so treten innerhalb von Sekunden die ersten Funktionsstörungen und nach maximal 5 Minuten bleibende Schäden am Gehirn ein.

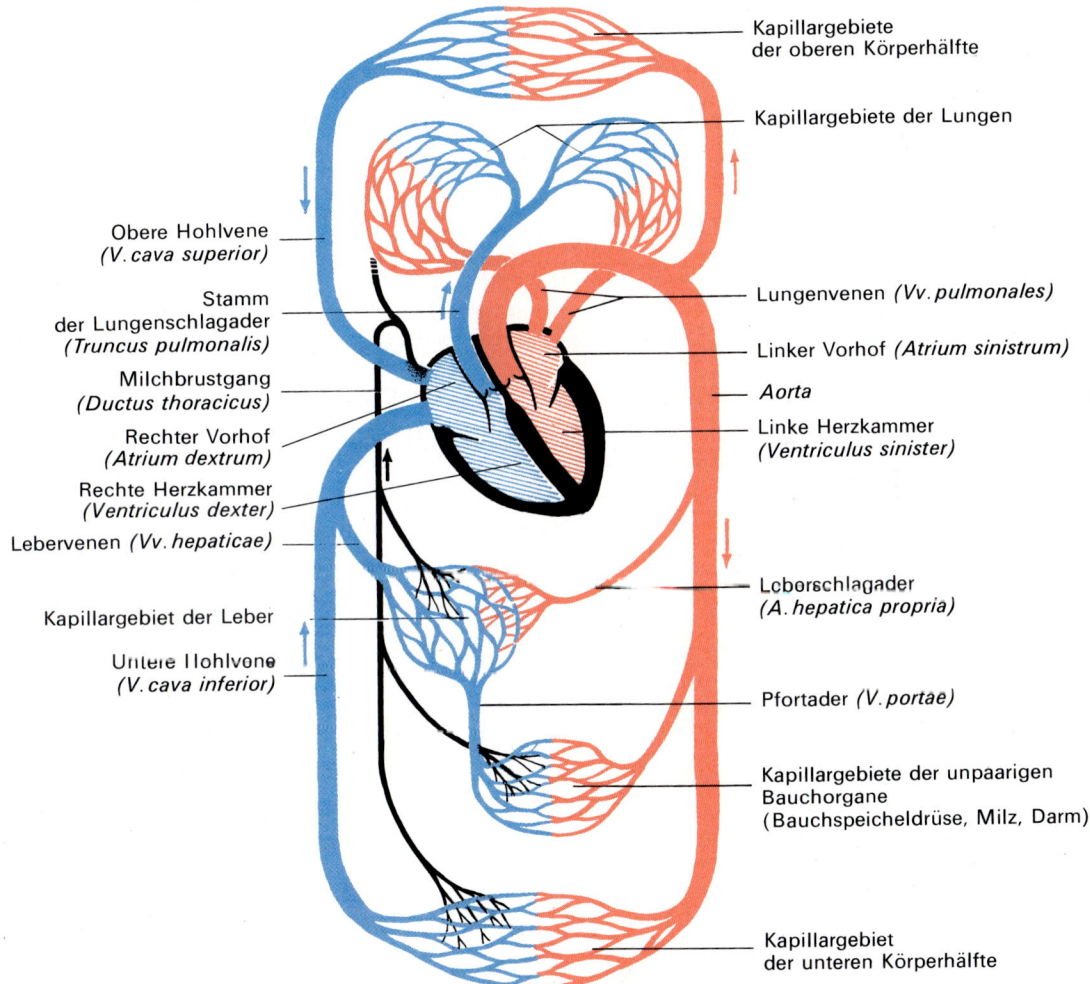

Abb. 134: Schematische Darstellung des Blutkreislaufes und der Lymphableitung

Das in sich geschlossene System des Blutkreislaufs besteht aus teils hintereinander, teils nebeneinander geschalteten Blutgefäßen, in die als *Pumpen* das *rechte* und *linke Herz* eingeschaltet sind (Abb. 134).

Das Blut durchströmt den Organismus in dem Röhrensystem der *Arterien*[1] *(Schlagadern)* und *Venen*[2] sowie dem dazwischenliegenden *Kapillarsystem*[3] *(Haargefäßnetz)*.

Das vom *linken Herzen* in die *Aorta (Körperschlagader)* gepumpte Blut verteilt sich über parallel geschaltete Gefäße auf sämtliche Organe des Körpers. Dabei gehen aus den großen Gefäßen durch ständige Teilung immer wieder kleinere Äste hervor, die sich schließlich in die engen *Arteriolen*[4] und zuletzt in Haargefäße aufsplittern, von denen die einzelnen Zellen des Körpers umgeben werden.

Über dieses *Kapillarsystem* findet der Stoffwechselaustausch zwischen dem Blut und den Zellen statt. Das Kapillarblut gelangt dann in die **Venolen**[5] *(kleinste Venen)* und über immer größer werdende Venen zu der **oberen** und **unteren Hohlvene** *(Vena cava superior* und *inferior)*, die in den **Vorhof** des rechten Herzens einmünden.

Der bisher geschilderte Abschnitt des Blutgefäßsystems wird auch als **Körperkreislauf** oder **großer Kreislauf** bezeichnet.

Das vom *rechten Herzen* über die **Lungenarterie** *(Arteria pulmonalis)* in die Lunge gepumpte Blut gelangt über das *Lungengefäßsystem*, in dessen Kapillarbereich Kohlendioxid abgeraucht und Sauerstoff aufgenommen wird, wieder zum *linken Herzen*. Dieser Abschnitt des Kreislaufs wird auch als **Lungenkreislauf** oder **kleiner Kreislauf** bezeichnet. Daraus ergibt sich, daß die Bezeichnung der großen Gefäße nicht dem Sauerstoff- und Kohlendioxidgehalt des Blutes entspricht, das in ihm fließt.

So führt die *Lungenarterie* den Lungen *venöses Blut* (sauerstoffarm, kohlendioxidreich) zu, während in den *Lungenvenen arterielles Blut* (sauerstoffreich, kohlendioxidarm) zum linken Herzen fließt. Lediglich in den Gefäßen des zum linken Herzen gehörenden Kreislaufs führen die Arterien auch arterielles und die Venen venöses Blut. Die Bezeichnung Vene besagt somit nur, daß ein Blutgefäß zum Herzen hinführt. Arterie bedeutet dagegen, daß das Gefäß Blut vom Herzen wegleitet.

Das linke und rechte Herz stehen also im Mittelpunkt des Blutkreislaufs und wirken als eine kombinierte **Druck- und Saugpumpe.**

Der Vollständigkeit halber sei bereits hier erwähnt, daß das Blut, das im Magen-Darm-Bereich bereits ein Kapillarsystem durchlaufen hat, in der Leber erneut ein Kapillarsystem durchströmt. In diesem Bereich sind also zwei Kapillarsysteme hintereinander geschaltet (*Pfortaderkreislauf*, S. 300).

Der Mittelfellraum

Das *Herz* (lat.: *Cor*) liegt innerhalb des Brustkorbs im sogenannten *Mittelfellraum* oder **Mediastinum**[1].

Das *Mediastinum* befindet sich in der Mitte des Brustkorbs zwischen den beiden Pleurahöhlen. Durch die Teilungsstelle der Luftröhre und die Lungenwurzeln wird es in ein *vorderes*

---

[1] Arterie (arteria (gr.): Pulsader, Schlagader)
[2] Vene (vena (lat.): Blutader, hängt zusammen mit vehere (lat.): bringen, führen)
[3] Kapillare (capillaris (lat.): haarartig)
[4] Arteriole (arteriola (gr.): Verkleinerungsform von arteria)
[5] Venole (venula (lat.): die kleine Vene)
[1] Mediastinum (lat.): Scheidewand, die die beiden Pleurahöhlen voneinander trennt

und *hinteres Mediastinum* unterteilt. Es trennt als relativ schmaler, sagittal gestellter Binde-
gewebsraum die Brusthöhle in eine rechte und linke Hälfte. Nach dorsal reicht es bis zur Brustwirbelsäule, nach vorne bis zum Brustbein und dessen angrenzenden Rippenabschnitten. Sein
Boden wird durch das Zwerchfell gebildet, nach oben öffnet es sich gegen die obere Brustkorb-
öffnung. Soweit das Mediastinum nicht von Organen ausgefüllt ist, enthält es lockeres Bindegewebe. Die wichtigsten Organe sind außer dem *Herzen* und den dazugehörigen *großen Blutgefäßen* die vor der Wirbelsäule gelegene *Speiseröhre* (Ösophagus), die vor der Speiseröhre
liegende *Luftröhre* (Trachea), der *Thymus, große Lymphbahnen* und *Nervenstränge.*

Das Herz

Lage und Bau des Herzens

Das **Herz** liegt zu $^2/_3$ in der linken, zu $^1/_3$ in der rechten Thoraxhälfte, vorne hinter dem
Brustbein und den angrenzenden Rippen auf dem Zwerchfell (Abb. 135).

Es hat die Form eines Kegels mit stumpfer, abwärts gerichteter Spitze. An seiner Basis trägt
das Herz die 8 großen ein- und ausmündenden Blutgefäßstämme (s. Abb. 136, 137). Die *Herz-
größe* entspricht in etwa der geballten Faust des betreffenden Menschen.

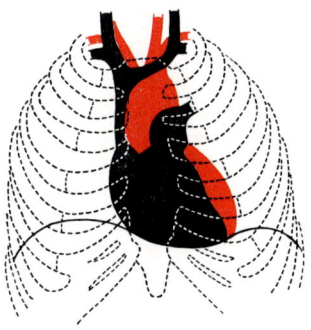

Abb. 135: Lage des Herzens im Brustkorb. Das rechte
Herz und seine Gefäße sind schwarz, das linke Herz mit
seinen Gefäßen rot gezeichnet

Die Längsachse des Herzens läuft schräg von rechts hinten und oben nach links vorne und
unten durch den Thorax. Die *Herzspitze* ist dadurch nach links gerichtet. Sie wird durch den
Herzspitzenstoß im 5. Zwischenrippenraum fühlbar, wenn sich das Herz zusammenzieht und
dabei gegen die vordere Brustwand stößt.

Das Herz wird ähnlich wie die Lungen von einem bindegewebigen Sack, dem **Herzbeutel**
(*Perikard*[1]) umgeben, in den das Herz eingestülpt ist. Er besteht wie die Pleura aus 2 Blättern,
dem innen gelegenen **Epikard**[2] und dem außen gelegenen **Perikard** im engeren Sinne, zwischen
denen sich etwas wäßrige Flüssigkeit befindet (s. Abb. 138). Während der embryonalen Entwicklung ist das Herz in den schon früher angelegten Herzbeutelsack hineingewachsen. Inso-
fern entspricht dieser Entwicklungsvorgang weitestgehend den Verhältnissen bei den Lungen,
die während der Embryonalentwicklung in den Pleurasack hineingewachsen sind.

Das innere Blatt des *Herzbeutels* verwächst fest mit der *Herzwand* (**Myokard**)[3] und bildet
die glatte *Herzaußenhaut*, das *Epikard*. Das äußere Blatt, das *Perikard*, ist der *eigentliche*

---

[1] Perikard (peri (gr.): um herum; cardia (gr.): Herz)
[2] Epikard (epi (gr. Vorsilbe): auf etwas liegend)
[3] Myokard (mys (gr.): Muskel)

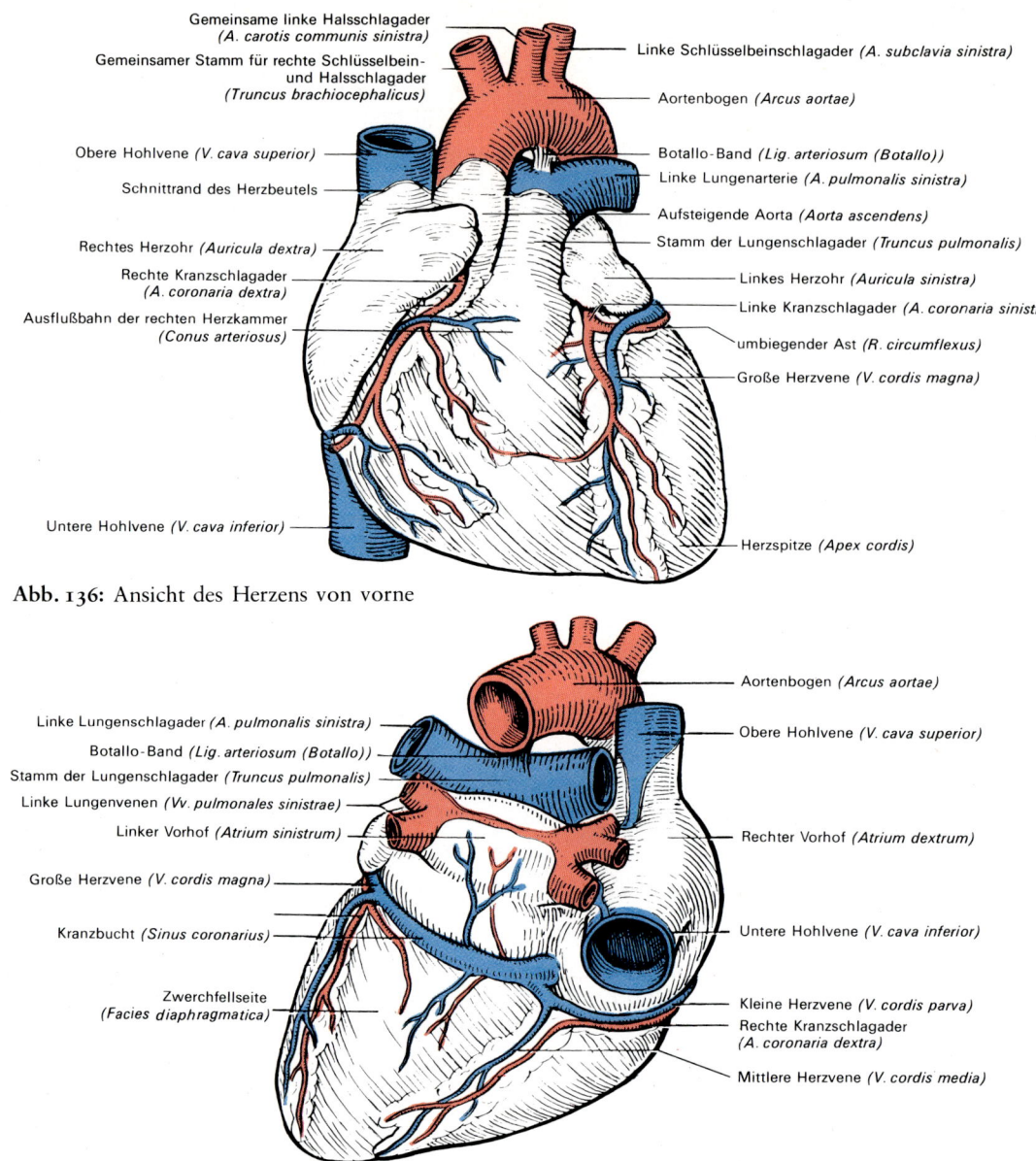

Gemeinsame linke Halsschlagader
(A. carotis communis sinistra)

Gemeinsamer Stamm für rechte Schlüsselbein-
und Halsschlagader
(Truncus brachiocephalicus)

Obere Hohlvene *(V. cava superior)*

Schnittrand des Herzbeutels

Rechtes Herzohr *(Auricula dextra)*

Rechte Kranzschlagader
(A. coronaria dextra)

Ausflußbahn der rechten Herzkammer
(Conus arteriosus)

Untere Hohlvene *(V. cava inferior)*

Linke Schlüsselbeinschlagader *(A. subclavia sinistra)*

Aortenbogen *(Arcus aortae)*

Botallo-Band *(Lig. arteriosum (Botallo))*

Linke Lungenarterie *(A. pulmonalis sinistra)*

Aufsteigende Aorta *(Aorta ascendens)*

Stamm der Lungenschlagader *(Truncus pulmonalis)*

Linkes Herzohr *(Auricula sinistra)*

Linke Kranzschlagader *(A. coronaria sinistra)*

umbiegender Ast *(R. circumflexus)*

Große Herzvene *(V. cordis magna)*

Herzspitze *(Apex cordis)*

Abb. 136: Ansicht des Herzens von vorne

Linke Lungenschlagader *(A. pulmonalis sinistra)*

Botallo-Band *(Lig. arteriosum (Botallo))*

Stamm der Lungenschlagader *(Truncus pulmonalis)*

Linke Lungenvenen *(Vv. pulmonales sinistrae)*

Linker Vorhof *(Atrium sinistrum)*

Große Herzvene *(V. cordis magna)*

Kranzbucht *(Sinus coronarius)*

Zwerchfellseite
(Facies diaphragmatica)

Aortenbogen *(Arcus aortae)*

Obere Hohlvene *(V. cava superior)*

Rechter Vorhof *(Atrium dextrum)*

Untere Hohlvene *(V. cava inferior)*

Kleine Herzvene *(V. cordis parva)*

Rechte Kranzschlagader
(A. coronaria dextra)

Mittlere Herzvene *(V. cordis media)*

Abb. 137: Ansicht des Herzens von hinten

Herzbeutel, dessen aus derbem Bindegewebe bestehende Außenfläche mit der Pleura verwachsen ist. Durch diese Verwachsungen zwischen *Pleura* und *Perikard* üben die Lungen bei der Atmung Zug auf das Herz aus. Seine seröse Innenfläche gleitet ständig auf dem glatten *Epikard*, dem inneren Blatt des Herzbeutels. Durch den Herzbeutel werden somit Reibungen des Herzens mit den umgebenden Geweben bei der Herzaktion vermieden. Der Herzbeutel dient daher als *Gleitlager des Herzens*. Gleichzeitig verhindert er eine Überdehnung des Herzmuskels.

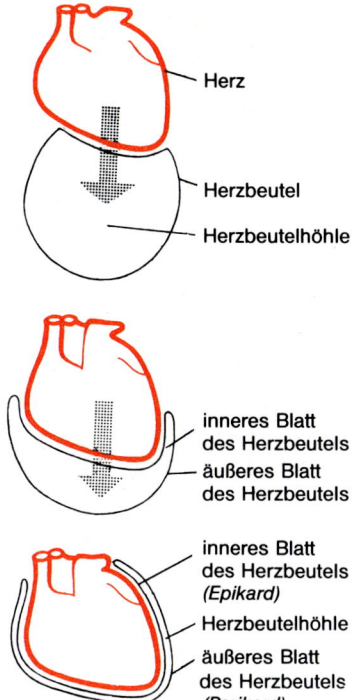

Herz

Herzbeutel

Herzbeutelhöhle

inneres Blatt
des Herzbeutels
äußeres Blatt
des Herzbeutels

inneres Blatt
des Herzbeutels
(Epikard)
Herzbeutelhöhle
äußeres Blatt
des Herzbeutels
(Perikard)

Abb. 138: Schematische Darstellung des Hineinwachsens des Herzens in den Herzbeutel

Das *Herz* ist ein **Hohlmuskel,** der beim Erwachsenen etwa 300 g wiegt. Sein *Hohlraum* wird der Länge nach durch das **Septum** *(Muskelscheidewand)* in ein *rechtes* und *linkes Herz* geteilt, das jeweils aus einem kleineren **Vorhof** *(Atrium)*[4] und einer größeren **Kammer** *(Ventrikel*[5]*)* besteht (s. Abb. 139, 140). Zwischen *Vorhof* und *Kammer* liegt beidseits jeweils eine *Segelklappe (Dreizipfelklappe* = «*Tricuspidalis*»[6] rechts; *Zweizipfelklappe* = «*Mitralis*»[7] links), die als *Ventile* die Richtung des Blutstromes im Herzen regeln. Die *Vorhöfe,* die das ins Herz einströmende Blut zunächst aufnehmen, liegen an der *Herzbasis.* Die *Herzspitze* wird von der Muskulatur der linken Kammer gebildet, da die *Kammerscheidewand* geringfügig rechts von der Mittellinie liegt.

Das *Herz* liegt dabei so im *Mediastinum,* daß die rechte Herzhälfte zum größten Teil vorn *(ventral),* die linke Herzhälfte überwiegend hinten *(dorsal)* liegt. Die rechte und linke Herzhälfte liegen daher von vorn gesehen nicht neben-, sondern hintereinander. Der Herzmuskel *(Myokard)* ist in den verschiedenen Vorhöfen und Kammern unterschiedlich dick. Die Wände der Vorhöfe besitzen nur eine Dicke von etwa 0,5 mm. Diese Wandstärke reicht aus, da die Vorhöfe weniger als aktive Pumpen, sondern als Speicher für das Blut dienen. Die Wandstärke des rechten Ventrikels schwankt zwischen 2 und 4 mm, die des linken zwischen 8 und 11 mm (s. Abb. 142). Diese Differenz entspricht der unterschiedlichen Leistung der beiden Ventrikel. So muß die linke Kammer auch einen 5fach höheren Druck erzeugen als die rechte Kammer.

---

[4] Atrium (lat.): Vorhalle, Vorhof
[5] Ventrikel (ventriculus (lat.): Herzkammer, (Magen))
[6] Tricuspidalis (tres (lat.): drei; cuspis (lat.): Zipfel, Spitze)
[7] Mitralis (mitra (lat.): Kopfbinde; der Kopfbedeckung eines Bischofs (Mitra) ähnlich)

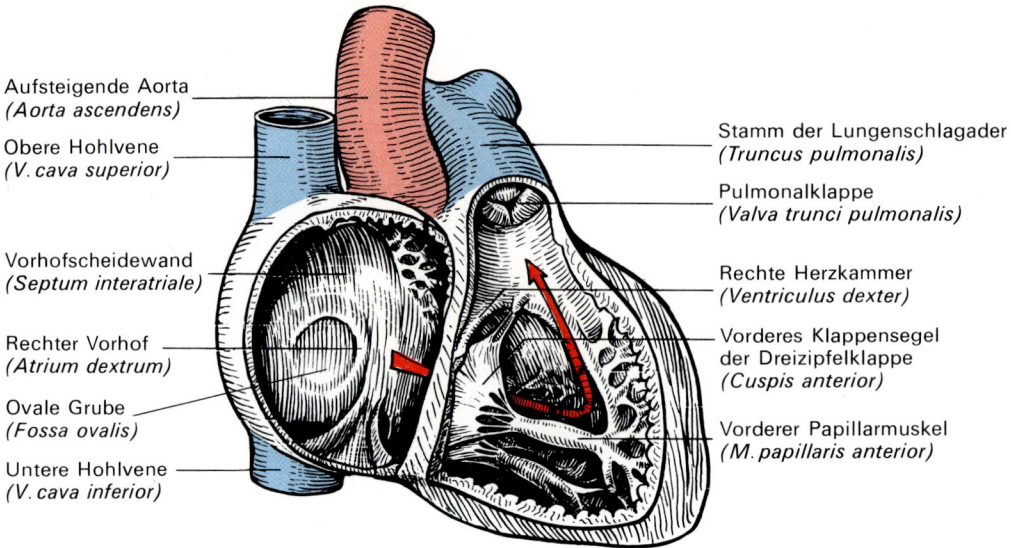

Aufsteigende Aorta
(Aorta ascendens)

Obere Hohlvene
(V. cava superior)

Vorhofscheidewand
(Septum interatriale)

Rechter Vorhof
(Atrium dextrum)

Ovale Grube
(Fossa ovalis)

Untere Hohlvene
(V. cava inferior)

Stamm der Lungenschlagader
(Truncus pulmonalis)

Pulmonalklappe
(Valva trunci pulmonalis)

Rechte Herzkammer
(Ventriculus dexter)

Vorderes Klappensegel
der Dreizipfelklappe
(Cuspis anterior)

Vorderer Papillarmuskel
(M. papillaris anterior)

Abb. 139: Blick in den eröffneten rechten Vorhof und die rechte Kammer. Der Pfeil zeigt die Abknickung zwischen Einströmungs- und Ausströmungsteil

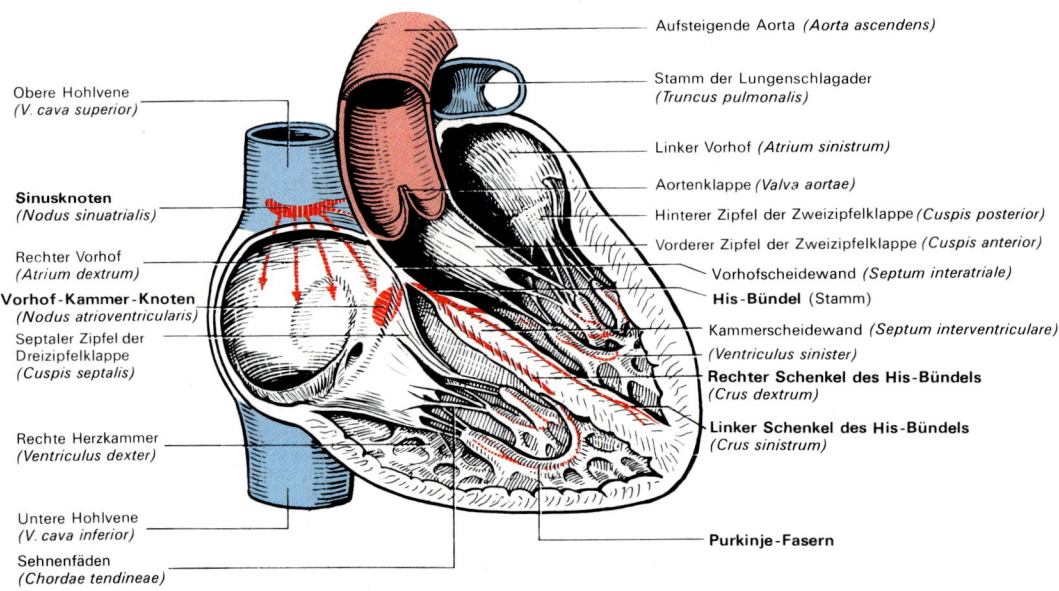

Obere Hohlvene
(V. cava superior)

Sinusknoten
(Nodus sinuatrialis)

Rechter Vorhof
(Atrium dextrum)

Vorhof-Kammer-Knoten
(Nodus atrioventricularis)

Septaler Zipfel der
Dreizipfelklappe
(Cuspis septalis)

Rechte Herzkammer
(Ventriculus dexter)

Untere Hohlvene
(V. cava inferior)

Sehnenfäden
(Chordae tendineae)

Aufsteigende Aorta (Aorta ascendens)

Stamm der Lungenschlagader
(Truncus pulmonalis)

Linker Vorhof (Atrium sinistrum)

Aortenklappe (Valva aortae)

Hinterer Zipfel der Zweizipfelklappe (Cuspis posterior)

Vorderer Zipfel der Zweizipfelklappe (Cuspis anterior)

Vorhofscheidewand (Septum interatriale)

His-Bündel (Stamm)

Kammerscheidewand (Septum interventriculare)
(Ventriculus sinister)

Rechter Schenkel des His-Bündels
(Crus dextrum)

Linker Schenkel des His-Bündels
(Crus sinistrum)

Purkinje-Fasern

Abb. 140: Blick in die von vorne eröffneten Herzräume. Erregungsbildungs- und Erregungsleitungssystem rot gezeichnet

Die Faserzüge des Herzmuskels haben einen komplizierten Verlauf. Von der Herzbasis zieht eine Schicht außen liegender Fasergruppen schräg zur Herzspitze und steigt dort als innere Längsfaserschicht wieder zur Herzbasis empor. Aus der äußeren, schräg verlaufenden Schicht zieht jeweils ein Teil nach innen und bildet eine mittlere Ringfaserschicht (s. Abb. 141). Durch diese Anordnung wird erreicht, daß sich die Herzinnenräume stets gleichmäßig in ihrer Länge

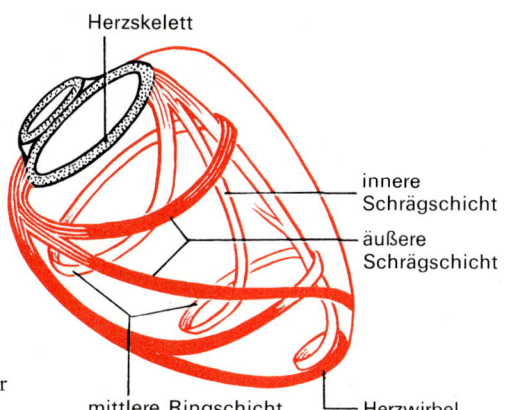

Herzskelett

innere
Schrägschicht

äußere
Schrägschicht

Abb. 141: Spiralförmiger Verlauf der
Herzmuskulatur

mittlere Ringschicht   Herzwirbel

und Breite bei der Kontraktion verkleinern. Der *Zeitabschnitt der Kontraktion* des Herzmuskels wird **Systole**[8], die anschließende *Phase der Erschlaffung und Füllung* **Diastole**[9] genannt.

Histologisch besteht die Herzmuskulatur aus einem Netz quergestreifter, sich verzweigender Muskelfasern. Deren Zellgrenzen werden im Bereich der Faserenden durch Querlinien, *Glanzstreifen* genannt, erkennbar. An den Glanzstreifen enden die Muskelfibrillen der aneinanderstoßenden Fasern. Im Gegensatz zur Skelettmuskulatur hat eine Herzmuskelzelle meist nur einen, in der Mitte liegenden Kern. Doch kommen auch Doppelkernbildungen vor. Die Muskelfibrillen umlaufen die Kerne, so daß um die Kerne herum fibrillenfreie Felder entstehen (siehe Abb. 22).

Der *Herzmuskel* nimmt zwischen der quergestreiften und der glatten Muskulatur eine Sonderstellung ein. Seine *Pumpwirkung* auf den Kreislauf beruht auf seiner rhythmischen Zusammenziehung *(Systole)* und Erschlaffung *(Diastole)*. Die Zusammenziehung (Kontraktion) verläuft schnell und hält nur relativ kurz an (0,35 sec). Dabei arbeitet der Herzmuskel *unwillkürlich* und ohne zu ermüden. Wie die Fasern der glatten Muskulatur und der Skelettmuskulatur besitzt auch der Herzmuskel die Eigenschaft der **Erregbarkeit.** Doch unterscheidet sich die Erregbarkeit des Herz- und Skelettmuskels in einigen Punkten. Reizt man im Experiment einen stillstehenden Herzmuskel durch einen Stromstoß, so kommt es zu einer Kontraktion (Systole), sofern der Stromstoß (Reiz) stark genug war. Im Gegensatz zum Skelettmuskel löst eine Reizverstärkung dann keine stärkere Herzmuskelkontraktion aus. Der Reiz ist entweder wirksam *(überschwelliger Reiz)* und erzeugt dann die maximal mögliche Kontraktion, oder er bleibt bei zu geringer Intensität erfolglos *(unterschwelliger Reiz)*. Das Herz verharrt dann weiter in der Diastole. Es ist also nicht möglich, durch Steigerung der Reizintensität die Herzkontraktion zu verstärken (**Alles- oder Nichts-Gesetz**). Reizt man den Herzmuskel mit einem 2. Reiz in zu rascher Folge, so wird der 2. Reiz nicht mehr mit einer Systole (Kontraktion) beantwortet, da der Herzmuskel dann noch unerregbar ist. Die Zeit der Unerregbarkeit nennt man **Refraktärzeit**[10]. Offensichtlich lassen die chemischen und chemisch-physikalischen Zustände in der Faser erst nach einer gewissen Erholungszeit eine erneute Kontraktion zu. Die *Refraktärzeit* wird zwar bei allen erregbaren Geweben (z.B. Skelettmuskel, Nervensystem) gefunden, doch ist sie beim Herzmuskel besonders lang. Beim Skelettmuskel liegt sie in der Größenordnung von

---

[8] Systole (syn- (gr. Vorsilbe): zusammen; hier Zusammenziehung)
[9] Diastole (dia- (gr. Vorsilbe): auseinander, hindurch, zwischen; diastole (gr.): Ausdehnen)
[10] Refraktärzeit (refractarius (lat.): unempfänglich, widerspenstig)

tausendstel-, bei der Herzmuskulatur von zehntel Sekunden (etwa 0,1 sec). Daher läßt sich der Herzmuskel im Gegensatz zum Skelettmuskel durch rasch folgende Reize nicht tetanisch verkürzen (s. S. 88). Er antwortet auch bei schneller Reizfolge stets mit einer *Einzelzuckung*.

Die Innenfläche des Herzens ist einschließlich der Herzklappen und Sehnenfäden vom **Endokard**[11] *(Herzinnenhaut)* überzogen. Die spiegelglatte Herzinnenhaut entspricht der Innenauskleidung der Blutgefäße. Sie besteht aus einer *Endothelschicht* (feinsten Deckzellen), die einer Schicht lockeren Bindegewebes aufliegt. Eingelagerte glatte Muskelfasern und elastische Fasern passen die Herzinnenhaut der wechselnden Herzform an.

Die Herzwand besteht damit aus drei Schichten:

1. Herzinnenhaut = **Endokard**
2. Muskelwand   = **Myokard**
3. Herzaußenhaut = **Epikard.**

Das *Epikard* ist das innere Blatt des Herzbeutels *(Perikard)*.

Es wurde schon daraufhingewiesen, daß das Herz als Ganzes aus zwei Vorhöfen und zwei Herzkammern besteht. Die an der Herzbasis gelegenen Vorhöfe nehmen das Blut aus den zum Herzen führenden großen Gefäßen auf, sammeln es und leiten es in die Herzkammern weiter. Beide Vorhöfe besitzen jeweils einen zipfelförmigen Blindsack, das **Herzohr** *(Auricula*[12]*)*. Die Herzohren füllen die Nischen zwischen dem Herzen und seinen großen Gefäßstämmen aus.

In der **Vorhofscheidewand** befindet sich ein ovaler, gut abgegrenzter, besonders dünner Bezirk, die *Fossa ovalis* (s. Abb. 139). Hier trat vor der Geburt das Blut durch ein ovales Loch (**Foramen ovale**) direkt vom rechten in den linken Vorhof über. Diese Öffnung zwischen den Vorhöfen schließt sich normalerweise mit dem ersten Atemzug nach der Geburt. Bleibt die Öffnung dagegen offen, so besteht ein *Vorhofseptumdefekt*, ein angeborener Herzfehler.

Der rechte Vorhof und die rechte Herzkammer

In den **rechten Vorhof** *(Atrium dextrum)* münden von oben und unten die beiden großen Körpervenen, die **obere und untere Hohlvene** (= *Vena cava superior und inferior)*. In der *oberen Hohlvene* strömt das kohlendioxidreiche, sauerstoffarme Blut aus der oberen Körperregion (Kopf, Hals, Arme, Brustwand), in der *unteren Hohlvene* das aus der unteren Körperregion kommende Blut (Rumpf, Bauchorgane und Beine) zum rechten Herzen. Außerdem fließt über die **Kranzbucht**, den *Sinus coronarius*, das aus den Herzkranzgefäßen kommende verbrauchte Blut des Herzmuskels direkt in den rechten Vorhof (s. Abb. 137).

Die Hohlvenen gehen unmittelbar in die Vorhöfe über. Die **rechte Herzkammer** *(Ventriculus dexter)* hat etwa die Form einer abgeflachten dreieckigen Pyramide. Ihre Muskulatur ist kräftiger als im Vorhof entwickelt. Sie hat zur Kammerlichtung hin eine dünne, netzartige Balkenzeichnung, die durch zahlreiche vorspringende Muskelleisten (**Trabekel**)[13] bedingt ist.

Zwischen dem rechten Vorhof und der rechten Kammer liegt als Ventilabschluß die **Dreizipfelklappe** *(Valva tricuspidalis)*, die aus drei segelförmigen, gefäßlosen Bindegewebsplatten besteht, die von Herzinnenhaut überzogen werden. Die Segel hängen von einem annähernd kreisrunden *Bindegewebsring*, der im Bereich der Vorhof-Kammer-Grenze liegt, in den rechten Ventrikel hinein. Ihre freien Ränder legen sich zu Beginn der Systole fest aneinander und bilden so einen absolut dichten Ventilverschluß zwischen Vorhof und Kammer. Sie sind in ihrem freien Ende durch feine Sehnenfäden an kleinen, kräftigen Muskeln, den **Papillarmuskeln**[14],

---

[11] Endokard (endo-, end- (gr. Vorsilbe): innen; cardia (gr.): Herz)
[12] Auricula (auris (lat.): Ohr; auricula: kleines Ohr)
[13] Trabekel (trabs (lat.): Balken; trabecula: Bälkchen)
[14] Papillarmuskeln (papilla (lat.): Brustwarze; papillaris: warzenartig)

befestigt (s. Abb. 139, 140). Die Papillarmuskeln sind besonders ausgeprägte Trabekel der Kammerinnenwand. Sie verhindern, daß die Segel in die Vorhöfe zurückschlagen. Neben der Dreizipfelklappe geht weiter vorne an der Herzbasis der gemeinsame Anfangsteil der Lungenschlagadern, der **Truncus pulmonalis**[15], aus der rechten Herzkammer hervor, der sich dann sofort in die **rechte** und **linke Lungenarterie** (Arteria pulmonalis dextra und sinistra) teilt, die am Lungenhilus in die beiden Lungenflügel eintreten.

Am Übergang der rechten Kammer zur Hauptlungenschlagader *(Truncus pulmonalis)* ist in diese runde Öffnung der rechten Herzkammer die **Pulmonalklappe** *(Valva trunci pulmonalis)*, eine Taschenklappe, als Verschlußventil eingelassen. Die *Pulmonalklappe* besteht aus drei halbmondförmigen Taschen (daher auch *Semilunarklappe*[16] genannt), die wie Schwalbennester an der Innenwand der Arterie liegen (s. Abb. 139, 140, 143). Sie füllen sich mit Blut, sobald der Blutdruck in dem *Truncus pulmonalis* höher als im rechten Ventrikel ist; dadurch verhindern sie während der Diastole der rechten Kammer den Rückstrom des Blutes aus dem Truncus pulmonalis. Dabei legen sich ihre freien Ränder fest aneinander und verschließen so die Lungenschlagader gegen die rechte Herzkammer.

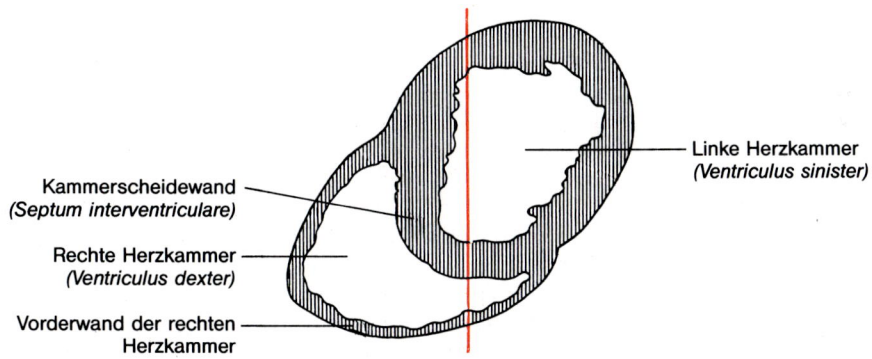

Kammerscheidewand
(Septum interventriculare)

Rechte Herzkammer
(Ventriculus dexter)

Vorderwand der rechten
Herzkammer

Linke Herzkammer
(Ventriculus sinister)

Abb. 142: Querschnitt durch die beiden Herzkammern. Die linke Herzkammer liegt überwiegend hinter der rechten Herzkammer

Der linke Vorhof und die linke Herzkammer

In den **linken Vorhof** *(Atrium sinistrum)* münden beidseits fast horizontal je zwei **Lungenvenen** *(Venae pulmonales)*. Sie stehen genau senkrecht zu den von oben und unten in den rechten Vorhof eintretenden Hohlvenen. Man spricht daher von dem *Venenkreuz des Herzens*, das aus den vier horizontal liegenden Lungenvenen und der dazu senkrecht stehenden oberen und unteren Hohlvene gebildet wird.

Die **linke Herzkammer** *(Ventriculus sinister)*, welche die Form eines rundlichen Kegels hat, besitzt die kräftigste Muskulatur aller Herzhöhlen, da sie das Blut durch den großen Kreislauf mit seinem höheren Widerstand pumpen muß (s. Abb. 142). In ihrem Einströmungsteil sieht man an der Innenseite kräftige Muskelbalken, aus denen zwei Papillarmuskelgruppen hervorgehen. Diese stehen über Sehnenfäden mit einer zweizipfeligen Segelklappe in Verbindung, die den linken Ventrikel gegen den linken Vorhof ventilmäßig bei der Systole abdichtet. Wegen ihrer

---

[15] Truncus pulmonalis (truncus (lat.): Stamm)

[16] Semilunarklappen (semi- (lat. Vorsilbe): halb-; luna (lat.): Mond; semilunaris: halbmondförmig)

Form, die einer Mitra (Bischofsmütze) ähnelt, wird sie meist **Mitralklappe** *(Valva mitralis)* oder auch **Zweizipfelklappe** *(Valva bicuspidalis)* genannt. In Bau und Funktion entspricht sie sonst ganz der *Tricuspidalklappe.*

Von der linken Herzkammer geht die *große Körperschlagader*, die **Aorta**, ab. In sie wird das Blut für den großen Kreislauf aus dem linken Herzen gepumpt. Ihre Öffnung, die an der Herzbasis vorn neben der Mitralklappe sitzt, wird ebenfalls durch eine Taschenklappe, die **Aortenklappe** *(Valva aortae)*, verschlossen. Sie entspricht in ihrem Bau und der Funktion der Taschenklappe der Lungenschlagader in der rechten Herzkammer.

Die vier Herzklappen sind an bindegewebigen Ringen befestigt, die an der Kammerbasis in die Herzwand eingelassen sind und so die Vorhof- von der Kammermuskulatur abgrenzen. Dieses Bindegewebsgerüst nennt man «**Herzskelett**». Die vier Herzklappen liegen also in einer Ebene an der Herzbasis, die «**Ventilebene**» genannt wird. Sie ist deutlich zu erkennen, wenn man die Vorhöfe von den Kammern trennt und oben auf die Herzbasis sieht (Abb. 143).

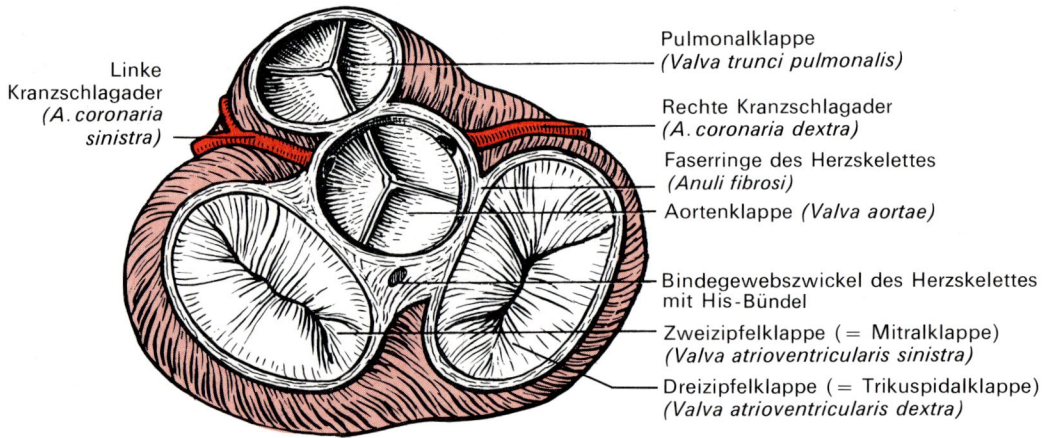

Abb. 143: Ventilebene des Herzens mit Herzklappen und Herzskelett

Die Herztätigkeit

Aufgabe des Herzens ist es, das aus den Körper- und Lungenvenen kommende Blut in die Arterien des kleinen und großen Kreislaufs zu pumpen. Dazu müssen das rechte und das linke Herz entsprechende Drücke entwickeln, damit die Strömungswiderstände in diesen Kreislaufabschnitten überwunden werden. Diese Aufgabe erfüllt das Herz durch den rhythmischen Wechsel von *Kontraktion* (Zusammenziehung) und *Dilatation* (Erschlaffung) seiner Ventrikel, denen immer entsprechende Spannungsänderungen der Vorhofmuskulatur vorausgehen. Die *Kontraktionsphase* nennt man **Systole**, die *Erschlaffungsphase* **Diastole.** Es gibt also sowohl eine Systole und eine Diastole der beiden Ventrikel als auch der beiden Vorhöfe.

In der *Systole* wird das Blut aus dem Herzen gepumpt, wobei sich die Herzmuskelfasern jedoch nicht alle gleichzeitig, sondern nach einem bestimmten Raumzeitplan in den verschiedenen Bezirken nacheinander zusammenziehen.

Während der *Diastole* erweitern sich die Hohlräume des Herzens um neues Blut aufzunehmen. Durch die *Ventilwirkung* der vier Herzklappen (2 Segelklappen, 2 Taschenklappen) kann der Blutstrom nur in eine Richtung durch das Herz fließen.

Die rechte und linke Herzhälfte arbeiten immer gleichzeitig, das heißt, daß Systole und Diastole im rechten und linken Herzen immer gleichzeitig beginnen und enden. Dabei lassen sich verschiedene Phasen der Herzaktion abgrenzen.

Während der **Systole der Herzkammern** fließt das Blut aus der oberen und unteren Hohlvene in den rechten Vorhof, aus den Lungenvenen in den linken Vorhof (**Vorhofdiastole**).

Dann werden die Segelklappen geöffnet. Dadurch trömt das Blut während der **Kammerdiastole** in die Herzkammern. Gegen Ende der Diastole der Herzkammern zieht sich dann die Vorhofmuskulatur zusammen (**Vorhofsystole**) und fördert so die Entleerung der Vorhöfe. Während das Blut durch eine Klappenöffnung fließt, legen sich die Klappen nicht an die Herzwände an, sondern sie befinden sich in einer mittleren Öffnungsstellung. Dies hat den Vorteil, daß eine kurzzeitige Druckänderung die Klappen schnell schließt.

Die Vorhofsystole beginnt nur Bruchteile von Sekunden (0,12–0,20 s) vor der Kammersystole.

Mit Beginn der Kammersystole schließen sich automatisch die Segelklappen zwischen den Vorhöfen und Kammern (*Atrioventrikularklappen* = Mitralis links und Tricuspidalis rechts). Sie werden durch den während der Systole ansteigenden Kammerblutdruck in Richtung der Vorhöfe flächenhaft zusammengepreßt. Ein Zurückschlagen der Segel in die Vorhöfe während der Systole wird dadurch verhindert, daß die Segel über ihre Sehnenfäden mit den Papillarmuskeln der Kammerwand verbunden sind. Das Öffnen und Schließen der Klappen wird alleine durch die Druckverhältnisse in den angrenzenden Räumen des Vorhofs und des Ventrikels bestimmt. Damit erfolgt das Klappenspiel passiv in Abhängigkeit des Druckes im Herzen.

Die Kontraktion der Kammermuskulatur erhöht den Kammerblutdruck so lange, bis er über dem Blutdruck in den abgehenden Schlagadern (Lungenschlagader und Aorta) liegt und so die Taschenklappen öffnet. Damit beginnt die Austreibung des Blutes aus den Herzkammern in die großen Schlagadern. Die Systole endet mit der Entleerung der Kammern, die allerdings nicht ganz vollständig ist. Es bleibt immer eine Restblutmenge zurück (s. Abb. 146).

Der *Systole* folgt dann die nächste *Diastole*. Sie beginnt mit der **Herzpause**, einer Phase, in der für kurze Zeit noch alle Herzabschnitte (Vorhöfe und Kammern) erschlafft sind, in der aber bereits wieder Blut aus den Vorhöfen in die Kammern fließt. Die Herzpause liegt in der Zeit zwischen dem Ende der Kammersystole und dem Beginn der Vorhofsystole. Sie dauert in Abhängigkeit von der Zahl der Herzschläge (**Herzfrequenz**) 0,25–0,3 s.

Die Zeit vom Beginn einer Systole bis zum Ende der Diastole bezeichnet man als einen **Herzschlag**. In der Minute schlägt das Herz des gesunden Erwachsenen in Ruhe etwa 70 mal. Damit dauert ein *Herzschlag* durchschnittlich 0,86 s. Doch ist die Herzfrequenz der einzelnen Menschen äußerst unterschiedlich. Neben dem Trainingszustand ist die Herzfrequenz auch vom Alter abhängig. Beim Neugeborenen beträgt sie ca. 130 Schläge/min. Das Kind hat mit etwa 90 Schlägen/min im Vergleich zum Erwachsenen ebenfalls noch eine höhere Herzfrequenz.

In seinem zeitlichen Ablauf läßt sich ein *Herzschlag* in drei Phasen unterteilen:

1. *Entleerung der Kammern* (Kammersystole). Gleichzeitig befinden sich die Vorhöfe in der Diastole. Es kommt in dieser Zeit durch Nachströmen von Blut aus der oberen und unteren Hohlvene sowie der Lungenvenen zur Füllung beider Vorhöfe.

2. *Herzpause* = Diastole von Vorhöfen und Kammern. Alle Herzabschnitte sind erschlafft und das Blut strömt aus den Vorhöfen in die Kammern.

3. *Vorhofsystole bei noch bestehender Kammerdiastole.* Der Blutstrom aus den Vorhöfen in die Kammern wird am Schluß der Vorhofdiastole und kurz vor Beginn der Kammersystole durch die Vorhofsystole verstärkt.

Auf die Tätigkeit der Kammermuskulatur allein bezogen kann man vier Phasen unterscheiden.

In der Systole:

1. Anspannungszeit

Die Anspannungszeit dauert vom Schluß der Segelklappen (Mitralis und Tricuspidalis) bis zur Öffnung der Taschenklappen in der Aorta (Aortenklappe) und im Truncus pulmonalis (Pulmonalklappe). Es ist die Zeit, die erforderlich ist, um durch die Systole den Kammerdruck so zu erhöhen, daß er den Druck in der Aorta und dem Truncus pulmonalis übertrifft (Dauer ca. 0,05 s).

2. Austreibungszeit

Durch weitere Zusammenziehung pumpt die Kammermuskulatur das Blut aus den Kammern in die Lungenschlagadern und in die Aorta (Dauer 0,2 s), wobei eine gewisse Restblutmenge in den Kammern verbleibt. Die Austreibungszeit endet mit dem Schluß der Aortenklappen.

In der Diastole:

3. Entspannungszeit

Die Kammerdiastole beginnt mit der Entspannungszeit. Die Kammermuskulatur erschlafft und die Segelklappen sind noch geschlossen (0,08 s). Die Entspannungszeit endet mit der Öffnung der Mitral- und Tricuspidalklappe.

4. Füllungszeit

Die Füllungszeit ist der zweite Teil der Kammerdiastole. Die Segelklappen öffnen sich, und das Blut strömt aus den Vorhöfen in die Kammern (0,6 s). Am Ende der Füllungszeit wird der Blutstrom durch die Vorhofsystole beschleunigt. Die Füllungszeit endet mit dem Schluß der Mitral- und Tricuspidalklappe.

   Genaue Analysen der Herzaktion durch spezielle Röntgenuntersuchungen (Röntgenkinematographie) haben ergeben, daß sich die Herzkammern während der Systole nicht nur ringförmig, sondern auch in ihrem Längsdurchmesser verkleinern. Dadurch verschiebt sich die Kammerbasis *(Ventilebene)* mit den beiden geschlossenen Segelklappen während der Systole in Richtung auf die Herzspitze, um während der Diastole wieder nach oben zu steigen. Dies bedeutet, daß sich der Boden der Vorhöfe während der Systole senkt (Abb. 144).

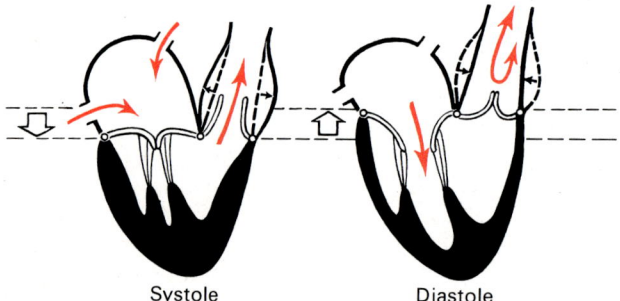

Systole   Diastole

Abb. 144: Schematische Darstellung der Systole und Diastole im Bereich einer Herzhälfte. Die breiten Pfeile geben die Verschiebung der Ventilebene an. Rote Pfeile: Strömungsrichtung des Blutes; kleine schwarze Pfeile: Bewegung der «Windkesselwand». Gilt sowohl für das rechte als auch linke Herz

   Während der Diastole der Ventrikel ziehen dann die zuvor elastisch gedehnten Vorhofwände durch ihre Elastizität und Muskelarbeit (Vorhofsystole) die Kammerbasis (Ventilebene) wieder nach oben. Dadurch kommt es zu einer Erweiterung des Ventrikelraumes und zu seiner Füllung. Durch das Höhertreten der Ventilebene wird also das in den Vorhöfen weitestgehend ruhende Blut in die Ventrikel aufgenommen, sozusagen «vereinnahmt». Je stärker die Füllung des Ventrikels ist (= Blutmenge, die während der Diastole in den Ventrikel strömt), um so stärker ist die Verschiebung der Ventilebene. Da die Vorhöfe dieser Bewegung folgen müssen, werden sie entfaltet, wodurch das Blut aus den Venen angesaugt wird.

Dabei bestimmt der **Herzmuskeltonus** (= innere Spannung des Herzmuskels), wieviel Blut während der Diastole in das Herz nachströmt. So arbeitet das Herz gleichzeitig als **Druck-** und **Saugpumpe.** Es preßt das Blut aus den Kammern in die Lungen und in die Körperperipherie und fördert zugleich dessen Rückstrom durch seine Saugkraft. Der von den Vorhöfen ausgehende Sog ist ein wesentlicher Faktor für den Rückstrom des Blutes zum Herzen hin.

Durch die Segel- und Taschenklappen ist die Richtung des Blutstromes festgelegt. Die Strömungsbahn ergibt sich aus der Lage der Ein- und Ausflußöffnungen der Kammern in einer Ebene an der Herzbasis. Das Blut fließt daher im Herzen in einer V-förmigen Schleife von den Vorhöfen durch die Segelklappen zur Herzspitze und von dort wieder in Richtung Herzbasis zu den Taschenklappen der Aorta und des Truncus pulmonalis (Abb. 145).

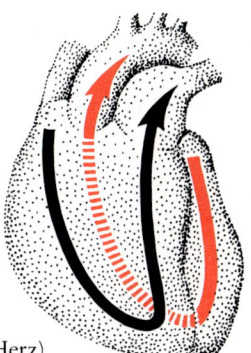

Abb. 145: Schleifenförmige Strombahn im Herzen (schwarz: rechtes Herz, rot: linkes Herz)

Die Automatik des Herzens

Die *Herzmuskelfasern* besitzen wie die Zellen des Nervensystems und die Skelettmuskelfasern die *Eigenschaft der Erregbarkeit.* Das Herz arbeitet automatisch. Dabei kann die Schlagfolge (Herzfrequenz) durch das vegetative Nervensystem nur beschleunigt *(Sympathicus)* und gebremst *(Parasympathicus)* werden. Im Gegensatz zur Skelettmuskulatur, deren Kontraktion durch einen Nervenimpuls ausgelöst werden muß, liegt der Antrieb für die Herztätigkeit im Herzen selbst. Dies läßt sich im Experiment leicht beweisen. Das Herz schlägt nämlich auch dann noch weiter, wenn man es im Tierversuch vorsichtig aus dem Körper entfernt und in einer geeigneten Nährflüssigkeit aufbewahrt. Der isolierte Skelettmuskel bewegt sich unter den gleichen Bedingungen dagegen nicht mehr, weil ihm der Nervenimpuls fehlt. Er kann sich aber zusammenziehen, wenn man den Nervenimpuls durch einen elektrischen Reiz (z.B. elektrischer Strom) ersetzt.

Die rhythmischen Zusammenziehungen (Kontraktionen) der Herzmuskulatur werden von *Erregungen* ausgelöst, die in besonderen Muskelzellen entstehen und von dort aus weitergeleitet werden. Dieses spezifische Muskelsystem innerhalb der Herzmuskulatur besteht aus *Knotenbündeln* und *Fasern.* Es wird als **Erregungsbildungs-** und **Erregungsleitungssystem** bezeichnet. Seine Muskelfasern lassen sich durch ihre besondere Struktur unter dem Mikroskop gut von den Fasern der Arbeitsmuskulatur des Herzens unterscheiden. Sie besitzen weniger Muskelfibrillen und sind reich an Glykogen, wodurch sie sich im üblichen histologischen Präparat schlecht gefärbt darstellen.

Die «Knoten» bestehen aus einem Flechtwerk spezifischer Muskelfasern. Sie sind von einer lockeren Bindegewebshülle umschlossen und stehen in enger Verbindung zu den umgebenden Fasern der Arbeitsmuskulatur des Herzens. Dies gilt auch für die spezifischen «Faserbündel» und Fasern.

Man unterscheidet folgende Teile des *Erregungsbildungs-* und *Erregungsleitungssystems* (s. Abb. 140):

1. **Sinusknoten** (Keith[1]-Flack[2]-Knoten)

Der *Sinusknoten* liegt in der Wand des rechten Vorhofs nahe der Einmündung der oberen Hohlvene, die er hufeisenförmig umfaßt. Er ist normalerweise der Ausgangspunkt aller Erregungen für die rhythmischen Kontraktionen des Herzmuskels. Da er den Beginn jeden Herzschlags bestimmt, nennt man ihn auch «**Schrittmacher des Herzens**». Der Sinusknoten überträgt seine Erregungen direkt auf die Arbeitsmuskelfasern der Vorhöfe.

Über die Arbeitsmuskulatur der Vorhöfe gelangt die Erregung dann zum *Vorhofkammerknoten*.

2. **Vorhofkammerknoten** (*Atrioventrikular-* oder *Aschoff[3]-Tawara[4]*-Knoten)

Der *Vorhofkammerknoten* liegt am Boden des rechten Vorhofs nahe der Vorhofscheidewand. Er empfängt die vom Sinusknoten ausgehenden Erregungen über die Muskulatur der Vorhöfe und überträgt sie mit leichter Verzögerung (siehe unten) auf die spezifischen Faserbahnen in der Arbeitsmuskulatur der Herzkammern.

3. **Spezifische Faserbahnen**

Die *spezifischen Faserbahnen* verlaufen zunächst als **His[5]-Bündel** an der Vorhofkammergrenze bis zur Mittellinie, um sich dort in der Kammerscheidewand in den **rechten** und **linken Kammerschenkel** aufzuteilen. Beide Schenkel enden in den Verzweigungen der **Purkinje[6]-Fasern**, die sich in der ganzen Arbeitsmuskulatur der Herzkammern verteilen. Durch die netzartige Struktur der Herzmuskulatur können alle Fasern rasch nacheinander von der Erregung erfaßt werden, wobei die Erregungsausbreitung durch die Zellgrenzen nicht behindert wird.

Die Kontraktion des Herzmuskels entspricht also nicht der des Skelettmuskels, dessen Fasern sich schlagartig verkürzen, um 2 Skelettabschnitte gegeneinander zu bewegen, sondern eher einer kurzen Zuckungswelle, die an den Vorhöfen beginnt und die Herzmuskelfasern nacheinander erfaßt (s. Abb. 140).

Der Antrieb der Herzaktion geht beim Gesunden vom *Sinusknoten* aus. Die von ihm ausgehenden Erregungen verteilen sich zunächst auf den «ungebahnten Wegen» der Vorhofmuskulatur über beide Vorhöfe, die also über kein eigenes Erregungsleitungssystem verfügen und erreichen so den *Vorhofkammerknoten*. Hier wird die Erregungsleitung etwas gebremst, um sich dann wieder mit größerer Geschwindigkeit über die beiden Schenkel des *His-Bündels* und die *Purkinje-Fasern* in der Kammermuskulatur auszubreiten. Man bezeichnet den zeitlichen Abstand zwischen dem Beginn der Vorhofsystole und dem der Kammersystole als «**Überleitungszeit**» (0,12–0,2 s). Die Erregungsausbreitung läuft im Herzmuskel auf den vorgegebenen Bahnen des Erregungsleitungssystems wesentlich schneller ab als in der Arbeitsmuskulatur der Vorhöfe und Kammern (weiteres siehe Elektrokardiogramm S. 200).

Durch die Verzögerung der Erregungsübertragung im Vorhofkammerknoten wird erreicht, daß die Kammersystole erst beginnt, wenn die Vorhofsystole beendet ist. Es ist dies genau der Zeitpunkt, zu dem sich die Vorhöfe entleert haben und die Herzkammern vollständig gefüllt sind.

Obwohl der Antrieb der Herzaktion üblicherweise vom *Sinusknoten* ausgeht, sind auch die übrigen Teile des Erregungsleitungssystems zu rhythmischer Erregungsbildung fähig. Dabei

---

[1] Keith, Arthur (1866–1955), Physiologe, Anthropologe, Aberdeen
[2] Flack, Martin (1882–1934), Physiologe, London
[3] Aschoff, Ludwig (1866–1942), Pathologe, Freiburg
[4] Tawara, Sunao (1873–1952), Pathologe, Tokio, Marburg
[5] His, Wilhelm (1863–1934), Internist, Göttingen, Berlin
[6] Purkinje, Johannes Evangelista (1787–1869), Physiologe, Breslau, Prag

nimmt die Frequenz der Erregungsbildung mit der Entfernung vom Sinusknoten ab. Fällt der Sinusknoten aus, so kann der *Atrioventrikularknoten* mit einer Frequenz von 40–60 Schlägen/min die Schrittmacher-Funktion übernehmen.

Die automatische Steuerung der Herzarbeit durch das Erregungsbildungs- und Erregungsleitungssystem läßt sich durch äußere Einwirkungen verändern. So kann die Erregungsleitung im Tierversuch durch Abschnüren oder Durchschneiden des Leitungssystems künstlich blockiert werden *(Herzleitungsblock)*. Diesem von *Stannius* erstmals ausgeführten Tierversuch entspricht beim Herzen der *AV-Block* (Atrioventrikularblock) sowie der *Rechts-* und *Linksschenkelblock* bei bestimmten Herzerkrankungen.

Im Tierversuch hat man auch festgestellt, daß die Erregungsbildung im Herzen temperaturabhängig ist. So beschleunigt die isolierte Erwärmung des Sinusknotens im Tierversuch die Herzfrequenz. Wird der Sinusknoten dagegen abgekühlt, so führt dies zu einer Verlangsamung der Herzaktion.

Diesem Tierversuch entspricht beim Menschen die Beobachtung, daß die Erhöhung der Bluttemperatur durch Fieber den Herzschlag beschleunigt, und eine Abkühlung des Blutes die Herzfrequenz senkt (Herzoperationen in Hypothermie[7]). Diese Beobachtungen zeigen, daß bei der Erregungsbildung und Erregungsleitung chemische Vorgänge ablaufen, denn nach einem Grundgesetz der Chemie, das von *van't Hoff* entdeckt wurde, verlaufen chemische Prozesse bei Erwärmung beschleunigt ab (z.B. Beschleunigung einer chemischen Reaktion im Reagenzglas durch Erhitzen). Auch durch den Elektrolytgehalt im Blutplasma werden die Erregungsprozesse des Herzens beeinflußt. Eine sehr starke Erhöhung der Kalium-, Magnesium- oder Calciumkonzentration im Serum führt zum Herzstillstand. Eine mäßige Erniedrigung dieser Elektrolyte wirkt dagegen erregungssteigernd. Bei körperlicher Arbeit nimmt die Herzfrequenz zu; aber auch seelische Erregungen können den Herzschlag beschleunigen oder verlangsamen. Doch geschieht dies unter dem Einfluß der Nerven, durch die das Herz versorgt wird.

Nerven des Herzens

Das Erregungsbildungszentrum unterliegt dem Einfluß der «Herznerven», die durch das übergeordnete Kreislaufzentrum im Gehirn erregt werden. Dadurch kann die Herzfrequenz beeinflußt werden, wobei das Herz durch zwei entgegengesetzt wirkende Nerven versorgt wird. Sie gehören zum vegetativen (autonomen) Nervensystem, das in einen sympathischen und parasympathischen Anteil unterteilt wird.

Beide Herznerven, der zum *Sympathicus* gehörende beschleunigende Nerv («N. accelerans») und der zum Herzen ziehende Ast des zum *Parasympathicus* gehörenden N. vagus (X. Hirnnerv) wirken ständig auf das Herz ein. Der **N. accelerans**[1] beschleunigt die Herzfrequenz, fördert die Kraft der Herzmuskelkontraktion, verkürzt die Überleitungszeit der Erregung vom Vorhof zur Kammer und steigert die Erregbarkeit des Herzens. Der **N. vagus** hat dagegen die genau entgegengesetzte Wirkung. Diese Dauerwirkung der Herznerven wird deutlich, wenn man den N. vagus durchtrennt. Die Herzfrequenz nimmt dann zu. Durch extreme Vagusreizung kann dagegen das Herz zum Stillstand gebracht werden.

In der Herzwand verlaufen außerdem schmerzleitende Nervenfasern, die bei bestimmten Herzerkrankungen (Angina pectoris[2], Herzinfarkt) starke Schmerzempfindungen vermitteln.

---

[7] Hypothermie (hypo (gr. Vorsilbe): unter-; therme (gr.): Wärme)
[1] N. accelerans (accelerare (lat.): beschleunigen)
[2] Angina pectoris (ancho (gr.), ango (lat.): verenge, würge; pectus (lat.): Brust)

Die Blut- und Lymphgefäße des Herzens

Die ständig arbeitende Herzmuskulatur muß besonders gut mit Blut versorgt werden. Daher verfügt der Herzmuskel über ein weit verzweigtes System eigener Blutgefäße, deren Hauptstämme sich wie ein Kranz um die Herzbasis legen und von dort aus im ganzen Herzen verästeln. Daher der Name **Kranzarterien** *(Arteria coronaria[1])*. Die beiden Kranzarterien verlassen die Aorta als erste Äste unmittelbar hinter den Taschenklappen. Die Venen des Herzens verlaufen gemeinsam mit den Arterien und vereinigen sich schließlich zu einer Hauptvene (Herzkranzbucht), die in den rechten Vorhof einmündet.

Außerdem besitzt das Herz eigene Lymphgefäße, deren Netze unter der Herzinnenhaut *(= Endokard)*, im Herzmuskel *(= Myokard)* und unter der Herzaußenhaut *(= Epikard)* liegen. Die Lymphe des Herzens fließt auf besonderen Lymphbahnen zu den Lymphknoten der Lungenwurzel.

Die Arbeit des Herzens

Jeder Herzschlag fördert aus der linken und rechten Herzkammer eine bestimmte Blutmenge, das sogenannte **Schlagvolumen,** in die Aorta und Lungenschlagader. Die Größe des Schlagvolumens ist vom *Lebensalter, Körperbau* und der *körperlichen Tätigkeit* abhängig. Bei einem ruhenden Erwachsenen von 70 kg Körpergewicht beträgt das Schlagvolumen unter normalen Bedingungen **60–70 ml/Herzkammer.**

Multipliziert man das Schlagvolumen mit der Zahl der Herzschläge/min so erhält man das **Minutenvolumen** des Herzens. Bei 70 Herzschlägen in der Minute ergibt sich für einen ruhenden, normalgewichtigen Erwachsenen bei einem Schlagvolumen von 70 ml ein Minutenvolumen von 4900 ml Blut für jede Herzkammer.

Schlagvolumen pro Herzkammer (70 ml)	×	Herzfrequenz (70)	=	Minutenvolumen pro Herzkammer (4900 ml)

Beide Herzkammern fördern also unter diesen Bedingungen zusammen 9800 ccm Blut in der Minute. Dies bedeutet jedoch nicht, daß die Gesamtblutmenge, die man beim Erwachsenen mit 5 Liter annimmt, pro Minute einmal im Körper zirkuliert ist. Es befindet sich nämlich immer nur ein Teil des Gesamtblutes im Umlauf. Der Rest befindet sich in den sogenannten **Blutdepots,** in denen die Zirkulation des Blutes stark verlangsamt ist. Bei erhöhtem Blutbedarf werden diese Depots dann entleert (s. S. 221). Dies ist für das Verständnis der Vorgänge bei der Erhöhung des Minutenvolumens wichtig.

Da sich die Herzkammern bei der Systole nicht vollständig entleeren, bleibt in ihnen immer eine gewisse **Restblutmenge** zurück (s. Abb. 146). Sie ist beim Erwachsenen etwa so groß wie das geförderte *Schlagvolumen* oder sogar größer. Der Einsatz dieser *Restblutmenge* ist für die Förderleistung des Herzens bei vermehrter körperlicher Belastung von großer Bedeutung.

Anpassung der Herzaktion

Erhöhung des Herz-Minutenvolumens

Das Minutenvolumen muß wegen ganz unterschiedlicher Belastungsbedingungen erhöht werden. So führt vor allem körperliche Arbeit zu einer Zunahme des Minutenvolumens. Aber auch während der Verdauung und der Temperaturregulation bei Überwärmung (z.B. Fieber, hohe Umgebungstemperaturen) nimmt das Minutenvolumen zu. Unter stärkster körperlicher Belastung verdoppelt sich im Extremfall das Schlagvolumen, und die Herzfrequenz steigt auf

---

[1] Arteria coronaria (corona (lat.): Kranz; coronarius: zum Kranz gehörend)

das 2,5-fache des Ruhewertes an, so daß das Herz-Minutenvolumen dann bis zu 25 Liter/min beträgt. Diese Anpassung der Herztätigkeit an die Bedürfnisse des Körpers erfolgt zum Teil durch Selbstregulation (Autoregulation) der Herzmuskulatur, überwiegend jedoch unter dem Einfluß der Herznerven.

Autoregulation bei akuter Volumen- oder Druckbelastung

Ein *erhöhter venöser Blutzufluß* zum Herzen wird mit einer Zunahme des Schlagvolumens beantwortet. Durch das größere *venöse Angebot* (venöses Angebot ist das zum Herzen fließende Blut des Körper- und Lungenkreislaufes) kommt es zu einer vermehrten Füllung der Herzkammern (Ventrikel). Die dadurch weit stärker gedehnten und unter einer erhöhten Anfangsspannung stehenden Herzmuskelfasern können sich intensiver verkürzen, und das Schlagvolumen steigt (*Frank-Starling-Mechanismus* = **intrakardialer**[1] **Mechanismus**).

Wie bei der akuten Volumenbelastung ist das Herz auch bei der *Zunahme des Aortendruckes* als Folge eines erhöhten Widerstandes in den peripheren Gefäßen zu einer selbstregulatorischen Anpassung fähig. Der Anstieg des Auswurfwiderstandes in der Aorta wird mit einer verstärkten Druckentwicklung in der Herzkammer beantwortet. Der dabei wirksam werdende Mechanismus verläuft in zwei Schritten.

Steigt der diastolische Aortendruck plötzlich an, so kann die linke Herzkammer zunächst nur ein geringeres Schlagvolumen auswerfen. Dadurch steigt ihr Restvolumen an, und es folgt eine größere diastolische Füllung bei der folgenden Herzaktion. Die gedehnten Herzmuskelfasern kommen dadurch in einen Arbeitsbereich, in dem sie sich kräftiger zusammenziehen und ein normales Schlagvolumen mit erhöhtem Druck auswerfen. *Damit kommt sowohl bei der akuten Volumen- als auch Druckbelastung der vermehrten Ventrikelfüllung die entscheidende Bedeutung zu.*

Beeinflussung der Herzmuskelkontraktion durch die Herznerven

Die Anpassung der Herzarbeit an körperliche Belastungen erfolgt üblicherweise unter dem Einfluß des *Sympathikus*. Die vom Zentralnervensystem ausgehende Aktivierung der sympathischen Herznerven verstärkt die Kraft, mit der sich der Herzmuskel zusammenzieht *(Erhöhung der Kontraktionskraft)*. Bei gleicher enddiastolischer Füllung der Herzkammern kann so ein größeres Schlagvolumen ausgeworfen werden. Dies bedeutet eine stärkere Ausschöpfung des Blutvolumens, das sich noch als Rest in den Herzkammern befindet *(Restvolumen)*. Das Herz zieht sich dabei in der Systole stärker zusammen als unter Ruhebedingungen. So kann in Abhängigkeit von der Kreislaufsituation ein größeres Schlagvolumen erzeugt und auch ein höherer Druck überwunden werden. Dieser durch die Herznerven gesteuerte Anpassungsmechanismus wird als **extrakardialer**[2] **Mechanismus**, das heißt außerhalb des Herzens liegender, Mechanismus bezeichnet.

Beeinflussung der Herzfrequenz durch die Herznerven

Die andere Möglichkeit, die Herzarbeit den Bedürfnissen des Körpers anzupassen, besteht in der *Änderung der Herzfrequenz*. Zwar wird die Herzschlagfolge durch den Sinusknoten als Schrittmacher autonom gesteuert, doch greifen die Herznerven regelnd ein. Bei Reizung des *Vagus* nimmt die Herzfrequenz ab, bei Reizung des *Sympathikus* zu. Eine Herzfrequenzsteigerung tritt immer ein, wenn die Zahl der Vagusimpulse abnimmt. Die Sympathikuswirkung auf die Herzfrequenz ist dagegen geringer ausgeprägt.

---

[1] intrakardialer Mechanismus (intra (lat.): innerhalb; kardia (gr.): 1. Herz, (2. Magenmund))
[2] extrakardialer Mechanismus (extra (lat.): außen, außerhalb)

Anpassung an Langzeitbelastung

Ist das Herz aber ständig einer erhöhten Arbeitsbelastung ausgesetzt, so kommt es durch Längen- und Dickenzunahme der einzelnen Herzmuskelfasern zu einer strukturellen Anpassung (*Hypertrophie*[3]). Gleichzeitig erweitern sich die Hohlräume (*Dilatation*[4]). Das Herzgewicht kann dann von normalerweise 300 g auf bis zu 500 g ansteigen (**Sportlerherz**). Wird dieses Gewicht jedoch überschritten (**kritisches Herzgewicht**), so besteht die Gefahr, daß die Sauerstoffversorgung der Herzmuskelfasern unzureichend wird.

Sportliches Training

Sportliches Training kann die Herzfrequenz und das Schlagvolumen aufeinander sinnvoll abstimmen. Das Training steigert die Herzmuskelkraft, das Herz selbst wird größer. Damit wächst sein Fassungsvermögen, das dann schon unter Ruhebedingungen erhöht ist. Um so leichter ist dann die Erhöhung des Schlagvolumens bei körperlicher Belastung möglich, da das größer gewordene Herz auch eine größere Restblutmenge faßt. So erzeugt eine sportliche Leistung nach längerem Training weniger Herzklopfen. *Das trainierte Herz schlägt langsamer, füllt sich stärker und zieht sich kräftiger zusammen als das untrainierte Herz.*

Herzarbeit und Herzleistung

Die *Arbeit* des Herzmuskels durch Verkürzung seiner Muskelfasern entspricht der des Skelettmuskels. Während sich aber beim Skelettmuskel die geleistete Arbeit nach dem physikalischen Gesetz: *Arbeit = Kraft × Weg* aus dem Produkt von gehobenem Gewicht und Hubhöhe errechnen läßt, besteht die **Herzarbeit** aus zwei Anteilen, der **Druck-Volumen-Arbeit** und **Beschleunigungsarbeit**.

Arbeit wird vom Herzen während der *Anspannungs-* und *Austreibungszeit* der Systole geleistet. Während der *Anspannungszeit* wird die in den Kammern befindliche Blutmenge unter *Druck* gesetzt, um gegen den Druck in der Aorta und Lungenschlagader die Öffnung der Taschenklappen zu erzwingen und so den Auswurf des Schlagvolumens in der *Austreibungszeit* zu ermöglichen. Dieser Anteil der Herzarbeit errechnet sich aus dem *Produkt von entwickeltem Blutdruck und befördertem Schlagvolumen.* Somit gilt hier für den Begriff der Arbeit nicht die Formel *Arbeit = Kraft × Weg*, sondern *Arbeit = Druck × Volumen*.

Dieser Teil der *Herzarbeit pro Minute* besteht daher aus:

Schlagvolumen × arterieller Druck × Herzfrequenz.

Beim Auswurf des Schlagvolumens muß vom linken Herzen ein mittlerer Aortendruck von 100 mm Hg (= 10 cm Quecksilbersäule) überwunden werden. Rechnet man auf Wassersäule um, so ergibt sich durch Multiplikation mit dem spezifischen Gewicht des Quecksilbers von 13,6 die Höhe einer Wassersäule von ca. 1,3 m. Unter der Annahme eines Schlagvolumens von nur 60 ccm (= 0,06 kg) errechnet sich somit eine **Druck-Volumen-Arbeit** von 0,06 × 1,3 ≅ 0,08 m kg pro Systole des linken Ventrikels. Da der Druck in der Lungenarterie nur etwa 20 % des Aortendruckes beträgt, leistet das rechte Herz bei gleichem Schlagvolumen auch nur $1/5$ der Arbeit des linken Herzens. Die *Druck-Volumen-Arbeit* beträgt daher für beide Ventrikel zusammen pro Systole 0,1 m kg. Bei einer Herzfrequenz von 70 Herzschlägen/min ergibt sich daher unter Ruhebedingungen in 24 Std. eine geleistete Arbeit, die notwendig wäre, um 10 000 kg (= 200 Zentner) 1 Meter hochzuheben.

Zu dieser *Druck-Volumen-Arbeit* kommt noch die **Beschleunigungsarbeit** hinzu, durch die das Schlagvolumen die Geschwindigkeit (v) von 50 cm/pro Sekunde erhält ($1/2$ m v^2). Diese

---

[3] Hypertrophie (hyper- (gr. Vorsilbe): über, – hinaus; trophe (gr.): Nahrung)
[4] Dilatation (dilatare (lat.): erweitern)

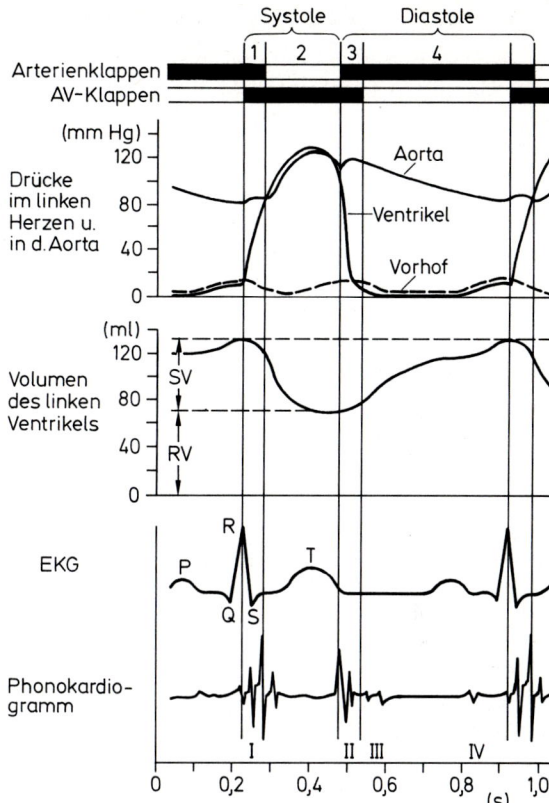

Abb. 146: Zeitliche Zuordnung der Aktionsphasen des Herzens und der dabei auftretenden Druck- und Volumenschwankungen. Die schwarzen Balken kennzeichnen die Verschlußdauer der entsprechenden Herzklappen. (SV = Schlagvolumen; RV = Restvolumen. 1 Anspannungszeit; 2 Austreibungszeit; 3 Entspannungszeit; 4 Füllungszeit)

Beschleunigungsarbeit ist unter normalen Bedingungen mit 100 g cm im Vergleich zur Druck-Volumen-Arbeit von 0,1 kgm so gering, daß sie vernachlässigt werden kann.

Die oben genannten Zahlen der Herzarbeit sind weniger imponierend, wenn man sie unter dem physikalischen Begriff der **Leistung** betrachtet (**Leistung = Arbeit pro Zeiteinheit**).

Die *Leistung* des Herzens beträgt etwa 0,1 m kg pro Systole oder Sekunde. Da die alte physikalische Einheit der Leistung eine Pferdestärke ist (1 PS = 75 m kg/Sekunde), entsprechen die 0,1 m kg/s einer Systole etwa $^1/_{750}$ Pferdestärke. Das Herz entspricht somit einem solide gebauten Kleinmotor, bei dem es nicht auf die Leistung, sondern auf die Lebensdauer (Betriebsdauer) ankommt.

Atrialer natriuretischer Faktor

Das Herz ist aber auch ein hormonbereitendes, endokrin aktives Organ. Es stellt in den Muskelzellen der Vorhöfe ein Peptid her, das in Form von Granula gespeichert und bei Vorhofdehnung in das Blut abgegeben wird. Man bezeichnet dieses Peptid aufgrund seiner wesentlichen Funktion als **atrialen natriuretischen Faktor** oder als **atriales natriuretisches Hormon** bzw. **Peptid.** Seine physiologische Wirkung besteht in der Steigerung der Natriumausscheidung und Diurese der Nieren sowie der Erweiterung der Arteriolen und Venolen. Wichtigster Reiz für die Freisetzung dieses Peptids ist die Dehnung der Vorhofmuskulatur infolge der Zunahme des venösen Blutangebots.

Untersuchungsmethoden des Herzens

Bei der *Herztätigkeit* kommt es zu mechanischen, akustischen und elektrischen Erscheinungen, auf denen eine orientierende Herzuntersuchung beruht, die mit keinerlei körperlichem Eingriff verbunden ist.

Ein erster Anhaltspunkt über die Lage des Herzens sowie die Herzkraft ergibt sich aus dem **Herzspitzenstoß,** der normalerweise im 5. Zwischenrippenraum etwas medial von der linken Brustwarze sicht- und tastbar ist.

Der *Herzspitzenstoß* entspricht den Erschütterungen der Brustwand durch die *Druck-, Volumen-* und *Lageänderung des Herzens* bei der Herzaktion.

Durch die **Perkussion** des Brustkorbes erhält man weitere Informationen über die Größe und Lage des Herzens. Bei der Perkussionsuntersuchung wird die Brustwand mit dem Finger oder einem Perkussionshammer beklopft. Durch die Perkussion des Herzens wird das blutgefüllte Herz gegen die luftgefüllten Lungen abgegrenzt. Über dem Herzen erzeugt man durch die Perkussion ein relativ leises, schnell abklingendes, über den Lungen dagegen ein lautes und langsam abklingendes Geräusch, das im allgemeinen Sprachgebrauch fälschlich als Schall bezeichnet wird.

Bei der Perkussion des Herzens kann man eine **relative** und **absolute Herzdämpfung** unterscheiden. Die relative Herzdämpfung erhält man in dem Bezirk, in dem das Herz noch von den Lungenrändern bedeckt wird. Im Bereich der absoluten Herzdämpfung wird das Herz dagegen nicht mehr vom Lungengewebe überlagert.

Herzschall

Die von der Herzaktion erzeugten **Schwingungen** werden auf die Wand des Brustkorbes übertragen und können dort am besten mit einem Hörrohr (Stethoskop) wahrgenommen werden. Diese Untersuchung wird als **Auskultation des Herzens** bezeichnet (Abb. 147).

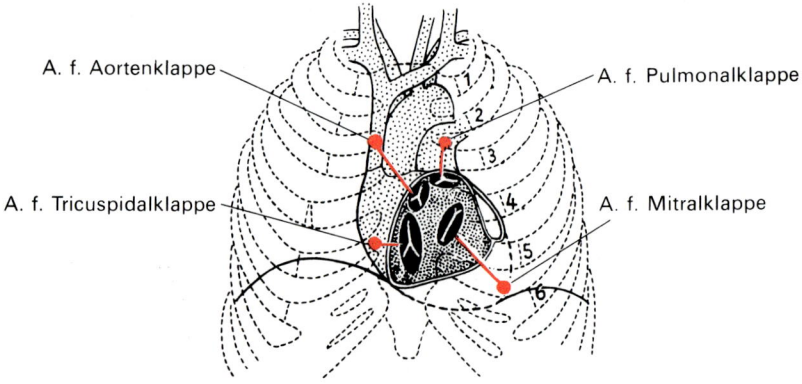

A. f. Aortenklappe

A. f. Pulmonalklappe

A. f. Tricuspidalklappe

A. f. Mitralklappe

Abb. 147: Auskultationsstellen (rot) der Herzklappen auf dem Brustkorb

Die beim Gesunden während der Herzaktion entstehenden Schallerscheinungen werden als **Herztöne** bezeichnet, obwohl sie nicht dem physikalischen Begriff Ton exakt entsprechen. Krankhafte Schallerscheinungen des Herzens werden dagegen **Herzgeräusche** genannt. Bei der Auskultation des gesunden Herzens hört man zwei Herztöne (s. Abb. 146). Der **1. Herzton** tritt bei Beginn der Systole auf. Er entsteht dadurch, daß sich die Muskulatur der Herzkammern nach Schließung der Atrioventrikularklappen, der beiden Segelklappen, ruckartig um das nicht zusammendrückbare (komprimierbare) Blut in den Kammern anspannt. Dadurch geraten der Herzmuskel und das Blut gemeinsam in Schwingungen. Der 1. Herzton wird daher als *Anspannungston* bezeichnet. Er ist lang und dumpf.

Zu Beginn der Diastole hört man den kurzen und hellen 2. Herzton. Er entsteht durch den *Schluß der Aorten- und Pulmonalisklappe*, wobei die Blutsäule im Anfangsteil dieser Gefäße in Schwingung gerät. Bei Kindern hört man zusätzlich oft noch einen *3. Herzton*. Er kommt durch den Bluteinstrom bei der Ventrikelfüllung zustande. **Herzgeräusche** entstehen unter anderem durch Störungen der Klappenfunktion in Form einer *Stenose*[1] (Verengung) und *Insuffizienz*[2] (= unzureichender, fehlerhafter Klappenschluß) oder durch ein Loch in der Herzscheidewand *(Vorhof-* und *Ventrikelseptumdefekt)*.

Durch ein Mikrophon kann man die bei der Herzaktion entstehenden Schwingungen auch aufnehmen und über einen Schreiber aufzeichnen (= *Phonokardiogramm*[3]), eine Untersuchungsmethode, die man **Phonokardiographie** nennt (s. Abb. 146).

Ergibt sich bei der Perkussion oder Auskultation des Herzens der Verdacht auf einen krankhaften Befund, so wird man eine **Röntgenuntersuchung des Herzens** anschließen. Durch eine *Herzfernaufnahme* im Abstand von 2 m ist eine recht genaue Größenbestimmung des Herzens möglich, da durch solche Fernaufnahmen das Herz nur minimal vergrößert wird. Dabei werden zumindest eine Aufnahme in der Frontal- und Sagittalebene durchgeführt. Die Röntgenaufnahme kann bei entsprechender Indikation durch eine *Röntgendurchleuchtung des Thorax* ergänzt werden.

Herzkatheteruntersuchung

Eine wichtige Spezialuntersuchung ist die **Herzkatheteruntersuchung**[4]. Dabei wird ein dünner Schlauch über ein Blutgefäß der Extremitäten in die Herzhöhlen geführt. In Abhängigkeit von der Fragestellung benutzt man dazu eine Vene oder Arterie als Zugang. Über diesen Schlauch wird ein schattengebendes Röntgenkontrastmittel in die Herzhöhlen oder zentralen Gefäßabschnitte injiziert (eingespritzt) und dessen Verteilung im Herzen bei der Röntgendurchleuchtung beobachtet und auf einem Film dokumentiert. Gleichzeitig lassen sich über diesen Schlauch die Druckwerte in den verschiedenen Herzabschnitten messen und Blutproben entnehmen, in denen der Sauerstoff- und Kohlendioxidgehalt des Blutes bestimmt wird. Die Herzkatheteruntersuchung läßt sich inzwischen bei manchen Fragestellungen durch die **Ultraschalluntersuchung** ersetzen, die zusätzlich den Vorteil hat, Patienten nicht Röntgenstrahlen aussetzen zu müssen.

Das Elektrokardiogramm (EKG)[1]

Wie bei jeder Muskeltätigkeit entstehen auch bei jedem Herzschlag elektrische Ströme, **Aktionsströme,** die sich auf die Körperoberfläche projizieren. Die elektrischen Ströme entstehen dadurch, daß die erregte Herzmuskelfaser an ihrer Oberfläche gegenüber einer nicht erregten Faser elektronegativ ist. So entstehen während des Erregungsablaufes in der Herzmuskulatur *Spannungsdifferenzen* zwischen erregten und unerregten Zellen. Diese breiten sich in der Umgebung des Herzens als *Stromlinienfeld* aus. Die Summe aller während einer Herzaktion auftretenden Aktionsströme läßt sich in Form eines **Elektrokardiogramms** (EKG) ableiten. Da es sich dabei um sehr schwache elektrische Ströme in der Größenordnung von wenigen Millivolt (1 mV = $^1/_{1000}$ Volt) handelt, benötigt man für die **Elektrokardiographie** hochempfindliche Meßinstrumente, die die abgeleitete EKG-Spannung bei der Registrierung verstärken.

---

[1] Stenose (stenos (gr.): Verengerung, Einengung, Enge)
[2] Insuffizienz (sufficiens (lat.): hinreichend, genügend): Schwäche, ungenügende Leistung eines Organs
[3] Phonokardiogramm (phone (gr.): Stimme; kardia (gr.): Herz; gramma (gr.): Schrift)
[4] Herzkatheter (katheter (gr.): Sonde)
[1] Elektrokardiogramm (elektron (gr.): Bernstein; elektro- in zusammengesetzten Worten in der Bedeutung: Strom; kardia (gr.): Herz; gramma (gr.): Schrift)

Das EKG vermittelt Informationen über die **Erregungsbildung, Erregungsleitung** und **Erregungsrückbildung,** jedoch nicht über die Herzleistung. Auch werden mit ihm außerhalb des Herzens liegende Störungen erfaßt (Störungen im Elektrolythaushalt, vor allem im Kalium- und Calciumhaushalt; Arzneimittelwirkungen, z.B. Digitalispräparate).

Im Tierversuch ist die Ableitung der Herzaktionsströme durch direktes Einstechen von Elektroden in das freigelegte Herz möglich. Beim Menschen erfolgt die Ableitung des EKG von der Körperoberfläche über *Elektroden* (Metallplatten), die an bestimmten Stellen auf der Haut liegen und mit dem *Elektrokardiographen*[2] (= EKG-Gerät) durch elektrisch leitende Kabel verbunden sind.

Nach der Anordnung der Ableiteelektroden werden *bipolare*[3] und *unipolare*[4] *Ableitungen* unterschieden. Bei den bipolaren Ableitungen (**Extremitätenableitungen** nach *Einthoven*) wird die Spannung zwischen zwei Punkten der Körperoberfläche abgeleitet. Bei den unipolaren Ableitungen erfolgt die Ableitung dagegen zwischen einer Elektrode auf der Körperoberfläche (differente[5] Elektrode) und einer annähernd spannungskonstanten Elektrode (indifferente[6] Elektrode), die durch Zusammenschluß mehrerer Ableitungsstellen erhalten wird (**Brustwandableitungen** nach *Wilson*[7]). Bei den bipolaren Extremitätenableitungen nach Einthoven[8] werden die Spannungen in folgender Weise zwischen jeweils zwei Extremitäten registriert:

Ableitung 1: *rechter Arm − linker Arm*
Ableitung 2: *rechter Arm − linkes Bein*
Ableitung 3: *linker Arm − linkes Bein*

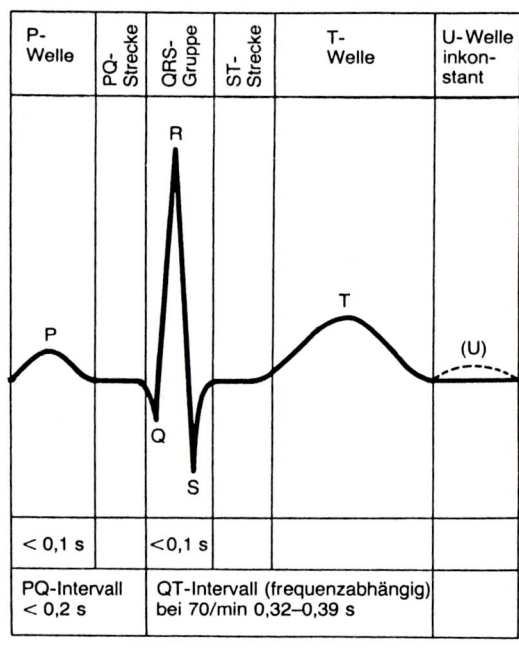

Abb. 148: Normalbild des Elektrokardiogramms mit seinen Bestandteilen und zeitlichen Abmessungen

---

[2] Elektrokardiographie (grapho (gr.): schreibe)
[3] bipolar (bi (lat.): zwei; polus (lat.): Pol)
[4] unipolar (unus (lat.): einer, einzig)
[5] differente Elektrode (differens (lat.): verschieden, unähnlich)
[6] indifferente Elektrode (indifferens (lat.): gleichgültig, unterschiedslos)
[7] Wilson, Frank W. (1890–1952), Kardiologe, New York
[8] Einthoven, Willem (1860–1927), Physiologe, Leiden

Die Abbildung 148 zeigt das Kurvenbild eines *Elektrokardioagramms*. Man erkennt dabei *Zacken* und *Wellen* mit positiver und negativer Ausschlagrichtung (positiv nach oben, negativ nach unten gerichtet), die mit den Buchstaben P bis U bezeichnet werden.

Der Abstand zwischen 2 Zacken, in dem die EKG-Kurve auf der Nullinie verläuft, wird als *Strecke* bezeichnet. Zacken und Wellen des EKG sind Ausdruck des Erregungsablaufes im Herzen. Die *P-Welle* entspricht der Erregungsausbreitung in den Vorhöfen. In der anschließenden *PQ-Strecke* sind sämtliche Vorhofsanteile erregt. Es bestehen daher keine Spannungs-differenzen mehr zwischen den Fasern in der Vorhofsmuskulatur. Unter *PQ-Zeit* (PQ-Intervall) versteht man die Zeit vom Beginn der P-Welle bis zum Beginn der Q-Zacke. Sie entspricht der Zeit vom Beginn der Vorhofserregung bis zum Beginn der Kammererregung (Überleitungszeit der Erregung von den Vorhöfen zu den Kammern).

Die *QRS-Gruppe* (QRS-Komplex) entsteht durch die Erregungsausbreitung, die *T-Welle* durch die Erregungsrückbildung in den Herzkammern. Während der dazwischenliegenden *ST-Strecke* sind alle Fasern der Ventrikel gleichmäßig erregt. Im Anschluß an die T-Welle sieht man gelegentlich noch eine mit U bezeichnete Welle. Zwischen der T- und P-Welle liegt die *Herzpause*, in der alle Herzmuskelfasern erschlafft sind.

Die Blutgefäße

Das Herz treibt als Motor das Blut in das Blutgefäßnetz des großen und kleinen Kreislaufs. Die Blutgefäße erfüllen dabei unterschiedliche Aufgaben. Das Röhrensystem der *Arterien* ver-teilt das Blut im Körper, während das *Kapillargefäßnetz* (Haargefäßnetz) mit seinen zarten, durchlässigen Wänden den Gasaustausch (= innere und äußere Atmung) und Stoffaustausch ermöglicht. Die *Venen* führen dagegen als Blutleiter das Blut zum Herzen zurück. Arterien und Venen haben im Gegensatz zu den Kapillaren keine Austauschfunktion.

Bau der Gefäßwände

Im Kapillargebiet besteht ein hoher Strömungswiderstand. Um ihn zu überwinden, muß im zuführenden Gefäß, der Arterie, ein hoher Druck bestehen. *Arterien* und die aus ihnen hervor-gehenden kleineren *Arteriolen* sind daher **Hochdruckgefäße**. In den *Kapillaren* fällt der **Blut-druck** durch den **Strömungswiderstand** ab. Deshalb besteht in den Venen, die das Blut aus dem Kapillarsystem sammeln ein niedriger Druck. *Venen* sind daher **Niederdruckgefäße.** Ent-sprechend ihrer unterschiedlichen Funktion sind die Wände von Arterien und Venen auch unterschiedlich gebaut. Die Wand der Arterien und Venen besteht aus drei Schichten. Die innerste Schicht wird *Tunica intima*[1], die mittlere *Tunica media* und die äußere *Tunica adven-titia*[2] genannt. Dabei ist die Dreischichtung bei den Venen weniger deutlich als bei den Arterien ausgeprägt (Abb. 149).

Die innerste Schicht *(Intima)* besteht aus dem Endothel, einer Schicht ganz flacher Zellen *(Endothelzellen)* und dem unter diesen Endothelzellen liegenden Bindegewebe, das kollagene und elastische Fasern enthält. Durch die Intima werden Arterien und Venen wie von einer

---

[1] Tunica intima (tunica (lat.): Hülle, Unterkleid; intimus (lat.): innerster, tiefster)
[2] Tunica adventitia (advenire (lat.): dazukommen)

glatten, «wasserdichten» Tapete ausgekleidet, an welcher der Blutstrom weitestgehend reibungslos vorbeigleitet.

Die mittlere Schicht *(Media)* enthält *elastische Fasern* und *glatte Muskelfasern*, deren Anteil je nach Art des betreffenden Gefäßrohres wechselt (siehe unten). Sie ist bei den Arterien stärker, bei den Venen schwächer entwickelt.

Die äußere Schicht *(Adventitia)* ist aus *kollagenen* und *elastischen Fasernetzen* aufgebaut und verbindet das Blutgefäß mit dem umliegenden Gewebe. Die Adventitia ist vor allem bei den Venen kräftig entwickelt.

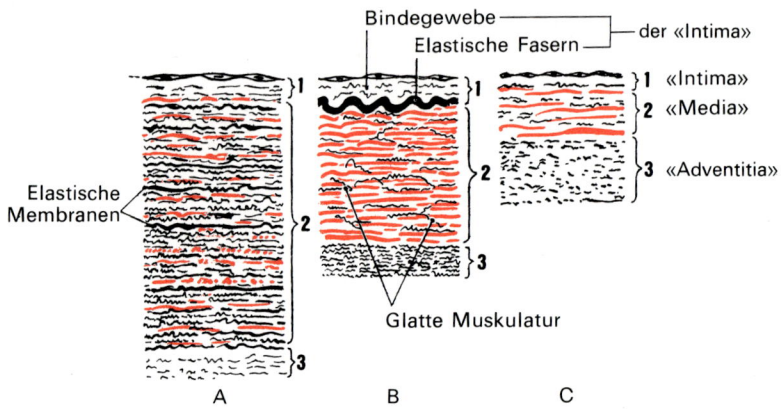

Abb. 149: Wandbau der Blutgefäße. Querschnitt durch die Wand einer Arterie vom elastischen (a) und muskulären Typ (b) sowie einer Vene (c).

Die Schlagadern (Arterien)

Bei den Schlagadern ist die mittlere Gefäßwandschicht *(Media)* am kräftigsten entwickelt, wobei der jeweilige Anteil an elastischen Fasern und glatter Muskulatur von der besonderen Beanspruchung der einzelnen Arterien abhängt. In den herznahen Anteilen der großen Schlagadern (Aorta und Arteria pulmonalis) überwiegt der elastische Faseranteil. Die Media besteht hier aus vielen elastischen Lamellen, zwischen denen glatte Muskelfasern liegen, die den Tonus der Blutgefäße erhöhen. So erhalten die Wände der herznahen Schlagadern, vor allem aber die Aorta, eine Elastizität, die für den Bluttransport («Windkesselfunktion», s. S. 215) von größter Bedeutung ist (**Arterien vom elastischen Typ**).

Mit zunehmender Entfernung vom Herzen tritt in der mittleren Schicht der Schlagaderwände dann der elastische Faseranteil zurück, und die glatte Muskulatur nimmt zu. So besteht die Media der kleineren und kleinsten Arterien zur Hauptsache aus glatter Muskulatur, die das Arterienrohr in schraubenförmig angeordneten Zügen umgibt (**Arterien vom muskulären Typ**). Bei ihnen liegen nur noch zwischen der Intima und Media elastische Fasern (s. Abb. 149B).

In den kleinsten, unmittelbar dem Haargefäßnetz vorgeschalteten Arterien, den *Arteriolen*, besteht die mittlere Wandschicht nur noch aus einer Lage glatter Muskelfasern. Die herzfernen Schlagadern verengen und erweitern sich in Abhängigkeit vom Erregungszustand des vegetativen Nervensystems *(Sympathikus* und *Parasympathikus)* und regeln so die Blutzufuhr in ihrem Versorgungsgebiet. Dadurch wird die Blutzufuhr zum Haargefäßnetz genau auf den Bedarf abgestimmt.

Die Venen

Bei den Venen ist die Dreischichtung der Gefäßwand weniger deutlich zu erkennen als bei den Arterien. Der Bau der Venen differiert in den verschiedenen Körpergegenden sehr. Bei den herznahen großen Venenstämmen (obere und untere Hohlvene) ist die äußere Wandschicht (*Adventitia*) besonders kräftig entwickelt, da in diesen Venen der Blutstrom unter der starken Sogwirkung des Herzens steht. Deshalb müssen die herznahen Hauptvenen durch starke bindegewebige Verspannungen fest mit ihrer Umgebung verbunden sein, damit ihre Lichtung offen bleibt und nicht durch den Sog des Herzens zusammenfällt. Die glatte Muskulatur ist in der Wand dieser Venen dagegen nur schwach ausgebildet. Eine Engstellung ihrer Lichtung durch Muskelkontraktion würde den Blutzufluß zum Herzen auch nur behindern.

Anders ist es bei den mittleren und kleinen Venen, in denen die Muskulatur der mittleren Wandschicht (Media) oft kräftig entwickelt ist. Diese Venen können sich in Abhängigkeit von ihrem Innervationszustand daher verengen oder erweitern. Durch die Erweiterung der Venen werden größere Blutmengen aus dem Blutkreislauf ausgeschaltet. Ihre Verengung erhöht dagegen das zirkulierende (kreisende) Blutvolumen (s. Blutspeicher S. 221).

Auch bei den mittleren und kleinen Venen ist die bindegewebige Außenwandschicht kräftig entwickelt. Ihre Wandung ist durch besondere scherengitterförmige Bindegewebszüge in die benachbarten Weichteile, vor allem aber zwischen die Muskulatur der Arme und Beine eingebaut. Durch die Kontraktion der Skelettmuskulatur werden die Venen zusammengedrückt, wodurch das in ihnen fließende Blut zum Herzen «gepumpt» wird («**Muskelpumpe**»).

Die «Innenwand» der Venen ist wie die der Schlagadern von glatten Deckzellen ausgekleidet. Sie besitzt aber als besondere Einrichtung die taschenförmigen «**Venenklappen**» (s. Abb. 150). Es sind dies halbmondförmige, zum Herzen hin offene Taschen, die besonders im Bereich der Venen der Arme und Beine vorkommen, um den Rückstrom des Blutes, z.B. bei der Kompression der einzelnen Venenabschnitte durch Muskelkontraktion, zu verhindern. Die Venenklappen sind daher ein wichtiger Faktor zur Sicherung des gleichmäßigen Blutrückstroms zum Herzen.

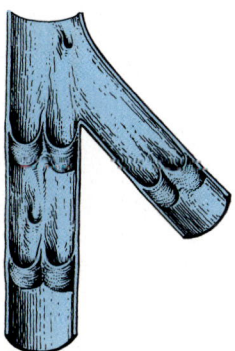

Abb. 150: Längsschnitt durch eine Vene mit ihren Klappen

Die Haargefäße (Kapillaren)

Die Kapillaren bilden den Übergang zwischen Arteriolen und Venolen in den Organen. Sie besitzen eine hauchdünne Wand, die als Schranke zwischen dem Blut und den Geweben den Stoff- und Gasaustausch erlaubt. Sie bestehen aus einer einzigen Schicht stark abgeplatteter *Endothelzellen*, wie sie auch in allen anderen Blutgefäßen vorkommen, die von einem feinen, elastischen Bindegewebshäutchen (*Basalmembran*) umgeben werden. Der Durchmesser der einzelnen Kapillaren schwankt zwischen 4 und 15 µm.

Die einzelne Kapillare ist verhältnismäßig kurz. Ihre maximale Länge beträgt etwa 0,75 mm. Sie hat einen etwas engeren arteriellen und einen etwas weiteren venösen Schenkel. Alle Kapillaren bilden zusammen ein enges Netzwerk, das die einzelnen Zellen in sämtlichen Organen umhüllt. Im Bereich der Kapillaren erreicht der *Gesamtquerschnitt des Kreislaufsystems* sein Maximum. Daher ist hier die Strömungsgeschwindigkeit im Interesse des Stoffaustausches stark verlangsamt. Die Gesamtoberfläche der Kapillaren wird auf 600 qm geschätzt. Über diese große Oberfläche erfolgt der Stoffaustausch zwischen dem Blut und den Geweben. Leistet ein Organ Arbeit, so sind die Haargefäße weit-, in ruhenden Organen dagegen enggestellt und zum Teil verschlossen. Die Blutmenge (Blutvolumen) unseres Organismus ist nämlich zu klein, um gleichzeitig alle Organe und Gewebe mit gleicher Intensität zu durchbluten. Deshalb werden zeitweise große Kapillarabschnitte zu Gunsten besonders wichtiger Bezirke abgeschaltet. In der Regel sind unter Ruhebedingungen nur etwa 30% der Kapillaren durchblutet. Auch beobachtet man eine **rhythmische Durchblutung** von Organen, wobei das Kapillarbett 6-12mal/min durchströmt wird. Zwischenzeitlich ist der Blutstrom dann unterbrochen. Wegen des zu geringen Gesamtvolumens ist die Dichte der Kapillarnetze in den einzelnen Organen auch verschieden. Organe mit hoher Stoffwechselintensität besitzen ein besonders dichtes Kapillarnetz (z.B. Muskeln, Drüsen, bestimmte Teile des Zentralnervensystems).

Die arterio-venösen Anastomosen[3]

Der Weg durch das Kapillarsystem ist nicht die einzige Verbindung zwischen Arterien und Venen. In vielen Geweben und Organen, besonders in solchen mit sehr zahlreichen Kapillaren, besteht die Möglichkeit, mehr oder minder große Abschnitte der Haargefäße durch *Kurzschlüsse* zwischen den kleinen zuführenden Arterien und abführenden Venen bzw. Arteriolen und Venolen, auszuschalten. Man nennt diese für die Regulation der Durchblutung wichtigen Querverbindungen «**arterio-venöse Anastomosen**». Sie öffnen und schließen sich entweder durch das Zusammenziehen von glatten Muskelfasern oder durch besondere Zellen im Bereich der Übergangsstelle zwischen dem arteriellen und venösen Teil, welche die Anastomosenlichtung durch Quellung verschließen (Abb. 151).

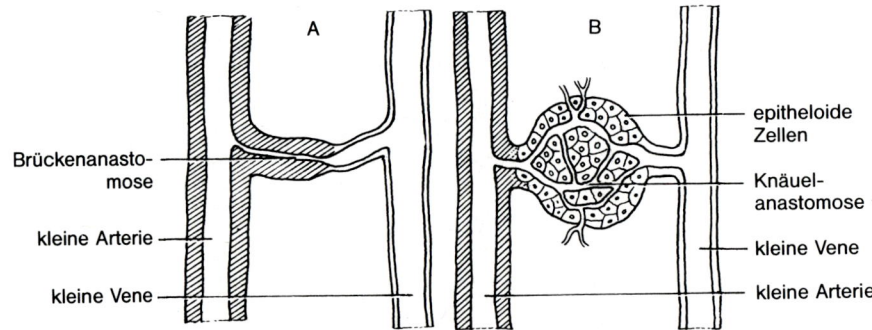

Abb. 151: Arterio-venöse Anastomosen. (A = Brückenanastomose, B = Knäuelanastomose)

Eigengefäße und Nerven der Blutgefäße

Auch die Gefäßwände selbst müssen zur Eigenernährung mit Blut versorgt werden. Daher wird die Wand der Schlagadern und Venen von winzigen Arterien und Venen durchzogen, die

---

[3] Anastomose (anastomosis (gr.): Einmündung)

von außen her bei den Schlagadern bis zur mittleren Wandschicht (Media), bei den Venen bis zur innersten Deckzellschicht (Intima) reichen und den Gefäßwänden den notwendigen Stoffwechsel ermöglichen. Die Gefäßinnenhaut (Intima) der Schlagadern entnimmt dagegen ihre Nährstoffe unmittelbar aus dem vorbeiströmenden Blut.

In der äußeren Wandschicht der Blutgefäße (Adventitia) liegen Nervengeflechte, die mit feinen Zweigen die Gefäßwände durchsetzen, die Muskelfasern der Media innervieren und bis zur Intima ziehen. Sie verengen und erweitern die Gefäße vor allem im Bereich des Übergangs von den kleinen Arterien (Arteriolen) zu den Kapillaren. Sie werden daher **Vasomotoren**[4] (Gefäßbeweger) genannt.

Sie bestehen aus der Gruppe der Gefäßverengerer (Vasokonstriktoren[5]) und der Gefäßerweiterer (Vasodilatatoren[6]).

Die *Vasomotoren* gehören zum *vegetativen Nervensystem* (s. S. 419), das unserem Willen nicht untersteht. Sie regeln in Abhängigkeit von nervösen Zentren im Gehirn (*Vasomotorenzentrum*, s. S. 411) die Gefäßweite über den Spannungszustand der Gefäßwand (*Gefäßtonus*), der durch eine mehr oder weniger starke Dauererregung der glatten Muskelfasern in der Tunica media erreicht wird. Die Tätigkeit dieser Vasomotoren ist für die Blutverteilung von entscheidender Bedeutung.

Selbststeuerung des Kreislaufs

Depressor-Reflex[1] des Aortenbogens und Karotissinus-Reflex

In den Gefäßwänden des Aortenbogens und der Teilungsstelle der Halsschlagader (*Karotissinus*) liegen **Druckrezeptoren** (Abb. 152). Im Bereich des Aortenbogens sind dies Nervenendigungen des **Nervus vagus** (Depressorast des X. Hirnnerven), im Bereich des Karotissinus Nervenendigungen des **Nervus glossopharyngeus** (IX. Hirnnerv). Die Nervenimpulse, die von diesen Druckrezeptoren ausgehen, werden zum Kreislaufzentrum (Vasomotorenzentrum) geleitet. Der Anstieg des arteriellen Druckes führt zu einer Zunahme, der Abfall des arteriellen Druckes zu einer Abnahme der in den Druckrezeptoren ausgelösten Nervenimpulse.

Das Kreislaufzentrum beantwortet eine arterielle Drucksenkung mit einer allgemeinen Erregung des *Sympathikus*. Dadurch wird die Kontraktionsfähigkeit des Herzens gesteigert und der Widerstand in der Peripherie durch Gefäßverengung erhöht. Damit steigt der Blutdruck an. Eine arterielle Druckerhöhung bedingt dagegen eine Hemmung des Kreislaufzentrums (Vasomotorenzentrum), wodurch der Blutdruck gesenkt wird. Diese Vorgänge, die der Selbstregulierung des Blutdrucks dienen, werden als **Depressor-Reflex** und **Karotissinus-Reflex** bezeichnet (Abb. 152).

Dehnungsrezeptoren

Aber auch durch Rezeptoren in den Vorhöfen des Herzens und den großen Hohlvenen wird die Herzfrequenz gesteuert. Sind diese Kreislaufabschnitte etwa bei starker Einatmung übermäßig gefüllt, so läßt über die Erregung dieser Dehnungsrezeptoren der parasympathische **Vagustonus** (Erregungszustand des Nervus vagus) nach, was zu einem Anstieg der Herzfrequenz führt, wodurch dann die Stauung im venösen Kreislaufabschnitt beseitigt wird.

---

[4] Vasomotoren (vas (lat.): Gefäß; movere, motum (lat.): bewegen)
[5] Vasokonstriktoren (constringere (lat.): zusammenschnüren)
[6] Vasodilatoren (dilatare (lat.): erweitern)
[1] Depressor (deprimere, (depressum) (lat.): herabdrücken)

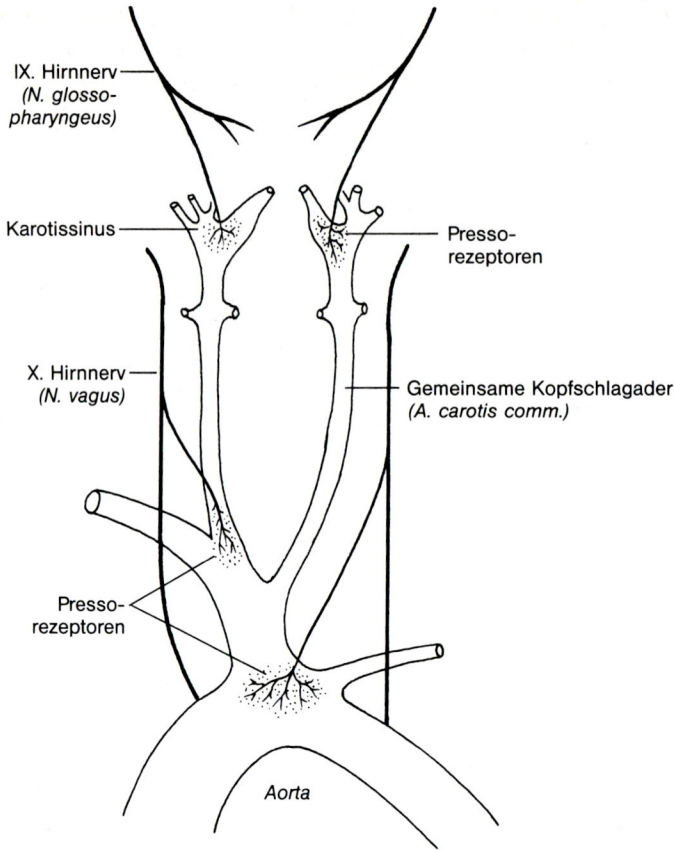

IX. Hirnnerv
*(N. glosso-
pharyngeus)*

Karotissinus

Presso-
rezeptoren

X. Hirnnerv
(N. vagus)

Gemeinsame Kopfschlagader
(A. carotis comm.)

Presso-
rezeptoren

Aorta

Abb. 152: Lage der Pressorezeptoren im Bereich des Karotissinus und des Aortenbogens

Verlauf und Aufteilung der Blutgefäße im Körper

Die Blutgefäße erreichen ihr Versorgungsgebiet in der Regel auf dem kürzesten Wege. Dabei verlaufen die großen Gefäßstämme an den Gliedmaßen gemeinsam mit den zugehörigen Nerven in sogenannten «*Gefäß-Nervenbündeln*». Diese liegen im Bereich der Beugeseiten, wo sie vor Überdehnung am besten geschützt sind.

Die Schlagadern (Arterien)

Das Stammgefäß der Arterien (Abb. 153, 154, 155) im großen Kreislauf ist die **Aorta.** Sie entspringt aus der linken Herzkammer. Direkt oberhalb der Aortenklappen gibt sie die beiden **Kranzschlagadern** *(Arteriae coronariae)* ab, die den Herzmuskel versorgen (s. Abb. 136, 137).

Als **aufsteigende Aorta** *(Aorta ascendens*[1]*)* zieht sie zunächst aufwärts, um sich dann etwa in Höhe der zweiten Rippe in einem großen von rechts vorn nach links hinten gerichteten Bogen,

---

[1] Aorta ascendens (aorter (gr.): Gehenk; aeiro (gr.): hänge auf; die (das Herz) emporhebende (Schlagader); ascendens (lat.): aufsteigend)

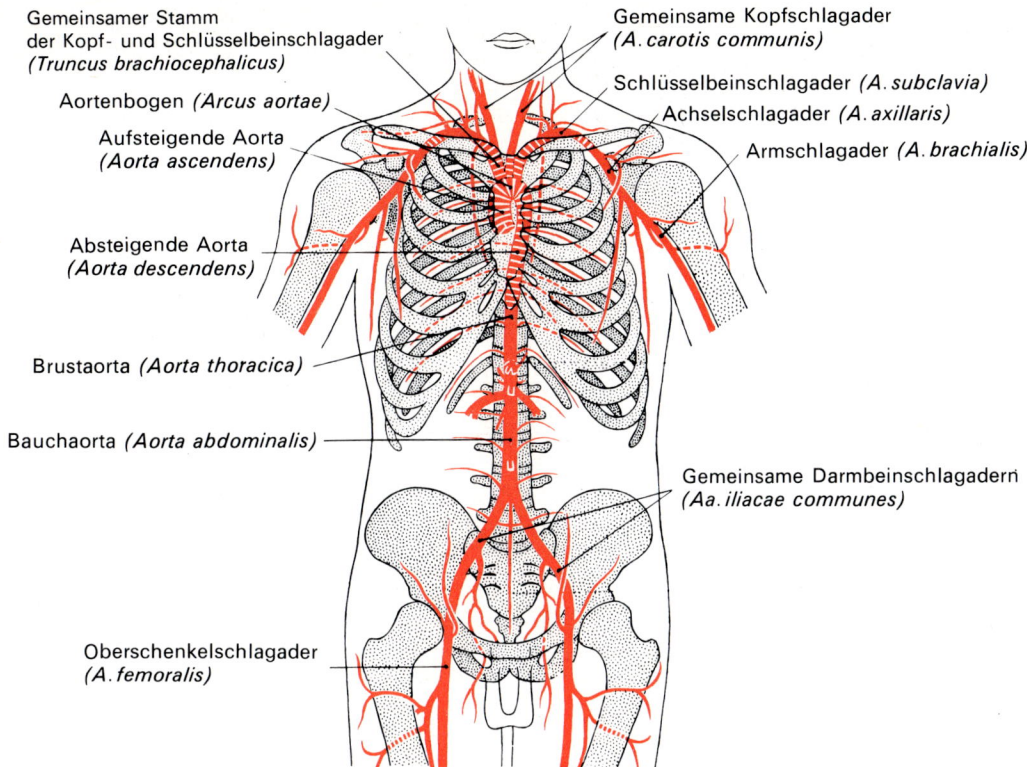

Gemeinsamer Stamm
der Kopf- und Schlüsselbeinschlagader
(Truncus brachiocephalicus)

Aortenbogen (Arcus aortae)

Aufsteigende Aorta
(Aorta ascendens)

Absteigende Aorta
(Aorta descendens)

Brustaorta (Aorta thoracica)

Bauchaorta (Aorta abdominalis)

Oberschenkelschlagader
(A. femoralis)

Gemeinsame Kopfschlagader
(A. carotis communis)

Schlüsselbeinschlagader (A. subclavia)

Achselschlagader (A. axillaris)

Armschlagader (A. brachialis)

Gemeinsame Darmbeinschlagadern
(Aa. iliacae communes)

Abb. 153: Die Arterienstämme des großen Kreislaufes

dem **Aortenbogen** (Arcus[2] aortae), an die linke Seite der oberen Brustwirbelsäule zu legen. Der Scheitel des Aortenbogens erreicht etwa die Höhe der ersten Rippe. Als **absteigende Aorta** (Aorta descendens[3]) verläuft sie dann links neben der Brustwirbelsäule durch das Mediastinum und als **Brustaorta** (Aorta thoracica) weiter abwärts. Nach ihrem Durchtritt durch das Zwerchfell in den Bauchraum wird sie **Bauchaorta** (Aorta abdominalis) genannt. Sie liegt dann vor der Wirbelsäule. In Höhe der unteren Lendenwirbelsäule teilt sie sich in zwei Hauptschlagadern zur Versorgung des Beckens und der Beine.

Aus der konvexen Seite des Aortenbogens entspringen drei Hauptschlagadern, welche auf der rechten und linken Körperhälfte Kopf, Hals und Arme versorgen.

Als erster Hauptast zweigt sich vom Aortenbogen ein *gemeinsamer Stamm* für die rechte gemeinsame Kopf- und Schlüsselbeinschlagader ab (**Truncus brachiocephalicus**[4]). Dies ist eine daumendicke Schlagader, die 2-3 cm nach oben zieht und sich dann in die **rechte gemeinsame Kopfschlagader** (Arteria carotis communis[5] dextra) und **rechte Schlüsselbeinschlagader** (Arteria subclavia[6] dextra) teilt.

---

[2] Arcus (lat.): Bogen
[3] Aorta descendens (descendens (lat.): herabsteigend)
[4] Truncus brachiocephalicus (truncus (lat.): Stamm; brachium (lat.): Arm; kephalikos (gr.): zum Kopf gehörend)
[5] Carotis communis (karotis (gr.): Kopfschlagader; communis (lat.): gemeinsam)
[6] A. subclavia (sub (lat.): unter; clavis (lat.): Schlüssel: unter dem Schlüsselbein liegend)

Weiter nach links entspringen dem Aortenbogen dann als zweiter und dritter Hauptast direkt die **linke gemeinsame Kopfschlagader** *(Arteria carotis communis sinistra)* und danach die **linke Schlüsselbeinschlagader** *(Arteria subclavia sinistra)*.

Die rechte und linke *gemeinsame Kopfschlagader* ziehen bds. vor der Halswirbelsäule nach kranial, um sich in Höhe des oberen Kehlkopfrandes erstmals zu teilen (**Karotisgabelung**). An dieser Teilungsstelle ist die gemeinsame Kopfschlagader etwas erweitert. Man bezeichnet diese Gefäßerweiterung als **Karotissinus** *(Sinus caroticus)*. In ihm liegen Druckrezeptoren *(Pressorezeptoren*, s. S. 205). Aus der Karotisgabelung gehen die **äußere Kopfschlagader** *(Arteria carotis externa)* und **innere Kopfschlagader** *(Arteria carotis interna)* hervor.

Die *äußere Kopfschlagader* versorgt überwiegend Gesicht, Kaumuskeln, Zunge, Schlund, Schilddrüse, Kehlkopf und Nacken.

Durch die *innere Kopfschlagader* wird das Auge (**Augenarterie**, *Arteria ophthalmica*[7]) und nach nochmaliger Teilung in zwei weitere Hauptäste (**vordere** und **mittlere Großhirnschlagader** = *Arteria cerebri*[8] *anterior und media*) der größte Teil des Gehirns mit Blut versorgt.

Die **rechte** und **linke Schlüsselbeinschlagader** *(Arteria subclavia dextra* und *sinistra)* ziehen zur Achselhöhle weiter, wo sie dann **Achselschlagader** *(Arteria axillaris*[9]*)* genannt werden.

Auf ihrem Wege zu den Achselhöhlen gehen aus den Schlüsselbeinschlagadern eine Reihe von größeren Seitenästen ab. Dies ist unter anderem die **Wirbelschlagader** *(Arteria vertebralis)*, die durch die Löcher in den Querfortsätzen der Halswirbelsäule zum Gehirn verläuft und somit durch einen knöchernen Kanal geschützt wird. Als dritte Hauptschlagader des Gehirns versorgt sie die hinteren Hirnanteile mit Blut. Weitere Nebenäste der Schlüsselbeinschlagader versorgen die seitliche Hals- und Nackengegend sowie die Brustwand.

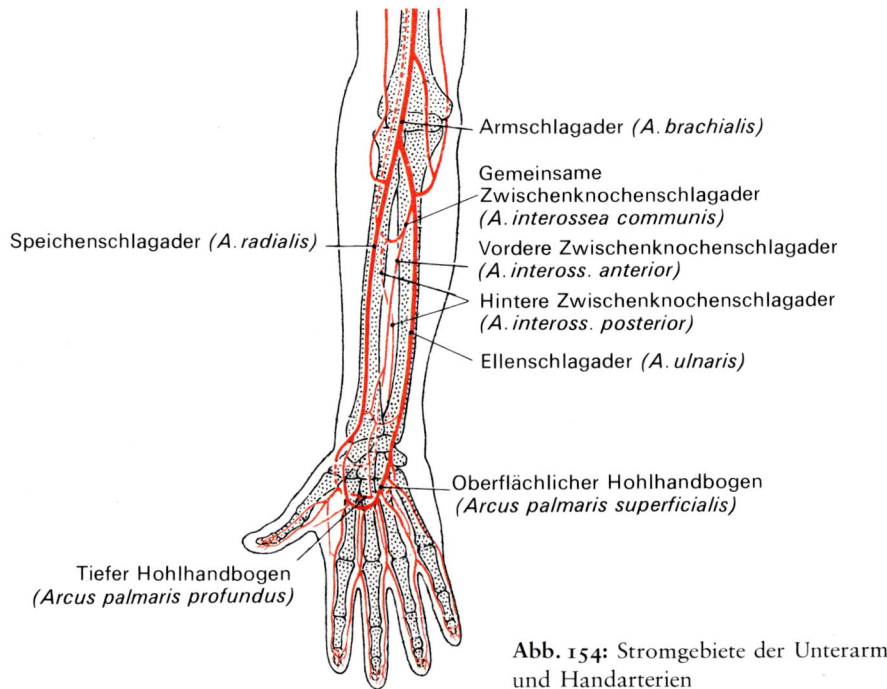

Armschlagader *(A. brachialis)*

Gemeinsame Zwischenknochenschlagader *(A. interossea communis)*

Speichenschlagader *(A. radialis)*

Vordere Zwischenknochenschlagader *(A. inteross. anterior)*

Hintere Zwischenknochenschlagader *(A. inteross. posterior)*

Ellenschlagader *(A. ulnaris)*

Oberflächlicher Hohlhandbogen *(Arcus palmaris superficialis)*

Tiefer Hohlhandbogen *(Arcus palmaris profundus)*

Abb. 154: Stromgebiete der Unterarm- und Handarterien

---

[7] A. ophthalmica (ophthalmos (gr.): Auge)
[8] Cerebrum (lat.): Gehirn
[9] A. axillaris (axilla (lat.): Achselhöhle)

Die Achselschlagader geht am Oberarm in die **Armschlagader** *(Arteria brachialis)* über. Sie teilt sich in der Ellenbeuge in:

1. die **Speichenschlagader** *(Arteria radialis* = Pulsarterie!), die an der Speichenseite (Radialisseite) verläuft

2. die **Ellenschlagader** *(Arteria ulnaris)*, die an der Ellenseite (Ulnarisseite) der Unterarmbeugeseite verläuft

Die Speichen- und Ellenschlagader teilen sich dann noch in zahlreiche Seitenäste für Unterarm, Hand und Finger auf (Abb. 154).

Die *Brustaorta* gibt nur kleinere Seitenäste ab. Diese versorgen hauptsächlich die Brustwand (**Zwischenrippen-** oder *Intercostalarterien)*, die Bronchien und Speiseröhre sowie das Mediastinum (Mittelfellraum).

Aus der Bauchaorta entspringen die Hauptschlagadern für den Magen- und Darmtrakt, die Nieren und Nebennieren sowie die Keimdrüsen. Es gibt drei große, nur einzeln vorhandene Schlagadern für die Eingeweide. Dies sind:

1. *der* **Bauchhöhlenstamm** *(Truncus coeliacus[10])*, eine kurze, dicke Arterie mit Ästen für Magen, Zwölffingerdarm, Leber, Milz und einen Teil der Bauchspeicheldrüse

2. die **obere Gekröseschlagader** *(Arteria mesenterica[11] superior)* mit Ästen für den Dünndarm, den restlichen Teil der Bauchspeicheldrüse und die obere Hälfte des Dickdarms

3. die **untere Gekröseschlagader** *(Arteria mesenterica inferior)* mit Ästen für den restlichen Dickdarm

Als paarige Seitenäste verlassen die Bauchaorta jeweils eine Schlagader für die rechte und die linke Niere *(Arteria renalis[12])* und Nebenniere sowie die beiden Keimdrüsen (Hoden des Mannes und Eierstöcke der Frau).

An ihrem unteren Ende gabelt sich die Aorta etwa in Höhe des 4. Lendenwirbels in die rechte und linke **gemeinsame Darmbeinschlagader** *(Arteria iliaca communis)*, die sich dann einige Zentimeter tiefer nochmals in die rechte und linke **innere** und **äußere Darmbeinschlagader** *(Arteria iliaca interna* und *externa)* aufteilen.

Die rechte und linke *innere Darmbeinschlagader* versorgen die Beckenorgane (Harnblase, Geschlechtsorgane), die Beckenwand (Knochen und Muskeln) und die Gesäßmuskeln mit Blut.

Die rechte und linke äußere Darmbeinschlagader verlassen die Bauchhöhle nachdem sie zuvor einige Äste für die Versorgung der vorderen Bauchwand abgegeben haben. Sie verlaufen dann als rechte und linke **Oberschenkelschlagader** *(Arteria femoralis)* an der Innenseite beider Oberschenkel, bedeckt von der Oberschenkelmuskulatur, zur Kniekehle. Durch sie werden die Beine durchblutet. Von der Kniekehle an wird dieses Gefäß **Kniekehlenschlagader** *(Arteria poplitea[13])* genannt (s. Abb. 155). Unterhalb der Kniekehle erfolgt die Aufteilung in weitere Seitenäste zur Versorgung des Unterschenkels und Fußes. Die wichtigsten sind:

1. die **vordere Schienbeinschlagader** *(Arteria tibialis anterior)*, die vorn neben dem Schienbein liegt

2. die **hintere Schienbeinschlagader** *(Arteria tibialis posterior)*, die hinten neben dem Schienbein verläuft

3. die **Wadenbeinschlagader** *(Arteria peronea)* im Bereich des Wadenbeins

---

[10] Truncus coeliacus (koilia (gr.): Höhle (Bauchhöhle)
[11] A. mesenterica (mesenterion (gr.): Gekröse)
[12] A. renalis (ren (lat.): Niere)
[13] A. poplitea (poples (lat.): Kniekehle)

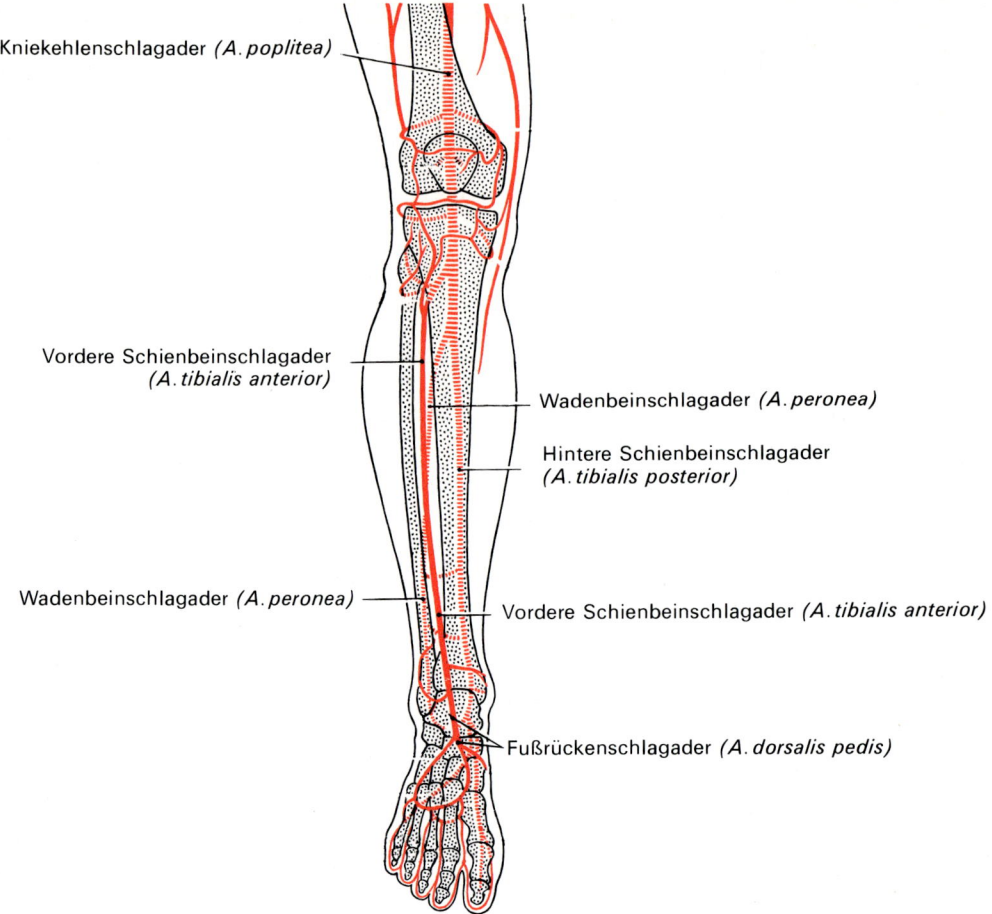

Kniekehlenschlagader *(A. poplitea)*

Vordere Schienbeinschlagader
(A. tibialis anterior)

Wadenbeinschlagader *(A. peronea)*

Hintere Schienbeinschlagader
(A. tibialis posterior)

Wadenbeinschlagader *(A. peronea)*

Vordere Schienbeinschlagader *(A. tibialis anterior)*

Fußrückenschlagader *(A. dorsalis pedis)*

Abb. 155: Stromgebiete der Kniekehlenschlagader und der Unterschenkelarterien

Die Venen

Die Venen entsprechen in ihrem Verlauf grundsätzlich den Schlagadern. Ihre Zahl ist größer als die der Arterien. Das venöse Stromgebiet faßt deshalb das zwei- bis dreifache Volumen des arteriellen Schenkels. Die größeren Venen sind wie die entsprechenden Arterien nur einzeln angelegt. Mittlere und kleine Arterien haben dagegen zwei Begleitvenen (Abb. 156).

Aus den Lungen leiten jeweils **zwei Lungenvenen** *(Venae pulmonales)* das arterielle Blut in den linken Vorhof (s. Abb. 137). Im Gegensatz zu den Schlagadern des großen Kreislaufs, die in der Aorta ein einziges, gemeinsames Ursprungsgefäß haben, erfolgt der venöse Rückfluß des Blutes in zwei Hauptsammelrohren, der **oberen** und **unteren Hohlvene** *(Vena cava superior* und *inferior).*

Die *obere Hohlvene* sammelt das Blut aus den Armen, dem Kopf-, Hals- und Brustbereich. In der *unteren Hohlvene* sammelt sich das Blut aus den Beinen, der Bauchhöhle, den Eingeweiden, der Bauchwand und den Beckenorganen. Im Bereich der Gliedmaßen fließt das Blut in tiefen und oberflächlichen Venen. Während die tiefen Venen die entsprechenden Arterien begleiten und mit diesen und den Nerven zu *Gefäß-Nervenbündeln* durch Bindegewebe zusam-

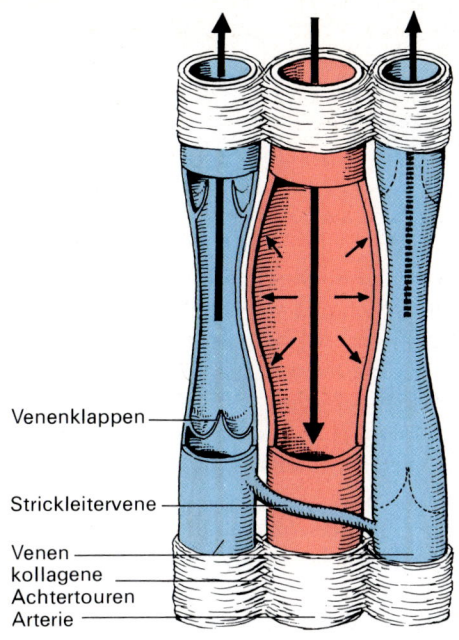

Venenklappen

Strickleitervene

Venen
kollagene
Achtertouren
Arterie

Abb. 156: Gefäßstrangeinheit. Der venöse Rückstrom wird durch die enge Koppelung von Arterie und Venen gefördert

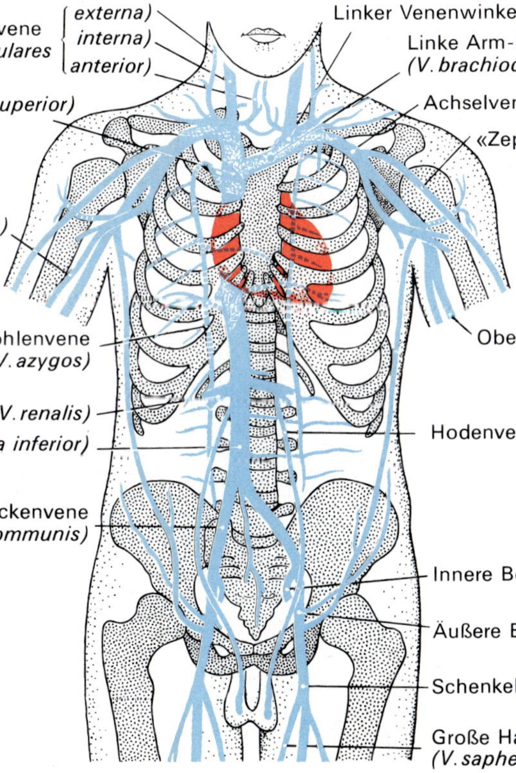

Äußere } Drosselvene   *(externa)*   Linker Venenwinkel *(Angulus venosus sinister)*
Innere } *(Vv. jugulares)* *interna)*   Linke Arm-Kopf-Vene
Vordere }   *anterior)*   *(V. brachiocephalica sin.)*

Obere Hohlvene *(V. cava superior)*   Achselvene *(V. axillaris)*

«Zephalika» *(V. cephalica)*

«Basilika» *(V. basilica)*

Oberarmvene *(V. brachialis)*

Rechte hintere Brusthöhlenvene
(V. azygos)

Nierenvene *(V. renalis)*   Hodenvene *(V. testicularis)*
Untere Hohlvene *(V. cava inferior)*

Gemeinsame Beckenvene
(V. iliaca communis)

Innere Beckenvene *(V. iliaca interna)*

Äußere Beckenvene *(V. iliaca externa)*

Schenkelvene *(V. femoralis)*

Große Hautvene des Beines
(V. saphena magna)

Abb. 157: Die großen Venenstämme

mengefaßt werden, bilden die oberflächlichen Venen ausgedehnte, flächenhaft verzweigte Venennetze. Viele dieser Venen verlaufen unmittelbar unter der Haut, wo sie besonders im Bereich des Handrückens, des Unterarms, der Ellenbeuge sowie am Fußrücken als charakteristische Venenzeichnung bläulich durchschimmern. Besonders bekannt ist die *Ellenbeugevene*, weil sie besonders gerne bei einer Blutentnahme punktiert wird. Der Abfluß aus diesen Hautvenen erfolgt über die tiefen Venen. Die oberflächlichen Venennetze der Gliedmaßen stehen mit den tiefen Venen nicht nur über große Sammelvenen, sondern auch durch zahlreiche querverlaufende Verbindungsvenen in Zusammenhang.

Diese Verbindungsvenen ziehen, von der Oberfläche kommend, zwischen den Muskeln in die Tiefe. Sie durchbohren dabei die Muskelhüllen an vielen Stellen und werden daher auch «perforierende[1] Venen» genannt. Die besondere bindegewebige Verknüpfung zwischen den Venen der Extremitäten und der umgebenden Muskulatur bietet die Voraussetzung dafür, daß die Entleerung dieser Venen durch die Kontraktion der Muskeln gefördert wird.

So strömt das Blut aus den Armen über jeweils zwei **Ellen-** *(Venae ulnares)* und **Speichenvenen** *(Venae radiales)* dann über die **Oberarm-** *(Vena brachialis)*, **Achsel-** *(Vena axillaris)* und **Schlüsselbeinvene** *(Vena subclavia)* in die obere Hohlvene.

Aus den Beinen gelangt das venöse Blut über die Venen des Unterschenkels in die **Kniekehlen-** *(Vena poplitea)* und **Schenkelvene** *(Vena femoralis)*, dann über die **äußere Beckenvene** *(Vena iliaca externa)* und anschließend über die **gemeinsame Beckenvene** *(Vena iliaca communis)* zur *unteren Hohlvene*, wobei sich die beiden *gemeinsamen Beckenvenen* in Form einer Gabel, entsprechend der Aortengabel, zur unteren Hohlvene vereinigen.

Das Blut, das aus dem Gehirn kommt, sammelt sich in den **Venensinus** (s. S. 383), besonderen Hohlräumen, die an der Hirnoberfläche liegen. Es gelangt von dort zusammen mit dem Blut, das aus dem Kopf-, Gesichts- und Halsbereich kommt, in die **innere Drosselvene** *(Vena jugularis[2] interna)*, die neben der Halsschlagader verläuft. Die innere Drosselvene vereinigt sich beiderseits mit der **Schlüsselbeinvene** *(Vena subclavia)* zur **Arm-Kopf-Vene** *(Vena brachiocephalica)* (s. Abb. 157).

Der Zusammenfluß von Schlüsselbeinvene und innerer Drosselvene wird als **Venenwinkel** bezeichnet. In den linken Venenwinkel mündet der **Milchbrustgang** *(Ductus thoracicus)*, in den rechten Venenwinkel der **rechte Lymphgang** *(Ductus lymphaticus[3] dexter)*.

Die Arm-Kopf-Vene ist rechts und links der gemeinsame Venenstamm, in dem sich das Blut aus dem Kopf- und Halsbereich sammelt. Die rechte und linke Arm-Kopf-Vene münden zusammen in die obere Hohlvene, die durch den Zusammenfluß dieser beiden Venenstämme entsteht.

Das Blut aus den äußerst blutreichen Beckenorganen sammelt sich in ausgedehnten **Venengeflechten** *(Venenplexus[4])*. Die Bedeutung dieser Venengeflechte besteht darin, daß sie als Blutpolster den Druck der Beckenorgane in dem engen Becken auffangen.

Das venöse Blut aus den Bauchorganen (Magen-Darmtrakt, Milz, Bauchspeicheldrüse) wird über einen besonderen Venenstamm, die **Pfortader** *(Vena portae[5])*, gesammelt und zur Leber geleitet. Das Einzugsgebiet der *Pfortader* betrifft vor allem den Dünndarm. In der Leber werden die im Darm aufgespaltenen Nahrungsbestandteile dem venösen Blutstrom zur weiteren Ver-

---

[1] perforieren (perforare (lat.): durchbrechen, durchbohren
[2] V. jugularis (jugulum (lat.): vordere Seite des Halses, Kehle; Drosselgrube)
[3] Ductus lymphaticus (ductus (lat.): Leitung, Gang; lympha (lat.): klares Quellwasser; Vasa lymphatica: Lymphgefäße; von Th. Bartholin 1654 eingeführt)
[4] Plexus (lat.): Geflecht
[5] V. portae (porta (lat.): Pforte, Eintrittsstelle)

arbeitung (s. Leber- und Zwischenstoffwechsel, s. S. 305) entnommen. Das Blut verläßt die Leber dann wieder über die **Lebervenen** *(Venae hepaticae[6])*, die in die untere Hohlvene münden. Außer dem Pfortaderblut wird die Leber wie jedes andere Organ aber auch vom Blut einer Arterie, der **Leberarterie** *(A. hepatica)*, mit sauerstoffreichem Blut durchströmt, das ebenfalls über die Lebervenen in die untere Hohlvene fließt.

Spezielle Physiologie des Blutkreislaufs

Druck- und Strömungsverhältnisse im Gefäßsystem

Die Auswirkungen der Herzaktion auf das Blut in den Gefäßen sind **Druck** und **Geschwindigkeit**. Aufgabe des Blutkreislaufes ist es, die Kapillarnetze der verschiedenen Organe so zu durchströmen, daß sie entsprechend ihrer jeweiligen Stoffwechselsituation ausreichend mit Blut versorgt sind. Aufgrund der zur Verfügung stehenden beschränkten Gesamtblutmenge müssen daher die verschiedenen Organe in Abhängigkeit von ihrem Funktionszustand zeitweilig stärker oder schwächer durchblutet werden.

Neben der vom wechselnden Durchblutungsgrad (= Zahl der geöffneten Kapillaren) abhängigen Fläche hängt das Ausmaß des Stoffaustausches auch von der **Fließgeschwindigkeit** des Blutes in den Kapillaren ab. Die Fließgeschwindigkeit bestimmt nämlich die **Kontaktzeit** zwischen Blut und den zu versorgenden Zellen. Die Kontaktzeit ist also der Zeitraum, der dem Blut und den Zellen für den Stoffaustausch zur Verfügung steht.

Das Herz pumpt das Blut unter *hohem Druck* und mit *hoher Geschwindigkeit* in die herznahen Schlagadern *(Aorta* und *Truncus pulmonalis)*. Diesen hohen Druck in den Arterien könnten die Kapillaren nicht aushalten. Auch wäre ein Stoffwechsel zwischen Blut und Gewebe nicht möglich, wenn die Fließgeschwindigkeit des Blutes in den Kapillaren so hoch wäre wie in den Arterien. Blutdruck und Strömungsgeschwindigkeit müssen daher gesenkt werden. Dies erfolgt nach physikalischen Gesetzen.

Das System der Schlagadern im großen und kleinen Kreislauf entspricht einem Netz verschieden weiter Röhren, die sich wie ein Baum verzweigen. Die Lichtung der beiden Stammgefäße *(Aorta* und *Truncus pulmonalis)* ist am größten. Mit jeder Verzweigung wird der Querschnitt der *einzelnen* Gefäßzweige kleiner. Gleichzeitig nimmt aber der *Gesamtquerschnitt* aller aus der Aorta bzw. dem Truncus pulmonalis hervorgehenden Gefäße zu. *Der Gesamtquerschnitt dieser Gefäßzweige übertrifft daher den Querschnitt der beiden Stammgefäße bei weitem.* Mit zunehmender Entfernung vom Herzen wächst also der Gesamtquerschnitt der Blutgefäße entsprechend dem Verzweigungsgrad, um im Bereich der Haargefäße das größte Ausmaß zu erreichen.

Die Aorta hat beim Erwachsenen einen Durchmesser von 2-3 cm. Demgegenüber beträgt der Durchmesser der Haargefäße nur 4-15 µm. Der Gesamtquerschnitt sämtlicher Kapillaren wird aber auf das 700fache des Aortenquerschnitts geschätzt.

Nach physikalischem Gesetz kann eine Flüssigkeit nur dann ein Rohr durchfließen, wenn zwischen den beiden Rohrenden ein **Druckgefälle** besteht. Der Druckabfall erfolgt durch die zu überwindenden Widerstände *(Strömungswiderstand)*, die durch Reibung des Flüssigkeitsstromes an der Röhrenwand *(Adhäsion)* und durch innere Reibung der Flüssigkeit *(Kohäsion)*

---

[6] V. hepatica (hepar (lat.) : Leber)

selbst entstehen. Der Strömungswiderstand wird um so größer, je enger das einzelne Rohr ist. *Die Einführung vieler enger Röhren bedeutet daher erhöhten Widerstand und führt zu einem stärkeren Druckabfall.*

Auf den Blutkreislauf übertragen bedeutet dies: In der Aorta und dem Truncus pulmonalis, den Stammgefäßen mit den weitesten Lichtungen, ist der Blutdruck am höchsten. Er sinkt mit jeder Gefäßverzweigung ab, da der Querschnitt der einzelnen Gefäße zunehmend kleiner wird. Durch die Verkleinerung der Gefäßquerschnitte wächst der Strömungswiderstand in den Schlagadern mit zunehmender Entfernung vom Herzen, um in den Haargefäßen das größte Ausmaß zu erreichen. Der Blutdruck sinkt daher entsprechend ab und ist in den Kapillaren am niedrigsten (Abb. 158).

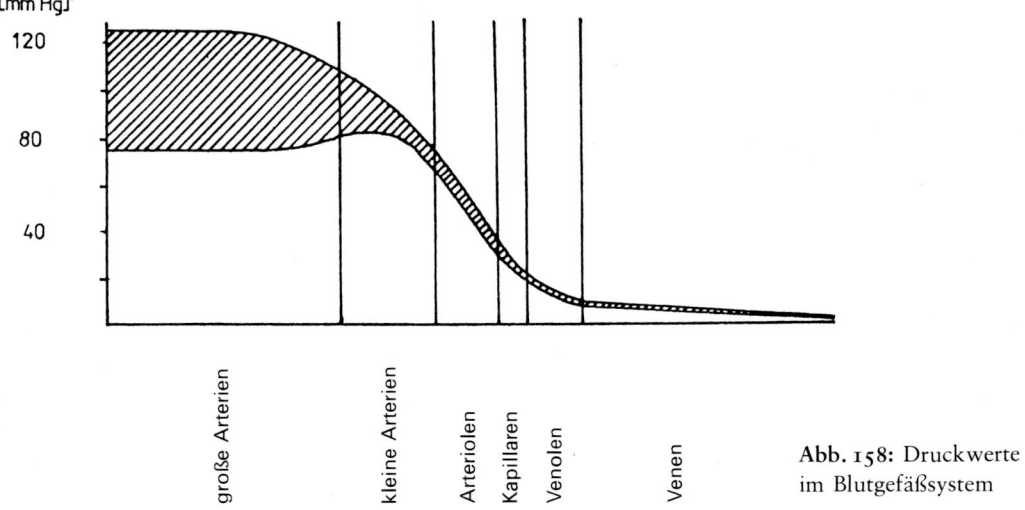

Abb. 158: Druckwerte im Blutgefäßsystem

Die *Geschwindigkeit*, mit der das Blut die Gefäße durchfließt, unterliegt dagegen einem anderen physikalischen Gesetz. Soll eine bestimmte Flüssigkeitsmenge ein System von unterschiedlich weiten Röhren gleichmäßig durchströmen, so muß in der gleichen Zeiteinheit durch jeden Querschnitt die gleiche Flüssigkeitsmenge fließen. Dies ist jedoch nur möglich, wenn die Flüssigkeit in den engen Röhren schneller fließt als in den weiten.

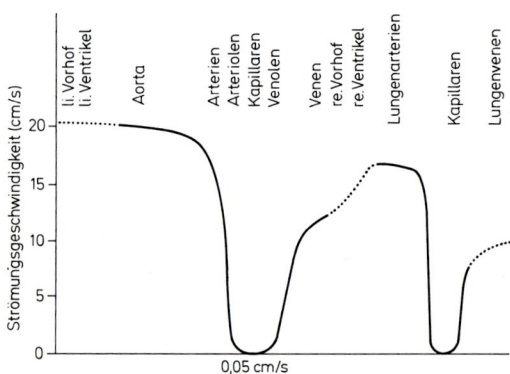

Abb. 159: Strömungsgeschwindigkeiten in den verschiedenen Abschnitten des Gefäßsystems

Überträgt man dieses Gesetz auf die Verhältnisse des Blutkreislaufs, so ist zu berücksichtigen, daß der *Gesamtquerschnitt* der Blutgefäße mit jeder Verzweigung zunimmt und im Bereich der Kapillaren am größten, in der Aorta bzw. dem Truncus pulmonalis am kleinsten ist. *Der Kapillarbereich entspricht daher den weitesten, die Aorta und der Truncus pulmonalis den engsten Röhren.* Deshalb fließt das Blut in der Aorta und dem Truncus pulmonalis am *schnellsten*, in den Kapillaren dagegen am *langsamsten*. In den großen Schlagadern hat man eine mittlere Strömungsgeschwindigkeit von 20 cm/s in den Haargefäßen von 0,05 cm/s und in den Venen von 12 cm/s gemessen (Abb. 159).

Die **Senkung des Blutdrucks** im Gefäßnetz hängt also von dem *Querschnitt des einzelnen Blutgefäßes*, die **Strömungsgeschwindigkeit** dagegen vom jeweiligen *Gesamtquerschnitt der Blutgefäße* ab.

Die Windkesselfunktion

Ein wesentlicher Faktor für das gleichmäßige Fließen des Blutes in den Arterien ist die **Elastizität der Arterienwand.** Pumpt man eine Flüssigkeit durch ein starres Rohr, so fließt sie stoßweise, da der Flüssigkeitsstrom nach jedem Pumpenstoß mehr oder weniger stockt. Wird dagegen Flüssigkeit durch ein dünnwandiges, elastisches Gummirohr gepumpt, so ist der Flüssigkeitsstrom weitestgehend gleichmäßig, da dessen dehnbare Wand den Pumpenstoß auffängt. Dabei wird ein Teil der eingepumpten Flüssigkeit im Bereich der gedehnten Rohrwand gespeichert und erst dann weitergedrückt, wenn die Kraft des Pumpenstoßes nachläßt. Auf den Blutkreislauf übertragen bedeutet dies folgendes:

Wären die Arterien starre Rohre, so würde der Blutstrom während der *Diastole* kurz stillstehen und das Herz müßte mit jeder *Systole* die ganze Blutmenge neu in Bewegung setzen. Die Herzarbeit wäre dann durch die anfallende **Beschleunigungsarbeit** deutlich vermehrt. Dies wird durch die Elastizität der herznahen großen Arterien, besonders der Aorta vermieden, deren Wände reich an elastischen Lamellen sind (s. S. 202). Man spricht in Anlehnung an ähnliche Einrichtungen der Technik von der «**Windkesselfunktion**» der Aorta und der anschließenden großen Gefäße.

Der Begriff Windkesselfunktion der Aorta und der großen, herznahen Arterien beruht auf folgendem Vorgang:

Während jeder *Systole* werden die elastischen Fasern in der Wand der Aorta und der herznahen Arterien durch das vom Herzen ausgeworfene Blutvolumen (Schlagvolumen) gedehnt. Dadurch wird das Fassungsvermögen dieser Gefäße vergrößert, wodurch sie einen Teil des Schlagvolumens speichern können. Bei sinkendem Gefäßinnendruck im Verlauf der *Diastole* wird dann das gespeicherte Volumen an die anschließenden Gefäßabschnitte weitergegeben

Abb. 160: Schematische Darstellung der Windkesselfunktion der Aorta. (A = systolische Wanddehnung mit Blutvolumenspeicherung, B = diastolische Entdehnung mit Blutvolumenentspeicherung)

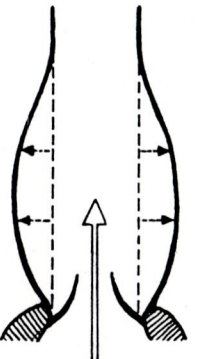
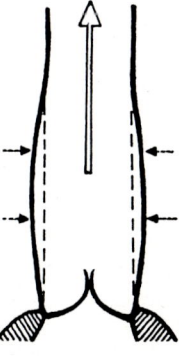

(s. Abb. 160). Diese **Windkesselfunktion der Arterien vom elastischen Typ** ermöglicht es, daß das Blut trotz der rhythmischen Herztätigkeit kontinuierlich durch die peripheren Gefäßabschnitte fließt. Messungen haben ergeben, daß etwa 50 % des Schlagvolumens während der *Systole* in den herznahen Arterien elastisch gespeichert und in der *Diastole* wieder abgegeben wird.

Die Pulswelle

Durch den rhythmischen Blutauswurf des Herzens in die Aorta wird außer der *Volumenänderung* auch eine **Druckschwankung** erzeugt, die sich als **Druckpulswelle** über das arterielle Gefäßsystem fortpflanzt. Die Druckpulswelle, die durch die *Systole* des Herzens erzeugt wird, läuft mit großer Geschwindigkeit über das viel langsamer in den Arterien fließende Blut hinweg. Sie ist also nicht durch die Blutströmung bedingt. An oberflächlich gelegenen Arterien ist sie als **Pulswelle** fühlbar.

Die Ausbreitungsgeschwindigkeit der Pulswelle, die wesentlich größer ist als die Blutströmungsgeschwindigkeit, hängt vor allem von der Wandeigenschaft der Gefäße ab. In der elastischen Aorta beträgt die **Pulswellengeschwindigkeit** 4-6 m/s; in den starrwandigen Arterien vom muskulären Typ steigt sie auf 8-12 m/s an. Diese Pulswellen werden im üblichen Sprachgebrauch kurz als **Puls** bezeichnet.

Unter «Puls» versteht man also die *rhythmische Erhebung der Gefäßwand durch die Fortpflanzung von Druckwellen.* Man fühlt den Puls durch Betasten von oberflächlich gelegenen Arterien mit dem Finger. Meistens tastet man den Puls im Bereich der **Speichenschlagader** *(Arteria radialis)* auf der Beugeseite der Handwurzel, aber auch im Bereich der **Kopfschlagader** *(Arteria carotis)* oder der **Oberschenkelschlagader** *(Arteria femoralis)* in der Leistenbeuge. Da der Puls durch die Systole des Herzens erzeugt wird, erhält man durch Zählen des Pulses die Herzfrequenz und stellt gleichzeitig fest, ob die Herzaktion regelmäßig erfolgt. Zusätzlich unterscheidet man noch weitere Pulsqualitäten. So prüft man, ob der Druckablauf schneller oder träger erfolgt und wie seine Amplitude ist.

Der Puls läßt sich graphisch darstellen, indem die Druckschwankungen von Spezialgeräten mit Schreibhebeln oder photoelektrisch als Pulskurve aufgezeichnet werden (Abb. 161).

Die *Pulswellengeschwindigkeit* läßt sich durch gleichzeitige Aufzeichnung der pulsatorischen Druckschwankungen an zwei verschieden weit vom Herzen gelegenen Schlagadern (z.B. Kopf- und Speichenschlagader) rechnerisch erfassen. Sie erlaubt Rückschlüsse auf die Elastizität der Gefäßwand. Je starrer die Wand, um so schneller pflanzt sich die Pulswelle in ihr fort.

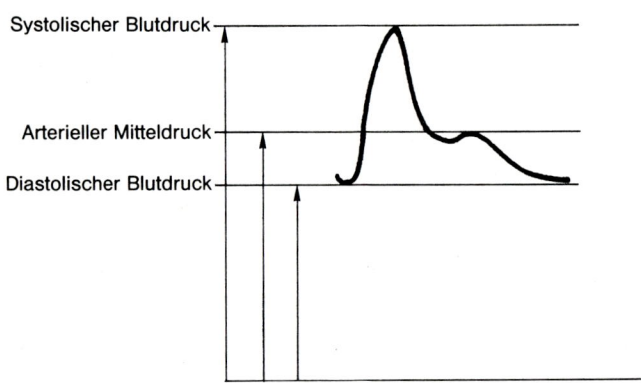

Systolischer Blutdruck

Arterieller Mitteldruck

Diastolischer Blutdruck

Abb. 161: Druckpulskurve in einer peripheren Arterie

Der Blutdruck

Man bezeichnet als Blutdruck den Druck, den das strömende Blut auf die Gefäßwand ausübt. Der Blutdruck ist von der Herzarbeit, dem Strömungswiderstand und der Blutmenge abhängig.

Man unterscheidet einen **systolischen** und **diastolischen Blutdruck.** Das Maximum der Pulskurve während der Systole des Herzens wird als systolischer, das Minimum während der Diastole als diastolischer Blutdruck bezeichnet (s. Abb. 161). Der *systolische Blutdruck* besteht in dem Zeitraum, in dem das Schlagvolumen durch die Systole des Herzens in das arterielle Gefäßsystem ausgeworfen wird. Er ist in der linken Herzkammer sowie dem Anfangsteil der Aorta am höchsten und nimmt zur Peripherie hin ab, da der Strömungswiderstand mit zunehmender Verengung der Gefäßlichtung ansteigt. Der *Druckabfall* ist im Bereich der Arteriolen am stärksten, da hier viele enge Gefäße in das Kreislaufsystem eingeschaltet werden. Im Bereich der Haargefäße *(Kapillaren)* liegt das Minimum des systolischen Drucks (s. Abb. 158).

Der *diastolische Druck* besteht zu der Zeit, in welcher der Blutstrom während der Diastole durch die *Windkesselfunktion* der großen Schlagadern (s. S. 215) vorwärtsgetrieben wird. Er ist also der niedrigste Druck, unter dem das Blut in der Peripherie fließt. Auch der diastolische Druck nimmt bei zunehmendem Strömungswiderstand in der Peripherie ab, um im Bereich der Haargefäße *(Kapillaren)* sein Minimum zu erreichen. Die Differenz zwischen systolischem und diastolischem Blutdruck bezeichnet man als **Blutdruckamplitude.**

Der Blutdruck wird in mm Quecksilbersäule gemessen. Er gibt an, um wieviel höher der Druck in den Gefäßen gegenüber dem atmosphärischen Druck ist. Bei der Blutdruckmessung wird der jeweilige atmosphärische Druck am Ort der Messung nicht berücksichtigt. Man geht also davon aus, daß der atmosphärische Druck überall gleich hoch ist, obgleich dies physikalisch nicht ganz korrekt ist.

Nur im Tierversuch läßt sich der Blutdruck ganz exakt durch das Einbinden eines Steigrohres in eine Schlagader messen. Beim Menschen muß man indirekte, unblutige Methoden anwenden. Hierzu wird meist der Blutdruckapparat nach *Riva-Rocci*[1] benutzt. Man legt dabei um den Oberarm eine aufblasbare Gummimanschette, die außen von einem unnachgiebigen Stoff überzogen ist. Durch ein Handgebläse wird so lange Luft in die Gummimanschette gepumpt, bis der Druck in der Manschette gerade den Druck in der Oberarmschlagader übersteigt. Die Schlagader ist dann zusammengedrückt (komprimiert) und der Blutstrom unterbrochen, was man am Fehlen des *Radialispulses* feststellen kann. Der dazu notwendige Druck in der Manschette wird gleichzeitig an einem Quecksilbermanometer abgelesen. Er entspricht dem *systolischen Blutdruckwert.* In der Praxis wird zur Messung des systolischen und diastolischen Blutdrucks ein Stethoskop benutzt, mit dem man in der Ellenbeuge die Armarterie bei sinkendem Manschettendruck abhört. Übertrifft der Manschettendruck den höchsten Blutdruckwert, so ist die Arterie dauernd verschlossen und kein Strömungsgeräusch zu hören. Ist der Druck in der Manschette aber geringer als das Maximum und größer als das Minimum der einzelnen Blutdruckschwankungen, so wird die Arterie bei jeder Systole kurz *stoßweise* geöffnet, wodurch das *Strömungsgeräusch* entsteht. Während der Manschettendruck das Blutdruckminimum unterschreitet, bleibt das Gefäß dauernd geöffnet, und man hört kein Geräusch mehr. Das plötzliche Leiserwerden des Strömungsgeräusches gibt die Höhe des diastolischen Blutdruckes an.

Der Blutdruck des gesunden Jugendlichen beträgt systolisch etwa 120 mm Hg und diastolisch ca. 80 mm Hg, sofern man ihn nach *Riva-Rocci* im Bereich des Oberarmes mißt. Dabei unterliegt der Blutdruck aber relativ starken Schwankungen. Tagsüber mißt man in der Regel höhere Werte als in der Nacht. Psychische Einflüsse, wie sie bei einer ersten Untersuchung durch den Arzt auftreten können, lassen den Blutdruck bis zu 40 mm Hg systolisch und diastolisch an-

---

[1] Riva-Rocci, Scipione (1863–1937), Pädiater, Pavia

steigen. Auch Streßsituationen wie ein Examen, Schmerz, Kälte, Wärme und Nahrungsaufnahme, vor allem aber körperliche Arbeit führen zu einer Blutdruckerhöhung. Statistische
Untersuchungen haben eine deutliche Altersabhängigkeit des Blutdrucks ergeben. Er steigt mit
zunehmendem Lebensalter an. Als Faustregel für die Bewertung des systolischen Blutdrucks
gilt 100 + Lebensalter minus 10 % dieser Summe.

Drücke im Venensystem

Beim liegenden Menschen fällt der Blutdruck in den *Venolen*, sowie den kleinen und großen
Venen stetig ab. Am Ende der großen Hohlvene beträgt er noch 2 bis 4 mm Hg (s. Abb. 158).
Dieser Blutdruck im Endstück der oberen und unteren großen Hohlvene wird **zentraler Venendruck** genannt und ist für die Füllung des rechten Vorhofs entscheidend. Im kleinen Kreislauf
besteht ein wesentlich niedrigerer Blutdruck als im großen Kreislauf. Der mittlere Blutdruck in
der *Arteria pulmonalis* beträgt etwa 15 mm Hg und fällt in den Lungenkapillaren und Lungen-
venen auf ca. 7 mm Hg im linken Vorhof ab. Dieser geringe, vom rechten Ventrikel erzeugte
Druck reicht für die Strömung des Blutes im kleinen Kreislauf aus, da hier der zu überwindende
Strömungswiderstand gering ist. Ursache des geringen Strömungswiderstandes sind die geringe
Länge der Arterien und Venen und der große Gesamtquerschnitt der Kapillaren, welche die
Lunge als dichtes Netz umgeben. Man hat beim gesunden Menschen in den verschiedenen
Kreislaufgebieten folgende Blutdruckwerte gemessen:

Blutdruckwerte beim Menschen in Millimeter Quecksilber

	systolisch	diastolisch
linke Kammer	etwa 120	etwa 10
große Schlagadern		
(Schlagader in der Ellenbeuge)	110 bis 140	60 bis 80
Arteriolen	70 bis 30	
Haargefäße	etwa 20	
herznahe Venen	2 bis 4	
kleiner Kreislauf		
(= re. Herzkammer und Lungenschlagader)	20	10

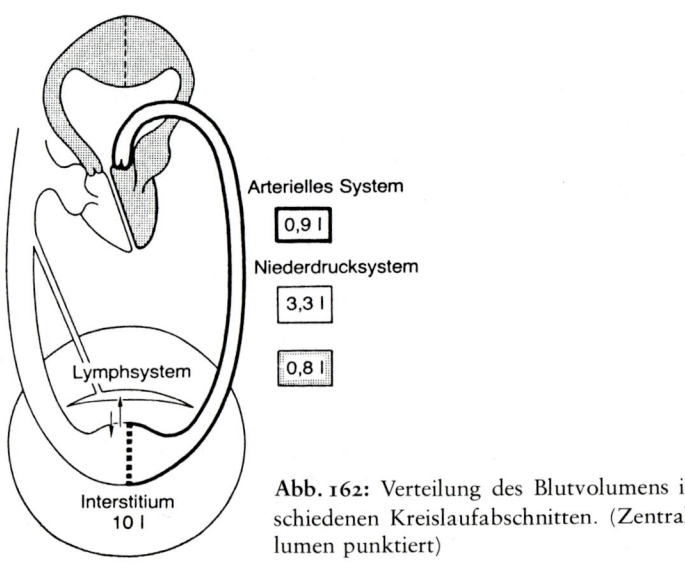

Abb. 162: Verteilung des Blutvolumens in den verschiedenen Kreislaufabschnitten. (Zentrales Blutvolumen punktiert)

Dem *arteriellen Schenkel* des Kreislaufs mit hohem Blutdruck (**Hochdrucksystem**) läßt sich also unter funktionellen Gesichtspunkten ein **Niederdrucksystem** gegenüberstellen. Zum Niederdrucksystem zählt man die Kapillaren, die Venolen und Venen des großen Kreislaufs, das rechte Herz, den Lungenkreislauf, den linken Vorhof und den linken Ventrikel in der Zeit der Diastole. Das **Hochdrucksystem** des arteriellen Kreislaufs reicht dagegen von der Systole des linken Ventrikels bis zu den Arteriolen des großen Kreislaufs (Abb. 162).

Die Blutströmung im venösen System

Bei normaler Kreislauffunktion besteht ein Gleichgewicht zwischen *arteriellem Zustrom* und *venösem Rückstrom*. Für den venösen Rückstrom des Blutes ist die jeweilige Differenz zwischen dem Druck in einem Venenabschnitt und dem zentralen Venendruck in der oberen und unteren Hohlvene entscheidend. Dabei muß man bedenken, daß das venöse Blut beim Stehenden im Bereich der Arme und Beine sowie den abhängigen Rumpfabschnitten gegen die Schwerkraft zum Herzen fließt. Aus dem Kopf und den oberen Rumpfbezirken kann das Blut dagegen der Schwere nach zum Herzen strömen.

Der venöse Rückstrom wird dabei vor allem durch die Atmung, die Herzaktion und die Muskeltätigkeit ermöglicht.

1. Atmung

Der «negative» Druck im Brustraum dehnt die im Thorax liegenden Venen und saugt so das Blut aus den angrenzenden Gefäßabschnitten an. Bei der Einatmung verstärkt sich diese Sogwirkung noch. Durch die Zwerchfellsenkung bei der Einatmung kommt es gleichzeitig zu einer Druckerhöhung im Bauchraum, wodurch das Blut von hier aus auch in den Brustkorb «gedrückt» wird. Man spricht daher von der **Druck-Saug-Pumpe der Einatmungsmechanik**.

2. Herzaktion

Durch die Herzaktion wird eine zusätzliche **Sogwirkung** auf das Blut in den großen Hohlvenen ausgeübt. Diese Sogwirkung entsteht vor allem durch das Tiefertreten der Ventilebene in Richtung Herzspitze während der Systole, wodurch das Blut wie vom Kolben einer Spritze angesaugt wird (s. Abb. 144).

3. Muskeltätigkeit und Arterienpuls

Die Kontraktion der Skelettmuskulatur preßt die Venen zusammen (**Muskelpumpe**). Durch die Venenklappen sind dabei nur Blutbewegungen in Richtung des Herzens möglich. Auch der **Arterienpuls** von benachbarten Gefäßen wirkt in dieser Weise (s. Abb. 156). Durch die Venenklappen wird außerdem der lokale Venendruck herabgesetzt. Auf einer Venenklappe lastet nämlich nur die Blutsäule, die dem Abstand zur nächsten Venenklappe entspricht.

Die Regelung der Blutverteilung

Die Gesamtblutmenge eines 60 kg schweren gesunden Erwachsenen beträgt etwa 5 l. Sie reicht nicht aus, um alle Organe gleichzeitig maximal mit Blut zu versorgen. Wären nämlich alle Blutgefäße gleichzeitig maximal geöffnet, so wären ca. 20 l Blut erforderlich, um sie zu füllen. Der Organismus muß daher das Blut dem Bedarf entsprechend verteilen. Wenn Organe vermehrt arbeiten und somit ihr Stoffwechsel steigt, so müssen sie auch stärker durchblutet werden. Dies ist bei der zur Verfügung stehenden Gesamtblutmenge nur möglich, wenn die Durchblutung anderer, momentan weniger intensiv tätiger Organe entsprechend eingeschränkt wird und das Herz gleichzeitig das Herzminutenvolumen erhöht.

Das Ziel ist dabei vor allem die ausreichende Durchblutung des *Gehirns* und *Rückenmarks* mit ihren gegenüber Sauerstoffmangel besonders empfindlichen Nervenzellen sowie der *absolut lebensnotwendigen Organe* wie Herz, Lunge und Nieren. Die Durchblutung dieser Organe darf bei den Blutverschiebungen nicht abnehmen. Ist dies infolge einer Fehlsteuerung oder eines starken Blutverlustes dennoch der Fall, so kommt es zu erheblichen Störungen. Das erste noch harmlose Zeichen einer verminderten Durchblutung des Gehirns ist die Ohnmacht.

Die Verteilung des Blutvolumens im Gefäßsystem hängt von der Dehnbarkeit der jeweiligen Gefäße ab. Dadurch entfallen auf das *arterielle System* nur 15 %, auf das *Niederdrucksystem* die restlichen 85 % der kreisenden Blutmenge.

Die Anpassung des Blutkreislaufes und die Durchblutung der verschiedenen Organe an den jeweiligen Bedarf erfolgt durch *lokale chemische Vorgänge* sowie durch *nervliche* und *hormonelle Regelvorgänge*. Dabei besteht die Aufgabe der Kreislaufregulation darin, das Herzminutenvolumen den Stoffwechselerfordernissen des Körpers anzupassen, den Blutdruck aufrecht zu halten und die Durchblutung der Organe auf ihren Funktionszustand abzustimmen.

Was geschieht nun, wenn plötzlich eine größere Blutmenge durch Umverteilung bereitgestellt werden soll? Eine besondere Bedeutung kommt dann dem sogenannten *zentralen Blutvolumen* zu, das aus dem Blut in den Lungengefäßen und dem während der Diastole im linken Herzen verbleibenden Blut besteht. Dieses zentrale Blutvolumen ist ein sofort verfügbares Depot. Nimmt bei körperlicher Arbeit die Herztätigkeit plötzlich zu, so steigt der venöse Rückfluß zum rechten Herzen ja nicht sofort an. Der linke Ventrikel kann dann den Mehrbedarf des Schlagvolumens über dieses zentrale Blutvolumen decken, bis die anderen Regulationsvorgänge wirksam werden (s. Abb. 162).

Lokale Durchblutungsregulation

1. Stoffwechselwirkung

Die Steuerung der Organdurchblutung erfolgt in manchen Gefäßen vorwiegend durch Substanzen, die am Zellstoffwechsel beteiligt sind. So tritt eine Gefäßerweiterung ein, wenn etwa der Kohlendioxid-Partialdruck ansteigt, der pH-Wert abfällt, der Sauerstoff-Partialdruck stark abfällt und sich weniger energiereiche Phosphate anhäufen (ADP, AMP oder sogar Adenosin). In der Skelettmuskulatur erfolgt die Gefäßerweiterung bei intensiver Tätigkeit vor allem unter dem Einfluß des Kohlendioxid- und Milchsäureanstiegs. Aber auch ADP, AMP und Adenosin erweitern die Gefäße des arbeitenden Skelettmuskels.

Die Herzmuskeldurchblutung wird dagegen bei einem Absinken des Sauerstoff-Partialdruckes gesteigert, während die Hirndurchblutung vor allem durch den lokalen Kohlendioxid-Anstieg zunimmt.

2. Änderung des Spannungszustandes der Gefäßmuskulatur

Bei manchen Organen reagiert die glatte Muskulatur der Arteriolen auf eine Änderung des arteriellen Druckes. Nimmt dieser zu, so verengen sich die Arteriolen, nimmt er ab, so erweitern sie sich. Dadurch bleibt die Organdurchblutung weitgehend gleich.

3. Gefäßaktive Stoffe

Nimmt die Tätigkeit von Drüsen im Magen-Darm-Abschnitt zu, so sondern sie einen Stoff ab, das Enzym *Kallikrein*, das aus einem Eiweißkörper, einem alpha-2-Globulin, in der Blutflüssigkeit ein Polypeptid abspaltet, das eine Erweiterung der Drüsen- und der Magen-Darm-Gefäße bewirkt. Dieses Polypeptid wird *Kallidin* genannt.

Auch das Gewebshormon *Histamin*, das vor allem bei der Schädigung von Haut und Schleimhäuten sowie allergischen Reaktionen freigesetzt wird, bewirkt eine Gefäßerweiterung der Arteriolen und Venolen.

Das Polypeptid **Angiotensin II** schließlich, das unter dem Einfluß von einer aus den Nieren freigesetzten Substanz (**Renin**) gebildet wird, gehört zu den Substanzen, die eine besonders starke Gefäßverengung bewirken können. Es ist an der Blutdruckregulation sowie der Steuerung des Wasser- und Elektrolythaushaltes beteiligt.

Auf die zentrale Steuerung des Kreislaufs wurde bereits früher eingegangen. So erfolgt über gefäßerweiternde Nerven *(Vasodilatatoren)* in stärker tätigen Organen die Öffnung von bisher geschlossenen Kapillarbereichen, während die Durchblutung anderer Gefäßgebiete durch Gefäßverengerer *(Vasokonstriktoren)* eingeschränkt wird.

Gleichzeitig kommt es durch eine Zunahme der Herzfrequenz, die durch sympathische vegetative Herznerven bewirkt wird, zu einer weiteren Erhöhung des Herzminutenvolumens.

Wenn man auch vom «*Speichern und Entspeichern*» relativ großer Blutmengen spricht, so bedeutet dies nicht, daß es im Körper Blutdepots gibt, in denen das Blut wie in einem See still steht. Das gesamte Blut kreist vielmehr ständig. Es ist lediglich in den einzelnen Organen unterschiedlich verteilt und wird in Abhängigkeit von der Tätigkeit der Organe hin und her verschoben. Als prozentualen Anteil am Minutenvolumen hat man unter Ruhebedingungen die in der Abb. 163 enthaltenen Zahlen ermittelt.

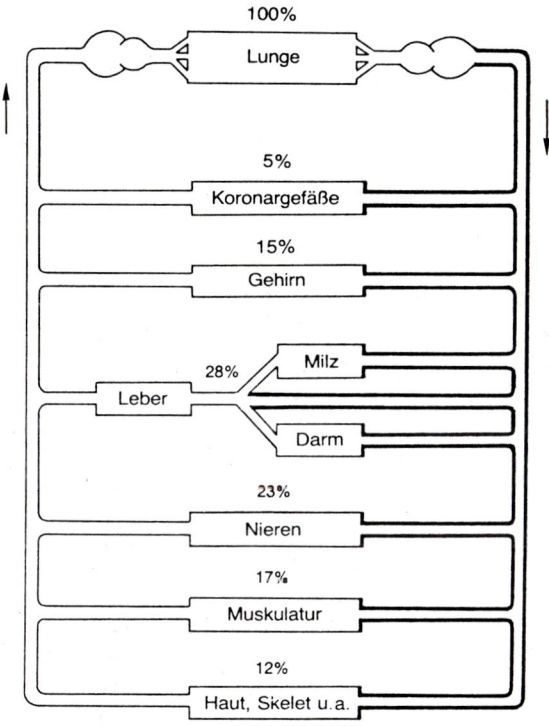

Abb. 163: Prozentuale Verteilung des Herzzeitvolumens auf die verschiedenen Organe

Während die Durchblutung von Gehirn, Herz und Nieren nicht absinken darf, weil diese Organe ständig lebenswichtige Aufgaben erfüllen müssen, kann die Durchblutung anderer Organe in Abhängigkeit von der Beanspruchung eingeschränkt werden (Muskulatur, Haut, usw.).

Das wichtigste Reservoir für plötzlich notwendig werdende Blutverschiebungen ist das *Gefäßnetz der Lungen*, das ein besonders großes Fassungsvermögen hat. Da die Lungenstrombahn direkt zwischen rechtem und linken Herzen eingeschaltet ist, kann von hier aus Blut unmittelbar in das linke Herz entleert werden.

Ähnlich können auch andere Körperbezirke, von den absolut lebenswichtigen Organen abgesehen, Blut speichern und entspeichern. Besonders eindrucksvoll sind die Schwankungen des Blutgehaltes der Muskulatur während der Ruhe und Arbeit. Man hat ermittelt, daß die Muskulatur unter Ruhebedingungen in 1 Minute von 1 l Blut (= 17 % des Minutenvolumens) durchströmt wird. Bei schwerster körperlicher Muskelarbeit kann diese Blutmenge aber auf das Zehnfache des Ruhewertes ansteigen. Dies wäre ohne gleichzeitige erhebliche Blutverschiebungen in anderen Organen völlig unmöglich.

Starke Blutverschiebungen erfolgen auch in dem dichten Gefäßnetz der Haut im Zusammenhang mit der Regulierung der Körpertemperatur (siehe Wärmehaushalt).

Dies gilt auch für die verstärkte Durchblutung der Organe des Bauchraums nach einer Mahlzeit. Die Neigung zur Schläfrigkeit nach einem reichlichen Essen ist Ausdruck der überstarken Blutfülle im Bauchraum und einer leichten, dadurch bedingten Minderdurchblutung des Gehirns.

Kreislauffunktionsprüfungen

Es gibt zahlreiche Methoden, die Funktion des Blutkreislaufs zu prüfen. Meist werden dabei mehrere Untersuchungsvorgänge kombiniert. Am häufigsten wird das Verhalten von **Blutdruck** und **Herzfrequenz** in Ruhe, im Stehen und nach Belastung (z.B. bestimmte Anzahl von Kniebeugen, Treppensteigen oder Ergometerbelastung) registriert. Am geläufigsten ist die Kreislauffunktionsprüfung nach *Schellong*[1], die aus einem *Arbeitsversuch* und einem *Stehversuch* besteht.

Technik des Arbeitsversuches

Beim *Arbeitsversuch* werden zuerst *Blutdruck* und *Herzfrequenz* mehrmals unter Ruhebedingungen als Durchschnittsruhewert bestimmt. Anschließend wird der Patient körperlich belastet (2 × 25 Treppenstufen in 40-50 s auf- und absteigen). In erneuter Ruhelage werden sofort und dann in Abständen von 2 × ^{1}/$_2$ und 2 × 1 Minute Blutdruck und Herzfrequenz registriert. Dabei zeigt der Kreislaufgesunde einen sofortigen Anstieg des systolischen Blutdrucks um 40 bis 80 mm Hg, während sich der diastolische Blutdruck nicht ändert oder etwas abfällt. Die Ausgangslage wird nach 2 Minuten erreicht.

Gleichzeitig nimmt die Herzfrequenz um 10 bis 40 Schläge zu, übersteigt jedoch nicht den Wert von 100 Schlägen/min. Die Ausgangsfrequenz wird dann nach 1 bis 2 Minuten wieder erreicht.

Dieses Kreislaufverhalten beruht auf folgenden Vorgängen: Der Kreislaufgesunde erhöht bei körperlicher Arbeit (= Muskeltätigkeit) das Minutenvolumen vorwiegend durch Zunahme der Herzfrequenz um den Mehrbedarf der Muskulatur zu decken. Dadurch kommt es zum Anstieg des systolischen Blutdruckes.

Gleichzeitig wird die kreisende Blutmenge durch Entspeicherung anderer Gefäßbezirke (nervös-reflektorische Engstellung der Gefäße) erhöht, wodurch ein Absinken des diastolischen Blutdrucks verhindert wird.

Aufstehversuch nach Schellong

In abgewandelter Form prüft der sogenannte *Aufstehversuch* das Verhalten des Kreislaufs bei einem plötzlichen Wechsel aus horizontaler Ruhelage zum Stand durch fortlaufende Blutdruck- und Pulsmessungen.

---

[1] Schellong, Friedrich (1891–1953), Internist, Heidelberg, Münster

Das Blut

Allgemeines

Zirkulierendes Blut ist Voraussetzung aller Lebensvorgänge; ohne Blut kann kein Mensch leben. Zu den zahlreichen wichtigen Aufgaben des Blutes gehört vor allem der Nahrungsmitteltransport und die Vermittlung des Gasaustausches im Bereich der Lungen und Gewebe (äußere und innere Atmung). Gleichzeitig werden die Stoffwechselschlacken des Zellstoffwechsels zu den verschiedenen Ausscheidungsorganen transportiert. Aufgabe des Blutes ist es daher, das «innere Milieu» des Organismus im Gleichgewicht zu halten (Homöostase[1]).

Im einzelnen hat das Blut folgende Aufgaben:
1. Es nimmt in den Lungen Sauerstoff auf, transportiert ihn zu den Zellen des Körpers und übernimmt von diesen Kohlendioxid für den Transport zu den Lungen (**Atmungsfunktion** des Blutes).
2. Es bringt den Zellen Nährstoffe und Wirkstoffe (Hormone und Vitamine), die sie zum Leben und zur Erfüllung ihrer Aufgaben benötigen (**Transport-** und **hormonelle Signalfunktion** des Blutes).
3. Es befördert die Abfallstoffe des Zellstoffwechsels zu den verschiedenen Ausscheidungsorganen (**Spülfunktion** des Blutes).
4. Es garantiert das Säure-Basen-Gleichgewicht im Sinne einer konstanten, schwach alkalischen Blutreaktion, die im Rahmen des Zellstoffwechsels durch das Entstehen verschiedener Säuren gefährdet ist (**Pufferfunktion** des Blutes).
5. Es übernimmt den Wärmetransport und -ausgleich im Organismus. Im Rahmen des Wärmehaushaltes ist nämlich die Aufrechterhaltung einer möglichst gleichmäßigen Körpertemperatur von etwa 37 Grad im Körperkern lebensnotwendig (**Wärmetransportfunktion** des Blutes).
6. Es übernimmt wichtige Aufgaben bei der Abwehr von Krankheitserregern, die in den Organismus eingedrungen sind (**Abwehrfunktion** des Blutes).

Gesetzmäßigkeiten des Stoff- und Flüssigkeitstransportes

Die Funktion der Zellen und Gewebe machen einen ständigen Transport von Flüssigkeit und Stoffen im Organismus notwendig. Dabei werden größere Wegstrecken im Körper durch konvektiven Transport überwunden, wobei glatte oder quergesteifte Muskulatur die Transportarbeit übernehmen. Konvektive Transportprozesse sind der Blutkreislauf, der Lymphtransport, die Lungenbelüftung, die Darmpassage sowie die Harnblasen- und Gallenblasenentleerung. Unter *Konvektion*[1] versteht man daher die gleichzeitige Bewegung (Strömung) von einem Lösungsmittel und den darin gelösten Stoffen.

Im Gegensatz dazu erfolgen die spezifischen Transportprozesse, die der fein abgestimmten Verteilung von Flüssigkeiten und Stoffen dienen, im Bereich zwischen Kapillaren und Zellmembranen. Dabei werden aktive und passive Transportprozesse unterschieden.

---

[1] Homöostase (homos (gr.), gleich; homoios (gr.): ähnlich; stasis (gr.): Stand)
[1] Konvektion (convehere (lat.): zusammenbringen)

Aktiver Transport

Unter aktivem Transport versteht man die Aufnahme einer Substanz durch eine Zellmembran mit Hilfe eines Transportsystems. Für einen solchen Transport muß Energie verwendet werden, die aus dem Zellstoffwechsel zur Verfügung gestellt wird. Durch aktiven Transport kann eine Substanz auch gegen ein Konzentrationsgefälle durch eine Zellmembran befördert werden. Solche aktiven Transportprozesse bestehen unter anderem für die Anreicherung von Kaliumionen in den roten Blutkörperchen und die Aufnahme von Glukose und Aminosäuren im Dünndarm und den Tubuluszellen der Nieren gegen das Konzentrationsgefälle.

Passive Transportvorgänge

Diffusion

Der Transportvorgang der Diffusion[1] beruht auf der *Brown*schen *Molekularbewegung* (s. S. 171). Voraussetzung für den Ablauf einer solchen gerichteten Teilchenbewegung ist der Konzentrationsunterschied eines gelösten Stoffes in 2 verschiedenen Räumen. Diffusion bedeutet also Wanderung von Teilchen (Moleküle[2], Ionen[3]) vom Ort einer höheren zum Ort einer niedrigeren Konzentration. Ursache der gerichteten Bewegung zum Ort der niedrigeren Konzentration ist, daß die gelösten Teilchen in dieser Richtung seltener mit anderen Teilchen zusammenstoßen als in allen anderen Richtungen des Raumes. Die Teilchenbewegung findet daher so lange statt, bis der Konzentrationsausgleich erreicht ist. Bei der Diffusion wandert also der gelöste Stoff und nicht das Lösungsmittel. Als Beispiel für den Vorgang der Diffusion wurde bereits der Gaswechsel in den Lungen geschildert (s. S. 171). Genauso bewegen sich viele im Blut gelöste, organische und anorganische Teilchen zwischen den verschiedenen Flüssigkeitsräumen vom Ort der höheren zum Ort der niedrigeren Konzentration. Diffusion ist also auch durch eine Membran hindurch (Wand der Haargefäße oder der Lungenbläschen) möglich, sofern die Porengröße der Membran nur groß genug ist.

Osmose

Osmose[4] ist ein Lösungsmitteltransport (z. B. Wasser) durch eine halbdurchlässige (semipermeable[5]) Membran, die zwei Lösungen unterschiedlicher Teilchenkonzentration trennt. Hier wandern die Moleküle des Lösungsmittels durch die für die gelösten Teilchen undurchlässige Membran in Richtung auf die höhere Teilchenkonzentration, bis der Konzentrationsausgleich erreicht ist. Der entscheidende Unterschied zwischen Diffusion und Osmose besteht also darin, ob das Lösungsmittel *(Osmose)* oder der gelöste Stoff *(Diffusion)* wandert.

Die Kraft, mit der sich das Lösungsmittel in die Lösung mit höherer Teilchenkonzentration bewegt, erzeugt einen Druck, der als **osmotischer Druck** bezeichnet wird (Druck = Kraft pro Fläche). Der osmotische Druck entspricht also der Kraft, mit der sich unter diesen geschilderten Bedingungen eine Lösung durch Wasseraufnahme zu verdünnen sucht. Je konzentrierter die Lösung, desto größer ist auch ihr osmotischer Druck. Im Blutplasma beträgt der osmotische Druck normalerweise 7 bis 8 Atmosphären. Es wäre daher ein Gegendruck von 7 bis 8 Atmosphären notwendig, um den osmotischen Flüssigkeitsstrom aufzuhalten, sofern die an das Blut angrenzenden Flüssigkeitsräume aus reinem Wasser bestünden.

---

[1] Diffusion (diffundo (lat.): verbreite, zerstreue)

[2] Moleküle bestehen aus 2 oder mehr miteinander verbundenen Atomen. Sie sind das kleinste Teilchen von chemischen Verbindungen, sofern es sich um Atome verschiedener Elemente handelt.

[3] Ion (ion (gr.): wandernd, gehend): geladene Teilchen, die in einem elektr. Gleichspannungsfeld wandern

[4] Osmose (osmos (gr.): Stoß, Antrieb)

[5] semipermeabel (semi (lat.): halb- ; permeare (lat.): durchwandern)

Diese Flüssigkeitsräume haben jedoch annähernd die gleiche Konzentration an gelösten Teilchen und sind daher zum Blutplasma praktisch isoton.

Der im Plasma wirksam werdende osmotische Druck *(effektiver osmotischer Druck)* ist verschwindend gering (etwa 0,5 % des osmotischen Plasmadruckes). Der hohe osmotische Druck des Blutplasmas mit 7 bis 8 Atmosphären könnte nur an einer Membran wirksam werden, die lediglich für Wasser durchlässig wäre. Solche Membranen gibt es aber im Körper nicht. Durch die relativ großen Poren in den Kapillarwänden treten sämtliche kleinmolekulare Stoffe hindurch. Für sie sind die Kapillarwände also durchlässig (permeabel). Als halbdurchlässige (semipermeable) Membranen sind sie für die im Plasma gelösten Eiweißkörper mit einem Molekulargewicht von über 60000 nicht durchlässig. Deshalb beeinflussen im Kapillarbereich nur die Eiweißkörper, vorwiegend die Albumine, die Wasserverteilung zwischen dem Plasma und dem Raum außerhalb der Gefäße (**kolloidosmotischer Druck**).

Filtration

Filtration ist ein druckabhängiger Transport von Flüssigkeiten durch einen Filter *(Membran)*, der nicht alle in einer Flüssigkeit gelösten Teile hindurchläßt. Größere Teile werden dabei zurückgehalten. Die Menge des Filtrates hängt von der Druckdifferenz zwischen beiden Seiten des Filters (Membran) und der Membranfläche ab. Im Körper erfolgt Filtration vorwiegend im Bereich der Kapillaren.

Spezieller Teil des Blutes

Das **Blut** ist in Abhängigkeit vom Sauerstoffgehalt eine hell- oder dunkelrote, undurchsichtige, klebrige Flüssigkeit von schwach alkalischer Reaktion. Die **Gesamtblutmenge** beträgt beim Menschen 7 bis 8 % des Körpergewichtes und damit bei einem Erwachsenen von 60 bis 70 kg Körpergewicht ungefähr 4 bis 6 Liter. Ein **plötzlicher Blutverlust** von mehr als 50 % der Gesamtblutmenge ist ohne sofortiges therapeutisches Eingreifen tödlich. Bei einem gesunden Erwachsenen hat ein Blutvolumenverlust von 500 bis 800 ml dagegen noch keine stärkere Auswirkung auf die Kreislaufsituation (Blutspender!). Sinkt das Blutvolumen aber um mehr als 30 % plötzlich ab, so tritt ein Volumenmangelschock ein.

Man kann das Blut aus funktioneller Sicht als ein flüssiges Organ ansehen, dessen äußere Grenze die Wände der Blutgefäße sind. Das Blut ist eine Aufschwemmung unendlich vieler Zellen, der roten und weißen Blutkörperchen, in einer eiweißhaltigen wäßrigen Salzlösung, die **Blutplasma** genannt wird. Die Blutkörperchen machen durchschnittlich etwa 42 bis 47 % der Gesamtblutmenge aus. Man kann dies leicht feststellen, wenn man ungerinnbar gemachtes Blut in einem dünnen Glasröhrchen zentrifugiert. Dabei setzen sich die Blutkörperchen als rote Säule im unteren Teil des Röhrchens ab, während das Blutplasma als helle Schicht darübersteht (Bestimmung des Hämatokrits[1] zur Erfassung der Blutkörperchenkonzentration).

Der **Hämatokrit** gibt an, welches Volumen die roten Blutkörperchen in 100 ml Blut einnehmen. Beim Mann beträgt er 47 (53 % Blutplasma zu 47 % Blutkörperchen), bei der Frau 42 (58 % Blutplasma zu 42 % Blutkörperchen). Beim Kind liegt er meist niedriger, wenn man von Neugeborenen absieht. Kommt es zu einem Blutverlust, so sinkt der Hämatokrit ab.

---

[1] Hämatokrit (haima (gr.): Blut; krites (gr.): Richter)

Die Blutkörperchen

Bei den Blutkörperchen unterscheidet man:
1. **Erythrozyten**[1] (rote Blutkörperchen)
2. **Leukozyten**[2] (weiße Blutkörperchen); weiße Blutkörperchen sind Granulozyten[3] (Neutrophile-[4], Eosinophile-[5] und Basophile[6] Granulozyten), Lymphozyten und Monozyten[7].
3. **Thrombozyten**[8] (Blutplättchen).

Rote Blutkörperchen

Die Hauptmasse der Blutzellen bilden die roten Blutkörperchen *(Erythrozyten)*. Sie wirken im auffallenden Licht, besonders in größerer Menge, rot. Dadurch bestimmen sie die Farbe des Blutes.

Die Gesamtzahl der roten Blutkörperchen beträgt beim erwachsenen Menschen ca. 25 Billionen. 1 cmm Blut enthält beim Mann ca. 5 Mill., bei der Frau etwa 4,5 Mill. rote Blutkörperchen.

Die Zählung der roten Blutkörperchen erfolgt nach vorheriger Verdünnung mit einer Salzlösung unter dem Mikroskop in Spezialzählkammern, deren Zählfläche in quadratische Felder aufgeteilt ist. Dadurch wird eine übersichtliche Zählung möglich. Inzwischen werden aber auch bereits automatische Erythrozytenzählgeräte verwendet.

Die kernlosen Erythrozyten haben die Form von beidseits in der Mitte eingedellten Scheiben, deren durchschnittlicher Durchmesser 7,5 µm beträgt. Im Bereich des Randes beträgt ihre Dicke etwa 2 µm, in der Mitte jedoch nur 1 µm. Durch diese beidseitige Napfform wird die Oberfläche vergrößert und gleichzeitig die Diffusionsstrecke für die Atemgase (Sauerstoff und Kohlendioxid) im zentralen Bereich des Erythrozyten verkürzt, wodurch die Hauptfunktion der Erythrozyten, der Atemgastransport, begünstigt wird (Abb. 164).

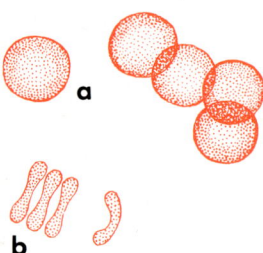

Abb. 164: Rote Blutkörperchen (Erythrozyten) in der Ansicht von oben (a) und von der Seite (b)

Die Gesamtoberfläche der roten Blutkörperchen hat man auf 3800 qm geschätzt. Dies ist gut das 200fache der Körperoberfläche und das 20–30fache der Lungenbläschenoberfläche. Damit steht dem Gaswechsel im Bereich der Lungenbläschen und Erythrozytenoberfläche eine sehr große Austauschfläche zur Verfügung.

---

[1] Erythrozyt (erythros (gr.): rot; kytos (gr.): Zelle)
[2] Leukozyt (leukos (gr.): weiß; kytos (gr.): Zelle)
[3] Granulozyt (granularis (lat.): körnig)
[4] neutrophil (neuter (lat.): keiner von beiden; philos (gr.): liebend)
[5] eosinophil (Eosin = saurer Farbstoff zur Kontrastfärbung in der Bakteriologie und Histologie)
[6] basophil (mit basischen Farbstoffen anfärbbar)
[7] Monozyt (monos (gr.): allein, einzeln; kytos (gr.): Zelle)
[8] Thrombozyt (thrombos (gr.): Klumpen)

Die hauchdünne **Zellmembran** der roten Blutkörperchen, die aus Eiweißkörpern und Lipoiden besteht, ist wahlweise durchlässig (**selektive Permeabilität**[9]). Für *Anionen*[10] (negativ geladene Teilchen) ist sie etwa 1 Million mal leichter durchgängig als für *Kationen*[11] (positiv geladene Teilchen). Außerdem sorgen aktive Transportprozesse dafür, daß im Zellinneren eine höhere Kalium- und eine niedrigere Natriumkonzentration als im Plasma besteht.

Nur Wasser kann nach den Gesetzen der Osmose leicht in beiden Richtungen hin- und herströmen. Die roten Blutkörperchen können sich daher in Abhängigkeit vom osmotischen Druck der umgebenden Lösung hinsichtlich ihrer Form und Größe verändern. Werden Erythrozyten in eine Kochsalzlösung gegeben, deren Konzentration die des normalen Blutplasmas übersteigt, so schrumpfen sie durch Wasserabgabe und nehmen «**Stechapfelform**» an. Dies geschieht nach den Gesetzen der Osmose, wobei Wasser von dem Ort der niedrigeren Elektrolytkonzentration (Inneres der Erythrozyten) zu dem Ort der höheren Elektrolytkonzentration (hypertone Kochsalzlösung) durch eine semipermeable Membran (Erythrozytenmembran) hindurchtritt.

Gibt man dagegen Erythrozyten in eine Salzlösung, deren Elektrolytkonzentration die des normalen Blutplasmas unterschreitet *(hypotone*[12] *Lösung)*, so kommt es durch eine osmotisch bedingte Wasseraufnahme zur Schwellung der roten Blutkörperchen. Sie werden dann kugelförmig bis sie schließlich platzen, und sich ihr Inhalt dann in das Blutplasma ergießt. Dieser Vorgang wird **Hämolyse**[13] genannt. Dadurch wird das vorher deckfarbene, undurchsichtige Blut lackfarben, d. h. durchsichtig. Die Bestimmung der **osmotischen Resistenz**[14] (Widerstandskraft) der roten Blutkörperchen gegenüber Kochsalzlösungen verschieden hoher Konzentration ist eine wichtige Untersuchungsmethode zur Prüfung der Widerstandskraft der Erythrozyten gegenüber hypotonen Salzlösungen. Die Hämolyse tritt meist ein, wenn die Kochsalzkonzentration auf 0,45 % Natriumchlorid gesenkt wird. Bei höheren Konzentrationen (0,5–0,9 %) hält die Dehnbarkeit der Erythrozytenwand die Volumenvergrößerung durch das eindringende Wasser noch aus. Doch tritt die Hämolyse bei bestimmten Blutkrankheiten bereits bei einer höheren Natriumchlorid-Konzentration als 0,45 % ein.

Durch ihren besonderen Bau sind die roten Blutkörperchen biegsam und elastisch. Sie können deshalb ihre Form der Umgebung anpassen, wenn sie sich in den Kapillaren vorwärtsbewegen, deren Lichtung kleiner als ihr Durchmesser ist.

Die ausgereiften roten Blutkörperchen sind kernlos und haben daher nur eine begrenzte Lebensdauer von höchstens 110 bis 120 Tagen. Der Abbau der roten Blutkörperchen erfolgt in der Leber und Milz. Diesem Abbau geht während des ganzen Lebens eine ständige Erneuerung des Bestandes an roten Blutkörperchen parallel. Der Ort für die Neubildung der roten Blutkörperchen ist nach der Geburt das **rote Knochenmark,** das sich während der ersten Lebensjahre in allen Knochen befindet, dann aber in den langen Röhrenknochen allmählich durch Fettmark ersetzt wird. So konzentriert sich nach Abschluß des Wachstums die Regeneration[15] (Erneuerung) der roten Blutkörperchen auf die platten, kurzen Knochen des Schädels und Rumpfes (Rippen, Brustbein, Wirbelkörper, Becken, gelenknahe Enden der Oberarm- und Oberschenkelschaftknochen). Vor der Geburt werden aber auch in der Leber und Milz rote Blutkörperchen gebildet. Bei bestimmten krankhaften Zuständen können diese fetalen Blutbildungszentren wieder aktiviert werden.

---

[9] Permeabilität (permeare (lat.): durchwandern)
[10] Anion (ana (gr.): hinauf; ion (gr.): gehend)
[11] Kation (kata (gr.): herab, abwärts; kation (gr.): hinabgehend)
[12] hypoton (hyp-, hypo- (gr. Vorsilbe): unter, unterhalb; tonos (gr.): Spannung)
[13] Hämolyse (haima (gr.): Blut; lysis (gr.): Lösung)
[14] Resistenz (resistere (lat.): widerstehen)
[15] Regeneration (regenero (lat.): wieder erzeugen)

Im roten Knochenmark entwickeln sich die roten Blutkörperchen aus kernhaltigen Stammzellen und Zwischenstufen, die noch keinen Blutfarbstoff enthalten, zu den schon mit Blutfarbstoff gefärbten aber immer noch kernhaltigen Vorstufen (**Normo-** oder **Erythroblasten**). Aus den Normoblasten[16] entsteht schließlich durch Kernausstoßung zunächst eine Zelle, die noch Kernreste enthält und **Retikulozyt**[17] genannt wird. Dieser tritt in das Blut über. Aus ihm entwickelt sich schließlich das fertige rote Blutkörperchen, der Erythrozyt. Die kernhaltigen Vorstufen der Erythrozyten sind beim gesunden Menschen nur im Knochenmark zu finden.

Im Inneren der roten Blutkörperchen liegt als wichtigster Bestandteil der rote Blutfarbstoff, das Hämoglobin[18]. Das Hämoglobin macht etwa $1/3$ der Gesamtmasse der roten Blutkörperchen aus und gibt dem Blut die rote Farbe. Es ist am Sauerstoff- und Kohlendioxidtransport sowie an der Pufferfunktion des Blutes maßgeblich beteiligt. Daher ist die Bestimmung des Hämoglobingehaltes ebenso wichtig wie die Zählung der Erythrozyten.

Für die verstärkte Neubildung von Erythrozyten ist der Sauerstoffmangel im Gewebe ein wirksamer Reiz. Er führt vor allem in der Niere zur vermehrten Produktion von **Erythropoetin.** Dieses Glykoprotein gelangt dann auf dem Blutweg zum roten Knochenmark und fördert dort den Differenzierungs- und Reifungsprozeß.

Hämoglobinbestimmung

Da **Hämoglobin** ein Farbstoff ist, kann der Hämoglobingehalt des Blutes durch Farbvergleich bestimmt werden (spektralphotometrische Methode, da andere Methoden zu ungenau sind), wobei zuvor das Hämoglobin des zu untersuchenden Blutes durch Einwirkung chemischer Substanzen in eine stabile Form umgewandelt wird (*Cyanmethämoglobin*).

Die Hämoglobin-Konzentration beträgt normalerweise beim Manne 158 g/l, bei der Frau 140 g/l. Diese Werte schwanken jedoch auch bereits bei Gesunden leicht. Neugeborene haben mit durchschnittlich 200 g/l einen wesentlich höheren Hämoglobingehalt, der während des ersten Lebensjahres auf ca. 115 g/l abfällt, um dann langsam auf Erwachsenenwerte anzusteigen.

Für die Beurteilung der Blutbildung und die Unterscheidung von verschiedenen Formen der Blutarmut (Anämie) ist die mittlere Hämoglobinbeladung des einzelnen Erythrozyten (Färbekoeffizient) wichtig.

Färbekoeffizient

Der **mittlere Hämoglobingehalt** (HB_E oder MCH[1]) des einzelnen Erythrozyten wird Färbekoeffizient genannt. Um den Hämoglobingehalt in einem einzelnen Erythrozyten (Hb_E) zu ermitteln, wird folgende Formel benutzt:

$$Hb_E = \frac{Hb\,(g\%) \times 10}{\text{Erythrozytenzahl (in Mio./}\mu\text{l)}}$$

Beispiel:

Wurden 16 g% Hämoglobin und 5 Mio. Erythrozyten/μl ermittelt, so beträgt der Hb_E nach der Formel:

$$\frac{16 \times 10}{5} = 32\ pg$$

Normalbereich 27–32 pg

---

[16] Normoblast (kernhaltige Vorstufe der Erythrozyten)
[17] Retikulozyt (reticulum (lat.): kleines Netz; reticularis (lat.): netzförmig)
[18] Hämoglobin (haima (gr.): Blut; Globin: Eiweißanteil des Blutfarbstoffes)
[1] MCH: engl. Abk. für mean corpuscular hemoglobin

Mittlere Hämoglobinkonzentration des einzelnen Erythrozyten

Die **mittlere Hämoglobinkonzentration** (MCHC[2]) des einzelnen Erythrozyten ergibt sich aus folgender Formel:

$$\frac{\text{Hb (g \%)}}{\text{Hämatokrit (\%)}} \times 100$$

Beispiel:

Beträgt der Hämoglobingehalt in 100 ml Blut 13 g% und der Hämatokrit 39, so ist die mittlere Hämoglobinkonzentration im einzelnen Erythrozyten

$$\frac{13}{39} \times 100 = 33\,\%.$$

Normalbereich 30–36%

Der Hämoglobingehalt (Hb$_E$ oder MCH) und die Hämoglobinkonzentration (MCHC) im einzelnen Erythrozyten sind zum Beispiel bei der *Kugelzellanämie* erhöht, bei einem Eisenmangel oder der *Thalassämie*[3], einer Störung im Hämoglobinaufbau, die vorwiegend bei Bewohnern der Mittelmeerländer vorkommt, dagegen erniedrigt.

Hämoglobin ist eine Farbstoff-Eiweißverbindung. Sie besteht zu 95% aus dem Eiweißkörper **Globin** (4 Eiweißketten = Polypeptidketten) und zu 5% aus dem roten Blutfarbstoff **Häm.** Der rote Blutfarbstoff entspricht in seiner Bedeutung dem grünen Blatt- und Atmungsfarbstoff *Chlorophyll*[4] der Pflanzen. Er enthält zweiwertiges Eisen in Verbindung mit einem stickstoffhaltigen chemischen Grundstoff *(Porphyrin*[5]*)*. Dieses Eisen steht im Mittelpunkt des Sauerstofftransportes durch das Hämoglobin, da es die Fähigkeit hat, Sauerstoff locker zu binden und leicht wieder abzugeben. Daher ist also der im Hämoglobin enthaltene eisenhaltige Farbstoff Häm der Sauerstoffträger im Blut. Mit ihm verbindet sich der bei der Atmung aufgenommene Sauerstoff zu dem hellroten **Oxyhämoglobin,** das Sauerstoff überall dort in den Geweben abgibt, wo er benötigt wird. Beim Abbau der roten Blutkörperchen in der Leber ist Hämoglobin das Ausgangsprodukt des Gallenfarbstoffes (s. S. 304).

Um die Bedeutung des Hämoglobins für den Sauerstofftransport im Organismus zu verstehen, muß man sich das eine Ziel der Atmung vor Augen halten · Die Aufnahme von Sauerstoff in den Lungen (äußere Atmung) und die Abgabe von Sauerstoff an die Zellen (innere Atmung).

Sauerstoff-Transportfunktion des Blutes

Die **Atemgase** Sauerstoff und Kohlendioxid werden im Blut in physikalisch gelöster und chemisch gebundener Form transportiert. Stickstoff hingegen, der keine Stoffwechselbedeutung hat, kommt im Blut nur in physikalisch gelöster Form vor.

Die Aufnahme eines Gases wie Sauerstoff oder Kohlendioxid in physikalisch gelöster Form durch eine Flüssigkeit ist direkt von dem Druck abhängig, mit dem das Gas auf der Flüssigkeit lastet sowie der Temperatur. Bei steigender Temperatur läßt sich weniger Gas lösen (Beispiel

---

[2] MCHC: engl. Abk. für mean cell hemoglobin concentration
[3] Thalassämie (thalassa (gr.): Meer; haima (gr.): Blut)
[4] Chlorophyll (chloros (gr.): grünlichgelb; phyllon (gr.): Blatt)
[5] Porphyrin (porphyra (gr.): Purpur)

Seltersflasche). Bei einem Gasgemisch wie der atmosphärischen Luft, die etwa 79 % Stickstoff und 21 % Sauerstoff enthält, entspricht der Druck, der das Gas in die Flüssigkeit treibt, der prozentualen Zusammensetzung des Gasgemisches, da es die Gasmoleküle selbst sind, die den Druck erzeugen. Der **Partialdruck** (Teildruck) mit dem bei einem Luftdruck von 760 mm Quecksilbersäule Sauerstoff (21 %) in Wasser hineingedrückt wird, beträgt somit: $\frac{21}{100} \times 760 = 160$ mm Quecksilbersäule.

Im Bereich der Alveolen besteht allerdings ein niedrigerer Sauerstoff-Partialdruck bei der Einatmung, da der Sauerstoffanteil der Luft in diesem Bereich nur noch 15 % beträgt, und die Luft in den Alveolen mit Wasserdampf gesättigt ist. Der Druck des Wasserdampfes, der etwa 47 mm Quecksilbersäule beträgt, muß daher von dem atmosphärischen Druck abgezogen werden. Es ergibt sich dann ein Sauerstoff-Partialdruck von 100–110 mm Hg, unter dem der Sauerstoff in das Blutplasma gepreßt wird.

Der Sauerstoff, der also in Abhängigkeit von seinem Partialdruck aus der Atemluft durch die Wand der Alveolen und Kapillaren in das Blutplasma diffundiert, wird in diesem zuerst physikalisch gelöst. Im arteriellen Blut können aber lediglich 0,3 ml Sauerstoff in 100 ml Blut physikalisch gelöst werden. Die biologische Bedeutung des physikalisch gelösten Sauerstoffes liegt darin, daß Gasmoleküle nur dann mit einem Reaktionspartner eine chemische Bindung eingehen können, wenn sie in gelöster Form zu ihm diffundieren.

Für den großen Sauerstoffbedarf des Organismus ist die physikalisch gelöste Menge an Sauerstoff viel zu gering. Die Bedeutung des Hämoglobins liegt daher in seinem hohen **Sauerstoffbindungsvermögen.**

Der Sauerstoff gelangt nämlich mit Ausnahme des geringen Anteils, der physikalisch gelöst bleibt, in die Erythrozyten. Er wird dort an das Hämoglobin gebunden und so von den Erythrozyten im Körper verteilt und zu den Zellen transportiert.

Die **Sauerstoffabgabe** an die Zellen erfolgt dann durch Diffusion in entgegengesetzter Richtung. Dabei wird der Sauerstoff aus seiner lockeren Hämoglobin-Bindung in Abhängigkeit vom Sauerstoff-Partialdruck in den Kapillaren freigesetzt.

Er gelangt zuerst in das Blutplasma und von dort in das Innere der Zellen. Die Freisetzung von Sauerstoff aus der Hämoglobin-Verbindung wird dabei über den Sauerstoffbedarf des Gewebes gesteuert. Entscheidend ist dabei immer nur der Druck des *physikalisch gelösten Sauerstoffs* im Blutplasma, der sich den Gesetzen der Diffusion entsprechend vom Ort des höheren Drucks zum Ort des niedrigeren Drucks bewegt. Der *chemisch gebundene Sauerstoff* übt dagegen keinen Druck aus. Der beim Kapillardurchfluß aus dem Blutplasma von den Zellen entnommene physikalisch gelöste Sauerstoff wird laufend durch chemisch an Hämoglobin gebundenen Sauerstoff ersetzt. Über den geringen Anteil des physikalisch gelösten Sauerstoffes werden daher sowohl die Bindung als auch die Freisetzung des Sauerstoffes an das Hämoglobin gesteuert. Dabei sinkt der Sauerstoff-Partialdruck vom arteriellen zum venösen Kapillarende hin ab.

Sauerstoffbindungskurve

Würde der Sauerstoff im Blut nur physikalisch gelöst, so müßte das aufgenommene Sauerstoffvolumen dem Sauerstoff-Partialdruck direkt entsprechen, d. h. proportional sein. Es bestände dann eine geradlinige Abhängigkeit zwischen gelöstem Sauerstoffvolumen und Sauerstoff-Partialdruck. Da der größte Teil des Sauerstoffs jedoch chemisch gebunden wird, ist dies nicht der Fall. Die jeweilige Konzentration des gelösten Sauerstoffs bestimmt jedoch nach dem Massenwirkungsgesetz, wie groß der Anteil des Hämoglobins ist, der in oxidierter Form als **Oxyhämoglobin** vorliegt. Den Konzentrationsanteil des Oxyhämoglobins an der gesamten Hämoglobin-Konzentration bezeichnet man als **Sauerstoffsättigung** des roten Blutfarbstoffes. Da die Konzentration des gelösten Sauerstoffs dem Sauerstoff-Partialdruck proportional ist, besteht auch eine Abhängigkeit der *Sauerstoffsättigung* vom *Sauerstoff-Partialdruck.* Dieser

Zusammenhang wird durch die sogenannte **Sauerstoffbindungskurve** des Hämoglobins darge-stellt.

Wie die Abb. 165 zeigt, hat die Sauerstoffverbindungskurve einen charakteristischen S-förmi-gen Verlauf. Bei einer rein physikalischen Absorption des Sauerstoffes müßte dagegen eine lineare Abhängigkeit zwischen der Sauerstoffsättigung des Blutes und dem Sauerstoff-Partial-druck bestehen.

Da die Kurve im Bereich ihres oberen Endes fast horizontal verläuft, zeigt dies, daß von einem bestimmten Druck an das Hämoglobin praktisch mit Sauerstoff gesättigt ist (94–97 % Oxy-hämoglobin). Eine Erhöhung des Luftdruckes und damit des Sauerstoff-Partialdruckes oder das Atmen von reinem Sauerstoff würde den Sauerstoffgehalt des Blutes daher nicht mehr wesent-lich erhöhen können.

Ist das Blut mit Sauerstoff gesättigt, so wurden von 100 ccm Blut 20 ccm Sauerstoff aufgenom-men. Der maximale Sauerstoffgehalt beträgt somit 20 %.

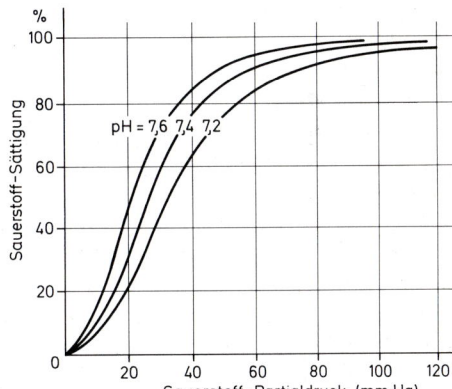

Abb. 165: Sauerstoffbindungskurve des Blutes in Abhängigkeit vom pH-Wert

Biologische Bedeutung der Sauerstoffbindungskurve

Der Verlauf der Sauerstoffbindungskurve ist jedoch nicht starr fixiert, sondern von der **Temperatur** und dem **Säuregrad** (pH-Wert) des Blutes abhängig. Wird das Blut erwärmt, so verläuft die Sauerstoffbindungskurve flacher. Sie ist dann weniger stark gekrümmt. Den glei-chen Effekt hat ein Anstieg des Säuregrades des Blutes (Absinken des pH-Wertes). Erwärmung und Säuerung des Blutes fördern daher die Sauerstoffabgabe des Blutes in die Organe. Letzteres bedeutet, daß das in den Körperzellen entstehende Kohlendioxid den Sauerstoff aus seiner Hämoglobin-Bindung drängt *(Bohr-Effekt)*.

Arterio-venöse Sauerstoffdifferenz

Das Blut des Gesunden enthält etwa 20 ml Sauerstoff pro 100 ml Blut, wenn es aus dem Lun-genkreislauf in den linken Vorhof gelangt. Während das Blut nun durch die verschiedenen Organe fließt, sinkt der Sauerstoffgehalt ab und beträgt im venösen Blut nur noch 15 ml Sauer-stoff pro 100 ml Blut. Die **arterio-venöse Sauerstoffdifferenz** beträgt also 5 ml Sauerstoff pro 100 ml Blut, d. h., daß üblicherweise nur 25 % des arteriellen Sauerstoff-Angebotes beim Durch-fluß des Kapillarsystems ausgenutzt werden. Die arterio-venöse Sauerstoffdifferenz kann aber bei körperlicher Arbeit deutlich ansteigen.

Das Blut hat aber auch noch weitere wichtige Aufgaben. Sie betreffen den Transport des Kohlendioxides und die Pufferwirkung des Blutes im Säure-Basenhaushalt des Körpers.

Kohlendioxid-Transportfunktion des Blutes

Kohlendioxid, das als Endprodukt des sauerstoffabhängigen Stoffwechsels in den Zellen des Körpers entsteht, wird zu 10 % in physikalisch gelöster Form und zu 90 % chemisch gebunden transportiert. Der **Kohlendioxid-Gehalt** des Blutes beträgt in den Arterien des großen Kreislaufs 50 Vol.%, in den Venen 54 Vol.% (d.h. 100 ml Blut enthalten 50 bzw. 54 ml Kohlendioxid), vorausgesetzt, daß der Kohlendioxid-Gehalt in den Lungenbläschen der Norm entspricht. Das Blut gibt also nur einen kleinen Teil (4 Vol.%) seines Kohlendioxid-Gehaltes ab, da ein bestimmter Kohlendioxid-Spiegel im Blut der wichtigste Reiz des Atemzentrums ist. Kohlendioxid ist daher eine Voraussetzung für die normale Atemtätigkeit (s. S. 173). Wenn der Organismus also gezwungen wird ständig eine bestimmte Menge Kohlendioxid im Blut zu transportieren, dann muß er auch davor geschützt werden, daß dieser Kohlendioxid-Anteil des Blutes das *Säuren-Basengleichgewicht* verändert, da das konstante Säuren-Basengleichgewicht im Blut lebenswichtig ist. Deshalb wird das Kohlendioxid im Blut vorwiegend an alkalische Stoffe gebunden, eine chemische Reaktion, die nach Bedarf umgekehrt werden kann und damit die Freisetzung von Kohlendioxid ebenso leicht gestattet wie seine Bindung. Ansonsten bestehen für den Kohlendioxid-Transport im Blut ähnliche Bedingungen wie für den Sauerstoff-Transport. Das im Zellstoffwechsel anfallende Kohlendioxid diffundiert zunächst aus den Zellen in das vorbeiströmende Blut. Die physikalische Löslichkeit von Kohlendioxid im Blut ist etwa 20 mal höher als die von Sauerstoff. Der physikalisch gelöste Anteil ist daher wesentlich größer als der entsprechende Wert des Sauerstoffes. Im arteriellen Blut werden etwa 2,5 ml Kohlendioxid pro 100 ml Blut physikalisch gelöst. Dennoch werden nur etwa 10 % des Gesamt-Kohlendioxides in physikalisch gelöster Form vom Blutplasma aufgenommen (absorbiert) und so zum Gaswechsel in die Lungen transportiert. Der Hauptanteil des anfallenden Kohlendioxides wird vom Blut als chemische Verbindung mit Natrium (Natriumbicarbonat), Kalium (Kaliumbicarbonat) und Eiweiß befördert.

Kohlendioxid-Bindung im Blut

Die rückbildungsfähige chemische Bindung von Kohlendioxid erfolgt überwiegend als **Bicarbonat** *(Hydrogencarbonat)* in den Erythrozyten und im Blutplasma, zu einem geringeren Teil (etwa 10 %) durch Anlagerung von Kohlendioxid an freie Aminogruppen des Hämoglobins (**Carbamat** = *Carbamino-Hämoglobin*). Letzteres geschieht nach der Formel:

$$HbNH_2 + CO_2 \rightleftharpoons HbNHCOO^- + H^+$$

Bicarbonat-Bindung

Nachdem Kohlendioxid in den Zellen entstanden ist, diffundiert es in die benachbarten Kapillaren, wo die *Hydratation* (Verbindung mit Wasser) zu Kohlensäure mit anschließender Trennung *(Dissoziation[1])* in Bicarbonat (HCO_3^-) und Wasserstoffionen (H^+) erfolgt. Diese Reaktion läuft im Blutplasma sehr langsam, in den Erythrozyten jedoch etwa 10000 mal schneller ab. Die schnellere Reaktion in den Erythrozyten beruht auf dem in den Erythrozyten vorhandenen Enzym **Carboanhydrase**. Die chemische Bindung von Kohlendioxid in Form des Bicarbonates erfolgt nach folgender Formel:

$$CO_2 + H_2O \rightleftharpoons H_2CO_3 \rightleftharpoons HCO_3^- + H^+$$

---

[1] Dissoziation (dissociatio (lat.): Trennung) = Aufspaltung

Die fortschreitende Erhöhung der HCO_3^--Konzentration in den Erythrozyten ergibt ein *Diffusionsgefälle* in Richtung auf das Blutplasma. Die HCO_3^--Ionen können aber nur dann dem Diffusionsgefälle folgen, wenn im Austausch Chlorionen (Cl^-) in die Erythrozyten eintreten (**Chlorid-Verschiebung**). 80% des vom Blut aufgenommenen Kohlendioxides werden in Bicarbonat verwandelt, von denen 35% in den Erythrozyten verbleiben und 45% in das Plasma diffundieren. Die bei der Bicarbonatbildung anfallenden Protonen (H^+) ergeben nur geringe pH-Änderungen, da sie in den Erythrozyten durch das Hämoglobin, im Plasma durch die Eiweißkörper abgepuffert werden. Die geschilderten Reaktionen der *Carbamat-* (Carbamino-Hämoglobin) und *Bicarbonat-Bildung* laufen bei der Kohlendioxidabgabe in der Lunge in umgekehrter Richtung ab.

Alkalireserve

Die Reaktion des menschlichen Blutes schwankt zwischen einem pH-Wert von 7,3 und 7,5. Da jede stärkere Verschiebung der Blutreaktion nach der sauren oder alkalischen Seite hin den Gesamtstoffwechsel und damit das Leben gefährdet, ist ein ausreichender Vorrat an **Puffersubstanzen** notwendig (s. S. 337).

Die Gesamtmenge der alkalischen Stoffe, die im Blut und im Gewebe zur Bindung des Kohlendioxides zur Verfügung stehen, bezeichnet man als **Alkalireserve**. Kohlendioxid-Bindungsvermögen des Blutes und Alkalireserve sind zwei voneinander abhängige Größen. Je größer die Alkalireserve, um so größer ist auch das Kohlendioxid-Bindungsvermögen des Blutes. Normalerweise beträgt die Alkalireserve des Blutes 50–60 Vol.%, das heißt in 100 ml Blut ist Alkali für 50–60 ml Kohlendioxid enthalten.

Atmung, Kreislauf und Stoffwechsel sind vielfach zu einer Einheit verbunden. Der jeweilige Sauerstoffbedarf des Gewebes kann nur gedeckt werden, wenn Atmung und Kreislauf auf den Gewebsstoffwechsel genau abgestimmt sind. Je mehr Sauerstoff im arteriellen Schenkel des Kapillarsystems das Blut verläßt, desto höher steigt zwangsläufig der Kohlendioxidspiegel im venösen Schenkel als Ausdruck der vermehrten Schlackenbildung durch die Stoffwechselsteigerung (= erhöhter Sauerstoffverbrauch). Diese Schlackenbildung umfaßt aber nicht nur Kohlendioxid, sondern auch andere Stoffwechselprodukte. Dabei stehen dem Blut als erste Sicherung seiner normalen pH-Reaktion die Puffersubstanzen zur Verfügung. Die nächste Möglichkeit zum Ausgleich bietet die Atmung durch Änderung der Zahl und Tiefe der Atemzüge (= Regulierung des äußeren Gaswechsels in den Lungen). Dadurch kann die Abgabe von Kohlendioxid aus dem Blut gesteigert oder verringert werden.

Die weißen Blutkörperchen

Die weißen Blutkörperchen (**Leukozyten**[1]) verdanken ihren Namen der Beobachtung, daß sie im ungefärbten Blutausstrich farblos erscheinen, während die roten Blutkörperchen gelblich schimmern. Außerdem unterscheiden sie sich aber auch durch ihre Zahl, Größe, Bauart (Kerngehalt!) und Aufgaben grundlegend von den roten Blutkörperchen.

Die Zahl der weißen Blutkörperchen (**Leukozytenkonzentration**) schwankt erheblich. Beim gesunden Menschen beträgt sie durchschnittlich 7000/cmm Blut (Normalwerte zwischen 4000 und 10000/cmm). Die Zählung erfolgt in einer Zählkammer, nachdem die roten Blutkörperchen zuvor durch Essigsäurezusatz zerstört wurden. Bei einer Reihe von Erkrankungen, besonders bakteriellen Infektionen, steigt die Leukozytenzahl weit über die Norm an (**Leukozytose**). Fallen die Leukozyten unter die Norm ab, was unter anderem bei bestimmten Viruserkrankun-

---

[1] Leukozyt (leukos (gr.): weiß; kytos (gr.): Zelle)

gen beobachtet wird, so spricht man von **Leukopenie**[2]. Dabei ist aber wichtig zu wissen, daß sich immer nur ein kleiner Teil (ca. 5 %) der im Körper vorhandenen Leukozyten vorübergehend im Blut aufhalten. Der überwiegende Teil befindet sich im Knochenmark (ca. $1/3$) und im Zwischenzellraum (interstitieller Raum) der Gewebe.

Die weißen Blutkörperchen haben meist Kugelform. Sie können die Form aber ändern, da sie die Fähigkeit besitzen, sich wie einzellige Lebewesen *(Amöben)* durch Ausstrecken und Einziehen von Fortsätzen des Zelleibs fortzubewegen. Sämtliche weißen Blutkörperchen haben einen Zellkern, dessen Form und Größe aber unterschiedlich ist. Auch ihr Protoplasma zeigt Unterschiede. Zum Teil enthält das Protoplasma feine Körner, die sich mit bestimmten Farbstoffen unterschiedlich anfärben lassen. Bei anderen Leukozyten sieht man diese Granulierung dagegen nicht.

Nach Zellgröße, Kernform und Art der Granulierung des Protoplasmas unterscheidet man: *Granulozyten, Lymphozyten, Monozyten.*

Die Granulozyten

Die Granulozyten stellen beim Erwachsenen die Mehrzahl der weißen Blutkörperchen im strömenden Blut. Ihr Durchmesser schwankt zwischen 8 und 14 µm. Sie werden im Knochenmark gebildet, wo sie sich durch mehrfache Zellteilung aus Stammzellen entwickeln und anschließend ausreifen. Nach der Färbbarkeit ihrer Granula werden sie in neutrophile, eosinophile und basophile Granulozyten unterteilt.

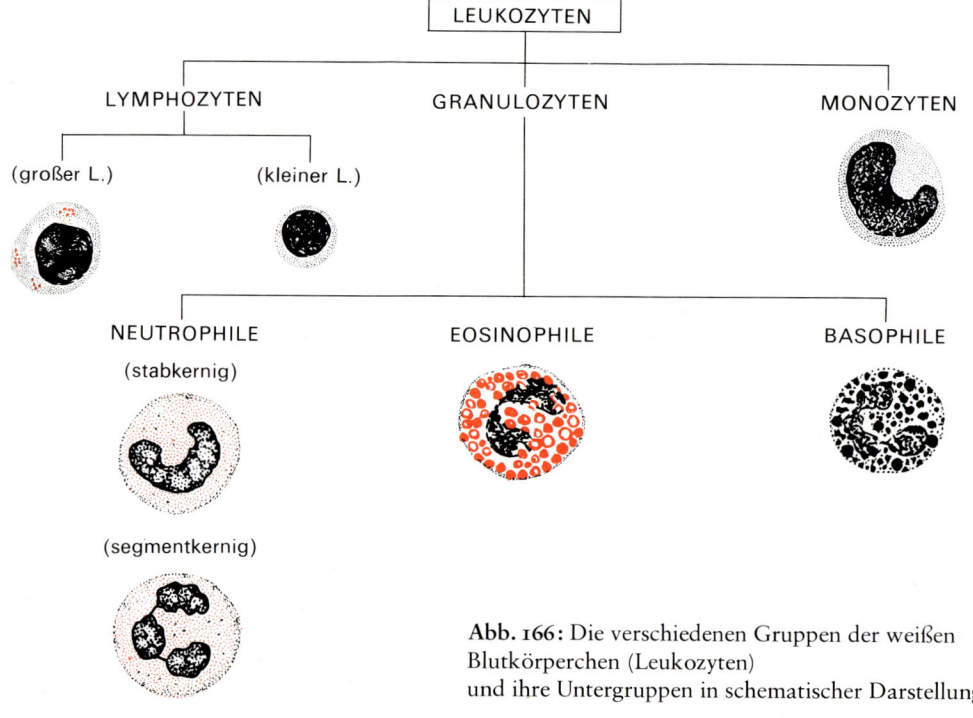

Abb. 166: Die verschiedenen Gruppen der weißen Blutkörperchen (Leukozyten) und ihre Untergruppen in schematischer Darstellung

---

[2] Leukopenie (penia (gr.): Armut)

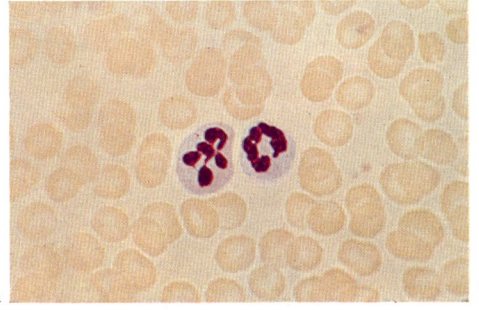

a

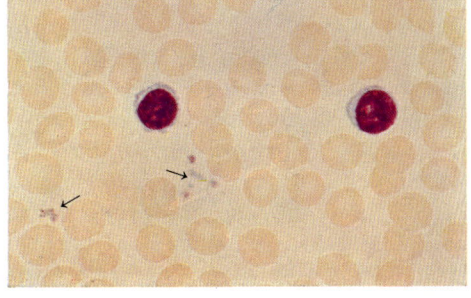

b

Links: Neutrophiler segmentkerniger Leukozyt
Rechts: Neutrophiler stabkerniger Leukozyt

2 Lymphozyten
kleine Gruppe von Blutplättchen ↑ (Thrombozyten)

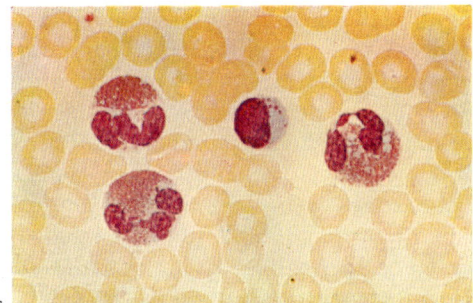

c

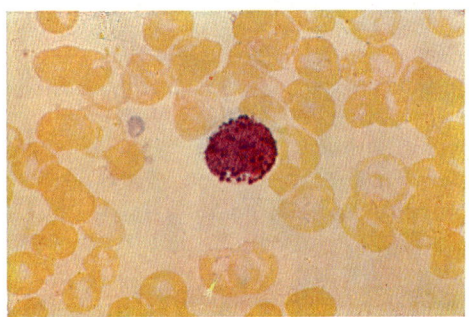

d

3 Eosinophile segmentkernige Leukozyten, in
der Mitte ein Lymphozyt

Basophiler Leukozyt

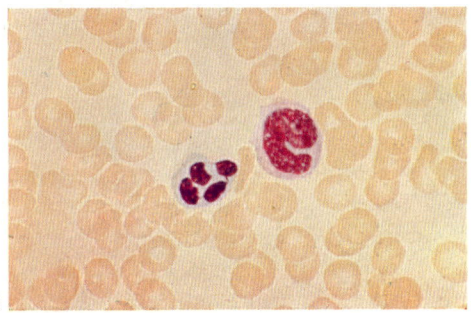

e

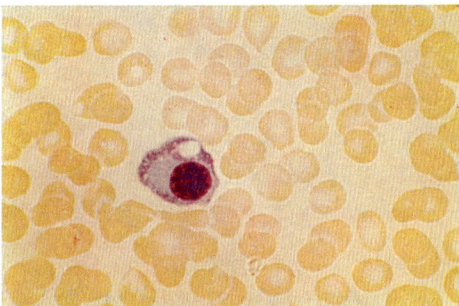

f

Segmentkerniger neutrophiler Leukozyt (links)
und ein Monozyt (rechts)

Plasmazelle

Abb. 167: Die verschiedenen weißen Blutkörperchen (Leukozyten) im Blutausstrich (Mikrophotogramme
von Herrn Dr. F. Asbeck)

1. Neutrophile Granulozyten

Neutrophile Granulozyten stellen 55–70% aller weißen Blutkörperchen. Ihre Protoplasma-
körnchen verhalten sich sowohl dem roten Farbstoff Eosin als auch dem blauen Farbstoff
Hämatoxylin gegenüber neutral. Dadurch färben sich ihre Granula nur schwach violett an
(Abb. 167a + e).

2. Eosinophile Granulozyten

Eosinophile Granulozyten machen 2 % der Leukozyten im Blut aus. Ihre Granula werden durch Eosin leuchtend rot gefärbt (Abb. 167 e).

3. Basophile Granulozyten

Basophile Granulozyten stellen normalerweise bis zu 1 % der weißen Blutkörperchen. Der blaue Farbstoff Hämatoxylin färbt ihre Granula kräftig blau an (Abb. 167 d).

Der Kern der Granulozyten ist bei den ausgereiften Formen stark gelappt und dadurch in verschiedene Abschnitte *(Segmente)* gegliedert. Daher die Bezeichnung **segmentkernige Granulozyten.** Außerdem sieht man im Blut aber auch Granulozyten, deren Kern noch nicht so stark gelappt und mehr stabförmig ist. Sie werden deshalb **stabkernige Granulozyten** genannt (s. Abb. 166). Es sind dies noch junge Granulozyten. Stabkernige Granulozyten treten im Blut bei bakteriellen Infektionen vermehrt auf. Man spricht dann von einer **Linksverschiebung.** Die Lebenszeit der Granulozyten ist sehr kurz. Sie werden daher im roten Knochenmark ständig neu gebildet, wo sie sich aus Stammzellen durch mehrfache Teilung entwickeln und anschließend 4–10 Tage ausreifen. Schon bald nach ihrem Eintritt in die Blutbahn gelangen sie zu ihrem Einsatzort in den verschiedenen Geweben. Die Aufenthaltsdauer in der Blutbahn beträgt nur etwa 7 Stunden. Außerhalb des Knochenmarks überleben die Granulozyten nur wenige Tage.

Die Bedeutung der neutrophilen Granulozyten liegt in der unspezifischen, sofortigen Abwehr von Bakterien und in ihrer Fähigkeit Gewebetrümmer und Fremdmaterial wegzuräumen. Dazu werden die Bakterien und Fremdkörper von den neutrophilen Granulozyten in den Zelleib aufgenommen und abgebaut *(Phagozytose)*. Durch ihre ausgesprochene amöboide Beweglichkeit gelangen sie zu ihren Einsatzorten, nachdem sie zuvor durch die Wände der Kapillaren oder kleinsten Venen (Venolen) hindurchgetreten sind. Die neutrophilen Granulozyten werden dabei von Bakteriengiften und Zerfallsstoffen angelockt, wobei vor allem chemische Reize die amöboide Wanderung zum Ort der Schädigung auslösen (**Chemotaxis**[3]).

Die eosinophilen Granulozyten sind ebenfalls amöboid beweglich. Sie können Antigen-Antikörper-Komplexe und artfremdes Eiweiß phagozytieren. Ihre Zahl ist vor allem bei allergischen Erkrankungen (z.B. Asthma bronchiale) und Wurmbefall erhöht.

Über die Funktion der basophilen Granulozyten ist dagegen bisher wenig bekannt. Ihre Granula enthalten *Heparin*, *Histamin* und *Serotonin*.

Die Lymphozyten

Die Lymphozyten sind kugelförmige Zellen mit rundem oder ovalem Kern, der von einem schmalen Zelleib umgeben ist, der keine Granula enthält. Auf die Lymphozyten entfallen beim Erwachsenen 25 bis 40 % der weißen Blutkörperchen, bei Säuglingen und Kleinkindern 50 bis 70 %. Sie werden zum Teil im Knochenmark, überwiegend aber in den lymphatischen Organen (Milz, Lymphknoten und Thymus) gebildet.

Neben kleinen Lymphozyten mit einem Durchmesser von 7 bis 10 μm sieht man auch größere Lymphozyten mit einem Durchmesser von 11 bis 16 μm, deren Kern meist eingekerbt ist (Abb. 166, 167 b und c). Die Lebensdauer der Lymphozyten ist sehr unterschiedlich. Neben kurzlebigen Lymphozyten mit einer Lebensdauer von ca. 8 Tagen gibt es andere, die mehrere 100 Tage alt werden können. Die Beweglichkeit der Lymphozyten ist im Vergleich zu den neutrophilen Granulozyten wesentlich geringer. Ihre Aufgabe liegt unter anderem in der gezielten (spezifischen) Bekämpfung von Infektionen *(bakterielle* und *virale Infektionen)* durch Antikörperproduktion. Während die Granulozyten sofort nach Eindringen von Bakterien in den Organismus wirksam werden (akutes Eingreifen in die Abwehr = akute Reaktion) werden die Lymphozyten bei der Abwehr von Krankheitszuständen erst später nach Anlaufen der Antikörperpro-

---

[3] Chemotaxis (chemeia (neugr.): Chemie; taxis (gr.): Anordnung, Stellung)

duktion (= chronische Reaktion) wirksam. Durch die Lymphozyten wird auch körperfremdes Eiweiß abgewehrt, wodurch es zu Unverträglichkeitsreaktionen bei Gewebetransplantationen (Gewebsverpflanzung) kommt (Immunreaktion s. S. 247).

Die Monozyten

Die Monozyten sind die größten Blutzellen (12 bis 20 µm). Ihr Zelleib enthält feinste, staubförmige Granula. Der Kern ist groß, bisweilen grob gelappt oder nierenförmig und liegt oft etwas exzentrisch. Die Monozyten werden im Knochenmark gebildet. Sie sind sehr amöboid beweglich und können größere Teilchen speichern und phagozytieren (z. B. Zelltrümmer, geschädigte Blutzellen).

Der prozentuale Anteil der verschiedenen Arten der weißen Blutkörperchen, das **Differentialblutbild,** wird anhand eines gefärbten Blutausstriches ermittelt. Dabei werden 100 Leukozyten für ein Differentialblutbild ausgewertet (Tabelle 28).

Tab. 28: **Differentialblutbild beim Erwachsenen**

	Relativ %
Granulozyten	
Neutrophile	55–70
Segmentkernige	50–70
Stabkernige	3– 5
Eosinophile	2– 4
Basophile	0– 1
Lymphozyten	25–40
Monozyten	2– 6

Die Blutplättchen oder Thrombozyten

Thrombozyten sind flache Scheibchen mit einem Durchmesser von 1,4 bis 4 µm und einer Dicke von 0,5 bis 2 µm. Sie entstehen im Knochenmark durch Abschnürung aus dem Zytoplasma (Zelleib) der **Knochenmarkriesenzellen** (Megakaryozyten).

In 1 µl Blut des Gesunden findet man zwischen 150000 und 350000 Thrombozyten. Ihre Lebensdauer beträgt nur 8 bis 14 Tage. Sinkt die Zahl der Thrombozyten stark ab (**Thrombozytopenie**[4]), so treten spontane Blutungen auf, die meistens zuerst im Bereich der Haut als kleine, flohstichartige, blau-violette Flecken auffallen. Zu einer Blutung aufgrund einer Thrombozytopenie kommt es meistens erst dann, wenn die Thrombozytenzahl auf weniger als 30000/cmm abfällt. Ist ihre Zahl dagegen vermehrt (**Thrombozytose**), so kann es zu spontanen Gefäßverschlüssen kommen. Die Blutplättchen zerfallen sehr leicht. Dabei werden Gerinnungsfaktoren freigesetzt, die für die Blutgerinnung wichtig sind (siehe Blutgerinnung S. 243).

Das Blutplasma

Der zellfreie, flüssige Anteil des Blutes ist das **Blutplasma,** eine gelbe, klare Flüssigkeit, die beim gesunden Menschen etwa 56% der Gesamtblutmenge ausmacht (s. Bestimmung des *Hämatokrits* S. 225). Das Blutplasma enthält als Hauptbestandteile pro Liter 0,9 l Wasser,

[4] Thrombozytopenie (penia (gr.): Armut): Blutblättchenmangel

Tab. 29: Mittlere Elektrolyt-Konzentrationen im Blutplasma

		mval/l	mmol/l
Kationen	Natrium	142	142
	Kalium	5	5
	Calcium	5	2,5
	Magnesium	2	1
gesamt		154	150,5
Anionen	Chlorid	102	102
	Bicarbonat*	27	27
	Phosphat	2	1
	Sulfat	1	0,4
	Organische Säuren	6	6
	Eiweiß	16	1
gesamt		154	137,5

* im venösen Blut bei hohem Kohlendioxid-Partialdruck

10 g Elektrolyte und 65–80 g Plasmaeiweißkörper (Plasmaproteine). Die Tabelle 29 enthält die Elektrolytkonzentrationen im Blutplasma. Weitere Bestandteile des Plasmas sind Nährstoffe, Vitamine und Spurenelemente, Stoffwechselprodukte (z.B. Milchsäure, Brenztraubensäure), Hormone, Enzyme und Substanzen, die vom Körper ausgeschieden werden sollen. Stickstoffhaltige Ausscheidungsprodukte des Eiweiß- und Purinstoffwechsels (Harnstoff, Harnsäure, Ammoniak und Kreatinin) werden zusammen mit den Aminosäuren des Plasma als **Reststickstoff** bezeichnet. Es sind stickstoffhaltige Stoffwechselprodukte, die nach der Enteiweißung des Plasmas übrigbleiben.

Tab. 30: Normalbereiche wichtiger Bestandteile des Plasmas beim Menschen

	alte Einheiten			neue Einheiten		
Glukose	70	– 100	mg%	3,9	– 5,6	mmol/l
Brenztraubensäure	0,5	– 1,7	mg%	57	–193	μmol/l
Harnpflichtige Substanzen						
Harnstoff	4,7	– 23	mg%	1,67	– 8,2	mmol/l
Harnsäure	2,9	– 6,9	mg%	172,6	–410,7	μmol/l
Kreatinin	0,5	– 1,5	mg%	44,2	–132,6	μmol/l
Kreatin	0,2	– 0,6	mg%	15,3	– 45,8	μmol/l
Gesamt-Lipide	400	– 700	mg%	4	– 7	g/l
Gesamt-Cholesterin	130	– 250	mg%	3,36	– 8,53	mmol/l
Phospholipide	124	– 302	mg%	1,6	– 3,9	mmol/l
Triglyceride	74	– 172	mg%	0,85	– 1,96	nmol/l
Bilirubin	0,2	– 1,0	mg%	3,4	– 17,1	μmol/l

Die Tabelle 30 gibt eine Zusammenstellung wichtiger Substanzen, die im Blutplasma enthalten sind.

Über die Kapillarwände steht das Blutplasma mit der **Zwischenzellflüssigkeit** des *Interzellularraums*, der die Körperzellen umgibt, in ständigem Stoffaustausch. Dabei werden pro Minute etwa 70 % der Plasmaflüssigkeit gegen Zwischenzellflüssigkeit ausgetauscht.

Blut gerinnt außerhalb des Körpers. Trennt man dann die Blutzellen ab, so bleibt eine klare, gelbe Flüssigkeit zurück, die als **Serum** bezeichnet wird. Das Serum unterscheidet sich vom **Plasma** dadurch, daß es den Gerinnungsfaktor **Fibrinogen,** einen Eiweißkörper, nicht mehr enthält.

Damit die Körperzellen normal arbeiten können, müssen in dem Flüssigkeitsraum, der sie umgibt (Zwischenzellraum) immer die gleichen physikalischen und chemischen Bedingungen bestehen. Dies wird durch das Blutplasma ermöglicht, das gleichsam das Bindeglied zwischen den am Stoffaustausch teilnehmenden Organen und dem Zwischenzellraum ist.

Dazu wird die Zusammensetzung des Blutplasmas ständig überprüft und korrigiert, sofern dies erforderlich ist. Durch verschiedene Regelprozesse wird der gleiche osmotische Druck (**Isotonie**[1]), die Zusammensetzung der Ionen und der pH-Wert (**Isohydrie**[2]) erhalten. Ionen sind elektrisch geladene Atome oder Atomgruppen, in welche die Elektrolyte, d.h. Säuren, Basen und Salze, beim Lösen in Wasser zerfallen.

Über die große Oberfläche der Kapillarwände werden dabei Wasser und Elektrolyte zwischen dem Blutplasma und der Zwischenzellflüssigkeit schnell ausgetauscht, so daß sich an der Zusammensetzung der Zwischenzellflüssigkeit trotz der wechselnden Stoffaufnahme und Stoffabgabe durch die Zellen sehr wenig ändert. Die gleichbleibende Zusammensetzung des Blutplasmas ist daher eine wichtige Voraussetzung für das Gleichgewicht der Körperfunktion.

Außerdem nimmt das Blutplasma **Transportaufgaben** wahr. So werden die Nahrungsstoffe aus dem Darm im Blutplasma zu den Orten des Verbrauchs und der Speicherung transportiert. Dabei wird der *Blutzuckerspiegel* (Glukosekonzentration), trotz stoßweiser Anlieferung nach den Mahlzeiten und stark wechselndem Bedarf bei körperlicher Anstrengung oder Ruhe, durch die Wirkung verschiedener Hormone auf annähernd gleicher Höhe gehalten (siehe Zuckerstoffwechsel S. 434).

Von den im Blutplasma gelösten Stoffen entfällt der größte Teil auf die Eiweißkörper *(Plasmaproteine)*. Sie werden vor allem in der Leber gebildet. Die Eiweißkonzentration im Plasma schwankt zwischen 6,5 und 8 g/l. Proteine (z.B. Albumine) befinden sich aber auch im Zwischenzellraum. Ihre Konzentration beträgt dort etwa 1 g/l Zwischenzellflüssigkeit.

Einteilung und Funktion der Plasmaproteine

Die Kenntnis der mengenmäßigen Zusammensetzung der Plasmaproteine (Eiweißkörper des Plasmas) ist bei der Bewertung vieler Krankheiten wichtig. Eine relativ einfache Auftrennung der Plasmaproteine ist durch die **Elektrophorese**[1] möglich. Bei der Elektrophorese erfolgt die Trennung der Plasmaproteine aufgrund ihrer unterschiedlichen Wanderungsgeschwindigkeit im *elektrischen Gleichspannungsfeld*. Dabei wandern die Eiweißkörper um so schneller zur Anode (positiv geladene Elektrode), je größer ihre negative Ladung ist. Außerdem haben aber auch die Molekülgröße und Form der Einweißkörper einen Einfluß auf die Wanderungsgeschwindigkeit der verschiedenen Eiweißkörper. Durch spezielle Verfahren werden die elektrophoretisch getrennten Eiweißkörper dann sichtbar gemacht und ihre Dichteverteilung bestimmt. In einer solchen Verteilungskurve, die *Elektropherogramm* genannt wird, lassen sich

---

[1] Isotonie (isos (gr.): gleich; tonos (gr.): Spannung, Druck)
[2] Isohydrie (hydor (gr.): Wasser)
[1] Elektrophorese (phorein (gr.): tragen)

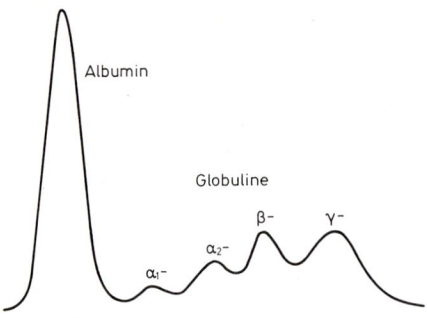

Abb. 168: Normale Elektrophoresekurve (Elektropherogramm) des Menschen

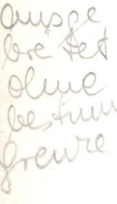

5 Hauptfraktionen unterscheiden, die als **Albumine**[2] und *Alpha₁-*, *Alpha₂-*, *Beta-* und *Gamma-Globuline*[3] bezeichnet werden (Abb. 168).

Eine noch genauere Auftrennung der Serum- bzw. Plasmaproteine ist durch die **Immunelektrophorese** möglich. Bei ihr werden die Eiweißkörper zuerst durch Elektrophorese getrennt und dann durch entgegen diffundierende Antikörper gefällt *(Antigen-Antikörper-Reaktion)*. Mit dieser Methode lassen sich bis zu 40 Eiweißkomponenten getrennt erfassen.

Der Anteil des Albumins beträgt üblicherweise 40 g/l, der Anteil der Alpha₁-, Alpha₂-, Beta- und Gamma-Globuline zusammen 32 g/l.

Die Eiweißkörper im Plasma haben wichtige Aufgaben für den Organismus. So haben sie Nährfunktion, Vehikelfunktion, unspezifische Trägerfunktion und Pufferfunktion.

Nährfunktion haben sie, da sie eine «*Eiweißreserve*» darstellen, die schnell verfügbar ist. Beim Erwachsenen sind es etwa 200 g Protein, die im Plasma gelöst sind.

Vehikelfunktion üben sie aus, indem zahlreiche kleinmolekulare Stoffe spezifisch von ihnen gebunden und transportiert werden. **Unspezifische Trägerfunktionen** übernehmen sie, indem sie Kationen binden, die dadurch nicht an dem Austausch zwischen Plasma und Zwischenzellflüssigkeit teilnehmen können. In dieser Weise sind zum Beispiel 46 % des im Plasma vorhandenen Calciums an Eiweiß gebunden.

Die **Pufferfunktion** der Eiweißkörper beruht auf den ionisierbaren Seitengruppen ihrer Aminosäuren, wodurch sie zur Aufrechterhaltung eines konstanten pH-Wertes im Blut beitragen. Außerdem erzeugen sie den **kolloidosmotischen Druck** in den Gefäßen. Dieser beruht auf der weitgehenden Undurchlässigkeit der Kapillarwände für Eiweißkörper. Dadurch üben die kolloidal[4] gelösten Eiweißmoleküle in den Kapillaren einen osmotischen Druck aus. Dieser beträgt etwa 25 mm Quecksilbersäule und ist für die Wasserverteilung zwischen dem Gefäßsystem und dem die Gefäße umgebenden Raum *(intra-*[5] und *extravasaler*[6] *Raum)* von entscheidender Bedeutung. Außerdem sind Eiweißkörper wichtige Gerinnungsfaktoren.

Für die Erzeugung des kolloidosmotischen Druckes sind die Albumine besonders wichtig. Sie bewirken durch ihre relativ große Konzentration und ihr geringes Molekulargewicht etwa 80 % des kolloidosmotischen Druckes. Außerdem übernehmen sie durch zeitweilige Bindung

---

[2] Albumin (albuminis (lat.): Eiweiß)
[3] Globulin (globus (lat.): Kugel)
[4] kolloidal (kolla (gr.): Leim; eides (gr.): ähnlich): jeder Verteilungsgrad einer Lösung bei dem das Vorhandensein von Teilchen nur ultramikroskopisch und nicht mikroskopisch sichtbar ist.
[5] intravasal (intra (lat.): innerhalb; vas, vasis (lat.): Gefäß): innerhalb des Gefäßes
[6] extravasal (extra (lat.): außerhalb): außerhalb des Gefäßes

von kleinmolekularen Substanzen (z.B. Bilirubin, Schilddrüsenhormon, freie Fettsäuren, Medikamente wie Penicillin, Sulfonamide) **Transportaufgaben.** Auch sind die Albumine die wichtigste Eiweißreserve des Körpers. Auf die speziellen Funktionen der verschiedenen Globulinfraktionen soll nicht im einzelnen eingegangen werden. In der Gruppe der Alpha-1-Globuline steht das **Alpha-1-Lipoprotein,** das vorwiegend dem Lipid-Transport dient, mengenmäßig im Vordergrund. Zu den Alpha-1-Globulinen gehört auch der Gerinnungsfaktor *Prothrombin* (siehe später unter Blutgerinnung).

Von den Alpha-2-Globulinen sei nur das **Coeruloplasmin**[7] erwähnt, das 96 % des Serumkupfers bindet. Bei der Kupferspeicherkrankheit ist dieses Protein erniedrigt *(Morbus Wilson*[8]*)*.

Zur Gruppe der Beta-Globuline gehören weitere wichtige Trägerproteine. So wird Eisen vom Darm durch das **Transferrin** zu seinen Speicherorganen (Leber und Milz) und zum roten Knochenmark transportiert, wo es für den Aufbau des roten Blutfarbstoffs benötigt wird. Das ebenfalls zu den Beta-Globulinen gehörende Beta-Lipoprotein ist für den Lipidtransport wichtig.

Die Gamma-Globuline haben Schutz- und Abwehrfunktionen. Sie werden daher auch als **Immunglobuline** bezeichnet. Durch die Immunelektrophorese lassen sie sich in 3 große Gruppen unterteilen (**IgG, IgA** und **IgM**). In geringeren Konzentrationen kommen auch noch 2 weitere Gruppen vor (**IgD** und **IgE**).

Eigenschaften und Funktion des Fibrinogen

Bei der Elektrophorese des Plasmas wandert zwischen den Beta- und Gamma-Globulinen das Fibrinogen. Fibrinogen kommt im Plasma mit einer durchschnittlichen Konzentration von 3 g/l vor. Es wird in der Leber gebildet und ist die gelöste Vorstufe des **Fibrins,** das bei der Blutgerinnung fadenförmig ausfällt.

Blutkörperchensenkungsgeschwindigkeit

Verschiebt sich das Verhältnis zwischen Albuminen und Globulinen, so führt dies zu einer Beschleunigung der **Blutkörperchensenkungsgeschwindigkeit** (BSG).

Zur Bestimmung der BSG nach *Westergren*[1] werden 1,6 ml Venenblut mit 0,4 ml 3,8 %iger Natriumzitrat-Lösung ungerinnbar gemacht und in 200 mm lange, senkrechtstehende Pipetten aufgezogen. Da die Blutzellen gegenüber dem Plasma eine höhere Dichte haben, sinken sie langsam zu Boden, wodurch Zellen und Plasma getrennt werden. Man liest dann nach 1 und 2 Stunden die Höhe der zellfreien Plasmasäule in mm ab. Die BSG beträgt in der 1. Stunde beim gesunden Mann maximal 5 mm, bei der gesunden Frau 8 mm. Der 2-Stundenwert soll höchstens 15 bzw. 20 mm betragen. Eine BSG-Beschleunigung ist Ausdruck eines krankhaften Vorganges. In der Diagnostik wird die Bestimmung der BSG als einfacher, unspezifischer Suchtest und zur Verlaufsbeobachtung benutzt. Ursache für die BSG-Beschleunigung ist die rückbildungsfähige Zusammenlagerung von roten Blutkörperchen, die dann eine höhere Senkungsgeschwindigkeit als einzelne Erythrozyten haben. Dieser Vorgang wird sowohl durch Zunahme von normal vorkommenden als auch von senkungsaktiven, krankhaften Plasmaeiweißkörpern hervorgerufen.

---

[7] Coeruloplasmin (caeruleus (lat.): dunkelblau)
[8] Wilson, James (1877–1936), Chirurg, London
[1] Westergren, Alfred (geb. 1891), Internist, Stockholm

Die Blutgerinnung

Die Blutgerinnung ist der Selbstschutz des Organismus gegen eine Verblutung. Jeder hat schon beobachtet, wie schnell die Blutung aus einer kleinen Haut- oder Schleimhautwunde unter Bildung eines Blutschorfs zum Stillstand kommt. Eine stärkere Störung der Blutgerinnung bebedeutet Verblutungsgefahr nach kleinsten Verletzungen, wie das bekannte Beispiel der Bluterkrankheit zeigt.

Grundlage der Blutgerinnung ist die Bildung von **Fibrin** im Blutplasma, in dem es sich in seiner gelösten Vorstufe, dem *Fibrinogen* befindet.

Läßt man Blut längere Zeit in einem Glasgefäß stehen, so fällt das Fibrin als faserförmiges Maschenwerk aus, in dem sich die roten und weißen Blutkörperchen festsetzen. So bildet sich am Boden des Gefäßes eine gelatineartige, rote Masse, der *Blutkuchen*. Er besteht aus Fibrin und Blutkörperchen, wobei die leichteren weißen Blutkörperchen eine geblich schimmernde Oberflächenschicht, die sogenannte «Speckhaut», bilden. Das fibrinfrei gewordene Plasma wird **Serum** genannt. Er steht als gelblich schimmernde Flüssigkeit über dem Blutkuchen.

Im Organismus ist die Blutgerinnung ein komplizierter, in mehreren Stufen ablaufender Vorgang. Es wird von Gerinnungsfaktoren gesteuert, die gleichzeitig oder nacheinander wirksam werden und sich nach Art einer Kettenreaktion gegenseitig aktivieren (Tabelle 31).

Tab. 31: Gerinnungsfaktoren des Menschen

Faktor	Bezeichnung	Bildungsort
I	Fibrinogen	Leber
II	Prothrombin	Leber
III	Gewebsthrombokinase	Gewebezellen
IV	Calcium-Ionen	
V (VI*)	Proaccelerin	vorwiegend Leber
VII	Proconvertin	Leber
VIII	Antihämophiles Globulin A	Leber, Milz, RES
IX	Antihämophiles Globulin B (Christmas-Faktor)	Leber
X	Stuart-Prower-Faktor	Leber
XI	Plasma-Thromboplastin-Antecedent-Faktor (Rosenthal-Faktor)	
XII	Hageman-Faktor	
XIII	Fibrin-stabilisierender Faktor	Leber
TF 3	Thrombozytenfaktor 3 (Plättchenfaktor 3)	Thrombozyten

* Faktor VI ist kein selbständiger Faktor, sondern wahrscheinlich mit Faktor V identisch (aktivierter Faktor V)

Durch das Zusammenwirken von Thrombozyten, Blutgefäßen und den Plasmaproteinen des Gerinnungssystems kommt es nach einer Verletzung kleinerer Gefäße schnell zum Stillstand einer Blutung. Die dabei ablaufenden Vorgänge werden in ihrer Gesamtheit als Hämostase (Blutstockung) bezeichnet und in zwei miteinander gekoppelte Reaktionsabläufe unterteilt:

1. **Blutungsstillung = primäre Hämostase**[1]
2. **Blutgerinnung   = sekundäre Hämostase.**

---

[1] Hämostase (haima (gr.): Blut; stasis (gr.): Stand, Stillstand)

Blutungsstillung (primäre Hämostase)

Wird ein Gefäß verletzt, so tritt Blut in das umliegende Gewebe aus, und Thrombozyten lagern sich an die Bindegwebsfasern der Wundränder an. Dadurch entsteht ein «**Thrombozytenpfropf**» an der verletzten Stelle, der noch rückbildungsfähig ist (**reversible Thrombozytenaggregation**[2]). Das bei der Aktivierung des Gerinnungssystems aus Prothrombin entstehende Thrombin führt zu einer bleibenden Zusammenlagerung der Thrombozyten (**irreversible Thrombozytenaggregation**). Die Thrombozyten verschmelzen dabei zu einer gleichmäßigen Masse und entleeren ihren Inhalt. Dabei werden unter anderem gefäßaktive Substanzen freigesetzt, die zu einer Gefäßzusammenziehung im verletzten Gebiet führen. Unterstützt wird der Vorgang der Blutungsstillung durch die Einrollung und Verklebung der Innenschicht der Gefäße (Gefäßendothel) und den Druck des in das Gewebe ausgetretenen Blutes auf die Gefäßwand. Die Zeit, die von der Gefäßverletzung bis zum ersten, noch nicht stabilen Verschluß der verletzten Stelle vergeht, wird **Blutungszeit** genannt und dauert 2 bis 3 Minuten.

Blutgerinnung (sekundäre Hämostase)

Die Aufgabe der Blutgerinnung ist es, den im Rahmen der Blutungsstillung (primäre Hämostase) vorläufig geschlossenen Defekt stabil zu verschließen, bis die Narbenbildung abgelaufen ist, die relativ lange Zeit erfordert. Die Blutgerinnung dauert 5 bis 7 Minuten und erfolgt unter Mitwirkung der Blutplättchen und zahlreicher Plasmafaktoren (s. Tabelle 31), die aus ihrer inaktiven Vorstufe während des Gerinnungsablaufes in die aktive Form umgewandelt werden. Der Gerinnungsvorgang wird auf zwei verschiedenen Wegen ausgelöst. Der eine Vorgang setzt im Gefäßsystem selbst (**intravaskulärer Weg = Intrinsic-System**), der andere im umliegenden Gewebe (**extravaskulärer Weg = Extrinsic-System**) ein.

Dabei werden beide Systeme gleichzeitig bei der Gefäßverletzung aktiviert. Durch das *Extrinsic-System* erfolgt vorwiegend die Verfestigung der zuvor noch rückbildungsfähigen Blutplättchenzusammenlagerung (Vorgang der irreversiblen Thrombozytenaggregation). Dieser Vorgang läuft innerhalb von Sekunden ab.

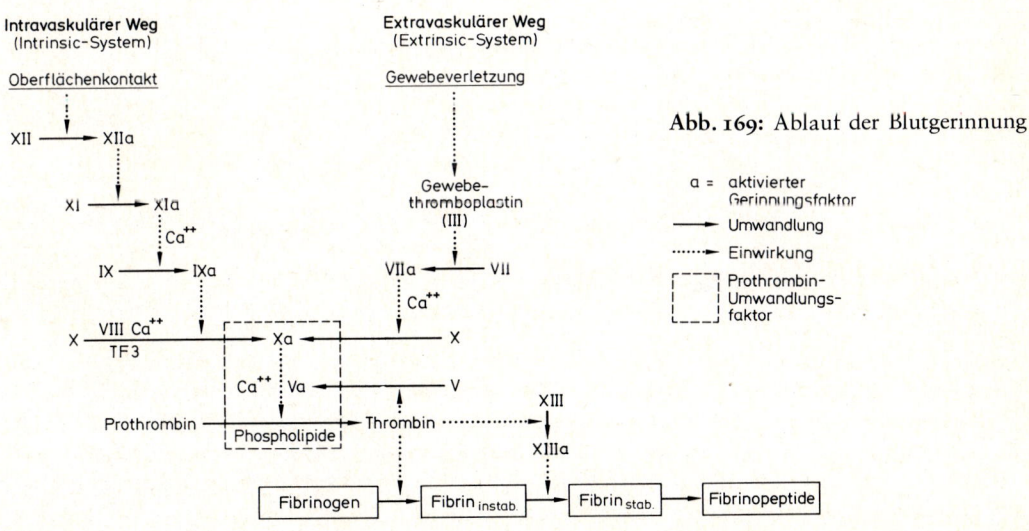

Abb. 169: Ablauf der Blutgerinnung

---

[2] Thrombozytenaggregation (aggregare (lat.): zugesellen)

Das *Intrinsic-System* dient der Fibrinbildung aus dem Plasmaprotein Fibrinogen. Die Aktivierung dieses Systems erfolgt innerhalb von Minuten und verläuft damit wesentlich langsamer.

Das System des Extrinsic-Systems wird dadurch aktiviert, daß durch die Zerstörung von Zellen, die um die Gefäße liegen, **Gewebsthrombokinase** freigesetzt wird, die überwiegend aus Phospholipiden besteht und den Plasmafaktor Proconvertin (Faktor VII) aktiviert. Proconvertin aktiviert seinerseits den Stuart-Prower-Faktor (Faktor X), der zusammen mit Proaccelerin (Faktor V) in Gegenwart von Calciumionen die Umwandlung von Prothrombin (Faktor II) in Thrombin ermöglicht. Prothrombin ist ein Alpha-1-Globulin, das unter Mitwirkung von Vitamin K in der Leber hergestellt wird. Das aus Prothrombin entstandene Thrombin wandelt schließlich als eiweißspaltende Enzym Fibrinogen (Faktor I) zum Fibrin um.

Im Intrinsic-System beginnt die Aktivierung der Gerinnungsvorgänge damit, daß der Hageman-Faktor (Faktor XII) durch die infolge der Verletzung rauh gewordene Gefäßinnenfläche in seine aktive Form umgewandelt wird, der dann den Rosenthal-Faktor (Plasma-Thromboplastin-Antecedent-Faktor = Faktor XI) und über diesen das «antihämophile Globulin B» (Christmas-Faktor, Faktor IX) aktiviert. Das antihämophile Globulin B wandelt zusammen mit dem antihämophilen Globulin A (Faktor VIII) den Stuart-Prower-Faktor (Faktor X) in seine aktive Form um. Als Zwischenfaktoren sind bei diesem Vorgang Calcium-Ionen (Faktor IV) und Phospholipoproteine (Plättchenfaktor III) aus den Thrombozyten notwendig.

Auf der Stufe der gemeinsamen Aktivierung des Stuart-Prower-Faktors (Faktor X) münden das Extrinsic- und Intrinsic-System (intravasales und extravasales System) zusammen.

Die Fibrinbildung beginnt dann damit, daß das eiweißspaltende Enzym Thrombin aus der in der Leber gebildeten Vorstufe Fibrinogen Polypeptide, das sind größere Gruppen von Aminosäuren, abspaltet. Die entstehenden Fibrinteile lagern sich dann zu langen Strängen zusammen. Durch den Fibrin-stabilisierenden Faktor (Faktor XIII) erfolgt die Netzbildung aus den einzelnen Fibrinfäden, womit dann der eigentliche Gerinnungsvorgang abgeschlossen ist. Als letzte Stufe der Gerinnung ziehen sich die Fibrinfäden zusammen, wodurch das Blutgerinnsel (**Thrombus**[3]) gefestigt wird.

Das folgende Schema gibt in stark vereinfachter Form nochmals eine Übersicht über den Gerinnungsvorgang. An der Auslösung und dem Ablauf der Gerinnung sind also beteiligt:

Thrombozytenzerfall, verletztes Gewebe,
Ca^{++}-*Ionen* und *Plasmafaktoren* wie
antihämophiles Globulin A und *B,*
Convertin und *andere*

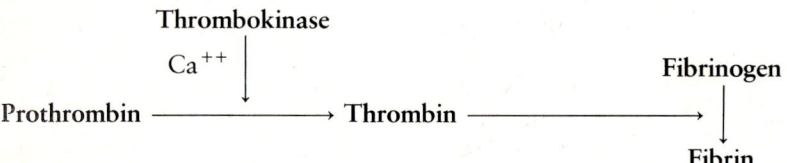

Fehlt einer der Blutgerinnungsfaktoren, oder ist er auch nur stark erniedrigt, so kommt es zu Blutgerinnungsstörungen. Diese werden besonders häufig bei Leberschäden und einem Mangel an Thrombozyten, aber auch als Folge eines erblich bedingten Fehlens eines der zahlreichen Plasmafaktoren gesehen (z.B. als Bluterkrankheit des Typs der **Hämophilie A** oder **B** als Folge des Mangels an antihämophilem Globulin A bzw. B).

---

[3] Thrombus (thrombos (gr.): Klumpen)

Im strömenden Blut kommt es aber auch ständig zu einer geringen spontanen Fibrinbildung. Dadurch könnten in den Gefäßen Blutgerinnsel (Thromben) entstehen, sofern nicht gleichzeitig wieder eine Auflösung des Fibrins (**Fibrinolyse**[4]) erfolgen würde. Fibrinbildung und Fibrinolyse stehen üblicherweise im Gleichgewicht. Wird dieses Gleichgewicht gestört, so können entweder Gerinnsel in den Blutgefäßen entstehen, oder eine Blutungsneigung auftreten, je nachdem welcher Vorgang überwiegt.

Aktivierung des fibronolytischen Systems

Bei der Fibrinolyse wird Fibrin zu Fibrinpeptiden (Eiweißbruchstücken des Fibrins) gespalten. Das fibrinspaltende Enzym **Plasmin,** das als zentrales Enzym der Fibrinolyse angesehen werden muß, ist im Plasma in seiner inaktiven Vorstufe (**Plasminogen**) vorhanden, die in Abhängigkeit vom Bedarf durch Gewebs- und Blutaktivatoren in die aktive Form umgewandelt wird. Während die **Gewebsaktivatoren** sofort wirksam werden, müssen die **Blutaktivatoren** erst aus ihren Vorstufen («Proaktivatoren») in die aktive Form überführt werden.

Hemmung der Blutgerinnung

Die Blutgerinnung läßt sich in einem Glasgefäß durch Zusatz von **Natriumoxalat, Natriumzitrat** oder **EDTA**[1] hemmen. Dabei wird das ionisierte Calcium des Plasmas in schwerlösliche Verbindungen oder Calciumkomplexe überführt. **Heparin,** ein saures Mucopolysaccharid, das in den Körnchen (Granula) der basophilen Granulozyten und Mastzellen enthalten ist, hemmt dagegen die Blutgerinnung innerhalb und außerhalb des Körpers.

Heparin ist vor allem ein Thrombinantagonist. Doch hemmt es auch die Umwandlung von Fibrinogen zu Fibrin. Seine Wirkung hält nur wenige Stunden an und läßt sich durch *Protaminsulfat* schnell aufheben.

Cumarin[2]**-Abkömmlinge** hemmen dagegen die Blutgerinnung nur im Organismus und dann erst nach mehreren Stunden. Dies liegt daran, daß Cumarin-Abkömmlinge in der Leber als Vitamin-K-Gegenspieler (Antagonisten) wirken und die Bildung der Vitamin-K-abhängigen Gerinnungsfaktoren (Faktoren II, VII, IX und X) hemmen. Durch hochdosierte Gabe von Vitamin-K kann die Wirkung der Cumarine wieder aufgehoben werden. Die Hemmung der Blutgerinnung durch Heparin oder Cumarin-Derivate hat bei verschiedenen Krankheiten inzwischen große Bedeutung erlangt (z.B. nach Herzinfarkt oder Gefäßthrombosen).

Diese Behandlungsformen erfordern eine regelmäßige Kontrolle der Blutgerinnung. Eine noch relativ einfache Untersuchungsmethode ist dabei die Bestimmung der **Prothrombinzeit** (sogenannter **Quick-Wert**), wenn die Gerinnungsfähigkeit des Blutes durch Cumarin-Abkömmlinge herabgesetzt wurde.

Untersuchungen, die ohne jeglichen Aufwand auf der Station am Patienten durchgeführt werden können, sind die Prüfung der Blutungszeit und der Gerinnungszeit.

Die **Blutungszeit** erfaßt die Phase der primären Hämostase (Blutungsstillung). Dazu sticht man mit einer dünnen Nadel in das Ohrläppchen und tupft das hervorquellende Blut so lange mit Fließpapier ab, bis die Blutung aufhört. Normalerweise beträgt die Blutungszeit 2 bis 3 Minuten. Die Blutungszeit ist bei Thrombozytenmangel, Thrombozytenfunktionsstörungen und Gefäßwandstörungen verlängert.

---

[4] Fibrinolyse (fibra (lat.): Faser; lysis (gr.): Lösung)
[1] EDTA = Abk. für Ethylene diamine tetraacetate
[2] Cumarin (von Dicumarol (Wirkstoff aus Süßklee) abgeleitete Stoffe)

Die Prüfung der **Gerinnungszeit** erfaßt die Blutgerinnung, das heißt die sekundäre Hämostase. Man ermittelt sie, indem man Venenblut in einem Glasröhrchen bei 37 °C in ein Wasserbad stellt und die Zeitspanne zwischen der Blutentnahme und dem Zeitpunkt ermittelt, bei dem sich der obere Rand der Blutsäule bei Schrägstellung des Glasröhrchens nicht mehr in seiner Form ändert. Das geschieht üblicherweise nach 5 bis 7 Minuten. Die Gerinnungszeit ist zum Beispiel bei Vitamin-K-Mangel, der Bluterkrankheit (Hämophilie) und bei Leberschäden verlängert.

Abwehrleistungen des Blutes

Gelangen körperfremde Substanzen wie artfremdes Eiweiß, Bakterien oder Viren in den Organismus, so führt dies bei ihm zu Abwehrreaktionen, die *spezifisch* oder *unspezifisch* sein können. An beiden Formen sind zelluläre und humorale[1], d.h. die Körperflüssigkeiten betreffende Faktoren beteiligt. Die **unspezifischen Abwehrreaktionen** können sofort ohne einen bereits früher erfolgten Kontakt eine körperfremde Substanz unschädlich machen. Bei den **spezifischen Abwehrreaktionen** ist dagegen ein vorausgegangener Erstkontakt erforderlich, um sofort wirksam werden zu können. Ansonsten setzt ihre Wirkung erst mit einer zeitlichen Verzögerung ein. Körperfremde Stoffe wirken im Organismus als **Allergene**[2], d.h. als Stoffe, gegen die der Körper **Antikörper** bildet, die mit dem **Antigen**[3] einen Antigen-Antikörper-Komplex bilden.

Unspezifische humorale Abwehrreaktion

Zur Abwehr von Krankheitserregern verfügt der Organismus über verschiedene Plasmafaktoren. Zu ihnen gehört das **Komplementsystem,** das aus verschiedenen Eiweißkörpern (Proteinen) besteht und vor allem Zellen stimulieren kann. Es ist für den Entzündungsablauf, die Erregerabwehr und die Antigenverarbeitung wichtig.

Als weiterer Faktor der unspezifischen humoralen Abwehr wirkt **Lysozym,** das beim Zerfall von phagozytierenden Zellen frei wird. Es kann die Wände grampositiver Bakterien (Staphylokokken, Streptokokken u. a.) spalten. Als Folge der Wechselwirkung zwischen Viren und Körperzellen wird schließlich von den Zellen des Organismus ein Glykoprotein (Eiweißkörper mit Kohlenhydratanteil), das **Interferon,** gebildet, welches andere Zellen vor vermehrungsfähigen Viren schützt. Interferon ist bei Virusinfektionen zeitlich gesehen der erste Abwehrfaktor.

Unspezifische zelluläre Reaktionen

Von den weißen Blutkörperchen sind die neutrophilen und eosinophilen Granulozyten sowie die Monozyten zu amöboider Bewegung und zur **Phagozytose** fähig. Über die Phagozytose hinaus sind die Monozyten aber auch an der Immunantwort des Körpers, an allergischen Reaktionen sowie der Tumorabwehr und der Abstoßungsreaktion von übertragenem Fremdgewebe (Transplantatabwehr) des Körpers beteiligt. Zusätzlich stellen sie einige Komplementfaktoren, Enzyme und Interferon her.

Vorgang der Phagozytose

Von Bakteriengiften, Zerfallsprodukten von Bakterien oder körperfremden Zellen werden phagozytosefähige Zellen vorwiegend durch chemische Reize zum Ort der Gewebsschädigung

---

[1] humoral (humor (lat.): Flüssigkeit, Feuchtigkeit)
[2] Allergen (allos (gr.): anders; ergon (gr.): Tätigkeit; genesis (gr.): Entstehung)
[3] Antigen (Abk. für Antisomatogen, anti (gr. Vorsilbe): gegen, entgegen, wider; soma (gr.): Körper; gennao (gr.): erzeuge)

gelockt (**Chemotaxis**). Als Stoffe, welche die Wanderung dieser Zellen auslösen, gelten Bestandteile des Komplementsystems und Enzyme (Gewebsproteasen, Thrombin u. a.). Bei der Phagozytose lagert sich die phagozytierende Zelle zuerst an das Fremdstoffteilchen an und umschließt es mit lappenförmigen Protoplasmaausstülpungen. Durch Verbindung der Protoplasmaausstülpungen entsteht ein Bläschen, das dann mit einem oder mehreren **Lysosomen** (s. S. 12) verschmilzt. Die in den Lysosomen enthaltenen Enzyme bauen dann das aufgenommene Material ab.

Spezifische humorale Abwehrreaktion

Sofern die zur unspezifischen Abwehr gehörenden Vorgänge nicht ausreichen um eine Infektion zu beherrschen, bildet der Organismus spezifische Abwehrmechanismen aus, die als ein «2. Verteidigungsring» wirksam werden. Bei den spezifischen Abwehrmechanismen haben die Lymphozyten eine zentrale Aufgabe. Die spezifischen humoralen Abwehrreaktionen laufen als *Antigen-Antikörper-Reaktionen* ab. Die dafür notwendigen Antikörper werden von **Plasmazellen** gebildet, die aus B-Lymphozyten nach einem Antigenkontakt hervorgegangen sind (s. Abb. 167f). Aus Stammzellen des Knochenmarks entstehen nämlich ständig immunologisch noch nicht spezialisierte Zellen, die in das Blut und mit dem Blut zu ihren immunologischen «*Prägestellen*» gelangen. Ein Teil dieser Zellen wird in einem beim Menschen noch nicht sicher bekannten System (Knochenmark?) zu den immunologisch spezialisierten **B-Lymphozyten** geprägt. Von diesem System aus wandern sie auf dem Blut- und Lymphweg in die Milz und die Lymphknoten und siedeln sich dort vorwiegend in den sogenannten Keimzentren an. B-*Lymphozyten* werden sie genannt, weil sich diese Zellen bei Vögeln unter dem Einfluß eines lymphatischen Organs im Enddarm, der **Bursa Fabricii**, differenzieren, das bei Säugetieren und dem Menschen nicht vorkommt.

T-Lymphozyten entwickeln sich ebenfalls als Abkömmlinge von Stammzellen des Knochenmarks. Sie erhalten ihre immunologische Prägung jedoch im *Thymus*, daher ihr Name. T-*Lymphozyten* sind für die spezifische zelluläre Abwehr zuständig.

B- und T-Lymphozyten lassen sich leicht mit einem Rasterelektronenmikroskop unterscheiden. Die Zellmembran der B-Lymphozyten ist nämlich igelartig mit Fortsätzen besetzt, von denen ein T-Lymphozyt nur wenige besitzt.

Als **Antigene** werden im Organismus fremde Substanzen empfunden, die dann im Blut und Gewebe immunologische Abwehrreaktionen hervorrufen. Sie können mit den spezifisch gegen sie gerichteten Abwehrstoffen (**Antikörper**) eine enge, jedoch rückbildungsfähige Verbindung eingehen (**Antigen-Antikörper-Reaktion**), die zum **Antigen-Antikörper-Komplex** führt. Antigene sind meist große Protein- und Kohlenhydratmoleküle, unter Umständen aber auch Lipoide, die an ihrer Oberfläche besondere Strukturen (**Determinanten**[1]) besitzen, welche die Besonderheiten (Spezifität) des Antigens bedingen. Diese Determinanten sind die spezifischen Bindungsstellen für die Antikörper.

Solche Antikörper entstehen nach dem Kontakt eines Antigens mit einem B-Lymphozyt, der sich dann in eine Antikörper-produzierende **Plasmazelle** umwandelt. Antikörper sind vorwiegend Gamma-Globuline, die sich spezifisch gegen ein bestimmtes Antigen richten.

Der Antikörper paßt zum Antigen wie nur ein bestimmter Schlüssel zu seinem Schloß paßt. Die Antikörper (**Immunglobuline**) lassen sich durch die Immunelektrophorese in 5 Gruppen (**IgG, IgM, IgA, IgD** und **IgE**) auftrennen. Im menschlichen Plasma überwiegt das **Immunglobulin G**. Dieses Immunglobulin G wird jedoch bei einer ersten Immunisierung erst mit einer zeitlichen Verzögerung gebildet. Gerät der Organismus später mit dem gleichen Antigen in Kontakt, so wird dagegen praktisch nur noch IgG gebildet. IgG kann durch Membranen hindurch-

---

[1] Determinante (determinare (lat.): bestimmen)

treten und gelangt so auch von der Mutter durch den Mutterkuchen (Plazenta) in den Kreislauf des ungeborenen Kindes (Plazentagängigkeit des IgG). Dadurch können im Organismus des Kindes Erreger vernichtet werden. Außerdem geben diese von der Mutter stammenden IgG-Antikörper dem Neugeborenen in den ersten Lebensmonaten Infektionsschutz.

Das **Immunglobulin M** (IgM) ist ein *«Sofort-Antikörper»*, der bei der Erstimmunisierung auftritt. Seine Konzentration im Plasma fällt aber schnell ab, während IgG noch gebildet wird.

Das **Immunglobulin A** (IgA) dient den Abwehrvorgängen auf den Schleimhautoberflächen. Es verhindert das Eindringen von Erregern und anderem antigenen Material in den Schleimhäuten. Es wird unter anderem auch mit der Muttermilch auf das Neugeborene übertragen.

Antigen-Antikörper-Reaktion

Antikörper gehen mit den spezifischen Oberflächenstrukturen (Determinanten) der Antigene rückbildungsfähige Verbindungen ein. Bei diesen Verbindungen wird das Antigen durch den Antikörper *«neutralisiert»*. Bei Bakterien wird dadurch ihre Auflösung, bei bestimmten Giften der Abbau eingeleitet. Antigen-Antikörper-Reaktionen verlaufen in verschiedenen Formen. Man unterscheidet **Präzipitation**[1] (Fällung), **Agglutination**[2] (Zusammenballung) und **Zytolyse**[3] (Zellauflösung). Liegt das Antigen in gelöster Form vor, so kann die Reaktion zu seiner Fällung führen. Bei Agglutination werden größere Antigen-tragende Teile durch eine Brückenbildung verklumpt. Dies geschieht zum Beispiel, wenn Blut einer falschen Blutgruppe übertragen wird. Binden Antikörper Komplement, so ist das Komplementsystem aktiviert. Dadurch werden die Zellmembranen soweit durchlässig, daß eine osmotische Auflösung der Zelle (**Lyse**) eintritt.

Spezifische zelluläre Abwehr

Für die spezifischen zellulären Abwehrmechanismen sind die **T-Lymphozyten** zuständig. Sie haben an ihrer Oberfläche besondere Rezeptoren (Empfängerstrukturen), mit denen sie Antigene erkennen. Hat ein T-Lymphozyt einen Erstkontakt mit einem Antigen, so bildet sich durch Vermehrung eine Familie (**Klon**) von T-Lymphozyten, die gegen dieses Antigen gerichtet sind. Die T-Lymphozyten sind in ihrer Reaktion nicht so einheitlich wie die B-Lymphozyten. Man unterscheidet **Gedächtniszellen,** die bei erneutem Kontakt mit dem gelösten Antigen sehr schnell und intensiv reagieren. Andere Tochterzellen werden **Effektor**[1]**-T-Zellen** genannt.

Sie lassen sich entsprechend ihrer Wirkung in verschiedene Untergruppen gliedern. Zytotoxische, d.h. zellschädigende Effektor-T-Zellen (sogenannte **Killer-T-Zellen**), können andere Zellen vernichten. Damit diese Killerzellen besonders gut wirksam werden können, benötigen sie die Hilfe von «**Helfer-T-Zellen**», die aber auch selbst in die humorale Antikörperbildung eingreifen.

Eine zusätzliche Untergruppe der Effektorzellen hemmt das Immungeschehen als **Suppressor**[2]**-T-Zellen,** indem es die Wirkung von B- und anderen T-Zellen unterdrückt. Von bestimmten Effektorzellen werden lösliche Vermittlersubstanzen freigesetzt, die Lymphokinine genannt werden. Diese wirken auf andere Zellen wie neutrophile und eosinophile Granulozyten sowie Monozyten (Mikro[3]- und Makrophagen[4]) ein und beeinflussen die Durchlässigkeit von Zellmembranen und Kapillaren.

---

[1] Präzipitation (praecipitare (lat.): stürzen, fallen)
[2] Agglutination (ad (lat.): an; glutinare (lat.): leimen)
[3] Zytolyse (kytos (gr.): Zelle; lysis (gr.): Lösung)
[1] Effektorzellen (effectio (lat.): wirkende Kraft; effector (lat.): Urheber, Schöpfer)
[2] Suppressorzelle (supprimere (lat.): unterdrücken)
[3] Mikrophagen (mikros (gr.): klein; phagein (gr.): fressen)
[4] Makrophagen (makros (gr.): groß)

Allergische Reaktionen (Überempfindlichkeitsreaktion)

Unter **Allergie**[1] versteht man grundsätzlich ein geändertes Reaktionsverhalten des Körpers gegen bestimmte Antigene (**Allergene**). Dieses geänderte Verhalten kann in einer verstärkten (**hyperergen**)[2], abgeschwächten (**hypergen**)[3] oder fehlenden (**anergen**)[4] Reaktion bestehen. Überwiegend wird Allergie jedoch nur noch im Sinne der verstärkten Reaktion gebraucht. Während Antigen-Antikörper-Reaktionen meist ohne erkennbare Zeichen verlaufen, kann es nach wiederholtem Antigen-Kontakt zu überschießenden, dramatischen Reaktionen kommen, die den Organismus schädigen. Treten solche Reaktionen zwischen Antigenen und Antikörpern innerhalb von Stunden auf, so nennt man dies eine **Überempfindlichkeitsreaktion vom Soforttyp.** Diese Reaktion setzt voraus, daß der Organismus bereits mit dem Antigen zuvor Kontakt hatte. Nach der Art der Überempfindlichkeitsreaktion unterscheidet man anaphylaktische[5] Reaktionen, zytotoxische Reaktionen und Reaktionen, die durch Immunkomplexe ausgelöst werden.

Die **anaphylaktische Reaktion** wird bei familiärer Belastung durch IgE-Antikörper ausgelöst, die auf Mastzellen und basophile Granulozyten einwirken. Dabei erfolgt nach vorausgegangener **Sensibilisierung**[6] (Empfindlichmachung) des Organismus, die Freisetzung von gefäßaktiven Substanzen aus diesen Zellen durch Einwirkung des IgE. Dies führt zur Gefäßerweiterung und vermehrten Durchlässigkeit der Blutgefäße. Dadurch kommt es zum Austritt von Flüssigkeit aus den Gefäßen, was sich in Form der sogenannten Nesselsucht äußert. Dieser Vorgang der anaphylaktischen Reaktion kann örtlich begrenzt sein, wie dies beim Asthma bronchiale und dem «Heuschnupfen» der Fall ist (Pollen-, Medikamenten-, Nahrungsmittelüberempfindlichkeit) oder auch den ganzen Körper betreffen (zum Beispiel nach Bienen- oder Wespenstichen). Letzteres führt zu einem starken Blutdruckabfall (**anaphylaktischer Schock**) und einer starken Zusammenziehung der Bronchialmuskulatur. Eine solche allgemeine anaphylaktische Reaktion verläuft oft tödlich.

Eine weitere wichtige Reaktion der Überempfindlichkeit ist die **zytotoxische Reaktion** (zellzerstörende Reaktion), bei der sich die Antigene auf der Zellwand befinden. Ein Beispiel dafür ist die Unverträglichkeitsreaktion bei der Übertragung von gruppenverschiedenem Blut.

Überempfindlichkeitsreaktionen vom verzögerten Typ sind Spätreaktionen, die frühestens nach 24 Stunden ihren Höhepunkt erreichen. Sie werden durch die T-Lymphozyten ausgelöst. Die bekannteste Form einer solchen Reaktion ist die akute Abstoßung eines überpflanzten Organes (**Transplantatabstoßung**)[7]. Zur Gruppe der Überempfindlichkeitsreaktionen vom verzögerten Typ gehören aber auch die **Tuberkulinreaktion**, die sich gegen ein Abbauprodukt der Tuberkulosebakterien richtet und die Kontaktallergie der Haut bei wiederholten Kontakten mit Nickel, Chrom und bestimmten Kosmetika.

Immunität[1] und Impfung

Kann ein Organismus ein Antigen, zum Beispiel das Masern- oder Mumpsvirus, mit seinem Abwehrsystem unschädlich machen, ohne daß der Organismus dabei noch eine krankhafte Reaktion zeigt, so verhält er sich diesem Antigen gegenüber immun. Auf dieser **Immunität** be-

---

[1] Allergie (allos (gr.): anders; ergon (gr.): Tat, Werk)
[2] hypererg (hyper- (gr. Vorsilbe): über, oberhalb; ergon (gr.): Werk, Leistung)
[3] hyperg (hyp- (gr. Vorsilbe): unter, unterhalb)
[4] anerg (an- (gr.): verneinende Vorsilbe)
[5] anaphylaktisch (ana (gr.): auf, hinauf; phylaxis (gr.): Schutz)
[6] Sensibilisierung (sensibilis (lat.): empfindlich)
[7] Transplantat (trans (lat.): über; plantare (lat.): pflanzen)
[1] Immunität (immunis (lat.): frei, unberührt; immunitas (lat.): Freisein von)

ruht der meist lebenslange Schutz gegen die sogenannten Kinderkrankheiten (z. B. Masern, Windpocken, Keuchhusten, Mumps und Röteln) nach bereits erfolgter Ersterkrankung. Die Immunität gegen solche Krankheitserreger läßt sich aber auch dadurch erreichen, daß man Antikörper (Immunglobulin-Präparate) nach erfolgter Infektion überträgt (**passive Impfung**). Die Wirkung der passiven Impfung tritt zwar sofort ein, hält jedoch nur kurz an.

Bei der **aktiven Impfung** führt man dagegen dem Organismus das Antigen oder den Antigenhersteller (abgeschwächte oder abgetötete Erreger) zu, die den Organismus zur Antikörperproduktion anregen. Bei erneutem Kontakt mit diesem Erreger verfügt der Organismus dann bereits über Antikörper und ist ihnen nicht mehr schutzlos ausgeliefert (**Impfschutz**). Die spezifischen Antikörper gegen einen Erreger treten nach einer aktiven Impfung jedoch erst nach mehreren Tagen auf.

Blutgruppen

Ein eindrucksvolles und praktisch wichtiges Beispiel für die Agglutination liefern die roten Blutkörperchen. Menschliche Erythrozyten tragen nämlich auf ihrer Zellmembran eine große Zahl von erblich festgelegten Strukturen, die als Antigene wirken und gegen die Antikörper gebildet werden. Dabei werden gegen die Antigene der eigenen Erythrozyten keine Antikörper gebildet (Immuntoleranz gegen die eigenen Antigene). Die unterschiedlichen antigenen Eigenschaften auf der Erythrozytenmembran sind die Grundlage für die Unterscheidung der menschlichen Blutgruppen. Von den bisher bekannt gewordenen Blutgruppensystemen haben das AB0- und das Rh-System eine besondere klinische Bedeutung.

ABO-System

Die Antigene des von *Landsteiner*[1] entdeckten AB0-Blutgruppensystems bezeichnet man als **agglutinable Substanzen** (Agglutinogene), die vererbt werden. Die gegen die agglutinablen Substanzen gerichteten spezifischen Antikörper werden **Agglutinine** genannt und gehören zu den Immunglobulinen des IgM-Typus. Die im Plasma vorkommenden Antikörper entstehen in der Säuglingszeit, auch wenn zuvor nie ein Kontakt mit fremden, antigen wirkenden Blutkörperchen stattfand. Diese Antikörperproduktion wird durch Darmbakterien und Nahrungsbestandteile ausgelöst, die die gleichen antigenen Eigenschaften wie die Erythrozytenantigene des AB0-Systems aufweisen. Solche Antigene wie sie auf den Erythrozytenmembranen vorkommen, sind nämlich in der Natur sehr weit verbreitet. Dabei enthält das Blut nur Agglutinine gegen agglutinable Substanzen, die auf den eigenen roten Blutkörperchen nicht vorkommen.

Im AB0-System können die roten Blutkörperchen vier unterschiedliche Antigen-Eigenschaften (Eigenschaften der agglutinablen Substanzen) haben, die man als Eigenschaft **A**, Eigenschaft **B**, Eigenschaft **A** und **B** sowie Eigenschaft **0** bezeichnet.

Aufgrund der Möglichkeit, daß auf der Erythrozytenoberfläche die Antigene A und/oder B vorkommen können, ergeben sich vier Kombinationen der Antigenstrukturen:

    I. Vorhandensein der Eigenschaft A   = Blutgruppe A
   II. Vorhandensein der Eigenschaft B   = Blutgruppe B
  III. Vorhandensein der Eigenschaft A + B = Blutgruppe AB
  IV. Fehlen der Eigenschaft   A + B = Blutgruppe 0.

---

[1] Landsteiner, Karl (1868–1943), Serologe, Wien, New York

Plasma von Menschen mit der Blutgruppe A enthält Antikörper (Agglutinine) gegen die Blutgruppensubstanz B (Agglutinin **Anti-B**). Plasma der Blutgruppe B enthält das Agglutinin **Anti-A,** Plasma der Blutgruppe 0 besitzt die Agglutinine **Anti-A** und **Anti-B.** Im Plasma der Blutgruppe AB sind dagegen keine Antikörper gegen die Blutgruppensubstanz A und B enthalten.

Werden Erythrozyten einer bestimmten Blutgruppe des AB0-Systems mit einem Serum zusammengebracht, das Antikörper gegen dieses enthält, so kommt es zur **Agglutination.** Die roten Blutkörperchen ballen sich dann zusammen und lösen sich schließlich auf, ein Vorgang, den man Hämolyse nennt. Bei der Übertragung von nicht gruppengleichem Blut können deshalb schwere Transfusionszwischenfälle (Schock!) auftreten. Diese Reaktion ist dann besonders stark, wenn das Serum des Empfängers Antikörper gegen die Erythrozyten des Spenders enthält. Enthält dagegen das Blut des Spenders Antikörper gegen den Empfänger, so läuft die Reaktion wegen der ausgeprägten Verdünnung der Antikörper in den Blutgefäßen des Empfängers abgeschwächt ab. Man sah daher früher Menschen mit der Blutgruppe 0 als «Universal-Spender» und solche mit der Gruppe AB als «Universal-Empfänger» an. Es darf aber von extremen Notfällen abgesehen, nur blutgruppengleiches Blut übertragen werden.

Vererbung der Blutgruppeneigenschaften

Die Blutgruppeneigenschaften A und B werden gegenüber 0 autosomal dominant, untereinander jedoch kodominant vererbt. So führen 6 mögliche Erbbilder (Genotypen) zu vier verschiedenen Erscheinungsbildern (Phänotypen), die mit der Blutgruppenbezeichnung übereinstimmen.

Genotyp	Phänotyp (Blutgruppenbezeichnung)
00	0
AA oder A0	A
BB oder B0	B
AB	AB

Aufgrund der bekannten Erbgesetze ist es möglich, aus den Blutgruppen der Eltern die möglichen Blutgruppen der Kinder vorauszusagen. Außerdem kann bei der bekannten Blutgruppeneigenschaft von Mutter und Kind festgestellt werden, ob ein Mann mit einer bestimmten Blutgruppe als Vater dieses Kindes in Betracht kommt (gerichtsmedizinischer Vaterschaftsausschluß).

Das Rhesus-System

Das Rhesus-System wurde von *Landsteiner* und *Wiener*[1] anläßich ihrer Untersuchungen über das Vorkommen menschlicher Blutgruppen bei Affen entdeckt. Dabei wurde beobachtet, daß sich bei Kaninchen- oder Meerschweinchen nach Einspritzen von Erythrozyten der Rhesusaffen ein gegen deren rote Blutkörperchen gerichteter Antikörper entwickelt, der aber nicht nur die Erythrozyten der Rhesusaffen, sondern auch die Erythrozyten bei 85 % aller Menschen in Mitteleuropa agglutiniert. Blut, dessen Erythrozyten durch diese Antikörper agglutiniert werden, nennt man **Rh-positiv.** Blut, in dem keine Agglutination erfolgt, wird dagegen **rh-negativ** genannt. Dies ist bei 15 % der Mitteleuropäer der Fall. Neger sind dagegen zu 92 %, Chinesen, Indianer und Inder fast zu 100 % Rh-positiv. Die Rhesus-Eigenschaft wird durch mehrere Antigene (Teilantigene C, c, D, d, E, e) bestimmt, die auf verschiedenen Bezirken der Oberfläche der roten Blutkörperchen liegen. Das **Antigen D** hat die größte antigene Wirkung; daher werden

---

[1] Wiener, Alexander Salomon (1907–1976), Serologe, New York

Menschen mit Antigen D vereinfachend als Rh-positiv, solche ohne Antigen D, als rh-negativ bezeichnet. Genau genommen darf jedoch nur Blut mit der Rhesus-Formel ccddee als rh-negativ bezeichnet werden. Formeln mit großen Buchstaben außer D (wie Ccddee; ccddEe) werden mit dem Hinweis versehen «als Spender Rh-positiv, als Empfänger rh-negativ».

Ein wichtiger Unterschied zwischen dem Rh- und dem AB0-Blutgruppensystem besteht darin, daß bei dem AB0-System die Antikörper nach den ersten Lebensmonaten immer vorhanden sind. Antikörper gegen den Rh-Faktor werden dagegen erst gebildet, wenn eine rh-negative Person zuvor mit Rh-positiven Erythrozyten in Berührung kam und dadurch empfindlich gemacht wurde *(Sensibilisierungsvorgang)*. Dadurch kommt es erst bei einem zweiten Kontakt mit Rh-positiven Erythrozyten zur Antigen-Antikörper-Reaktion zwischen Rh-Antikörpern, die zu den IgG-Antikörpern gehören und Rh-positiven Erythrozyten.

Rh-Unverträglichkeit

Die Bedeutung des Rhesus-Faktors besteht also darin, daß sich im Blut von rh-negativen Menschen beim Kontakt mit Rh-positivem Blut spezifische Antikörper bilden. Zu diesem Kontakt kann es bei einer wiederholten Transfusion von Rh-positivem Blut auf rh-negative Empfänger kommen. Die erste Transfusion führt dann zur Bildung von Rh-Antikörpern, die bei der nächsten Transfusion von Rh-positivem Blut, trotz gleicher Blutgruppe im AB0-System, zur Agglutination und Hämolyse der übertragenen Erythrozyten führen und den Empfänger in Lebensgefahr bringen.

Rh-positive Erythrozyten können aber auch während der Geburt oder Fehlgeburt eines Rh-positiven Kindes in den Kreislauf einer rh-negativen Frau gelangen, wodurch diese sensibilisiert wird und dann Antikörper gegen Rh-positive Erythrozyten bildet. Bei einer erneuten Schwangerschaft besteht dann die Gefahr, daß diese plazentagängigen Antikörper gegen den Rh-Faktor über die Plazenta in den Blutkreislauf des Kindes gelangen und so die Frucht schädigen und unter Umständen zum Absterben bringen. Diese Krankheit wird als **fetale Erythroblastose** bezeichnet, da sie beim Feten unter anderem einen starken Anstieg der Erythroblasten bewirkt.

Die in den Blutkreislauf des Kindes gelangten Antikörper hämolysieren nämlich die Rh-positiven Erythrozyten des Kindes. Dies führt zur Anämie (Blutarmut des Kindes), einer vermehrten Ausschwemmung unreifer Erythrozyten (Erythroblasten) in das Blut und zum Anstieg der Bilirubinkonzentration im Blutplasma des Feten (**Hyperbilirubinämie**).

Durch eine schwere Hyperbilirubinämie (Icterus[1] gravis) können beim Kind bestimmte Regionen des Hirnstamms bleibend geschädigt werden (**Kernikterus**), was zu entsprechenden neurologischen Schäden führt (Störung der extrapyramidalen Motorik, Intelligenzminderung).

Durch die schwere Blutarmut kommt es beim Feten zu Schäden der Kapillarwände und zum Austritt von Flüssigkeit in das umgebende Gewebe. Dadurch entstehen generalisierte Ödeme (**Hydrops congenitus[2]**), die meist zum Absterben des Feten in der Gebärmutter führen. Die Behandlung der fetalen Erythroblastose besteht in einem Blutaustausch, durch den die mütterlichen Antikörper, geschädigte Erythrozyten und das erhöhte Bilirubin beseitigt werden.

Eine rh-negative Mutter, die durch die Schwangerschaft mit Rh-positiven Kindern sensibilisiert wurde, kann bereits durch die erste Transfusion von sonst blutgruppengleichem, aber Rh-positivem Blut, einen schweren Transfusionszwischenfall erleiden. Es darf daher rh-negativen Empfängern stets nur rh-negatives Spenderblut übertragen werden.

---

[1] Icterus gravis (ikteros (gr.): Pirol (gelber Vogel); gravis (lat.): schwer)
[2] Hydrops congenitus (hydor (gr.): Wasser; congenitus (lat.): angeboren): angeborene Wassersucht

Technik der Blutgruppenbestimmung

Die Bestimmung der *ABO-Blutgruppen*, einschließlich des Rh-Systems, ist die Voraussetzung für jede Bluttransfusion. Sie wird mit Testseren durchgeführt, die Antikörper in konzentrierter Form enthalten. Man bringt dabei jeweils einen Tropfen Testserum **Anti-A, Anti-B,** und **Anti-AB** auf einen Objektträger, der entsprechend markiert ist und gibt jeweils einen Tropfen des zu untersuchenden Blutes hinzu, das mit den Testseren durchmischt wird. Nach einigen Minuten läßt sich das Ergebnis mit bloßem Auge ablesen. Bei Agglutination sieht man die Zusammenballung der Erythrozyten zu vielen kleinen Klumpen. Bleibt die Agglutination aus, so sind die Erythrozyten in einer gleichmäßigen, roten Fläche verteilt (s. Abb. 170). Es bedeuten:

Agglutination im Testserum Anti-A und Anti-AB = Blutgruppe **A**
Agglutination im Testserum Anti-B und Anti-AB = Blutgruppe **B**
Agglutination in allen drei Testserien   = Blutgruppe **AB**
Ausbleiben der Agglutination   = Blutgruppe **0**

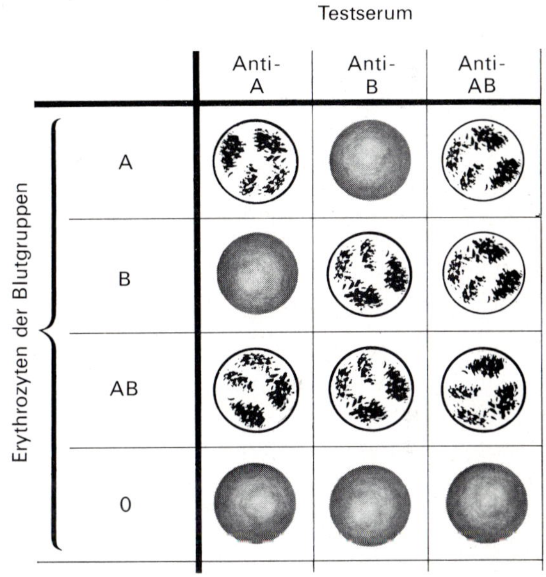

Abb. 170: Blutgruppentestergebnis: Kreise mit grauer Fläche keine Agglutination, Kreise mit weißer Fläche und dunklen Flecken Agglutination

Zur Sicherheit wird dann noch eine Gegenprobe mit Testerythrozyten der Gruppen **A, B** und **0** durchgeführt. Dazu wird das zu untersuchende Blut zentrifugiert und ein Tropfen Plasma mit den Testerythrozyten gemischt.

Agglutinieren nur die Testerythrozyten der Blutgruppe A, so liegt die Blutgruppe B vor.
Agglutinieren nur die Testerythrozyten der Gruppe B, so besteht die Blutgruppe A.
Agglutinieren die Testerythrozyten A und B, so handelt es sich um die Blutgruppe 0.
Testerythrozyten der Blutgruppe 0 werden dagegen nicht agglutiniert.

Die beiden beschriebenen Untersuchungen sind die Grundlage der **Kreuzprobe,** die vor jeder Transfusion durchgeführt werden muß:

1. Spendererythrozyten gegen Empfängerserum
2. Empfängererythrozyten gegen Spenderserum

Das *Rhesussystem* wird mit einem Anti-D-Testserum geprüft. Kommt es zur Agglutination, so ist der Betreffende Rh-positiv.

Bildungsstätten der Blutkörperchen

Die begrenzte Lebensdauer sämtlicher Blutkörperchen erfordert ihre ständige Neubildung. Diese erfolgt für die roten Blutkörperchen, den größten Teil der weißen Blutkörperchen (Granulozyten, Monozyten) sowie die Blutplättchen im **roten Knochenmark.** Im Knochenmark werden aber auch die Stammzellen (Lymphoblasten[1]) der Lymphozyten gebildet. Ein Teil der aus **Lymphoblasten** (= Lymphozytenbildner) hervorgegangenen Lymphozyten wird beim Menschen wahrscheinlich im Knochenmark immunologisch zu *B-Lymphozyten* geprägt, die sich teilweise im Knochenmark zu den Immunglobulin-produzierenden *Plasmazellen* umwandeln. Ein anderer Teil der B-Lymphozyten verläßt mit dem Blutstrom das Knochenmark und gelangt in das lymphatische Gewebe des Körpers (mit Ausnahme des Thymus), wo sie sich weiter vermehren. Der andere Teil der aus den Stammzellen hervorgegangenen Lymphozyten gelangt in den Thymus, nachdem sie das Knochenmark verlassen haben. Dort werden sie zu *T-Lymphozyten* geprägt. T-Lymphozyten besiedeln dann ebenfalls andere lymphatische Organe und können sich dort wieder vermehren.

Rotes Knochenmark befindet sich beim Erwachsenen nur in spongiösen Knochen (Knochen mit schwammartiger Bälkchenstruktur), d. h. vorwiegend in den Rumpf- und Schädelknochen.

In den ersten Lebensjahren sind dagegen noch alle Knochen mit rotem Knochenmark ausgefüllt. Während der ersten Entwicklungsmonate vor der Geburt sind auch noch Leber und Milz an der Blutbildung beteiligt. Im Laufe der Kindheit wird dann der Teil des roten Knochenmarkes, der in den Schäften der langen Röhrenknochen sitzt, durch Fettgewebe ersetzt und zu gelbem Knochenmark. Beim gesunden Erwachsenen wiegt das Knochenmark etwa 1300 g und ist damit fast so schwer wie die Leber.

Das rote Knochenmark sitzt in den wabenförmigen Hohlräumen zwischen den Knochenbälkchen. Das Knochenmark wird von retikulärem (netzartigem) Bindegewebe gebildet, das sich zwischen der Oberfläche des Markraumes und Blutgefäßen ausspannt. In den Zwischenzellräumen liegen Vorstufen und reife Formen der roten und weißen Blutzellen in unregelmäßigen Gruppen zusammen. Im Knochenmark findet man netzförmig angeordnete **Retikulumzellen[2],** das sind sternförmig verästelte Zellen, die zusammen mit bestimmten Endothelzellen *(Uferzellen)* der weiträumigen Venen (Venensinus) des Knochenmarkes die Fähigkeit haben, Fremdkörper in sich aufzunehmen und unschädlich zu machen (Phagozytose). Diese phagozytosefähigen Zellen des Knochenmarks (Retikulumzellen und endothelartige Uferzellen) werden mit entsprechenden Zellen, die unter anderem im Alveolarepithel der Lungen *(Alveolarphagozyten)*, in der Leber *(Kupffer[3]-Sternzellen)*, in der Milz und den Lymphknoten vorkommen, aufgrund der ihnen gemeinsamen Phagozytosefähigkeit unter den Begriff des **Retikulo-endothelialen Systems** (RES) zusammengefaßt. Solche phagozytosefähigen Zellen befinden sich also vor allem an Oberflächen, an denen Material vorbeiströmt, das phagozytiert werden muß.

Die **Stammzellen** der Erythrozyten, Granulozyten, Lymphozyten, Monozyten und Thrombozyten – die Erythroblasten, Myeloblasten, Lymphoblasten, Monoblasten und Knochenmarkriesenzellen (Megakaryozyten[4]) liegen zusammen mit den sich daraus entwickelnden jüngeren Vorstufen der verschiedenen Blutkörperchen in dem Netzwerk des roten Knochenmarkes. Hier reifen sie beim gesunden Menschen aus, um dann durch die Wandung der Venensinus hindurch in das strömende Blut einzutreten und über das System der ableitenden Knochenvenen in den

---

[1] Lymphoblasten (lympha (lat.): klares Wasser, Naß; blastos (gr.): Keim, Sproß)
[2] Retikulumzellen (reticulum (lat.): kleines Netz)
[3] Kupffer, Karl von (1829–1902), Anatom, München
[4] Megakaryozyten (megas (gr.): groß; karyon (gr.): Kern)

allgemeinen Kreislauf zu gelangen. Unter welchen Voraussetzungen dies im einzelnen geschieht, warum vor allem nur ausgereifte Zellen in das Blut übertreten, ist bisher nicht sicher bekannt.

Die Blutplättchen (Thrombozyten) entstehen im Knochenmark durch Abschnürung von Plasmateilen oder auch völligem Zerfall ihrer ungewöhnlich großen Mutterzellen, der Knochenmarkriesenzellen. Sie gelangen auf dem gleichen Weg wie die Erythrozyten und Leukozyten in das strömende Blut.

Das Lymphsystem

Außer dem Blutgefäßsystem besitzt der Organismus noch zusätzlich das **Lymphgefäßsystem.** Während das Blut durch die Kapillaren fließt, wird ständig Flüssigkeit durch die Kapillarwand in die Umgebung abgegeben und zum größten Teil auch wieder aufgenommen. Diese Flüssigkeit und geringe Mengen Eiweiß werden über das System der Lymphgefäße abtransportiert.

Für den Stoffwechsel notwendige Substanzen gelangen also nicht direkt aus den Kapillaren in die einzelnen Zellen, sondern erst über eine dünne Flüssigkeitsschicht, die sämtliche Zellen umgibt (Zwischenzellflüssigkeit). Über diese Zwischenzellschicht gelangen in umgekehrter Richtung die Stoffwechselschlacken in den venösen Kapillarteil. Die Zwischenzellflüssigkeit hat somit Ernährungs- und Transportaufgaben.

Die Körperflüssigkeit befindet sich somit in 3 gegeneinander abgrenzbaren Flüssigkeitsräumen:

1. Die Flüssigkeit des Blutplasmas im Gefäßsystem (3 l)
2. Die Zwischenzellflüssigkeit im Zwischenzellraum (10 l)
3. Die Flüssigkeit in den Zellen (30 l)

Dabei sind die Flüssigkeitsvolumina auf das Gewicht eines etwa 70 kg schweren Menschen bezogen.

Der **Lymphstrom** beginnt in dem Zwischenzellraum, denn nur ein Teil der Zwischenzellflüssigkeit gelangt direkt über den venösen Schenkel der Kapillaren zurück in das Blutgefäßsystem. Der Rest fließt über die Lymphkapillaren und über das System der größeren Lymphgefäße in die Blutbahn zurück.

Die **Lymphkapillaren** beginnen blind zwischen den Zellen. An ihren Enden treten vorübergehend Endothellücken auf, durch die Gewebsflüssigkeit und kleinere Teilchen in ihre Lichtung eintreten können. Ihr Inhalt wird **Lymphe**[1] genannt und entspricht der Zwischenzellflüssigkeit. Die Lymphkapillaren sind ähnlich gebaut wie die Kapillaren der Blutbahnen. So besitzen sie wie diese eine aus Endothelzellen bestehende Wand, jedoch haben sie oft einen größeren Durchmesser als die Blutkapillaren. Sie bilden in allen Geweben und Organen ein dichtes Netz und wirken wie Drainageröhren, indem sie die Zwischenzellflüssigkeit aufsaugen und in die Lymphgefäße weiterleiten. Die Lymphgefäße ähneln in ihrem Aufbau den Venen. Sie besitzen eine Innenschicht (*Intima*), eine Mittelschicht mit glatter Muskulatur (*Media*) und eine bindegewebige Außenschicht (*Adventitia*). An der Innenschicht befinden sich Taschenklappen, die den Rückstrom der Lymphe verhindern. Die Lymphgefäße verlaufen zum Teil gemeinsam mit größeren Blutgefäßen, zum Teil aber auch allein. Größere Lymphgefäße entstehen im Gegensatz zum Venensystem nicht durch direkten Zusammenfluß mehrerer kleiner Lymphgefäße, sondern dadurch, daß ein Lymphknoten mehrere kleine Lymphgefäße aufnimmt, dafür aber nur wenige größere Lymphgefäße abgibt.

---

[1] Lymphe (lympha (lat.): klares Wasser, Naß)

In das System der Lymphgefäße sind zahlreiche **Lymphknoten** als Filter eingeschaltet. Die aus dem Bereich der Beine und dem Bauchraum kommenden Lymphgefäße vereinigen sich in Höhe des Zwerchfells zu einem Hauptstamm, dem **Milchbrustgang** *(Ductus thoracicus*[2]*)*, der neben der Aorta vor der Wirbelsäule im hinteren Mittelfellraum *(Mediastinum)* nach oben zieht, den Lymphstrom aus den Brustorganen, dem linken Arm und der linken Kopf-Halsseite aufnimmt und schließlich im linken Venenwinkel, der Vereinigungsstelle zwischen innerer Drosselvene *(Vena jugularis interna)* und Schlüsselbeinvene *(Vena subclavia)* mündet. Die Lymphbahnen des rechten Armes und der rechten Kopfhalsseite sammeln sich in einem eigenen großen Lymphgang, der im rechten Venenwinkel einmündet.

Ein entscheidender Unterschied zwischen dem System der Lymph- und Blutbahnen liegt darin, daß das Lymphgefäßnetz kein in sich geschlossener Kreislauf ist. Es ist nur als periphere Flüssigkeitsdrainage im Nebenschluß über die großen Venen an den Blutkreislauf angeschlossen.

Die Fortbewegung der Lymphe in den Lymphbahnen erfolgt nach dem Prinzip des venösen Rückstromes.

Die Lymphe ist mit Ausnahme der Darmlymphe eine klare, wäßrige Flüssigkeit, deren tägliche Gesamtmenge auf 2 l geschätzt wird. Ihre Zusammensetzung entspricht weitgehend dem Blutplasma, doch hat sie einen wesentlich niedrigeren Eiweißgehalt. Die Darmlymphe, die Chylus genannt wird, enthält außerdem noch aus der Nahrung aufgenommene Fette, wodurch sie ein milchig-trübes Aussehen erhält.

Die Lymphe enthält außerdem körpereigene und körperfremde Stoffe, wie Stoffwechselprodukte, Zelltrümmer, Fremdkörper (z.B. Staubteilchen), die eingeatmet wurden und Bakterien, die durch kleine Verletzungen die Haut oder Schleimhäute des Körpers durchdringen konnten. Außerdem enthält die Lymphe auch Lymphozyten, sobald sie einen Lymphknoten durchflossen hat.

Die Lymphknoten

In die Bahn der Lymphgefäße sind gruppenweise die **Lymphknoten** als Filter eingeschaltet. Die Lymphe muß auf ihrem Weg aus dem Gewebe bis zur Einmündung in den Blutkreislauf zumindest einen oder auch mehrere Lymphknoten durchfließen. Die Lymphknoten haben die Aufgabe, die Lymphe zu reinigen, Krankheitserreger und Fremdkörper durch Phagozytose auszuschalten (Retikulumzellen der Lymphknoten) und neue Lymphozyten zu bilden. Lymphknoten, die ihren Zufluß aus bestimmten Körperregionen oder Organen erhalten, werden als «regionale Lymphknoten» bezeichnet. Sie zeigen eine krankhafte Veränderung (z.B. Entzündung, bösartigen Tumor) in ihrem Quellgebiet an, wenn sie sich vergrößern, schmerzhaft werden oder verhärten.

Ein Lymphknoten ist ein bohnenförmiges, 2 mm bis 2 cm großes Gebilde, das von einer Bindegewebskapsel umschlossen wird, von der mehrere Bälkchen *(Trabekel*[1]*)* in sein Inneres ziehen (s. Abb. 171). Dazwischen befindet sich in einem Netz aus Retikulumzellen lymphatisches Gewebe, in dem neue Lymphozyten aus Lymphoblasten entstehen. Dieses lymphatische Gewebe wird in eine äußere **Rindenzone** und eine zentral liegende **Markzone** unterteilt. In der Rindenzone liegen die Lymphozyten dichter zusammen und bilden sogenannte Rindenknötchen (**Rindenfollikel**[2]).

Die Lymphe tritt über mehrere zuführende Lymphgefäße *(Vasa afferentia)* auf der konvexen Seite des Lymphknotens ein und fließt dann durch miteinander in Verbindung stehende Hohl-

---

[2] Ductus thoracicus (ductus (lat.): Gang; thoracicus (lat.): zum Brustkorb gehörend)
[1] Trabekel (trabs (lat.): Balken; trabecula: kleiner Balken)
[2] Follikel (folliculus (lat.): Ledersack, Schlauch)

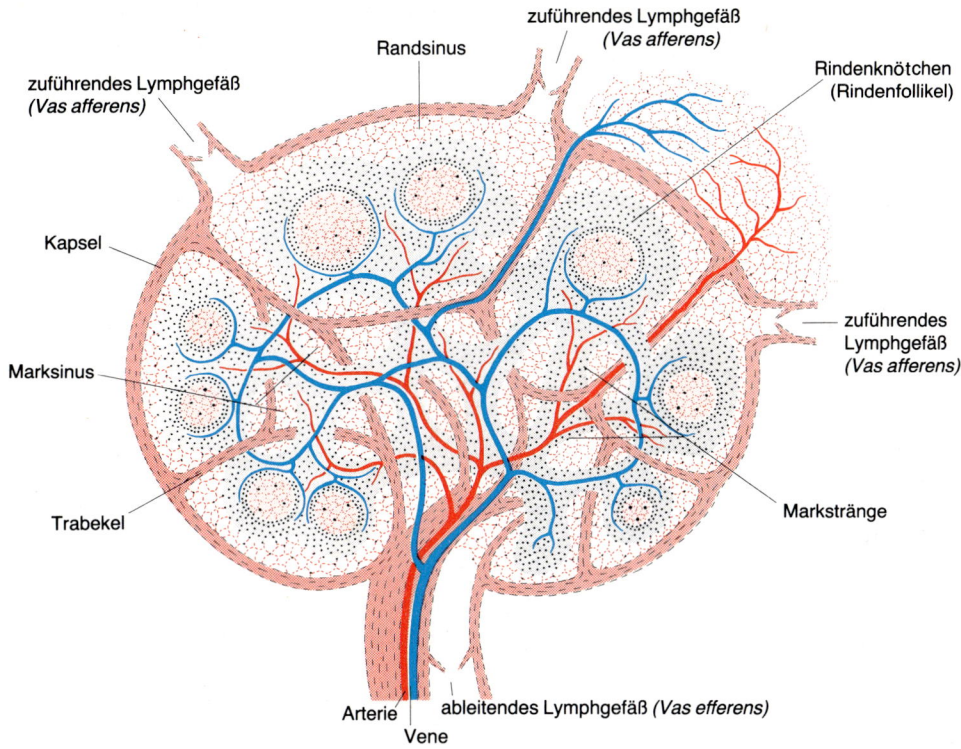

zuführendes Lymphgefäß
(Vas afferens)

Randsinus

Rindenknötchen
(Rindenfollikel)

zuführendes Lymphgefäß
(Vas afferens)

Kapsel

zuführendes
Lymphgefäß
(Vas afferens)

Marksinus

Trabekel

Markstränge

Arterie   ableitendes Lymphgefäß (Vas efferens)
Vene

Abb. 171: Schematische Darstellung eines Lymphknotens

räume, die **Sinus** (*1 Rand-* und *mehrere Marksinus*), die von phagozytosefähigen Retikulumzellen (Uferzellen) ausgekleidet sind.

Auf seiner konkaven Seite verläßt die dann inzwischen gereinigte Lymphe durch ein bis zwei
ableitende Lymphgefäße *(Vasa efferentia)* wieder den Lymphknoten.

Die weiträumige Verteilung der Lymphe in den Sinus der Lymphknoten verlangsamt den
Lymphstrom und erleichtert dadurch die gründliche Reinigung der Lymphe. Fremdkörper und
Bakterien können dabei zurückgehalten und von den Retikulumzellen phagozytiert werden.
So haben die Lymphknoten an der Lungenwurzel häufig eine schwärzliche Verfärbung durch
Einlagerung von eingeatmetem Kohlenstaub. In den Lymphknoten gelangen Lymphozyten in
die Lymphe und mit dem Lymphstrom in das Blut. Für ihre Versorgung mit Nährstoffen und
zum Abtransport von Stoffwechselschlacken werden die Lymphknoten von einem eigenen Gefäßnetz aus Arterien, Kapillaren und Venen versorgt.

Das spezielle Lymphgefäßsystem

Aus den Beinen fließt die Lymphe sowohl über tiefe als auch über oberflächlich gelegene
Lymphgefäße zum Becken. Die tiefliegenden Lymphgefäße befinden sich zwischen der Bein-
muskulatur, die oberflächlich liegenden dagegen unter der Haut. Dabei durchfließt die aus den

Beinen kommende Lymphe 2 große Lymphknotengruppen in der Kniekehle und der Leisten-region.

Die Lymphe der Arme fließt ebenfalls in oberflächlich und tief gelegenen Lymphgefäßen. Ihre regionalen Lymphknoten liegen als größere Gruppen in der Ellenbeuge und Achselhöhle.

Wichtige Lymphknotengruppen der Lymphgefäße aus dem Kopf-, Hals- und Nackenbereich liegen hinter dem Ohr für den Lymphstrom der Kopfschwarte und des Mittelohres, unter dem Unterkiefer für Gesicht, Zähne, Zunge und Mundboden, im Unterkieferwinkel und Kinn als 1. Sammelstelle für die Lymphbahnen des Kopfes und Halses, entlang des Kopfwenders *(M. sternocleidomastoideus)* und in den beiden Schlüsselbeingruben als 2. Sammelstelle für die Lymphbahnen von Kopf und Hals.

Im Bauchraum und Becken unterscheidet man Lymphgefäße und Lymphknoten der Bauch- und Beckenwand vom Lymphsystem der Bauch- und Beckenorgane.

Die wichtigsten Lymphknoten im Bauchraum und Becken befinden sich in den Aufhänge-bändern des Darms (Mesenterien, s. S. 288) an der Leberpforte (s. S. 300), um den Mastdarm (s. S. 293) herum, an der Vorderfläche des Kreuzbeines und entlang der Wirbelsäule neben der Aorta und unteren Hohlvene.

Auch im Bereich des Brustkorbs unterscheidet man das Lymphsystem der Brustwand mit eigenen örtlichen Lymphknoten von dem Lymphsystem der inneren Brustorgane, deren wich-tigste Lymphknotengruppe an den Lungenwurzeln *(Hiluslymphknoten)* liegt.

Der gesamte Lymphstrom des Körpers mündet schließlich in den beiden bereits erwähnten Hauptlymphgängen, die in den rechten und linken Venenwinkel einmünden (Abb. 172).

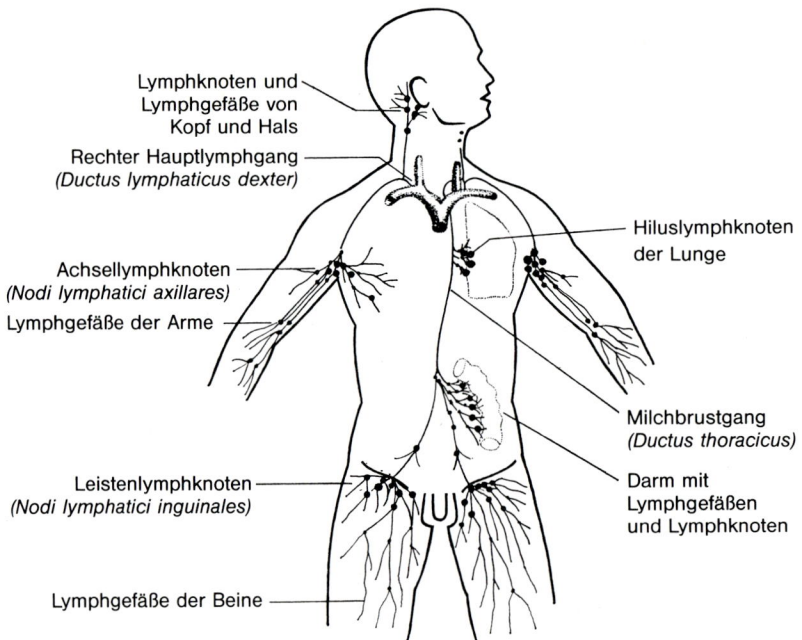

Abb. 172: Die wichtigsten Lymphbahnen mit ihren Lymphknoten in schematischer Darstellung

Die Milz

Die Milz (*Lien*[1], *Splen*[2]) ist ein etwa gänseeigroßes, 150–160 g schweres, bohnenförmiges Organ, das im linken Oberbauch unter dem Zwerchfell liegt und vom Bauchfell umgeben wird (intraperitoneale[3] Lage). Ihre konvexe Oberseite schmiegt sich in die Wölbung des Zwerchfells ein. Ihre konkave Eingeweidefläche (Unterseite) trägt auf einer Leiste den **Milzhilus,** von dem die Milzschlagader und Milzvene ein- bzw. austreten. Beim Erwachsenen ist die Milz nur tastbar, wenn sie vergrößert ist.

Wie die Lymphknoten in die Lymphgefäße eingeschaltet sind, so ist die Milz als Kontrollorgan des Blutes in das Blutgefäßsystem eingebaut. Dabei besteht die Besonderheit ihres Aufbaues in der Beziehung des lymphatischen Gewebes zum Blutgefäßsystem (s. Abb. 173). Die Milz ist nämlich nicht nur Kontrollorgan des Blutes, sondern gleichzeitig ein Organ des Immunsystems.

Die Milz wird von einer derben bindegewebigen Organkapsel umgeben, von der aus bindegewebige Balken, die **Trabekel**[4], in das Innere der Milz einstrahlen. Zwischen diesem Bindegewebsgerüst befindet sich ein Schwammwerk aus lymphoretikulärem Gewebe, das als **Pulpa**[5]

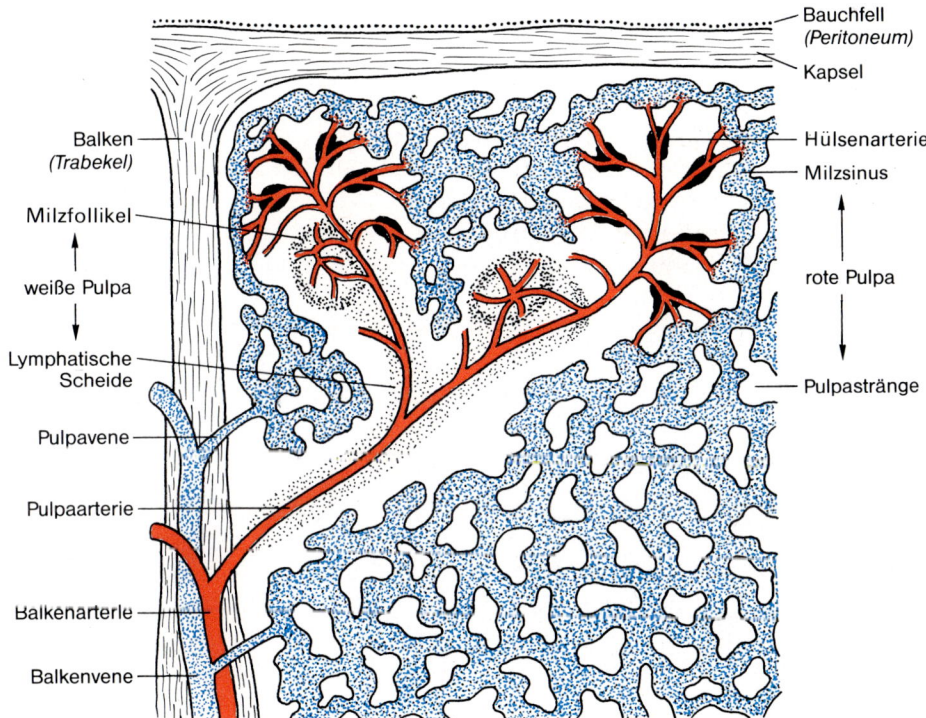

Abb. 173: Blutgefäße der Milz in schematischer Darstellung

[1] Lien (lat.): Milz
[2] Splen (gr.): Milz
[3] Peritoneum (peritonaion (gr.): das Herumgespannte)
[4] Trabekel (trabecula (lat.): Bälkchen
[5] Pulpa (lat.): Fleisch

der Milz bezeichnet wird. Als dichtmaschiges Netz bildet es die verstreut liegenden **Milzfollikel** und die **lymphatischen Scheiden,** die stets um eine Arterie herum angeordnet sind. Wegen ihres weißlichen Aussehens werden sie in ihrer Gesamtheit als **weiße Pulpa** bezeichnet. In ihrem Aufbau entsprechen die Milzfollikel den Lymphfollikeln in den Lymphknoten. Der Raum zwischen der weißen Pulpa wird von der blutreichen **roten Pulpa** ausgefüllt. Diese besteht aus großen Bluträumen, den **Milzsinus** und schwammartigen **Pulpasträngen,** in denen reichlich phagozytosefähige Zellen liegen (Retikulumzellen, Monozyten).

Die Funktionen der Milz sind teilweise an die besondere Anordnung ihrer Blutgefäße gebunden. Die Äste der im Milzhilus eintretenden Milzarterie verzweigen sich zuerst in den Trabekeln zu Balkenarterien, aus denen die Zentralarterien hervorgehen, die von den Milzfollikeln umgeben werden. Kurz vor Austritt aus den Follikeln teilen sich die Zentralarterien in mehrere Äste (Pinselarterien). Diese werden eine Strecke lang von einer hülsenartigen Verdichtung des netzförmigen Bindegewebes umgeben (Hülsenarterien), um sich dann in arterielle Kapillaren aufzulösen. Sie münden dann entweder direkt in die Milzsinus oder in das weitmaschige Netz der schwammartigen Pulpastränge. Da die Endothelzellen der Milzsinus nicht lückenlos aneinanderschließen, entstehen Poren, durch die das Blut aus den Pulpasträngen in die Milzsinus gelangen kann. Diese Poren haben jedoch Durchmesser, die nur 0,5 bis 3 μm betragen, sodaß nur gut verformbare Zellen durch sie hindurchtreten können. Überalterte und damit schlecht verformbare Zellen werden dagegen im Netz der Pulpastränge zurückgehalten und dort von den phagozytosefähigen Retikulumzellen abgebaut. An dieser **Blutmauserung** sind aber auch die im Endothel des Sinus liegenden phagozytierenden Uferzellen beteiligt. Aus den Sinus gehen dann die von einem geschlossenen Endothel ausgekleideten Pulpavenen hervor. Diese münden in die in den Trabekeln verlaufenden Balkenvenen.

Im Gegensatz zu den anderen Organen, bei denen über die Kapillaren stets eine direkte Gefäßverbindung zwischen dem arteriellen und venösen Abschnitt besteht («geschlossener Kreislauf»), handelt es sich also bei dem Gefäßsystem der Milz um eine **«offene Strombahn».** Erst dadurch wird der für die Blutmauserung erforderliche ausgiebige Kontakt des Blutes mit den phagozytosefähigen Retikulumzellen der Pulpa ermöglicht.

Weitere gesicherte Funktionen der Milz sind die Vernichtung von Bakterien durch ihr retikulo-endotheliales System, der Abbau von Lymphozyten und die Klärung des Blutes durch das Abfangen von Gerinnungsprodukten.

Der Thymus

Der Thymus[1] *(Bries)* gehört ebenfalls zum lymphatischen System. Er liegt im vorderen Mediastinum zwischen Herzbeutel und Brustbein (s. Abb. 263, 266). Voll ausgebildet ist er nur im frühen Kindesalter. Später wird er in einen Fettkörper umgewandelt. Der Thymus besitzt eine deutliche Läppchenstruktur mit Mark- und Rindenanteilen. Das Gerüst des Thymus besteht aus verzweigten Retikulumzellen zwischen denen kleine Lymphozyten liegen. Im Thymus erfolgt die Prägung der T-Lymphozyten. Fehlt die Anlage des Thymus, so leidet der Betreffende an schweren immunologischen Störungen.

---

[1] Thymus (thýmos (gr.): Thymian; thymós (gr.): Gemüt)

Das Verdauungssystem

Der Organismus benötigt zum Leben eine ständig ausreichende Zufuhr von Nahrungsstoffen. Die in der Nahrung enthaltenen pflanzlichen und tierischen Nährstoffe können jedoch zum größten Teil vom Organismus in ihrer ursprünglichen Form nicht direkt aufgenommen werden. Sie müssen zuvor mechanisch und chemisch zersetzt werden, bevor sie in das Blut- und Lymphgefäßsystem des Körpers gelangen. Diese Aufgabe übernehmen die Verdauungsorgane. Von ihnen wird die aufgenommene Nahrung in ihre Grundstoffe zerlegt und schließlich über die Schleimhaut des Dünndarmes in das Blut- oder Lymphgefäßsystem aufgenommen (**Resorption**[1]), während die unverdaulichen Nahrungsbestandteile mit dem Kot ausgeschieden werden. Die Verarbeitung der aufgenommenen Nahrungsmittel im Verdauungskanal und ihre Umwandlung in körpereigene Substanzen in den Zellen des Organismus bezeichnet man als **Stoffwechsel.**

Der Verdauungskanal beginnt mit der Mundhöhle und endet am After. Er enthält im oberen Drittel der Speiseröhre quergestreifte, sonst jedoch glatte Muskulatur zur Fortbewegung des Speisebreis. Seine innere Oberfläche wird von Schleimhaut überzogen, deren Epithelzellen den unterschiedlichen Aufgaben des Verdauungskanals in ihrer jeweils besonderen Form und Funktion entsprechen. Dabei sitzt die Schleimhaut der Muskelschicht nicht direkt auf, sondern ist von ihr durch eine aus lockerem Bindegewebe bestehende Verschiebeschicht getrennt, in der Blut- und Lymphgefäße sowie Nerven verlaufen.

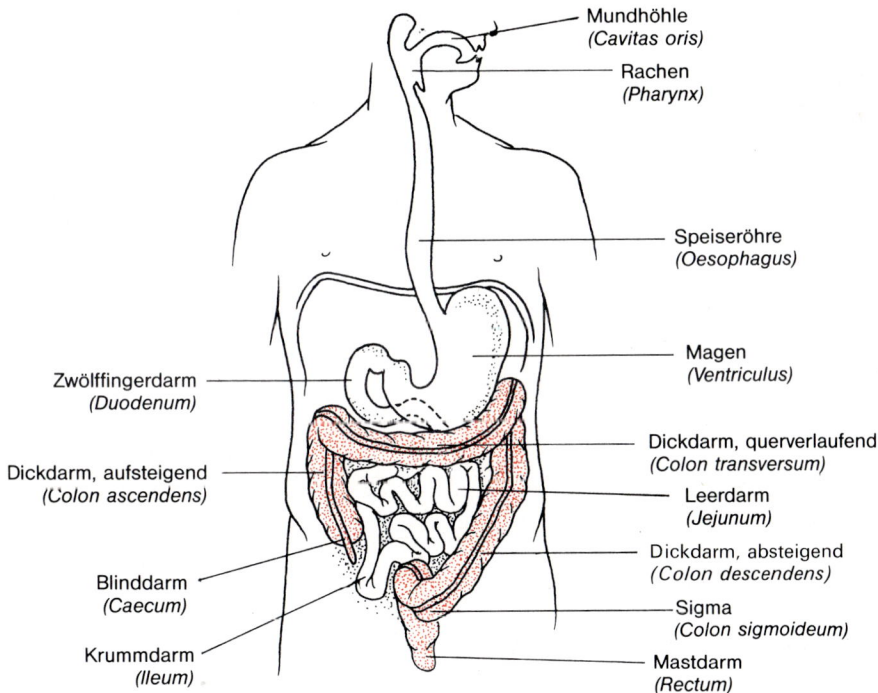

Abb. 174: Übersicht über den Verdauungstrakt. Der Dickdarm ist rot dargestellt

---

[1] Resorption (resorbere (lat.): aufsaugen)

Die Innenschicht des Verdauungskanals wird Schleimhaut genannt, weil sie ständig von einer dünnen Schleimschicht bedeckt ist. Dieser Schleim ist ein wichtiges Gleitmittel. Er stammt aus zahlreichen einzelliegenden, schleimproduzierenden Zellen des Darmepithels und kleinen Drüsen, die in der Bindegewebsschicht des Darmes liegen. Zusätzlich wird aber auch Schleim von größeren Drüsen (Mundspeicheldrüsen, Bauchspeicheldrüse) in den Verdauungskanal abgesondert. Hauptaufgabe der Schleimhaut ist die Absonderung von Enzymen (Wirkstoffen) zur Aufspaltung der Nahrungsbestandteile und die Aufnahme (Resorption) der Spaltprodukte der Nahrung zur weiteren Verwertung im Organismus. Außerdem sondern aber auch die Mundspeicheldrüse, die Leber und die Bauchspeicheldrüse ständig ihre Verdauungssekrete in den Verdauungskanal ab.

Der Verdauungskanal läßt sich in drei verschieden lange Hauptabschnitte unterteilen (s. Abb. 174):

1. Oberer Verdauungsabschnitt
Er umfaßt die Mundhöhle, den Rachen und die Speiseröhre. In diesem Bereich erfolgt die Nahrungsaufnahme, ihre mechanische Zerkleinerung, die Versetzung mit Speichel und die Bildung des gleitfähigen Speisebreis. Außerdem beginnt hier die chemische Aufspaltung der Kohlenhydrate (Stärke).

2. Mittlerer Verdauungsabschnitt
Er entspricht dem Magen und Dünndarm. In diesem Abschnitt erfolgt die vollständige chemische Spaltung der Nahrung in ihre Grundbestandteile und deren Aufnahme (Resorption) durch die Deckzellen der Schleimhaut.

3. Unterer Verdauungsabschnitt
Dieser betrifft den Dickdarm bis zum After. Hier werden die nicht verwertbaren Reste der Nahrung durch Wasserentzug eingedickt, durch bakterielle Gärungs- und Fäulnisprozesse in Kot umgewandelt und durch den After ausgeschieden.

Ernährung

Das Verständnis für die Tätigkeit der Verdauungsorgane setzt die Kenntnis der **Nahrungsmittel** und ihrer Zusammensetzung voraus. Die Nahrungsmittel des Menschen bestehen, von Wasser und Mineralien abgesehen, ausschließlich aus organischen Produkten pflanzlicher und tierischer Herkunft.

Nahrungsbestandteile sind: *Eiweiße*
Kohlenhydrate
Fette
Vitamine
Mineralstoffe (Natrium, Kalium, Chlor, Calcium, Phosphor, Magnesium)
Spurenelemente, die nur in geringen Mengen in den Nahrungsmitteln vorhanden sind, aber auch nur in geringen Mengen vom Körper benötigt werden (Eisen, Zink, Kupfer, Mangan, Molybdän, Jod, Fluor, Kobalt, Chrom, Selen)
Wasser

Die Nahrungsmittel enthalten diese Nahrungsbestandteile in unterschiedlicher Konzentration. Als **Nährstoffe** werden Substanzen bezeichnet, die vom Organismus zu energieärmeren oder energielosen chemischen Verbindungen abgebaut werden können. Sie dienen vorwiegend der Energiegewinnung, aber auch dem Baustoffwechsel zum Aufbau der Körpersubstanz. Zu den Nährstoffen gehören Kohlenhydrate, Fette und Eiweiße.

In tierischen Nahrungsmitteln wie Fleisch, Fisch, Milch, Butter, Käse, Fett und Eiern überwiegt der Gehalt an Eiweiß, während pflanzliche Nahrungsmittel wie Obst, Gemüse, Kartoffeln, Brot überwiegend Kohlenhydrate enthalten.

Eine ausschließliche Ernährung mit Fett, Eiweiß oder Kohlenhydraten ist ohne gesundheitliche Schädigung des Organismus nicht möglich. Deshalb lebt der Mensch von einer **gemischten Kost**. Ihr Hauptbestandteil besteht aus einer wechselnden Menge an Kohlenhydraten und Fetten. Der Eiweißgehalt ist in einer gemischten Kost weitestgehend konstant und darf ein bestimmtes Minimum nicht unterschreiten.

Die Nährstoffe

Eiweiße

Eiweißkörper (Proteine) sind ein wesentlicher Bestandteil aller Zellen. Sie bestehen aus Kohlenstoff, Sauerstoff, Wasserstoff, Stickstoff und Schwefel. Bei der **Hydrolyse**[1] (Spaltung unter Wasseraufnahme) zerfallen die Eiweißkörper in ihre Bausteine, die Aminosäuren. Nahrungseiweiß wird vorwiegend für die Zufuhr von Aminosäuren benötigt, die für die Herstellung von körpereigenem Eiweiß und verschiedenen stickstoffhaltigen Verbindungen erforderlich sind. Eiweiß wird nur dann als Energielieferant verwendet, wenn es in überschüssigen Mengen aufgenommen wird. Die mit der Nahrung aufgenommenen Eiweißkörper werden durch den Verdauungsvorgang in die einzelnen Aminosäuren zerlegt (= gespalten), da nur sie vom Dünndarmepithel resorbiert werden können. Aus ihnen bildet der Organismus dann die körpereigenen Eiweißkörper. Dabei kann der lebensnotwendige Bedarf an Aminosäuren einzig und allein durch die Zufuhr des Nährstoffes Eiweiß in der Nahrung gedeckt werden. Die geringste Eiweißmenge in der Nahrung, die gerade noch den Stickstoffverlust in der Ausscheidung deckt, wird als das **physiologische Eiweißminimum** bezeichnet. Das physiologische Eiweißminimum liegt beim Erwachsenen bei einer Eiweißzufuhr von 0,5 bis 0,7 g pro kg Körpergewicht und Tag. Da die verschiedenen Eiweißkörper in der Nahrung aber einen unterschiedlichen Gehalt an Aminosäuren haben, ist das physiologische Eiweißminimum von der Art der zugeführten Eiweißkörper abhängig. Als **Eiweißoptimum** wird daher beim Erwachsenen die Zufuhr von 1 g Eiweiß pro kg Körpergewicht und Tag empfohlen. Kleinkinder haben dagegen durch ihr schnelles Wachstum einen wesentlich höheren Eiweißbedarf (2–2,4 g/kg Körpergewicht und Tag). Bei Schulkindern, Schwangeren und Stillenden liegt der Eiweißbedarf bei 1,2 bis 2 g pro kg Körpergewicht und Tag.

Im menschlichen Organismus sind 25 Aminosäuren bekannt, 18 davon kommen in fast allen Proteinen vor. Von diesen Aminosäuren sind 8 *essentiell*[2], d.h. unentbehrlich *(essentielle Aminosäuren)*. Während der Organismus die meisten Aminosäuren aus anderen Aminosäuren umformen kann, müssen die 8 essentiellen Aminosäuren mit dem Nahrungseiweiß zugeführt werden, da sie im Körper nicht hergestellt werden können. Essentielle Aminosäuren sind: Isoleucin, Leucin, Lysin, Methionin, Phenylalanin, Threonin, Tryptophan und Valin. Für Säuglinge ist auch Histidin eine essentielle Aminosäure.

---

[1] Hydrolyse (hydor (gr.): Wasser; lysis (gr.): Lösung)
[2] essentiell (essentia (lat.): Wesen; essentialiter: wesentlich)

Durch die Verbindung von mehreren Aminosäuren entstehen die **Peptide.** Sind nicht mehr als 10 Aminosäuren miteinander verknüpft, so spricht man von Oligopeptiden, darüber hinaus von Polypeptiden. Diese leiten über zu den Proteinen, die aus über 100 Aminosäuren aufgebaut sind. Solche Proteine sind unter anderem das Albumin und die Globuline.

Besonders reich an Eiweiß und speziell an essentiellen Aminosäuren sind von den tierischen Nahrungsmitteln Fleisch, Käse, Fisch, Eier und Milch; von den pflanzlichen Nahrungsmitteln Hülsenfrüchte, Sojabohnen, Haferflocken und Vollkornbrot.

Außerdem gibt es Verbindungen aus Eiweißkörpern mit anderen Stoffen, die man **Proteide** nennt. Man kennt:

1. *Nukleoproteide:* Sie bestehen aus Eiweiß und Nukleinsäure (u. a. die Desoxyribonuklein-säure der Zellkerne).
2. *Chromoproteide:* Sie bestehen aus Eiweiß und Farbstoff (Hämoglobin und Myoglobin).
3. *Phosphoproteide:* Sie bestehen aus Eiweiß und Phosphorsäure.
4. *Glykoproteide:* Sie bestehen aus Eiweiß und Kohlenhydraten.
5. *Lipoproteide:* Sie bestehen aus Eiweiß und Fetten.

Proteide sind in der Natur wesentlich weiter verbreitet als Proteine.

Kohlenhydrate

Die Kohlenhydrate bestehen aus Kohlenstoff (C), Wasserstoff (H) und Sauerstoff (O). Sie sind ein Hauptbestandteil der Nahrung. Der tägliche Bedarf an Kohlenhydraten beträgt mindestens 2 bis 3 g pro kg Körpergewicht. Für eine ausgewogene Nahrung werden 5 bis 6 g Kohlenhydrat pro kg Körpergewicht und Tag empfohlen. 50 bis 55% des Energiebedarfs eines Menschen sollten durch Kohlenhydrate gedeckt werden.

Man teilt die Kohlenhydrate in Mono-, Di- und Polysachharide ein.

1. **Monosaccharide** (einfache Zucker) enthalten 6 C-Atome (Hexosen). Die wichtigsten Monosaccharide sind:
Glukose (= Dextrose = Traubenzucker)
Galaktose
Fructose (= Laevulose = Fruchtzucker).
2. **Disaccharide** (zweifache Zucker) entstehen aus der Verbindung von zwei Monosacchariden unter Abgabe von Wasser. Sie enthalten 12 C-Atome. Wichtige Disaccharide sind:
Maltose (Glukose + Glukose = Malzzucker)
Laktose (Glukose + Galaktose = Milchzucker)
Saccharose (Glukose + Fructose = Rohr- oder Rübenzucker).
3. **Polysaccharide** (mehrfache Zucker) sind Verbindungen von zahlreichen Monosacchariden.
Wichtige Polysaccharide sind:
Stärke
Glykogen
Zellulose

Der größte Teil der Kohlenhydrate in der Nahrung wird durch die pflanzliche **Stärke** (Polysaccharid = Mehrfachzucker) zugeführt. Sie ist vor allem in den verschiedenen Getreidesorten und Kartoffeln enthalten. Der pflanzlichen Stärke entspricht im tierischen Organismus das **Glykogen.**

Durch hydrolytische Spaltung (d. h. durch Spaltung unter Wasseraufnahme) von Stärke und Glykogen entsteht im Darm Glukose, die von der Darmschleimhaut aufgenommen werden kann. Bestimmte pflanzliche Polysaccharide wie Zellulose und Hemizellulosen (Halbzellulosen), die Bestandteil pflanzlicher Zellwände sind, können vom Menschen nicht gespalten und resorbiert werden. Sie sind aber als **Ballaststoffe** des Darmes wichtig, da durch sie der Darm ausreichend gefüllt und seine Peristaltik (Bewegung) gefördert wird. Ein Mangel an Ballaststoffen in der Nahrung führt zur Obstipation[3] (Verstopfung).

Fette

Die Fette sind unter den Nährstoffen die hochwertigsten Energielieferanten. Sie bestehen wie die Kohlenhydrate aus Kohlenstoff, Wasserstoff und Sauerstoff. Chemisch sind die Neutralfette Verbindungen (Ester) des dreiwertigen Alkohols Glycerin mit Fettsäuren (Veresterung = Wasserabspaltung). Man unterscheidet **gesättigte** und **ungesättigte Fettsäuren.** Ungesättigte Fettsäuren enthalten eine oder mehrere Doppelbindungen. Fette selbst sind nicht wasserlöslich. Bei der Verdauung werden sie durch Hydrolyse in ihre wasserlöslichen Grundstoffe Glyzerin und Fettsäuren gespalten (Verseifung), die dann vom Darmepithel aufgenommen werden können. Im Gegensatz zu den Kohlenhydraten kann der Organismus Fett beinahe in unbegrenzter Menge speichern. Bei ausgewogener Kost sollte der Fettanteil etwa 25–35 % der gesamten Energiezufuhr ausmachen. Der Tagesbedarf beträgt bei mäßiger körperlicher Arbeit 1 g pro kg Körpergewicht. Wird der Bedarf über längere Zeit unterschritten, so entsteht ein Untergewicht. Außerdem treten Mangelerscheinungen auf, die durch eine gestörte Resorption von fettlöslichen Vitaminen und einem Mangel an essentiellen Fettsäuren bedingt sind. **Essentielle Fettsäuren** können ebenso wie essentielle Aminosäuren nicht vom Körper selbst hergestellt werden und müssen daher ständig mit der Nahrung zugeführt werden. Essentielle Fettsäuren sind die zweifach ungesättigte *Linolsäure* und die dreifach ungesättigte *Linolensäure.* Diese essentiellen Fettsäuren sind Bestandteile der Phospholipide, die für die Durchlässigkeit der Zellmembran und die Bindung von Enzymen an den Mitochondrien wichtig sind.

Der Mindestbedarf an essentiellen Fettsäuren wird auf 8 g pro Tag geschätzt, das Optimum liegt zwischen 10 und 30 g pro Tag. Der Mangel an essentiellen Fettsäuren führt bei der Ratte zu Hautveränderungen, Störungen der Fortpflanzung und des Wasserhaushaltes und schließlich zum Tode. Da Linolsäure und Linolensäure reichlich in fetthaltiger Nahrung (besonders in allen Pflanzenölen) vorkommt, sind solche Mangelerscheinungen bisher beim Menschen nicht beobachtet worden, zumal eine völlig fettfreie Ernährung praktisch nicht vorkommt. Der Organismus des Erwachsenen verfügt außerdem über erhebliche Reserven an ungesättigten Fettsäuren. Besonders wichtig dürften die essentiellen Fettsäuren jedoch für die Säuglingsernährung sein.

Bei übermäßiger Zufuhr von Kohlenhydraten können diese in Fett umgewandelt werden.

Neben den Neutralfetten enthält die Nahrung auch **Lipoide.** Lipoide sind fettähnliche Substanzen. Die Ähnlichkeit mit Fetten besteht in ihrem Löslichkeitsverhalten in organischen Lösungsmitteln wie Benzin, Äther oder Benzol.

Lipoide sind für den Organismus lebenswichtige Substanzen, die in ihrem chemischen Aufbau den Fetten aber sonst nur entfernt verwandt sind. Zu den Lipoiden gehören die *Phosphatide* (= Phospholipide), *Cerebroside, Ganglioside* und *Sterine.* Sie sind besonders am Aufbau von Strukturen von Zellen beteiligt. Dabei bilden sie wasserabstoßende Schichten. Oft kommen sie mit Eiweißkörpern als Protein-Lipoid-Doppelschichten in Membranen vor. Phosphatide sind in allen Zellen vorhanden. Meist bilden sie Bestandteile der Zellmembran. Besonders reich an Phosphatiden, Cerebrosiden und Gangliosiden ist das Nervensystem.

Cholesterin ist ein Sterin, das nur in tierischen Nahrungsmitteln (Wirbeltiere) vorkommt, aber vom Menschen selbst hergestellt werden kann. Es kommt in allen Zellen vor und ist zusammen mit Phospholipiden am Aufbau von Membranen beteiligt. Im Nervengewebe ist es in der Myelinscheide enthalten. Pathologischerweise kommt es in Form von Gallensteinen und

---

[3] Obstipation (ob (lat.): gegen; stipare (lat.): stopfen)

als Ablagerung in den Gefäßwanden (Arteriosklerose) vor. Cholesterin ist aber nicht nur Zellbaustein, sondern auch Ausgangsmaterial für die Gallensäure, die Steroidhormone der Nebennierenrinde und der Keimdrüse sowie des Vitamin-D.

Im Tierkörper sitzt das Fett hauptsächlich im Bindegwebe unter der Haut, in der Muskulatur (Speck und Schinken) sowie in der Bauchhöhle. Reichlich Fett enthält die Milch (Butterfett). Pflanzen enthalten Fett als Öl in Pflanzensamen (z.B. Nüsse, Bucheckern, Rübsamen, Sonnenblumen, Erdnußkerne, Kokosnüsse und Oliven). Die lebenswichtigen Fettsäuren Linolsäure und Linolensäure sind besonders reichlich in allen Pflanzenölen enthalten. Aber auch tierische Nahrungsmittel (z.B. Butter) enthalten ausreichend essentielle Fettsäuren.

Neben den drei Nährstoffen Eiweißen, Fetten und Kohlenhydraten ist auch die ausreichende Zufuhr von Wasser, Mineralstoffen, Spurenelementen und Vitaminen lebensnotwendig.

Wasser

Unter den Bestandteilen des Körpers entfällt der größte Teil auf das **Wasser**. Das Neugeborene besteht noch zu 75 %, der Erwachsene zu 50–60 % seines Körpergewichtes aus Wasser. Auf die Flüssigkeit in den Zellen (**intrazellulärer Flüssigkeitsraum**) entfallen dabei etwa 30 l, während die Flüssigkeit außerhalb der Zellen (**extrazellulärer Flüssigkeitsraum**), bestehend aus der Zwischenzellflüssigkeit, Blutplasmavolumen und Drüsensekreten, ca. 14,5 l ausmacht.

Wasser dient im Organismus als **Lösungs-** und **Transportmittel**. Beim Erwachsenen besteht üblicherweise ein Gleichgewicht zwischen Wasseraufnahme und Wasserverlusten. Der durchschnittliche **Wasserumsatz** des Erwachsenen beträgt pro Tag etwa 2,4 l. Die Wasserzufuhr erfolgt dabei jeweils zur Hälfte durch Trinken und in chemisch gebundener Form mit der festen Nahrung. Der **minimale Wasserbedarf** des Erwachsenen beträgt 1,5 l pro Tag, da ein Wasserverlust von 0,9 l pro Tag durch Verdunstung entsteht und die Nieren wenigstens 0,5 l Wasser zur Ausscheidung der harnpflichtigen Substanzen benötigen. Beim Säugling beträgt der minimale Wasserbedarf etwa 0,3 l pro Tag (siehe auch Wasserhaushalt S. 335).

Elektrolyte

Für die Funktionen des Organismus ist es wichtig, daß innerhalb und außerhalb der Zellen die Konzentration der Ionen konstant bleibt. Daher muß der Organismus täglich größere Mengen **Elektrolyte** aufnehmen. So werden vom Erwachsenen pro Tag durchschnittlich 3 bis 4 g (130 bis 180 mmol) Natrium und 4 bis 5 g (110 bis 140 mmol) Chlorid aufgenommen und ausgeschieden. Die Kaliumaufnahme mit der Nahrung liegt zwischen 2 bis 4 g (50 bis 100 mmol) pro Tag. Der tägliche Calciumbedarf beträgt 0,8 g (20 mmol), der anorganische Phosphat-Bedarf liegt bei etwa 0,9 g (30 mmol). Calcium und Phosphat sind am Aufbau der Knochen und Zähne beteiligt. Der tägliche Magnesium-Bedarf beträgt in etwa 0,25 g (10 mmol).

Zusätzlich ist aber auch die Zufuhr von **Spurenelementen** für die Körperfunktion erforderlich. Spurenelemente werden Elemente genannt, die nur in äußerst geringen Mengen («Spuren») in der Nahrung und im Organismus vorkommen, aber als essentielle Substanzen wichtige Aufgaben im Organismus wahrnehmen. Zu den essentiellen Spurenelementen gehören u.a. Eisen als Baustein des Hämoglobins und Myoglobins, Kobalt als Baustein des Vitamin B 12, Chrom, Kupfer, Mangan, Selen und Zink, die in Enzymen vorkommen und Jod als Baustein der Schilddrüsenhormone.

Die Tabelle 32 gibt eine Übersicht über die im Körper enthaltenen Mengen der Spurenelemente, des Tagesbedarfs und der wesentlichen Symptome, die bei einem Mangelzustand der verschiedenen Spurenelemente auftreten. Dabei besteht für Eisen, Zink, Kupfer eine nachgewiesene Abhängigkeit vom Alter, Geschlecht und Funktionszustand (z.B. Schwangerschaft) des Organismus.

Tab. 32: Essentielle Spurenelemente: Bestand und mittlerer Tagesbedarf sowie hauptsächliche Mangelerscheinungen.

Element	Körperbestand (g)	Tagesbedarf (mg)	Mangelerscheinungen
Eisen	2 − 4	0,5 −12*	Eisenmangel-Anämie
Zink	2 − 4	0,4 − 6*	Wachstumsstörungen, Haarausfall, verzögerte Wundheilung
Kupfer	0,10 − 0,15	1 − 5	Anämie, Wachstumsstörungen
Mangan	0,01 − 0,03	2 − 5	Sterilität, Knochenmißbildungen
Molybdän	0,001	0,002	unbekannt
Jod	0,01 − 0,02	0,1 − 0,2	Hypothyreose
Cobalt	0,001	1	Perniziöse Anämie**
Chrom	0,006	0,005	unbekannt
Fluor	unbekannt	0,5	Zahnkaries

* Abhängig vom Alter, Geschlecht, Schwangerschaft.
** Vitamin-B_{12}-Mangel

Enzyme und Stoffwechsel

Nahrungsmittel wie Fleisch, Fisch, Fett, Gemüse, Backwaren und andere sind, wie wir sahen, kompliziert zusammengesetzte chemische Substanzen, die in ihrer ursprünglichen Form nicht vom Organismus aufgenommen werden können. Ihre Resorption ist erst nach der vorherigen Zerlegung in ihre einzelnen Bausteine möglich.

Dies bedeutet die Spaltung der Eiweißstoffe bis zu den Aminosäuren, der Kohlenhydrate zu den Monosacchariden und der Fette in die freien Fettsäuren und Glycerin. Diese Aufgaben werden von den in den Sekreten der Verdauungsorgane enthaltenen Enzymen erfüllt. Dabei ergänzen sich chemische und mechanische Vorgänge. Erst wenn die Nahrung ausreichend zerkleinert und mit den verschiedenen Enzymen durchmischt wurde, kann die chemische Spaltung der Nahrungsmittel zufriedenstellend erfolgen.

Enzyme (= Fermente)

Enzyme sind hochmolekulare Eiweißkörper, die in lebenden pflanzlichen und tierischen Zellen gebildet werden und als Reaktionsbeschleuniger (**Katalysator**[1]) wirken. Die gesamten chemischen Umsetzungen im Organismus, die wir Stoffwechsel nennen, sind nur durch die Existenz dieser katalysatorisch wirkenden Enzyme möglich. Die von einem Enzym umgesetzten Stoffe werden **Substrate**[2] genannt. Für jede chemische Reaktionsart, die für die Erhaltung einer Zelle wichtig ist, verfügen die Zellen über ein spezifisch wirkendes Enzym. Es besteht für die Enzyme **Substratspezifität**, das heißt, sie üben ihre Wirkung nur auf bestimmte Stoffe aus. Das Enzym paßt zum Substrat wie der Schlüssel zu seinem Schloß. Die Konzentration der einzelnen Enzyme ist niedrig, ihre reaktionsbeschleunigende Wirkung jedoch sehr groß. Die Wirkung der Enzyme beruht darauf, daß die von ihnen katalysierte chemische Reaktion durch die Bildung einer Zwischenverbindung, die aus dem Enzym und dem Substrat besteht, überhaupt erst zustande

---

[1] Katalyse (katalysis (gr.): Auflösung)
[2] Substrat (substerno, substratus (lat.): unterbreiten)

kommt oder daß sie wesentlich schneller abläuft als ohne Enzym. Chemisch gehören die bisher bekannten Enzyme zu den Proteinen oder Proteiden. Weit über 100 Enzyme wurden bisher in reiner, kristallisierter Form dargestellt. Sehr viele Enzyme gehören zu den Proteiden. Sie bestehen aus einem Proteinanteil und einer hinzugefügten «prosthetischen[3]» Gruppe. In manchen Fällen ist es gelungen, die hinzugefügte Gruppe von dem Eiweißkörper abzuspalten. Der Eiweißkörper (Protein) wird dann als *Apoenzym*, die prosthetische Gruppe als *Koenzym* bezeichnet. Beide zusammen ergeben das Enzym (*Holoenzym* = ganzes Enzym). Viele Koenzyme stehen in naher Beziehung zu den Vitaminen.

Reaktionen, die unter dem Einfluß von Enzymen ablaufen, sind von der **Temperatur** und dem **pH-Wert** abhängig. Die Umsatzrate nimmt mit dem Temperaturanstieg zu. Durch zu hohe Temperaturen werden Enzyme jedoch geschädigt und ihre Umsatzrate fällt auf Null ab.

In den Zellen selbst ist für die Enzymaktivität der pH-Wert von 7,2 optimal. Für die Verdauungsenzyme, die außerhalb der Zellen liegen gelten andere optimale pH-Werte.

Zur Aufspaltung der Nahrungsmittel in ihre einzelnen Bausteine wird die Nahrung von den Verdauungsdrüsen mit den Verdauungsenzymen versetzt.

Jedes Verdauungsenzym ist auf ein bestimmtes Substrat eingestellt. Man bezeichnet die Enzyme nach den Substraten, auf die sie einwirken, indem man an den Namen des Substrates die Silbe «**ase**» anhängt.

So werden die Fermente des Kohlenhydratstoffwechsels als **Karbohydrasen** bezeichnet. Zu den kohlenhydratspaltenden Fermenten gehören *Maltase* (spaltet Malzzucker = Maltose), *Laktase* (spaltet Milchzucker = Laktose), *Saccharase* (spaltet Rohrzucker = Saccharose) und *Amylase*, auch *Diastase* genannt (spaltet Stärke = Amylum).

Eiweißspaltende Fermente heißen **Proteasen.** Solche Proteasen sind Pepsin, Kathepsin und Trypsin.

Fettspaltende Fermente werden Lipasen genannt. Sie spalten Fette in Glyzerin und Fettsäuren.

Die Vitamine

Biologische Bedeutung der Vitamine

Vitamine sind lebensnotwendige organische Verbindungen, die im menschlichen Körper überhaupt nicht oder nur in unzureichender Menge gebildet werden können (z.B. Vitamin D bei einem Mangel an ultraviolettem Licht). Vitamine müssen daher dem Organismus in fertiger Form oder als Vorstufe *(Provitamin)* zugeführt werden. Die Zufuhr erfolgt mit der Nahrung oder durch die Herstellung bestimmter Vitamine im Darm durch Bakterien, die diese in resorbierbarer Form in den Darm abgeben. Vitamine sind daher wie die essentiellen Amino- und Fettsäuren essentielle Nahrungsbestandteile. Sie erfüllen im Zellstoffwechsel zahlreiche Aufgaben. Viele von ihnen sind als **Koenzyme** Bausteine von Enzymen (s. Enzymkapitel). Andere fördern die Eiweißsynthese, beeinflussen den Membrantransport oder dienen als **Re**duktions- und **O**xydationsvermittler (**Redoxsysteme**) im Zellstoffwechsel. Ein Mangel an Vitaminen führt zu charakteristischen Störungen (Mangelkrankheiten). Dabei fällt auf, daß die Haut besonders empfindlich auf das Fehlen verschiedener Vitamine reagiert. Unter normalen Ernährungsbedingungen treten **Vitamin-Mangelkrankheiten** beim Erwachsenen selten auf. Zusätzliche Vitaminangaben sind erforderlich, wenn die Nahrung einseitig oder nicht ausreichend ist. Außerdem wenn der Vitaminbedarf erhöht ist (z.B. Vitamin D im Säuglingsalter) oder wenn die Vitaminresorption vermindert ist (z.B. nach Zerstörung der Darmbakterien durch längere Antibiotika-Gabe).

---

[3] prosthetisch (prosthitemi (gr.): füge hinzu)

Tab. 33: Wasserlösliche Vitamine

Kenn-zeichen	Name	Vorkommen	biol. Funktion	Mangelkrankheiten
B_1	Thiamin, Aneurin	Leber, Getreide-körner, Hefe	Koenzym	Polyneuritis, Herz-schwäche
B_2	Riboflavin Lactoflavin	Leber, Milch Hefe	Koenzym	Entzündungen von Haut und Schleim-häuten
B_6	Pyridoxin, Adermin	grüne Gemüse, Hefe, Leber, Getreide	Koenzym	Krämpfe
B_{12}	Cobalamin	Leber, Eier, Milch	Blutbildung	Perniziöse Anämie
	Nicotinsäureamid	Leber, Hefe, Milch	Koenzym	Pellagra
	Folsäure	grüne Blattgemüse	Koenzym, Blutbildung	Anämie, Leukopenie
	Pantothensäure	Leber, Eier, Hefe	Koenzym	Beinkrämpfe
H	Biotin	Leber, Eier, Hefe	Koenzym	Hautentzündungen
C	L-Ascorbinsäure	Citrusfrüchte, Kartof-feln, grüne Blatt-gemüse, Paprika	Redoxeigenschaften	Scorbut, Infektanfällig-keit

Nach ihrer unterschiedlichen Löslichkeit werden die Vitamine in **fettlösliche** und **wasserlös-liche Vitamine** unterteilt. Eine Überdosierung fettlöslicher Vitamine (Hypervitaminose), vor allem der Vitamine A und D, führt zu schweren Gesundheitsschäden. Werden dagegen wasser-lösliche Vitamine überdosiert, so hat dies keine nennenswerten Folgen, da diese schnell mit dem Harn ausgeschieden werden. Fettlöslich sind die Vitamine A, D, E und K, wasserlöslich die Vitamine B_1, B_2, B_6, B_{12} und C sowie Nikotinsäureamid, Folsäure, Pantothensäure und Biotin.

Die wichtigsten Daten der wasser- und fettlöslichen Vitamine sind in den Tabellen 33 + 34 zusammengefaßt.

Tab. 34: Fettlösliche Vitamine

Kenn-zeichen	Name	Vorkommen	biol. Funktionen	Mangelkrankheiten
A	Retinol, Axerophthol	grüne Gemüse, Karotten, Früchte, Leber, Milch	Sehvorgang, Epithelschutz, Wachstum	Nachtblindheit, Horn-hautentzündungen, Wachstumsstörungen
D	Calciferol	Leber, tierische Öle und Fette	Ca-Stoffwechsel	Rachitis
E	Tocopherol	Pflanzenöle, Getreidekeime	Oxidationsschutz für ungestättigte Fett-säuren	Störung der Frühgebo-renenentwicklung
K	Phytonadion Menadion	grüne Pflanzen, Leber	Synthese von Blut-gerinnungsfaktoren	Blutungsneigung

Die Verdauungsorgane

Die Mundhöhle

Die Mundhöhle ist der Anfangsteil des Verdauungskanals. Sie dient der Aufnahme und Vorbereitung der Speisen für die weitere Verdauung im Magen-Darm-Kanal. Die eigentliche Mundhöhle ist im geschlossenen Zustand ein spaltförmiger Raum. Ihr Boden wird von der Zunge und der *Mundbodenmuskulatur* gebildet, die sich zwischen der Unterfläche der Zunge und dem Unterkiefer ausspannt. Ihr Dach besteht aus dem harten Gaumen und dem sich nach dorsal hin anschließenden Muskelsegel des weichen Gaumens; die Zahnreihen bilden die Seitenwände. Nach dorsal geht die Mundhöhle in den Rachen über.

Zwischen den Lippen und Wangen einerseits sowie den Zahnreihen und den Zahnfortsätzen der Kiefer *(Alveolarfortsätze)* andererseits befindet sich ein zusätzlicher Raum, der bei geschlossenem Mund spaltförmig ist. Er wird *Vorhof der Mundhöhle* genannt. Durch die Nachgiebigkeit seiner Außenwände (Wangen und Lippen), die aus Muskeln bestehen, ist eine erhebliche Erweiterung der Mundhöhle möglich.

Die Form und Beweglichkeit der Lippen und Wangen wird durch Muskeln bestimmt, die unter der Gesichtshaut liegen. Diese Muskeln bestimmen nicht nur den Gesichtsausdruck mit, sondern auch das Fassungsvermögen der Mundhöhle. Außerdem sind sie an der Sprachbildung beteiligt.

Die Mundhöhle wird von einer Schleimhaut ausgekleidet, die aus einem mehrschichtigen, nicht verhornenden Plattenepithel besteht. In dieser Schleimhaut liegen zahlreiche kleine, schleimbildende Drüsen. Die Mundschleimhaut geht dann im Bereich der Lippen in das mehrschichtige verhornte Plattenepithel der Haut über. In der Übergangszone des Lippenrotes besitzt die Epidermis nur eine dünne Hornschicht. Dadurch scheinen die darunterliegenden Blutgefäße durch und erzeugen so die Farbe des Lippenrotes. Das Lippenrot hat diagnostische Bedeutung bei Kreislauferkrankungen (Zyanose infolge mangelnder Sauerstoffsättigung des Blutes, Blutarmut).

Auf den Alveolarfortsätzen (Zahnfortsätzen) sitzt die Mundschleimhaut dem darunterliegenden Knochen als **Zahnfleisch** *(Gingiva[1])* fest und unverschieblich auf. Das Zahnfleisch ist ein besonderer Schleimhautbezirk, der die Zähne im unteren Bereich der Zahnkrone fest umschließt und so die in den Alveolarfächern liegenden Teile der Zähne gegen die Außenwelt abschließt.

Die Zähne

Das bleibende Gebiß des Erwachsenen besteht aus 32 Zähnen. Jeweils 16 Zähne sitzen in den **Alveolen[1]** *(Zahnfächern)* des Alveolarfortsatzes des Ober- und Unterkiefers. Die Anordnung der Zähne ergibt sich aus der Form der Kiefer, die 2 unterschiedlich geformte Zahnbögen bilden. Der Oberkiefer-Zahnbogen entspricht in seiner Form einer halben Ellipse, der Unterkiefer-Zahnbogen einer Parabel. Daher ist der Oberkiefer-Zahnbogen etwas größer als der Unterkiefer-Zahnbogen, so daß die beiden Zahnbögen beim Beißen nicht genau aufeinandertreffen. Die obere Kaukante greift vielmehr etwas über die untere. So erhält der Biß Scherwirkung. Eine weitere Verstärkung des Bisses ergibt sich daraus, daß jeder Zahn der einen Zahnreihe auf 2 Zähne der anderen Zahnreihe trifft.

---

[1] Gingiva (lat.) : Zahnfleisch
[1] Alveole (alveolus (lat.) : kleine Mulde)

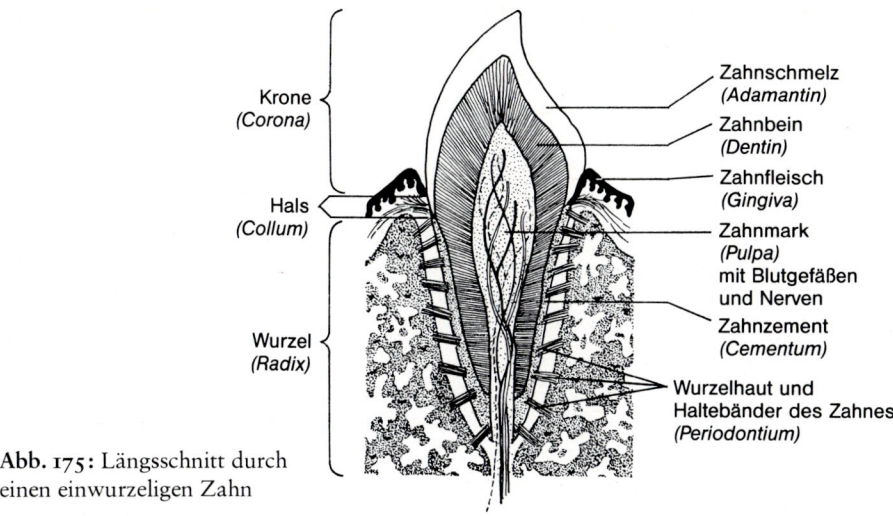

Krone
(Corona)

Hals
(Collum)

Wurzel
(Radix)

Zahnschmelz
(Adamantin)

Zahnbein
(Dentin)

Zahnfleisch
(Gingiva)

Zahnmark
(Pulpa)
mit Blutgefäßen
und Nerven

Zahnzement
(Cementum)

Wurzelhaut und
Haltebänder des Zahnes
(Periodontium)

Abb. 175: Längsschnitt durch einen einwurzeligen Zahn

Die Zähne bestehen aus Hartsubstanzen (Zahnbein, Zahnschmelz und Zahnzement) und Weichteilen (Pulpa und Wurzelhaut.)

Jeder Zahn besitzt eine Krone, einen Hals und eine oder mehrere Wurzeln (Abb. 175).

Die **Zahnkrone** *(Corona[2] dentis)* ist der Teil des Zahnes, der sichtbar aus der Manschette des Zahnfleisches in die Mundhöhle ragt. Als **Zahnwurzel** *(Radix[3] dentis)* bezeichnet man den im Alveolarfortsatz des Ober- bzw. Unterkiefers sitzenden Zahnabschnitt. In den Alveolarfortsätzen der Kiefer hat jeder Zahn sein eigenes, knöchern begrenztes, der Form seiner Wurzel entsprechendes Fach. Die Anzahl der Wurzeln ist bei den einzelnen Zähnen verschieden (siehe unten). Der **Zahnhals** *(Collum dentis)* ist ein schmaler Bezirk zwischen Zahnkrone und Zahnwurzel, der vom Zahnfleisch umschlossen wird und außerhalb der knöchernen Alveolen liegt.

Das untere Ende der Zahnwurzel wird Wurzelspitze genannt. In ihr befindet sich eine kleine Öffnung, die in das Innere des Zahnes führt. Das Innere der Zähne enthält einen Hohlraum, der **Zahnhöhle** genannt wird. Die Zahnhöhle entspricht der äußeren Form der Zähne. Sie wird von der **Pulpa**[4] *(Zahnmark)* ausgefüllt, in der zahlreiche Blutgefäße und Nerven für die Ernährung des Zahnes verlaufen. Die Hauptmasse des Zahnes besteht aus **Zahnbein** *(Dentin[5])*. Das Zahnbein wird wie das Knochengewebe von Bindegewebszellen gebildet. Durch seinen hohen Kalkgehalt und seinen besonderen Feinbau besitzt das Zahnbein eine ungewöhnliche Härte. Es entspricht dem Elfenbein der Stoßzähne der Elefanten.

Der **Zahnschmelz** *(Adamantin[6])* ist die härteste Substanz des menschlichen Körpers. Er besteht aus prismenförmigen Mineralsalzen, die neben Calcium und Phosphat besonders Fluor enthalten. Der Zahnschmelz ist frei von Blutgefäßen und Nerven. Der Schmelzüberzug gibt den Zähnen ihre besondere Härte. Deshalb ist der Zahnschmelz auch im Bereich der mechanisch besonders stark beanspruchten Schneide- und Mahlflächen der Zähne am kräftigsten entwickelt. Der weißliche Glanz der Zähne entsteht durch diesen Schmelzüberzug. Schmelzverluste

---

[2] Corona (lat.): Kranz, Krone
[3] Radix (lat.): Wurzel, unterster Teil
[4] Pulpa (lat.): Fleisch
[5] Dentin (dens (lat.): Zahn): Zahnbein
[6] Adamantin (adamas (gr.): Stahl; adamantinus = stahlhart)

(z. B. durch Abstoßen von Zahnschmelzteilen) können nicht ersetzt werden, da die schmelzbildenden Zellen *(Adamantoblasten[7])* zugrundegehen, bevor der Zahn bei der Zahnung in die Mundhöhle durchbricht.

Der Zahnzement entspricht in seinem Gewebsaufbau und seiner chemischen Zusammensetzung dem Knochengewebe. Er umschließt als dünne Schicht die aus Zahnbein gebildeten Zahnwurzeln.

Die Zahnwurzel wird von einer dünnen Schicht straffer Bindegewebsfasern umschlossen, die man **Wurzelhaut** *(Periodontium[8])* nennt. Die Bindegewebsfasern der Wurzelhaut verlaufen zwischen Zahnzement und Kieferknochen. Durch sie werden die Zähne in ihren Alveolen elastisch aufgehängt. Entsprechend ihrer verschiedenen Aufgabe haben die Zähne unterschiedliche Form. Man unterscheidet Schneide-, Eck-, Backen- und Mahlzähne.

Der Erwachsene trägt in jeder Hälfte seines Ober- und Unterkiefers in der Mitte 2 scharfkantige, meißelförmige **Schneidezähne** *(Incisivi[9])*, seitlich folgt jeweils ein **Eckzahn** *(Caninus[10])*. Die oberen Eckzähne sind die längsten Zähne des menschlichen Gebisses. Sie entsprechen den Fangzähnen des Raubtiergebisses. Schneidezähne und Eckzähne besitzen nur eine Wurzel. Noch weiter seitlich folgen dann zuerst **2 Backen-** *(Praemolares[11])* und **3 Mahlzähne** *(Molares)*. Die Backenzähne haben eine Kaufläche, die aus zwei Höckern besteht. Im Unterkiefer besitzen sie stets nur eine Wurzel, im Oberkiefer teilweise zwei Wurzeln. Die Mahlzähne besitzen Kauflächen mit 4–5 Höckern. Im Unterkiefer haben sie zwei, im Oberkiefer drei Wurzeln. Der letzte Molar bricht häufig nur unvollständig oder überhaupt nicht durch. Es wird wegen seines späten Durchbruchs als *Weisheitszahn* bezeichnet. Durch die Backen- und Mahlzähne werden die Speisen zerrieben. Die größte Wirkung haben dabei die Mahlzähne, da in ihrem Bereich von der Kaumuskulatur besonders hoher Druck erzeugt wird.

Für die Erfordernisse der zahnärztlichen Praxis werden die bleibenden Zähne einer jeden Kieferhälfte des Erwachsenen von 1 bis 8 durchnumeriert, wobei den Zähnen des rechten Oberkiefers jeweils eine 1, des linken Oberkiefers eine 2, des rechten Unterkiefers eine 4 und des linken Unterkiefers eine 3 vorangestellt wird. Es ergibt sich somit folgendes Zahnschema:

18	17	16	15	14	13	12	11	21	22	23	24	25	26	27	28
48	47	46	45	44	43	42	41	31	32	33	34	35	36	37	38

Die **Zahnentwicklung** erfolgt in der *Zahnleiste* der Kiefer. Beim Menschen entstehen im Laufe des Lebens zwei Zahngarnituren. Zuerst bricht das sogenannte **Milchgebiß** und erst später das **Dauergebiß** durch. Dazwischen liegt die Phase des **Zahnwechsels,** in der ein Teil der Zähne noch Milchzähne und andere bereits bleibende Zähne sind. Milchzähne kommen zwischen dem 7. Lebensmonat und dem 2. Lebensjahr zum Durchbruch. Das Milchgebiß ist mit seinen 20 Zähnen das verkleinerte Abbild des bleibenden Gebisses.

Es besteht im Ober- und Unterkiefer jeweils aus 4 Schneide-, 2 Eck- und 4 Mahlzähnen. Zuerst erscheinen meist die mittleren Schneidezähne des Unterkiefers, dann die des Oberkiefers. Die Milchzähne sind die Platzhalter der bleibenden Zähne. Die bleibenden Zähne werden hinter den Milchzähnen liegend bereits in den ersten Lebensmonaten angelegt. Im 6. Lebensjahr ist kurz vor dem Ausfall der ersten Milchzähne dann das bleibende Gebiß bis auf die 4 Weisheitszähne vorgebildet.

---

[7] Adamantoblasten (blaste (gr.): Keim): Schmelzbildner
[8] Periodontium (peri (gr. Vorsilbe): um – herum; odons (gr.): Zahn)
[9] Incisivus (incidere (lat.): einschneiden)
[10] Caninus (canis (lat.): Hund): Eckzahn
[11] Praemolar (prae (lat.): vor; molo (lat.): mahlen)

Die Zunge

Die Zunge (*Lingua*[1]) ist ein von Schleimhaut überzogenes Muskelorgan. Ihre Schleimhaut besteht aus einem mehrschichtigen Plattenepithel. Man unterscheidet einen freibeweglichen Zungenrücken und einen Zungengrund, der das hintere Drittel der Zunge einnimmt und den Übergang zum **Rachen** (*Pharynx*[2]) bildet.

Bei geschlossenem Mund füllt die Zunge die Mundhöhle bis auf einen feinen Spalt aus. Ihre Oberfläche berührt den harten Gaumen, ihre Spitze die Schneidezähne. Die Zungenmuskulatur ist quergestreift und daher willkürlich beweglich. Durch die starke, fein abstufbare Beweglichkeit der Zunge kann die Zungenspitze nahezu jede Stelle der Mundhöhle erreichen und von Speiseresten reinigen. Die Zunge kann sich verkürzen und verlängern, abflachen und verschmälern. So schiebt sie die Nahrung in der Mundhöhle zwischen den Zahnreihen und gegen den Gaumen hin und her und durchmischt sie dabei mit Speichel. Mit der Zunge saugt man, sofern man sie bei geschlossenem Mund nach hinten zieht. Beim Schlucken treibt sie die Nahrung wie einen Spritzenstempel durch die Mundhöhle zum Schlund. Auch für die Lautbildung ist die vielseitige Beweglichkeit der Zunge unentbehrlich. Dementsprechend besteht die Zunge aus einem differenzierten Muskelsystem, um die dafür notwendigen Bewegungen durchführen zu können. Die Muskelfaserzüge, die auf die Zunge beschränkt bleiben und nicht an Skeletteilen befestigt sind, werden als **Binnenmuskulatur der Zunge** bezeichnet. Sie bilden ein dreidimensionales Fasergeflecht (längs-, quer- und vertikal verlaufende Faserzüge), durch das sich die Zunge verformen kann (Abflachung, Streckung, Verkürzung usw.). Lageveränderungen der Zunge werden dagegen durch die **Außenmuskulatur der Zunge** erzeugt. Diese Muskeln haben ihren Ursprung am Zungenbein, **Zungenbein-Zungen-Muskel** (*M. hyoglossus*[3]), Unterkiefer, **Kinn-Zungen-Muskel** (*M. genioglossus*[4]) und Schläfenbein, **Griffelfortsatz-Zungen-Muskel** (*M. styloglossus*[5]) und strahlen in die Binnenmuskulatur ein. Durch sie wird die Zunge nach vorn und unten (M. genioglossus), nach unten und hinten (M. hyoglossus) sowie nach hinten und oben (M. styloglossus) gezogen.

Im Gegensatz zu der glatten Unterseite der Zunge hat die Zungenschleimhaut im Bereich des Zungenrückens und an ihrem Rande eine ausgesprochen rauhe Oberfläche. Diese mechanisch notwendige Rauhigkeit wird durch warzen- und stachelförmige Zungenpapillen der Zungenschleimhaut erreicht. Die Zungenschleimhaut sitzt im Bereich des Zungenrückens der Muskulatur bzw. deren Aponeurose unverschieblich auf. Die Papillen werden nach ihrer Form auch als **faden-** (*Papillae filiformes*[6]) oder **pilzförmige Papillen** (*Papillae fungiformes*[7]) bezeichnet (Abb. 176).

Zusätzlich befinden sich im Bereich der Zungenschleimhaut aber noch weitere Papillen, die sich jedoch nicht über die Zungenoberfläche hinaus erheben und durch Einsenkungen der Schleimhaut begrenzt werden. Sie dienen mit ihren in das Epithel eingelassenen **Geschmacksknospen** der Geschmackswahrnehmung und damit der chemischen Kontrolle der Nahrung. Sie werden nach ihrer Form **Wallpapillen** (*Papillae vallatae*[8]) und **Blattpapillen** (*Papillae foliatae*[9])

---

[1] Lingua (lat.): Zunge, Sprache
[2] Pharynx (gr.): Schlund
[3] M. hyoglossus (hyo-: zum os hyoideum gehörig; glossa (gr.): Zunge)
[4] M. genioglossus (geneion (gr.): Kinn)
[5] M. styloglossus (stylos (gr.): Säule, Pfeiler, Griffel)
[6] Papillae filiformes (papilla (lat.): warzenartige Erhebung; filiformis (lat.): fadenförmig)
[7] Papillae fungiformes (fungiformis (lat.): pilzförmig)
[8] Papillae vallatae (vallum (lat.): Wall)
[9] Papillae foliatae (foliatus (lat.): blattförmig)

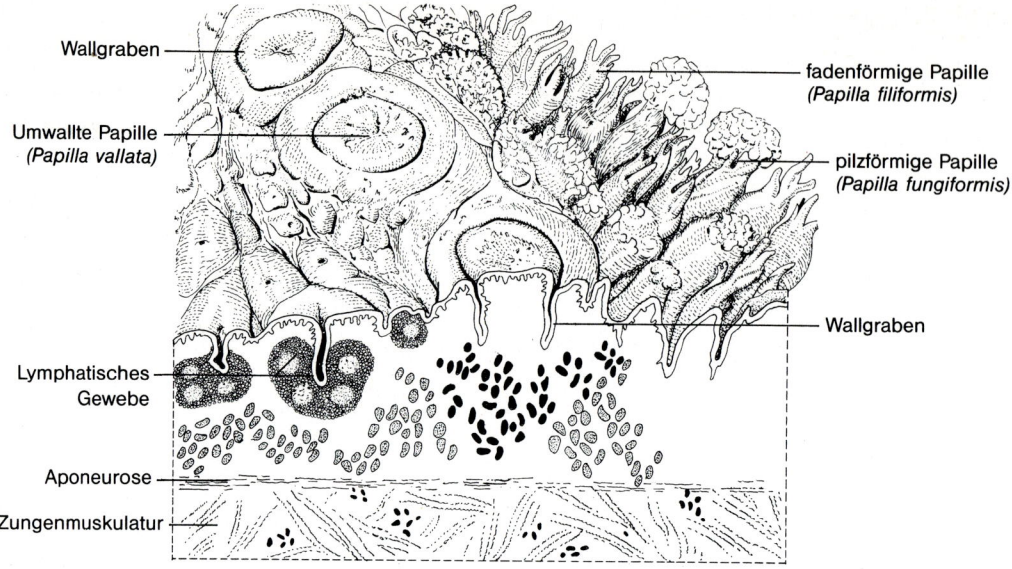

Wallgraben

Umwallte Papille
(Papilla vallata)

Lymphatisches
Gewebe

Aponeurose

Zungenmuskulatur

fadenförmige Papille
(Papilla filiformis)

pilzförmige Papille
(Papilla fungiformis)

Wallgraben

Abb. 176: Zunge (Sagittalschnitt und Zungenoberfläche) im Gebiet zwischen Zungenrücken und Zungengrund

genannt. Die Wallpapillen liegen in einer umgekehrt V-förmigen Reihe (∧) im Bereich des Zungengrundes (s. Abb. 177, 178).

In den Grund des Wallgrabens der Wallpapillen münden die Ausführungsgänge von serösen Drüsen, die als *Spüldrüsen* den Raum des Wallgrabens immer wieder freispülen. Dadurch wird in kurzen Abständen die Prüfung neuer Geschmacksstoffe ermöglicht. Auch im Gebiet der

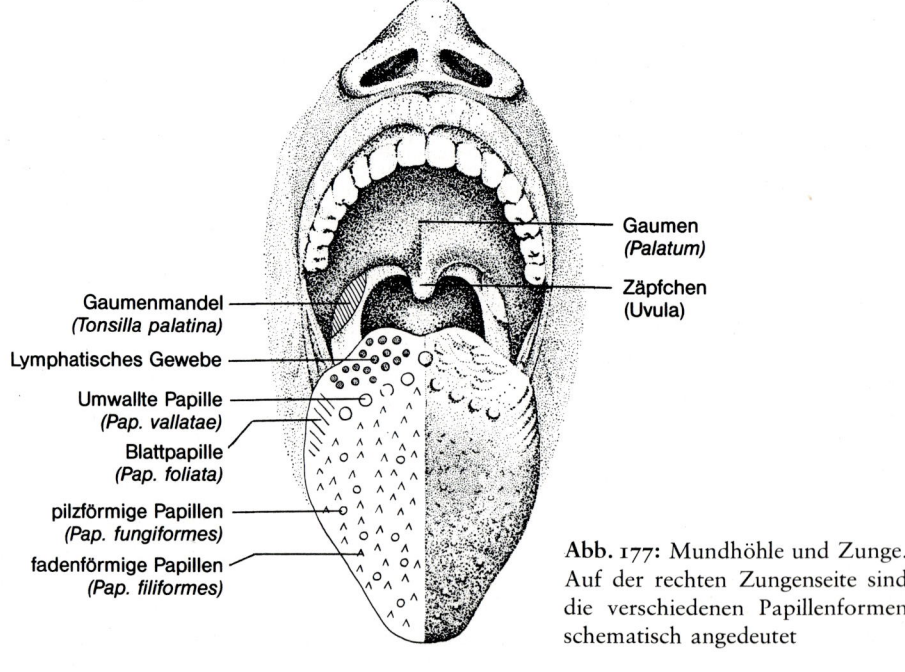

Gaumen
(Palatum)

Zäpfchen
(Uvula)

Gaumenmandel
(Tonsilla palatina)

Lymphatisches Gewebe

Umwallte Papille
(Pap. vallatae)

Blattpapille
(Pap. foliata)

pilzförmige Papillen
(Pap. fungiformes)

fadenförmige Papillen
(Pap. filiformes)

Abb. 177: Mundhöhle und Zunge. Auf der rechten Zungenseite sind die verschiedenen Papillenformen schematisch angedeutet

Blattpapillen, die sich an den hinteren seitlichen Zungenrändern befinden, münden solche Spüldrüsen. Zusätzlich kommen Geschmacksknospen auch vereinzelt im Bereich der pilzförmigen Papillen vor. Durch die Geschmacksknospen insgesamt werden die Geschmacksqualitäten *bitter*, *sauer*, *salzig* und *süß* vermittelt (s. Abb. 178). Außerdem liegt im hinteren Bereich der Zungenschleimhaut reichlich lymphatisches Gewebe, das Teil des lymphatischen Rachenrings ist und der Infektabwehr dient. Motorisch wird die Zungenmuskulatur durch den 12. Hirnnerven, den **N. hypoglossus**, versorgt. Die sensiblen Nerven entstammen in den vorderen Zweidrittel der Zunge dem unteren Ast des 5. Hirnnervens (**N. trigeminus**), im hinteren Drittel dem 9. Hirnnerven (**N. glossopharyngeus**).

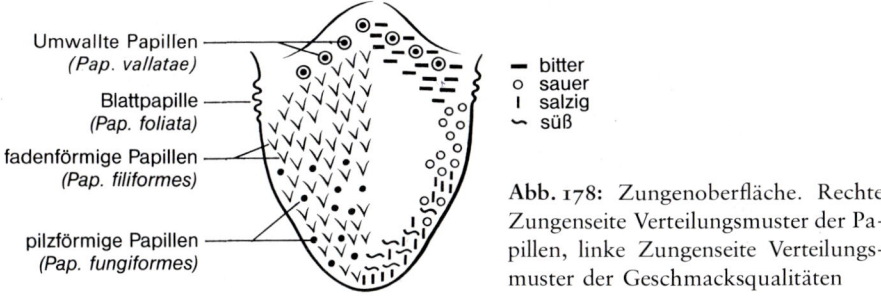

Umwallte Papillen
(Pap. vallatae)

Blattpapille
(Pap. foliata)

fadenförmige Papillen
(Pap. filiformes)

pilzförmige Papillen
(Pap. fungiformes)

— bitter
o sauer
I salzig
⌣ süß

Abb. 178: Zungenoberfläche. Rechte Zungenseite Verteilungsmuster der Papillen, linke Zungenseite Verteilungsmuster der Geschmacksqualitäten

Der Gaumen

Der Gaumen bildet das Dach der Mundhöhle. Als Widerlager der Zunge ist er für das Kauen, Schlucken und Sprechen wichtig. Seine Schleimhaut enthält zahlreiche schleimbildende Drüsen, die ihn ständig anfeuchten und dadurch gleitfähig machen. Der vordere Gaumenabschnitt enthält eine knöcherne Platte, die aus den beiden in der Mittellinie vereinten Gaumenfortsätzen des Oberkieferknochens und den sich weiter dorsal anschließenden Gaumenbeinen besteht (s. S. 59).

Der vordere Gaumenabschnitt wird **harter Gaumen** genannt. An ihn schließt sich dorsal der hintere Gaumenabschnitt als **weicher Gaumen** an. Er besteht aus quergestreiften, willkürlich beweglichen Muskeln, die von Schleimhaut überzogen sind. Er ist die bewegliche Verlängerung des harten Gaumens. Der weiche Gaumen wird auch treffend als **Gaumensegel** *(Velum palatinum[1])* bezeichnet, das über dem Zungengrund hängt. Je nach Stellung trennt das Gaumensegel den *Nasen-Rachenraum* (**Epipharynx**[2]) teilweise oder ganz vom übrigen Rachen ab. Die Muskeln des weichen Gaumens ziehen vom harten Gaumen und anderen Regionen der Schädelbasis entweder direkt in sein bindegewebiges Grundgerüst oder bogenförmig zum Zungengrund. Ziehen sie sich zusammen, so wird das Gaumensegel gespannt und angehoben. Dadurch legt sich der untere Rand des weichen Gaumens an die Rachenwand an und verschließt damit den Nasenbereich des Rachenraumes (**Pharynx**) gegen die Mundhöhle. Durch diesen Vorgang wird beim Schlucken der Übertritt von Nahrungsbrei oder Flüssigkeit in den Nasenraum verhindert. Aber auch für die Sprache (Bildung hoher Vokale wie **i** und bestimmter Konsonanten wie **k** und **ch**) ist dieser Gaumenabschluß wichtig.

Von der Mitte des weichen Gaumensegels hängt als kleiner Fortsatz das **Zäpfchen** *(Uvula)* herab. Seitlich vom Zäpfchen ziehen bds. zwei hintereinander gelegene Schleimhautfalten vom

---

[1] Velum palatinum (velum (lat.): Segel; palatum (lat.): Gaumen)
[2] Epipharynx (epi- (gr. Vorsilbe): auf, darauf, darüber, über –; pharynx (gr.): Schlund, Rachen)

Rande des weichen Gaumensegels zum Zungengrund und zur seitlichen Rachenwand. Sie bilden als vorderer und hinterer Gaumenbogen die hintere Begrenzung der Mundhöhle gegen den Rachenraum, die sogenannte *Schlundenge*.

Zwischen den Schleimhautfalten des vorderen und hinteren Gaumenbogens liegt die **Gaumenmandel** *(Tonsilla palatina*[3], s. Abb. 177), deren stark zerklüftete Oberfläche von Schleimhaut überzogen wird. Sie ist ein Teil des lymphatischen Rachenrings.

Die Mundspeicheldrüsen

Der Speichel ist ein Gemisch der Sekrete aus den verschiedenen Speicheldrüsen. Hauptsächlich wird er von drei großen, paarig angelegten Drüsen gebildet (s. Abb. 179). Aufgrund ihrer Lage werden diese drei großen Speicheldrüsen Ohrspeicheldrüsen, Unterkieferdrüse und Unterzungendrüse genannt. Die größte dieser Drüsen ist die **Ohrspeicheldrüse** *(Glandula parotis*[1]). Sie liegt zwischen dem aufsteigenden Unterkieferast und dem äußeren Gehörgang. Ihr Ausführungsgang mündet gegenüber dem 2. oberen Molaren an der Wangeninnenfläche. Die **Unterkieferdrüse** *(Glandula submandibularis*[2]) liegt an der Innenseite des Unterkieferkörpers unterhalb der Muskelplatte der Mundbodenmuskulatur. Sie besitzt einen langen Ausführungs-

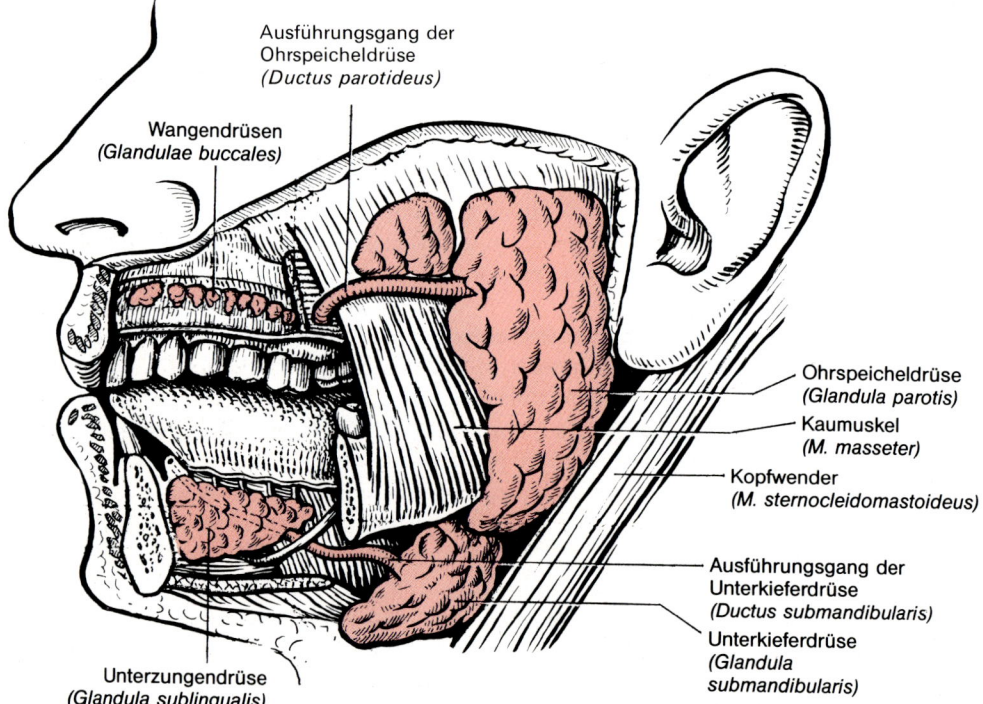

Abb. 179: Die großen Speicheldrüsen mit ihren Ausführungsgängen und die Wangendrüsen (Teile der seitlichen Gesichtshälfte sind entfernt)

---

[3] Tonsilla palatina (tonsilla (lat.): Mandel)
[1] Glandula parotis (glans (lat.): Eichel; parotis (lat.): Ohrspeicheldrüse)
[2] Glandula submandibularis (submandibularis (lat.): unter dem Unterkiefer (mandibula) liegend)

gang, der unter der Zunge vorne neben dem Zungenbändchen in eine kleine Warze mündet. Die **Unterzungendrüse** (*Glandula sublingualis³*) befindet sich auf der Muskelplatte der Mundbodenmuskulatur und liegt dort ebenfalls neben der Innenseite des Unterkieferkörpers. Mit ihrem Hauptausführungsgang mündet sie zusammen mit der Unterkieferdrüse in dem Wärzchen neben dem Zungenband. Im Gegensatz zu den beiden anderen großen Speicheldrüsen, die nur einen einzigen Ausführungsgang besitzen, hat die Unterzungendrüse noch zusätzlich zahlreiche kurze Ausführungsgänge, die beidseits neben der Zunge münden. Dies erleichtert die Abgabe ihres Sekretes, das besonders zäh ist. Neben diesen drei großen Speicheldrüsen entleeren noch zahlreiche kleine Speicheldrüsen, die als *Lippen-, Wangen-, Gaumen-, Zungen-* und *Schlunddrüsen* vorkommen, ihr Sekret in die Mundhöhle.

Speichelsekretion

Zusammen bilden die Speicheldrüsen etwa 1,5 l Speichel pro Tag. Dabei hängt die Zusammensetzung des Speichels von der Art der Nahrung ab. Der Speichel besteht überwiegend aus Wasser. Als stärkespaltendes Enzym enthält er **Ptyalin**[1], eine Alpha-Amylase, die Stärke bis zu dem Disaccharid Maltose spalten kann. Die chemische Verdauung der Kohlenhydrate beginnt somit bereits im Munde. Zusätzlich enthält der Speichel den Schleim **Muzin,** in dem überwiegend Glykoproteine (Verbindungen aus einem Eiweiß- und Zuckeranteil) vorkommen. Durch den Schleimgehalt des Speichels wird die Gleitfähigkeit der Nahrung erhöht. Auch wirkt der Speichel durch seine Spülfunktion in der Mundhöhle reinigend. Außerdem besitzt er eine geringe keimabtötende Wirkung durch seinen Gehalt an Rhodanid-Ionen. Von der Ohrspeicheldrüse wird ein rein seröses Sekret hergestellt. Die Unterkiefer- und Unterzungendrüse sind dagegen gemischte Drüsen, die sowohl seröse als auch muköse Drüsenanteile besitzen und daher in Abhängigkeit von der Nahrungsbeschaffenheit mehr serösen oder mukösen Schleim liefern.

Regulation der Speichelsekretion

Auch ohne Nahrungsaufnahme wird ständig eine bestimmte Menge Speichel von den Speicheldrüsen abgesondert. Durch die Berührung der Speisen mit der Mundhöhlenschleimhaut nimmt die Speichelsekretion reflektorisch zu. Aber auch die Vorstellung, der Anblick und der Geruch von Speisen «lassen das Wasser im Munde zusammenlaufen». Die Zusammensetzung des Speichels wird über das vegetative Nervensystem reguliert. So führt die Erregung des *Parasympathikus* zur reichlichen Absonderung eines dünnflüssigen Speichels; wird dagegen der Sympathikus erregt, so sondern die Drüsen nur eine geringe Menge zähflüssigen Speichel ab. Dieser Speichel ist dann aber besonders reich an Schleim.

Der Rachen

Der Rachen (**Pharynx**) ist ein von Schleimhaut ausgekleideter Muskelschlauch, der quergestreifte Muskulatur enthält und dessen oberes Ende am Schädelgrund befestigt ist, während das untere Ende in die Speiseröhre übergeht. Seine Vorderwand enthält drei große Öffnungen. Die obere Öffnung führt durch die *Choanen* (hintere Nasenöffnungen) in die rechte und linke Nasenhöhle, die mittlere Öffnung durch die Schlundenge in die Mundhöhle. Seine untere Öffnung führt in den Kehlkopf. Dementsprechend wird der Rachenraum auch in drei Stockwerke unterteilt.

Das *oberste Stockwerk* ist der Nasen-Rachenraum (**Epipharynx**). Seine untere Grenze entspricht dem freien Rand des Gaumensegels. Den Abschluß nach oben bildet das sogenannte Rachendach, ein von Schleimhaut überzogener Bezirk der Schädelbasis. Die Schleimhaut im

---

³ Glándula sublingualis (sublingualis (lat.): unter der Zunge (lingua) liegend)
[1] Ptyalin (ptyalon (gr.): Speichel)

Bereich des Epipharynx besteht aus einem mehrreihigen Flimmerepithel mit eingelagerten, schleimbildenden Becherzellen (respiratorisches Epithel).

In der Mitte des Rachendaches sitzt die von Schleimhaut überzogene **Rachenmandel** *(Tonsilla pharyngea*[1]*)*. Sie ist nichts anderes als eine Anhäufung lymphatischen Gewebes (s. später unter lymphatischem Rachenring). Neben den Choanen befindet sich in der Seitenwand des Epipharynx die Öffnung der **Ohrtrompete** *(Tuba auditiva*[2]*)*. Die Ohrtrompete ist ein Gang, der die Paukenhöhle des Ohres mit dem Rachenraum verbindet. Über diesen Gang wird das Mittelohr belüftet und damit der Luftdruckausgleich zwischen Mittelohr und Rachen erreicht, ein Vorgang, der für das einwandfreie Hören notwendig ist.

Das *mittlere Stockwerk* (**Mesopharynx**[3]) erstreckt sich zwischen dem freien Rand des Gaumensegels und dem freien, oberen Rand des Kehldeckels (Epiglottis). An seinen vorderen Abschnitt grenzt der Zungengrund, in seiner Seitenwand liegt beidseits die **Gaumentonsille** *(Tonsilla palatina)*. Die Rückwand des Mesopharynx bildet in ihrem oberen Teil beim Schluckvorgang einen Kontraktionswulst (Passavant[4]-Wulst), der als Widerlager des Gaumensegels wirkt und mit diesem zusammen den Nasen-Rachenraum abdichtet.

Das *untere Stockwerk* (**Hypopharynx**[5]) wird als Kehlkopf-Rachenraum bezeichnet. Es reicht vom freien Kehldeckelrand bis in die Höhe des Unterrandes der Ringknorpelplatte des Kehlkopfs. Seine Vorderwand wird durch den weit in den Rachenraum vorspringenden Kehlkopf bestimmt. Nach unten setzt sich der Hypopharynx in die Speiseröhre fort. Der Meso- und Hypopharanyx sind beide von einem nicht verhornenden Plattenepithel ausgekleidet. Die quergestreifte Rachenmuskulatur verläuft dahinter in ringförmigen und längsverlaufenden Muskelzügen.

Der Schluckakt

Durch den Schluckakt gelangt die Nahrung in die Speiseröhre. Dies ist ein Vorgang, dessen Bewegungsablauf teils willkürlich, teils unwillkürlich, das heißt durch *Reflexe* gesteuert, abläuft. Wichtige Voraussetzung für den ungestörten Ablauf des Schluckaktes ist der sichere Abschluß der Atemwege, die sich im Rachen mit den Speisewegen kreuzen.

Der erste Teil dieses komplizierten Bewegungsablaufes besteht in einer **willkürlichen Zungenbewegung,** die die Nahrung in den Rachen befördert. Durch die Berührung des Zungengrundes, der Gaumenbögen und der Rachenhinterwand wird der zweite, der **reflektorisch** ablaufende Teil des Schluckaktes ausgelöst. Da die Nahrung den Luftweg kreuzt, muß zunächst der Weg zum Nasen-Rachenraum durch Anheben des Gaumensegels an den *Passavant-Wulst* geschlossen werden. Dann wird der Kehlkopfeingang verschlossen, indem die Mundboden- und Zungenbeinmuskulatur das Zungenbein, an dem der Kehlkopf aufgehängt ist, nach oben und vorne zieht, wobei sich der Kehldeckel über den Kehlkopfeingang legt. Dieses Auf- und Niedersteigen des Kehlkopfes beim Schlucken kann man vor dem Spiegel gut an sich selbst beobachten. «Verschlucken» bedeutet einen ungenügenden Verschluß der Atemwege während des Schluckaktes.

Mit dem Verschluß der Atemwege wird die Zunge gleichzeitig gegen den Gaumen gepreßt, wodurch die Nahrung nach hinten in den Rachenraum gedrückt und von dort aus durch die Kontraktion der Schluckmuskulatur in den Ösophagus weiter transportiert wird. Dabei duckt

---

[1] Tonsilla pharyngea (tonsillae (lat.): Mandeln; pharynx (gr.): Schlund, Rachen)
[2] Tuba auditiva (lat.): Trompete, Tube; auditus (lat.): Gehör)
[3] Mesopharynx (mesos (gr.): der mittlere –, zwischen)
[4] Passavant, Philipp Gustav (1815–1893), Chirurg, Frankfurt a. M.
[5] Hypopharynx (hypo – (gr.): unter)

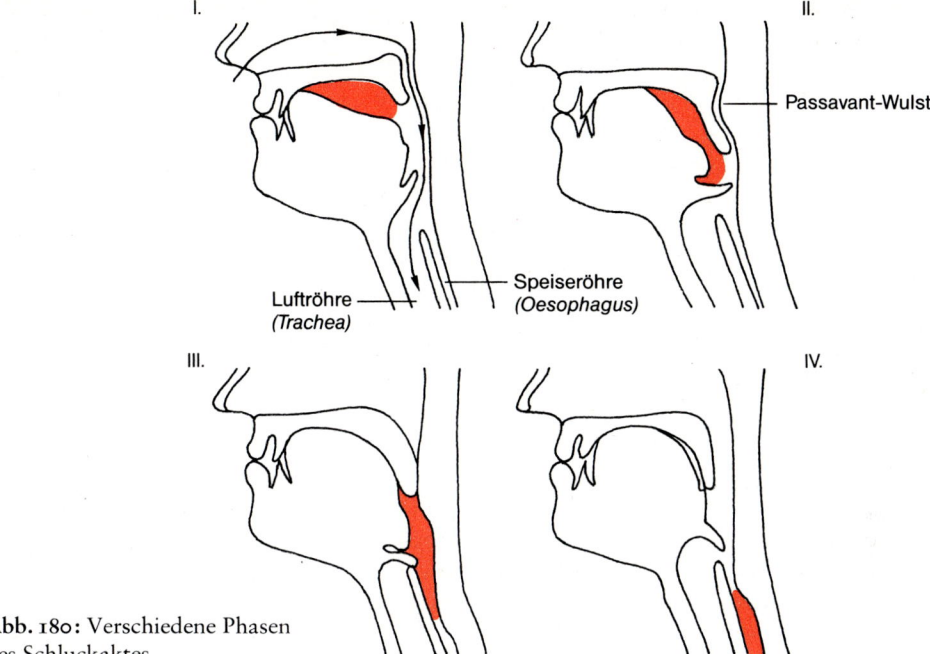

I.

II.

Passavant-Wulst

Speiseröhre
(Oesophagus)

Luftröhre
(Trachea)

III.

IV.

Abb. 180: Verschiedene Phasen
des Schluckaktes

sich der Kehlkopf gewissermaßen unter den sich vorwölbenden Zungenrücken, so daß die
Speise über ihn hinweggleitet (Abb. 180).

Der lymphatische Rachenring

Die verschiedenen Lymphzellenhaufen, die im Bereich der Mundhöhle und im oberen Abschnitt des Rachenraumes liegen, bezeichnet man in ihrer Gesamtheit als den **lymphatischen
Rachenring.** Er setzt sich aus Lymphzellgruppen am Zungengrund (**Zungenmandel** = *Tonsilla
lingualis)*, den paarig angelegten **Gaumenmandeln** *(Tonsilla palatina)* zwischen den Gaumenbögen, der unpaaren **Rachenmandel** *(Tonsilla pharyngea)* am Rachendach und lymphatischem
Gewebe an der seitlichen Rachenwand *(Seitenstränge)* zusammen.

Der lymphatische Rachenring umgibt also die Ausgänge des Mund- und Nasenraumes zum
Rachen. In die von einer bindegewebigen Kapsel umgebenen Tonsillen sind Lymphozyten teils
verstreut, teilweise aber auch in Form von Knötchen eingelagert, die als Lymphfollikel bezeichnet werden. Durch die Lage der Tonsillen kommen ihre Lymphozyten sehr frühzeitig mit Krankheitserregern in Kontakt, die durch Mund und Nase eindringen.

Die Speiseröhre

Die Speiseröhre (**Ösophagus**[1]) ist ein etwa 22 bis 25 cm langer muskulärer Schlauch, der den
Schlund mit dem Magen verbindet. In ihrem oberen Teil verläuft sie zwischen der Luftröhre
und der Wirbelsäule (Halsteil der Speiseröhre). Weiter nach unten entfernt sie sich zunehmend
von der Wirbelsäule und wendet sich auf die linke Seite (Brustteil der Speiseröhre), um dann

---

[1] Ösophagus (oisein (gr.): tragen; phagein (gr.): essen = der das Essen Befördernde)

nach ihrem Durchtritt durch das Zwerchfell in die Bauchhöhle zu gelangen (Bauchteil der Speiseröhre).

Die Entfernung von der Zahnreihe bis zum Mageneingang beträgt beim Erwachsenen etwa 40 cm. Dies zu wissen ist für die Sondierung des Magens wichtig.

Die *Ösophaguswand* besteht im oberen Drittel aus quergestreifter, sonst aber aus glatter Muskulatur, die in einer äußeren Längs- und einer inneren Ringmuskulaturschicht angeordnet ist. Die innere Auskleidung der Speiseröhre besteht aus einem mehrschichtigen, nicht verhornenden Plattenepithel. Da die Speiseröhre lediglich die Aufgabe hat, den Speisebrei weiterzuleiten, enthält ihre Schleimhaut nur Drüsen, die zum Schutz des Epithels Schleim absondern. Diese Drüsen liegen verstreut in der Bindegewebsschicht der Speiseröhre. Die Speiseröhre hat drei *anatomische Engen*, die obere liegt in der Höhe des Ringknorpels des Kehlkopfes, die mittlere in Höhe der Luftröhrengabelung, die untere im Bereich ihres Zwerchfelldurchtritts.

Speiseröhrenpassage

Im oberen und unteren Abschnitt hat die Speiseröhre *Verschlußeinrichtungen*, die als oberer und unterer Ösophagussphinkter bezeichnet werden. In diesen Bereichen ist die Ruhespannung (Ruhetonus) ihrer Muskulatur erhöht. Beim Schluckakt erschlafft der obere Ösophagussphinkter und der Speisebrei kann dadurch in den Ösophagus eintreten. Die Speise wird dann durch eine sich in Richtung Magen fortsetzende Kontraktionswelle seiner Ringmuskulatur weitertransportiert. Eine solche Kontraktionswelle, der immer eine Erschlaffungswelle vorausgeht, wird **Peristaltik** genannt. Erreicht die peristaltische Welle den unteren Ösophagusanteil, so öffnet sich der untere Ösophagussphinkter und die Nahrung tritt in den Magen ein. Der Transport der Speise im Ösophagus wird vom Gehirn aus gesteuert. Die dazu notwendigen Nervenimpulse gelangen über den 10. Hirnnerven (**N. vagus**) zur Ösophagusmuskulatur.

Der Magen

Der Magen *(Ventriculus[1])* ist als sackartige Erweiterung des Verdauungsrohres dem Dünndarm zur Aufnahme der Nahrung vorgelagert. In ihm wird die in der Mundhöhle begonnene Verarbeitung der Speisen fortgesetzt. Seine Form ist wechselnd und vor allem von der Körperlagerung und dem Füllungszustand abhängig.

Man unterscheidet eine *Angelhaken-* und *Stierhornform*. Der größte Teil des Magens liegt im linken Oberbauch nahe der Wirbelsäule unter der linken Zwerchfellkuppe und hinter dem linken Rippenbogen.

Am Magen werden makroskopisch hintereinander folgende Abschnitte unterschieden (s. Abb. 181, 182):

Die **Kardia[2]** *(Magenmund)* als Mündungsgebiet der Speiseröhre, der **Fundus[3]** *(Magengrund)* der als Kuppel die Kardia links überragt, der **Corpus[4]** *(Magenkörper)*, das **Antrum[5] pyloricum** *(Magenausgangsteil)*, eine Erweiterung des Magens vor dem Magenausgang und den **Pylorus[6]** *(Magenpförtner)* als Magenausgang. Die kürzeste Verbindung zwischen Kardia und Pylorus entspricht der **kleinen Kurvatur,** die längste Verbindung der **großen Kurvatur.**

---

[1] Ventriculus (lat.): 1. kleiner Magen, 2. Kammer
[2] Kardia (gr.): Magenmund (eigentlich Herz)
[3] Fundus (lat.): Grund, Boden
[4] Corpus (lat.): Körper
[5] Antrum (lat.): Höhle
[6] Pylorus (pyloros (gr.): Pförtner)

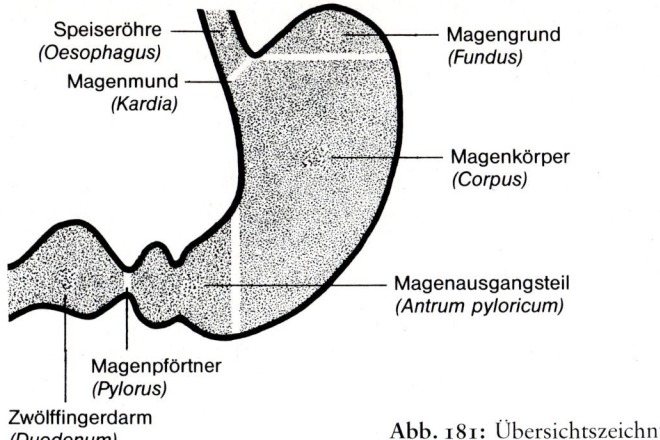

Speiseröhre
(Oesophagus)

Magenmund
(Kardia)

Magengrund
(Fundus)

Magenkörper
(Corpus)

Magenausgangsteil
(Antrum pyloricum)

Magenpförtner
(Pylorus)

Zwölffingerdarm
(Duodenum)

Abb. 181: Übersichtszeichnung des Magens

Neben dem Mageneingang liegt unter der linken Zwerchfellkuppel die Wölbung des Magengrundes (Fundus). Sie enthält beim stehenden Menschen eine im Röntgenbild gut erkennbare Luftblase. Diese kommt dadurch zustande, daß bei der Nahrungsaufnahme auch immer Luft mitgeschluckt wird, die sich am höchsten Punkt des Magens sammelt.

In der Bauchhöhle wird der Magen hauptsächlich durch die ihn umgebenden Organe in seiner Lage gehalten. Sieht man davon ab, daß er an der Speiseröhre hängt, so ist er nur zusätzlich durch einige straffe, bänderartige Bindegwebszüge an der Unterseite der Leber befestigt.

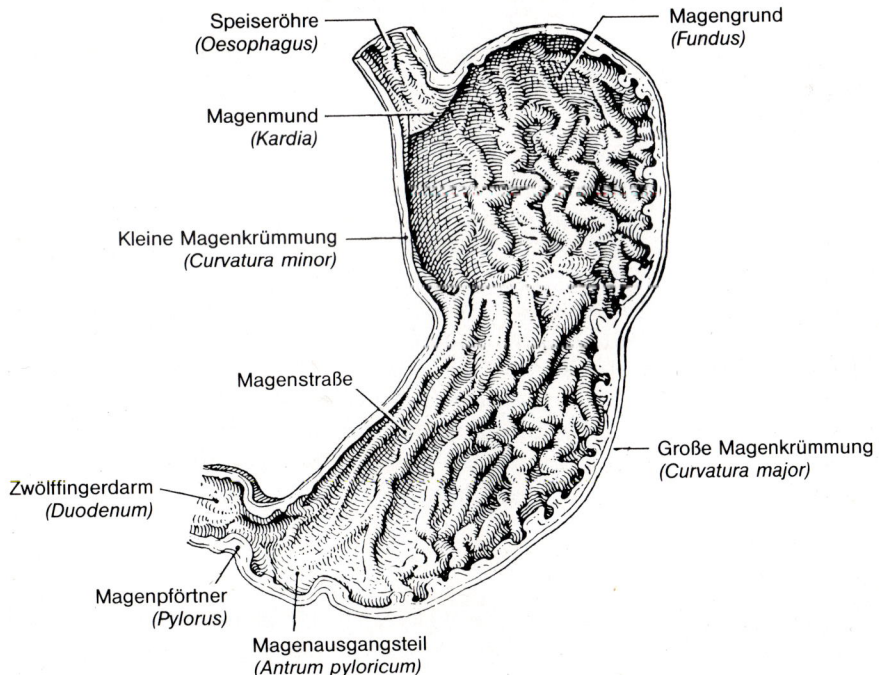

Speiseröhre
(Oesophagus)

Magengrund
(Fundus)

Magenmund
(Kardia)

Kleine Magenkrümmung
(Curvatura minor)

Magenstraße

Große Magenkrümmung
(Curvatura major)

Zwölffingerdarm
(Duodenum)

Magenpförtner
(Pylorus)

Magenausgangsteil
(Antrum pyloricum)

Abb. 182: Schleimhautrelief des Magens

Die Magenmuskulatur

Die aus glatten Muskelfasern bestehende Magenmuskulatur ist im Bereich des *Fundus* (Magengrund) und *Corpus* (Magenkörper) verhältnismäßig dünn und nimmt in Richtung *Pylorus* (Magenpförtner) an Dicke zu (s. Abb. 183). An ihr lassen sich von außen nach innen 3 Schichten unterscheiden:

1. Längsmuskelfasern als Fortsetzung der Längsmuskelschicht der Speiseröhre
2. Ringmuskelfasern, die zwar den gesamten Magen umgeben, aber in Richtung des *Pylorus* an Dicke zunehmen
3. Schräg verlaufende Muskelfasern, die sich aus der Ringmuskulatur am *Fundus* lösen und innen schräg am *Corpus* herabsteigen

Die Magenmuskulatur paßt das Volumen des Magens seinem jeweiligen Füllungszustand an, durchmischt den Speisebrei mit dem Sekret der Magendrüsen und befördert dann den Speisebrei zum Magenausgang.

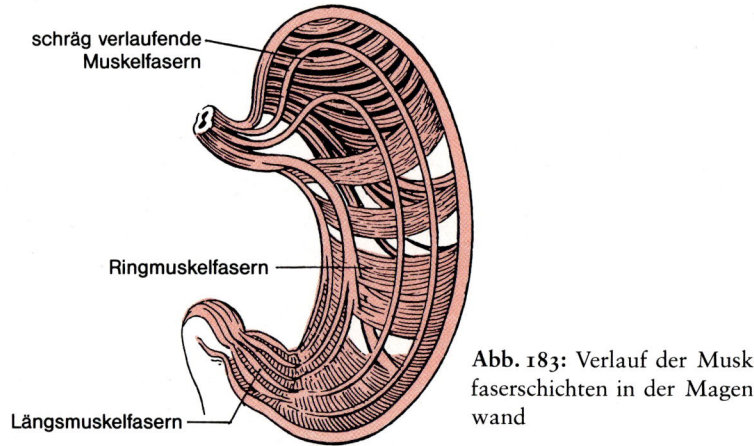

schräg verlaufende Muskelfasern

Ringmuskelfasern

Längsmuskelfasern

Abb. 183: Verlauf der Muskelfaserschichten in der Magenwand

Magenbewegung und Entleerung

Magenbewegung

Bei leerem Magen ist seine Muskulatur stark zusammengezogen und seine Innenwände liegen dann bis auf den Fundusbereich, der die Luftblase enthält, dicht aneinander. Bei der Füllung des Magens dehnen sich die Magenwände aus. Dies geschieht durch eine **reflektorische Erschlaffung** der glatten Muskulatur und die durch den **Füllungsdruck** erfolgende Verlängerung der Muskelfasern. Die intensive Durchmischung des Speisebreis geschieht durch peristaltische Kontraktionen, die als ringförmige Einschnürungen in Abständen von 10 bis 20 s in Richtung Pylorus wandern. Auch am leeren Magen laufen zeitweilig Kontraktionswellen ab, die als «*Magenknurren*» zu hören sind.

Magenentleerung

Die Entleerung des Magens erfolgt portionsweise durch kräftige *peristaltische Kontraktionen* im Bereich des *Antrums*, wobei sich der *Pylorus* gleichzeitig öffnet. Nach dem Essen ist die Magenentleerung am stärksten. Die Geschwindigkeit mit der sich der Magen wieder entleert, hängt von der Menge, der Zusammensetzung und dem Grad der mechanischen Zerkleinerung der Nahrung beim Kauen ab. Kohlenhydratreiche, breiige Nahrung wird schon nach relativ kurzer Zeit entleert. Bei fettreicher oder schlecht gekauter Nahrung kann deren Verweildauer 5 Stunden und länger betragen.

Regulierung der Beweglichkeit und Entleerung des Magens

Die Bewegung und Entleerung des Magens wird durch vegetative, d.h. sympathische und parasympathische Nervengeflechte, die in der Wand des Magens liegen (intramuraler[1] Nervenplexus), den 10. Hirnnerven (Nervus vagus) und Hormone (gastrointestinale[2] Hormone) gesteuert. Die intramuralen Nervengeflechte liegen als Meissner[3]-Nervengeflecht in der Schleimhaut selbst und als Auerbach[4]-Nervengeflecht zwischen den Muskelfasern. Das Meissner-Nervengeflecht steuert die Magensaftabsonderung, das Auerbach-Nervengeflecht die Muskulatur. Schon durch den mechanischen Reiz der **Magendehnung** werden peristaltische Wellen ausgelöst. Der parasympathische **N. vagus** fördert die Peristaltik des Magens erheblich. Medikamente, welche den N. vagus hemmen (z.B. Atropin), setzen daher die Magenperistaltik und den Magentonus herab.

Die **Entleerung** des Magens erfolgt **reflektorisch** über den N. vagus. Dabei wird aber der zeitliche Ablauf durch den Füllungszustand und die chemische Zusammensetzung des Speisebreis in den ersten Dünndarmabschnitten beeinflußt. So wirken eine starke Füllung, hohe Fettkonzentration und saure Reaktion im Anfangsteil des Dünndarms hemmend auf die Magenentleerung. Diese Hemmung kommt durch **gastrointestinale Hormone** zustande, die in der Dünndarmschleimhaut gebildet werden und auf dem Blutweg zum Magen gelangen. Damit steht die Magenentleerung unter dem Einfluß eines hormonellen Rückkopplungsvorganges. Diese Hemmung wird vor allem durch die gastrointestinalen Hormone *Sekretin* und *Cholezystokinin-Pankreozymin* erreicht.

Die Magenschleimhaut

Die Magenschleimhaut hat beim Lebenden eine grau-rötliche Farbe. Sie ist vor allem im leeren oder nur schwach gefüllten Magen in Längsfalten gelegt, die an der kleinen Kurvatur besonders kräftig ausgebildet sind (s. Abb. 182). Deshalb bezeichnet man diesen Magenbereich auch als die *Magenstraße*. Es ist der kürzeste Weg zwischen dem Eingang und Ausgang des Magens.

Bei Lupenvergrößerung sieht man, daß die Schleimhautoberfläche des Magens aus pflasterartigen Feldern besteht (Areae gastricae[1]), die einen Durchmesser von einigen Millimetern haben. In diesen Feldern sind zahlreiche grübchenförmige Einsenkungen, die Drüsenvorräume (**Magengrübchen**[2] Foveolae gastricae) zu erkennen, in denen die eigentlichen Magendrüsen einmünden.

Magenschleimhaut besteht aus einem einreihigen Zylinderepithel, das aus den Oberflächenzellen des Magens aufgebaut ist. Diese produzieren den alkalischen Magenschleim, der die Magenschleimhaut vor der Zersetzung durch die Salzsäure des Magens schützt. Im Bereich der *Kardia* und des *Pylorus* bilden die *Magendrüsen* ebenso wie die Oberflächenzellen der Magenschleimhaut ausschließlich Schleim. Die den Magensaft herstellenden Drüsen sind die spezifischen Magendrüsen. Man bezeichnet sie als **Haupt-** oder **Fundusdrüsen**; sie kommen aber nicht

---

[1] intramuraler Nervenplexus (intra (lat.): innerhalb; murus (lat.): Wand, Mauer)
[2] gastrointestinal (gaster (gr.): Magen; intestinum (lat.): Darm)
[3] Meissner, Georg (1829–1905), Anatom, Physiologe, Basel, Göttingen
[4] Auerbach, Leopold (1828–1897), Physiologe, Breslau
[1] Areae gastricae (area (lat.): Fläche, Feld, umschriebener Bezirk; gaster (gr.): Magen)
[2] Foveolae gastricae (foveola (lat.): Grübchen)

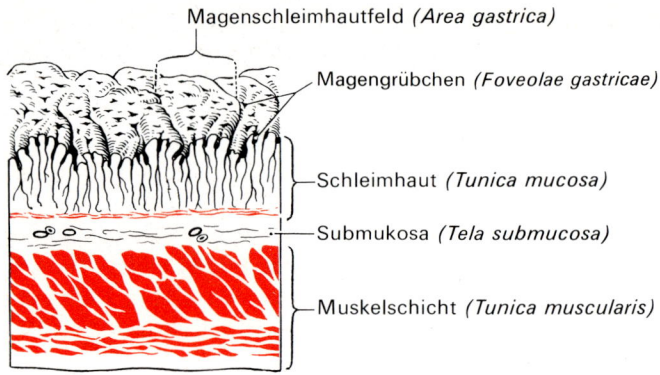

Magenschleimhautfeld *(Area gastrica)*

Magengrübchen *(Foveolae gastricae)*

Schleimhaut *(Tunica mucosa)*

Submukosa *(Tela submucosa)*

Muskelschicht *(Tunica muscularis)*

Abb. 184:   Schleimhautoberfläche und Schnitt durch die Magenwand bei Lupenvergrößerung (halbschematisch)

nur im Fundusgebiet des Magens sondern auch im Bereich des ganzen Magenkörpers vor. Die Haupt- oder Fundusdrüsen enthalten 3 verschiedene Zellarten, die *Neben-, Beleg-* und *Hauptzellen.* Die **Nebenzellen** produzieren wie die Oberflächenzellen des Magens einen zähen Schleim, das Muzin. Im Mittelteil, aber auch im Drüsengrund der Haupt- oder Fundusdrüsen, kommen die **Belegzellen** vor, welche die Lichtung der Drüsenschläuche nicht immer erreichen und mit diesen dann durch Kanälchen verbunden sind, die zwischen den Zellen liegen. Die Belegzellen sind auf die Herstellung von Salzsäure spezialisiert. In der Tiefe der Drüsenschläuche liegen vorwiegend die **Hauptzellen,** die die eiweißspaltenden Enzyme des Magensaftes herstellen (Abb. 185).

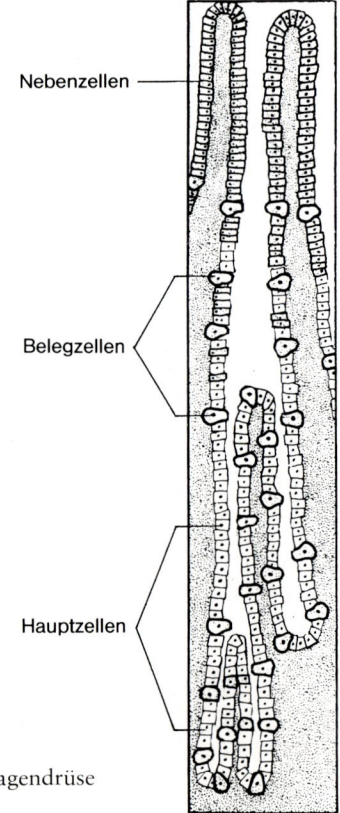

Nebenzellen

Belegzellen

Hauptzellen

Abb. 185: Schlauchförmige Magendrüse bei starker Vergrößerung

Die **Wand des Magens** zeigt den gleichen Schichtaufbau wie er auch sonst im ganzen Magen-Darm-Trakt vorkommt (s. Abb. 184). Durch die dünne Eigenmuskelschicht *(Lamina muscularis mucosae[3])* der Schleimhaut *(Tunica mucosa[4])* wird diese von der nach außen hin folgenden lockeren bindegewebigen Verschiebeschicht *(Tela submucosa[5])* getrennt. Die Eigenmuskelschicht der Schleimhaut dient der Gestaltung ihres Schleimhautreliefs. In der Submukosa verlaufen Blut- und Lymphgefäße sowie Nerven. Unter der Submukosa folgt die eigentliche Magenwandmuskulatur *(Tunica muscularis)*, die außen von einer Bindegwebsschicht bedeckt wird *(Adventitia[6])*. Auf ihr liegt dann der Bauchfellüberzug der Magenwand *(Tunica serosa[7])*.

Die Blutversorgung des Magens erfolgt über die Bauchhöhlenschlagader *(Truncus coeliacus[8])*, deren Äste sich mit dem zugehörigen Venengeflecht in der kleinen und großen Magenkurvatur ausbreiten. Der venöse Rückstrom erfolgt über die Pfortader *(V. portae)* der Leber. Die Lymphgefäße folgen meist dem Verlauf der Blutgefäße.

Der Magensaft

Der Magensaft ist das Produkt der Magendrüsen. Sie produzieren beim Erwachsenen tgl. 2–3 l Magensaft, der außer eiweißspaltenden Verdauungsenzymen, Kationen und Anionen, Schleim und dem Intrinsic-Faktor vorwiegend aus einer Salzsäurelösung besteht, die in ihrem osmotischen Druck fast dem Blut entspricht ($^1/_3$ osmolare Lösung).

Salzsäuresekretion

Die Salzsäure des Magensaftes wird durch die **Belegzellen** der Haupt- oder Fundusdrüsen des Magens gebildet. Die Belegzellen enthalten in ihrem Inneren kleine Kanälchen, die mit der Lichtung der Magendrüsen in Verbindung stehen. Der entscheidende Vorgang der Salzsäureabsonderung besteht in einem **aktiven Transport** von *Wasserstoff-* und *Chlorionen* in den Innenraum der in den Zellen gelegenen Kanälchen. Über diese Kanälchen der Belegzellen wird dann die Salzsäure in die Lichtung der Haupt- oder Fundusdrüsen weitergeleitet. Der Transport erfolgt gegen eine hohe Wasserstoffionen-Konzentration, da der pH-Wert in der Zelle 7,0 bis 7,2, in den Sekretionskanälchen der Belegzellen aber etwa 1 beträgt. Damit die Belegzellen selber nicht geschädigt werden, erfolgt die Wasserstoff-Ionenbildung erst an der Zellmembran unter Energiezufuhr durch die Oxidation organischer Verbindungen. Die dabei entstehenden Hydroxyl-Ionen (OH^--Ionen) werden durch Wasserstoff-Ionen (H^+-Ionen) neutralisiert, die aus der Reaktion:

$$CO_2 + H_2O \rightarrow H_2CO_3 \rightarrow H^+ + HCO_3^- \quad \text{stammen.}$$

Diese Reaktion erfolgt unter Mitwirkung des Fermentes **Carboanhydrase.** Im Austausch gegen Chlorionen gelangen die so gebildeten HCO_3^--Ionen (Bicarbonat-Ionen) in das Blut und binden dort Wasserstoff-Ionen. Dadurch kann in der Phase der Wasserstoff-Ionensekretion der Belegzellen während der Nahrungsaufnahme der pH-Wert des Blutes ansteigen und der Harn alkalisch werden.

Die Salzsäure des Magensaftes hat folgende für die *Eiweißverdauung* entscheidende Aufgaben:

---

[3] Lamina muscularis mucosae (lamina (lat.): Blatt, Schicht, dünne Platte; mucosus (lat.): schleimig)
[4] Tunica mucosa (tunica (lat.): Hülle, Haut, Gewebsschicht)
[5] Tela submucosa (tela (lat.): Gewebe, Bindegewebe; sub (lat.): unter)
[6] Adventitia (advenire (lat.): dazukommen)
[7] Tunica serosa (serosus: serös: blutwasserartig)
[8] Truncus coeliacus (truncus (lat.): Stamm; coeliacus: zur Bauchhöhle gehörend)

1. Umwandlung der Enzymvorstufe Pepsinogen zum aktiven Pepsin[1]
2. Erzeugung eines optimalen pH-Wertes für die Pepsinwirkung
3. Ausfällung und Quellung der Eiweißkörper in der Nahrung

Durch die Salzsäure wird außerdem verhindert, daß sich im Magen Bakterien ausbreiten und vermehren können.

Pepsinproduktion

In den **Hauptzellen** der Haupt- oder Fundusdrüsen wird als inaktive Vorstufe des eiweißabspaltenden Enzyms Pepsin *Pepsinogen* gebildet. Pepsinogen wird in den Hauptzellen in Form von Bläschen gespeichert. Es ist ein Gemisch, das aus mindestens 7 verschiedenen Enzymvorstufen besteht. Von diesen Enzymvorstufen werden, nachdem sie in den Magen freigesetzt wurden, durch die Salzsäure des Magens Hemmkörper abgespalten, wodurch erst das aktive **Pepsin** entsteht, das dann für die Aufspaltung der Eiweißkörper der Nahrung zur Verfügung steht.

Magenschleim

Sämtliche Oberflächenzellen der Magenschleimhaut sowie die Nebenzellen der Magendrüsen stellen den Magenschleim **Muzin** her. Muzin ist ein besonders zäher und haftfähiger Schleim, der einen hohen Gehalt an Glykoproteinen (= Eiweißkörper, die einen Kohlenhydratanteil enthalten) hat. Er überzieht die Magenwände und trägt zum Schutz des Magens vor einer Selbstverdauung durch Salzsäure und Pepsin bei. Muzin ist nämlich in Salzsäure nicht löslich. Der wichtigste Schutz vor einer Selbstverdauung durch Salzsäure und Pepsin ist jedoch eine intakte Zellmembran der Oberflächenzellen der Schleimhaut. Dafür ist eine gute Schleimhautdurchblutung notwendig.

Intrinsic-Faktor

Von den Belegzellen wird außer der Salzsäure auch der lebenswichtige Intrinsic[1]-Faktor hergestellt, der ein Glykoprotein ist und die Resorption des **Vitamin-B 12** (Vitamin B 12 = *Extrinsic[2]-Faktor*) im Dünndarm ermöglicht. Das Vitamin B 12 wird in der Leber gespeichert und von dort an das Knochenmark abgegeben. Fehlt der Intrinsic-Faktor, so entwickelt sich eine schwere Störung bei der Produktion der roten Blutkörperchen, die man *perniziöse Anämie* nennt.

Regulierung der Magensaftabsonderung

Der Magen des gesunden Menschen sondert im nüchternen Zustand nur 5–12 ml Sekret pro Stunde ab. Das Sekret hat dann einen neutralen bis leicht alkalischen pH-Wert und enthält neben Wasser nur Schleim und Elektrolyte. Dieses **Nüchternsekret** ist frei von Salzsäure und Pepsin. Die Sekretion des Magensaftes wird bei der Nahrungsaufnahme durch verschiedene fördernde und hemmende Vorgänge beeinflußt. Man teilt sie der besseren Übersicht halber in folgende 3 Phasen ein:

1. Die vom Hirn gesteuerte Phase *(kephale[1] Phase)*
2. Die Magenphase *(gastrische[2] Phase)*
3. Die Dünndarmphase *(intestinale[3] Phase)*

---

[1] Pepsin (pepsis (gr.): Verdauung)
[1] Intrinsic-Faktor (intrinsic (engl.): innerlich, von innen)
[2] Extrinsic-Faktor (extrinsic (engl.): äußerlich)
[1] kephal (kephale (gr.): Kopf)
[2] gastrisch (gaster (gr.): Magen)
[3] intestinal (intestinum (lat.): Darm)

Als die vom Gehirn gesteuerte Sekretionsphase des Magens (**kephale Phase**) wird der Teil seiner Sekretion bezeichnet, der unter dem Einfluß der Impulse des zentralen Nervensystems steht. Bereits vor der Nahrungsaufnahme wird durch die *Geruchsempfindungen*, bei der Nahrungsaufnahme zusätzlich durch die *Geschmacksempfindungen*, die Sekretion des Magensaftes reflektorisch gesteigert. Aber selbst die *Vorstellung* oder der *Anblick von Speisen* wirken sekretionsfördernd. Die Nervenimpulse des zentralen Nervensystems gelangen dabei über den parasympathischen 10. Hirnnerven (**N. vagus**) zum Magen. Die Sekretionsförderung erfolgt einmal direkt über die Freisetzung von **Acetylcholin** durch den N. vagus, das die Salzsäure- und Pepsinogenproduktion in den Magendrüsen fördert. Indirekt wird die Salzsäureproduktion aber auch durch **Gastrin** gefördert, ein gastrointestinales Hormon, das unter dem Vagusreiz aus den Zellen des Antrumbereichs des Magens freigesetzt wird. **Gastrointestinale Hormone** wie Gastrin sind **Gewebshormone**, die im Magen-Darm-Trakt und in der Bauchspeicheldrüse hergestellt werden und vorwiegend die Funktion der Verdauungsorgane steuern. Gastrin erreicht über den Blutweg die Belegzellen und stimuliert dort die Salzsäureproduktion.

Die anschließende **gastrische Phase** *(Magenphase)* wird ausgelöst, sobald die Nahrung in den Magen gelangt. Durch die dabei entstehende Dehnung der Magenwand kommt es reflektorisch (**mechanischer Dehnungsreiz**) zu einer Sekretionssteigerung und Freisetzung von Gastrin. Zusätzlich wird aber die Gastrinfreisetzung auch durch chemische Substanzen wie Gewürze, Koffein und Alkohol gefördert.

Während der anschließenden **intestinalen Phase** *(Dünndarmphase)* kommt es durch den Übertritt von nicht stärker angesäuerter frischer Nahrung in den Dünndarm zur Freisetzung von *Gastrin* aus Dünndarmzellen. Dieses Gastrin erreicht dann ebenfalls über den Blutweg die Belegzellen der Hauptdrüsen des Magens und fördert deren Salzsäureproduktion. Sobald dann später stärker angesäuerte Nahrung in den Dünndarm gelangt und der pH-Wert unter 4 absinkt, wird die Salzsäureproduktion durch das gastrointestinale Gewebshormon **Sekretin**[4] gehemmt. Gastrointestinale Hormone steuern somit wesentlich in allen 3 Phasen die Sekretion des Magens.

Aber auch seelische Vorgänge wie Ärger und Streß wirken sekretionsfördernd, Trauer und Angst dagegen hemmend. Diese seelischen Einflüsse werden vom Gehirn über den N. vagus zur Magenschleimhaut vermittelt. Unter besonderen Umständen kann daher die Durchtrennung des N. vagus *(Vagotomie)* angebracht sein (z.B. bei Magengeschwüren).

Der Dünndarm

Aus dem Magen gelangt der Speisebrei (**Chymus**[1]) in den 5–6 m langen Dünndarm *(Intestinum tenue[2])*. In ihm werden die Verdauungsvorgänge fortgesetzt. Die dabei entstehenden Nahrungsbruchstücke, die dann nur noch aus kleinen Molekülen bestehen, werden zum überwiegenden Teil durch das Epithel der Dünndarmschleimhaut resorbiert und dann im Organismus weiter verarbeitet. Für die Resorption der Nahrungsbestandteile stehen im Dünndarm durch Vergrößerung seiner Oberfläche etwa 200 qm zur Verfügung. Der Dünndarm wird in 3 Abschnitte unterteilt:

---

[4] Sekretin (secernere (lat.): ausscheiden)
[1] Chymus (chymos (gr.): Saft)
[2] Intestinum tenue (tenuis (lat.): dünn)

1. Zwölffingerdarm = **Duodenum**[3]
2. Leerdarm   = **Jejunum**[4]
3. Krummdarm   = **Ileum**[5]

Das **Duodenum** ist der kürzeste, sich unmittelbar an den Magen anschließende Dünndarmabschnitt. Es besitzt eine Länge von ca. 30 cm und liegt vor der oberen Lendenwirbelsäule auf der hinteren Bauchwand. In seiner Form ähnelt es einem nach links offenen Hufeisen, in dessen Biegung der Kopf der Bauchspeicheldrüse liegt. Sein etwas beweglicher, erweiterter Anfangsteil hinter dem Magenausgang wird *Bulbus duodeni*[6] genannt.

Im absteigenden Schenkel des Duodenums mündet in einer warzenförmigen Erhebung *(Papilla Vateri*[7]*)* der gemeinsame Ausführungsgang der Bauchspeicheldrüse (s. S. 296) und Leber (Gallenwege, s. S. 300).

Links neben der Lendenwirbelsäule geht das an der hinteren Bauchwand befestigte Duodenum mit einem scharfen Knick *(Flexura*[8] *duodenojejunalis)* in das **Jejunum** und damit in den frei beweglichen Dünndarm über.

Die Gesamtlänge des Jejunums und Ileums beträgt 5–6 m. Davon entfallen etwa $^2/_5$ auf das Jejunum und $^3/_5$ auf das Ileum. Duodenum, Jejunum und Ileum zeigen zwar in ihrer Schleimhautbeschaffenheit gewisse feinere Unterschiede, doch gehen die einzelnen Darmteile im Bereich der Schleimhaut ohne genaue Abgrenzung ineinander über.

Die außerordentliche Beweglichkeit des Jejunum und Ileum beruht auf der Art ihrer Befestigung an der hinteren Bauchwand. Im Gegensatz zum Duodenum, das auf der Lendenwirbelsäule fixiert ist, hängen Jejunum und Ileum an einem breiten, fettreichen, bindegewebigen Aufhängeband, dem **Mesenterium**[9]. Die Wurzel des Mesenteriums beginnt links am 2. Lendenwirbel und zieht schräg über den unteren Schenkel des Duodenums und die Aorta sowie den rechten Harnleiter in den Bereich der rechten Darmbeinschaufel (s. Abb. 188). Das Mesenterium ist eine Membran, die an ihrer Wurzel 15-17 cm, am Darmansatz dagegen 5-6 m lang ist.

Das Mesenterium legt sich daher an seiner zum Dünndarm gerichteten Seite in Falten und erhält dadurch das Aussehen einer Krause (Gekröse). Es wird ebenso wie das Jejunum, Ileum und die Vorderseite des Duodenums von dem **Bauchfell** *(Peritoneum*[10]*)* überzogen. In dem bindegewebigen Anteil des Mesenteriums liegen die Arterien, Venen, Lymphgefäße und Nerven des Dünndarms. Aus dem Verlauf der Wurzel des Mesenteriums ergibt sich, daß das Jejunum vorwiegend im linken Oberbauch und das Ileum im rechten Unterbauch liegt.

Aufbau der Darmwand

Der Aufbau der Dünndarmwand ist in der Abb. 186 schematisch dargestellt. Sie besteht aus 4 Schichten. Die **Schleimhaut** *(Tunica mucosa)* besteht außer den resorbierenden Epithelzellen, aus dem Schleimhautbindegewebe und einer eigenen dünnen Schicht von Muskelfasern *(Muscularis mucosae)*, die der Feineinstellung der Schleimhaut dient. Von einer **bindegewebigen Verschiebeschicht** *(Tela submucosa)* getrennt folgt die **Muskelschicht** *(Tunica muscularis)*. Sie besteht aus einer inneren *Ringmuskelschicht*, an die sich eine äußere Längsmuskelschicht anschließt. In der Submukosa liegt der eine Teil des vegetativen Nervensystems des Dünndarms,

---

[3] Duodenum (duodenum (lat.): das Zwölffache)
[4] Jejunum (jejunus (lat.): nüchtern, bildlich gebraucht für leer)
[5] Ileum (lat.): Krummdarm
[6] Bulbus duodeni (bolbos (gr.): Zwiebel)
[7] Papilla Vateri (Vater, Abraham (1684–1751), Anatom, Wittenberg)
[8] Flexura duodenojejunalis (flexura (lat.): Biegung)
[9] Mesenterium (gr.): das Gekröse; wörtl.: das in der Mitte der Eingeweide liegende
[10] Peritoneum (peritonaion (gr.): das Herumgespannte)

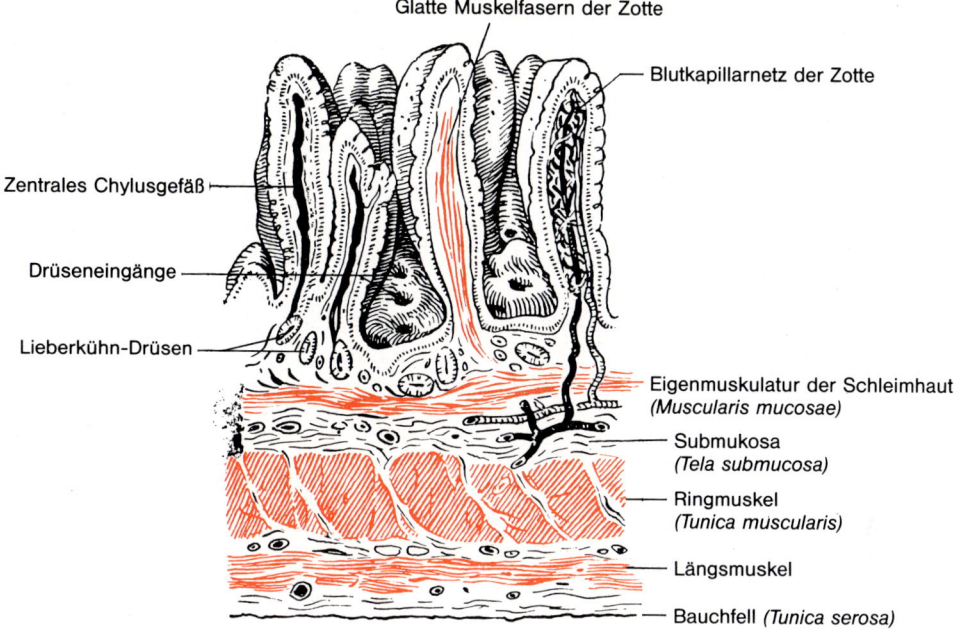

Glatte Muskelfasern der Zotte

Blutkapillarnetz der Zotte

Zentrales Chylusgefäß

Drüseneingänge

Lieberkühn-Drüsen

Eigenmuskulatur der Schleimhaut
(Muscularis mucosae)

Submukosa
(Tela submucosa)

Ringmuskel
(Tunica muscularis)

Längsmuskel

Bauchfell *(Tunica serosa)*

Abb. 186: Bau der Dünndarmwand mit ihren Zotten. Oberfläche und Längsschnitt in halbschematischer Darstellung kombiniert

der **Plexus submucosus** *(Meissner-Plexus)*, der die Schleimhaut innerviert. Zwischen der inneren Ring- und äußeren Längsmuskelschicht befindet sich als der andere Teil des vegetativen Nervensystems des Dünndarms der **Plexus myentericus** *(Auerbach-Plexus)* zur Versorgung der Darmmuskulatur. Außen werden das ganze Jejunum und Ileum sowie ihr Mesenterium und die Vorderfläche des Duodenums von der spiegelglatten *Serosa* des **Bauchfells** überzogen, die von der Längsmuskulatur des Darmes durch Bindegewebsfasern getrennt wird. Durch diese Serosa können sich die Dünndarmschlingen weitestgehend reibungslos gegeneinander bewegen.

Aufbau der Dünndarmschleimhaut

Die Schleimhaut des Dünndarmes, der an sich schon allein durch seine Länge eine relativ große Oberfläche besitzt, ist so aufgebaut, daß ihre Oberfläche durch die Schleimhautstruktur

Abb. 187: A Kerckring-Falte mit ihren Zotten. B Epithelzellen (Saumzellen) des Dünndarms mit Mikrovilli (Stäbchensaum)

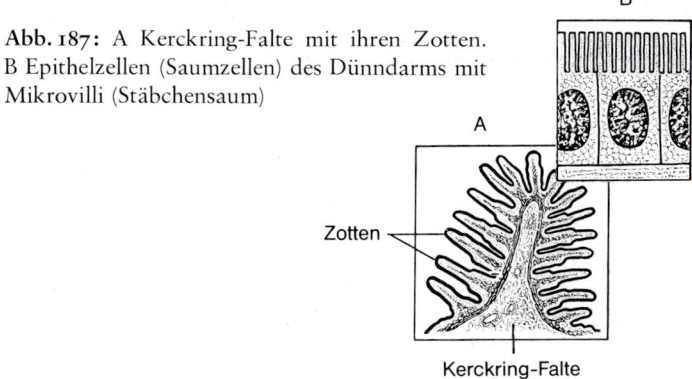

B

A

Zotten

Kerckring-Falte

weiter vergrößert wird. In einem ersten Schritt erfolgt diese Oberflächenvergrößerung des Dünndarmes durch die Bildung von annähernd ring- bis spiralförmig verlaufenden Schleimhautfalten, die **Kerckring[1]-Falten** genannt werden (s. Abb. 187a). Durch diese Kerckring-Falten wird die Oberfläche des Darmes von 0,33 qm auf 1 qm Oberfläche vergrößert. Auf den Kerckring-Falten sitzen dicht an dicht fadenförmige, etwa 1 mm hohe **Zotten,** welche die Dünndarmoberfläche nochmals um das Zehnfache vergrößern (= 10 qm). Die stärkste Vergrößerung des resorbierenden Darmepithels wird aber erst in einem 3. Schritt durch die **Mikrovilli[2]** (Stäbchensaum) der resorbierenden Epithelzellen *(Saumzellen)* des Dünndarmes erreicht, die als dicht nebeneinander stehende Fortsätze ihres Protoplasmas in die Lichtung des Dünndarmes hineinragen (s. Abb. 187b). Diese Mikrovilli vergrößern die Dünndarmoberfläche nochmals um das zwanzigfache des Ausgangswertes. Die **resorbierende Oberfläche** des Dünndarms beträgt damit etwa **200 qm.**

Den Aufbau der Dünndarmzotten zeigen die Abb. 186 und 187. Die Oberfläche der Dünndarmzotten wird von einem einschichtigen Zylinderepithel gebildet. Diese Zylinderzellen sind die *Saumzellen*, die die Mikrovilli tragen. Zwischen den Saumzellen sind schleimbildende *Becherzellen* eingelagert.

Unter dem Epithel der Zotten liegt ein dichtes Kapillarnetz, das der Blutversorgung der Zotten und der Aufnahme der resorbierten Nahrungsstoffe dient. Im Zentrum der Zotten befindet sich jeweils ein *Lymphgefäß*, durch das die Lymphe des Darmes fließt. Zwischen den Zotten des Jejunums und Ileums senkt sich das Darmepithel als Krypten (**Lieberkühn[3]-Drüsen** = Lieberkühn-Krypten), das heißt als schlauchförmige Einstülpungen in die Bindegewebsschicht der Schleimhaut (Tunica propria). In diesen Lieberkühn-Drüsen liegen gekörnte Zellen *(Paneth[4] Körnerzellen)*, die eine relativ geringe Menge Enzym für den Endabbau der Eiweißkörper herstellen und zusammen mit schleimbildenden Becherzellen, die ebenfalls in diesen Krypten vorkommen, einen Teil des Darmsaftes produzieren.

Im Duodenum findet man die **Brunner[5]-Drüsen,** die ein schleimiges Sekret absondern und den Pylorusdrüsen des Magens ähneln. Sie liegen im Gegensatz zu den Lieberkühn-Drüsen überwiegend in der bindegewebigen Verschiebeschicht der Submukosa zwischen der Eigenmuskulatur der Schleimhaut (Muscularis mucosae) und der Muskelschicht des Darmes und münden in Krypten oder zwischen den Zotten des Duodenums. Auch in ihnen kommen Paneth-Körnerzellen und Becherzellen vor.

Im Ileum werden die Schleimfalten spärlicher, die Zotten wirken gedrungener und die Becherzellen nehmen an Zahl deutlich zu. In der Schleimhaut des Ileum liegen dem Ansatz des Mesenteriums gegenüber zahlreiche Lymphfollikel, die als *Peyer[6]-Haufen* bezeichnet werden.

Blutversorgung des Dünndarms

Die Blutversorgung des Dünndarms erfolgt von der Bauchaorta aus über die obere Gekrösearterie (**A. mesenterica superior**), deren Äste zusammen mit den zugehörigen Venen im Mesenterium verlaufen. Der venöse Rückfluß erfolgt über die Pfortader der Leber (s. Pfortaderkreislauf).

Darmsaftsekretion

Der **Darmsaft** ist das Sekret der *Brunner-*, *Lieberkühn-* und *Schleimdrüsen* der Darmschleimhaut. Seine Tagesmenge wird beim Erwachsenen auf 1,5 l geschätzt. Seine Absonderung erfolgt

---

[1] Kerckring, Theodorius (1640–1693), Arzt, Amsterdam, Hamburg
[2] Mikrovilli (mikros (gr.): klein; villus (lat.): zottiges Haar)
[3] Lieberkühn, Johannes Nathanael (1711–1756), Arzt, Berlin
[4] Paneth, Josef (1857–1890), Physiologe, Wien
[5] Brunner, Johann Conrad (1653–1727), kurfürstlicher Leibarzt, Heidelberg
[6] Peyer, Johann Conrad (1653–1712), Anatom, Basel

durch mechanische und chemische Reize. Die Einzelheiten bei der Regulierung der Darmsaft-
sekretion sind jedoch noch weitgehend unbekannt. Die Lieberkühn-Drüsen sondern eine Flüssigkeit ab, die in geringer Konzentration eiweißspaltendes Enzym enthält. Die Brunner-Drüsen
des Duodenums produzieren ein Sekret, das aufgrund seines hohen Schleimgehaltes (Muzin)
sehr zäh ist. Da das Sekret der Brunner-Drüsen viel Bicarbonat enthält, liegt sein pH-Wert
zwischen 8 und 9. Außerdem enthält es einige Enzyme. Die Sekretionsmenge der Duodenal-
drüsen kann durch gastrointestinale Hormone beeinflußt werden *(Gastrin, Sekretin, Cholecystokinin-Pankreozymin)*.

Dünndarmbewegungen

Durch die Bewegung des Dünndarms wird der Speisebrei mit den Verdauungssäften kräftig
durchmischt. Die Zusammenziehung der Ringmuskulatur erzeugt **peristaltische Wellen,** die sich
über kurze Strecken ausbreiten, sowie **rhythmische Einschnürungen.** Die Kontraktion der
Längsmuskulatur bewirkt dagegen **Pendelbewegungen** des Darms. Die rhythmische Kontraktion und Erschlaffung der Darmzotten, die durch die in ihnen verlaufenden Fasern der Schleim-
hautmuskulatur erzeugt werden, fördern zusätzlich die Durchmischung des Speisebreis und
gleichzeitig den Transport der Lymphe im zentral liegenden Chylusgefäß.

Diesen Bewegungen sind vorwärtstreibende Bewegungen überlagert, die den Speisebrei in
6—10 Stunden durch den Dünndarm befördern. Die Dünndarmbewegungen werden durch die
Dehnung der Darmwand ausgelöst und durch den Auerbach-Plexus (**Plexus myentericus**) kontrolliert. Die Zottenbewegungen werden dagegen durch den Meissner-Plexus (**Plexus submucosus**) in der bindegewebigen Verschiebeschicht der Submukosa gesteuert.

Der Dickdarm

Der Dünndarm mündet in den Dickdarm *(Intestinum crassum*[1]*)*. Im Dickdarm wird durch
die Eindickung des Darminhaltes der Kot (Fäzes[2]) gebildet. Alle unverdaulichen Nahrungsbestandteile werden mit dem Kot ausgeschieden. Wichtigste Aufgabe des Dickdarms ist die
Rückresorption von Wasser, das der Nahrung im Verdauungskanal mit den Verdauungssekre-
ten in großer Menge zugesetzt wurde. Die Rückresorption des Wassers im Dickdarm ist für den
Wasserhaushalt des Körpers von entscheidender Bedeutung.

Der Dickdarm ist wesentlich weiter als der Dünndarm. Seine Länge beträgt etwa 1,5 m. Man
unterscheidet an ihm folgende Abschnitte:

1. **Caecum**[4] (Blinddarm) mit Wurmfortsatz (**Appendix vermiformis**[3])
2. **Colon**[5] (Grimmdarm)
3. **Rectum**[6] (Mast- oder Enddarm)

Wie bei der Speiseröhre, dem Magen und dem Dünndarm besteht auch die Wand des Dickdarms aus mehreren Schichten.

Es sind dies:
1. Schleimhaut
2. bindegewebige Verschiebeschicht

---

[1] Intestinum crassum (crassus (lat.): dick)
[2] Fäzes (faex (lat.): Hefe)
[3] Appendix vermiformis (appendix (lat.): Anhängsel; vermiformis (lat.): wurmförmig)
[4] Caecum (caecus (lat.): blind)
[5] Colon (gr.): Hauptteil des Dickdarms
[6] Rectum (rectus (lat.): gerade)

3. Muskelschicht mit inerer Ring- und äußerer Längsmuskulatur
4. äußere Bindegewebsschicht mit Bauchfellüberzug, sofern der betreffende Dickdarmanteil frei in der Bauchhöhle liegt

Der Dickdarm liegt in Form eines nach unten offenen Rechtecks auf dem Dünndarm und beginnt mit dem Blinddarm (Caecum), der der weiteste Dickdarmabschnitt ist. Er liegt im Bereich der rechten Darmbeingrube (Fossa iliaca dextra) und ist allseitig von Bauchfell überzogen.

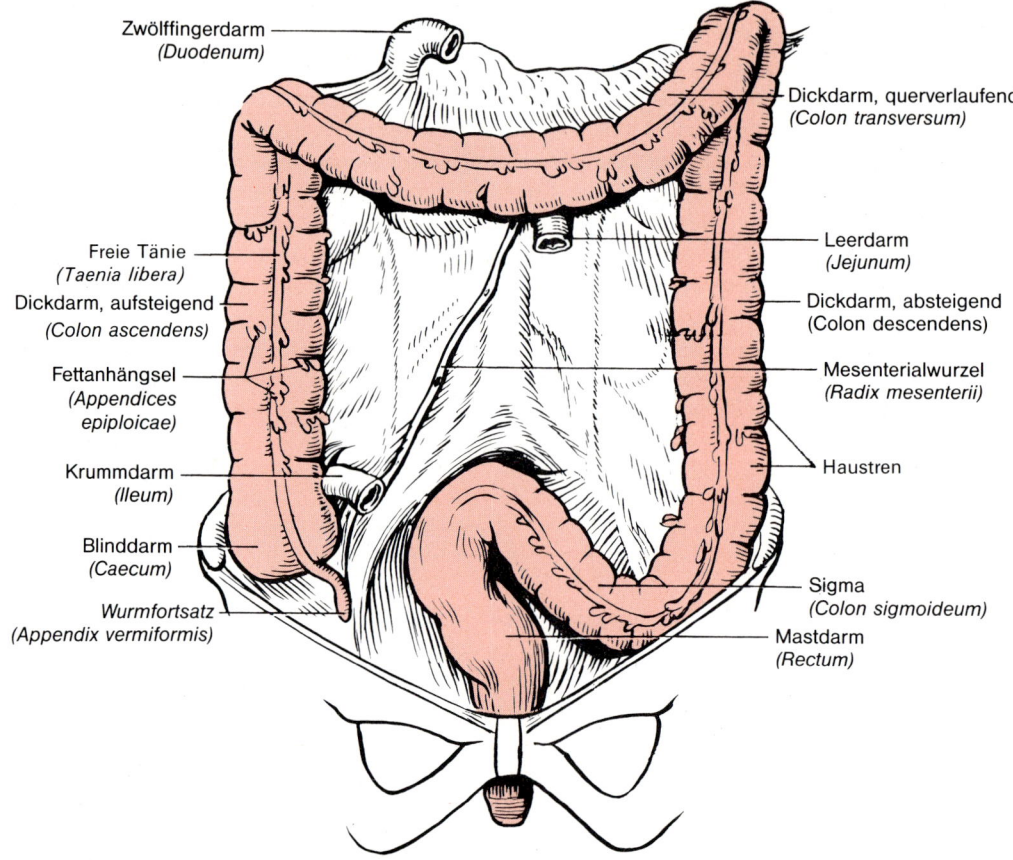

Abb. 188: Lage des Dickdarmes im Bauchraum

In den **Blinddarm** (*Caecum*) stülpt sich von links kommend in einem rechten Winkel das Ileum ein. Dadurch entstehen in der Wand des Blinddarms zwei schlitzförmige Schleimhautfalten (*Bauhin*[7]-*Klappe* oder **Ileocaecalklappe**). Die Ileocaecalklappe ist so gebaut, daß sie normalerweise vom Ileum nur in Richtung des Caecum durchgängig ist. Sie wirkt somit wie ein Ventil. Dadurch wird der Rückfluß des Darminhaltes, der portionsweise aus dem Ileum in das Caecum abgegeben wird, verhindert. Unterhalb der Ileocaecalklappe mündet der **Wurmfortsatz** (*Appendix vermiformis*) in den Blinddarm. Der Wurmfortsatz ist ein bleistiftdicker, rudi-

———————
[7] Bauhin, Caspar (1560–1624), Anatom, Basel

mentärer Teil des Caecums, der eine durchschnittliche Länge von 9 cm besitzt, die im Einzelfall aber stark wechselt (2–30 cm). In ihm ist reichlich lymphatisches Gewebe enthalten. Die Lage des Wurmfortsatzes im Bauchraum kann stark wechseln. Dadurch ist die Diagnose einer Entzündung der Appendix bisweilen schwierig.

Das **Colon** (Grimmdarm) wird in vier Abschnitte unterteilt (s. Abb. 188). Man unterscheidet einen aufsteigenden (Colon ascendens[8]), einen querverlaufenden (Colon transversum[9]), einen absteigenden (Colon descendens[10]) und einen S-förmig verlaufenden Abschnitt (Colon sigmoideum[11]). Die Länge des Colon beträgt etwa 1,3 m, seine Weite 6 bis 8 cm. Besonders charakteristisch für diesen Darmabschnitt sind seine **Taenien**[12] und **Haustren**[13]. Die Taenien schimmern als drei bandförmige Längsstreifen durch den Bauchfellüberzug des Dickdarms hindurch. Es sind oberflächlich gelegene Streifen der äußeren, gebündelt verlaufenden Längsmuskulatur. In dem Raum zwischen den Taenien findet man ansonsten nur noch wenige Längsmuskelfasern. Von der Ringmuskulatur wird das Dickdarmrohr dagegen in gleichmäßiger Schicht umschlossen. Der Spannungszustand der Taenien und umschriebene Kontraktionen der Ringmuskulatur lassen Einschnürungen entstehen, zwischen denen die Haustren als Ausbuchtungen hervortreten. Diese Einschnürungen zwischen den Haustren springen als halbmondförmige Falten in die Darmlichtung vor (Plicae semilunares[14]). Die Haustren entstehen also durch die Peristaltik und sind somit keine festen Gebilde. Am Colon hängen im Bereich der Taenien zipfelförmige Fettläppchen, deren Stärke vom Ernährungszustand abhängig ist.

Das Colon sigmoideum (**Sigma**) geht in das 15 bis 20 cm lange Endstück des Dickdarms, den Mast- oder Enddarm über, der wegen seines geraden Verlaufes auch Rectum genannt wird. Das **Rectum** beginnt da, wo das Colon sein Mesenterium verliert. Im Rectum bildet die außen gelegene Längsmuskulatur wieder eine geschlossene Schicht. Die Ringmuskulatur bildet am Darmausgang (**Anus**[15] = After) einen inneren, 1–2 cm breiten, unwillkürlich arbeitenden Schließmuskel (Sphinkter) aus glatter Muskulatur, der von einem äußeren Schließmuskel aus quergestreiften Muskelfasern bedeckt wird.

Der äußere Schließmuskel gehört zur Beckenbodenmuskulatur und kann willkürlich kontrahiert werden. Der Anus ist also die von Muskeln verschlossene Öffnung, durch die der Darm nach außen mündet. Hier geht die Schleimhaut des Mastdarms in die durch Pigmenteinlagerungen bräunlich verfärbte Epithelschicht der äußeren Haut über.

Unter der Schleimhaut des Rectums liegt in der sogenannten **Hämorrhoidalzone** ein Geflecht von Venen, die den Verschluß des Anus verstärken, indem sie die Schleimhaut des Rectums und die Haut des Anus in Falten legen.

Oberhalb der beiden Schließmuskeln des Anus erweitert sich das Rectum zur Ampulle (Ampulla[16] recti), in der sich der Kot sammelt.

Der auf- und absteigende Schenkel des Colon (Colon ascendens und Colon descendens) ist an der hinteren Bauchwand breitflächig angewachsen und so von Bauchfell überzogen, daß nur ihre Vorderwand und ihre Seitenwände von ihm bedeckt werden (retroperitoneale Lage = hinter dem Bauchfell gelegen). Der querverlaufende Schenkel des Colon und das Sigma (Colon

---

[8] Colon ascendens (ascendere (lat.): aufsteigen)
[9] Colon transversum (transversus (lat.): quer verlaufend)
[10] Colon descendens (descendere (lat.): herabsteigen)
[11] Colon sigmoideum (sigmoid: dem griech. Buchstaben Sigma ähnlich, = S ähnlich geformt)
[12] Taenia (lat.): Band
[13] Haustre (haustrum (lat.): das Schöpfrad)
[14] Plica semilunaris (plica (lat.): Falte; semilunaris (lat.): halbmondförmig)
[15] Anus (lat.): Ring
[16] Ampulle (ampulla (lat.): kolbenförmiges Gefäß mit bauchiger Wölbung)

sigmoideum) werden dagegen allseitig vom Bauchfell bedeckt (intraperitoneale Lage = im Bauchfell gelegen). Sie sind jeweils an einem frei beweglichen Band, das **Mesocolon**[17] genannt wird und dem Mesenterium des Dünndarms entspricht, frei beweglich aufgehängt. Das Mesocolon wird ebenfalls vom Bauchfell bedeckt.

Die Dickdarmschleimhaut

Die Schleimhaut des gesamten Dickdarms ist frei von Zotten. Ihre wesentliche **Resorptionsleistung** ist die **Aufnahme von Wasser.** Die dicht stehenden **Krypten,** die als schlauchförmige Einstülpungen des Epithels in die Bindegewebsschicht der Schleimhaut hineinragen, enthalten zahlreiche Becherzellen, die aber auch im Oberflächenepithel dieser Schleimhaut vorkommen. Von den Dickdarmkrypten werden große Mengen eines verhältnismäßig sauren Schleimes abgesondert, der die Dickdarmschleimhaut gegenüber dem sich verfestigenden Darminhalt gleitfähig macht. Die Epithelzellen des Dickdarms tragen ebenso wie die Epithelzellen des Dünndarms einen **Bürstensaum,** der der Resorption dient.

Bewegungen des Dickdarmes

Durch die Kontraktion der Muskulatur in der Wand des Dickdarmes erfolgt eine Durchknetung des Darminhaltes. So werden ständig neue Teile der Dickdarmfüllung mit der Schleimhautfläche in Berührung gebracht. Damit wird die Voraussetzung für den hier stattfindenden Flüssigkeitsentzug bei der Eindickung des Kots geschaffen. **Langsame peristaltische Wellen** der Ringmuskulatur laufen über kürzere Darmabschnitte hinweg. Dadurch entsteht bei der Röntgenuntersuchung des Dickdarms der Eindruck, daß die Haustren «*fließen*». Diesen langsamen peristaltischen Bewegungen überlagern sich 2 bis 3 mal am Tag **große peristaltische Wellen,** die vom *Caecum* ausgehen und bis zum *Sigma* (Colon sigmoideum) reichen. Sie treten besonders nach der Nahrungsaufnahme auf und treiben den Darminhalt in das Rectum. Die Peristaltik wird durch den zwischen der inneren Ring- und äußeren Längsmuskulatur liegenden vegetativen Nervenplexus (**Plexus myentericus** = *Auerbach-Plexus*) gesteuert, wobei dessen parasympathischer Anteil auf die Darmentleerung fördernd, sein sympathischer Anteil dagegen hemmend wirkt. Die Verweildauer des Darminhaltes beträgt im Dickdarm 12 bis 60 Stunden, gegenüber 6 bis 8 Stunden im Dünndarm.

Darmentleerung

Die Darmentleerung (Defäkation) ist ein reflexmäßig ablaufender Vorgang, der jedoch durch den Willen beeinflußt werden kann. Durch die Dehnung des Enddarmes werden Dehnungsrezeptoren, die im Rectum liegen, gereizt. Sie senden dann über zuleitende (afferente) Nervenbahnen Impulse zu einem besonderen Zentrum *(Centrum anospinale)* im unteren Teil des Rückenmarks (Sakralabschnitt des Rückenmarks).

Von ihm aus werden parasympathische Nervenfasern (efferente, d. h. wegleitende Nervenbahnen) erregt, die den **inneren Sphinktermuskel** *(M. sphincter ani internus)* erschlaffen lassen. Die Darmentleerung kann aber erst dann erfolgen, wenn sich gleichzeitig der **äußere Sphinktermuskel** *(M. sphincter ani externus),* der willkürlich innerviert wird, entspannt und der Druck im Bauchraum erhöht wird. Dies geschieht durch Einsatz der Bauchpresse, indem sich das Zwerchfell und die Bauchmuskeln kontrahieren.

Der Darminhalt im Dickdarm

Während der Magen und obere Dünndarm durch die bakterientötende Wirkung der Salzsäure weitgehend keimfrei ist, wird der Dickdarm von zahlreichen Bakterien besiedelt (vorwie-

---

[17] Mesocolon (meso- (gr.): mittel)

gend Coli-Bakterien). Diese Bakterien spalten die bisher noch unverdauten Nahrungsreste auf. Sofern die Bakterien **Kohlenhydrate** spalten, nennt man diesen Vorgang **Gärung,** spalten sie dagegen **Eiweißkörper,** so wird dies **Fäulnis** genannt.

Bei dem Abbau der Zellulose der Pflanzen entstehen infolge der Gärung überwiegend sauer reagierende Substanzen, während durch die Fäulnis basisch reagierende Endprodukte entstehen. Gärungs- und Fäulnisprozesse halten sich mit ihren sauren bzw. basischen Endprodukten beim gesunden Menschen etwa die Waage. **Fette** werden, soweit sie unverdaut aus dem Dünndarm in den Dickdarm gelangen, dagegen unverändert mit dem Kot ausgeschieden.

Der Kot ist also der eingedickte, durch Bakterienwirkung zersetzte, unverdauliche Rest des Nahrungsbreies. Sein Wassergehalt beträgt etwa 70 bis 75 %, der Rest setzt sich überwiegend aus unverdauten Nahrungsbestandteilen (vorwiegend Zellulose), abgestoßenen Epithelzellen der Darmschleimhaut, Schleim und Bakterien zusammen.

Seine meist bräunliche Farbe enthält der Kot durch den Kotfarbstoff **Sterkobilin**[1], der im Darm aus dem Gallenfarbstoff **Bilirubin**[2] durch chemische Umwandlung gebildet wird. Der Geruch des Kotes wird durch Gärungs- und Fäulnisprodukte erzeugt. Auch im Hungerzustand wird noch Kot in beträchtlicher Menge gebildet und ausgeschieden, da viele seiner Bestandteile ja nicht aus der Nahrung stammen.

Die Bauchspeicheldrüse

Die Bauchspeicheldrüse *(Pankreas*[1]*)* erfüllt zwei Aufgaben. Als **Drüse mit äußerer Sekretion** (exkretorischer Anteil) sondert sie ein Sekret in den Darmkanal ab, das reich an Verdauungsenzymen ist. Als **Drüse mit innerer Sekretion** (inkretorischer Anteil) produziert sie in ihren *Langerhans*[2]*-Inseln* (**Inselorgan**) zwei Hormone (**Insulin** und **Glukagon**), die von der Bauchspeicheldrüse in das Blut abgegeben werden und den Kohlenhydratstoffwechsel entscheidend regulieren.

Makroskopische Anatomie der Bauchspeicheldrüse

Die Bauchspeicheldrüse ist ein 15 bis 20 cm langes und 60 bis 100 g schweres Organ, das in der Höhe des 1. bis 2. Lendenwirbels an der Rückseite des Oberbauches befestigt ist. Man unterscheidet an ihr einen Kopf-, Körper- und Schwanzteil. Der Kopf der Bauchspeicheldrüse liegt als der breiteste Anteil in dem vom Zwölffingerdarm gebildeten hufeisenförmigen Bogen. An ihn schließen sich der Körper- und Schwanzteil an, wobei das Schwanzende etwa die Milz erreicht. Die Vorderfläche der Bauchspeicheldrüse wird von dem Bauchfell überzogen (Abb. 189).

Mikroskopische Anatomie der Bauchspeicheldrüse

Als rein **seröse Drüse** hat der exkretorische Anteil (Anteil mit äußerer Sekretion) der Bauchspeicheldrüse Ähnlichkeit mit der Ohrspeicheldrüse. Die Bauchspeicheldrüse besitzt eine Bindegewebskapsel und ein bindegewebiges Stützgerüst, das die alveolären (= beerenförmigen) Drüseneinheiten zu kleinen Drüsenläppchen zusammenschließt. Das Sekret dieser Drüsenläppchen fließt durch ein weit verzweigtes System von Ausführungsgängen in den großen Haupt-

---

[1] Sterkobilin (stercus (lat.): Kot; bilis (lat.): Galle)
[2] Bilirubin (bilis (lat.): Galle; ruber (lat.): rot)
[1] Pankreas (pan (gr.): ganz, vollständig; kreas (gr.): Fleisch)
[2] Langerhans, Paul (1847–1888), Pathologe, Freiburg, Madeira

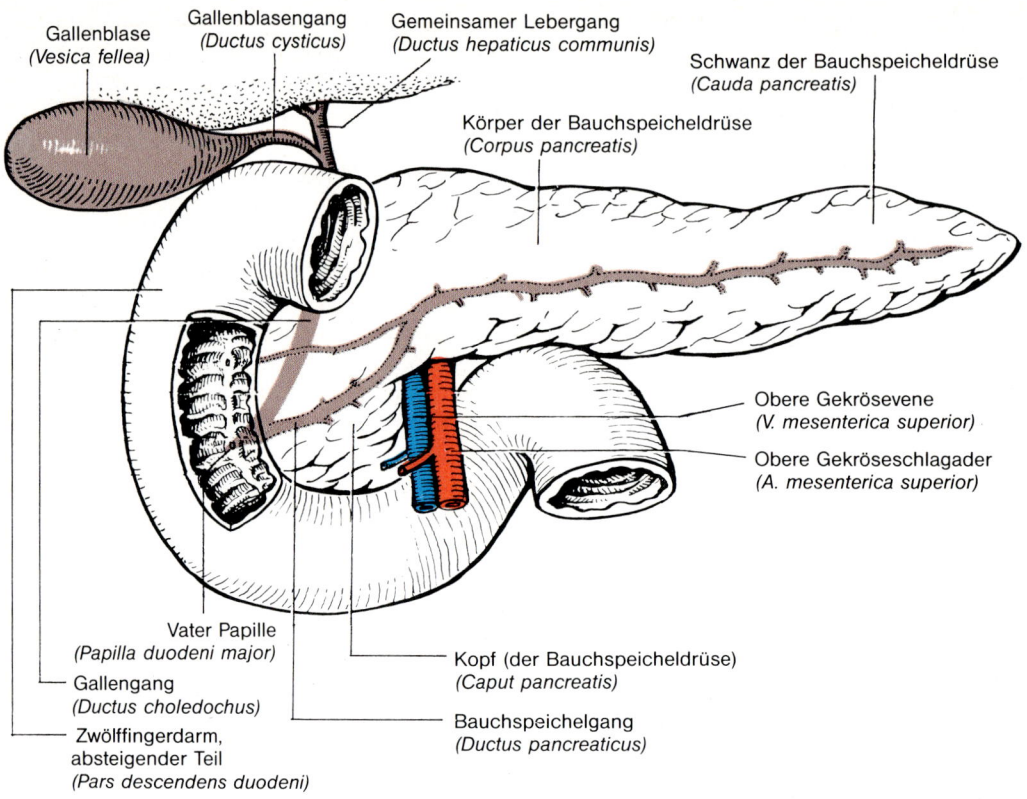

Gallenblase
(Vesica fellea)

Gallenblasengang
(Ductus cysticus)

Gemeinsamer Lebergang
(Ductus hepaticus communis)

Schwanz der Bauchspeicheldrüse
(Cauda pancreatis)

Körper der Bauchspeicheldrüse
(Corpus pancreatis)

Obere Gekrösevene
(V. mesenterica superior)

Obere Gekröseschlagader
(A. mesenterica superior)

Vater Papille
(Papilla duodeni major)

Gallengang
(Ductus choledochus)

Zwölffingerdarm,
absteigender Teil
(Pars descendens duodeni)

Kopf (der Bauchspeicheldrüse)
(Caput pancreatis)

Bauchspeichelgang
(Ductus pancreaticus)

Abb. 189: Bauchspeicheldrüse (Pankreas) und extrahepatische Gallenwege in ihrer Lagebeziehung zum Zwölffingerdarm (Duodenum)

ausführungsgang (**Ductus pancreaticus**[3] oder *Wirsungianus*[4]), der das Pankreas in seiner gesamten Länge durchzieht und gemeinsam mit dem Gallengang an der *Vater-Papille* in den Zwölffingerdarm mündet (s. Abb. 189).

Die Bauchspeicheldrüse wird über Äste der Bauchhöhlenschlagader *(Aorta abdominalis)* mit arteriellem Blut versorgt. Der venöse Abfluß des Blutes erfolgt über die Leber (Pfortadersystem). Ihr Lymphabfluß ist an das Lymphgefäßsystem der Bauchhöhle angeschlossen.

Bauchspeichel

Als Produkt der Bauchspeicheldrüse wird der Bauchspeichel in einer mittleren Tagesmenge von $1^1/_2$ l gebildet. Bei Nahrungsaufnahme hat er durch seinen **hohen Bicarbonatgehalt** einen pH-Wert von 8 bis 8,4. Zusammen mit den alkalischen Sekreten der Galle und des Darmsaftes neutralisiert er den sauren Magensaft. Dadurch reagiert der Darminhalt im Jejunum neutral bis alkalisch. Somit wird der optimale pH-Wert für die Enzyme des Bauchspeichels erreicht, der bei 7 bis 8 liegt.

Die Enzyme der Bauchspeicheldrüse werden in ihren Drüsenendstücken gebildet und als Körnchen (Granula) gespeichert. Während der Sekretionsphase werden sie nicht nur in die Drüsenendstücke entleert, sondern auch gleichzeitig intensiv neu gebildet. Die starke Bicarbo-

---

[3] Ductus pancreaticus (ductus (lat.): Gang; pancreaticus: zum Pankreas gehörend)
[4] Wirsung, Johann Georg (1600–1643), Anatom, Padua

natausscheidung mit dem Bauchspeichel erfolgt über einen aktiven Vorgang unter Mitwirkung des in den Drüsenzellen liegenden Enzyms **Carboanhydrase.** Dabei werden Chlorionen (Cl^-) gegen Bicarbonationen (HCO_3^-) ausgetauscht. Mit steigender Sekretionsrate der Bauchspeicheldrüse nimmt die Bicarbonatausscheidung zu und die Chlorid-Konzentration im Drüsensekret ab. Die Konzentration der Kationen entspricht dagegen der des Blutplasmas und ist von der Sekretionsrate unabhängig.

Enzyme des Bauchspeichels

Die Bauchspeicheldrüse stellt mehrere Enzyme her, die für die Spaltung der Eiweißkörper, Kohlenhydrate und Fette notwendig sind. Die **eiweißspaltenden Enzyme** werden als **inaktive Vorstufe** *(Proenzym)* abgesondert und erst durch die **Enterokinase,** ein Glykoprotein, das in der Darmschleimhaut gebildet wird, in ihre aktive Form überführt. Dies erfolgt erst, nachdem diese Enzyme in Berührung mit der Darmschleimhaut kamen. Dadurch wird die Bauchspeicheldrüse vor einer Selbstverdauung geschützt. Die eiweißspaltenden Enzyme der Bauchspeicheldrüse sind:

Vorstufe	Aktive Form im Darm
Trypsinogen	Trypsin
Chymotrypsinogen	Chymotrypsin
Procarboxypeptidase A + B	Carboxypeptidase A + B
Proelastase	Elastase

Trypsin und **Chymotrypsin** spalten Bindungen **in** Eiweißmolekülen, wodurch Polypeptide entstehen. **Carboxypeptidasen** trennen dagegen einzelne Aminosäuren von den Proteinen **am Rande** ab. **Elastase** spaltet Faserproteine auf. Für die Kohlenhydratverdauung enthält das Bauchspeicheldrüsensekret eine **Alpha-Amylase,** die als aktives Enzym abgegeben wird und pflanzliche (Amylum) und tierische Stärke (Glykogen) bis zu dem Disaccharid (Zweifachzucker) Maltose spaltet. Fettspaltende Enzyme des Bauchspeichels sind **Lipase, Esterase** und die **Phospholipase.** Die Lipase des Pankreas ist die wichtigste Lipase des Darmtraktes. Sie wird zwar in aktiver Form abgesondert, doch ist ihre Wirkung von der Gegenwart von Gallensäuren abhängig. Die Phospholipase wird dagegen erst im Zwölffingerdarm durch Trypsin in die aktive Form überführt.

Regulierung der Bauchspeicheldrüsen-Sekretion

Ohne Nahrungsaufnahme sondert die Bauchspeicheldrüse nur geringe Mengen Bauchspeichel ab (Basalsekretion). Durch den N. vagus (10. Hirnnerv) wird die Sekretionsleistung zu Beginn der Nahrungsaufnahme reflektorisch verstärkt. Die weitere Sekretion wird dann überwiegend durch die gastrointestinalen Hormone **Sekretin** und **Cholecystokinin-Pankreozymin** gesteuert. Ihre Freisetzung erfolgt bei Übertritt von saurem Mageninhalt in den Zwölffingerdarm und durch Dehnung dieses Darmabschnittes.

Sekretin führt zur Sekretion größerer Mengen stark alkalischen, aber enzymarmen Bauchspeichels. **Cholecystokinin-Pankreozymin** fördert die Absonderung eines enzymreichen Sekretes.

Langerhans-Inseln (Inselorgan)

Neben dem exkretorischen Drüsenepithel, das sein Sekret in das Duodenum abgibt, enthält die Bauchspeicheldrüse als zweites Funktionssystem hormonbereitende Zellen, die in den sogenannten *Langerhans-Inseln* zusammengelagert sind (**inkretorischer Anteil der Bauchspeicheldrüse**). Sie geben, wie alle hormonbereitenden Drüsen, ihre Hormone direkt in das Blut ab.

Die Langerhans-Inseln, die nach ihrem Entdecker benannt wurden, haben einen Durchmesser von 75 bis 300 µm und liegen wie Inseln verstreut im exokrinen Gewebe der Bauchspeicheldrüse.

Ihre Anzahl schwankt zwischen 1 und 2 Mio. Inseln, die zusammen nur etwa 2,5 g wiegen. Die Hauptmasse ihrer Zellen besteht aus schwach anfärbbaren, hellen **B-Zellen,** die das **Insulin** herstellen. Das 2. Pankreashormon, das **Glukagon,** wird von den stark granulierten **A-Zellen** produziert. Die Langerhans-Inseln enthalten etwa 80 % B-Zellen und 20 % A-Zellen.

Insulin

Insulin ist ein Eiweißkörper, der aus 2 Peptidketten (A- und B-Kette) aufgebaut ist. Seine A-Kette besteht aus 21-Aminosäuren, seine B-Kette aus 30-Aminosäuren. Beide Ketten werden über Schwefelbrücken miteinander verbunden.

Biologische Wirkung des Insulins

Das lebensnotwendige Insulin hat die Aufgabe, die **Verwertung der Glukose** in den Geweben des Körpers zu verbessern. Dies geschieht dadurch, daß Insulin den *Transport der Glukose* durch die Zellmembran der Muskelfasern steigert und den *oxidativen Abbau* der Glukose fördert. Außerdem steigert Insulin die *Glykogenbildung* im Muskel und der Leber sowie die *Eiweiß-* und *Fettbildung*. Dies nennt man die **anabole Wirkung** des Insulins.

Im **Fettstoffwechsel** fördert Insulin die Aufnahme freier Fettsäuren, die dann als Depotfett in Form von Triglyceriden gespeichert werden. Durch die Hemmung des Fettabbaues wirkt das Insulin dem Auftreten von Ketonkörpern (z. B. *Aceton*) im Blut entgegen. Bei Insulinmangel ist dagegen Aceton im Blut und Urin nachweisbar.

Glukagon

Glukagon ist wie das Insulin ein Polypeptid, das jedoch nur aus einer Kette von 29 Aminosäuren besteht.

Biologische Wirkung des Glukagon

Im Hinblick auf die Blut-Glukosekonzentration ist **Glukagon** der Gegenspieler des Insulins, indem es den *Glykogenabbau* in der Leber steigert. Außerdem fördert es die *Glukoseneubildung* aus Laktat.

Durch beide Vorgänge wird der Blutzuckerspiegel erhöht. Außerdem greift Glukagon in den Fettstoffwechsel ein, indem es den *oxidativen Abbau von Fettsäuren* in der Leber steigert.

Die Leber

Die rot-braun gefärbte Leber *(Hepar*[1]*)* ist die größte Verdauungsdrüse des Menschen. Ihr Gewicht beträgt beim Erwachsenen ca. 1500 g. Sie liegt größtenteils im rechten Oberbauch unter der rechten Zwerchfellkuppe, der sie in ihrer Form angepaßt ist. Die Leber ist in zwei verschieden große Hauptlappen, den größeren rechten und kleineren linken Leberlappen unterteilt (Abb. 190, 191).

Der linke Leberlappen reicht in der Regel über die Mittellinie hinaus in den linken Oberbauch. An der Unterseite des rechten Leberlappens lassen sich noch 2 kleinere Lappen abtrennen, die nach ihrer Form quadratischer *(Lobus quadratus)* und geschwänzter Lappen *(Lobus caudatus)* genannt werden. An der Leberoberfläche werden eine konvexe Zwerchfellseite und eine konkave Eingeweideseite unterschieden. Die Zwerchfellseite entspricht der vorderen, oberen und hinteren Fläche der Leber, die dem Zwerchfell anliegt; die Eingeweideseite liegt dagegen auf den Eingeweiden. Der vordere, scharfkantige Rand der Leber befindet sich als Übergang zwi-

---

[1] Hepar (gr.): Leber

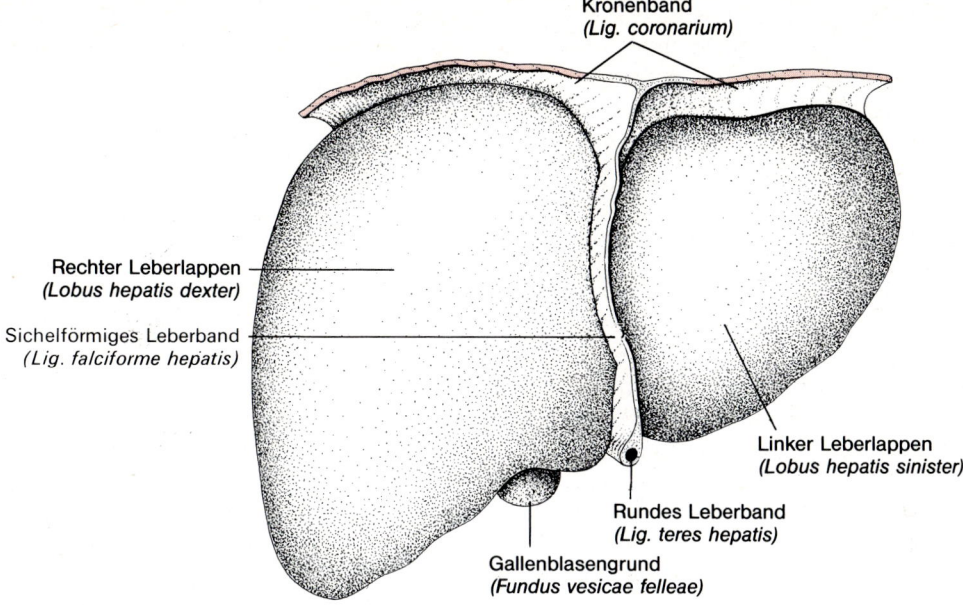

Kronenband
(Lig. coronarium)

Rechter Leberlappen
(Lobus hepatis dexter)

Sichelförmiges Leberband
(Lig. falciforme hepatis)

Linker Leberlappen
(Lobus hepatis sinister)

Rundes Leberband
(Lig. teres hepatis)

Gallenblasengrund
(Fundus vesicae felleae)

Abb. 190: Zwerchfellfläche der Leber (von ventral gesehen)

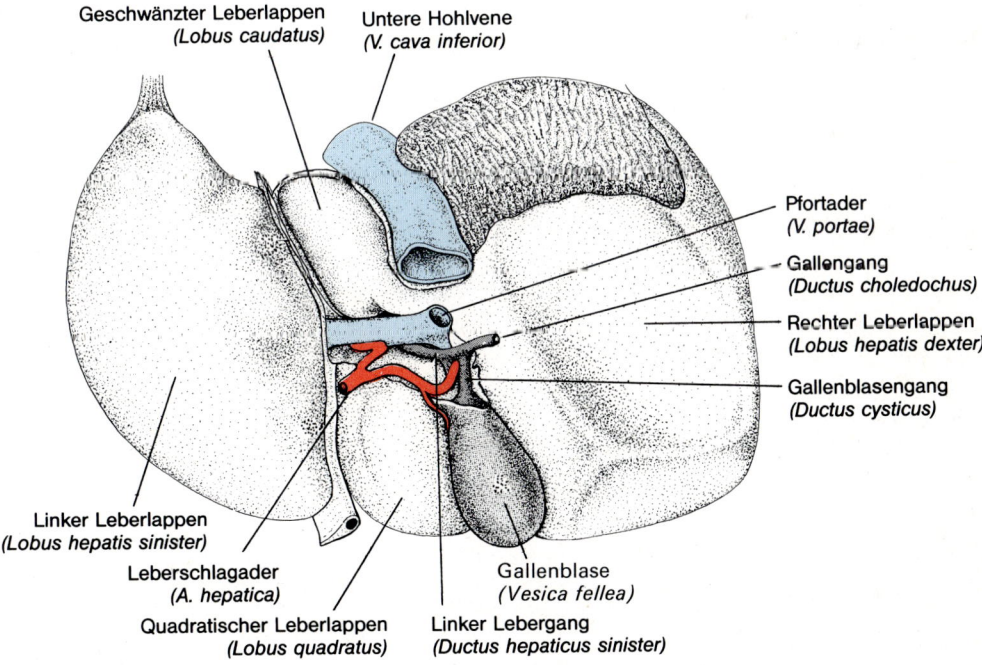

Geschwänzter Leberlappen
(Lobus caudatus)

Untere Hohlvene
(V. cava inferior)

Pfortader
(V. portae)

Gallengang
(Ductus choledochus)

Rechter Leberlappen
(Lobus hepatis dexter)

Gallenblasengang
(Ductus cysticus)

Linker Leberlappen
(Lobus hepatis sinister)

Leberschlagader
(A. hepatica)

Quadratischer Leberlappen
(Lobus quadratus)

Linker Lebergang
(Ductus hepaticus sinister)

Gallenblase
(Vesica fellea)

Abb. 191: Eingeweidefläche der Leber

schen der Zwerchfell- zur Eingeweideseite normalerweise hinter dem rechten Rippenbogen. An der hinteren und oberen Zwerchfellseite ist die Leber in einem dreieckigen Bezirk mit dem Zwerchfell verwachsen. Ansonsten wird sie vom Bauchfell *(Peritoneum)* überzogen, das in Form einer Duplikatur von der Unterseite des Zwerchfells auf die Leber herunterzieht *(Ligamentum falciforme[2]* = sichelförmiges Band). Die Leber wird also größtenteils vom Bauchfell überzogen *(intraperitoneale Lage)*. Das sichelförmige Band trennt den rechten und linken Leberlappen auf der Zwerchfellseite. Es wirkt als Aufhängeband der Leber.

Die Leber folgt den Zwerchfellbewegungen. Bei der Einatmung tritt sie mit dem Zwerchfell tiefer, bei der Ausatmung höher. Auf der Eingeweideseite der Leber befindet sich eine quergestellte Nische, die als **Leberpforte** *(Porta hepatica[3])* bezeichnet wird. An der Leberpforte treten die **Leberarterie** *(A. hepatica)* und die **Pfortader** *(V. portae)* als zuführende Blutgefäße in die Leber ein, während die beiden Lebergänge *(Ductus hepaticus dexter et sinister)*, die sich kurz darauf zu dem **gemeinsamen Lebergang** *(Ductus hepaticus communis)* vereinen, hier aus dem Lebergewebe austreten. Auch die **Lymphgefäße** verlassen an der Leberpforte die Leber.

Die Blutversorgung der Leber erfolgt zu etwa 75 % (∼1200 ml/min) durch die Pfortader *(V. portae)*. Die restlichen 25 % erhält sie über die Leberarterie *(A. hepatica)*, einen Seitenast der Bauchhöhlenschlagader *(A. abdominalis)*. Sie sichert die Sauerstoffversorgung der Leber. Bei dem Pfortaderblut handelt es sich um venöses Blut aus dem Bereich des Magens, des Dünn- und Dickdarms, der Milz und Bauchspeicheldrüse. Es enthält die Abbauprodukte des Kohlenhydrat- und Eiweißstoffwechsels, kurze und mittelkettige Fettsäuren und die Stoffwechselprodukte der Milz und der Bauchspeicheldrüse. Das Blut aus der Leberarterie und der Pfortader fließt dann über ein gemeinsames Kapillarsystem (**Sinusoide**) in Venen, die als **Lebervenen** *(Vv. hepaticae)* aus der Rückseite der Leber in die untere Hohlvene *(V. cava inferior)* münden.

Gallenwege und Gallenblase

Im Bereich der Leberpforte beginnen die **äußeren Gallenwege** (extrahepatische[1] Gallenwege) mit den beiden **Lebergängen** *(Ductus hepatici)*, die sich kurz darauf zu dem **gemeinsamen Lebergang** *(Ductus hepaticus communis)* vereinigen. Von dem gemeinsamen Lebergang geht in einem spitzen Winkel der **Gallenblasengang** *(Ductus cysticus[2])* ab, der zur Gallenblase führt. Vom Abgang des Gallenblasenganges an wird der gemeinsame Lebergang dann **Gallengang** *(Ductus choledochus[3])* genannt (s. Abb. 189, 191). Der 6 bis 8 cm lange Gallengang mündet gemeinsam mit dem Ausführungsgang der Bauchspeicheldrüse in den absteigenden Schenkel des Zwölffingerdarms in der **Vater-Papille** *(Papilla Vateri)* (s. Abb. 189). Gegen den Darm wird dieser gemeinsame Ausführungsgang durch einen aus glatter Muskulatur bestehenden Schließmuskel *(M. sphincter Oddi)* verschlossen.

Die **Gallenblase** *(Vesica fellea[4])*, in die der Gallenblasengang mündet, ist ein etwa 10 cm langer, birnenförmiger Sack, an dem man einen Hals *(Collum)*, Körper *(Corpus)* und Grund *(Fundus)* unterscheidet. Die Gallenblase ist der Sammelbehälter für die in der Leber gebildete **Galle**. Im Bereich der Leberpforte wird die Gallenblase durch Bindegewebe an der Leberunterfläche befestigt. An ihrer Außenfläche wird sie größtenteils vom Bauchfell überzogen (s. Abb. 189, 191).

---

[2] Ligamentum falciforme (falciformis (lat.): sichelförmig)
[3] Porta hepatica (porta (lat.): Eintrittsstelle, Pforte; hepaticus: zur Leber gehörend)
[1] extrahepatisch (extra (lat.): außerhalb)
[2] Ductus cysticus (ductus (lat.): Gang; kystis (gr.): Blase; cysticus: zur (Gallen-) Blase gehörend)
[3] Ductus choledochus (chole (gr.): Galle; dechomai (gr.): aufnehmen)
[4] Vesica fellea (vesica (lat.): Blase; felleus (lat.): gallig)

Die dünne Wand der äußeren Gallenwege besteht aus einem Zylinderepithel, reichlich elastischen Fasern und wenig glatter Muskulatur. Im Anfangsteil des Gallenblasenganges ist die Schleimhaut spiralförmig in Falten gelegt. Dadurch wird verhindert, daß bei Einsatz der Bauchpresse die Galle aus der Gallenblase spontan entleert wird. Dazu ist vielmehr die Kontraktion der Gallenblasenmuskulatur, die dann zur Öffnung des spiralförmigen Schleimhautverschlusses führt, bei gleichzeitiger Erschlaffung des *Sphinkter Oddi* erforderlich. Die Schleimhaut der Gallenblase besteht aus einem hohen Zylinderepithel, dessen Zellen einen Saum aus kleinen Zotten (Mikrovilli) besitzen. Über die Schleimhaut der Gallenblase kann die Galle durch Wasserentzug eingedickt werden. Durch die Eindickung der Galle wird erst die Speicherung der verdauungswirksamen Gallenbestandteile in konzentrierter Form ermöglicht. Die Schleimhaut sitzt der glatten Muskulatur der Gallenblasenwand auf, die überwiegend spiralförmig angeordnet ist. Im Bereich des Gallenblasenhalses liegen schleimdrüsenähnliche Drüsen.

Mikroskopische Anatomie der Leber

Wie andere Drüsen ist auch die Leber aus Läppchen aufgebaut (s. Abb. 192). Man schätzt die Läppchenzahl der Leber auf 50 000 bis 100 000. Diese **Leberläppchen** (*Lobuli[1] hepatis*) haben einen Durchmesser von etwa 1,5 mm. Im Schnittpräparat sehen sie annähernd sechseckig aus. Ihre Abgrenzung gegeneinander erfolgt durch Bindegewebe, das die Äste der Leberarterie, der Pfortader und der Gallengänge von der Leberpforte in das Leberinnere begleitet. Dieses Bindegewebe wird als **periportales[2] Bindegewebe** bezeichnet. Es bildet an Stellen, an denen Läppchenkanten verschiedener Leberläppchen zusammenstoßen dreieckige Felder (**Periportalfelder** = *Glisson[3]-Dreiecke*), in denen **Leberarterien-** (Aa. interlobulares[4]) und **Pfortaderäste** (Vv. interlobulares) sowie kleine Gallengänge (**intrahepatische Gallengänge** = Ductus interlobulares) verlaufen.

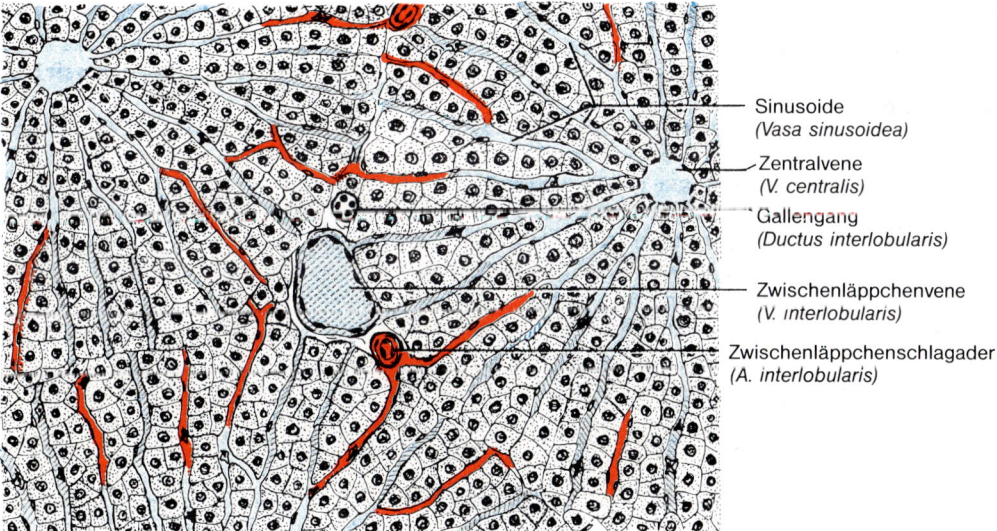

Abb. 192 a: Leberläppchen und periportales Feld im Querschnitt

Sinusoide
(Vasa sinusoidea)

Zentralvene
(V. centralis)

Gallengang
(Ductus interlobularis)

Zwischenläppchenvene
(V. interlobularis)

Zwischenläppchenschlagader
(A. interlobularis)

---

[1] Lobulus (lat.): Läppchen
[2] periportal (peri (gr.): um, herum; porta (lat.): Pforte)
[3] Glisson, Francis (1597–1677), Anatom, London
[4] interlobularis (inter (lat.): zwischen; lobulus (lat.): Läppchen): zwischen den Läppchen gelegen

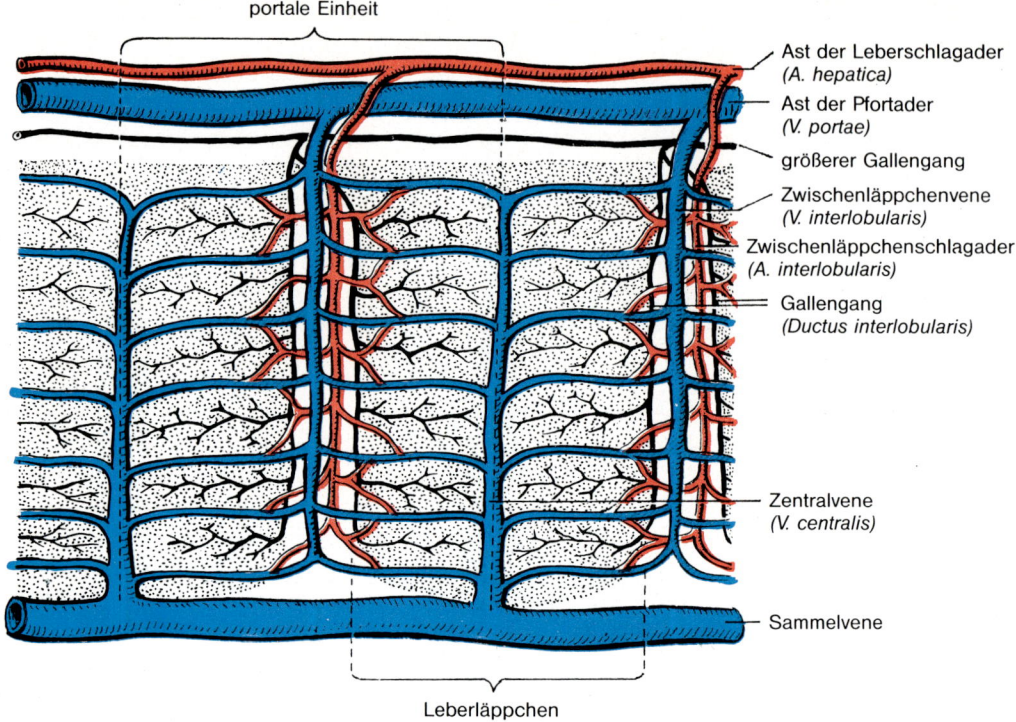

portale Einheit

Ast der Leberschlagader
(A. hepatica)

Ast der Pfortader
(V. portae)

größerer Gallengang

Zwischenläppchenvene
(V. interlobularis)

Zwischenläppchenschlagader
(A. interlobularis)

Gallengang
(Ductus interlobularis)

Zentralvene
(V. centralis)

Sammelvene

Leberläppchen

Abb. 192b: Leberläppchen mit seinen Blutgefäßen und Gallegängen

Der komplizierte Aufbau der Läppchenstruktur wird verständlich, wenn man die beiden Hauptaufgaben der Leber bedenkt:

I. **Stoffwechsel- und Entgiftungsfunktion**

II. **Produktion von Galle**

Um die *Stoffwechsel-* und *Entgiftungsfunktion* zu erfüllen, entnehmen die Leberzellen die zu verarbeitenden Stoffe dem Blut, verarbeiten sie und geben das daraus entstehende Produkt wieder in das Blut ab. Dafür müssen die Leberzellen mit dem Blut großflächig in Berührung stehen. Daher verteilt sich das aus dem Bauchraum stammende **Pfortaderblut** zwischen den Leberzellen in einem weit verzweigten Kapillarnetz, um nach beendetem Stoffaustausch über die **Lebervenen** *(Vv. hepaticae)* in die *untere Hohlvene* und damit in den großen Kreislauf zurückzufließen.

Als Drüse mit äußerer Sekretion produziert die Leber die **Galle,** welche sie in das System der Gallenwege abgibt. Über die **Gallenkapillaren** und daran anschließende größere Gallengänge gelangt die Galle schließlich in die bereits erwähnten Hauptgallengänge.

Die Läppchenstruktur der Leber muß daher den Aufgaben der Stoffwechsel- und Entgiftungsfunktion sowie der Gallenproduktion und Ableitung entsprechen. Dazu sind die Leberläppchen aus zahlreichen radiär verlaufenden Zellsträngen aufgebaut, die ein System von Platten bilden. Jede Leberzellplatte besteht üblicherweise aus 2 Zellagen. Zwischen den Balken dieser Platten verläuft ein ebenfalls radiär angeordnetes Kapillarsystem, das von den interlobulären Venen der Glisson-Dreiecke (Periportalfelder) ausgeht. Diese Kapillaren münden in die jeweils in der Läppchenmitte liegende **Zentralvene** *(Vena centralis)* ein. In das radiär angeordnete Kapillarsystem der Pfortaderäste *(Vv. interlobulares)* münden zusätzlich kleinste Äste der Leberarterie *(Aa. interlobulares)*, die ebenfalls in den Glisson-Dreiecken verlaufen. Die Zentralvenen der

Läppchen vereinigen sich zu Sammelvenen, die schließlich in die Lebervenen *(Venae hepaticae)* einmünden.

Die Leberkapillaren, die auch als *Lebersinuoide* bezeichnet werden, stehen untereinander in Verbindung. Ihre Wand enthält neben Endothelzellen auch die **Kupffer[5]-Sternzellen,** die zum Reticulo-endothelialen System gehören und phagozytieren können. Die Kupffer-Sternzellen können Zelltrümmer, Fremdstoffe und Bakterien aufnehmen und speichern.

Die Wand der Leberzellen grenzt nicht direkt an die Lebersinusoide (Kapillaren), sondern ist von diesen durch einen spaltförmigen Raum *(Dissé[6]-Raum)* getrennt, in den sie aber mit kleinen Zotten *(Mikrovilli)* hineinragen. Über diese Zotten kommen sie in direkten Kontakt mit Stoffen, die über die Lücken in den Kapillarwänden in den Dissé-Raum gelangt sind.

Intrahepatische[1] Gallenwege

Die Gallenwege in der Leber beginnen mit **Gallenkapillaren** zwischen den Zellen eines Leberzellbalkens. Es sind dies kanalartige Spalträume *(Rinnen)*, die zwischen 2 benachbarten Leberzellen ausgespart bleiben. Ihre Wand wird von der Zellmembran der Leberzellen gebildet. Die Gallenkapillaren beginnen im Zentrum der Leberläppchen und verlaufen zum Läppchenrand, wo sie in die Gallengänge münden, die in den Glisson-Dreiecken liegen (Periportalfelder). Diese **interlobulären Gallengänge** besitzen ein einschichtiges, kubisches Epithel, das um so höher wird, je größer die Gallengänge werden. Die großen, interlobulären Gallengänge vereinigen sich kurz vor der Leberpforte zum rechten und linken **Lebergang.**

Die Galle und das Blut fließen in den Leberläppchen also in genau entgegengesetzter Richtung. Das Blut fließt vom Rande der Leberläppchen durch die Lebersinusoide zu der im Zentrum des Leberläppchens liegenden Zentralvene. Die Galle fließt dagegen in den zwischen den Leberzellen gelegenen Gallenkapillaren *(interzelluläre Gallenkapillaren)* vom Zentrum der Leberläppchen zur Peripherie. Dabei sind die Lebersinusoide immer durch eine Leberzelle von den interzellulären Gallenkapillaren getrennt.

Galle und Fettstoffwechsel

Pro Tag sondert die Leber 600 bis 800 ml Galle ab. Die **Galle** ist eine gelb-braune Flüssigkeit, deren Menge und Zusammensetzung von der Art der Nahrung abhängt. Ihr pH-Wert schwankt zwischen 7,4 und 8,5. Als wesentliche organische Verbindungen sind in der Galle Gallensäuren, Gallenfarbstoffe, Cholesterin, Phospholipide und Enzyme (u. a. die alkalische Phosphatase) enthalten. Mit der Galle werden aber auch Zwischenprodukte des Stoffwechsels und Hormone ausgeschieden. Auf der Ausscheidung von jodhaltigen Kontrastmitteln (jodhaltige organische Säuren) in die Galle durch die Leberzellen beruht die Darstellung der Gallenwege und der Gallenblase im Röntgenbild.

Konzentrierung der Galle

Durch Resorptionsvorgänge in der Gallenblase und den Gallengängen kann die Zusammensetzung der **Lebergalle** beträchtlich verändert werden. Die Konzentrierung der Lebergalle zur **Blasengalle** erfolgt vor allem über einen aktiven Transport von Elektrolyten (Natrium, Chlor, Bicarbonat) durch die Schleimhaut der Gallenblase in die Blutgefäße der Gallenblasenwand, denen dann osmotisch bedingt Wasser aus der Gallenflüssigkeit in gleicher Richtung folgt.

Dadurch kommt es zur **Konzentrierung** von Gallensäuren, Phospholipiden, Cholesterin und Gallenfarbstoffen in der Blasengalle. Über die *Konzentrierungsvorgänge* in der Gallenblase kann die *Lebergalle* von 600 bis 800 ml auf 50 bis 80 ml eingedickt werden.

---

[5] Kupffer, Karl Wilhelm von (1829–1902), Anatom, München
[6] Dissé, Joseph (1852–1912), Anatom, Göttingen
[1] intraheptisch (intra (lat.): innen, innerhalb; hepar (gr.): Leber)

Steuerung der Gallensekretion

Die Gallenabsonderung wird von gastrointestinalen Hormonen und dem vegetativen (autonomen) Nervensystem gesteuert. Während der Verdauung nimmt die Gallensekretion der Leberzellen unter dem Einfluß des gastrointestinalen Hormons **Sekretin** zu. Das **Glukagon** der Bauchspeicheldrüse und der **N. vagus** (10. Hirnnerv) wirken ebenfalls sekretionsfördernd bei der Gallenproduktion. Nur während des Essens fließt die Galle direkt in den Zwölffingerdarm. Ansonsten gelangt die ständig gebildete Lebergalle zuerst in die Gallenblase, wo sie eingedickt und gespeichert wird. Aus der Gallenblase wird sie unter dem Einfluß des gastrointestinalen Hormons Cholecystokinin-Pankreozymin bei der Nahrungsaufnahme in den Zwölffingerdarm entleert, indem sich ihre Muskulatur zusammenzieht, und gleichzeitig der Schließmuskel des Gallenganges im Zwölffingerdarm (M. sphincter oddi) erschlafft. Im Anschluß an eine radiologische Kontrastmitteldarstellung der Gallenblase kann durch Gabe von Magnesiumsulfat, Eidotter oder Öl geprüft werden, ob sich die Gallenblase richtig entleeren kann.

Gallensäuren

Die Leber bildet aus **Cholesterin** zwei verschiedene Gallensäuren *(Cholsäure* und *Chenodesoxycholsäure* = **primäre Gallensäuren**), die über die Gallengänge in das Duodenum gelangen.

Im Darm wird ein Teil dieser primären Gallensäuren durch Bakterien in die **sekundären Gallensäuren** *(Desoxycholsäure* und *Lithocholsäure)* umgewandelt. Primäre und sekundäre Gallensäuren werden zu über 95 % im unteren Dünndarm wieder resorbiert. Mit dem Pfortaderblut werden sie dann wieder der Leber zugeführt und dort erneut in die Galle abgegeben. Es besteht somit ein **Kreislauf der Gallensäuren** zwischen Leber und Darm und zurück zur Leber *(enterohepatischer Kreislauf der Gallensäuren)*. Die Gallensäuren werden im Rahmen dieses Kreislaufs bis zu zehnmal täglich von der Leber sezerniert und im Darm wieder resorbiert. Die Bedeutung dieses Kreislaufs der Gallensäuren liegt darin, daß dadurch nur maximal 5 % der Gallensäuren mit dem Kot ausgeschieden werden, und die Leber somit pro Tag nur relativ wenige Gallensäuren neu herstellen muß.

Die wichtigste Aufgabe der Gallensäuren besteht darin, die hohe Oberflächenspannung zwischen Fett und Wasser herabzusetzen (**Emulgierung der Fette**), wodurch erst eine feine Verteilung der Fette im Darminhalt möglich wird. Dadurch wird die Angriffsmöglichkeit für die fettspaltenden Lipasen wesentlich erhöht. Außerdem sind die Gallensäuren noch an der Aktivierung der Lipase der Bauchspeicheldrüse und der Hemmung der Magensaftproduktion beteiligt.

Gallenfarbstoffe

Bei dem Abbau des Blutfarbstoffes Hämoglobin und des Muskelfarbstoffs Myoglobin entstehen Substanzen *(Porphyrine[1])*, die vom Organismus nicht mehr verwertet werden können. Sie werden daher von der Leber mit der Galle als Gallenfarbstoffe ausgeschieden. Die Gallenfarbstoffe bestehen zur Hauptsache aus dem rötlich-gelben **Bilirubin** und zu einem wesentlich geringeren Teil aus der Vorstufe des Bilirubins, dem grünlichen **Biliverdin**[2]. Das in den Zellen des Reticulo-endothelialen Systems der Milz, der Leber und des Knochenmarkes gebildete Bilirubin ist in Wasser weitestgehend unlöslich. Es wird daher im Blut an Eiweißkörper (Albumin) gebunden transportiert (**indirektes Bilirubin**). Die Leberzellen koppeln *(konjugieren)* dann das Bilirubin mit **Glukuronsäure** und scheiden das dadurch wasserlöslich gewordene Bilirubin, das dann **direktes Bilirubin** oder auch *konjugiertes Bilirubin* genannt wird, mit der Galle aus.

---

[1] Porphyrin (porphyra (gr.): Purpur)
[2] Biliverdin (bilis (lat.): Galle; viridis (lat.): grün)

Im Blut liegt der Bilirubingehalt beim Gesunden unter 1 mg% *(indirektes, wasserunlösliches Bilirubin)*. Im Urin ist Bilirubin normalerweise mit den üblichen Bestimmungsmethoden nicht nachweisbar. Bei bestimmten Lebererkrankungen erscheint auch konjugiertes, wasserlösliches Bilirubin (direktes Bilirubin) im Blut und daher dann auch im Urin.

Vorwiegend im Dickdarm wird ein Teil des Bilirubins dann durch die Darmbakterien zu **Urobilinogen**[3] umgewandelt, das aber zum größten Teil rückresorbiert und in der Leber abgebaut wird. In sehr geringem Ausmaß wird es aber auch mit dem Urin ausgeschieden. Bei Lebererkrankungen kann die Leber das aus dem Darm wieder aufgenommene Urobilinogen nicht genügend abfangen, so daß es dann vermehrt im Urin erscheint.

Ein anderer Teil des in den Darm gelangten Bilirubins wird durch Bakterien im Rahmen eines Reduktionsvorganges zu **Sterkobilinogen** umgewandelt, aus dem dann durch Wasserstoffabspaltung (= Dehydrierung) **Sterkobilin**[4] entsteht, das dem Kot seine gelb-braune Farbe gibt.

Cholesterin

Für Cholesterin ist die Leber das zentrale Stoffwechselorgan. Sie bildet nicht nur den größten Teil des Cholesterins im Organismus, sondern baut Cholesterin auch ab und scheidet es mit der Galle aus. Zusätzlich werden auch Phospholipide mit der Galle ausgeschieden. Sie sind wie Cholesterin in Wasser praktisch nicht löslich.

Für die Löslichkeit des Cholesterins in der Galle ist das Verhältnis seiner Konzentration zu den Gallensäuren und Phospholipiden entscheidend. Kommt es zu einer Übersättigung mit Cholesterin, so kristallisiert es in Form von **Cholesterin-Gallensteinen** aus.

Aufgaben der Leber im Rahmen des Zwischenstoffwechsels

Die Leber ist das Organ in dem zahlreiche Umbau- und Aufbauvorgänge erfolgen. Die Zufuhr der Nahrung und damit die Aufnahme der Nährstoffe erfolgt in Schüben. Die Stoffwechselvorgänge auf Zellebene laufen dagegen ständig ab. Dabei verfügt die einzelne Zelle meist nur über geringe Mengen an Nährstoffen. Sie ist daher auf den ständigen Nachschub der Nährstoffe auf dem Blutwege angewiesen. Da sich auch die Vorräte im Blut schnell erschöpfen würden, ist der Organismus auf größere Reserven der unentbehrlichen Nährstoffe in bestimmten Organen angewiesen, die unabhängig von der Nahrungsaufnahme ständig an das Blut abgegeben werden können. Das Stoffgemisch, das aus der Nahrung im Darm aufgenommen wird, entspricht nicht den Erfordernissen der einzelnen Zellen. Einzelne Stoffe sind im Überfluß, andere dagegen in zu geringer Menge enthalten. Überschüssige Stoffe müssen daher gespeichert werden, da sie sonst dem Organismus verloren gingen. Stoffe, die in der Nahrung in zu geringer Menge enthalten sind, müssen dagegen aus anderen Materialien hergestellt werden. Außerdem müssen schädliche Stoffe vor ihrem Eintritt in den allgemeinen Kreislauf durch Stoffwechselvorgänge unschädlich gemacht, das heißt entgiftet werden. An allen diesen Vorgängen ist die Leber in besonderer Weise beteiligt.

Leber und Fettstoffwechsel

Die Leber ist ein wichtiger Bildungsort für die Fette. Sie wandelt aktivierte Essigsäure in Fettsäuren um. Von den Fettsäuren der Nahrung wird ein großer Teil zuerst von der Leber aufgenommen, allmählich an das Blut abgegeben und dann in den Geweben des Organismus verteilt. Im Hungerzustand werden dagegen aus Fettdepots Fettsäuren freigesetzt und der Leber zuge-

---

[3] Urobilinogen (ouron (gr.): Harn)
[4] Sterkobilin (stercus (lat.): Kot)
[1] Cholesterin (chole (gr.): Galle; stear (gr.): Fett)

führt. Wird zuviel Fett in den Depots freigesetzt (jeder Hungerzustand, Diabetes mellitus[1]), so bildet der Organismus **Ketonkörper** (z. B. Aceton), das im Blut zur stoffwechselbedingten Übersäuerung (metabolische Azidose) führt. Die Bildung der Ketonkörper erfolgt in der Leber. Sie werden mit dem Urin ausgeschieden und zum Teil abgeatmet. Die Leber kann auch Fettsäuren aufbauen und in das Blut abgeben. Fettsäuren werden im Fettgewebe als **Neutralfette** (Verbindungen aus Glycerin und Fettsäuren) gespeichert.

Leber und Eiweißstoffwechsel

Auch im Eiweiß- und Aminosäuren-Stoffwechsel hat die Leber eine zentrale Stellung. Aminosäuren, die aus dem Pfortaderblut in die Leber gelangen, werden hier zum Teil zu Proteinen (Eiweißkörpern) aufgebaut (Albumine, Globuline, Blutgerinnungsfaktoren). Der Aufbau neuer Aminosäuren, deren Abbau und gegenseitige Umwandlung finden in großem Umfang in der Leber statt. Aus dem beim Abbau von Eiweißkörpern anfallenden Stickstoff wird in der Leber **Harnstoff** gebildet.

Zu den von der Leber gebildeten Eiweißkörpern gehören aber auch die lebereigenen Enzyme, von denen die *Transaminasen* (Glutamat-Oxalat-Transaminase = SGOT; Glutamat-Pyruvat-Transaminase = SGPT) und die *alkalische Phosphatase* am bekanntesten sind.

Leber und Kohlenhydratstoffwechsel

Im Rahmen des Kohlenhydratstoffwechsels dient die Leber u. a. als Speicherorgan, da sie aus überschüssigem Blutzucker *Glykogen* (Stärke) als Speicherform von Zucker aufbaut. Durch den Auf- und Abbau von Glykogen in der Leber werden Schwankungen des Blutzuckerspiegels (Glukosespiegel) ausgeglichen.

Die Freisetzung der Glukose aus dem Leberglykogen erfolgt unter dem Einfluß der Hormone *Glukagon* und *Adrenalin*. **Adrenalin** ist ein Hormon, das u. a. im Nebennierenmark, aber auch in den sympathischen Ganglienzellen gebildet wird. Eine zusätzliche Aufgabe der Leber ist die Umwandlung von Eiweiß in Zucker (**Glukoneogenese** = Neubildung von Zucker), die in Abhängigkeit von bestimmten Nebennierenrindenhormonen (**Glukocorticoide**) erfolgt. Ist der Glykogenvorrat der Leber erschöpft (Hunger, Diabetes mellitus), so werden vermehrt **Acetonkörper** gebildet (Aceton, Buttersäure, Acetessigsäure), die dann in der Leber nicht abgebaut werden können. Sie werden entweder über die Nieren ausgeschieden oder im peripheren Gewebe verbrannt.

Entgiftungsfunktion der Leber

Auch an den Entgiftungsvorgängen des Organismus ist die Leber maßgeblich beteiligt, wobei unterschiedliche chemische Wege beschritten werden. Durch ihre Lage im Pfortaderkreislauf wirkt die Leber für alle Stoffe, die aus dem Darm aufgenommen werden, wie ein Filter. Auch die Herstellung von Harnstoff darf als Entgiftungsvorgang angesehen werden, da die Leber Ammoniak, das bei der Darmfäulnis reichlich entsteht, in den ungiftigen Harnstoff umwandelt. Auch werden in der Leber Hormone (u. a. die weiblichen und männlichen Sexualhormone sowie Nebennierenrindensteroide) abgebaut. Eine schwere Leberschädigung führt daher über den unzureichenden Abbau dieser Hormone zu allgemeinen Störungen des Organismus.

---

[1] Diabetes mellitus (diabaino (gr.): gehe hindurch; mellitus (lat.): mit Honig versüßt)

Der Zwischenstoffwechsel

Verdauungs- und Resorptionsvorgänge

Verdauungsenzyme

Die Kohlenhydrate, Eiweißkörper und Fette der Nahrung werden im Magen-Darmtrakt unter Wasseraufnahme gespalten (Hydrolyse) und dadurch in ihre resorbierbaren Bausteine zerlegt. Die Mehrzahl der dafür erforderlichen Enzyme ist im Speichel, dem Magensaft und dem Sekret der Bauchspeicheldrüse enthalten.

Lediglich einige Enzyme, die für den Abbau der Oligosaccharide und Oligopeptide bedeutsam sind, befinden sich an der Oberfläche der Epithelzellen des Dünndarms. Diese Zellen besitzen an ihrer Oberfläche, die der Darmlichtung zugewandt ist, kleinste Zotten (Mikrovilli), die den Bürstensaum dieser Zellen bilden.

Resorption

Die Aufnahme der aufgespaltenen Nahrungsbestandteile erfolgt überwiegend im Duodenum und Jejunum. Dafür bietet die durch die Kerckring-Falten, durch die Zotten und den Bürstensaum (Mikrovilli) stark vergrößerte Oberfläche des Dünndarms, die auf 200 qm, geschätzt wird, günstige Bedingungen. Die **Aufnahme der Nahrungsbausteine** erfolgt teils durch passive (*Diffusion, Osmose*), teils durch aktive, energieverbrauchende Transportvorgänge. Im Dünndarm kann die Resorption aber auch dadurch erfolgen, daß Nahrungsstoffe durch Einfaltung und Abschnürung der Zellmembran in die Epithelzellen aufgenommen und dann bläschenförmig in der Zelle transportiert werden. Die resorbierten Substanzen gelangen in die Kapillaren der Darmzotten und von dort aus mit dem Blut über die Pfortader in die Leber. Dort werden sie größtenteils über den Leberstoffwechsel verwertet oder über die Lebervenen in die untere Hohlvene und damit in den allgemeinen Kreislauf weitergeleitet. Bestimmte Substanzen des Fettstoffwechsels werden über die Lymphgefäße der Darmzotten abtransportiert und gelangen über den Milchbrustgang (*Ductus thoracicus*) in den Blutkreislauf.

Die erste Phase des Stoffwechsels ist mit der Verdauung der Nährstoffe im Magen-Darmkanal und der Aufnahme ihrer Grundstoffe durch die Darmwand abgeschlossen.

Als zweite Stoffwechselphase folgt der **Zwischenstoffwechsel**. Er betrifft alle chemischen Umsetzungen, durch die diese Grundstoffe (Monosaccharide, Aminosäuren, Fettsäuren, Glycerin usw.) weiterverarbeitet werden. Dabei bestehen 2 verschiedene Möglichkeiten:

1. **Aufbauvorgänge** (*Assimilation*[1]). Die resorbierten Grundstoffe werden unter Energieverbrauch zu **körpereigenen Substanzen** aufgebaut. Dabei werden sie entweder zu Bausteinen der Zellen oder als Fette bzw. Stärke in Depots gespeichert.

2. **Abbauvorgänge** (*Dissimilation*[2]). Die aufgenommenen Grundstoffe werden bei Bedarf sofort in ihre Endprodukte Kohlendioxid, Wasser, Harnstoff usw.) zerlegt. Dabei wird die freiwerdende Energie in Arbeit und Wärme umgesetzt. Bei der Dissimilation können gespeicherte Fette und Stärke mobilisiert und an dem Ort ihres Bedarfs verbrannt werden.

Sowohl die Aufbau- als auch die Abbauvorgänge kommen durch Enzymwirkung zustande. Sie werden durch übergeordnete Stoffwechselzentralen im Gehirn, durch Hormone und über das vegetative Nervensystem gesteuert.

---

[1] Assimilation (assimilatio (lat.): Angleichung)
[2] Dissimilation (dissimilis (lat.): ungleichartig, unähnlich)

Spaltung und Resorption der Kohlenhydrate

Stärke und Glykogen, die aus Glukoseresten (Glukose = Traubenzucker) aufgebaut sind, bilden den größten Teil der Kohlenhydrate in unserer Nahrung. Die **Stärke** besteht zu etwa 20 bis 30% aus **Amylose** und zu 70 bis 80% aus **Amylopektin.** In der Amylose liegen die Glukosereste in einer Linie spiralig aufgewickelt hintereinander. Amylopektin besteht dagegen aus verzweigten Ketten von Glukoseresten, so daß Haupt- und Nebenketten unterschieden werden. **Glykogen** besitzt einen ähnlichen Aufbau wie das Amylopektin, jedoch ist das Glykogen aus wesentlich mehr Glukoseeinheiten aufgebaut und stärker verzweigt. Der *Amyloseanteil* wird durch das Enzym **Alpha-Amylase,** das aus der Mund- und Bauchspeicheldrüse stammt, in kleine Bruchstücke zerlegt, die nur noch aus wenigen Glukoseresten bestehen. Bei dem Doppelzucker *Maltose* (= 2 Glukosereste) hört die spaltende Wirkung der Alpha-Amylase auf. Vom *Amylopektin* und *Glykogen* werden durch das Enzym *Glukosidase* Glukosereste abgespalten. Die *Glukosidase* kommt im Bürstensaum der Darmepithelzellen vor, der auch Doppelzucker (Disaccharide) spaltende Enzyme (**Disaccharidasen**) enthält. Durch die Disaccharidasen werden die Doppelzucker in Einzelzucker (Monosaccharide) gespalten. Solche *Disaccharidasen* sind **Laktase, Maltase** und **Saccharase.** Sie haben folgende Wirkung:

1. Laktase spaltet **Laktose** (Milchzucker) in 1 Molekül Glukose (Traubenzucker) und Galaktose
2. Maltase spaltet **Maltose** (Malzzucker) in 2 Moleküle Glukose
3. Saccharase spaltet **Saccharose** (Rohrzucker) in 1 Molekül Glukose und Fruktose (Fruchtzucker).

Die Einzelzucker werden überwiegend schon im Duodenum und Jejunum resorbiert und über die Pfortader der Leber zugeführt. Die Resorption von Glukose und Galaktose erfolgt über einen *aktiven Transport* durch die Epithelzellen des Dünndarmes. Andere Einzelzucker wie die Fruktose werden durch *Diffusionsvorgänge* resorbiert und von den Epithelzellen in das Kapillarblut abgegeben. Kohlenhydratanteile, die nicht resorbiert wurden, werden im Dickdarm durch bakterielle Gärung abgebaut.

In der Leber und der Muskulatur wird der Teil der Monosaccharide, der nicht zur sofortigen Verbrennung benötigt wird, in Glykogen umgewandelt. Leber-Glykogen läßt sich bei Bedarf wieder leicht zu Traubenzucker spalten. Deshalb greift der Organismus bei Nährstoffbedarf zuerst auf die Kohlenhydrate zurück.

Spaltung und Resorption der Eiweißkörper

Eiweißkörper sind kettenförmig aus Aminosäuren aufgebaut. Die **Spaltung der Eiweißkörper** beginnt im Magen und erfolgt durch **Peptidasen.** Man unterscheidet 2 verschiedene Gruppen von Peptidasen:

1. *Endopeptidasen*
2. *Exopeptidasen*

Endopeptidasen[1] spalten die Eiweißkörper an bestimmten Stellen in der Mitte ihrer Aminosäurenkette und greifen das Kettenende nicht an. Sie spalten vorwiegend größere Eiweißkörper (Proteine und Polypeptide). Zu den Peptidasen gehören das **Pepsin** im Magensaft sowie **Trypsin** und **Chymotrypsin** im Sekret der Bauchspeicheldrüse. Das Pepsin entfaltet seine stärkste Wirkung bei einem pH-Wert zwischen 1,5 bis 2,5 (pH-Optimum). Der optimale pH-Wert liegt dagegen für Trypsin und Chymotrypsin im alkalischen Bereich (pH von 7,5 bis 8,5).

Exopeptidasen[2] wirken bevorzugt auf kleine Bruchstücke von Eiweißkörpern (Oligo- und Polypeptide) ein und spalten nur an deren Enden die endständigen Aminosäuren ab.

---

[1] endo- (gr. Vorsilbe): innen, inwendig, innerhalb
[2] exo- (ex- (lat. Vorsilbe): aus, heraus)

Die **Resorption** der Aminosäuren erfolgt überwiegend im Jejunum in Form eines aktiven Transportes. Nach neueren Untersuchungen werden aber nicht nur Aminosäuren, sondern auch *Oligopeptide*, das sind Eiweißkörper die nur aus wenigen Aminosäuren bestehen, und vor allem *Dipeptide* (Verbindungen von 2 Aminosäuren) von den Zellen des Darmepithels resorbiert und dann in der oberflächlichen Randzone dieser Zellen in einzelne Aminosäuren gespalten. Über das Kapillarsystem der Dünndarmzotten werden die Aminosäuren der Leber über die Pfortader zugeführt. Aus ihnen werden zum Teil körpereigene Eiweißkörper aufgebaut, zum Teil werden die Aminosäuren aber auch abgebaut *(Desaminierung* und *Decarboxylierung)* wobei unter anderem Harnstoff entsteht, der von der Niere ausgeschieden wird. Etwa 10 % des Nahrungseiweißes gelangt in den Dickdarm und wird dort von Fäulniserregern abgebaut.

Spaltung und Resorption der Fette

Die **Verdauung der Fette** beginnt im Duodenum. Da die **Neutralfette** (Verbindungen aus dem dreiwertigen Alkohol *Glycerin* und *3 Fettsäuren*) wasserunlöslich sind, müssen für ihre Verdauung Galle und Pankreassaft vorhanden sein. Durch die *Oberflächenaktivität* der Gallensäuren werden die im Speisebrei enthaltenen Neutralfette fein verteilt (emulgiert). Die *Pankreaslipase* kann dann durch hydrolytische Spaltung die Neutralfette in Glycerin und Fettsäuren spalten. Dabei entstehen zunächst Diglyceride, die aus Glycerin und 2 Fettsäuren bestehen. Bei längerer Einwirkung der Lipasen können auch der 2. und 3. Fettsäurerest abgespalten werden.

Cholesterin-Fettsäureverbindungen *(Cholesterinester)* werden im oberen Dünndarm durch *Esterasen* des Bauchspeichelsekretes in Cholesterin- und freie Fettsäuren gespalten. Die Spaltung der *Phospholipide* (z. B. Lecithin) erfolgt durch die *Phospholipase* des Pankreas.

Fettsäuren, Monoglyceride, Cholesterin, Lecithin, Gallensäuren und fettlösliche Vitamine lagern sich zu zylinder- oder kugelförmigen Gebilden zusammen (gemischte Mizellen), die sich zwischen die kleinen Zotten (Mikrovilli) der Epithelzellen des Dünndarmes legen.

Die **Resorption** der in ihre Bausteine aufgespaltenen Fette und fettähnlichen Substanzen erfolgt vorwiegend im Duodenum und oberen Jejunum. **Kurze** und **mittelkettige Fettsäuren** diffundieren direkt in die Epithelzellen des Dünndarmes und von dort in die Kapillaren der Darmzotten. Sie gelangen über die Pfortader in die Leber. **Langkettige Fettsäuren,** die mehr als 10 Kohlenstoffatome enthalten, diffundieren mit den anderen Substanzen der Mizellen in die Epithelzellen, wobei aber die Gallensäuren nicht mit resorbiert werden. In den Epithelzellen werden dann unter Energiezufuhr wieder Triglyceride (Neutralfette), Cholesterinester und Phospholipide gebildet. Diese in den Epithelzellen gebildeten Lipide werden dann noch von einer Eiweißhülle umgeben, wodurch wasserlösliche Transportvehikel (**Chylomikrone**) entstehen, die einen Durchmesser von 0,1 bis 1 µm haben. Die Chylomikrone werden in die Lymphgefäße der Darmzotten abgegeben und gelangen über größere Lymphgefäße in den Milchbrustgang *(Ductus thoracicus)* und damit schließlich in den Kreislauf.

Resorption von Wasser

Pro Tag gelangen bis zu 10 l Flüssigkeit in den Darm. Davon stammen nur etwa 2 l aus der zugeführten Nahrung, der Rest aus den Sekreten der Speicheldrüsen, des Magens und Dünndarms sowie der Leber und Bauchspeicheldrüse. Von dieser Flüssigkeit werden etwa 99 % rückresorbiert, der Rest wird mit dem Stuhl ausgeschieden (rund 100 ml/Tag). Die stärkste Wasserresorption erfolgt im oberen Dünndarm. Im Dickdarm wird dagegen nur noch relativ wenig Wasser resorbiert. Die Wasserresorption im Darm ist ein passiver Transportvorgang (osmotische Wasserverschiebung).

Resorption von Elektrolyten

Die Resorption der Elektrolyte erfolgt vorwiegend im **oberen Dünndarm.** Der Natriumtransport erfolgt im Jejunum teils aktiv, teils als passiver Transportvorgang bei dem dann keine Energie verbraucht wird. Chlorionen folgen dabei passiv den Natriumionen, die aktiv transportiert werden. Im Ileum werden die Natriumionen ausschließlich aktiv transportiert. Über welchen Weg Kalium im oberen Dünndarm resorbiert wird ist noch weitgehend unbekannt. Für Calcium und Magnesium ist dagegen ein aktiver Transportvorgang bei der Resorption aus dem Speisebrei im oberen Dünndarm bekannt.

Stoffwechsel und Ernährung

Die Aufnahme von Nahrung ist die Voraussetzung für die **Energiegewinnung** des Körpers sowie der **Herstellung von Wirkstoffen** (Hormone, Enzyme, Abwehrstoffe) und den **Aufbau von Körpersubstanz.** Wie in einer Dampfmaschine durch Verbrennung von Kohle Wasser erhitzt wird, um mechanische Arbeit leisten zu können und dabei aber auch gleichzeitig Wärme ungenutzt frei wird, so setzt der Organismus über seinen Stoffwechsel Energie frei, die teils in **Arbeit** (Muskeltätigkeit, Aufbau von Wirkstoffen), teils in **Wärme** umgesetzt wird.

Die mechanische (Muskeltätigkeit) und chemische Arbeit im Organismus setzen die ständige Zufuhr von ausreichenden Energiemengen in Form von Nährstoffen (Kohlenhydrate, Eiweiß und Fett) voraus.

Im Zellstoffwechsel wird die mit der Nahrung zugeführte Energie auf chemische Verbindungen übertragen, in denen sie gespeichert für die Zellarbeit auf Abruf zur Verfügung stehen (**Energiewechsel**). Der wichtigste dieser Energiespeicher in den Zellen ist das **Adenosintriphosphat.** Dabei ist der Energiewechsel von den Nährstoffen zu den energiereichen Verbindungen in den Zellen mit einem Verlust an nutzbarer Energie verbunden, der sich wie bei der oben erwähnten Dampfmaschine in einer Abgabe von Wärme an die Umgebung zeigt.

Neben der Energiegewinnung stehen die Nährstoffe und ihre Abbauprodukte zum Aufbau körpereigener Substanzen zur Verfügung (**Baustoffwechsel**). Dies ist nicht nur für den wachsenden Organismus bedeutsam. Auch nach Abschluß des Längenwachstums erfolgt ein ständiger Ab- und Umbau von Körpersubstanzen, der Ersatz erfordert. Außerdem müssen Hormone, Enzyme und Abwehrstoffe ständig neu gebildet werden.

Stoffwechselbilanz

Brennwert der Nahrung

Die **Nährstoffe** unserer Nahrung sind Kohlenhydrate, Fett und Eiweiß. Diese Substanzen können vom Organismus zu energieärmeren oder energielosen chemischen Verbindungen abgebaut werden. Vorwiegend dient die Nahrung dem Energiegewinn, daneben dem Baustoffwechsel.

Jeder Nährstoff hat seinen bestimmten Brennwert. Er entspricht der Wärmemenge, die bei seiner Verbrennung entsteht. Als Maßeinheiten dienen **Kalorie**[1] (cal) und neuerdings **Joule**[2] (J). Unter einer Kalorie versteht man die Wärmemenge, mit der man 1 g Wasser um 1 °C erwärmen kann. **Eine Kalorie** entspricht **4,19 Joule.**

---

[1] Kalorie (calor (lat.): Wärme)
[2] Joule, James (1818–1889), engl. Physiker

Die Nährstoffe werden im Organismus überwiegend zu Kohlendioxid und Wasser abgebaut. Da die gleichen Endprodukte auch bei der Verbrennung außerhalb des Körpers entstehen (gemessen mit einem **Verbrennungskalorimeter**), geben die so in Verbrennungskalorimetern bestimmten Energiewerte der Nährstoffe einen Anhalt für ihre Energie, die sie dem Organismus zuführen. Den im Verbrennungskalorimeter bestimmten Brennwert bezeichnet man als **physikalischen Brennwert**. Für die meisten Kohlenhydrate und Fette stimmen die physikalischen Brennwerte mit den Energiemengen überein, die bei ihrem Abbau im Körper freigesetzt werden. Die im Körper freigesetzten Energiemengen werden als der **physiologische Brennwert** bezeichnet. Eiweißkörper werden im Organismus jedoch nur bis zum Harnstoff abgebaut. Daher ist ihr physiologischer Brennwert niedriger als der physikalische Brennwert (Tab. 35).

Tab. 35: Physiologische Brennwerte von Nährstoffen

Kohlenhydrate	4,1 kcal/g	17 kJ/g
Eiweiß	4,1 kcal/g	17 kJ/g
Fett	9,3 kcal/g	40 kJ/g
Äthylalkohol	7,1 kcal/g	30 kJ/g

Die Tabelle 35 zeigt, daß beim Abbau von 1 g Kohlenhydrat oder Eiweiß bei gemischter Kost etwa 4,1 kcal frei werden. Fett liefert dagegen mit 9,3 kcal mehr als die doppelte Energiemenge. Einen sehr großen Brennwert hat auch Alkohol (7,1 kcal/g), was bei der Diät übergewichtiger Patienten berücksichtigt werden muß.

Ausnutzungsgrad der Nahrungsbestandteile

Der Ausnutzungsgrad der Nahrung gibt an, wie groß ihr Energieanteil ist, der schließlich dem Körper zur Verfügung steht, da ja nicht die gesamte Nahrung, die in den Verdauungstrakt gelangt, auch resorbiert wird. Tierische Nahrungsmittel und reine Nährstoffe werden zu mehr als 95 % nutzbar, pflanzliche Nahrungsmittel können dagegen nur zu 80 % genutzt werden, da bei ihnen bestimmte Strukturen nicht von den Enzymen des menschlichen Körpers aufgespalten werden. Bei normaler Kost beträgt der Ausnutzungsgrad 90 bis 95 %.

Austauschbarkeit der Nährstoffe

Kohlenhydrate, Fette und Eiweißkörper können hinsichtlich ihres Energiegehaltes in der Nahrung bis zu einem bestimmten Grad ausgetauscht werden. Dies beruht darauf, daß diese Nährstoffe beim Abbau ihres Kohlenstoffgerüstes einen gemeinsamen Endabbau (Citratzyklus) haben. Man nennt die wechselseitige Vertretbarkeit der Nährstoffe **Isodynamie**[3]. Hinsichtlich der Deckung des Energiebedarfes entsprechen sich folgende Mengen:

1 g Kohlenhydrat = 1 g Eiweiß = 0,44 g Fett

In der Nahrung kann aber Eiweiß nicht vollständig durch Kohlenhydrat oder Fett ersetzt werden, da die **essentiellen Aminosäuren** im Organismus nicht gebildet werden können. Auch muß die Nahrung wegen der **essentiellen Fettsäuren** eine bestimmte Menge Fett enthalten.

Spezifisch-dynamische Wirkung

Bei jeder Nahrungsaufnahme steigt der **Energieumsatz** an. Dies wird spezifisch-dynamische Wirkung genannt. Hinsichtlich Dauer und Grad der Energieumsatzsteigerung besteht eine deut-

---

[3] Isodynamie (iso- (gr.): gleich; dynamis (gr.): Kraft)

liche Abhängigkeit von der Menge und Zusammensetzung der Nahrung. Bei eiweißreicher Nahrung ist die spezifisch-dynamische Wirkung besonders groß. Fette haben dagegen kaum eine spezifisch-dynamische Wirkung. Bei der eiweißreichen Nahrung beruht dies darauf, daß die Ausbeute an energiereichem **Adenosintriphosphat** bei der Verbrennung von Aminosäuren um 20% geringer ist als bei der Verbrennung von Fett und Kohlenhydrat. Außerdem fördert der Energiebedarf bei der Harnstoffsynthese die spezifisch-dynamische Wirkung der Eiweiße.

Der Energiehaushalt

Energieumwandlung

Beim Abbau der Nährstoffe kann nur ein Teil der dabei freiwerdenden Energie in Arbeit umgesetzt werden. Der Rest wird als Wärme frei. Das Verhältnis zwischen der geleisteten Arbeit und dem dafür aufgewendeten Energieumsatz bezeichnet man als **Wirkungsgrad**.

$$\text{Wirkungsgrad:}\ \frac{\text{geleistete Arbeit}}{\text{umgesetzte Energie}}$$

Der Wirkungsgrad der Skelettmuskulatur liegt je nach den äußeren Bedingungen bei 20 bis 35% und damit relativ hoch, wenn man bedenkt, daß eine Dampfmaschine nur einen Wirkungsgrad von 10 bis 15% hat und der Wirkungsgrad des Dieselmotors bei 35% liegt.

Energieumsatz-Bestimmung

Die Messung der Wärmemenge, die durch die chemischen Reaktionen im Organismus frei wird, nennt man **Kalorimetrie**[1]. Eine Bestimmung des Energieumsatzes im Organismus durch die Kalorimetrie ist möglich, weil die umgesetzte Energie bei körperlicher Ruhe nahezu vollständig in Wärme übergeht. Die auf dieser Basis durchgeführte **Energieumsatz-Bestimmung** ist die **direkte Kalorimetrie**. Dabei befindet sich die Versuchsperson in einem wärmeisolierten Behälter, in dem sich die erzeugte Wärme mit verschiedenen Methoden, deren technische Einzelheiten hier nicht interessieren, messen läßt. Einfacher ist die Energieumsatzmessung durch die **indirekte Kalorimetrie**. Bei den Methoden der indirekten Kalorimetrie *(Messung im geschlossenen und offenen System)* werden die eingeatmete Sauerstoffmenge sowie die ausgeatmete Kohlendioxidmenge ermittelt. Dabei wird die Sauerstoffaufnahme der Versuchsperson mit der Atmung als Maß für den Energieumsatz herangezogen. Dies ist zulässig, da der Organismus bei bestehendem Stoffwechselgleichgewicht seine Energie nahezu vollständig aus Oxidationsvorgängen gewinnt. Durch Messung und Berechnung weiß man, daß der Verbrauch von 1 l Sauerstoff etwa dem Energieumsatz von 4,28 kcal (= 20 kJ) entspricht. Den Energiegewinn pro Liter Sauerstoffverbrauch bezeichnet man als energetisches (oder kalorisches) Äquivalent des Sauerstoffes.

Bei der Bestimmung des Energieumsatzes mit der Methode der *indirekten Kalorimetrie* muß aber berücksichtigt werden, daß das **energetische Äquivalent**[2] des Sauerstoffs von der Art der Nährstoffe abhängt.

Einen Hinweis auf die Beteiligung der verschiedenen Nährstoffgruppen an den Stoffwechselvorgängen liefert der **respiratorische Quotient**. Er gibt das Verhältnis zwischen ausgeatmetem Kohlendioxid und der gleichzeitig eingeatmeten Sauerstoffmenge wieder.

---

[1] Kalorimetrie (calor (lat.): Wärme): für Messung von Wärmemengen
[2] energetisches Äquivalent (energeia (gr.): Wirksamkeit; aequus (lat.): gleich; valere (lat.): wert sein)

$$\text{Respiratorischer Quotient} = \frac{CO_2\text{-Abgabe}}{O_2\text{-Aufnahme}}$$

Bei ausschließlicher Kohlenhydraternährung beträgt der respiratorische Quotient 1. Wird nämlich 1 Molekül Glukose ($C_6H_{12}O_6$) verbrannt, so werden zu den schon in der Glukose enthaltenen 6 Sauerstoffmolekülen noch weitere 6 Sauerstoffmoleküle für die vollständige Oxidation des Glukosemoleküls zu 6 Molekülen CO_2 + H_2O benötigt. Als Formel stellt sich die Oxidation der Glukose dann folgendermaßen dar:

$$C_6H_{12}O_6 + 6\,O_2 \rightarrow 6\,CO_2 + 6\,H_2O + \text{freie Energie}$$

Der respiratorische Quotient beträgt daher: $\dfrac{6\,CO_2\ (\text{Abgabe})}{6\,O_2\ (\text{Aufnahme})} = 1$.

Fette und Eiweiß enthalten pro Kohlenstoffmolekül weniger Sauerstoff als die Kohlenhydrate. Für ihre Verbrennung (Oxidation) muß daher mehr Sauerstoff zur Verfügung gestellt werden. Der respiratorische Quotient wird daher kleiner als 1. Er beträgt bei reiner Eiweißkost 0,8, bei reiner Fettkost 0,7. Bei der gemischten Kost liegt der respiratorische Quotient bei 0,82.

Aus der Größe des respiratorischen Quotienten läßt sich also ablesen, in welchem Verhältnis die Nahrung aus Kohlenhydraten, Eiweiß und Fett zusammengesetzt war. Je größer der respiratorische Quotient ist, um so mehr Kohlenhydrate sind in der Nahrung enthalten. Je mehr Fett gegessen wird, um so kleiner wird der respiratorische Quotient.

Will man bei der üblichen gemischten Kost feststellen, in welchem Umfang die 3 Hauptnährstoffe Kohlenhydrat, Fett und Eiweiß in der Nahrung enthalten waren, bzw. im Stoffwechsel verwertet wurden, so sind weitere Berechnungen erforderlich. Relativ leicht läßt sich dabei der Eiweißanteil erfassen. Die Größe des Eiweißverbrauchs ergibt sich nämlich aus der Menge der im Urin enthaltenen stickstoffhaltigen Stoffe, weil der mit der Nahrung aufgenommene Stickstoff nahezu vollständig wieder im Urin ausgeschieden wird. Der Stickstoffanteil des Kots kann dabei unberücksichtigt bleiben, weil er sehr gering ist. Da der Stickstoffgehalt der Eiweißkörper in der Regel 16 % beträgt, braucht der ermittelte Harnstickstoff nur mit dem Faktor 6,25 (100 : 16 = 6,25) multipliziert werden, um die im Stoffwechsel umgesetzte Eiweißmenge zu berechnen. Hieraus ergibt sich unter Berücksichtigung des physiologischen Brennwertes für Eiweiß (1 g Eiweiß = 4,1 kcal) die auf den Eiweißumsatz entfallende Kalorienmenge. Sie wird vom Gesamtumsatz, der durch indirekte Kalorimetrie als Kalorienzahl ermittelt wurde, abgezogen. Damit entfällt der Rest an Kalorien auf die Verbrennung der Kohlenhydrate und Fette. Ihr Anteil am physiologischen Brennwert der Nährstoffe läßt sich mit Hilfe des respiratorischen Quotienten berechnen. Dafür gibt es Tabellen, aus denen sich die auf die Kohlenhydrate und Fette entfallende Kalorienmenge (berechnet aus dem respiratorischen Quotienten nach Abzug des Eiweißanteils) direkt ablesen läßt.

Stoff- und Energiebilanz

Stoffbilanz bedeutet die genaue Bestimmung der vom Körper aufgenommenen und abgegebenen Stoffe.

Es stehen hier

auf der Einnahmenseite		*auf der Abgabenseite*
Kohlenhydrate	Mineralstoffe	**Kohlendioxid**
Fett	Spurenelemente	**Wasser**
Eiweiß	Wasser	**stickstoffhaltige Ausscheidungsstoffe**
Sauerstoff	Vitamine	des Harns und Kots

Die für die oben besprochenen Berechnungen wichtigen Stoffe sind halbfett gedruckt.

Bei einer **Energiebilanz** werden die in Form von Nährstoffen aufgenommenen Kalorien den vom Organismus umgesetzten und nach außen abgegebenen Energiemengen kalorienmäßig gegenübergestellt.

Hier steht auf der

Einnahmenseite:	Ausgabenseite (in Kalorien):
der Kaloriengehalt der Nahrung	1. die Wärmeabgabe des Körpers
	2. die Größe der mechanischen Arbeit (= Muskelarbeit)
	3. der Energiegehalt der stickstoffhaltigen Ausscheidungsstoffe in Harn und Kot

Die Umrechnung von mechanischer Arbeit in Kalorien beruht auf einem physikalischen Gesetz, das von R. Mayer[1] entdeckt wurde. Dieses Gesetz besagt, daß 1 kcal jener mechanischen Arbeit entspricht, die notwendig ist, um 427 kg 1 m oder 1 kg 427 m hochzuheben.

1 kcal entspricht daher 427 mkg (= **mechanisches Wärmeäquivalent**).

Durch Stoffwechseluntersuchungen am Menschen bei bestimmten körperlichen Leistungen hat man festgestellt, daß im menschlichen Stoffwechsel der **mechanische Arbeitswert** einer kcal nur 85 mkg beträgt, d. h., beim Menschen wird bei der Verbrennung von einer kcal nur eine mechanische Arbeitsleistung entwickelt, die erforderlich ist, um 85 kg 1 m hochzuheben. Der menschliche Organismus setzt also von dem physikalisch möglichen Nutzeffekt einer kcal (= 427 mkg) nur rund 20 % (85 mkg) in mechanische Arbeit um.

Grundumsatz

Nicht nur bei der Muskelarbeit, sondern auch nach Nahrungsaufnahme und bei einer Erniedrigung der Umgebungstemperatur steigt der Energieumsatz unseres Körpers an. Man hat daher für die Bestimmung des Energieumsatzes folgende Bedingungen eingeführt: Die Bestimmung soll morgens in geistiger und körperlicher Ruhe durchgeführt werden, nachdem der zu Untersuchende 12 Stunden zuvor keine Nahrung mehr aufgenommen hat. Die Zimmertemperatur soll dabei zwischen 20 bis 22 °C liegen. Der unter diesen Bedingungen bestimmte Energieumsatz wird als **Grundumsatz** bezeichnet.

Der Grundumsatz des Menschen hängt von seiner Größe, seinem Gewicht, Alter und Geschlecht ab. Für die Normwerte des Gesunden gibt es entsprechende Tabellen. Beim erwachsenen Mann beträgt der Grundumsatz pro kg Körpergewicht und Stunde 1 kcal (4,2 kJ). Bei einem Gewicht von 70 kg entspricht der Grundumsatz somit 1680 kcal/Tag (7056 kJ/Tag).

Frauen mit gleichem Gewicht haben dagegen einen um 10 % niedrigeren Grundumsatz. Dies ist wahrscheinlich dadurch bedingt, daß das Fettgewebe bei Frauen stärker entwickelt ist.

Der Grundumsatz ist unter anderem von der Höhe der Schilddrüsenhormonspiegel im Blut abhängig. Besteht eine *Überfunktion der Schilddrüse*, so steigt der Grundumsatz bis auf das Doppelte an. Bei einer *Unterfunktion* kann er auf die Hälfte der Norm abfallen. Auch *Wachstumshormon*, *Adrenalin* und die *Sexualhormone* lassen den Grundumsatz ansteigen. Im vegetativen Nervensystem steigert der *Sympathikus* den Grundumsatz, der *Parasympathikus* senkt ihn.

Arbeitsumsatz

Bei fehlender körperlicher Arbeit beträgt der Grundumsatz beim Mann etwa 2300 kcal pro Tag. Der **Arbeitsumsatz**, d. h., der bei körperlicher Arbeit benötigte Energieumsatz, ist vom Ausmaß der beruflichen Arbeitsleistung abhängig (s. Tabelle 36). Bei einer einzelnen Zelle werden 3 verschiedene Umsatzgrößen unterschieden: *Tätigkeits-*, *Bereitschafts-* und *Erhaltungsumsatz*. Der **Tätigkeitsumsatz** entspricht dem Energieumsatz einer arbeitenden Zelle. Dieser Energie-

---

[1] Mayer, Robert (1814–1878), Arzt, Heilbronn

Tab. 36: Durchschnittlicher Energieumsatz bei unterschiedlicher körperlicher Tätigkeit

	Männer (70 kg) kcal/Tag	kJ/Tag	Frauen (60 kg) kcal/Tag	kJ/Tag
Grundumsatzbedingungen	1700	7100	1500	6300
leichte Arbeit	2400	10000	2000	8400
mittelschwere Arbeit	3000	12500	2600	11000
schwere Arbeit	3600	15000	–	–
schwerste Arbeit	4800	20000	–	–

umsatz ist von der Aktivität der betroffenen Zelle abhängig. Als **Bereitschaftsumsatz** wird der Energieumsatz bezeichnet, den eine Zelle zur Funktionsbereitschaft benötigt. Diese Größe des Bereitschaftsumsatzes ist bei den verschiedenen Organen unterschiedlich. An den Ganglienzellen des Gehrins beträgt er ca. 50 % des Tätigkeitsumsatzes. Der **Erhaltungsumsatz** entspricht dem *Mindestenergieumsatz*, der für die Erhaltung der Zelle notwendig ist. Beim Gehirn macht der Erhaltungsumsatz 15 % des Tätigkeitsumsatzes aus. Wird der Erhaltungsumsatz unterschritten, so kommt es zu bleibenden Schäden der Zellen.

Ernährungslehre

Die Erhaltung des Stoffwechsels erfordert eine zweckmäßige gemischte Ernährung, in der alle Nährstoffe, d. h. Kohlenhydrate, Fette, Eiweiße, Mineralien, Wasser und Vitamine in optimaler Zusammensetzung enthalten sind. Statistische Untersuchungen an 400 Mio. Menschen ergaben für den gesunden Erwachsenen unter normalen Lebensbedingungen folgenden **täglichen Durchschnittsbedarf** (mittleres Kostmaß) der drei Grundnährstoffe:

Kohlenhydrate   395 g
Eiweiß   77 g
Fett   80 g

Diese Nahrungszufuhr ermöglicht bereits eine über die Durchschnittswerte hinausgehende körperliche Arbeit.

Nun ißt der Mensch keine **Nährstoffe** in Form von Kohlenhydraten, Eiweiß und Fett im Sinne der Ernährungsphysiologie. Er nimmt vielmehr die Nährstoffe unter anderem als Fleisch, Milch, Butter, Eier, Käse, Obst, Gemüse, Kartoffeln, Brot usw. auf. In solchen **Nahrungsmitteln** sind die Nährstoffe gemischt enthalten. Sie werden, und das ist entscheidend wichtig für eine richtige Stoffwechselbilanz, in beliebiger Zusammensetzung und Verarbeitung als *Speisen* aufgenommen. Die Kunst der richtigen Ernährung liegt daher in der Auswahl und Zusammensetzung der Speisen.

Eine Ernährung, deren Kaloriengehalt zu 66 % durch Kohlenhydrate, zu 17 % durch Eiweiß und zu 17 % von Fett gedeckt wird, gilt als besonders zweckmäßig. Sie ist allerdings keineswegs allgemein üblich. Sie schwankt je nach Landesbräuchen, Klima und persönlichen Lebensgewohnheiten. In vielen Ländern liegt der Schwerpunkt der Ernährung bei den Kohlenhydraten, in anderen bei erheblichen Fettzulagen.

Der Eiweißanteil der Nahrung beträgt dagegen meist 15 % der Gesamtkalorienmenge. Eiweiß kann nur in beschränktem Ausmaß durch den Umbau anderer Nährstoffe ersetzt werden, während sich der Fettbedarf durch Umwandlung von Kohlenhydraten ausgleichen läßt. Eiweiß muß aufgrund seiner essentiellen Aminosäuren in der Nahrung auf jeden Fall in ausreichender Menge zur Verfügung stehen. Diese Bedingung wird am einfachsten durch den Verzehr von tierischen Eiweißprodukten wie Fleisch, Milch, Milchprodukten und Eiern erfüllt. Unter den pflanzlichen Nahrungsmitteln enthalten hauptsächlich Kartoffeln und Sojabohnen hochwertiges Eiweiß, während der Eiweißgehalt der übrigen Pflanzenprodukte wie zum Beispiel Hülsenfrüchte, Getreide, Reis usw. von geringerem Wert ist. Trotzdem ist auch bei ausschließlicher Reisnahrung ein normales Gedeihen möglich. Der Kuli in Ostasien erhält z.B. mit 1200 g Reis 100 g Eiweiß. Seine Tageskalorienmenge beträgt dabei 3900 kcal.

Hauptträger der Kohlenhydrate in unserer Nahrung sind neben Zucker in jeder Form Getreideprodukte und Kartoffeln mit ihrem hohen Stärkegehalt. Bei der Getreideverarbeitung ist der Stärkegehalt vom Grad der Ausmahlung abhängig. Der Stärkegehalt des Mehls nimmt ab, je höher die Ausmahlung ist. Dafür enthält aber das hochausgemahlene Mehl reichlich Kleie, d.h. die an Eiweiß, Fettsäuren, Mineralien und Vitaminen reichen Schalen der Getreidekörner. Im Kleiegehalt liegt der hohe Nährwert des Vollkornbrotes. Die weniger ausgemahlenen weißen Mehle mit ihrem höheren Stärkegehalt haben in dieser Hinsicht also einen wesentlich geringeren Nährwert. Die Ausnutzung der pflanzlichen Nahrungsstoffe ist aber durch ihren Zellulosegehalt beschränkt, denn Zellulose kann vom Organismus nicht aufgespalten werden. Andererseits fördert die im Verdauungskanal zurückbleibende Zellulose die Darmtätigkeit und verhindert dadurch eine Verstopfung. Man bezeichnet die Zellulose daher als **Ballaststoff,** der dazu dient, den Transport der verdauten Nahrungsstoffe zu beschleunigen.

Der Fettanteil der Nahrung wird durch die Aufnahme von tierischen Fetten wie Butter, Käse, Schweineschmalz, Rinder- und Hammelfett, Gänse- und Hühnerfett, Fischöl usw. gedeckt. Gänse- und Hühnerfett sowie Fischöl sind besonders reich an essentiellen Fettsäuren (Linol- und Linolensäure). Auch in den Pflanzenfetten sind diese Fettsäuren reichlich enthalten (z.B. Leinsamen, Weizenkeimöl, Sonnenblumenkernöl, Olivenöl).

Die Aufnahme von Mineralstoffen, Vitaminen und Wasser erfolgt bei gemischter Kost in ausreichendem Maße. Nur Natrium muß als Natriumchlorid (Kochsalz) besonders bei pflanzlicher Ernährung ständig zugeführt werden, da der Körper Natriumchlorid mit dem Harn und Schweiß in größerer Menge verliert. Die notwendige Speisesalzzufuhr beträgt bei normaler Nahrung 1–2 g pro Tag.

Kalium ist ausreichend in Kartoffeln (4,1 g pro kg) enthalten. Auch Fleisch enthält reichlich Kalium, das beim Kochen in Lösung geht. Besonders kaliumhaltige Nahrungsmittel sind ferner Linsen, Tomaten, Pilze, Spinat, Blumenkohl, Bananen, Aprikosen, Birnen und andere Gemüse- und Obstsorten. Einen erhöhten Kaliumgehalt hat Trockenobst.

Calcium ist reichlich in Milch, Käse, Fisch, Eier und in Blatt- und Wurzelgemüse enthalten. Die Ausnutzung des Calciumgehaltes in der Pflanzenkost ist dabei relativ gering, da Calcium in der unverdaulichen Zellulose enthalten ist.

Reich an Schwefel sind Haferflocken, Eier, Bohnen, Linsen und Frischgemüse.

Eisenhaltige Nahrungsmittel sind Fleisch, Leber und verschiedene Gemüse.

Auch Magnesium ist ausreichend in Leber, Seefischen, Hülsenfrüchten, Nüssen und Gemüsen enthalten.

Die Versorgung des Organismus mit Mineralien macht daher keine Schwierigkeiten, da sie in vielen Nahrungsmitteln enthalten sind und durch deren Zubereitung nicht leiden.

Schwieriger ist es, Vitamine in einwandfreiem Zustand mit der Nahrung ausreichend zuzuführen, da sie gegen Hitze empfindlich sind. Durch unzweckmäßige Nahrungsauswahl und falsche Zubereitung kann ein Vitaminmangel entstehen. So enthält das Feinmehl gegenüber dem Vollkornmehl nur etwa 10 % des Vitamin-B-Gehaltes. Der Vitamin C-Bedarf läßt sich durch Kartoffeln, Gemüse und Obst decken, wenn die Pflanzenprodukte in ausreichender Menge und richtig zubereitet gegessen werden. Kochen und konservieren zerstört dieses Vitamin in stärkerem Ausmaß. Daher schwankt der Vitamin C-Verlust in Gemüsekonserven zwischen 30 und 70 %. Die ausreichende Vitamin C-Zufuhr wird am besten durch Rohkost (Frischobst, Zitrusfrüchte, Rohgemüsesalat) gesichert.

Die fettlöslichen Vitamine A und D werden ausreichend durch tierische Fettprodukte wie Milch, Butter und Käse zugeführt. Diese Vitamine werden durch Kochen nicht zerstört.

Wasser wird nicht nur als Getränk, sondern auch in großer Menge mit allen pflanzlichen und tierischen Nahrungsstoffen aufgenommen (s. Wasserhaushalt S. 335).

Das Bauchfell

Der **Bauchraum** wird in die vom Bauchfell (**Peritoneum**) ausgekleidete **Bauchhöhle** und den hinter dem Bauchfell liegenden Raum, den **Retroperitonealraum,** unterteilt. Die Wände der Bauchhöhle und die Bauchorgane werden von dem spiegelglatten Bauchfell überzogen. Das Bauchfell ist eine *Serosa*, die in ihrem Aufbau und der Funktion der Pleura und dem Herzbeutel (Perikard) entspricht. Durch das Bauchfell wird eine wäßrige Flüssigkeit abgesondert, die sich wie ein Film in dem kapillären Serosaspalt ausbreitet, der zwischen den Wänden der Bauchhöhle und der Bauchorgane sowie zwischen den einzelnen Bauchorganen selbst besteht. Die funktionelle Bedeutung des flüssigkeitsgefüllten Serosaspaltes liegt einmal darin, daß sich die durch ihn verbundenen Flächen gegeneinander gleitend verschieben können (**Gleitspaltensystem**). Außerdem verhindert diese Flüssigkeitsschicht, daß sich die aneinandergrenzenden Flächen voneinander abheben. Dies bedeutet, daß Leber, Milz und Magen weitgehend durch die Kapillarkräfte unter dem Zwerchfell gehalten werden.

Der Bauchraum wird ringsum von der Muskulatur der Bauchwand und des Rückens, oben vom Zwerchfell und unten von der Beckenbodenmuskulatur begrenzt. Im Bauchraum liegt als

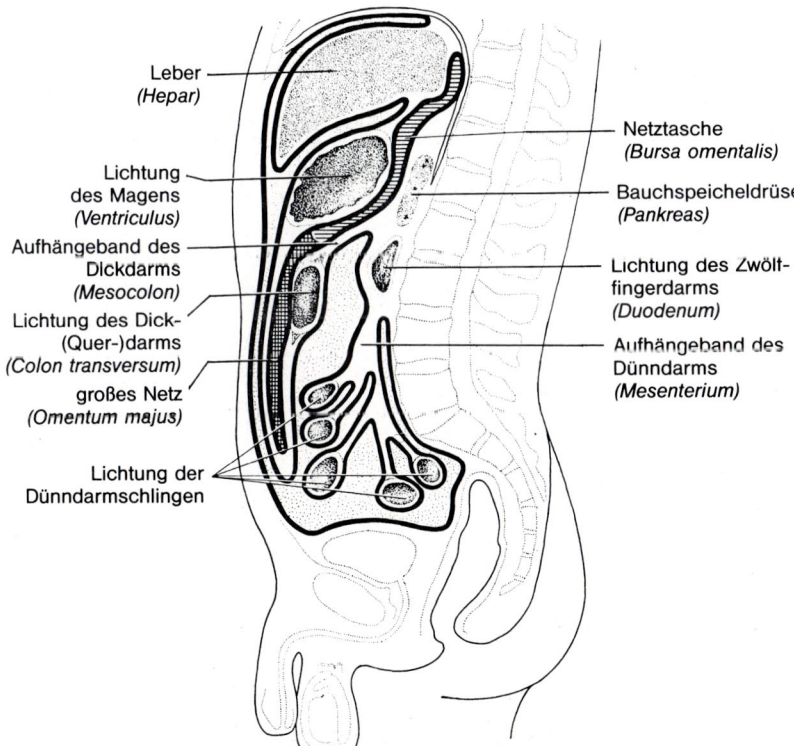

Leber
(Hepar)

Lichtung
des Magens
(Ventriculus)

Aufhängeband des
Dickdarms
(Mesocolon)

Lichtung des Dick-
(Quer-)darms
(Colon transversum)

großes Netz
(Omentum majus)

Lichtung der
Dünndarmschlingen

Netztasche
(Bursa omentalis)

Bauchspeicheldrüse
(Pankreas)

Lichtung des Zwölf-
fingerdarms
(Duodenum)

Aufhängeband des
Dünndarms
(Mesenterium)

Abb. 193: Verlauf des Bauchfells in schematischer Darstellung (Medianschnitt)

ein luftdicht abgeschlossener Sack die *Bauchhöhle*, welche vollständig von Eingeweiden ausgefüllt ist. Zwischen dem Bauchfell und der Rückwand des Bauchraumes befindet sich der *Retroperitonealraum*. Die meisten der im Retroperitonealraum liegenden Organe werden wenigstens teilweise vom Bauchfell überzogen (Abb. 193).

Der größte Teil des Magen-Darmtraktes (mit Ausnahme von Teilen des Zwölffingerdarms und des Dickdarms), die Leber, die Milz und Teile der weiblichen Geschlechtsorgane liegen innerhalb der Bauchhöhle und werden mit ihren Aufhängebändern (Mesenterium, Mesocolon) vom Bauchfell bedeckt.

Die Bauchspeicheldrüse, der größte Teil des Zwölffingerdarms sowie der auf- und absteigende Dickdarmschenkel liegen im Retroperitonealraum, doch haben sie an ihrer Vorderfläche einen Bauchfellüberzug. Dies gilt auch für die Bauchaorta, die untere Hohlvene, die Harnleiter und die Harnblase. Die Nieren und der Mastdarm liegen dagegen in der Tiefe des Retroperitonealraumes ohne eine direkte Beziehung zum Bauchfell.

Die Aufhängebänder von Magen und Quercolon *(Colon transversum)* gehen durch ihren Bauchfellüberzug ineinander über. Das zarte, bds. von Bauchfell überzogene Aufhängeband des Magens an der kleinen Magenkurvatur bezeichnet man als **kleines Netz** *(Omentum minus*[1]*)*. Es verbindet die kleine Kurvatur des Magens und den Anfangsteil des Duodenums mit der Leber. Hinter dem kleinen Netz und dem Magen liegt eine *Bauchfelltasche*, ein von der hinteren Bauchwand, der Rückseite des Magens und dem kleinen Netz gebildeter Hohlraum, welcher **Netztasche** *(Bursa omentalis*[2]*)* genannt wird und vom Bauchfell ausgekleidet ist.

Als **großes Netz** *(Omentum majus*[3]*)* wird eine vom Bauchfell überzogene Bindegewebsplatte bezeichnet, die von der großen Kurvatur des Magens ausgeht, diese mit dem Quercolon verbindet und dann schürzenförmig vor dem Dünndarmpaket herabhängt. Das große Netz bedeckt mehr oder weniger stark den gesamten Darm. Es entsteht in Zusammenhang mit der Netztasche *(Bursa omentalis)*, deren unterer Fortsatz in das große Netz hineinragen kann. Neben reichlich Fettgewebe kommen in ihm zahlreiche Histiozyten und Lymphozyten vor. Das große Netz ist bei Entzündungen des Darms als Abwehrorgan von Bedeutung. Zwischen ihm und entzündeten Bauchfellbezirken kann es leicht zu Verklebungen kommen.

Der Boden der Bauchhöhle wölbt sich zwischen der Harnblase bzw. der Gebärmutter und dem in das kleine Becken ziehenden Mastdarm etwas nach unten. Man bezeichnet diesen von Bauchfell bedeckten Bezirk bei der Frau als **Douglas**[4]**-Raum**. Es ist die tiefste Stelle der Bauchhöhle. Bei einer Bauchfellentzündung sammelt sich im Douglas-Raum Eiter an *(Schlammfang der Bauchhöhle)*. Diese Region ist dann bei der rektalen Untersuchung sehr schmerzempfindlich.

---

[1] Omentum minus (omentum (lat.): Netz; minor (lat.): kleiner)
[2] Bursa omentalis (bursa (lat.): Beutel; omentalis: zum Netz gehörend)
[3] Omentum majus (major (lat.): größer)
[4] Douglas, James (1675–1742), Anatom, Gynäkologe, London

Die Harn- und Geschlechtsorgane

Die Harn- und Geschlechtsorgane (**Urogenitalapparat**) gehen entwicklungsgeschichtlich aus der gleichen Anlage hervor. Daher erfolgt die Besprechung dieser Organe in einem gemeinsamen Kapitel.

Niere und ableitende Harnwege

Das **Harnsystem** besteht aus der rechten und linken Niere, den beiden Harnleitern, der Harnblase und der Harnröhre. Die Niere ist das Organ der **Harnbereitung.** Harnleiter, Harnblase und Harnröhre dienen dagegen ausschließlich dem **Harntransport.**

Die Niere

Lage, Form und Größe

Die Nieren *(Ren[1])* liegen rechts und links der Wirbelsäule unter dem Zwerchfell zwischen dem Peritoneum und der hinteren Bauchwand in Höhe des 11./12. Brustwirbels bis 2./3. Lendenwirbels im Retroperitonealraum (s. Abb. 194). Vom Bauchfell werden die Nieren selbst nicht

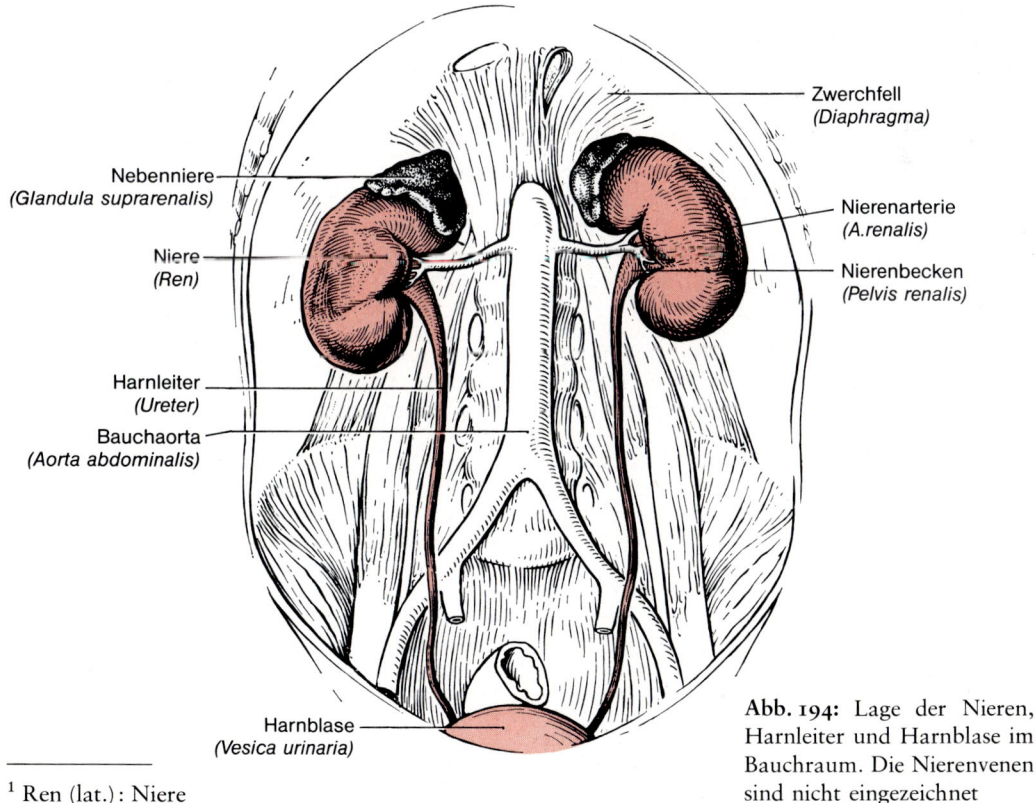

Zwerchfell
(Diaphragma)

Nebenniere
(Glandula suprarenalis)

Niere
(Ren)

Harnleiter
(Ureter)

Bauchaorta
(Aorta abdominalis)

Nierenarterie
(A. renalis)

Nierenbecken
(Pelvis renalis)

Harnblase
(Vesica urinaria)

Abb. 194: Lage der Nieren, Harnleiter und Harnblase im Bauchraum. Die Nierenvenen sind nicht eingezeichnet

[1] Ren (lat.): Niere

bedeckt. Sie liegen extraperitoneal. Wegen der Ausdehnung des rechten Leberlappens steht die rechte Niere häufig etwas tiefer als die linke. Die äußere Form der Niere erinnert an eine Bohne. Ihr äußerer Rand ist konvex, ihr innerer Rand konkav geformt. In der Mitte des inneren Randes befindet sich eine nischenförmige Vertiefung, die **Nierenpforte** *(Nierenhilus[2])*. An dieser Stelle treten die Nierenarterie, Nierenvene, Nerven und Lymphgefäße ein bzw. aus. Hier liegt auch das *Nierenbecken*, das den aus den Nieren kommenden Harn sammelt und über den Harnleiter zur Harnblase leitet.

Eine gesunde Niere ist 10 bis 13 cm lang, 5 bis 6 cm breit und 120 bis 200 g schwer. Die Nierenoberfläche wird von einer derben Bindegewebskapsel überzogen. Darauf folgt eine relativ dicke Schicht Fettgewebe (Fettkapsel), die außen noch von einer Bindegewebsschicht (Bindegewebskapsel) umhüllt wird. Durch die Fett- und Bindegewebskapsel werden die Nieren in ihrer Lage gehalten. An ihrer Oberfläche ist die Niere glatt und von braun-roter Farbe.

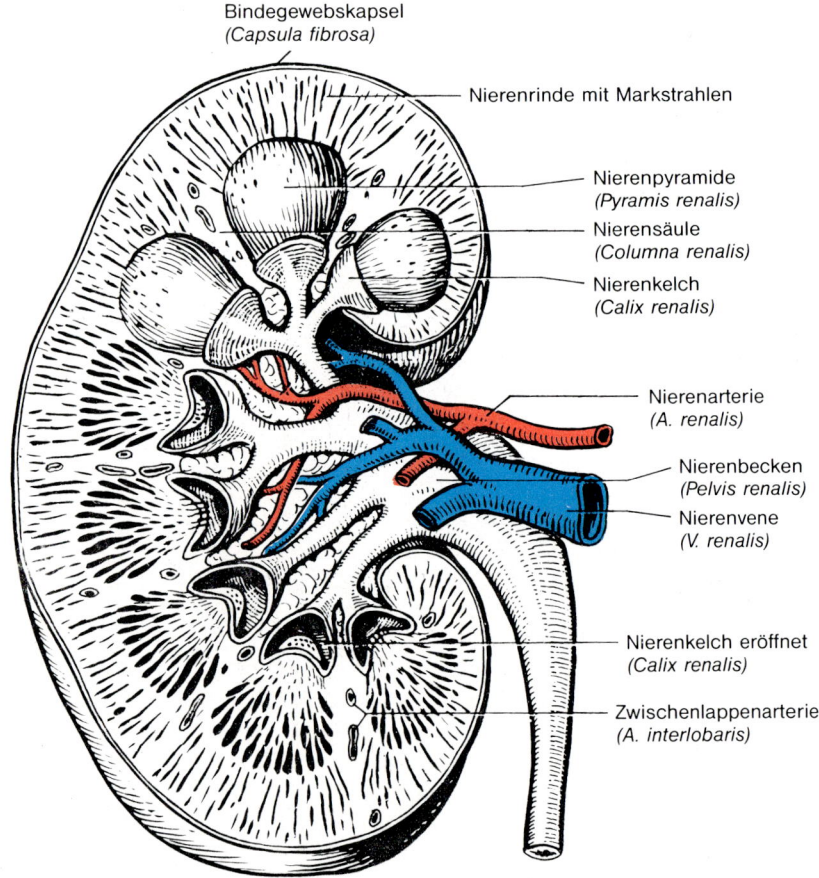

Abb. 195: Längsschnitt durch die Niere. Im oberen Teil wurden die Pyramiden und Nierenkelche vollständig erhalten

---

[2] Hilus (von hilum (lat.): Fäserchen, eingezogene Stelle an der Bohnenoberfläche): Ort des Gefäßeintritts bei der Niere und anderen Organen

Innerer Aufbau der Niere

Schneidet man eine Niere der Lange nach durch, so erkennt man, daß sie in zwei Schichten gegliedert ist (s. Abb. 195). Innen liegt das feingestreifte **Nierenmark**, das in Form von *Pyramiden* angeordnet ist. Außen werden die Markpyramiden bis auf die Pyramidenspitzen allseitig von der **Nierenrinde** umgeben. Die Rindenschicht *(Cortex renis[3])* ist fein gekörnt und wirkt heller als die Markschicht *(Medulla renis[4])*. Sie unterteilt die Markschicht durch Säulen *(Columnae renales[5]* = Nierensäulen) in 8 bis 16 pyramidenförmige Lappen, deren Spitzen zum Nierenhilus hinweisen. Die Spitzen dieser *Markpyramiden* werden **Nierenpapillen**[6] genannt. Diese Nierenpapillen werden schlauchartig von den **Nierenkelchen** überzogen. In den Nierenkelchen wird der fertige Harn aufgefangen und in den Sammelraum des Nierenbeckens weitergeleitet. Das eigentliche Nierengewebe endet also mit den Nierenpapillen. Die Nierenkelche gehören bereits zu den ableitenden Harnwegen.

Blutversorgung der Niere

Die Niere besitzt für ihre Aufgabe das Blut zu filtrieren und aus diesem Filtrat vor allem durch Rückresorption den endgültigen Harn zu bereiten ein reiches, kompliziert aufgebautes Gefäßsystem (Abb. 196).

Die Niere erhält ihr Blut direkt aus der Aorta über die **Nierenarterie** *(A. renalis)*. Nach ihrem Eintritt in die Niere verzweigt sich die Nierenarterie in die **Zwischenlappenarterien** *(Aa. interlobares[1])*, die in den Säulen zwischen den Markpyramiden in Richtung Nierenoberfläche ziehen. An der Basis der Markpyramiden geben sie als arkadenförmige Äste die **Bogenschlagadern** *(Aa. arcuatae[2])* ab, aus denen die **Zwischenläppchenarterien** *(Aa. interlobulares[3])* entspringen. Von den Zwischenläppchenarterien gehen als Arteriolen die zuleitenden Gefäße der Nierenkörperchen ab. Das **zuleitende Gefäß** *(Vas afferens[4])* verzweigt sich in den Nierenkörperchen in Form der **Glomerulusschlingen**[5] (Kapillarschlingen). Das Blut verläßt das Nierenkörperchen dann über das **ableitende Gefäß** *(Vas efferens[6])*. Bei dem Vas efferens handelt es sich erneut um eine Arteriole. Die Kapillaren des Nierenkörperchens bilden damit ein sogenanntes arterielles Wundernetz, da sie nochmals in arterielle Gefäße (Arteriolen) und nicht in Venen übergehen.

Die Blutversorgung des **Tubulusapparates**[7] (System der Harnkanälchen) und der **Sammelröhren** erfolgt überwiegend durch die ableitenden Gefäße *(Vasa efferentia)* der Nierenkörperchen, die sich dort zu einem 2. Kapillarnetz verzweigen. Diese Kapillaren umgeben in der Nierenrinde und der äußeren Markzone den Tubulusapparat. Die innere Markzone wird dagegen von langgestreckten Gefäßen *(Vasa recta[8])* versorgt, die aus den Bogenschlagadern

---

[3] Cortex renis (cortex (lat.): Rinde; ren (lat.): Niere)
[4] Medulla (lat.): Mark
[5] Columna (lat.): Säule
[6] Papilla (lat.): Warze, warzenartige Erhebung
[1] interlobaris (inter (lat.): zwischen; lobus (lat.): Lappen)
[2] arcuatus (lat.): bogenförmig
[3] interlobularis (lobulus (lat.): Läppchen)
[4] Vas afferens (vas (lat.): Gefäß; afferens (lat.): zutragend)
[5] Glomerulus (lat.): kleiner Knäuel
[6] Vas efferens (efferens (lat.): abführend, herausführend)
[7] Tubulus (lat.): Röhrchen
[8] rectus (lat.): gerade

(Aa. arcuatae) und den ableitenden Gefäßen *(Vasa efferentia)* der untersten Nierenkörperchen stammen.

Das venöse Blut fließt durch ein ähnlich aufgebautes Venensystem in die **Nierenvene** *(Vena renalis)*, welche die Niere am Hilus verläßt und in die untere Hohlvene einmündet.

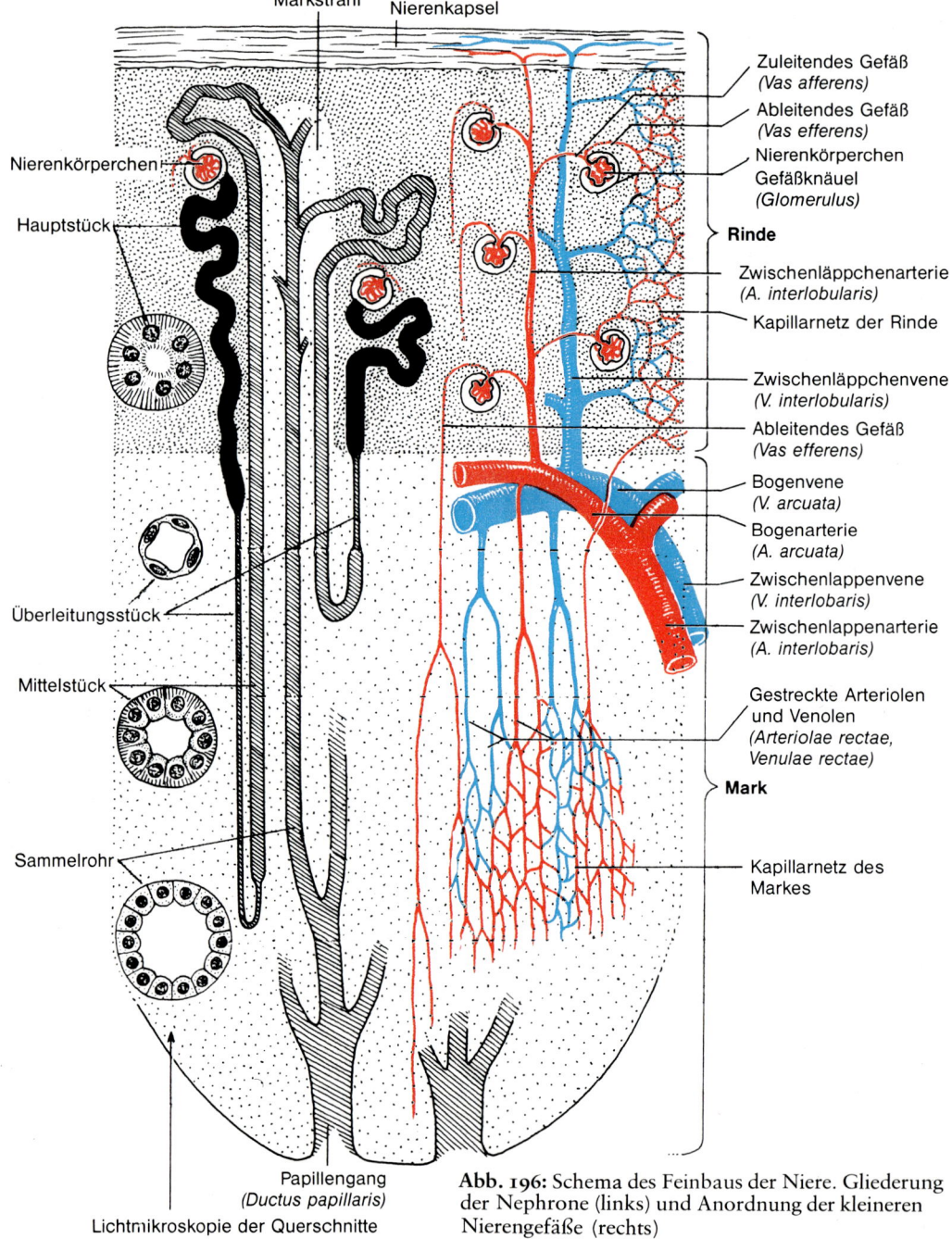

Markstrahl   Nierenkapsel

Nierenkörperchen

Hauptstück

Überleitungsstück

Mittelstück

Sammelrohr

Zuleitendes Gefäß
(Vas afferens)

Ableitendes Gefäß
(Vas efferens)

Nierenkörperchen
Gefäßknäuel
(Glomerulus)

Rinde

Zwischenläppchenarterie
(A. interlobularis)

Kapillarnetz der Rinde

Zwischenläppchenvene
(V. interlobularis)

Ableitendes Gefäß
(Vas efferens)

Bogenvene
(V. arcuata)

Bogenarterie
(A. arcuata)

Zwischenlappenvene
(V. interlobaris)

Zwischenlappenarterie
(A. interlobaris)

Gestreckte Arteriolen
und Venolen
*(Arteriolae rectae,
Venulae rectae)*

Mark

Kapillarnetz des
Markes

Papillengang
(Ductus papillaris)
Lichtmikroskopie der Querschnitte

Abb. 196: Schema des Feinbaus der Niere. Gliederung der Nephrone (links) und Anordnung der kleineren Nierengefäße (rechts)

Mikroskopische Anatomie der Niere

Die Harnbildung erfolgt im **Nephron**[1]. Jede Niere enthält etwa 1 Mio. Nephronen. Ein Nephron besteht immer aus einem **Nierenkörperchen** und dem dazugehörigen **Tubulusapparat** (Harnkanälchen, s. Abb. 196). Beide bilden zusammen hinsichtlich ihres Baues und ihrer Funktion eine Einheit. Im Nierenkörperchen wird der Primärharn durch Filtrierung des Blutes erzeugt, während im Tubulusapparat die Konzentrierung des Harns erfolgt.

Bau des Nierenkörperchens

Die Nierenkörperchen kommen nur im Rindenbereich vor. Ein Nierenkörperchen (Malpighi[2]-Körperchen) besteht aus einem Kapillarknäuel (**Glomerulus**), das von einer aus zwei Blättern bestehenden Kapsel von Epithelzellen (**Bowman**[3]-**Kapsel**) umgeben wird (s. Abb. 197). Dem vom inneren Blatt der Bowman-Kapsel (Deckzellen) bedeckten Kapillarknäuel wird das Blut über das Vas afferens (zuleitendes Gefäß) zugeleitet, dessen glatte Muskelfasern den Gefäßdurchmesser verändern können. Nachdem das aus dem Vas afferens kommende **Blut** die bis zu 50 parallel geschalteten Kapillarschlingen durchströmt hat, wird es über das **Vas efferens** (ableitendes Gefäß) seinem 2. Kapillarnetz im Bereich des Tubulusapparates und der Sammelröhren zugeleitet (s. oben). Zuleitendes und ableitendes Blutgefäß (Vas afferens und efferens) liegen dicht zusammen und bilden den **Gefäßpol** des Glomerulus an dem das innere in das äußere Blatt der Bowman-Kapsel übergeht. Ihm gegenüber liegt der **Harnpol**. Am Harnpol geht das äußere Blatt der Bowman-Kapsel in das Harnkanälchen über.

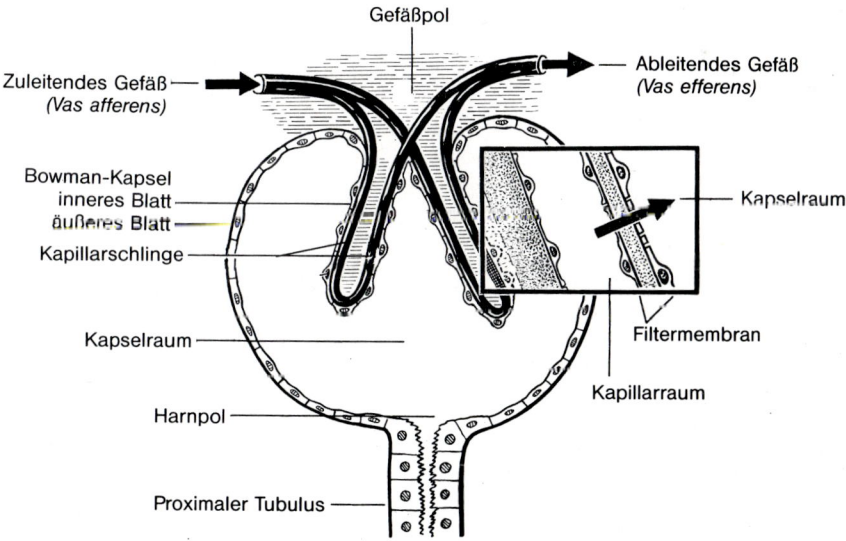

Abb. 197: Nierenkörperchen, bei dem nur 2 Gefäßschlingen dargestellt sind. Rechts Ausschnittvergrößerung der Filtermembran zwischen Kapillarlichtung und Kapselraum

---

[1] Nephron (nephros (gr.): Niere)
[2] Malpighi, Marcello (1628–1694), Anatom, päpstl. Leibarzt, Bologna, Pisa, Rom
[3] Bowman, William (1816–1892), Arzt, London

Bau des Tubulusapparates

An die Bowman-Kapsel schließt sich der Tubulusapparat an (s. Abb. 196, 197). Er beginnt mit dem **proximalen Tubulus** *(Hauptstück)*, der in seinem Anfangsteil stark gewunden verläuft *(Pars convoluta[4] oder contorta[5])*. An den gewundenden Teil schließt sich als weiterer Abschnitt des proximalen Tubulus der gerade verlaufende Teil *(Pars recta)* des Tubulus an. Im Bereich des proximalen Tubulus beträgt der Durchmesser 40 bis 60 µm. Sein Epithel ist kubisch, und seine Zellen besitzen einen Bürstensaum.

Nun schließt sich als sogenanntes *Überleitungsstück* der **dünne Teil** der **Henle[6]-Schleife** an. Die Epithelzellen in diesem dünnen, haarnadelförmig gebogenen Kanälchenabschnitt sind auffallend platt. Auf den dünnen Teil der Henle-Schleife folgt der aufsteigende dicke Schenkel des **distalen Tubulus** *(Mittelstück)* mit einem einreihigen Epithel. Seine Epithelzellen besitzen im Gegensatz zu den Zellen des proximalen Tubulus keinen Bürstensaum. Anfangs verläuft der distale Tubulus gerade *(Pars recta)*, später gewunden *(Pars convoluta bzw. contorta)*. Der distale Tubulus berührt mit seinem gewundenen Teil *(Pars convoluta)* die zuleitende Arteriole *(Vas afferens)* des Glomerulus und bildet mit dieser zusammen den **juxtaglomerulären Apparat[7]**, in dem das Gewebshormon **Renin** in epithel-ähnlichen Zellen der Wand des Vas afferens gebildet wird. Der gewundene Teil *(Pars convoluta)* des distalen Tubulus geht dann in ein **Sammelrohr** über.

In ein Sammelrohr münden jeweils mehrere Nephrone. Die Sammelrohre gehören selbst nicht mehr zu den Nephronen und sind daher auch kein Teil des Nierentubulus mehr. Ihr Epithel ist ebenfalls einreihig; die Epithelzellen haben hier prismatische Form. Die Sammelrohre vereinigen sich zu größeren Rohren, in denen der Harn zur **Nierenpapille** der betreffenden **Markpyramide** fließt.

Der gewunden verlaufende Teil des proximalen und distalen Tubulus liegt immer in der Nierenrinde. Die schleifenförmigen Tubulusteile *(gerader Teil des proximalen und distalen Tubulus)* sowie das Überleitungsstück *(dünner Teil der Henle-Schleife)* ragen in die Marksubstanz hinein. Sie werden unter dem Begriff **Henle-Schleife** zusammengefaßt.

Die ableitenden Harnwege

Nierenbecken und Harnleiter

Die ableitenden Harnwege beginnen mit den Sammelrohren. Ihr Epithel besteht aus einer einzigen Schicht prismatischer Zellen, die mit ihren Kuppen in die Lichtung der Sammelröhren hineinragen. Die Sammelröhren sind für das *Haarnadel-Gegenstromprinzip* von Bedeutung (s. unten). Sie vereinigen sich zu den **Papillengängen** *(Ductus[1] papillares)*, die auf den Nierenpapillen münden.

Jeweils 1 bis 2 **Papillen** werden von einem **Nierenkelch** *(Calix renalis[2])* umfaßt. Die 8-10 trichterförmigen Nierenkelche an jeder Niere vereinigen sich zum **Nierenbecken** *(Pelvis renalis[3])*, einem relativ flachen, von einem Übergangsepithel ausgekleideten Bindegewebssack

---

[4] Pars convoluta (pars (lat.): Teil; convolutus (lat.): Zusammengeballt)
[5] Pars contorta (contortus (lat.): gewunden)
[6] Henle, Jakob (1809–1885), Anatom, Göttingen
[7] juxtaglomerulär (juxta (lat.): neben, nahe bei; glomerulus (lat.): kleiner Knäuel)
[1] Ductus (lat.): Gang
[2] Calix (lat.): Blumenkelch
[3] Pelvis (lat.): Becken

(s. Abb. 195, 198). Das Übergangsepithel kommt nur in den ableitenden Harnwegen vor. Es kann sich unterschiedlichen Dehnungszuständen anpassen, indem bei gefüllten ableitenden Harnwegen die Zahl seiner Zellreihen ab- und in leerem Zustand zunimmt.

In der Wand des Nierenbeckens liegen glatte Muskelfasern, die den Transport zum Harnleiter regulieren. Das Nierenbecken kann verschiedene Formen haben. Die Extremfälle sind Nierenbecken mit plumpen, kurzen Kelchhälsen *(ampullärer Typ[4])* und stark verzweigte Nierenbecken mit lang ausgezogenen Kelchhälsen *(dendritischer Typ[5])* (Abb. 198).

Das **Nierenbecken** *(Pelvis renalis)* geht nach unten in den **Harnleiter** *(Ureter[6])* über. Die Harnleiter sind etwa 30 cm lange und 2 bis 3 mm dicke Schläuche, die hinter dem Bauchfell liegend (retroperitoneal) in das kleine Becken ziehen und von dort her schräg in die Harnblase einmünden. Durch den Harnleiter wird der Harn aus dem Nierenbecken in die Harnblase transportiert (1-5 peristaltische Wellen pro Minute).

Durch eine klappenähnliche Schleimhautfalte werden die Harnleitermündungen ventilartig verschlossen. Diese Schleimhautfalte und der schräge Durchtritt durch die Muskulatur der Harnblase verhindern den Rückstrom *(Reflux[7])* des Harns in die Ureteren bei der Kontraktion der Harnblase. Die Schleimhaut der Ureteren liegt in charakteristischen Längsfalten, die durch die Kontraktion der glatten Muskulatur der Harnleiter verursacht wird. Dadurch erscheint ihre Lichtung im Querschnitt sternförmig. Die Wand der Ureteren besteht im Bauchraum aus einer inneren Längsmuskelschicht und einer äußeren Ringmuskelschicht. Im Beckenbereich kommt dann noch eine äußere Längsmuskelschicht hinzu. Innen sind die Ureteren wie die Nierenbecken von einem Übergangsepithel ausgekleidet.

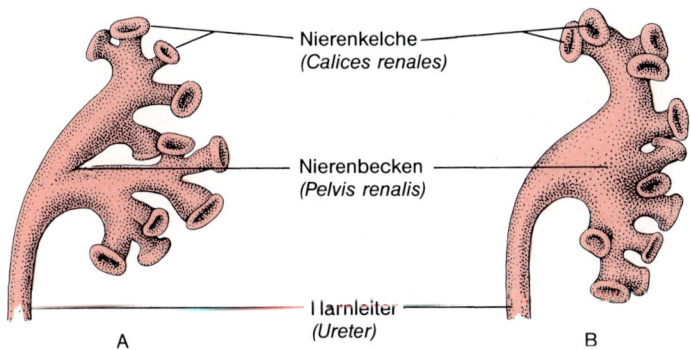

Nierenkelche
(Calices renales)

Nierenbecken
(Pelvis renalis)

Harnleiter
(Ureter)

A   B

Abb. 198: Nierenbecken; a) dendritischer Typ, b) ampullärer Typ

Die Harnblase

Die Harnblase *(Vesica urinaria[1])* ist ein aus glatter Muskulatur bestehendes Hohlorgan. Sie liegt vorne im kleinen Becken direkt hinter dem Schambein *(Symphyse)*. Man unterscheidet an der Harnblase einen Blasengrund *(Fundus[2])*, der vom Bauchfell bedeckt wird, einen Körper *(Corpus)* und einen Scheitel *(Apex[3])*. Der Blasenscheitel zeigt nach vorn oben, der Blasengrund

---

[4] ampullär (ampulla (lat.): kolbenförmiges Gefäß mit bauchiger Wandung)
[5] dendritisch (dendron (gr.): Baum): verästelt
[6] Ureter (ouron (gr.): Harn; tereo (gr.): enthalte)
[7] Reflux (von refluere (lat.): fließen, zurückfließen)
[1] Vesica urinaria (vesica (lat.): Blase; ouron (gr.): Harn)
[2] Fundus (lat.): Boden, Grund
[3] Apex (lat.): Spitze

nach hinten unten. Bei der Blasenspiegelung *(Cystoskopie[4])* bietet die Schleimhaut des Blasengrundes ein charakteristisches Bild. Im Gegensatz zur übrigen Blasenschleimhaut, die ein deutliches Faltenrelief zeigt, ist sie hier in einem dreieckigen Feld völlig glatt. Dieses **Blasendreieck** wird an seinen hinteren Eckpunkten durch die Mündungsstellen der beiden Harnleiter, vorne durch die Austrittsstelle der Harnröhre *(Urethra[5])* markiert.

Auch die Harnblase wird in ihrem Innern wie die übrigen Bereiche der ableitenden Harnwege von einem Übergangsepithel ausgekleidet. Die Blasenwand läßt annähernd die Dreischichtung der glatten Muskulatur im unteren Ureterabschnitt erkennen. Diese drei Schichten sind jedoch wenig voneinander abgrenzbar und bilden ein stark durchflochtenes Gewebe, das als Ganzes *Detrusor vesicae[6]* genannt wird. Der Spannungszustand dieser Muskulatur paßt sich ständig der Blasenfüllung an. Dadurch entsteht in der Harnblase nie ein Hohlraum.

Zu Beginn der Harnröhre verdicken sich die Muskelfasern der Harnblase zu dem **inneren Schließmuskel** *(M. sphincter internus)*. Außerdem wird die Harnröhre aber auch noch durch einen **äußeren Schließmuskel** *(M. spincter externus)* verschlossen, der aus der quergestreiften Muskulatur des Beckenbodens gebildet wird.

Die Harnröhre

Über die Harnröhre *(Urethra)* wird die Harnblase entleert. Sie ist beim Manne etwa 20 cm lang und wird bei ihm in ihrem Anfangsteil von der **Vorsteherdrüse** *(Prostata[1])* umschlossen. Im Bereich der Prostata münden die beiden Samenleiter als **Spritzkanal** *(Ductus ejaculatorius[2])* in die Harnröhre ein. Von da an dient die Harnröhre des Mannes gleichzeitig dem Transport des Harns, des Samens und des Sekrets der Samenblasen und der Vorsteherdrüse (**Harn-Samenröhre**).

Die weibliche Harnröhre ist nur 3-5 cm lang und mündet im vorderen Teil des Scheidenvorhofes. Sie dient ausschließlich dem Harntransport.

Aufgabe der Harnblase

Die Harnblase ist der Sammelbehälter für den ständig aus den Harnleitern abtropfenden Harn, der dann willkürlich über die Harnröhre entleert wird. Das maximale Fassungsvermögen der Harnblase beträgt etwa 1 l. Der Drang zur Blasenentleerung (**Miktion[3]**) tritt aber bereits bei einer Blasenfüllung von 150 bis 350 ml auf.

Entleerung der Harnblase

Die Entleerung der Harnblase (Miktion) ist ein willkürlich ausgelöster, dann aber reflektorisch ablaufender Prozeß, der sich aus mehreren Komponenten zusammensetzt. Dies sind:

1. Kontraktion der glatten Muskulatur der Blasenwand *(M. detrusor)*
2. Erweiterung der Harnröhre im Bereich des inneren Schließmuskels *(M. sphincter internus)*
3. Erschlaffung des äußeren Schließmuskels *(M. sphincter externus)*
4. Kontraktion der Bauch- und Beckenbodenmuskulatur

---

[4] Cystoskopie (kystis (gr.): Blase; skopeo (gr.): betrachte)
[5] Urethra (ourethra (gr.): Harnröhre)
[6] Detrusor vesicae (detrudere (lat.): fortdrängen; vesica (lat.): Blase)
[1] Prostata (prostates (gr.): Vorsteher)
[2] Ductus ejaculatorius (ductus (lat.): Gang; ejaculari (lat.): herausschleudern)
[3] Miktion (mictio (lat.)): Harnlassen, Blasenentleerung

Reflexmechanismus der Blasenentleerung

Der Füllungsgrad der Harnblase wird über Rezeptoren, die auf den Spannungszustand der Blasenwand ansprechen, auf zuführenden *(afferenten)* Nervenfasern an das Reflexzentrum der Blasenentleerung gemeldet, das im Hirnstamm (vordere Brücke) liegt. Beträgt die Harnmenge in der Blase mehr als 150 ml, so nimmt die Zahl der von den Spannungsrezeptoren an das Reflexzentrum geleiteten Impulse zu, wodurch das Gefühl des Harndrangs ausgelöst wird. Über wegführende *(efferente)* Nervenfasern kommt es dann vom Reflexzentrum aus zu einer Aktivierung motorischer Nervenzellen im Sakralmark (unterster Teil des Rückenmarks). Die Impulse dieser motorischen Ganglienzellen werden über parasympathische Anteile des Beckennerven *(N. pelvicus[1])* zur glatten Muskulatur der Harnblase geleitet *(M. detrusor)*, die sich dann zusammenzieht. Gleichzeitig erfolgt über einen anderen Nerven *(N. pudendus[2])* die Erschlaffung des äußeren Schließmuskels *(M. sphincter externus)* der Harnblase. Der Reflexmechanismus der Blasenentleerung wird zentral kontrolliert. Durch hemmende Impulse, die vom Mittelhirn und vor allem von der Großhirnrinde ausgehen, kann der Reflex der Blasenentleerung unterdrückt werden. Die Hemmung der Blasenentleerung erfolgt über sympathische Fasern, die vom lumbalen Anteil des Rückenmarks aus zur Blasenmuskualtur ziehen.

Nierenfunktion

Mit der Harnproduktion erfüllt die Niere mehrere lebenswichtige Aufgaben. Dies sind:
1. Ausscheidung von Stoffwechselprodukten. Dazu gehört vor allem der Harnstoff, der beim Abbau der stickstoffhaltigen Eiweißkörper in der Leber entsteht
   Aber auch Harnsäure und Kreatinin werden durch die Niere ausgeschieden
2. Aufrechterhaltung der Elektrolytkonzentration *(Isoionie[1])*
3. Aufrechterhaltung des Wassergehalts *(Isohydrie)*
4. Aufrechterhaltung des osmotischen Druckes *(Isotonie)*
5. Aufrechterhaltung des Säuren-Basen-Gleichgewichtes
6. Ausscheidung von Fremdsubstanzen und deren Stoffwechselprodukten

Bereitung des Primärharns

Filtration im Glomerulus

Im Nierenkörperchen beginnt die Harnproduktion damit, daß aus dem durch die Kapillaren der Glomerulusschlingen fließenden Blutplasma ein Filtrat abgepreßt wird. Die **Filtermembran** für dieses Filtrat besteht aus den *Kapillarendothel*, der *Basalmembran* und dem *inneren Blatt der Bowman-Kapsel* (s. Abb. 197). Da aber nur die Basalmembran und das innere Blatt der Bowman-Kapsel ein sehr enges Maschenwerk besitzen, erfolgt die Filterwirkung des Glomerulus durch diese beiden Schichten. Durch die Porenöffnungen in der Basalmembran und Bowman-Kapsel können Wasser und kleinmolekulare Plasmabestandteile frei hindurchtreten. Die roten und weißen Blutkörperchen, die Thrombozyten und die großen Moleküle im Plasma werden dagegen in den Kapillarschlingen zurückgehalten. Da die Albumine als kleinste Plasma-Eiweißkörper bereits ein Molekulargewicht von ca. 70000 besitzen, können Proteine durch das Filter des Glomerulus praktisch nicht hindurchtreten.

---

[1] N. pelvicus (lat.): zum Becken gehörend
[2] N. pudendus (lat.): zur Scham gehörend
[1] Isoionie (isos (gr.): gleich; ion (gr.): wandernd, gehend): Konstanz des Mischungsverhältnisses der Ionen

Der in die Bowman-Kapsel hineingepreßte **Primärharn** ist daher ein nahezu eiweißfreies Ultrafiltrat, das die kleinen Moleküle in der gleichen Konzentration enthält, wie sie auch im Blutplasma vorkommen.

Filtrationsdruck

Neben der Porengröße in der Filtermembran ist die Bildung des Primärharns von dem *Filtrationsdruck* abhängig. In den Glomeruluskapillaren beträgt der Blutdruck ziemlich genau 50 mm Hg. Die Wirkung des Blutdrucks auf die Filtration wird jedoch durch den kolloidosmotischen Druck des Blutplasmas (etwa 25 mm Hg) und den Druck in der Bowman-Kapsel (etwa 17 mm Hg) verringert. Werden diese beiden Drucke vom Blutdruck in den Glomeruluskapillaren abgezogen, so erhält man den **effektiven Filtrationsdruck,** d. h. den wirksamen Filtrationsdruck, der bei 8 mm Hg liegt. Dieser Druck bestimmt den Filtrationsvorgang in dem Glomerulus.

Glomeruläre Filtrationsrate

Die Filtratmenge, die in sämtlichen Glomeruli pro Zeiteinheit erzeugt wird, bezeichnet man als **glomeruläre Filtrationsrate.** Sie beträgt beim Mann 125 ml/min und bei der Frau 110 ml/min. Pro Tag beträgt die glomeruläre Filtrationsrate etwa 180 l. Somit wird das gesamte Plasmavolumen, das ca. 3 l beträgt, in 24 Stunden 60 mal dem Filtrationsvorgang in den Nieren unterzogen.

Regulierung der Filtrationsrate und Selbststeuerung der Nierendurchblutung

Die Durchblutung beider Nieren beträgt 1,2 l/min, bzw. 1700 l pro Tag. Dies entspricht 25 % des Herzminutenvolumens. Eine solch starke Durchblutung der Nieren ist aber notwendig, um eine ausreichende Filtratmenge zu erhalten.

Für eine gleichmäßige Filtrationsleistung muß die Nierendurchblutung und der Kapillardruck in den Glomeruli weitgehend konstant gehalten werden. Dies erfolgt über das zuleitende Gefäß *(Vas afferens)* des Glomerulus. Die glatte Muskulatur dieses Gefäßes verengt bei einer arteriellen Druckerhöhung selbsttätig die Gefäßlichtung gerade so weit, daß die Durchblutung gleich bleibt *(myogene Reaktion der Gefäßmuskulatur[1]).* In einem Bereich von nur 90 bis 190 mm Hg des arteriellen Mitteldruckes kann durch diesen Vorgang der Druck in den Glomeruluskapillaren konstant gehalten werden. Über den **gleichbleibenden glomerulären Blutdruck** wird auch gleichzeitig eine **gleichbleibende glomeruläre Filtrationsrate** erreicht. Den Vorgang, der die gleichmäßige Durchblutung der Nieren bei wechselndem arteriellem Druck ermöglicht, nennt man **Selbststeuerung der Nierendurchblutung,** da er ohne Beteiligung des Nervensystems erfolgt.

Aufgaben des Tubulus

Der Primärharn gelangt aus der Bowman-Kapsel in den Tubulus und wird dort in seiner Zusammensetzung entscheidend verändert. 99 % des Wassers und der größte Teil der darin gelösten Stoffe werden **rückresorbiert** und gelangen wieder in den Blutkreislauf. Bei der Aufarbeitung des Primärharns zu dem Harn, der dann schließlich ausgeschieden wird, haben die verschiedenen Tubulusabschnitte unterschiedliche Aufgaben.

---

[1] Myogene Reaktion (mys, myos (gr.): Muskel; genes (gr.): entstanden aus): vom Muskel ausgehende Reaktion

Elektrolyt- und Wassertransport

Der größte Teil der filtrierten Elektrolyte (Natrium, Kalium, Calcium, Magnesium, Chlor und Bicarbonat) wird bereits im proximalen Tubulus rückresorbiert (s. Abb. 199). So werden hier $^2/_3$ des Natrium und Kalium dem Primärharn entzogen. Im distalen Tubulus und den Sammelrohren wird die Natrium-Rückresorption dann fortgesetzt. Auch die Chlor- und Bicarbonatresorption ist auf den proximalen und distalen Tubulus verteilt. Kalium kann dagegen in Abhängigkeit vom Kalium-Haushalt im distalen Tubulus aufgenommen oder auch abgegeben werden. Die Niere paßt sich damit dem Kalium-Angebot in der Nahrung sinnvoll regulierend an.

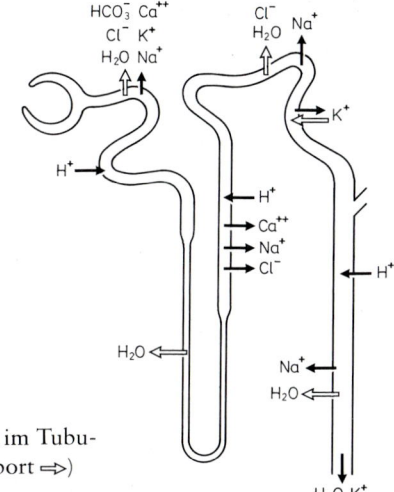

Abb. 199: Elektrolyt- und Wassertransport im Tubulus (aktiver Transport →, passiver Transport ⇒)

Mechanismus des Elektrolyttransportes

Die Rückresorption der Elektrolyte erfolgt teils aktiv, teils passiv. Dabei sind die Vorgänge des Elektrolyt- und Wassertransportes meist miteinander kombiniert und beeinflussen sich gegenseitig. So wird der **aktive Natrium-Transport** von einem osmotisch verursachten Wasserstrom in der gleichen Richtung begleitet. Dadurch werden gleichzeitig im Wasser gelöste Teilchen mitgerissen, die somit passiv resorbiert werden. Die Rückresorption des Natrium erfolgt etwa zu gleichen Teilen durch aktiven und passiven Transport. Der **passive Ionentransport** geht jedoch nicht durch die Zellen selbst, sondern durch die Spalten zwischen den Zellen (*Zwischenzellspalten*).

Wasserrückresorption im Tubulus

Dem **Primärharn** wird auf seinem Weg durch den Tubulus ständig Wasser entzogen (s. Abb. 199). Schon im proximalen Tubulus beträgt die Rückresorption des Wassers 70-80 %. Dabei ist die Wasserrückresorption im proximalen Tubulus weitgehend konstant und von der Harnausscheidung unabhängig. Die Rückresorption des Wassers im distalen Tubulus und den Sammelrohren schwankt dagegen stark und ist vom Wasserhaushalt des Organismus abhängig. Benötigt der Körper Wasser, so wird im distalen Tubulus viel Wasser rückresorbiert. Dabei kann der Primärharn auf 0,5 % seines Ausgangsvolumens reduziert werden. Muß dagegen nach einer größeren Flüssigkeitsaufnahme viel Wasser ausgeschieden werden, so wird die Rückresorption des Wassers im distalen Tubulus und den Sammelröhren eingeschränkt. Die Rückresorption des Wassers erfolgt rein passiv. Osmotisch bedingt nimmt der aktiv transportierte Elektrolytstrom eine entsprechende Flüssigkeitsmenge mit.

Im Bereich des distalen Tubulus und der Sammelrohre wird die Wasserrückresorption durch das Hypophysenhinterlappen-Hormon (Hypophyse = Hirnanhangsdrüse) **Adiuretin**[1] gesteuert (s. S. 426). Adiuretin erhöht die **Durchlässigkeit der Zellmembranen** für Wasser. Eine *hohe Adiuretinkonzentration* führt daher zu einer starken Wasserrückresorption und geringen Harnmenge. Bei *niedrigen Adiuretinspiegeln* kann dagegen das Wasser die Zellmembranen des distalen Tubulus und der Sammelrohre schlecht durchdringen. Die Wasserrückresorption wird dadurch eingeschränkt, und es werden große Mengen Harn mit niedrigem spezifischem Gewicht ausgeschieden.

Harnkonzentrierung im Gegenstrom

Die Harnkonzentrierung erfolgt nach dem **Haarnadelgegenstromprinzip** zwischen der *Henle-Schleife*, den Kapillaren und dem *Sammelrohr*, die dicht beisammenliegen (s. Abb. 200). Im aufsteigenden Teil der Henle-Schleife werden Natrium-Ionen aus dem Harn aktiv in das umgebende Gewebe transportiert. Von dort aus diffundieren sie in den absteigenden Teil der Henle-Schleife. Dadurch nimmt die Natrium-Konzentration im aufsteigenden Teil der Henle-Schleife ständig ab, im absteigenden Teil dagegen zu. Da der aufsteigende Teil der Schleife für Wasser undurchlässig ist, ist an den aktiven Natrium-Transport hier kein gleichzeitiger Flüssigkeits-

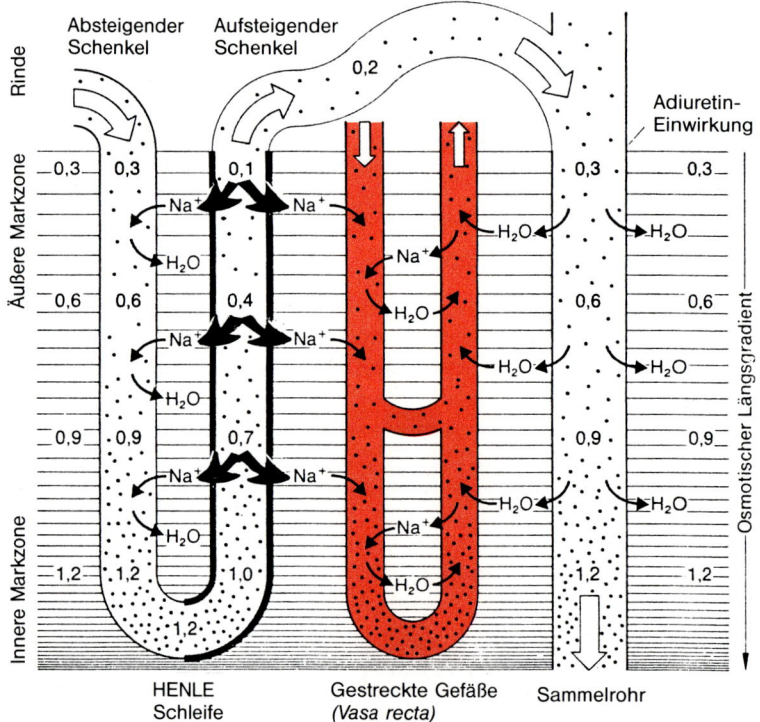

Abb. 200: Konzentrierung des Harns im Tubulus nach dem Haarnadelgegenstromprinzip. Die Höhe der osmotischen Konzentration wird innerhalb des Tubulus durch die Punktdichte, außerhalb des Tubulus (Interstitium) durch den Linienabstand angedeutet. Die dicken schwarzen Pfeile stehen für den aktiven Transport im Bereich der Henle-Schleife

---

[1] Adiuretin (= **anti**diuretisches Hormon = ADH; anti (gr.): gegen, wider; Diurese von dia (gr.): (hin)durch; ouron (gr.): Harn)

transport gebunden. In Richtung des Scheitelpunktes der Henle-Schleife nimmt die osmotische Konzentration ständig zu. Der in den Sammelrohren abfließende Harn muß diese Gegend durchfließen, in dem die osmotische Konzentration in der Henle-Schleife sehr hoch ist. Daher wird dem Harn in den Sammelrohren Wasser durch Osmose entzogen, wobei die Wasserdurchlässigkeit der Zellen in den Sammelrohren von der Höhe des Adiuretinspiegels abhängt. Das aus den Sammelrohren in das Zwischengewebe *(Interstitium)* des Nierenmarks gelangte Wasser wird dann von den langgestreckten, schleifenförmigen Kapillaren *(Vasa recta)* der inneren Markzone durch Osmose aufgenommen und abtransportiert.

Rückresorption von Glukose und Aminosäuren

Neben Wasser und Elektrolyten werden im proximalen Tubulus auch Glukose und Aminosäuren aktiv rückresorbiert (s Abb. 201). Üblicherweise werden diese Substanzen vollständig resorbiert, sofern ein bestimmter **Schwellenwert** nicht überschritten wird. Dieser Schwellenwert liegt für Glukose bei 160 bis 180 mg %. Wird er im Blut und somit auch im Ultrafiltrat des Primärharns überschritten, so kommt es zur Glukoseausscheidung mit dem Endharn, wie wir dies vor allem beim Diabetes mellitus (Zuckererkrankung) sehen.

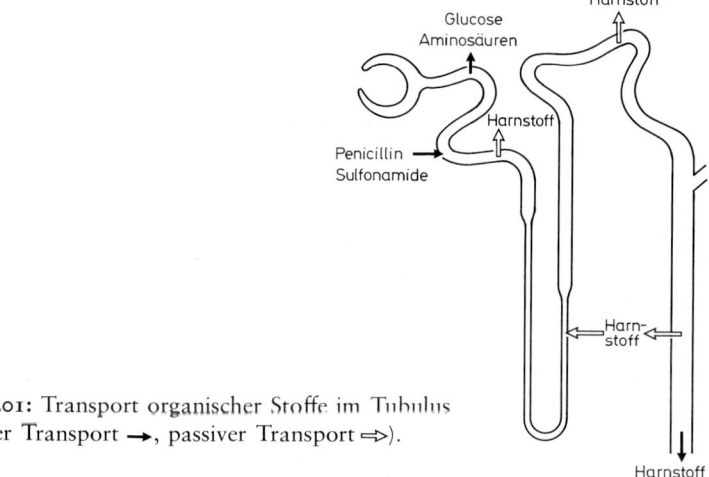

Abb. 201: Transport organischer Stoffe im Tubulus (aktiver Transport ➔, passiver Transport ⇒).

Aktive Sekretion

Im proximalen Tubulus werden nicht nur filtrierte Stoffe rückresorbiert, sondern auch Substanzen in umgekehrter Richtung in die Tubuluslichtung sezerniert (s. Abb. 201). Es handelt sich dabei meist um körperfremde Substanzen wie Arzneimittel (z. B. Penicillin, Sulfonamide). Zu den Stoffen, die sowohl filtriert als auch sezerniert werden, gehören die jodhaltigen Röntgenkontrastmittel, die zur Darstellung der ableitenden Harnwege benutzt werden.

Regulationsleistungen der Nieren

Die Niere ist an der Regulierung des Wasser- und Elektrolythaushaltes maßgeblich beteiligt. Auch in das Säure-Basen-Gleichgewicht greift sie regulierend ein. Um dabei das innere Milieu weitgehend konstant zu halten, muß sich die Nierenfunktion den wechselnden Anforderungen ständig anpassen. Dies geschieht über **Regelkreise,** die zentral kontrolliert werden.

Die osmotische Konzentration außerhalb der Zellen ist wesentlich von der Wasserbilanz des

Körpers abhängig. Nimmt der Organismus mehr Flüssigkeit auf als er abgibt, so sinkt die Osmolarität außerhalb der Zellen ab (**Plusbilanz**). Überwiegt dagegen die Flüssigkeitsabgabe, so nimmt die Osmolarität zu (**Minusbilanz**).

Um die osmotische Konzentration konstant zu halten muß also die Wasserbilanz ausgeglichen sein. Nach starker Flüssigkeitsaufnahme erfolgt daher eine vermehrte Harnausscheidung (*Diurese*[1]). Kommt es durch zu geringe Flüssigkeitsaufnahme oder starkes Schwitzen zu einem Wassermangel, so wird die Harnausscheidung stark eingeschränkt (**Antidiurese**[2]). Die Harnausscheidung kann daher beim Erwachsenen zwischen 0,5 bis 4 l schwanken, während die normale Harnmenge bei 1,5 bis 2 l pro Tag liegt. Diese Anpassung der Nierenfunktion erfolgt über einen hormonalen Regelkreis.

Das Zentrum dieses Regelkreises befindet sich im **Zwischenhirn** (*Hypothalamus*[3]), in dem Rezeptoren die osmotische Konzentration überwachen. Nimmt die osmotische Konzentration zu, so wird aus dem Hypophysenhinterlappen das Hormon Adiuretin freigesetzt und zur Niere transportiert. Dort erhöht es die Wasserdurchlässigkeit im distalen Teil des Nephrons und in den Sammelrohren, wodurch Wasser vermehrt rückresorbiert wird. Diese Regulierung ist so empfindlich, daß schon vermehrt Adiuretin ausgeschieden wird, wenn der osmotische Druck nur um 1 % ansteigt. Durch den Anstieg der Osmolarität kommt es gleichzeitig zur Durstempfindung und damit zu einer vermehrten Flüssigkeitsaufnahme.

Bei einer verminderten osmotischen Konzentration durch Wasserüberschuß wird dagegen weniger Adiuretin ausgeschüttet und die Harnausscheidung nimmt dann zu.

Regulierung der Elektrolytausscheidung

Die außerhalb der Zellen vorhandene Flüssigkeitsmenge (extrazelluläres Flüssigkeitsvolumen) wird entscheidend durch ihren Natriumgehalt bestimmt. Die Regulierung der Natriumausscheidung beeinflußt daher das extrazelluläre Flüssigkeitsvolumen. Sie erfolgt unter der Kontrolle des Hormons **Aldosteron** im Rahmen eines Regelkreises. Aldosteron ist ein Mineralocorticoid[4], das in der Nebennierenrinde gebildet wird. Es fördert im Nierentubulus die Natrium-Rückresorption.

An der Freisetzung von Aldosteron ist die Niere über die Bildung des Gewebshormons **Renin** beteiligt. Renin wird von den Epitheloidzellen im Bereich des zuführenden Gefäßes des Glomerulus gebildet (*juxtaglomerulärer Apparat*) und spaltet von dem Eiweißkörper **Angiotensinogen**, einem Alpha-Globulin, im Blutplasma **Angiotensin I**[5] ab. Aus diesem entsteht durch Abspaltung von 2 weiteren Aminosäuren das wirksame **Angiotensin II,** das nur noch aus 8 Aminosäuren besteht. Diese Umwandlung von Angiotensin I zu Angiotensin II erfolgt durch ein Enzym, das im Blut vorkommt (*Converting enzyme*[6]). Angiotensin II stimuliert dann in der Nebennierenrinde die Freisetzung von Aldosteron. Der Reiz für die Renin-Abgabe und die Auslösung des Renin-Angiotensin-Aldosteron-Mechanismus ist ein Natriummangel, der durch Aldosteron beseitigt wird.

Aber auch durch den Abfall des Blutdrucks und des Blutvolumens wird die Reninfreisetzung stimuliert. Bei einem Druckabfall im Vas afferens des Glomerulus steigt die Reninproduktion

---

[1] Diurese (dia (gr.): (hin)durch; ouron (gr.): Harn): Harnausscheidung
[2] Antidiurese (anti (gr. Vorsilbe): gegen, wider, entgegen)
[3] Hypothalamus (hypo- (gr. Vorsilbe): unter, unterhalb; thalamus (lat.): Gemach, Hügel): unterhalb des Thalamus (= Teil des Zwischenhirns) gelegene zentralnervöse Region
[4] Mineralocorticoide (mineral (neulat.): etwa anorganisch bedeutend; cortex (lat.): Rinde): Nebennierenrindenhormone mit besonderer Wirkung auf den Mineralstoffwechsel
[5] Angiotensin (angeion (gr.): Gefäß; tendo, tensum (lat.): spannen)
[6] Converting enzyme (engl.): umwandelndes Enzym

und damit der Spiegel des Angiotensin II im Blut. Da Angiotensin II eine ausgeprägte gefäßverengende Wirkung besitzt, nimmt der periphere Gefäßwiderstand zu, und der Blutdruck steigt wieder an.

Calcium- und Phosphat-Ausscheidung

Die Rückresorption von Calcium und anorganischem Phosphat im proximalen Tubulus wird durch das **Parathormon**[1] kontrolliert, das in den Epithelkörperchen gebildet wird. Das Parathormon hemmt die Rückresorption des Phosphats in der Niere und fördert dadurch dessen Ausscheidung. Gleichzeitig fördert das Parathormon auch die Calcium-Rückresorption.

Regulierung des Säuren-Basen-Haushaltes

Bei den Stoffwechselvorgängen in den Zellen fallen ständig Wasserstoffionen an, die durch die Niere ausgeschieden werden müssen. Bei saurer Stoffwechsellage (**Azidose**[1]) werden von ihr mehr, bei alkalischer Stoffwechsellage (**Alkalose**) dagegen weniger Wasserstoffionen ausgeschieden. Normalerweise wird ein schwach saurer Urin (pH 6) entleert. Bei einer Azidose kann der Wert des Urin-pH bis auf 4,5 absinken und bei einer Alkalose bis auf 8,2 ansteigen. Neben der Lunge und den Puffersystemen des Blutes ist daher die Niere an der Regulierung des Säuren-Basen-Haushaltes beteiligt. Sie trägt dazu bei, daß der pH-Wert im arteriellen Blut etwa bei 7,4 konstant bleibt.
Die Wasserstoffionen werden überwiegend im proximalen Tubulus ausgeschieden. Im Austausch gelangen dafür Natrium-Ionen in die Tubuluszellen. Die aktiv sezernierten Wasserstoff-Ionen stammen aus dem Blut und dem Zellstoffwechsel der Tubuluszellen. Unter Mitwirkung des Enzyms **Carboanhydrase** entsteht nämlich in den Tubuluszellen aus dem Stoffwechselendprodukt Kohlendioxyd Kohlensäure, die in Wasserstoff-Ionen und Bicarbonat-Ionen zerfällt. Das dadurch entstehende Bicarbonat gelangt in das Blut. Die Aufgabe der Nieren besteht nun im Hinblick auf den Säuren-Basen-Haushalt darin, Bicarbonat zu resorbieren und Wasserstoff-Ionen auszuscheiden.

Bicarbonatresorption

Bicarbonat wird im Glomerulus filtriert und im Tubulus zu 99,9 % resorbiert. Die Bicarbonat-Ionen können jedoch nicht direkt die Tubuluslichtung verlassen, da die Tubulus-zellmembran nur wenig Bicarbonat durchläßt. Bicarbonat verbindet sich daher mit den ausgeschiedenen Wasserstoff Ionen in der Tubuluslichtung zu Kohlensäure, die sofort unter Einfluß des im Bürstensaum der Tubuluszellen liegenden Enzyms Carboanhydrase in Wasser und Kohlendioxyd zerfällt. Das Kohlendioxyd diffundiert in die Zellen und ist dort eine Quelle für die Bildung von Wasserstoff-Ionen und Bicarbonat. Diese Bicarbonat-Ionen gelangen dann passiv in den Zwischenzellraum und von dort aus in das Blut. Dieser Vorgang wird durch die Wasserstoffsekretion zwar angetrieben, doch fördert er nur die Bicarbonatresorption und nicht die Wasserstoff-Ionenausscheidung. Bicarbonat kann nur bis zu einem bestimmten Grad rückresorbiert werden. Wird die **Schwellenkonzentration** im Blut von 28 mmol/l überschritten, so wird Bicarbonat mit dem Harn ausgeschieden.

---

[1] Parathormon (para (gr. Vorsilbe): neben, beiderseits): in den Nebenschilddrüsen (Parathyreoidea) gebildetes Hormon
[1] Azidose (acidus (lat.): sauer)

Wasserstoffionen-Ausscheidung

Nur ein geringer Teil der in die Tubuluslichtung abgesonderten Wasserstoffionen wird in freier Form mit dem Harn ausgeschieden. Der größte Teil wird an Puffersubstanzen gebunden (Verbindung mit sekundärem Phosphat und Anionen organischer Säuren). Daher hat der Endharn meist eine schwach saure Reaktion mit einem pH von 6.

Durch die Bildung von Ammoniak (NH_3) kann die Niere zusätzlich Wasserstoffionen binden und ausscheiden. Ammoniak entsteht in den Tubuluszellen vorwiegend aus **Glutamin** und gelangt durch Diffusion in die Tubuluslichtung, wo es sich mit Wasserstoffionen zu Ammonium (NH_4^+) vereinigt. Da die Tubuluszellen für Ammonium-Ionen praktisch undurchlässig sind, wird Ammonium zusammen mit neutralisierenden Anionen (Cl^-, SO_4^{--}) im Urin ausgeschieden.

Harnbestandteile

Der Endharn besteht zu 95-98 % aus Wasser. Der wichtigste stickstoffhaltige Bestandteil des Harns ist der **Harnstoff,** der in der Leber gebildet wird und ein Stoffwechselendprodukt des Eiweißstoffwechsels ist. Von ihm werden täglich 30-40 g ausgeschieden. Außerdem werden mit dem Harn die schwer wasserlösliche **Harnsäure** (1 g/Tag), die aus dem Eiweiß der Zellkerne (Purinstoffwechsel) stammt, und das aus dem Muskelstoffwechsel und dem Fleisch der Nahrung kommende **Kreatinin** (1-2 g/Tag) aus dem Organismus entfernt. Bei einem Nierenversagen (**Urämie**[1]) müssen diese Substanzen daher im Blut ansteigen.

Außerdem sind im Harn organische und anorganische Salze enthalten.

An erster Stelle steht hier das Kochsalz (**NaCl**). Von ihm werden täglich etwa 10 g ausgeschieden. Dies entspricht der täglichen Kochsalzzufuhr der Nahrung.

Weiter enthält der Harn Phosphor und Schwefelsäure. Sie stammen teils aus der Nahrung, teils aus dem Stoffwechsel der phosphor- und schwefelhaltigen Eiweißverbindungen. Die Phosphorsäure (Tagesmenge etwa 3 g) erscheint in Verbindung mit Kalium als Alkaliphosphat oder mit Ammonium, Calcium und Magnesium als Erdalkaliphosphat *(Tripelphosphat)* im alkalischen Urin. Die Phosphate bilden unter anderem Kristalle von Sargdeckel- oder Nadelbüschelform (Abb. 202).

Unter den organischen Säuren ist neben der *Zitronensäure* die *Oxalsäure* zu erwähnen. Sie wird bei pflanzlicher Ernährung in Form charakteristischer Kristalle (Briefkuvertform) ausgeschieden. Die gelbliche Harnfarbe stammt in der Hauptsache vom **Urobilin,** das aus dem Urobilinogen entsteht und vom **Urochrom**[2], einem Produkt des Eiweißstoffwechsels.

Der Urin des Gesunden enthält weder Eiweiß noch Zucker und mikroskopisch nur einige, aus den ableitenden Harnwegen abgeschilferte Deckzellen und weiße Blutkörperchen.

Abb. 202: Die wichtigsten Harnkristalle. 1. Harnsaure Ammoniumkristalle im alkalischen Urin in Kugel- und Stechapfelform. 2. Harnsäurekristalle in Tafelform. 3. Kristalle aus phosphorsaurer Ammoniak-Magnesia in Sargdeckelform. 4. Calciumphosphatkristalle in Nadel- und Büschelform. 5. Oxalatkristalle in Briefkuvertform. 6. Harnsäurekristalle in Wetzsteinform

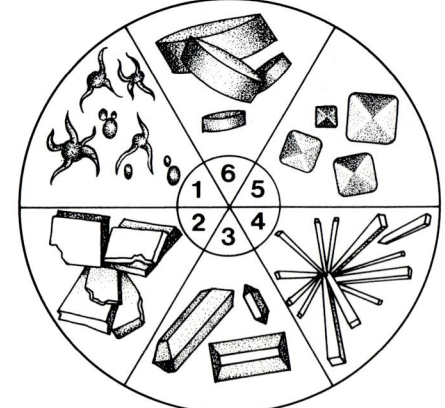

---

[1] Urämie (ouron (gr.): Harn; haima (gr.): Blut)
[2] Urochrom (chroma (gr.): Farbe)

Wasser-, Elektrolyt- und Säuren-Basen-Haushalt

Wasserhaushalt

Neben Sauerstoff ist Wasser die lebenswichtigste Substanz des Organismus. Ohne Sauerstoff erlischt das Leben innerhalb weniger Minuten, ohne Wasser in wenigen Tagen. Ohne Nahrung kann man dagegen mehrere Wochen überleben. Der größte Anteil des menschlichen Organismus besteht aus Wasser. Beim Neugeborenen bestehen etwa 75 %, beim Erwachsenen noch 50-60 % des Körpergewichts aus Wasser. Der durchschnittliche Wasseranteil der fettfreien Körpermasse beträgt 73 %. Fettgewebe enthält dagegen nur 10 bis 30 % Wasser.

Normalerweise besteht ein Gleichgewicht zwischen der Wasseraufnahme und Wasserabgabe des Körpers. In unseren Breiten werden vom Erwachsenen etwa 2,4 l Wasser aufgenommen und abgegeben. Die Wasserzufuhr erfolgt nur zur Hälfte durch die Aufnahme von Flüssigkeit. Der Rest wird mit der festen Nahrung zugeführt (900 ml) und durch den oxidativen Abbau der Nahrungsstoffe (300 ml) als **Oxidationswasser** gebildet. Beim oxidativen Abbau enstehen:

pro g Kohlenhydrat	0,6 ml Wasser
pro g Fett	1,09 ml Wasser
pro g Eiweiß	0,44 ml Wasser

Die Wasserabgabe des Organismus erfolgt überwiegend mit dem Harn (1400 ml), zusätzlich aber auch durch unmerkliche Wasserverdunstung (Perspiratio insensibilis[1]) über die Haut und die Lungen (900 ml). Mit dem Kot werden etwa 100 ml Wasser pro Tag ausgeschieden. Die Wasserbilanz kann bei starker Wärmebelastung durch Schwitzen enorm ansteigen (Extremfall: Gießerei- und Hochofenarbeiter). Dann kann der Wasserverlust pro Stunde mehr als 1 Liter betragen.

Der **Mindestwasserbedarf** beträgt beim Erwachsenen 1,5 l pro Tag, da sich der Wasserverlust durch Verdunstung in Höhe von 900 ml nicht vermeiden läßt, und die Nieren für die Ausscheidung der harnpflichtigen Substanzen mindestens 500 ml Wasser benötigen.

Elektrolythaushalt

Der Körper besteht aus 3 unterschiedlich großen Flüssigkeitsräumen. Die außerhalb der Zellen (**Extrazellularraum**) vorkommende Flüssigkeit verteilt sich mit 3 l auf den **Plasmaraum** und mit 10 l auf den **Zwischenzellraum** (interstitieller Raum). In den Zellen des Körpers (**Intrazellularraum**) sind etwa 30 l Flüssigkeit enthalten. Diese 3 Flüssigkeitsräume besitzen eine charakteristische Verteilung der Anionen (negativ geladene Ionen) und Kationen (positiv geladene Ionen).

In der Abb. 203 ist die Elektrolytkonzentration des Blutplasmas, des Zwischenzellraumes und des Intrazellularraumes dargestellt.

Im **Blutplasma** steht unter den Kationen die Natrium-Konzentration ganz im Vordergrund. Die Konzentrationen von Kalium, Calcium und Magnesium sind dagegen gering. Bei den Anionen überwiegt die Chlorid-Konzentration. Ein weiterer, relativ großer Teil der Gesamtkonzentration der Anionen entfällt auf das Bicarbonat (HCO_3^-) und die Eiweißkörper. Organische Säuren, Phosphat (HPO_4^{--}) und Sulfat (SO_4^{--}) sind dagegen nur in geringer Konzentration vorhanden. Die organischen Säuren setzen sich überwiegend aus Aminosäuren, Milchsäure, Brenztraubensäure und Zitronensäure zusammen.

Die **Zwischenzellflüssigkeit** hat eine ähnliche Zusammensetzung wie das Blutplasma. Da die Kapillarwände für Eiweißkörper aber weitestgehend undurchlässig sind, ist die Proteinkonzentration in der Zwischenzellflüssigkeit deutlich niedriger als im Blutplasma.

---

[1] Perspiratio insensibilis (per- (lat.): durch; spirare (lat.): atmen; insensibilis (lat.): nicht wahrnehmbar)

Eine völlig andere Elektrolytkonzentration findet man dagegen in der Flüssigkeit der Zellen (**intrazelluläre Flüssigkeit**). In ihr überwiegt auf der Seite der Kationen das Kalium, auf der Seite der Anionen das Phosphat (HPO_4^{--}). Ein wesentlicher Teil der Anionen in der Zelle besteht ferner aus Eiweißkörpern.

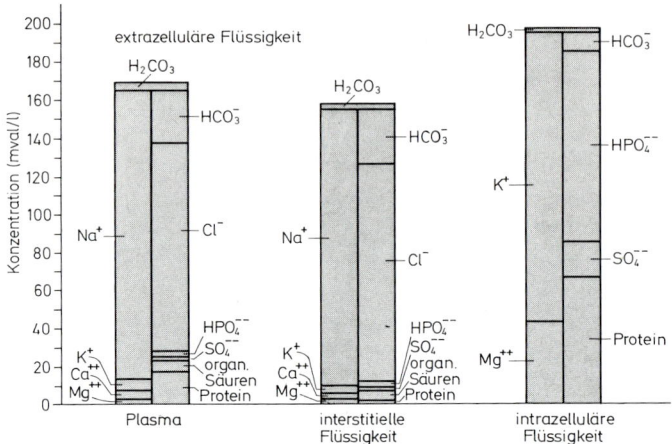

Abb. 203: Elektrolytkonzentration im Plasma, sowie in der interstitiellen und intrazellulären Flüssigkeit

Kontrolle der Elektrolytverteilung

Damit die Funktionsfähigkeit des Organismus erhalten bleibt, muß die Elektrolytkonzentration innerhalb und außerhalb der Zellen in relativ engen Grenzen konstant gehalten werden *(Isoionie)*.

Natrium- und Chlorhaushalt

Mit der Nahrung werden vom Erwachsenen täglich etwa 3-4 g (130 bis 180 mmol) Natrium und 4-5 g (110 bis 140 mmol) Chlorid aufgenommen und auch wieder ausgeschieden. Über den **Renin-Angiotensin-Aldosteron-Mechanismus,** der die Natrium-Ausscheidung der Niere steuert, kann die Natrium-Konzentration im Extrazellularraum auch dann in bestimmten Grenzen weitgehend konstant gehalten werden, wenn mit der Nahrung weniger oder mehr Kochsalz zugeführt wird. Mit der Natrium-Ausscheidung ist die Regulierung der Chlorid-Konzentration eng verbunden. In Abhängigkeit vom Säuren-Basen-Haushalt kann allerdings die Chlorid-Ausscheidung in der Niere durch eine vermehrte Bicarbonat-Ausscheidung verringert werden.

Kaliumhaushalt

Beim Erwachsenen beträgt die tägliche Kalium-Aufnahme 2-4 g (50 bis 100 mmol). Das Kalium ist vor allem für die Intrazellularflüssigkeit wichtig. Kalium-Ionen bestimmen die Elektroneutralität in den Zellen, sie bilden die Voraussetzungen für die Erregungsleitung der Nerven- und Muskelzellen. In den Zellen beeinflussen sie die Aktivität der Enzyme.

Die Höhe des Kalium-Spiegels außerhalb der Zelle wird über die Kalium-Ausscheidung der Nieren unter dem Einfluß von **Aldosteron** gesteuert. Aldosteron erhöht nämlich die Kalium-Ausscheidung in der Niere (s. S. 433).

Die hohe Kalium-Konzentration im Zellinnern, die 30 mal höher als im Extrazellularraum ist, wird durch aktive Transportprozesse in den Zellmembranen (**Ionenpumpe**) gewährleistet.

Calcium- und Phosphathaushalt

Der tägliche Calcium-Bedarf beträgt beim Erwachsenen 0,8 g (20 mmol), der tägliche Phosphat-Bedarf 0,9 g (30 mmol). Calcium und Phosphat sind am Aufbau der Knochen und Zähne beteiligt. Außerdem vermindert Calcium die Durchlässigkeit der Zellmembranen und senkt damit die Erregbarkeit der Muskel- und Nervenzellen. An der Regulierung der Calcium- und Phosphat-Konzentration außerhalb der Zellen sind das **Parathormon**, das **Calcitonin**[1] und das **Vitamin D** beteiligt.

Magnesium-Haushalt

Eine tägliche Magnesium-Zufuhr von 0,25 g (10 mmol) reicht beim Erwachsenen aus. Magnesium-Ionen beeinflussen in den Zellen zahlreiche Enzymreaktionen. Magnesium-Ionen dämpfen die Erregbarkeit des neuromuskulären Apparates und hemmen bei hoher Konzentration die Freisetzung von Acetylcholin in den motorischen Endplatten. Die Regulierung der Magnesium-Ausscheidung durch die Niere ist bisher nicht hinreichend bekannt.

Säure-Basen-Haushalt

Im arteriellen Blut liegt der pH-Wert normalerweise zwischen 7,37 und 7,43. Das Blutplasma ist damit schwach alkalisch. Obwohl im Blutplasma laufend saure Stoffwechselprodukte aufgenommen werden müssen, bleibt der pH-Wert weitgehend gleich. Dies ist aber auch für eine ungestörte Stoffwechselfunktion der Zellen des Organismus eine notwendige Voraussetzung, da deren Enzymwirkungen an einen bestimmten pH-Wert gebunden sind. Kommt es zu stärkeren pH-Verschiebungen im Rahmen von Erkrankungen, so wird die Enzymwirkung in den Zellen gestört, und es kommt zu Störungen der Stoffwechselvorgänge im Organismus.

An der Regulierung eines gleichbleibenden pH-Wertes im Blut sind im Rahmen des Säure-Basen-Haushaltes die Puffereigenschaften des Blutes, der Gasaustausch in den Lungen und die Nieren über die Ausscheidung von Wasserstoff-Ionen und die Rückresorption von Bicarbonat beteiligt.

Puffersysteme des Blutes

Bicarbonat-Puffersystem

Die Kohlensäure (H_2CO_3) ist zusammen mit ihrer entsprechenden Base Bicarbonat (HCO_3^-) ein sehr wirksames Puffersystem, da selbst im arteriellen Blut noch ein Kohlendioxid-Partialdruck von 40 mm Hg besteht und dadurch im Plasma eine Bicarbonat-Konzentration von 24 mmol/l enthalten ist. Der von der Atmung abhängige Kohlendioxid-Partialdruck sorgt somit für eine hohe Konzentration der beiden Reaktionspartner Kohlensäure und Bicarbonat in diesem Puffersystem. Durch entsprechende Änderung der Atmungsfrequenz kann der Zerfall (Dissoziation) von Kohlensäure in Wasserstoff-Ionen (H^+) und Bicarbonat (HCO_3^-) leicht verändert und damit der pH-Wert gefestigt werden.

---

[1] Calcitonin (Kalzitonin): in den C-Zellen der Schilddrüse gebildetes Eiweißhormon

Phosphat-Puffersystem

Die anorganischen Phosphate bilden ein zusätzliches Puffersystem mit allerdings wesentlich geringerer Kapazität, da die Phosphatkonzentration im Blutplasma gering ist. In diesem System wirkt das primäre Phosphat ($H_2PO_4^-$) als Säure, das sekundäre Phosphat (HPO_4^{--}) als entsprechende Base.

Protein-Puffersystem

Im Gegensatz zum Phosphat-Puffersystem erhöhen die Eiweißkörper (Proteine) die Pufferkapazität des Blutes beträchtlich, da bestimmte Aminosäuren zur Pufferung befähigt sind. Außerdem ist oxygeniertes Hämoglobin (HbO_2) eine stärkere Säure als nicht oxygeniertes Hämoglobin (Hb). Oxygeniertes Hämoglobin kann nämlich mehr Wasserstoff-Ionen abgeben als Hämoglobin, das keine Sauerstoffbindung eingegangen ist. Dies bedeutet, daß nach der Sauerstoffabgabe im Gewebe vom Hämoglobin Wasserstoff-Ionen aufgenommen werden. Dadurch wird die pH-Änderung, die durch die gleichzeitig anfallende Kohlensäure bedingt ist, verringert. In der Lunge erfolgt die Pufferwirkung des Hämoglobins bei der Sauerstoffaufnahme in umgekehrter Richtung, indem dann vom oxygenierten Hämoglobin Wasserstoff-Ionen abgegeben werden, wodurch der Wasserstoffionen-Verlust ausgeglichen wird, der bei der Abrauchung des Kohlendioxids entsteht.

Pufferbasen

Im Blutplasma überwiegen bei den Pufferbasen die Bicarbonat-Ionen, in den Erythrozyten dagegen die Proteinat-Ionen. Für die Pufferung stehen im Gesamtblut etwa 30 % der Anionen zur Verfügung. Die **Konzentration der Pufferbasen** kann sich durch die Zunahme oder Abnahme von nichtflüchtigen Säuren, vor allem Schwefelsäure, ändern. Daher ist die Kenntnis der Konzentration der Pufferbasen im Blut von Bedeutung (**Pufferbasenwert**). Sie beträgt beim Gesunden als Mittelwert 48 mmol/l. Abweichungen von diesem Wert werden als **Basenüberschuß** bezeichnet (Base Excess). 48 mmol/l entsprechen somit einem Basenüberschuß von Null. Ein krankhafter Anstieg der Pufferbasen bedeutet somit einen *positiven Basenüberschuß*, eine Abnahme ein *Basendefizit* («negativer Basenüberschuß»).

Regulierung des pH-Wertes

Kohlendioxid-Abgabe durch die Lunge

Im oxidativen Stoffwechsel der Zellen entsteht ständig als Endprodukt Kohlendioxid, das über die Lungen abgeraucht wird. Durch die Abgabe von Kohlendioxid in den Lungen wird eine Übersäuerung des Organismus verhindert. Treten im Blut vermehrt Säuren auf (z. B. Ketoazidose beim Diabetes mellitus), so nimmt die Atemtätigkeit zu (**Hyperventilation**). Dadurch wird Kohlendioxid (CO_2), das aus der Reaktion $HCO_3^- + H^+ \rightarrow H_2CO_3 \rightarrow H_2O + CO_2$ stammt, vermehrt über die Lungen abgeraucht und der pH-Wert steigt an.

Bei einer stärkeren Vermehrung der Basen nimmt die Intensität der Atmung dagegen ab (**Hypoventilation**). Dadurch nimmt der Partialdruck des Kohlendioxids zu und die Wasserstoff-Ionen-Konzentration steigt, wodurch der pH-Wert wieder sinkt.

Wasserstoff-Ionen-Abgabe durch die Niere

Neben der Kohlensäure entstehen im Stoffwechsel auch *«nicht-flüchtige» Säuren*, vor allem Schwefelsäure. (Der Ausdruck «nicht-flüchtige» Säuren ist im Gegensatz zur Kohlensäure gemeint). Die überzähligen Wasserstoff-Ionen dieser nicht-flüchtigen Säuren werden über die

Nieren ausgeschieden. Der größte Teil der in die Nierentubuli abgegebenen Wasserstoff-Ionen wird an Ammoniak (NH_3) und sekundäres Phosphat (HPO_4^{--}) gebunden und gelangt dann als Ammonium (NH_4^+) und primäres Phosphat ($H_2PO_4^-$) in den Endharn. Nur ein kleiner Teil der Wasserstoff-Ionen wird in freier Form mit dem Harn ausgeschieden. Dabei wird gleichzeitig Bicarbonat (HCO_3^-) resorbiert. Die Nieren können die Wasserstoff-Ionen-Ausscheidung und die Bicarbonat-Resorption in Abhängigkeit von der Stoffwechselsituation stark verändern. Dadurch helfen die Nieren Störungen des Säure-Basen-Gleichgewichtes auszugleichen.

Die Fortpflanzungsorgane

Die Fortpflanzungsorgane dienen der Zeugung von Nachkommen. Ein neues Lebewesen entsteht dabei durch die Vereinigung einer männlichen und weiblichen Geschlechtszelle im mütterlichen Organismus. In der Gebärmutter der Frau entwickelt sich dann aus der befruchteten Eizelle der **Embryo.**

Man unterteilt die Fortpflanzungsorgane in **äußere** und **innere Geschlechtsorgane.** Zu den inneren Geschlechtsorganen gehören die Keimdrüsen, die Geschlechtswege und Geschlechtsdrüsen. Die **Keimdrüsen** *(Gonaden[1])* stellen *Sexualhormone* und *Keimzellen* her. In den **Geschlechtswegen** werden diese Keimzellen dann transportiert. Von den **Geschlechtsdrüsen** werden Sekrete hergestellt, durch welche die Vereinigung der Geschlechtszellen begünstigt wird. Die Geschlechtsorgane dienen auch der geschlechtlichen Vereinigung, die *Kohabitation[2]* oder *Koitus[3]* genannt wird.

Innere und äußere Geschlechtsorgane werden auch als **primäre Geschlechtsmerkmale** bezeichnet, da sie von Geburt an vorhanden sind. Die **sekundären Geschlechtsmerkmale** entwickeln sich dagegen erst in der Pubertät unter dem Einfluß der Sexualhormone, die überwiegend in den Keimdrüsen hergestellt werden. Zu den wichtigsten sekundären Geschlechtsmerkmalen gehören die Brustdrüse der Frau und die unterschiedliche Behaarungsform von Mann und Frau (Schambehaarung, Bartwuchs). Weitere sekundäre Geschlechtsunterschiede bestehen im Verteilungstyp des Fettgewebes, im Skelettbau und der Größe des Kehlkopfes, durch die beim Mann die tiefe Stimme (Stimmbruch während der Pubertät) und bei der Frau die hohe Stimme bedingt ist.

Innere männliche Geschlechtsorgane

Zu den **inneren männlichen Geschlechtsorganen** gehören Hoden *(Testis[1])*, Nebenhoden *(Epididymis[2])*, Samenleiter *(Ductus deferens[3])*, Samenblasen *(Vesicula seminalis[4])*, Cowper[5]-Drüsen *(Glandula bulbourethralis[0])* und die Vorsteherdrüse *(Prostata).*

---

[1] Gonade (gone (gr.): Geschlecht; aden (gr.): Drüse

[2] Kohabitation (cohabitare (spätlat.): zusammenwohnen)

[3] Koitus (coitus (lat.): Begattung)

[1] Testis (lat.): Hoden

[2] Epididymis (epi- (gr. Vorsilbe): auf-, darauf-, über-; didymoi (gr.): Zwillinge, Hoden)

[3] Ductus deferens (ductus (lat.): Gang; deferens (lat.): hinabtragend)

[4] Vesicula seminalis (vesicula (lat.): Bläschen; semen (lat.): Samen)

[5] Cowper, William (1666–1709), Anatom, Chirurg, London

[6] Glandula bulbourethralis (glandula (lat.): Drüse; bulbus (lat.): Zwiebel; urethralis = zur Harnröhre (Urethra) gehörend)

Das männliche Glied *(Penis[7])*, in dem der Harn- und Samenweg gemeinsam verlaufen, sowie der Hodensack *(Scrotum[8])* werden dagegen als **äußere männliche Geschlechtsorgane** bezeichnet (Abb. 204).

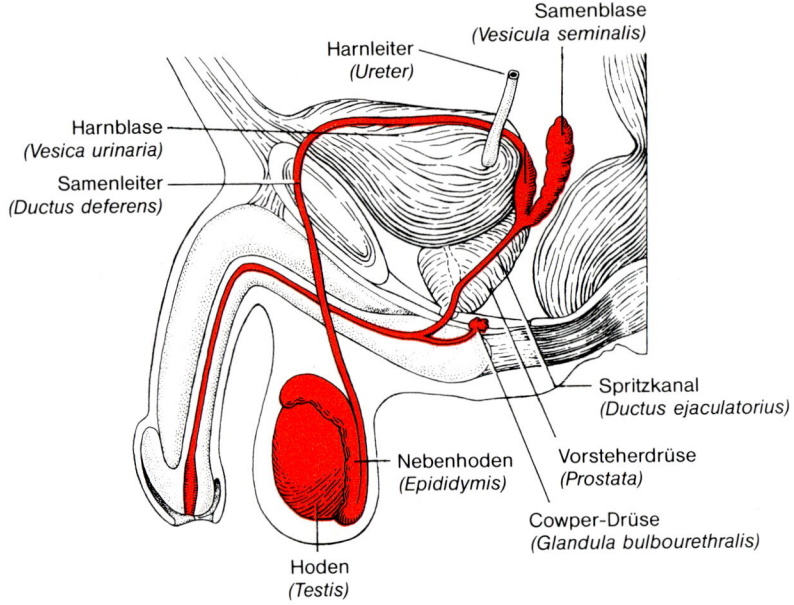

Samenblase
(Vesicula seminalis)

Harnleiter
(Ureter)

Harnblase
(Vesica urinaria)

Samenleiter
(Ductus deferens)

Spritzkanal
(Ductus ejaculatorius)

Nebenhoden
(Epididymis)

Vorsteherdrüse
(Prostata)

Cowper-Drüse
(Glandula bulbourethralis)

Hoden
(Testis)

Abb. 204: Überblick über die männlichen Geschlechtsorgane (nach G.-H. Schumacher)

Die Hoden

Die paarig angelegten, prall-elastischen **Hoden** *(Testis)* sind im Hodensack schwebend aufgehängt. Sie haben vor der Pubertät ein Volumen von 1-2 ml. Beim Erwachsenen beträgt ihr Volumen meist 25 ml. Ihre Form entspricht einem Ellipsoid (annähernde Eiform des Hodens).

Am hinteren Rand sitzt dem Hoden der **Nebenhoden** *(Epididymis)* auf (s. Abb. 205). Dort gelangen die ausführenden Gangsysteme des Hodens in den Nebenhoden. Auch treten hier Blut- und Lymphgefäße sowie Nerven ein bzw. aus. In ihrem Inneren werden die Hoden durch dünne, bindegewebige Scheidewände in ca. 200 keilförmige Läppchen zerlegt. Von der Hodenkapsel ausgehend strahlen diese bindegewebigen Scheidewände *(Septen[1])* radiär zu einem an der Rückseite des Hodens liegenden Bindegewebskörper, dem *Mediastinum* des Hodens. In den Septen verlaufen Blut- und Lymphgefäße sowie Nerven. Innerhalb der Hodenläppchen liegen die stark gewundenen **Hodenkanälchen** *(Tubuli seminiferi[2])*, in denen die Samenfäden gebildet werden. Ein solches Hodenkanälchen hat im gestreckten Zustand eine Länge von 30 bis 80 cm. Die Gesamtlänge der Hodenkanälchen wird auf 200 bis 300 m geschätzt. Sie münden in das **Hodennetz** *(Rete testis[3])*, das im Mediastinum des Hodens liegt

---

[7] Penis (lat.): das männliche Glied
[8] Scrotum (lat.): Hodensack
[1] Septum (lat.): Scheidewand
[2] Tubuli seminiferi (tubulus (lat.): Röhrchen; semen (lat.): Samen; ferre (lat.): tragen)
[3] Rete testis (rete (lat.): Netz; testis (lat.): Hoden)

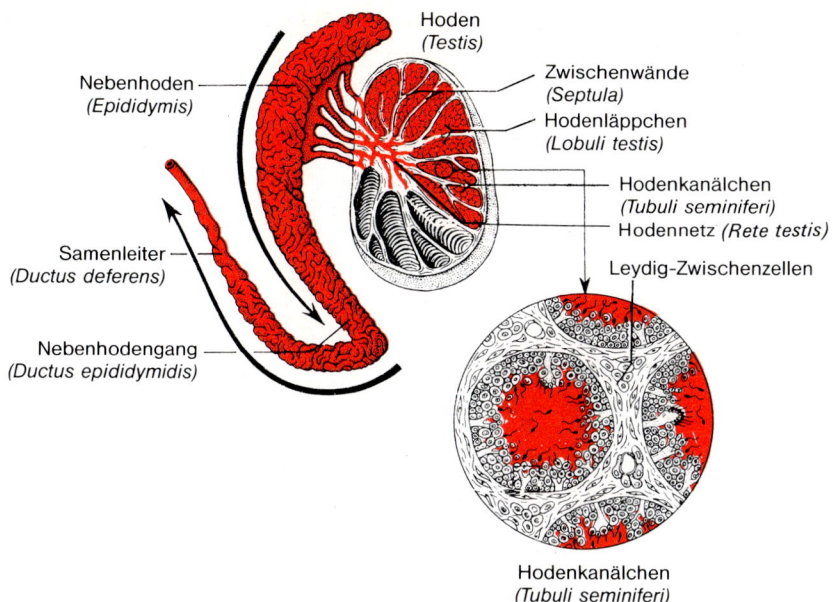

Abb. 205: Hoden, Nebenhoden und Anfangsteil des Samenleiters. Rechts als Ausschnitt quergeschnittenes Hodenkanälchen mit dazwischen liegenden Leydig-Zwischenzellen (nach G.-H. Schumacher)

und aus relativ weiten, spaltförmigen Kanälchen besteht. Von diesem Hodennetz nehmen die ableitenden Samenwege ihren Ausgang.

Die Hodenkanälchen werden von dem mehrschichtigen **Keimepithel** ausgekleidet, in dem von der Pubertät an die Bildung der Samenfäden erfolgt. Das Keimepithel sitzt einer kräftig gebauten Basalmembran auf. Die Wand der Hodenkanälchen wird von der Basalmembran bis

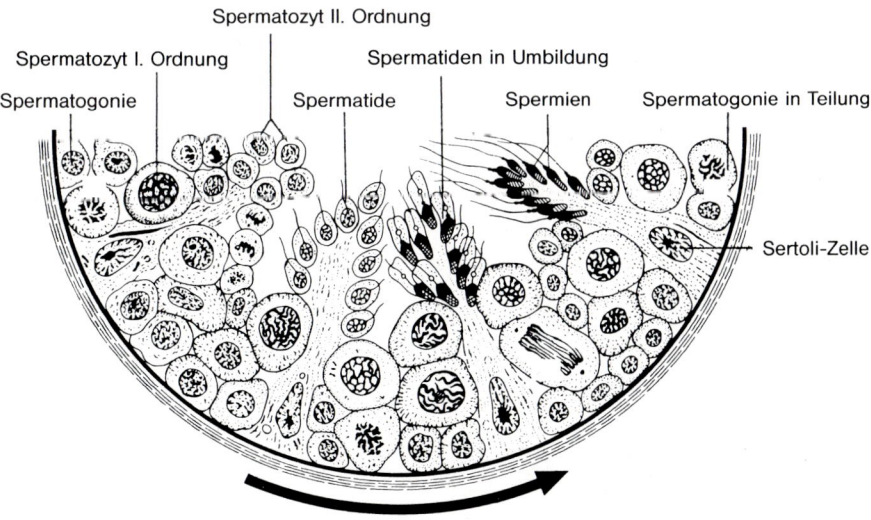

Abb. 206: Querschnitt durch ein Hodenkanälchen mit den verschiedenen Entwicklungsstadien der Samenzellen in schematischer Darstellung (nach G.-H. Schumacher)

zu ihrer Lichtung hin von pfeilerartigen Stützzellen (**Sertoli-Zellen**[4]) durchsetzt, zwischen denen die Keimzellen liegen (s. Abb. 206). Die Sertoli-Zellen haben neben ihrer Stützfunktion für das Keimepithel auch als «Ammenzellen» für die heranreifenden Samenfäden Bedeutung (Nähr-funktion).

Im Bindegewebe zwischen den Hodenkanälchen liegen in kleinen Gruppen angeordnet die **Leydig-Zwischenzellen**[5], die in Abhängigkeit von dem luteinisierenden Hormon (**LH**) der Hirnanhangsdrüse die männlichen Sexualhormone des Hodens herstellen (vor allem Testoster-on), welche für die Entwicklung der primären und sekundären Geschlechtsmerkmale und die Reifung der Samenfäden wichtig sind (s. Abb. 205).

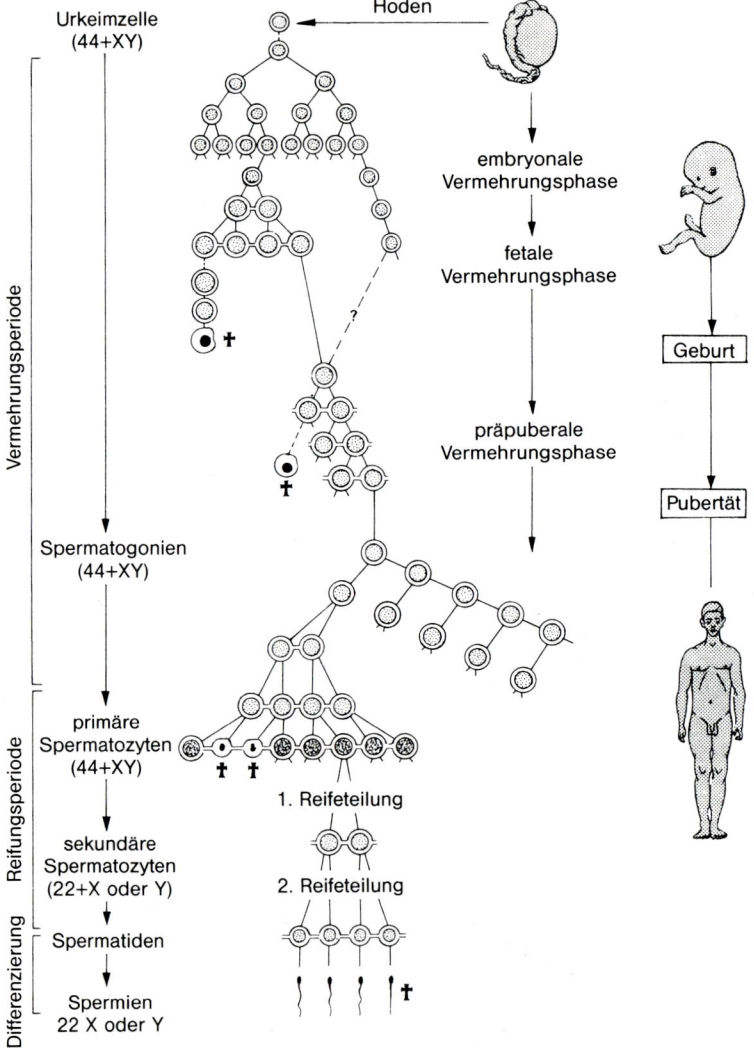

Abb. 207: Schema der Entwicklung der Samenzellen (nach A.F. Holstein). In jedem Entwicklungsstadium können Zellen absterben (Kreuze)

---

[4] Sertoli, Enrico (1842–1910), Physiologe, Mailand
[5] Leydig, Franz von (1821–1908), Physiologe, Würzburg, Bonn

Bildung der Samenfäden

Mit der Pubertät beginnt in den Hodenkanälchen die **Samenbildung**, *(Spermatogenese[1])*, die in 3 Phasen erfolgt (s. Abb. 206, 207). Auf der Basalmembran der Hodenkanälchen liegen die **Stammzellen** *(Spermatogonien[2])* der Samenfäden. Es sind mittelgroße Zellen mit rundem Kern, die sich mitotisch teilend vermehren (**Vermehrungsphase**).

Von den 2 Zellen, die durch diese mitotische Teilung aus einer Stammzelle hervorgegangen sind, fängt dann eine Zelle an stark zu wachsen, die andere teilt sich als Stammzelle erneut.

Die Größe der aus der Stammzelle hervorgegangenen Zelle nimmt auf das Doppelte zu. Diese Zellen werden dann **Spermatozyten I. Ordnung**[3] genannt. In der **Reifungsphase** entstehen durch die **erste Reifeteilung** aus jedem Spermatozyten I. Ordnung zwei **Spermatozyten II. Ordnung**. Die Spermatozyten II. Ordnung besitzen dann nur noch den halben Chromosomensatz (23 X oder 23 Y, d. h. 22 Autosomen und 1 X- oder 1 Y-Chromosom), da die erste Reifeteilung als Reduktionsteilung *(Meiose)* abläuft.

In der **2. Reifeteilung** entstehen dann aus jedem Spermatozyten II. Ordnung zwei kleine **Spermatiden**[4]. Die Spermatiden sind Vorstufen der reifen Samenfäden. Sie bilden sich in der anschließenden Differenzierungsphase zu den befruchtungsfähigen Spermien um, womit die Bildung der Samenfäden abgeschlossen ist.

Die Samenfäden gelangen dann durch den Druck der nachfolgenden Spermien in das Netz des Hodens und von dort über die ausführenden Gänge des Hodens *(Ductuli efferentes)* in den Nebenhoden. Von der ersten Teilung einer Stammzelle (Spermatogonie) vergehen etwa 12 Wochen bis ein Samenfaden völlig ausgereift ist.

Der Samenfaden

Die Samenzellen *(Spermien[1])* sind hochspezialisierte Gebilde, die sich selbst bewegen können. Sie haben eine Länge von 60 μm. Man unterscheidet an ihnen einen Kopf, einen Hals, ein Mittelstück und einen Schwanz (s. Abb. 208). Der **Kopf** ist nur 4 μm lang und enthält den Zellkern mit dem halben Chromosomensatz (23 X, bzw. 23 Y). Er wird über den nur 0,5 μm langen **Hals** mit dem **Mittelstück** beweglich verbunden. In dem Halsabschnitt, der das Bewegungszentrum der Samenfäden enthält, liegen die beiden **Zentriolen** *(Polkörperchen)* des Samenfadens. Das Mittelstück ist etwa 1 μm dick und enthält reichlich Mitochondrien. Es ist das Energiezentrum der Samenzelle. Der daran anschließende **Schwanz**, der aus dem Zytoplasma der Spermatiden entsteht, ist etwa 50 μm lang und wird von einem Achsenfaden

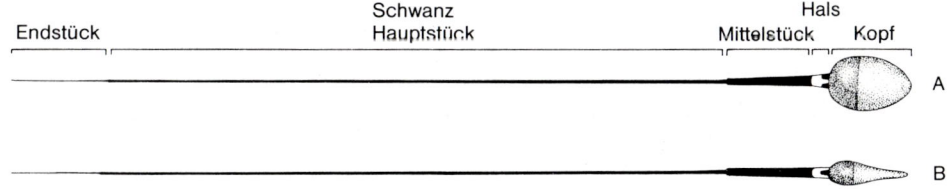

Abb. 208: Menschlicher Samenfaden in Flächenansicht (A) und von der Seite (B)

---

[1] Spermatogenese (sperma (gr.): Samen; genesis (gr.): Entstehung)
[2] Spermatogonie (gone (gr.): Sproß)
[3] Spermatozyt (kytos (gr.): Zelle)
[4] Spermatiden: Vorstufen der Spermien
[1] Spermium: reifer Samenfaden

durchzogen, der von dem unteren, im Halsbereich liegenden Zentriol ausgeht. Dieser Achsenfaden entspricht in seiner Struktur einem Flimmerhaar. Durch peitschende und schlängelnde Bewegungen des Schwanzes gelangen die Samenfäden vorwärts. Sie bewegen sich dadurch pro Minute 3-3,6 mm weit. Um eine befruchtungsfähige Eizelle erreichen zu können, müssen sie von dem Eingang der Gebärmutter *(Portio[2])* aus gerechnet 12 bis 15 cm zurücklegen.

Der Samen

Der Samen *(Sperma[1])* besteht aus den Samenfäden und der Samenflüssigkeit, die sich hauptsächlich aus den Absonderungen (Sekreten) der Nebenhoden, der Samenblasen und der Vorsteherdrüse zusammensetzt. Er enthält pro Milliliter ca. 100 Mio. Samenfäden. Sinkt die Zahl der Samenfäden auf weniger als 5 bis 10 Mio./ml ab, so tritt Unfruchtbarkeit (**Sterilität[2]**) ein. Beim Geschlechtsakt werden etwa 2-6 ml Samen *(Ejakulat[3])* unter hohem Druck aus den ableitenden Samenwegen in die Scheide der Frau hineingespritzt. Der pH-Wert des Spermas liegt bei 7 bis 8. In dem sauren Milieu der Scheide verlieren die Samenfäden bereits innerhalb einer Stunde ihre Beweglichkeit. In der Gebärmutter und im Eileiter bleiben sie dagegen etwa 2 Tage lang befruchtungsfähig.

Die ableitenden Samenwege

Die ableitenden Samenwege bestehen aus dem Nebenhoden und dem Samenleiter (s. Abb. 204, 205).

Der Nebenhoden

Der Nebenhoden *(Epididymis)* ist ein Gangsystem, das als wichtigster Samenspeicher dient. Er besteht aus einem **Kopf,** einem **Körper** und einem **Schwanz.** Er liegt der Rückseite des Hodens an und ist dort mit ihm verwachsen. Aus dem Netz des Hodens *(Rete testis)* treten dort 10-15 stark gewundene, im gestreckten Zustand etwa 15 cm lange abführende Gänge *(Ductuli efferentes)* heraus, die den *Kopf des Nebenhodens* bilden und sich zum Nebenhodengang *(Ductus epididymis)* vereinigen. Die ausführenden Gänge *(Ductuli efferentes)* werden von einem Epithel ausgekleidet, das stellenweise einen Flimmersaum trägt. Durch diese Flimmerzellen wird ein Flüssigkeitsstrom erzeugt, der die noch bewegungslosen Samenfäden in den Nebenhodengang befördert.

Der **Nebenhodengang** *(Ductus epididymis)* ist ein 4-5 m langer, stark gewundener Gang, der den *Körper* und *Schwanz* des Nebenhodens bildet. Er wird von einem hohen Zylinderepithel ausgekleidet, welches ein schwach saures Sekret absondert, das die Bewegung der Samenfäden hemmt, so daß die in ihnen gespeicherte Energie nicht vorzeitig verbraucht wird. In dem Nebenhodengang werden etwa 1 Milliarde Samenfäden gespeichert, die dort wochenlang lebensfähig bleiben. Der Nebenhodengang enthält glatte Muskelfasern, die in seinem unteren, in den Samenleiter übergehenden Anteil an Zahl zunehmen. Sie dienen dem Transport der Samenfäden.

Der Samenleiter

Das Ende des Nebenhodenschwanzes geht ohne scharfe Grenze in den Samenleiter *(Ductus deferens)* über. Der Samenleiter ist 50 bis 60 cm lang und zieht gemeinsam mit Gefäßen und

---

[2] Portio (lat.): Anteil
[1] Sperma (gr.): Samen, Samenflüssigkeit
[2] Sterilität (sterilitas (lat.): Unfruchtbarkeit)
[3] Ejakulat (ejaculari (lat.): hinausschleudern)

Nerven im **Samenstrang** *(Funiculus spermaticus*[1]*)* durch den Leistenkanal hindurch in den Bauchraum. An der Wand des kleinen Beckens entlangziehend erreicht er die seitliche Wand der Harnblase und legt sich dann dem Blasengrund an. Sein Ende ist ampullenförmig erweitert und nimmt die Mündung der Samenblase auf (s. Abb. 204, 209). Das daran anschließende verengte Endstück der ableitenden Samenwege wird **Spritzkanal** (Ductus ejaculatorius[2]) genannt und mündet nach seinem Verlauf durch die Vorsteherdrüse in die Harnröhre, die dann als **Harn-Samenröhre** dient. Die Wand der Samenleiter enthält eine starke Muskelschicht, die als innere und äußere Längsmukelschicht und mittlere Ringmuskelschicht angeordnet ist. Zieht sich diese Muskulatur zusammen, so wird zuerst der Inhalt des Nebenhodenganges angesaugt und dann durch kräftige Kontraktion durch die Spritzkanäle in die Harnröhre geschleudert (Saug-Druck-Wirkung der Samenleitermuskulatur).

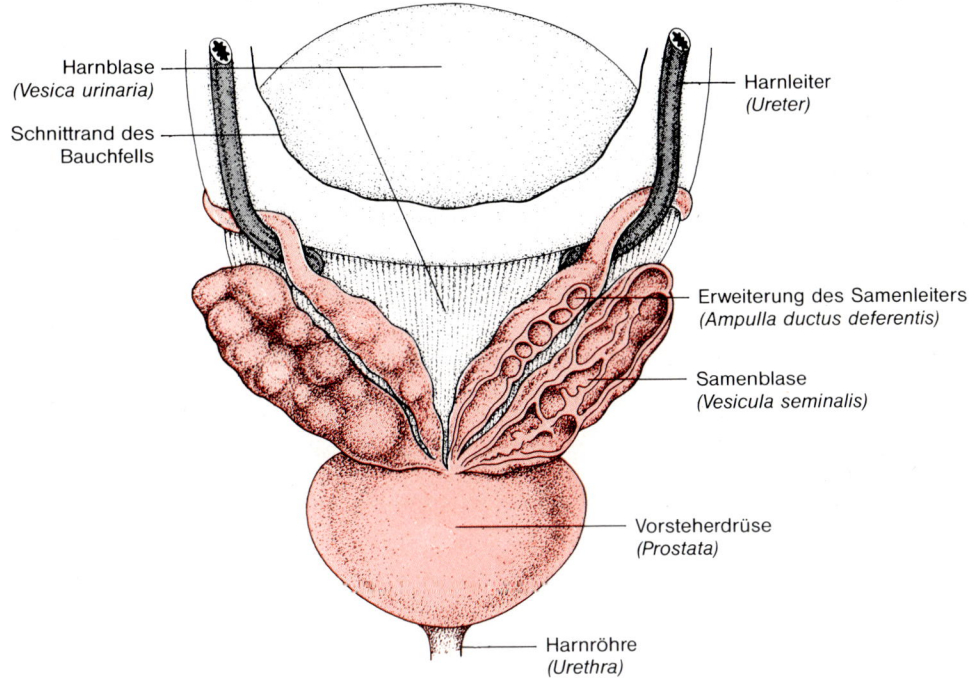

Harnblase
(Vesica urinaria)

Schnittrand des
Bauchfells

Harnleiter
(Ureter)

Erweiterung des Samenleiters
(Ampulla ductus deferentis)

Samenblase
(Vesicula seminalis)

Vorsteherdrüse
(Prostata)

Harnröhre
(Urethra)

Abb. 209: Die akzessorischen Geschlechtsdrüsen (rot) des Mannes

Die Geschlechtsdrüsen

Die Samenblase

Die paarig angelegte Samenblase *(Vesicula seminalis)* ist als seitlicher Auswuchs des Samenleiters entstanden (s. Abb. 209). Es ist eine etwa 10 cm lange, gefaltete Drüse. Der Ausdruck Samenblase ist daher irreführend. Sie mündet an der Stelle in den Samenleiter, an der dieser in die Vorsteherdrüse einmündet. Die Samenblasen produzieren ein zähes, gelatineartiges, schwach alkalisches Sekret, das den größten Teil der Samenflüssigkeit liefert. Das Sekret der

---

[1] Funiculus spermaticus (funiculus (lat.): Strang; spermatikos (gr.): zum Samen gehörend)
[2] Ductus ejaculatorius (ductus (lat.): Gang; ejaculatorius (lat.): zum Herausschleudern dienend)

Samenblasen enthält viel Fruktose (Fruchtzucker) für den Betriebsstoffwechsel der Samenfäden. Die Entfernung der Samenblasen führt in etwa 90% zur Unfruchtbarkeit.

Die Vorsteherdrüse

Die Vorsteherdrüse (**Prostata**) ist ein kastaniengroßes Organ, das zwischen dem Grund der Harnblase und der Beckenbodenmuskulatur liegt. Durch sie ziehen die Harnröhre und die beiden Spritzkanäle (Ductus ejaculatorius). Außen wird sie von einer Bindegewebskapsel begrenzt. Sie besteht aus etwa 40 getrennten Drüsen, die mit etwa 20 Ausführungsgängen im Bereich des Samenhügels in die Harnröhre münden (s. Abb. 204, 209). Die Vorsteherdrüse stellt ein trübes, dünnflüssiges, schwach alkalisches Sekret her, das auf die Samenfäden bewegungsfördernd wirkt. Zwischen den drüsigen Anteilen der Prostata verlaufen starke Bündel glatter Muskulatur, die bei der Entleerung des Samens (Ejakulation) das Drüsensekret auspressen.

Die Cowper-Drüsen

Die paarig angelegten Cowper-Drüsen *(Glandula bulbourethralis)* liegen im Beckenboden und münden mit ihrem Ausführungsgang in die Harnröhre (s. Abb. 204). Sie stellen ebenfalls ein schwach alkalisches Sekret her, das aber schon vor dem eigentlichen Samenerguß in die Harnröhre abgegeben wird.

Äußere männliche Geschlechtsorgane

Die Harnröhre

Die männliche Harnröhre (**Urethra**) ist 20 bis 25 cm lang (s. Abb. 204). Sie wird in drei Abschnitte unterteilt. Ihr erster Abschnitt, der 4 cm lang ist, reicht von der Harnblase bis zu ihrem Austritt aus der Vorsteherdrüse, die sie durchbohrt *(Pars prostatica[1])*.

Der zweite Abschnitt der Harnröhre ist der Bereich, mit dem sie durch die Muskelplatte des Beckenbodens hindurchtritt *(Pars membranacea[2])*. Dieser nur 1 cm lange Abschnitt ist gleichzeitig auch ihre engste Stelle.

Der dritte und längste Abschnitt verläuft in einem Schwellkörper des Penis *(Pars spongiosa[3])*. Die Schleimhaut der Harnröhre hat in ihrem Anfangsteil noch ein Übergangsepithel, das im weiteren Verlauf von einem mehrreihigen Zylinderepithel abgelöst wird. An ihrem Ende wird sie von einem nichtverhornenden, mehrschichtigen Plattenepithel ausgekleidet. Beim Einführen eines Katheters müssen die Krümmungen und engen Stellen der Harnröhre beachtet werden, da sonst Verletzungen entstehen können.

Das männliche Glied

Durch das männliche Glied (**Penis**), in das die Harn-Samenröhre eingebaut ist, wird bei der Ejakulation der Samen in das hintere Scheidengewölbe der Frau gebracht. Die Ansammlung des Samens im hinteren Scheidengewölbe ist für die Befruchtung einer Eizelle die günstigste Ausgangsstelle.

---

[1] Pars prostatica (pars (lat.): Teil; prostaticus (von gr.): zur Vorsteherdrüse (Prostata) gehörend)
[2] Pars membranacea (membranaceus (lat.): häutig)
[3] Pars spongiosa (spongiosus (v. gr.): schwammig)

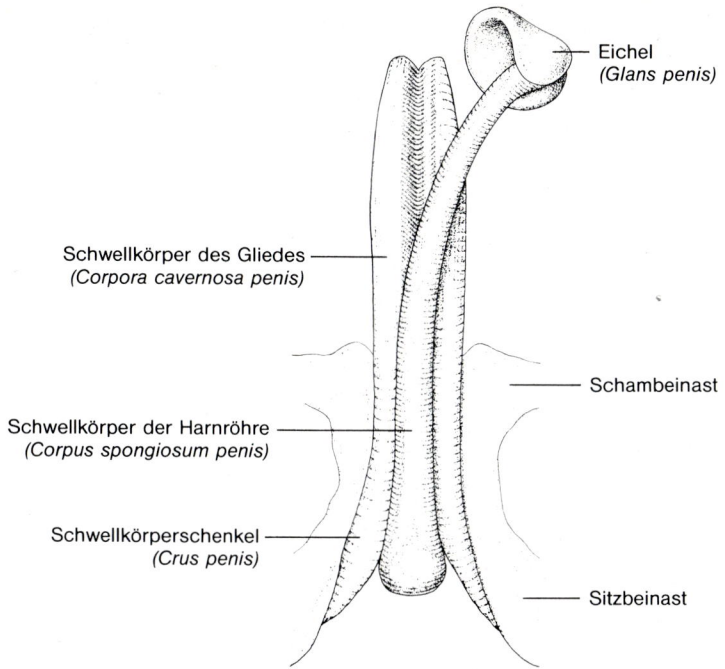

Eichel
(Glans penis)

Schwellkörper des Gliedes
(Corpora cavernosa penis)

Schwellkörper der Harnröhre
(Corpus spongiosum penis)

Schwellkörperschenkel
(Crus penis)

Schambeinast

Sitzbeinast

Abb. 210: Schwellkörper des Penis. Der Schwellkörper der Harnröhre mit der Eichel ist vom Schwellkörper des Gliedes losgelöst worden

Der Schaft des Penis ist aus drei Schwellkörpern zusammengesetzt (s. Abb. 210, 211). Die paarig angelegten **Rutenschwellkörper** *(Corpora cavernosa penis[4])* liegen am Rücken des Penis und bilden in ihrem vorderen Teil einen einheitlichen Schwellkörper. Hier sind sie nur noch unvollkommen durch eine unterbrochene Trennwand *(Septum)* geteilt. An der Unterseite der Rutenschwellkörper befindet sich in einer flachen Rinne der unpaare **Schwellkörper der Harnröhre** *(Corpus spongiosum penis)*, der vorne mit der Eichel *(Glans penis[5])* endet und sich an seinem hinteren Ende zur Zwiebel *(Bulbus[6])* vergrößert. Im Bereich der Peniswurzel ist der Penis mit seinen Schwellkörpern an den unteren Schambeinästen befestigt.

Die paarig angelegten Rutenschwellkörper werden außen von einer straffen Bindegewebshülle umgeben, unter der ein Kapillarnetz liegt, auf das ein Netz weiter Venen folgt. Von der straffen Bindegewebshülle ausgehend strahlen Septen in das Innere der Schwellkörper und begrenzen untereinander in Verbindung stehende weite Bluträume, die Cavernen genannt werden. Im schlaffen Penis sind diese Cavernen blutleer. Ihre Füllung erfolgt ebenso wie beim Schwellkörper der Harnröhre (Corpus spongiosum penis) über Arterien, die ohne die Zwischenschaltung eines Kapillargebietes direkt in die Cavernen oder Venengeflechte hineinmünden. Diese Arterien sind mit Längsmukelpolstern ausgestattet, die als Verschlußeinrichtung dienen. Erschlaffen diese Muskelwülste, so strömt Blut in die Cavernen hinein. Gleichzeitig wird der Abfluß des Blutes über die Venen durch muskuläre Sperrwülste in den Venen gedrosselt. Durch

---

[4] Corpus cavernosum (corpus (lat.): Körper; cavernosus (lat.): höhlenreich)
[5] Glans (lat.): Eichel
[6] Bulbus (lat.): Zwiebel

den vermehrten Blutzufluß und den gleichzeitig behinderten Abfluß des Blutes wird die Bindegewebshülle der Schwellkörper gestrafft, und die Schwellkörper verhärten sich, was zur Aufrichtung des Gliedes führt (**Erektion**[7]), das dann in die weibliche Scheide eingeführt werden kann. Die Erektion klingt ab, wenn sich die Muskelwülste in den zuführenden Arterien wieder zusammenziehen.

Die Füllung der Bluträume im Schwellkörper der Harnröhre *(Corpus spongiosum penis)* ist weniger stark. Dadurch wird der Transport des Samens im eregierten Zustand durch die Harn-Samenröhre ermöglicht.

Der Penis wird von einer dehnbaren Haut überzogen, die am Penisende die Hautfalte der **Vorhaut** *(Praeputium*[8]*)* bildet. An der Eichel ist die Penishaut unverschieblich und nicht abhebbar. Die Haut des Penis ist besonders im Bereich der Eichel sehr reich mit sensiblen Nervenendigungen und Tastkörperchen ausgestattet.

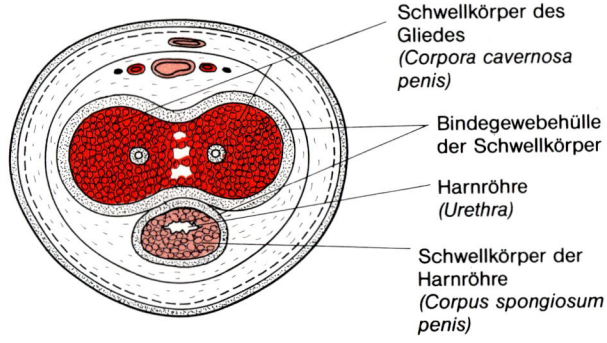

Schwellkörper des Gliedes *(Corpora cavernosa penis)*

Bindegewebehülle der Schwellkörper

Harnröhre *(Urethra)*

Schwellkörper der Harnröhre *(Corpus spongiosum penis)*

Abb. 211: Querschnitt durch den Penis

Der Hodensack

In der Hauttasche des Hodensacks (**Scrotum**[9]) befinden sich die Hoden und Nebenhoden. Die Haut des Hodensacks ist pigmentiert und enthält Schweiß-, Talg- und Duftdrüsen. In ihrem Unterhautbindegewebe befinden sich glatte Muskelfasern, durch deren Zusammenziehung die Haut des Hodensackes in Falten gelegt werden kann. Dieser Mechanismus dient der Oberflächenverkleinerung des Hodensackes, wodurch die Temperatur im Scrotum gesteuert wird. Durch ihre Lage im Scrotum befinden sich die Hoden in einer deutlich niedrigeren Umgebungstemperatur als im Bauchraum, in dem 2-5 °C höhere Temperaturen herrschen. Die höheren Temperaturen im Bauchraum würden die Samenbildung unterdrücken.

Steigen die Hoden in der fetalen Entwicklung nicht in den Hodensack herab (Kryptorchismus[10]), so werden sie bleibend geschädigt, sofern nicht rechtzeitig die Verlegung durch hormonelle Behandlung oder Operation erfolgt. Diese Therapie sollte noch vor dem Ende des 2. Lebensjahres erfolgreich beendet sein.

---

[7] Erektion (erigo, erectus (lat.): aufrichten)
[8] Praeputium (lat.): Vorhaut
[9] Scrotum (lat): Sack, Hodensack
[10] Kryptorchismus (kryptos (gr.): verborgen; orchis (gr.): Hoden)

Innere weibliche Geschlechtsorgane

Zu den **inneren weiblichen Geschlechtsorganen** gehören die Eierstöcke *(Ovarium[1])* und die Eileiter *(Tuba uterina[2])*, die Gebärmutter *(Uterus[3])* und die Scheide *(Vagina[4])*. Diese Organe liegen alle im kleinen Becken (Abb. 212).

Die großen Schamlippen *(Labia majora[5])*, die kleinen Schamlippen *(Labia minora[6])*, der Kitzler (Clitoris[7]), der Scheidenvorhof (Vestibulum vaginae[8]) mit den Vorhofschwellkörpern (Bulbus vestibuli[9]), die kleinen und großen Vorhofdrüsen (Bartholin[10]-Drüsen) werden zu den **äußeren weiblichen Geschlechtsorganen** gezählt (s. Abb. 218).

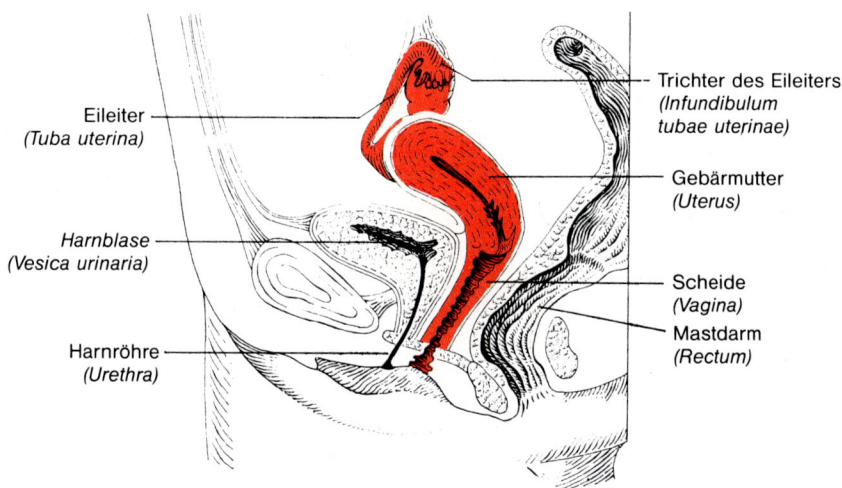

Eileiter
(Tuba uterina)

Harnblase
(Vesica urinaria)

Harnröhre
(Urethra)

Trichter des Eileiters
(Infundibulum tubae uterinae)

Gebärmutter
(Uterus)

Scheide
(Vagina)

Mastdarm
(Rectum)

Abb. 212: Medianschnitt durch das weibliche Becken. Lagebeziehungen der inneren weiblichen Geschlechtsorgane zur Harnblase und zum Mastdarm (nach G.-H. Schumacher)

Der Eierstock

Die paarig angelegten Eierstöcke *(Ovarium)* haben annähernd die Form und Größe einer kleinen Pflaume (s. Abb. 213). Ihr Gewicht beträgt etwa 10 g. Sie liegen an der seitlichen Wand des kleinen Beckens und werden durch elastische Bänder, die glatte Muskelfasern enthalten, in ihrer Lage fixiert. An ihrer Oberfläche werden sie von dem Bauchfell überzogen.

Am Eierstock unterscheidet man eine **Rinde** und eine **Marksubstanz.** Seine Oberfläche wird von dem kubischen **Keimepithel,** einer Abwandlung des Bauchfellepithels, überzogen. Unter dem Keimepithel liegt eine dünne, weißliche Bindegewebsschicht. Darauf folgt das Bindegewebe

[1] Ovarium (ovum (lat.): Ei; ovarium: Eierstock)
[2] Tuba (lat.): Trompete, Tube
[3] Uterus (lat.): Gebärmutter
[4] Vagina (lat.): Scheide
[5] Labia majora (labium (lat.): Lippe; major (lat.): größer)
[6] Labia minora (minor (lat.): kleiner)
[7] Clitoris (kleitoris (gr.): Kitzler)
[8] Vestibulum (lat.): Vorraum, Vorhof, Vorplatz
[9] Bulbus vestibuli (bulbus (lat.): Zwiebel)
[10] Bartholin, Caspar (1655–1738), Anatom, Kopenhagen

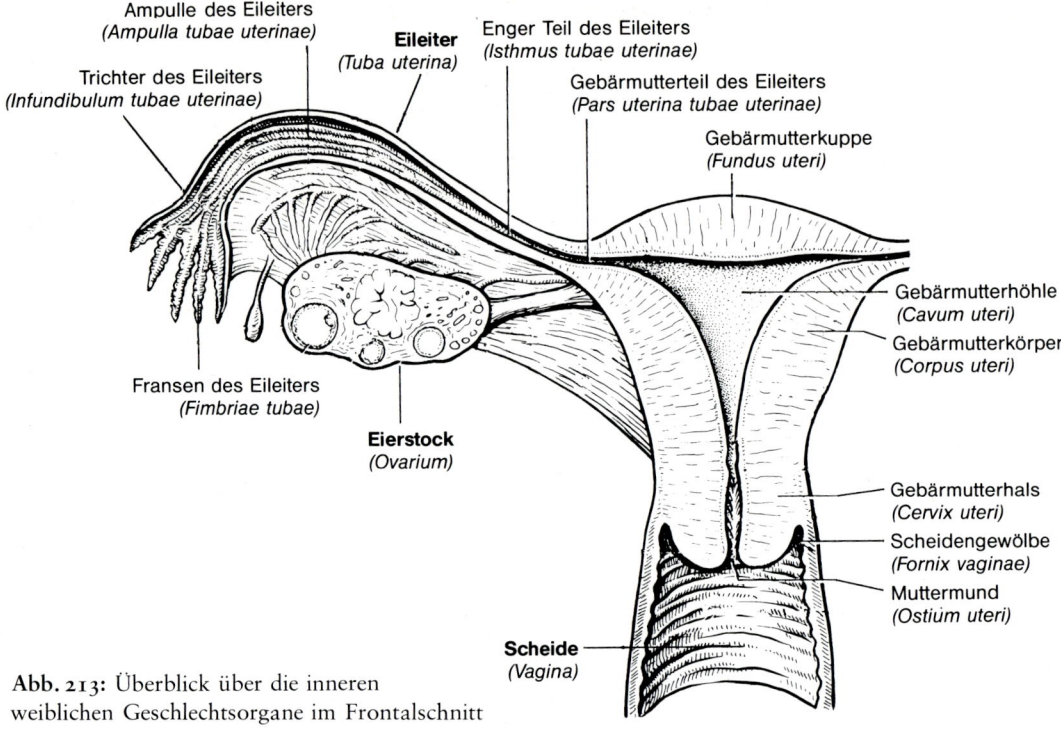

Ampulle des Eileiters
(Ampulla tubae uterinae)

Trichter des Eileiters
(Infundibulum tubae uterinae)

Eileiter
(Tuba uterina)

Enger Teil des Eileiters
(Isthmus tubae uterinae)

Gebärmutterteil des Eileiters
(Pars uterina tubae uterinae)

Gebärmutterkuppe
(Fundus uteri)

Gebärmutterhöhle
(Cavum uteri)

Gebärmutterkörper
(Corpus uteri)

Fransen des Eileiters
(Fimbriae tubae)

Eierstock
(Ovarium)

Gebärmutterhals
(Cervix uteri)

Scheidengewölbe
(Fornix vaginae)

Muttermund
(Ostium uteri)

Scheide
(Vagina)

Abb. 213: Überblick über die inneren
weiblichen Geschlechtsorgane im Frontalschnitt

(*Stroma*[1]) der Rinde, in dem die verschiedenen Entwicklungsstadien der Eifollikel eingeschlossen sind. Die **Eifollikel**[2] bestehen aus der **Eizelle** und der sie allseits umgebenden Epithelschicht des **Follikelepithels.** Die Marksubstanz des Ovars besteht vorwiegend aus kollagenem Bindegewebe. In ihr verlaufen zahlreiche Arterien, Venen, Lymphgefäße und Nerven.

Eizellbildung und Follikelreifung

Die Aufgaben der Eierstöcke bestehen darin, befruchtungsfähige Eizellen zu bilden und die weiblichen Sexualhormone herzustellen. Die Bildung der befruchtungsfähigen Eizellen verläuft in der Rindenzone des Ovars während der Vermehrungs- und Reifungsphase (s. Abb. 214, 215).

Die Entwicklung der reifen Eizellen geht von **Stammzellen** aus, die **Oogonien**[3] genannt werden und den Spermatogonien der Hoden entsprechen (Abb. 214).

In der Vermehrungsphase, die bis zur Geburt abgeschlossen ist, teilen sich diese Oogonien wiederholt mitotisch. Noch in der Fetalzeit entwickeln sich einige dieser Stammzellen (*Oogonien*) durch Eintritt in die Vorphase (Prophase) der **ersten Reifeteilung** zu den wesentlich größeren **primären Oozyten**[4] (*Oozyten 1. Ordnung*). Ein Teil von diesen Oozyten geht zugrunde, die überlebenden vergrößern sich und verharren in einem Ruhestadium, das frühestens in der Pubertät zu Ende geht. Bei der Geburt enthalten die beiden Ovarien noch

---

[1] Stroma (gr.): Decke, Lager
[2] Eifollikel (folliculus (lat.): Bläschen)
[3] Oogonie (oon (gr.): Ei; gone (gr.): Erzeugung)
[4] Oozyte (kytos (gr.): Zelle)

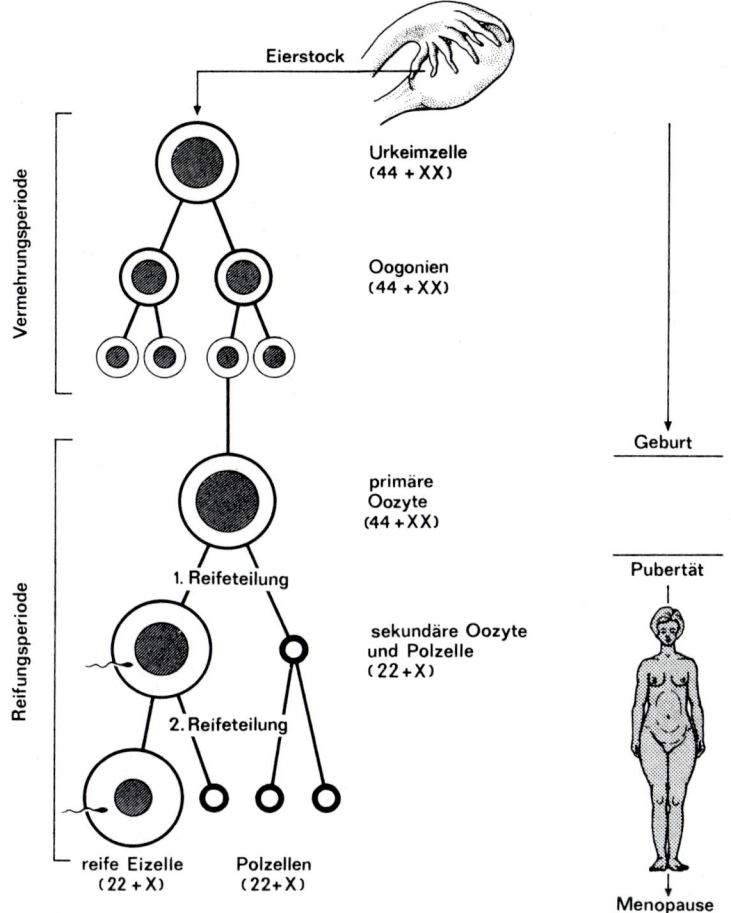

Abb. 214: Schematische Darstellung der Entwicklung einer reifen Eizelle (modifiziert nach G.-H. Schumacher)

zusammen etwa 2 Mio. primäre Oozyten, deren Zahl sich durch Zelluntergang *(Follikelatresie[5])* bis zur Pubertät auf etwa 400000 reduziert. Von diesen verbleibenden Oozyten reifen allerdings auch nur maximal 400 aus.

Jede primäre Oozyte wird von einer einschichtigen Lage **Follikelepithelzellen** umgeben, die sich vom Keimepithel ableitet. Die primäre Oozyte wird zusammen mit ihrem Keimepithel als **Primärfollikel[6]** bezeichnet.

Zu Beginn der Pubertät setzt unter dem Einfluß des follikelstimulierenden Hormons (**FSH**) und des luteinisierenden Hormons[7] (**LH**) des Hypophysenvorderlappens, die unter der Kontrolle eines im Hypothalamus des Zwischenhirns gebildeten Freisetzungshormons (Releasinghormon LH-RH[8]) produziert und freigesetzt werden, die **Reifungsphase** ein. Dabei wird die

---

[5] Follikelatresie (a: verneinende gr. Vorsilbe, tresis (gr.): Loch)
[6] Primärfollikel (primarius (lat.): erst, ursprünglich)
[7] luteinisierend (luteus (lat.): gelb; Lutein: Carotinoid, enthalten in grünen Blättern, Eidotter u. a.)
[8] Releasinghormon (to release (engl.): freisetzen)

Oozyte größer und das Follikelepithel vielschichtig. Dieses Stadium der Follikelreifung nennt man den **Sekundärfollikel**[9]. Der Sekundärfollikel hat einen Durchmesser von 150 bis 200 µm. In dem Follikelepithel, das sich weiter vermehrt, tritt dann ein flüssigkeitsgefüllter Hohlraum auf. Dieses Follikelstadium wird dann **Tertiärfollikel**[10] genannt. Durch zunehmende Flüssigkeitsbildung in dem Tertiärfollikel wird das Follikelepithel immer stärker verdrängt und bildet dann nur noch um die Eizelle herum einen größeren Zellverband. Diese Endstufe eines tertiären Follikels wird **Graaf-Follikel**[11] oder auch **Bläschenfollikel** genannt. Sein Durchmesser beträgt 5-10 mm. Er ist leicht an dem in seinen Flüssigkeitsraum hineinragenden Eihügel zu erkennen (s. Abb. 215), der aus der Oozyte und der sie umgebenden Follikelepithelmasse besteht. In diesem Stadium der Bildung eines Graaf-Follikels setzt die Oozyte I. Ordnung ihre meiotische Reifeteilung fort, in der der Chromosomensatz dann halbiert wird (22 X). Es entstehen 2 unterschiedlich große Tochterzellen, von denen die eine nahezu das gesamte Zytoplasma enthält. Sie wird **sekundäre Oozyte** *(Oozyte II. Ordnung)* genannt und besitzt nur noch einen halben Chromosomensatz (22 Autosomen und 1 X-Chromosom). Die andere der beiden Zellen wird zum *Polkörperchen.*

Die 2. **Reifeteilung** beginnt dann noch vor dem Eisprung (**Ovulation**[12]). Sie geht jedoch nur dann zu Ende, wenn die sekundäre Oozyte auch befruchtet wird, d. h. ein Samenfaden in sie eindringt. Bei der 2. Reifeteilung entsteht die **reife Eizelle** *(Ovum)*, deren Kern mit dem eines Samenfadens den vollen Chromosomensatz eines neuen Lebewesens bilden kann und zusätzlich eine 2. Zelle, aus der ein weiteres Polkörperchen entsteht. Da sich auch das 1. Polkörperchen nochmals teilt, entstehen somit aus einer primären Oozyte durch die beiden Reifeteilungen eine befruchtungsfähige Eizelle mit einem halben Chromosomensatz und 3 Polkörperchen.

Der Eisprung

Etwa alle 28 Tage reift ein Tertiärfollikel völlig aus und erreicht dabei einen Durchmesser von 2 cm. Er wölbt die Oberfläche des Ovars dann deutlich vor. In diesem Bereich und dem Eihügel kommt es dann zur Auflockerung der Follikelwand. Unter dem zunehmenden Druck im Inneren des Graaf-Follikels, der durch die Flüssigkeitsansammlung in seinem Inneren erzeugt wird, bricht schließlich die Wand des Follikels auf, wodurch die Oozyte, die sich nun im Spindelzellstadium der 2. Reifeteilung befindet, zusammen mit dem sie umgebenden Follikelepithel ausgeschwemmt wird. Diesen Vorgang nennt man den **Follikel-** oder **Eisprung** *(Ovulation,* s. Abb. 215). Er erfolgt in der Mitte des monatlichen Zyklus. Die dabei frei werdende Oozyte II. Ordnung wird von dem Eileiter aufgefangen, der sich zuvor der Wand des sprungbereiten Follikels angelagert hat. Der Eisprung erfolgt unter dem Einfluß der **Gonadotropine,** vor allem des luteinisierenden Hormons, dessen Spiegel im Serum in der Zyklusmitte steil ansteigt (s. Abb. 217).

Das Sexualhormone bereitende Gewebe des Ovars

Während der Follikelreifung kommt es in der unmittelbaren bindegewebigen Hülle der Follikel zu wichtigen Umwandlungen (s. Abb. 215). Die **bindegewebige Hülle** *(Theca folliculi*[1]) der Sekundär- und Tertiärfollikel bildet eine zell- und gefäßreiche innere Hülle *(Theca interna)* und eine faserreiche äußere Hülle *(Theca externa).* Letztere hat mechanische Aufgaben. Die

---

[9] Sekundärfollikel (secundarius (lat.): zweiten Ranges)
[10] Tertiärfollikel (tertius (lat.): dritter)
[11] Graaf, Reinier de (1641–1673), Anatom, Paris, Delft
[12] Ovulation (ovum (lat.): Ei): Ausstoßung eines reifen Eies
[1] Theca folliculi (theke (gr.): Behältnis, Hülle)

Bindegewebszellen der inneren Hülle entsprechen den *Leydig-Zwischenzellen* des Hodens. Sie stellen unter dem Einfluß des luteinisierenden Hormons des Hypophysenvorderlappens die **Östrogene**[2] her. Vom Beginn der Pubertät an reifen stets mehrere Follikel. Dieser Vorgang wird bei den meisten Follikeln jedoch auf der Stufe des Primär-, Sekundär- oder Tertiärfollikels abgebrochen. Nach dem Untergang ihrer Oozyte und dem Untergang des Follikelepithels wuchern die Zellen in ihrer inneren Hülle (Theca interna), die als hormonbereitende Zellen dann Östrogene herstellen. Der biologische Sinn dieses **Follikelatresie**[3] genannten Vorgangs liegt in einer ständigen Östrogenproduktion, die von dem Rhythmus des Eisprungs unabhängig ist.

Die Gelbkörper-Bildung

Nach dem Follikelsprung fällt die Höhle des Follikels in sich zusammen und zwischen die verbleibenden Follikelepithelzellen wachsen Blutgefäße ein. Die Follikelepithelzellen selbst speichern anschließend Lipide, vor allem Cholesterinester als Ausgangsprodukt der Herstellung von Steroidhormonen. Aber auch die Thecazellen lagern vermehrt Lipide ein. So entsteht 3-4 Tage nach dem Eisprung der **Gelbkörper** *(Corpus luteum[4])*.

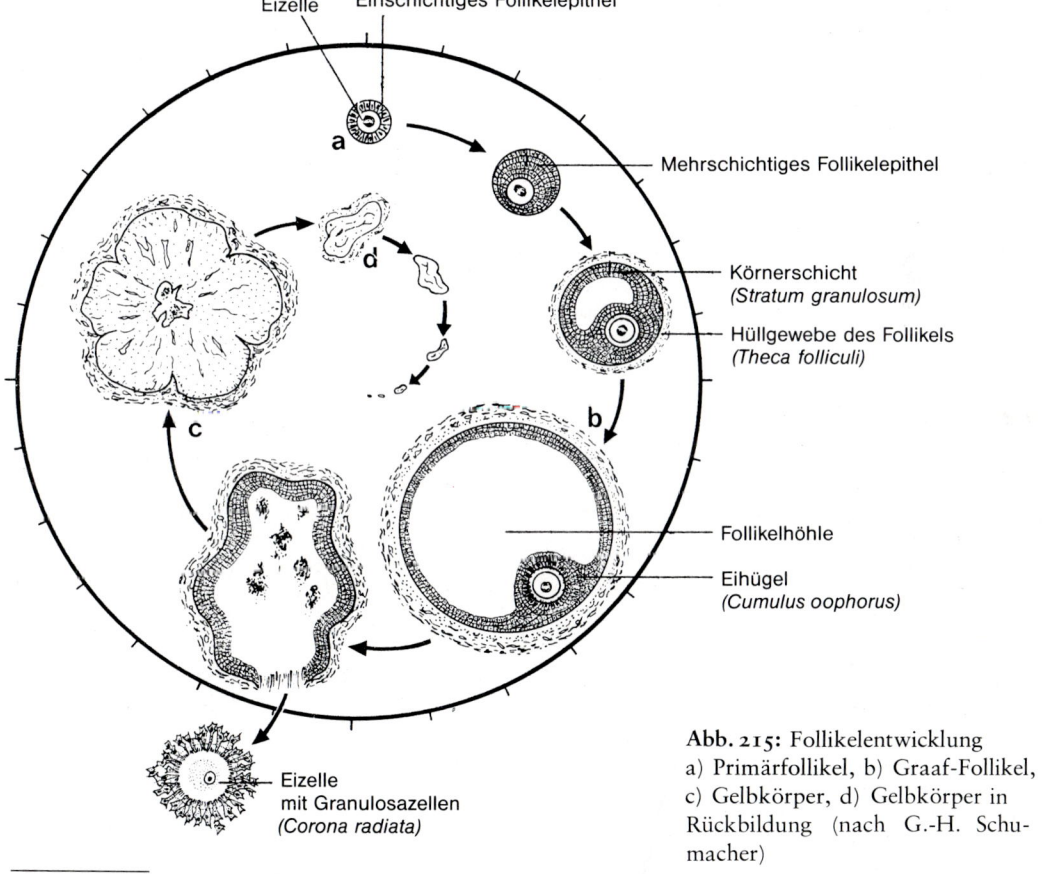

Abb. 215: Follikelentwicklung
a) Primärfollikel, b) Graaf-Follikel, c) Gelbkörper, d) Gelbkörper in Rückbildung (nach G.-H. Schumacher)

---

[2] Östrogen (oistros (gr.): Stachel; Leidenschaft; genes (gr.): erzeugend)
[3] Follikelatresie (a -: verneinende gr. Vorsilbe; tresis (gr.): Loch)
[4] Corpus luteum (lat.): Gelbkörper

Die umgewandelten **Follikelepithelzellen** *(Granulosa-Luteinzellen)* und **Thecazellen** *(Theca-Luteinzellen)* stellen unter dem Einfluß des luteinisierenden Hormons des Hypophysenvorderlappens vor allem das Hormon **Progesteron**[5], aber auch Östrogene her. Der Gelbkörper erfüllt dann alle Kriterien einer hormonbereitenden Drüse (s. Abb. 215).

Wird die Eizelle nicht befruchtet, so fängt der Gelbkörper 10 Tage nach dem Eisprung an sich zurückzubilden. Eine Befruchtung der Eizelle verhindert dagegen zuerst einmal seine Rückbildung. Unter dem Einfluß des im Mutterkuchen *(Plazenta*[6]*)* gebildeten **Choriongonadotropin**[7] bildet sich dann ein Schwangerschaftsgelbkörper aus, der einen Durchmesser von 2-4 cm erreicht und sich erst nach dem 4. Schwangerschaftsmonat langsam zurückbildet, wenn die Plazenta die Herstellung des Progesterons übernimmt.

Der Eileiter

Aufgabe der paarig angelegten Eileiter *(Tuba uterina)* ist es, nach dem Follikelsprung die Eizelle aufzufangen. Im Eileiter erfolgt üblicherweise die Befruchtung der Eizelle und der anschließende Transport des Keimes in die Gebärmutter *(Uterus)*. Die Eileiter sind etwa 12 cm lang und liegen in einer Falte (Duplikatur) des Bauchfells und damit intraperitoneal. Ihr äußeres Ende *(Infundibulum*[1]*)* öffnet sich trichterförmig zur Bauchhöhle hin. Dieser Teil der Tuben endet mit 1-2 cm langen Fransen *(Fimbrien*[2]*)*. Auf das Infundibulum folgt in Richtung der Gebärmutter eine Erweiterung der Eileiterlichtung. Dieser erweiterte Eileiterabschnitt wird **Ampulle** gennant. Die Eileiter verengen sich dann in der Nähe der Gebärmutter zu ihrem *Isthmus* und münden, nachdem sie ein kurzes Stück durch die Gebärmutter gezogen sind, in den beiden oberen Ecken der Gebärmutterhöhle (s. Abb. 212, 213).

Die Wand der Eileiter enthält eine Schicht glatter Muskulatur, die von einer Schleimhaut ausgekleidet wird. Die Schleimhaut besteht aus einem einreihigen Epithel, das aus Flimmerzellen und Drüsenzellen zusammengesetzt ist. Die Flimmerzellen übernehmen zusammen mit der Peristaltik der glatten Muskulatur der Eileiter den Transport der Eizelle. Die befruchtete Eizelle benötigt für ihren Weg durch den Eileiter etwa 4-5 Tage. In dieser Zeit wird der Keim von dem Sekret der Drüsenzellen der Eileiterschleimhaut ernährt.

Die Gebärmutter

Die Gebärmutter (**Uterus**) ist ein Hohlorgan, das überwiegend aus glatter Muskulatur besteht. Sie dient in der Schwangerschaft als Brutraum, am Ende der Schwangerschaft als Geburtsmotor für die etwa 50 cm lange Leibesfrucht. Die Schleimhaut der Gebärmutter bereitet sich nach der **Menarche**[1] (erste Monatsblutung) in einem durchschnittlichen Rhythmus von 28 Tagen auf die Einnistung eines Keimes vor. Kommt es zur Einnistung, so beteiligt sie sich am Aufbau des **Mutterkuchens** *(Plazenta)*. Die geschlechtsreife Gebärmutter ist 7-8 cm lang und hat ein birnenförmiges Aussehen (s. Abb. 213, 216). Sie liegt nach vorne geneigt und geknickt hinter, zum Teil auch über der Harnblase im kleinen Becken. Ihr verdickter oberer Teil ist nach vorne oben, ihr dünner unterer Anteil nach vorne und unten gebogen. Die oberen Zweidrittel

---

[5] Progesteron (pro (lat.): für; gestatio (lat.): Trächtigkeit, Schwangerschaft)
[6] Placenta (lat.): Mutterkuchen
[7] Choriongonadotropin (chorion (gr.): Haut, Fell; gone (gr.): Geschlecht; aden (gr.): Drüse; tropos (gr.): Richtung auf)
[1] Infundibulum (lat.): Trichter
[2] Fimbria (lat.): Franse
[1] Menarche (men (gr.): Monat; arche (gr.): Anfang)

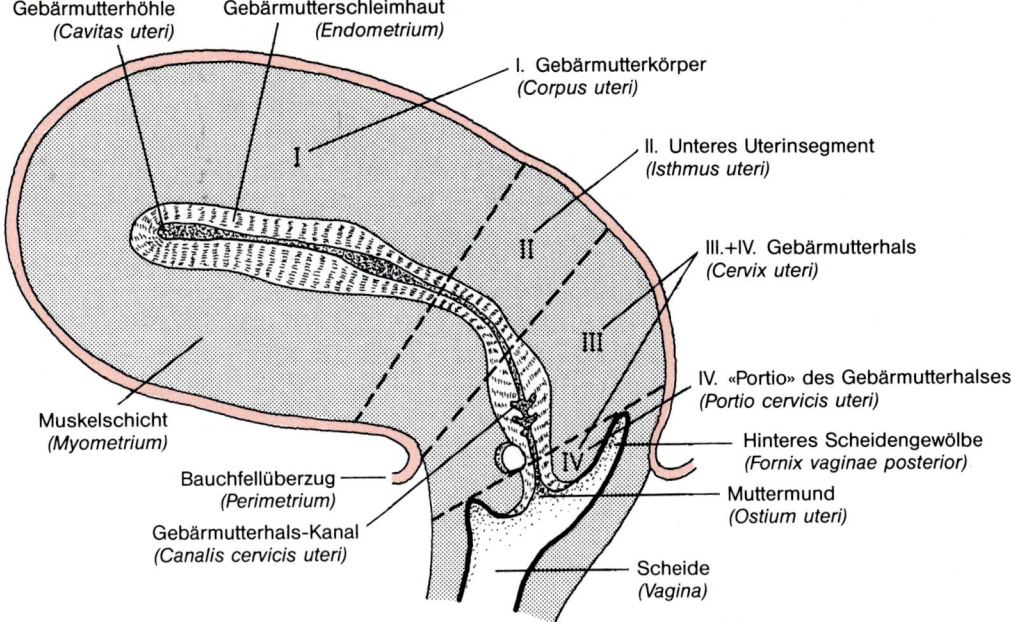

Abb. 216: Längsschnitt durch die Gebärmutter und die obere Scheide

der Gebärmutter entsprechen dem **Gebärmutterkörper** *(Corpus uteri)*, das untere Drittel dem **Gebärmutterhals** *(Cervix uteri[2])*. Der obere Teil des Körpers, der die Einmündungsstellen der Eileiter überragt, wird Kuppel *(Fundus uteri[3])* genannt.

Die Übergangszone zwischen dem Gebärmutterkörper und Gebärmutterhals wird als Uterusenge *(Isthmus uteri[4])* bezeichnet. Sie ist etwa 6-10 mm lang *(innerer Muttermund)*. Der Teil des Gebärmutterhalses, der in die Scheide hineinragt, wird *Portio vaginalis[5]* oder meist **Portio** genannt. In seiner Mitte befindet sich der **äußere Muttermund.** Im Bereich des äußeren Muttermundes mündet der Cervikalkanal in die Scheide, der die Gebärmutterhöhle mit der Scheide verbindet. Die Anhangsorgane der Gebärmutter sind die Eierstöcke und Eileiter. Sie werden **Adnexe[6]** genannt.

Aufbau der Gebärmutterwand

Die Gebärmutterwand besteht aus 3 Schichten (s. Abb. 216). Dies sind:
1. der **Bauchfellüberzug** *(Perimetrium[1])*
2. die **Muskelschicht** *(Myometrium[2])*
3. die **Schleimhaut** *(Endometrium[3])*

---

[2] Cervix (lat.): Hals,
[3] Fundus (lat.): Boden, Grund
[4] Isthmus (lat.): schmale Verbindung, Landenge
[5] Portio vaginalis (portio (lat.): Anteil; vaginalis: zur Scheide gehörend)
[6] Adnexe (annectere (lat.): anknüpfen): Anhänge
[1] Perimetrium (peri (gr.): um, um – herum; metra (gr.): Gebärmutter)
[2] Myometrium (mys, myos (gr.): Muskel-; metra (gr.): Gebärmutter)
[3] Endometrium (endo (gr. Vorsilbe): innen, innerhalb)

Die dickste Wandschicht ist das **Myometrium,** das aus einem funktionell angeordneten, dreidimensionalen System glatter Muskelfasern besteht, die in gegenläufigen, sich überkreuzenden Spiralsystemen zur Kuppe *(Fundus)* aufsteigen. Der schwangere Uterus nimmt in Abhängigkeit von dem Wachstum der Leibesfrucht an Größe zu. Dabei kann sich der Durchmesser der Muskelfasern verdoppeln und die Länge der Muskelfasern um das 10-fache zunehmen. Das Gewicht der Gebärmutter nimmt dabei von etwa 70 g auf maximal 1200 g zu.

Die Gebärmutterschleimhaut (**Endometrium**) sitzt direkt auf der Muskelschicht auf. Sie enthält schlauchförmige Drüsen, deren Form vom Zeitpunkt des Zyklus abhängt. Ihre Epithelschicht besteht aus einem hohen, einreihigen Zylinderepithel, das in der zweiten Zyklushälfte reichlich Glykogen enthält. Man unterscheidet in der Gebärmutterschleimhaut 2 Schichten. Die untere Schicht, die dem Myometrium aufsitzt, ist ca. 1 mm dick und wird **Basalschicht** *(Lamina basalis* oder *Basalis*[4]) genannt. Sie wird bei der Monatsblutung nicht abgestoßen und ist der Ausgangspunkt der Erneuerung der Gebärmutterschleimhaut nach der Monatsblutung.

Die obere Schicht der Gebärmutterschleimhaut wird bis zu 8 mm dick. Man nennt sie **Funktionsschicht** *(Lamina functionalis*[5] oder kurz *Funktionalis).* Sie ändert während des Zyklus ihr Aussehen und wird während der Monatsblutung abgestoßen (s. Abb. 217). In der Schwangerschaft beteiligt sie sich am Aufbau der Plazenta.

Menstruationszyklus

Von der ersten (**Menarche**) bis zur letzten Monatsblutung (**Menopause**[1]) treten im Bereich der Gebärmutterschleimhaut in durchschnittlich 28-tägigen Abständen Veränderungen auf, die von den Hormonen der Eierstöcke verursacht werden (s. Abb. 217). Dieser Menstruationszyklus[2] wird in 3 Phasen unterteilt:

   1. **Abschuppungs-** und **Reparaturphase** *(Desquamations-*[3] und *Reparationsphase*[4]; 1.–4. Tag)
   2. **Aufbauphase** *(Proliferationsphase*[5]; 5.-14. Tag)
   3. **Sekretionsphase** (15.-28. Tag)

Kommt es nach einem Eisprung nicht zur Befruchtung einer Eizelle, so bildet sich der Gelbkörper zurück und der Progesteronspiegel sinkt im Serum ab. Das führt zunächst am 26. bis 27. Zyklustag zu einer Zusammenziehung (Kontraktion) der Arterien (Spiralarterien) in der Funktionalis und dadurch zu einer Minderdurchblutung dieser Schleimhautschicht, die zu einer Gewebsschädigung führt. Läßt die Gefäßzusammenziehung dann nach, so kommt es im Gebiet dieser Arterien zu Blutaustritten in das Schleimhautgewebe und die Gebärmutterhöhle. Die geschädigte Funktionalis wird dann in Fetzen abgelöst und mit Blut vermischt ausgestoßen (**Menstruation,** *Menses).*

Der Beginn des Mentstruationszyklus wird mit dem Beginn der Monatsblutung gleichgesetzt (1. Tag des Zyklus).

In dieser **Abschuppungsphase** ist die Gerinnungsfähigkeit des ausgetretenen Menstrualblutes herabgesetzt. Von der nicht abgestoßenen Basalschicht aus wird die Schleimhautwunde durch sich vermehrendes Epithel und Bindegewebe wieder geschlossen (**Reparaturphase**). Ab dem 5. Tag erfolgt in der *Aufbauphase* unter dem Einfluß des steigenden Östrogenspiegels im Blut

---

[4] Lamina basalis (lamina (lat.): Blatt, Platte; basis (lat.): Untergrund; basalis: zur Basis gehörend)
[5] Lamina functionalis (functio (lat.): Verrichtung)
[1] Menopause (men (gr.): Monat; pauomai (gr.): höre auf)
[2] Menstruation (menstruus (lat.): monatlich)
[3] Desquamationsphase (de- (lat. Vorsilbe): herab, ab, weg; squama (lat.): Schuppe)
[4] Reparationsphase (reparatio (lat.): Wiederherstellung)
[5] Proliferationsphase (proles (lat.): Nachkommenschaft; ferre (lat.): bringen)

der Wiederaufbau der Funktionalis. Neue Gefäße sprossen in sie ein, und es entstehen wieder langgestreckte, später geschlängelt verlaufende Drüsen. Nach dem erfolgten Follikelsprung beginnt die **Sekretionsphase.** Unter dem Einfluß der Östrogene, besonders aber des Progesterons wandelt sich nun die Funktionalis so um, daß sich in ihr ein Keim einnisten kann. Die Drüsen verlaufen nun stark geschlängelt und enthalten ein schleimiges Sekret. Die Epithel- und Bindegewebszellen der Schleimhaut sind dann reich an Glykogen. Kommt es nicht zu einer Befruchtung, so bewirkt die Rückbildung des Gelbkörpers die nächste Menstruationsblutung.

Die Schleimhaut im Halsbereich der Gebärmutter nimmt nur wenig an den beschriebenen Zyklusänderungen teil. Während des Zyklus ändert sich jedoch die Zusammensetzung des Cervixschleims in Abhängigkeit von der Höhe des Östrogenspiegels. Kurz vor dem Eisprung

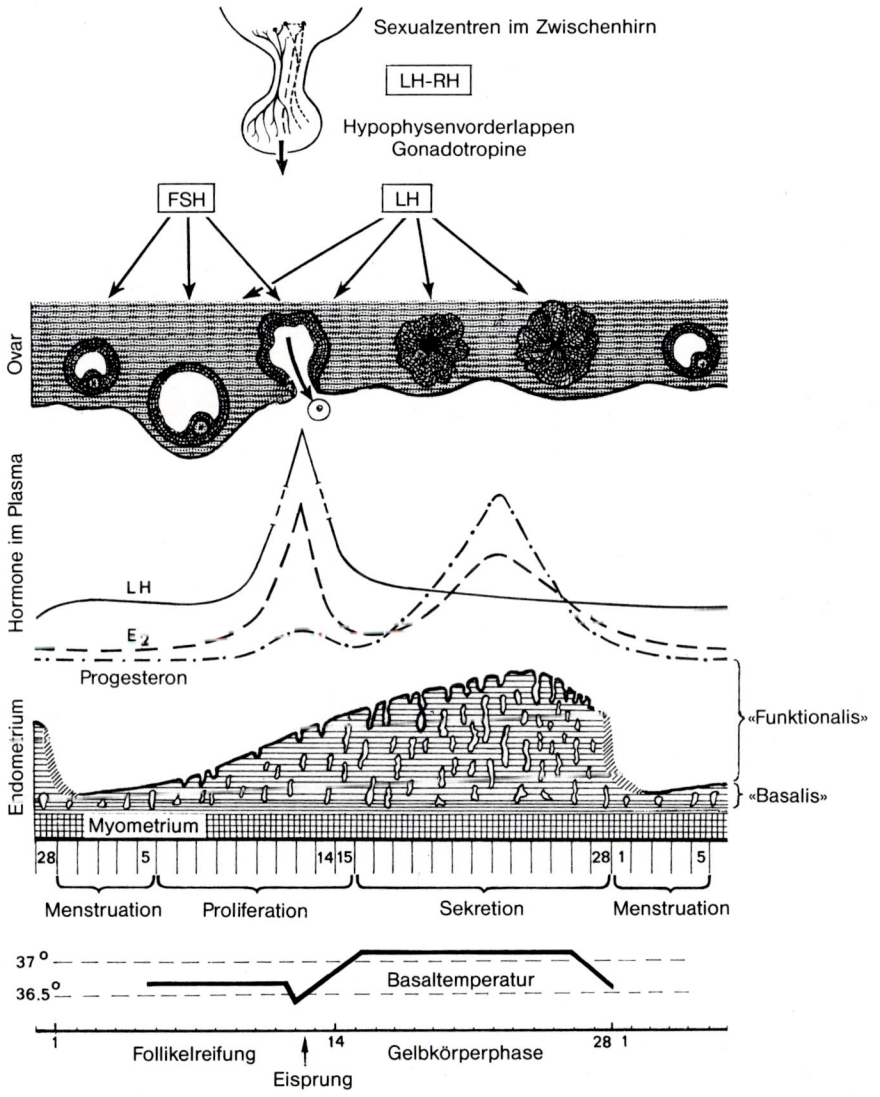

Abb. 217: Schema des weiblichen Geschlechtszyklus. LH–RH = LH-Releasing-Hormon (= Gonadotropin-Releasing-Hormon), FSH = follikelstimulierendes Hormon, LH = luteinisierendes Hormon, E_2 = Oestradiol (nach G.-H. Schumacher)

verflüssigt sich der Cervixschleim, der dann für Samenfäden leichter durchgängig wird. In der 2. Zyklushälfte wird dieser Schleim unter der Progesteroneinwirkung wieder zähflüssiger und erschwert dann den Durchtritt der Spermien in die Gebärmutterhöhle.

Die Scheide

Die Scheide (**Vagina**) ist ein etwa 10 cm langer Schlauch, der in der Längsachse des Körpers schräg nach hinten gerichtet ist (s. Abb. 212, 213). Die Scheidenwand, die nur etwa 3 mm dick ist, besteht aus elastischem Bindegewebe und glatter Muskulatur. Das obere Ende der Scheide umgibt als Scheidengewölbe ringförmig den in sie hineinragenden Hals der Gebärmutter *(Portio uteri)*. Die Aufgaben der Scheide bestehen darin, als Empfängnisorgan das männliche Glied aufzunehmen und bei der Geburt das Kind hindurchtreten zu lassen. Die Scheide besitzt daher eine große Elastizität und Dehnbarkeit. Üblicherweise liegen die Scheidenwände flach aneinander und bilden nur einen schmalen Spalt. Der Scheidenkanal wird von einem mehrschichtigen, nicht verhornenden Plattenepithel ausgekleidet, dessen Zellen viel Glykogen enthalten. Drüsen kommen in der Vagina jedoch nicht vor. Das in der Scheide vorhandene Sekret stammt vielmehr aus den Drüsen des Gebärmutterhalses. Aus dem Glykogen von abgeschilferten Epithelzellen der Scheide bilden **Milchsäurebakterien** *(Döderlein-Bakterien[1])* Milchsäure, wodurch die saure Reaktion (pH = 4) in der Scheide verursacht wird. Dieser saure pH-Wert schützt die Gebärmutter und ihre Adnexe vor aufsteigenden Krankheitskeimen. Gelangt Samenflüssigkeit in die Scheide, so neutralisiert diese durch ihre schwach alkalische Reaktion das saure Scheidensekret und verhindert dadurch eine Schädigung der Samenfäden.

Äußere weibliche Geschlechtsorgane

Der Scheidenvorhof

Der Scheidenvorhof *(Vestibulum vaginae)* wird von den großen und kleinen Schamlippen mit dem Kitzler (Clitoris) umschlossen (Abb. 218). Bei Jungfrauen wird der Scheidenvorhof durch die Schleimhautfalte des **Hymen**[1] (Jungfernhäutchen) eingeengt. Diese Schleimhautfalte wird meist beim erstmaligen Zeugungsakt verletzt und durch Geburten soweit zerstört, daß von dem Hymen bei der erwachsenen Frau meist nur noch ein schmaler, unregelmäßiger Randsaum übrig bleibt.

Die Schamlippen

Die großen Schamlippen *(Labia majora)* bedecken den Scheidenvorhof (s. Abb. 218). Sie enthalten reichlich Fettgewebe und entsprechen entwicklungsgeschichtlich dem Hodensack des Mannes. Ihre Behaarung *(Schambehaarung)* geht in die des Schamberges *(Mons pubis[2])* auf der Symphyse über. Die großen Schamlippen und der Schamberg enthalten Schweiß-, Duft- und Talgdrüsen.

Die kleinen Schamlippen *(Labia minora)* sieht man erst, wenn man die großen Schamlippen spreizt. Es sind schmale Falten, die an ihrer Außenseite von unbehaarter Haut bedeckt werden. An ihrer Innenseite besteht die Schleimhautfläche aus einem mehrschichtigen, nicht verhornenden Plattenepithel. Die kleinen Schamlippen enthalten reichlich Talgdrüsen.

---

[1] Döderlein, Albert (1860–1941), Gynäkologe, München, Groningen, Tübingen
[2] Hymen (hymen, hymenos (gr.): Häutchen; Hymen: Hochzeitsgott)
[3] Mons pubis (mons (lat.): Berg; pubes (lat.): Scham)

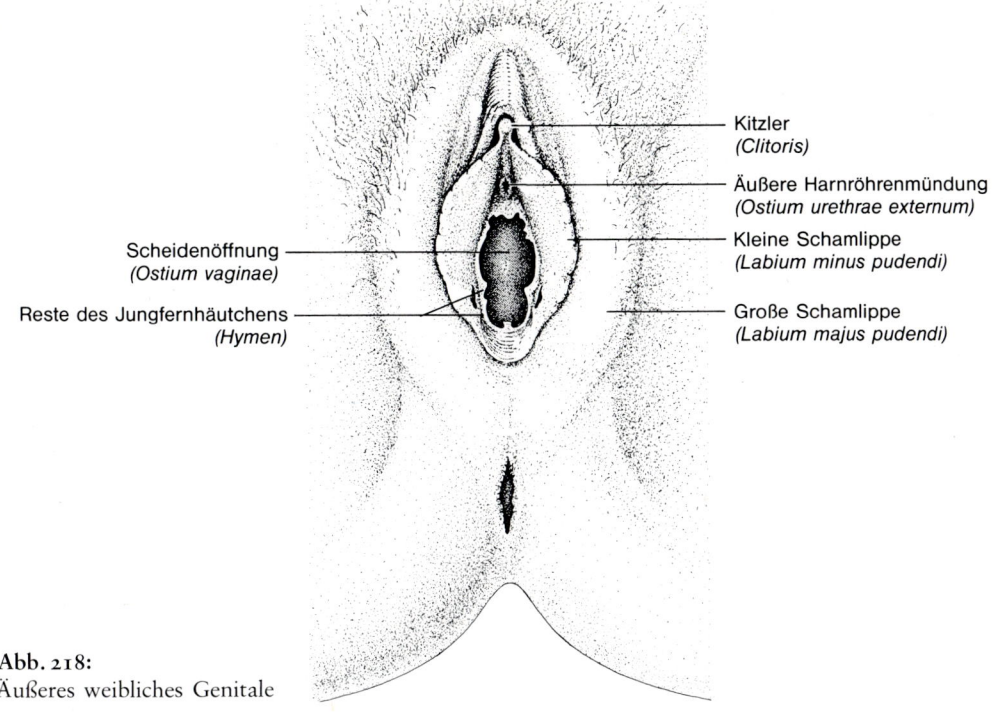

Kitzler
(Clitoris)

Äußere Harnröhrenmündung
(Ostium urethrae externum)

Scheidenöffnung
(Ostium vaginae)

Kleine Schamlippe
(Labium minus pudendi)

Reste des Jungfernhäutchens
(Hymen)

Große Schamlippe
(Labium majus pudendi)

Abb. 218:
Äußeres weibliches Genitale

Der Kitzler

Der Kitzler (**Clitoris**) ist das weibliche Geschlechtsglied. Er enstpricht bis zu einem gewissen Grad dem Penis des Mannes, da er ebenfalls durch Blutfüllung schwell- und verlängerungsfähig ist. Durch die Verschmelzung seiner beiden Schenkel (*Crus clitoridis*[3]) entsteht ein 3-4 cm langer, aufrichtungsfähiger Schwellkörper, dessen Schleimhaut zahlreiche sensible Nervenendigungen enthält. In ihrem geweblichen Aufbau entspricht die Clitoris dem cavernösen Schwellkörper des Mannes.

Die weibliche Harnröhre

2-3 cm unterhalb des Kitzlers mündet die Harnröhre (**Urethra**) in den Scheidenvorhof. Sie ist 3-5 cm lang und verläuft zwischen der Schamfuge und der vorderen Scheidenwand (s. Abb. 212). Ihre Lichtung wird durch Längsfalten, die durch Venengeflechte hervorgerufen werden, eingeengt. Die Muskelschicht der Harnröhre besteht aus glatter Muskulatur, die in schraubenförmigen Windungen verläuft. Zu Beginn der Harnröhre bilden diese Fasern einen **inneren Schließmuskel** (*Musculus sphincter urethrae internus*). Die quergestreifte Muskulatur des Beckenbodens bildet zusätzlich einen willkürlichen **äußeren Schließmuskel** der Harnröhre (*M. sphincter urethrae externus*).

Die äußeren Geschlechtsorgane der Frau werden zusammen als **Vulva** bezeichnet. Der Scheidenvorhof wird von Schleimhaut bedeckt, deren schleimabsondernde Drüsen den Bereich vor dem Scheideneingang anfeuchten. Am größten ist die paarig angelegte Bartholin[4]-Drüse (*Glandula vestibularis major*). Die Bartholin-Drüsen entsprechen den Cowper-Drüsen des Mannes.

---

[3] Crus clitoridis (crus (lat.): Schenkel)
[4] Bartholin, Caspar (1655–1738), Anatom, Kopenhagen

Die Grundzüge der menschlichen Entwicklungsgeschichte

Befruchtung der Eizelle

Durch den Zeugungsakt bei der geschlechtlichen Vereinigung von Mann und Frau gelangen die Samenfäden in das hintere Scheidengewölbe. Zur Zeit des Eisprungs können die Samenfäden leicht durch den Schleim im Cervicalkanal der Gebärmutter hindurchwandern, der für sie sonst ein Hindernis bedeutet. Sie bewegen sich dann mit einer Geschwindigkeit von etwa 3 mm pro Minute durch die Gebärmutter hindurch bis in die Ampulle der Eileiter. Für die Wegstrecke vom äußeren Muttermund bis zur Ampulle, wo meist die Befruchtung erfolgt, benötigen die Samenfäden 40 bis 60 Minuten.

Von den 200 bis 300 Mio. Samenfäden des Ejakulates erreichen maximal 500 die Ampulle der Eileiter. Kommt es zum Kontakt zwischen einem Samenfaden mit der Eizelle, so werden vom Kopf des Samenfadens Enzyme abgegeben, die die Eihülle an der Berührungsstelle zerstören. Der Samenfaden dringt in die umgebenden Schichten der Eizelle ein und heftet sich an der Oberfläche der Eizelle (Oozyte II. Ordnung) an. Es kommt nun zur Verschmelzung der Zellmembranen der Eizelle und des Samenfadens. Der Kopf und Hals des Samenfadens dringen in die Eizelle ein, der Schwanzteil wird dagegen abgestoßen. Wenn der Samenfaden in die Eizelle gelangt ist, geht die **2. Reifeteilung** der Eizelle zu Ende.

Der auf die Hälfte reduzierte weibliche Chromosomensatz liegt dann in dem sogenannten **weiblichen Vorkern.** Der Kopf des Samenfadens, der sich schnell durch Quellung vergrößert, enthält ebenfalls nur einen halben Chromosomensatz und bildet den **männlichen Vorkern,** der sich neben den weiblichen Vorkern legt. Es kommt zur Verdoppelung der Desoxyribonuklein-säure in den beiden Vorkernen und die Chromosomen werden sichtbar. Diese gewinnen

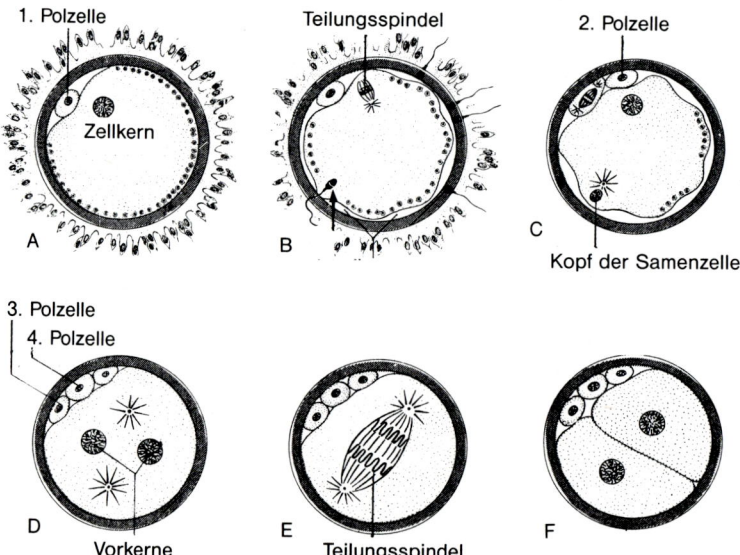

Abb. 219: Befruchtungsvorgang. A Eizelle nach der 1. Reifeteilung (sekundäre Oozyte). B Eindringen der Samenzelle (Pfeil) in die Eizelle. C Umbildung des Kopfes der Samenzelle zum Vorkern. D Männlicher und weiblicher Vorkern vor der Vereinigung. E Beginnende Teilung der befruchteten Eizelle. F Tochterzellen

Anschluß an die Teilungsspindel des Polkörperchens (Zentriol), das dem Samenfaden entstammt und ordnen sich gemeinsam in der Äquatorialebene an. Damit ist der Befruchtungsvorgang abgeschlossen (Abb. 219).

Die befruchtete Eizelle (**Zygote**[1]) hat dann 46 Chromosomen. Mit der 1. Mitose dieser befruchteten Eizelle wandern die Chromosomen zu den Polen der Zygote und bilden die Kerne der beiden Tochterzellen, von denen jede ebenfalls wieder 46 Chromosomen besitzt. Das Geschlecht der befruchteten Eizelle wird durch den Samenfaden bestimmt. Da die Hälfte der Samenfäden neben den 22. Körperchromosomen *(Autosomen)* ein X- oder ein Y-Chromosom enthält, müssen bei der Befruchtung von Eizellen jeweils 50% weibliche (XX) oder männliche (XY) Keime entstehen.

Entwicklung der Keimblätter

Schon während der Passage des Keimes durch den Eileiter kommt es zur Bildung weiterer Tochterzellen (s. Abb. 220). 40 bis 50 Stunden nach der Befruchtung besteht er noch aus 4 Zellen *(Vier-Zellenstadium)* und nach etwa 3 Tagen aus 16 Tochterzellen *(Morula-Stadium*[1]*)*. Der Keim erreicht dann am 4. Tag nach der Befruchtung die Gebärmutterhöhle. Aus den zentral liegenden Zellen der Morula entsteht dann die Embryonalanlage des Keimes, der **Embryoblast**[2].

Die äußere Zellschicht der Morula, der **Trophoblast**[3] *(Ernährungszellschicht)*, dient dagegen zusammen mit mütterlichem Gewebe der Gebärmutterschleimhaut der Ernährung des Embryos. Aus dieser äußeren Zellschicht der Morula entsteht später das **Zottenepithel** des

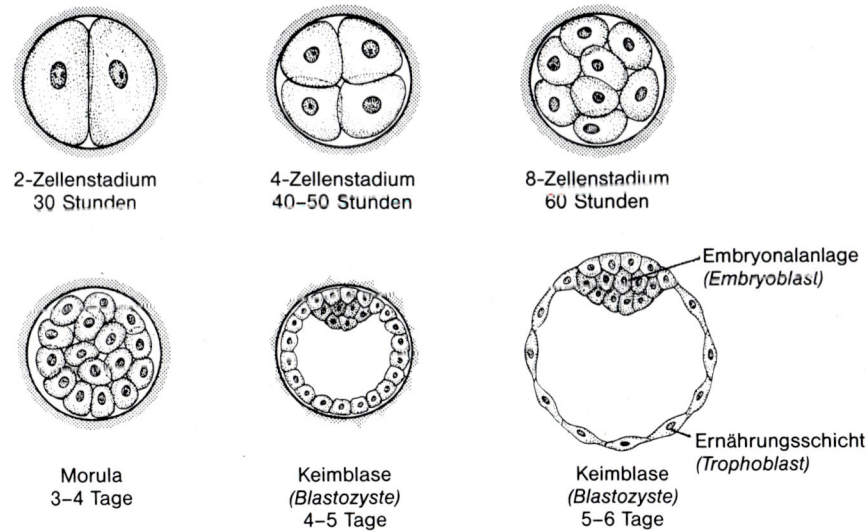

2-Zellenstadium
30 Stunden

4-Zellenstadium
40–50 Stunden

8-Zellenstadium
60 Stunden

Morula
3–4 Tage

Keimblase
(Blastozyste)
4–5 Tage

Keimblase
(Blastozyste)
5–6 Tage

Embryonalanlage
(Embryoblast)

Ernährungsschicht
(Trophoblast)

Abb. 220: Entwicklung des Keimes vom Zwei-Zellenstadium bis zur Keimblase (Blastozyste), nach G.-H. Schumacher.

---

[1] Zygote (zygon (gr.): Joch)
[1] Morula (morum (lat.): Maulbeere; morula (lat.): Maulbeerchen)
[2] Embryoblast (embryon (gr.): ungeborene Leibesfrucht; blastos (gr.): Sproß, Keim)
[3] Trophoblast (trophe (gr.): Nahrung)

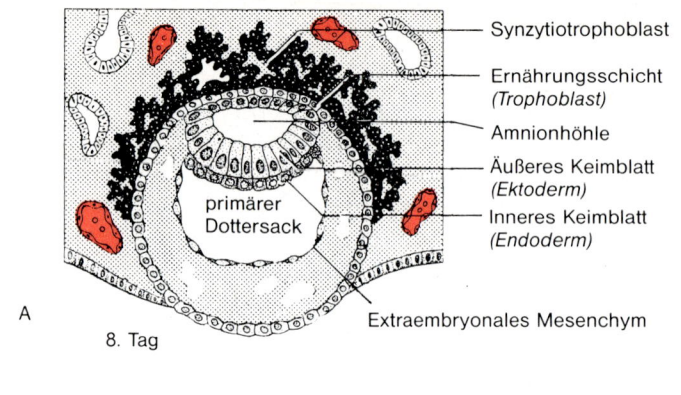

Synzytiotrophoblast

Ernährungsschicht
(Trophoblast)

Amnionhöhle

Äußeres Keimblatt
(Ektoderm)

Inneres Keimblatt
(Endoderm)

primärer
Dottersack

Extraembryonales Mesenchym

A
8. Tag

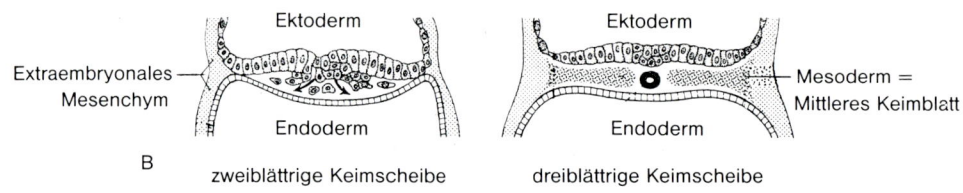

Ektoderm

Ektoderm

Extraembryonales
Mesenchym

Mesoderm =
Mittleres Keimblatt

Endoderm

Endoderm

B
zweiblättrige Keimscheibe   dreiblättrige Keimscheibe

Abb. 221 A: Zweiblättrige Keimscheibe zwischen Amnionhöhle und primären Dottersack
Abb. 221 B: Entstehung der dreiblättrigen Keimscheibe (nach G.-H. Schumacher)

Mutterkuchens *(Plazenta)*. Indem sich zwischen der Embryonalanlage *(Embryoblast)* und der Ernährungszellschicht (Trophoblast) Flüssigkeit ansammelt, bildet sich die Keimblase (**Blasto-zyste**[4], s. Abb. 220, 222). Schon 1 Woche nach der Befruchtung treten in der Embryonalanlage *(Embryoblast)* Spalten zwischen den Zellen auf, die schließlich zu einem Hohlraum zusammen-fließen, der **Amnionhöhle**[5] genannt wird (s. Abb. 221 a). Dieser Hohlraum wird auf der Seite der Ernährungszellschicht *(Trophoblast)* von großen flachen Zellen ausgekleidet, die das Amnione-pithel bilden. Aus den hohen, prismenförmigen Zellen der Embryonalanlage *(Embryoblast)*, welche die Amnionhöhle des Keimes gegen die Höhle der Keimblase abgrenzen, entsteht das *äußere Keimblatt*, das **Ektoderm**[6]. Unterhalb der Zellen des äußeren Keimblattes treten dann kubisch geformte Epithelzellen auf, die das *innere Keimblatt (Endoderm*[7]) bilden. Zusammen entsteht aus dem äußeren und inneren Keimblatt dann eine **zweiblättrige Keimscheibe**.

Nachdem sich die Zellen des inneren Keimblattes (**Endoderm**) weiter vermehrt haben, kleiden sie den sogenannten **Dottersack** aus, der ein weiterer Hohlraum der Keimanlage ist. Die zweiblättrige Keimscheibe liegt dann zwischen der Amnionhöhle, die das Fruchtwasser enthält und dem Dottersack. Der Raum zwischen den Zellen der *Amnionhöhle* und dem *Dottersack* einerseits und der *Ernährungszellschicht* (Trophoblast) andererseits, wird durch ein netzförmi-ges Gewebe ausgefüllt *(Extraembryonales Mesenchym*[8]). In der 3. Entwicklungswoche des

---

[4] Blastozyste (kystis (gr.): Blase)
[5] Amnionhöhle (amnos (gr.): Lamm; amnion: Schafshaut)
[6] Ektoderm (ekto- (gr. Vorsilbe): außen, außerhalb; derma (gr.): Haut)
[7] Endoderm (endo- (gr. Vorsilbe): innen, innerhalb)
[8] Extraembryonales Mesenchym (extra (lat.): außerhalb, äußerlich; mesos (gr.): zwischen, der mittlere; encheo (gr.): gieße hinein)

Keimes wandern Zellen des äußeren Keimblattes in den Raum zwischen äußerem (Ektoderm) und innerem Keimblatt (Endoderm) aus und bilden das mittlere Keimblatt (**Mesoderm**[9]). Damit ist aus der zweiblättrigen die dreiblättrige Keimscheibe geworden (s. Abb. 221 b).

Entwicklung des Embryo

Zwischen der 4. und 8. Entwicklungswoche entwickeln sich aus den 3 Keimblättern die Gewebe der Organe. Man nennt diese Phase der Entwicklung **Embryonalperiode.** Aus dem **äußeren Keimblatt** *(Ektoderm)* entwickeln sich vor allem das Epithel der Haut und die Hautanhangsorgane, der Anfangs- und Endteil des Magen-Darm-Traktes, das Nervensystem, das Sinnesepithel von Auge, Nase und Ohr sowie die Hirnanhangsdrüse (Hypophyse).

Das **mittlere Keimblatt** *(Mesoderm)* liefert unter anderem das Material für das Bindegewebe, die Knorpel- und Knochen, die Muskulatur, das Herz, die Blut- und Lymphgefäße, die Keimdrüsen mit Ausnahme der Keimzellen, die Nebennierenrinde, die Milz und die Blutzellen.

Vom **inneren Keimblatt** *(Endoderm)* leitet sich unter anderem das Epithel des Magen-Darm-Traktes, der Nebenschilddrüsen und der Schilddrüse, des Thymus, Kehlkopfes, der Luftröhre, der Lungen, Leber, Bauchspeicheldrüse und Harnblase ab.

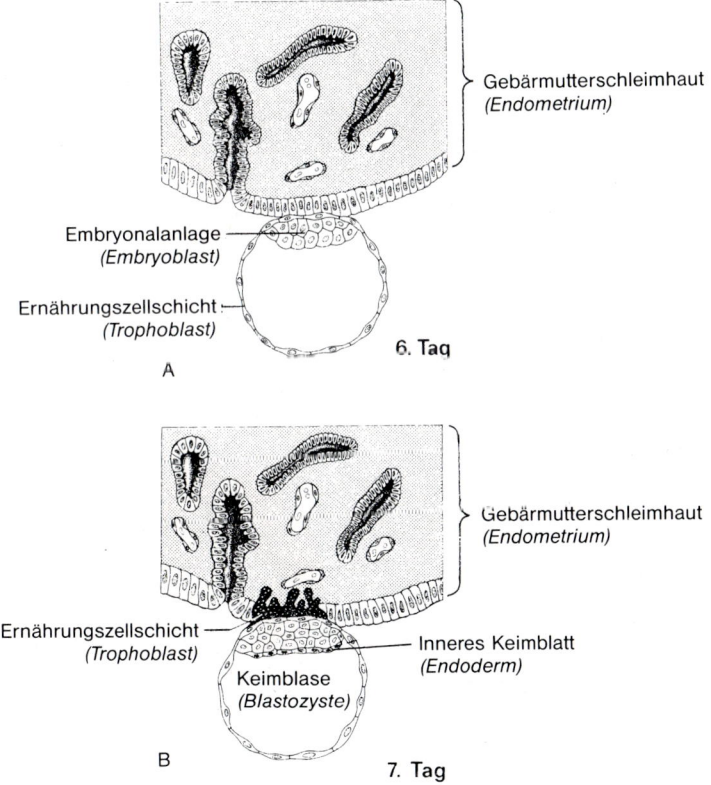

Abb. 222: Beginnende Einnistung der Keimblase in die Gebärmutterschleimhaut (nach G.-H. Schumacher)

---

[9] Mesoderm (mesos (gr.): der mittlere, zwischen; derma (gr.): Haut)

Einnistung der Keimblase

Die Einnistung der **Keimblase** *(Blastozyste)* erfolgt meist im oberen Drittel der hinteren Gebärmutterwand. Ihre Ernährungszellschicht *(Trophoblast)* dringt unter Freisetzung von Enzymen in die Gebärmutterschleimhaut ein (s. Abb. 222). Dabei aufgelöstes Gewebe dient in dieser Phase der Ernährung des Keimes. Gleichzeitig kommt es durch Glykogen- und Lipideinlagerungen zu einer Vergrößerung der Bindegewebszellen in der Gebärmutterschleimhaut. Die Schicht der Funktionalis in der Gebärmutterschleimhaut wird dann **Dezidua**[1] genannt.

Bildung des Mutterkuchens

Um die Ernährung des größer werdenden Keimes zu sichern, muß sich die **Ernährungszellschicht** *(Trophoblast)* vergrößern. Von ihr wachsen zottenförmige Fortsätze (**Zotten**) in die Gebärmutterschleimhaut hinein, die dann später embryonale Blutgefäße und Bindegewebe enthalten. Die Ernährungszellschicht ist damit zur **Zottenhaut** *(Chorion[2])* geworden, die den Keim vollkommen umgibt (s. Abb. 223). Die Chorionzotten werden von mütterlichem Blut umspült, das aus eröffneten Kapillargefäßen der Gebärmutterschleimhaut (Dezidua) stammt,

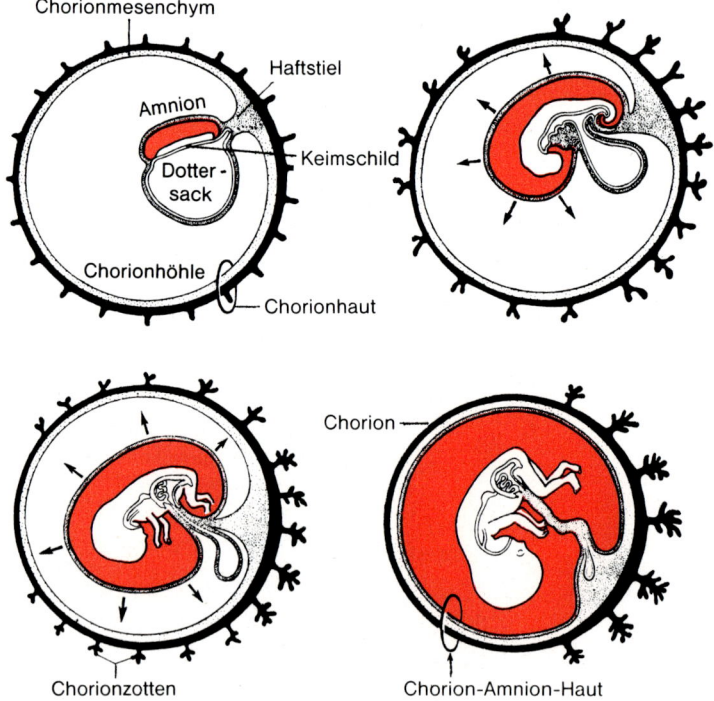

Abb. 223: Entstehung des Fruchtsacks (nach G.-H. Schumacher)

---

[1] Dezidua (von decidere (lat.): abfallen, verfallen)
[2] Chorion (gr.): Haut, Fell

die beim Einwachsen der Zotten zerrissen wurden. Von nun an erfolgt die Ernährung des Keimes durch das Blut der Mutter.

In diesem Stadium liegt der Embryo noch als **Keimschild** zwischen der *Amnionhöhle* und dem *Dottersack* in dem von der *Chorionhaut* umgebenen Raum, der **Chorionhöhle** genannt wird (s. Abb. 223). Der Keimschild erhält jetzt an seinem hinteren Ende eine als **Haftstiel** bezeichnete Verbindung zur Ernährungszellschicht. Der Haftstiel wandert dann allmählich zur Bauchseite des Embryo und wird schließlich als **Nabelschnur** das Bindeglied zwischen Mutter und Kind. Während der Dottersack in der weiteren Entwicklung aufgebraucht wird und verkümmert, vergrößert sich die von der inneren Eihaut, dem **Amnion**, gebildete Amnionhöhle zu einem mit Fruchtwasser gefüllten Sack, der eine prall-elastische Schutzhülle um den Keim bildet. Das Amnion legt sich schließlich, unter völliger Verdrängung der Chorionhöhle, der Ernährungszellschicht des Chorion fest an und bildet so die **Chorion-Amnion-Haut,** welche die Amnionhöhle umgibt.

Während dieser Entwicklung bilden sich gleichzeitig die **Chorionzotten** bis auf den Bereich um die Nabelschnur zurück (s. Abb. 223) und bauen dort zusammen mit der Gebärmutterschleimhaut dann den Mutterkuchen auf. Der Fet schwimmt nun in der von den beiden Eihäuten (Amnion- und Chorionhaut) umgebenen Amnionhöhle und ist jetzt nur noch durch die Nabelschnur mit seinem Mutterboden verbunden. Seine Ernährung, die in den ersten Schwangerschaftsmonaten über die Gesamtoberfläche der Ernährungszellschicht und zusätzlich über den Dottersack erfolgte, geht etwa ab dem 4. Schwangerschaftsmonat vollständig auf den Mutterkuchen über.

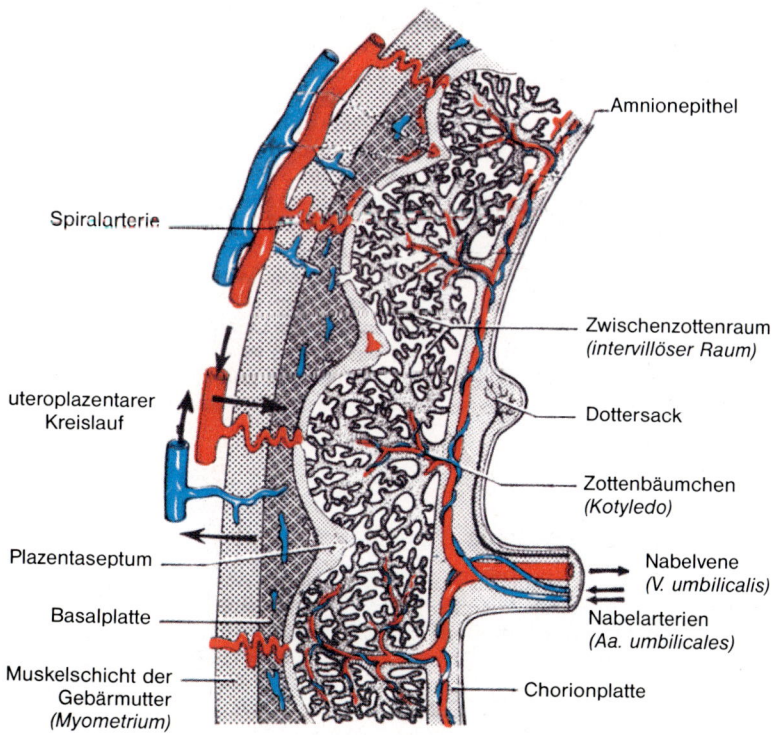

Abb. 224: Schematische Darstellung der Plazenta mit ihren Blutgefäßen (nach G.-H. Schumacher)

Aufbau und Funktion des Mutterkuchens

Der Mutterkuchen *(Plazenta)* wird aus einem kindlichen und mütterlichen Anteil aufgebaut. Der kindliche Anteil entwickelt sich aus den Chorionzotten und bildet die **Chorionplatte.** Der mütterliche Anteil des Mutterkuchens entsteht aus der Gebärmutterschleimhaut *(Dezidua)* und bildet die bindegewebige **Basalplatte** des Mutterkuchens, welche dann die Stelle des in diesem Bezirk verloren gegangenen Drüsengewebes der Gebärmutterschleimhaut einnimmt (s. Abb. 224, 226).

Zum Zeitpunkt der Geburt ist der Mutterkuchen ein scheibenförmiges Organ mit einem Durchmesser von 15 bis 20 cm, einer Dicke von 1,5 bis 2 cm und einem Gewicht von etwa 500 g. Auf der dem Feten zugewandten Seite des Mutterkuchens setzt die Nabelschnur an. Diese Seite trägt das mit dem Chorion verklebte Amnion. Sie wirkt spiegelglatt und läßt die Choriongefäße, die sich zur Nabelschnur hin sammeln, durchscheinen (s. Abb. 225 a). Die der Gebärmutterwand zugewendete Seite zeigt dagegen unterschiedlich tiefe und unregelmäßig angeordnete Furchen (s. Abb. 225 b).

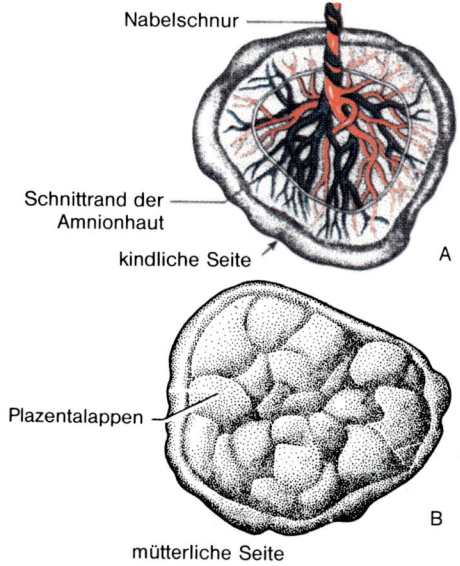

Nabelschnur

Schnittrand der
Amnionhaut

kindliche Seite

A

Plazentalappen

B

mütterliche Seite

Abb. 225: Plazenta von der kindlichen (A) und mütterlichen (B) Seite gesehen (nach G.-H. Schumacher)

Von der auf der mütterlichen Seite der Plazenta liegenden Basalplatte gehen zahlreiche bindegewebige Trennwände *(Septen)* aus, die den Raum des Mutterkuchens unvollständig in 15 bis 20 Lappen unterteilen. Die dem Feten zugewandte Seite wird von der Chorionplatte abgeschlossen. Von ihr aus reichen **Zottenbäumchen** *(Kotyledo[1])* mit kleinen Zotten in den Raum der Lappen des Mutterkuchens hinein (s. Abb. 224, 226). Diese Zotten sind stellenweise wiederholt mit der mütterlichen Basalplatte und deren Trennwände verwachsen. Dadurch wird die Verbindung zwischen mütterlichem und fetalem Anteil gefestigt.

Das Blut der Mutter gelangt aus *Spiralarterien* der Gebärmutter, welche kleine Öffnungen haben, in die schmalen Spalten zwischen den Zotten (s. Abb. 224). Diese Spalten zwischen den

---

[1] Kotyledo (kotyledon (gr.): Saugwarze)

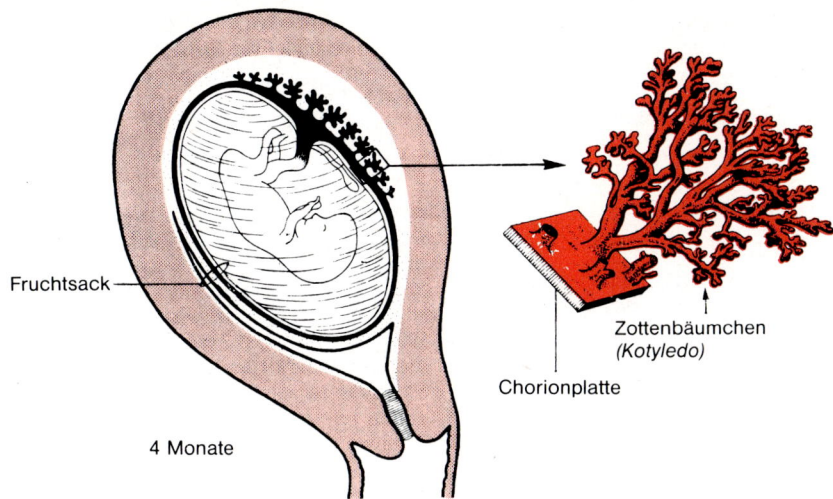

Abb. 226: Längsschnitt durch einen Uterus mit Leibesfrucht. Rechts: Zottenbäumchen mit Chorionplatte (nach G.-H. Schumacher)

Zotten werden als **Zwischenzottenräume** *(intervillöse Räume[2])* bezeichnet. In ihnen verlangsamt sich der Strom des mütterlichen Blutes stark, wodurch der Stoffaustausch mit dem in den Zottenbäumchen fließenden fetalen Blut begünstigt wird. Das Blut fließt dann über Venen, die im Bereich der Basalplatte liegen und Öffnungen tragen, zurück in den mütterlichen Kreislauf. Das sauerstoffarme kindliche Blut gelangt über **2 Nabelschnurarterien** *(Aa. umbilicales[3])* in die Blutgefäße der Zottenbäumchen. Nachdem es in diesen Zottenbäumchen die Kapillarstrecke durchströmt hat, sammelt es sich in kleineren Venen, die in der Chorionplatte verlaufen. Es fließt dann als sauerstoffreiches Blut über die nur einzeln angelegte **Nabelschnurvene** *(V. umbilicalis)* zurück zum Feten.

Aufgaben des Mutterkuchens

Der Mutterkuchen ermöglicht den Stoffaustausch zwischen kindlichem und mütterlichem Blut. Er dient damit der Ernährung des Feten und der Ausscheidung seiner Stoffwechselschlacken. Der Stoffaustausch erfolgt über die Gewebeschicht, die den Zwischenzottenraum von der Lichtung der Kapillaren trennt, die in den Zotten verlaufen. Diese Gewebeschicht wird **Plazentaschranke** genannt. Über sie erfolgt der **Gaswechsel** (Sauerstoffaufnahme und Kohlendioxidabgabe des fetalen Blutes bzw. Kohlendioxidaufnahme und Sauerstoffabgabe des mütterlichen Blutes.) Die Plazentaschranke ist aber auch für Nährstoffe, Elektrolyte, IgG-Antikörper, Viren und Medikamente durchlässig. Durch Medikamente und Viren kann der Fet daher geschädigt werden.

Der Mutterkuchen stellt aber auch **Sexualhormone** *(Östrogene* und *Progesteron)* sowie das **Choriongonadotropin** (HCG) und **Chorionmammotropin[1]** her. Das Choriongonadotropin entspricht in seiner Wirkung dem luteinisierenden Hormon des Hypophysenvorderlappens und erhält in den ersten Schwangerschaftsmonaten die Funktion des Gelbkörpers im Ovar. Dadurch

---

[2] intervillös (inter (lat.): zwischen; villus (lat.): Zotte)
[3] umbilicalis (umbilicus (lat.): Nabel; umbilicalis = zum Nabel gehörend)
[1] Chorionmammotropin (chorion (gr.): Fell; mamma (lat.): Brust; tropos (gr.): Richtung)

bleiben die Östrogen- und Progesteronspiegel hoch, und die Abstoßung der Gebärmutter-
schleimhaut wird dadurch verhindert. Choriongonadotropin wird für die Frühdiagnose einer
Schwangerschaft bestimmt. Das Chorionmammotropin entspricht in seiner Wirkung dem
Prolactin[2] des Hypophysenvorderlappens. Es bereitet die Brustdrüse auf die Stillfunktion vor.

Die Nabelschnur

Die Nabelschnur ist ein durchschnittlich 50-60 cm langer Strang, dessen Oberfläche von der
inneren Eihaut, dem Amnion, überzogen wird. Sie enthält als zuführende Gefäße zur Plazenta
die beiden **Nabelarterien** *(Aa. umbilicales)*, als ableitendes Gefäß die **Nabelvene** *(V. umbilica-*
lis). Die Gefäße sind in ein lockeres, gallertiges Bindegewebe eingebettet, das als *Wharton-Sulze*[1]
bezeichnet wird.

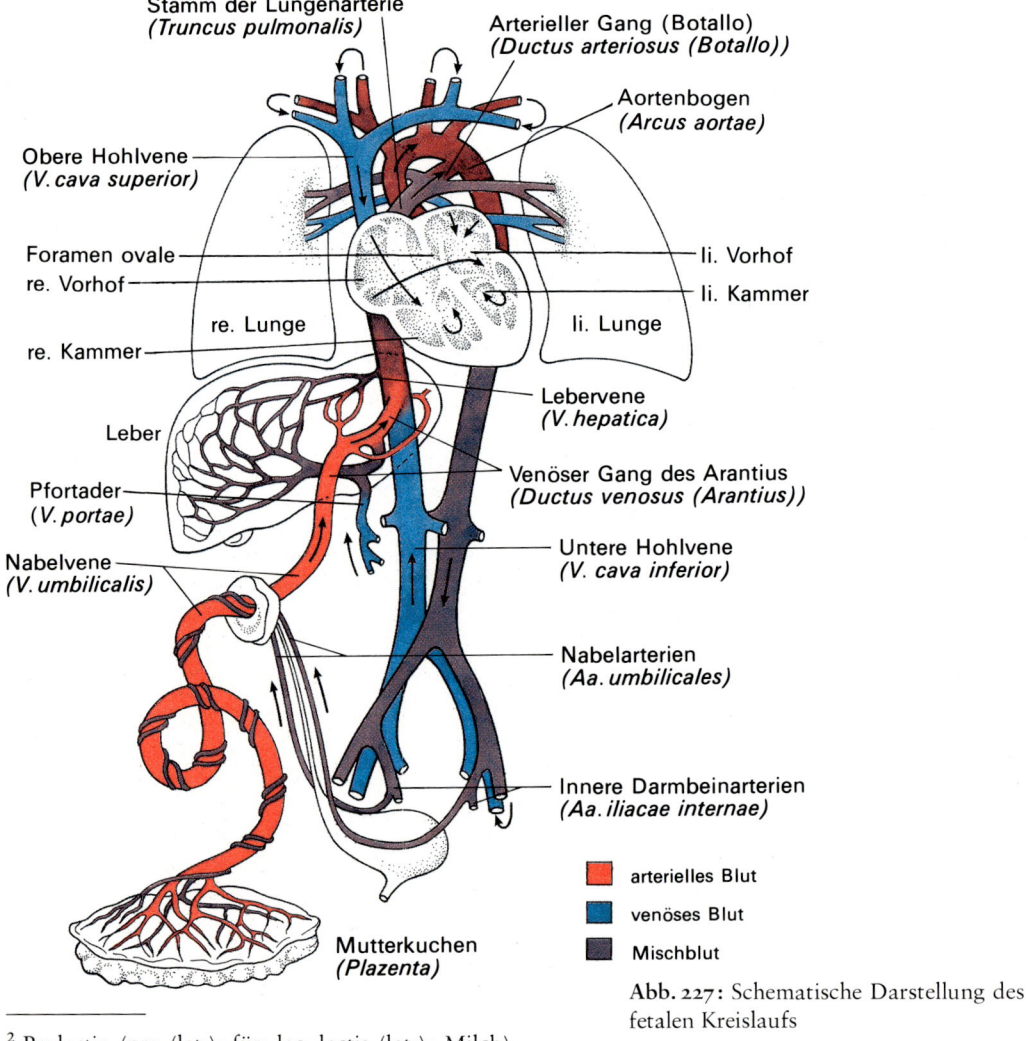

Abb. 227: Schematische Darstellung des
fetalen Kreislaufs

---

[2] Prolactin (pro (lat.): für; lac, lactis (lat.): Milch)
[1] Wharton, Thomas (1614–1673), Anatom, London

Entwicklung des Feten

Bis zur 8. Schwangerschaftswoche wird das werdende Kind als **Embryo** bezeichnet. In dieser Zeit werden die spätere Körperform und die Form der Organe bereits erkennbar. Von der 9. Schwangerschaftwoche an bis zur Geburt wird die Leibesfrucht dann **Fetus**[2] genannt. Die Funktion der Lungen wird bis zur Geburt durch die Plazenta wahrgenommen. Daraus ergeben sich für den Blutkreislauf Besonderheiten, die unter dem Begriff *fetaler Kreislauf* zusammengefaßt werden.

Fetaler Blutkreislauf

Das sauerstoffangereicherte Blut des Feten, das über die **Nabelvene** *(Vena umbilicalis)* aus der Plazenta kommt, gelangt zu einem geringen Teil in die **Pfortader** *(Vena portae)* und versorgt die Leber. Der weitaus größere Teil des Nabelvenenblutes fließt dagegen über einen Kurzschlußweg, der an der Unterseite der Leber verläuft, direkt in die **untere Hohlvene** *(Vena cava inferior)* und von dort in den rechten Vorhof. Dieser Kurzschlußweg wird **Ductus venosus** *(Arantius*[1]*)* *(venöser Gang des Arantius)* genannt.

In der Vorhofscheidewand befindet sich beim Feten ein ovales Loch (**Foramen ovale**[2]), über welches das aus der Plazenta kommende Blut größtenteils unter Umgehung des rechten Ventrikels und der Lungen direkt in den linken Vorhof strömt. Dadurch erhält der Kopf- und Armbereich besonders sauerstoffangereichertes Blut.

Das sauerstoffarme Blut aus dem Einzugsgebiet der **oberen Hohlvene** *(V. cava superior)* fließt über diese in den rechten Vorhof und von dort aus überwiegend in die rechte Herzkammer. Von der rechten Herzkammer gelangt es in die **Lungenschlagader** *(Arteria pulmonalis)* und dann bis auf den geringen Anteil, der durch die Lungenstrombahn fließt, über einen weiteren Kurzschluß in die Aorta. Dieser zweite Kurzschlußweg, der zwischen der *Lungenschlagader (Arteria pulmonalis)* und der Aorta liegt, wird **Ductus arteriosus** (**Botallo**[3]) *(arterieller Gang des Botallo)* genannt. Er mündet erst nach dem Abgang der Arterien, welche die obere Körperhälfte versorgen, in die Aorta. Die unteren Körperteile erhalten somit Mischblut, das aus dem sauerstoffarmen Blut der oberen Körperpartie und dem direkt durch das ovale Loch in das linke Herz gelangten sauerstoffreichen Blut besteht, das dem rechten Vorhof, von der Plazenta kommend, durch die untere Hohlvene zugeführt wurde.

Der Rückfluß des Blutes zur Plazenta erfolgt über die **Nabelarterien** *(Arteria umbilicalis)*, die beidseits von der **inneren Darmbeinarterie** *(Arteria ilaca interna)* abgehen.

Mit dem ersten Atemzug des Neugeborenen erfolgt dann die Umstellung des fetalen Kreislaufes auf die Verhältnisse des Erwachsenen, und die fetalen Kurzschlußwege schließen sich. Erfolgt dies nicht, so hat der Betreffende einen Herzfehler *(Vorhof-Septum-Defekt; offener Ductus arteriosus* (Botallo)).

Entwicklung des Feten und Größenzunahme der Gebärmutter

Während der Fetalperiode nehmen die Länge und das Gewicht der Leibesfrucht rasch zu. Etwa ab der 20. Schwangerschaftswoche kann die Mutter erste Kindsbewegungen spüren. Überlebten früher Frühgeburten mit einem Geburtsgewicht unter 1000 g selten, so gelingt es

---

[2] Fetus (lat.): Leibesfrucht
[1] Arantius, Giulio Cesare (1530–1589), Anatom, Bologna
[2] Foramen ovale (foramen (lat.): Loch)
[3] Botallo, Leonardo (um 1530–1600), Militärarzt, Paris

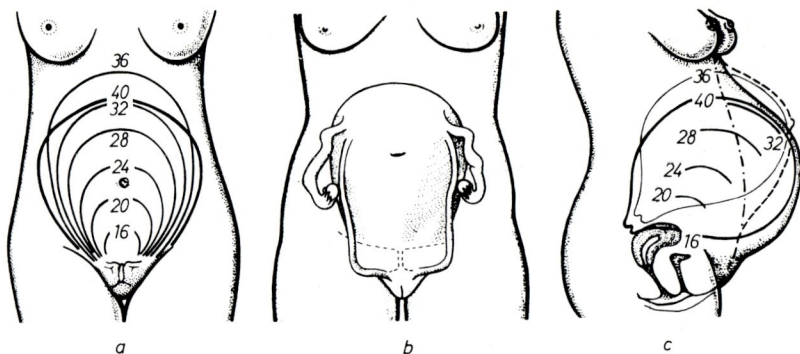

Abb. 228: Gebärmuttergröße in verschiedenen Schwangerschaftswochen (a, b von vorne, c von der Seite)

inzwischen durch Fortschritte auf intensiv-medizinischem Gebiet Frühgeburten mit immer niedrigerem Geburtsgewicht am Leben zu erhalten.

Entsprechend der raschen Größenzunahme des Feten muß auch die Gebärmutter rasch an Größe zunehmen (s. Abb. 228). Im 3. Schwangerschaftsmonat ist die Gebärmutter noch etwa faustgroß und erreicht mit ihrem Fundus gerade den oberen Rand der Schamfuge (Symphyse). Am Ende des 6. Schwangerschaftsmonats erreicht ihr Fundus dann die Höhe des Nabels. Im 9. Lunarmonat tastet man den Fundus in Höhe des Rippenbogens. In den letzten 4 Wochen der Schwangerschaft tritt er dann wieder tiefer. Diese **Gebärmuttersenkung** im letzten Schwangerschaftsmonat kommt dadurch zustande, daß dann der vorangehende Kindsteil tiefer tritt. Die Bestimmung des Gebärmutterstandes wird zur Bestimmung der Schwangerschaftsdauer mit herangezogen.

Geburt

Die durchschnittliche Schwangerschaftsdauer beträgt vom Befruchtungstermin an gerechnet 266 ± 3 Tage. Rechnet man dagegen vom 1. Tag der letzten Monatsblutung so beträgt die Schwangerschaftsdauer meistens 282 Tage oder 40 Wochen.

Die Geburt des Kindes beginnt unter hormonellem Einfluß (Oxytocin-Absonderung des Hypophysenhinterlappens) mit der Wehentätigkeit, die in regelmäßigen Kontraktionen der glatten Muskulatur der Gebärmutter besteht. Sie endet mit der Ausstoßung des Mutterkuchens und der Eihäute. Der Ablauf einer Geburt wird in die *Eröffnungsphase*, *Austreibungsphase* und *Nachgeburtsphase* unterteilt.

Die **Eröffnungsphase** dauert bei Erstgebärenden durchschnittlich 10 bis 12 Stunden, bei Mehrgebärenden 6-8 Stunden. Sie beginnt mit dem Einsetzen regelmäßiger Wehen und endet mit der völligen Öffnung des äußeren Muttermundes. In dieser Phase kommt es zu einer starken Erweiterung des Gebärmutterhalses und der Scheide. Mit beginnender Öffnung des Muttermundes wird der untere Pol der Fruchtblase in den Hals der Gebärmutter gepreßt. Er trägt somit zur Erweiterung des Gebärmutterhalses bei. Es kommt dann nach der vollständigen Eröffnung des Muttermundes zur Zerreißung der Fruchtblase, ein Vorgang der **Blasensprung** genannt wird.

Die **Austreibungsphase** wird von der vollständigen Eröffnung des Muttermundes bis zur Geburt des Kindes gerechnet. Sie dauert bei Erstgebärenden 30 bis 40 Minuten, bei Mehrgebärenden 20 bis 30 Minuten. Während der Austreibungsphase nimmt die Wehentätigkeit stark zu. Die Abstände zwischen den einzelnen Wehen betragen dann nur noch 3-5 Minuten.

Nach der Geburt des Kindes erfolgt die Abnabelung mit der Durchtrennung der Nabel-schnur. Dadurch kommt es in dem Kind zu einem schnellen Anstieg des Kohlendioxids und zu einer Azidose, wodurch das Atemzentrum stimuliert wird. Dadurch wird die spontane Atmung des Kindes ausgelöst. Gleichzeitig schließen sich funktionell das *ovale Loch* der Vorhofswand und der *Ductus arteriosus* (Botallo).

Die **Nachgeburtsphase** endet mit der Ausstoßung des Mutterkuchens und der Eihäute, was durch die Nachgeburtswehen erfolgt. Die Nachgeburtsphase dauert etwa 30 Minuten.

Die **Eihäute** bestehen aus dem **Amnion** *(innere Eihaut)*, dem **Chorion** *(äußere Eihaut)* und der **Dezidua.** Während das Amnion und das Chorion aus fetalem Gewebe bestehen, handelt es sich bei der Dezidua um Gewebe der Gebärmutterschleimhaut. Zusammen bildeten die drei Eihäute die Wand der **Fruchtblase,** welche den Feten und das Fruchtwasser umschloß. Das **Fruchtwas-ser** selbst ist ein Produkt der Amnionzellen.

Wochenbett

Bis zum Verschluß der großen Wunde der Gebärmutterschleimhaut durch das basale Drüsenepithel ist der bis zu 6 Wochen anhaltende Ausfluß aus der Scheide (vaginaler Fluor[1]) physiologisch. Man bezeichnet ihn als **Lochien**[2]. Er besteht aus leukozytenhaltigem Wundsekret sowie normalem Scheiden- und Zervixsekret. Etwa die gleiche Zeit braucht die Gebärmutter, um sich auf ihre ursprüngliche Größe zurückzubilden.

Zwillinge

Es gibt sowohl zweieiige als auch eineiige Zwillinge. Der Anteil der zweieiigen Zwillinge beträgt bei den Zwillingsgeburten etwa 75 %. Sie entstehen, wenn 2 Eizellen der Mutter von jeweils einer Samenzelle befruchtet werden. Die beiden befruchteten Eizellen nisten sich dann getrennt in der Gebärmutter ein und bilden eine eigene Plazenta, ein eigenes Chorion und ein eigenes Amnion. Sofern sich die beiden Eizellen sehr dicht beieinander implantieren, können die beiden Plazenten und Chorionhöhlen miteinander verschmelzen.

Eineiige Zwillinge entstehen dagegen aus einer einzigen befruchteten Eizelle, aus deren Tochterzellen sich dann 2 selbständige Individuen entwickeln. Diese stimmen bezüglich ihres Geschlechts und ihrer Blutgruppe immer völlig überein. Das Verhalten der Plazenta und der Eihäute hängt davon ab, in welchem Stadium die Durchschnürung der Zygote erfolgte. Ein eigenes Amnion, Chorion und eine eigene Plazenta haben sie nur, wenn die Spaltung bereits im Zweizellenstadium erfolgte. Spaltet sie sich später, so haben sie entweder ein eigenes Amnion und ein gemeinsames Chorion sowie eine gemeinsame Plazenta oder bei noch späterer Spaltung ein gemeinsames Amnion, Chorion und eine gemeinsame Plazenta.

---

[1] Fluor (lat.): Strömung, Ausfluß
[2] Lochien (lochios (gr.): zur Geburt gehörend): Wochenfluß

Das Nervensystem

Das Nervensystem steuert als übergeordnete Zentrale die Lebensvorgänge. Man kann es unter **anatomischen Gesichtspunkten** in das zentrale Nervensystem und das periphere Nervensystem unterteilen. Das **zentrale Nervensystem** besteht aus dem Gehirn und Rückenmark, das **periphere Nervensystem** aus den Nerven und den dazugehörigen Ganglien. Diese Ganglien bestehen jeweils aus einer Ansammlung von Nervenzellen in der Peripherie des Zentralnervensystems, in denen Nervenimpulse umgeschaltet werden.

Unter **funktionellen Gesichtspunkten** kann man das Nervensystem in ein motorisches, sensibles und vegetatives System unterteilen. Das **motorische Nervensystem** steuert die willkürlichen Bewegungen der quergestreiften Muskulatur (Skelettmuskulatur) und paßt ihre Aktivität den jeweiligen Erfordernissen an. Die Aufgaben des **sensiblen**[1] Nervensystems bestehen darin, Erregungen von den Sinnesorganen zu den höheren Zentren des Zentralnervensystems zu leiten und dort zu Reflexen, unbewußten oder bewußten Wahrnehmungen und Empfindungen zu verarbeiten. Das motorische und sensible System regeln also gemeinsam die Beziehungen zur Umwelt.

Das **vegetative**[2] Nervensystem stimmt dagegen die Tätigkeit der inneren Organe so aufeinander ab, daß deren Einzelfunktionen den Erfordernissen des Gesamtorganismus gerecht werden. Das vegetative Nervensystem wird auch **autonomes Nervensystem**[3] genannt, da es unserem Willen nicht untersteht. Dieses vegetative oder autonome Nervensystem entspricht dem Sympathikus und Parasympathikus.

Der Gewebeaufbau des Nervensystems

Das Nervengewebe besteht aus den erregbaren Nervenzellen und der nicht erregbaren Neuroglia. Eine **Nervenzelle** *(Neuron)* besteht aus dem Zelleib sowie meist einem langen *(Neurit)* und mehreren kurzen Fortsätzen *(Dendriten)* (s. Abb. 23a). Funktionell sind sie in einen empfangenden Fortsatz *(Rezeptorteil)* und einen ableitenden Fortsatz *(Effektorteil)* gegliedert. Der **Rezeptorteil** entspricht den Dendriten, der **Effektorteil** dem Neurit. Die Neuriten bilden zusammen mit ihren Hüllen im zentralen und peripheren Nervensystem die Nervenfasern. Der größte Teil der **weißen Substanz** des Zentralnervensystems besteht aus diesen Nervenfasern, die im Gehirn und Rückenmark in Bahnen verlaufen. In der Peripherie bilden die Nervenfasern die Nerven. Die **graue Substanz** des Zentralnervensystems wird dagegen durch die Zellkörper der Nervenzellen gebildet, die in kleineren oder größeren Gruppen zusammenliegen.

Die Synapsen

Die Verbindung der zahllosen Neurone untereinander zu einer funktionellen Einheit erfolgt über besonders gebaute Bindeglieder, die **Synapsen**[1] genannt werden. Im Bereich dieser Synapsen bilden die Neurone besondere Strukturen aus, die durch einen Spalt deutlich voneinander getrennt werden (s. Abb. 229). In diesem Synapsenbereich erfolgt die Erregungsübertragung vom Neuriten (Axon) auf die nachgeordnete Ganglienzelle.

---

[1] sensibel (sensus (lat.): Empfindung)
[2] vegetativ (vegetare (lat.): beleben)
[3] autonom (autos (gr.): eigen, unmittelbar, selbst)
[1] Synapse (synhapsis (gr.): Verknüpfen)

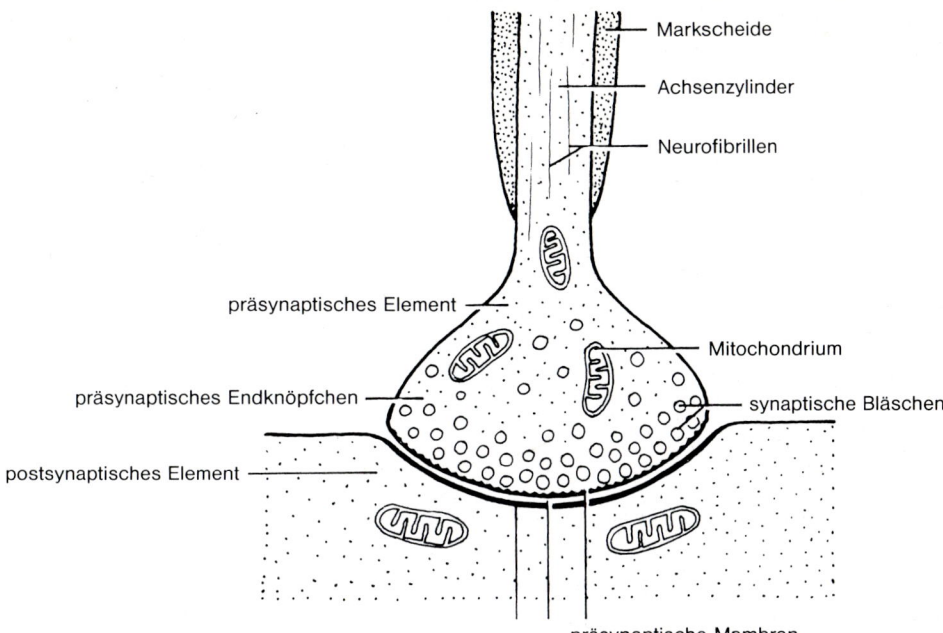

Abb. 229: Schematische Darstellung einer
Synapse nach einem elektronenmikroskopischen Bild

Solche synaptischen Endigungen, die man im Gegensatz zur motorischen Endplatte *(periphere Synapse)* als **zentrale Synapsen** bezeichnet, gibt es an verschiedenen Stellen der Neurone. Man unterscheidet Synapsen, die zwischen dem Neurit und dem Zellkörper einer anderen Nervenzelle bestehen von solchen, wo sich der Neurit dem Dendriten einer Ganglienzelle anlagert. Diese beiden Formen einer zentralen Synapse sind am häufigsten. Große Anteile des Ganglienzellkörpers und der Dendritenanfänge sind von solchen Synapsen bedeckt (s. Abb. 230). An jedem Neuron befinden sich 100 bis mehrere 1000 solcher Synapsen.

Bei einer weiteren Synapsenform endet dagegen der Neurit am Endkopf eines anderen Neuriten. Diese Form ist jedoch wesentlich seltener.

Im Bereich der Synapsen werden Überträgerstoffe freigesetzt. In vielen Fällen ist die chemische Natur dieser Überträgerstoffe derzeit noch nicht bekannt. Im Bereich der Synapsen von Ganglienzellen, die quergestreifte Muskelfasern innervieren, konnte jedoch **Acetylcholin**

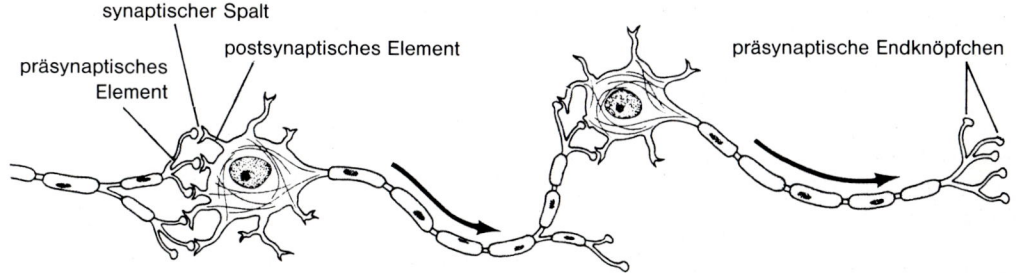

Abb. 230: Drei durch Synapsen verbundene Neurone. Die Pfeile zeigen die Richtung des Informationsflusses an

eindeutig als die Überträgersubstanz nachgewiesen werden. Synapsen in denen Acetylcholin freigesetzt wird, nennt man daher **cholinerge Synapsen**[2]. Somit ist Acetylcholin im Bereich des motorischen Nervensystems nicht nur der Überträgerstoff der peripheren Synapse *(motorische Endplatte)*, sondern auch der zentralen Synapsen dieses Systems. Zusätzlich wirkt Acetylcholin auch bei einem großen Teil der Synapsen im vegetativen Nervensystem als Überträgersubstanz. Die Synapsen der sympathischen und parasympathischen Fasern, die **vor** den Ganglienzellen liegen (präganglionäre Synapsen[3]) sind **cholinerg**; ebenso die Synapsen der parasympathischen Neurone, die **hinter** den Ganglien liegen (postganglionäre Synapsen[4]).

Noradrenalin und **Dopamin** ist eine weitere Gruppe von Überträgersubstanzen. Man nennt sie Katecholamine. Synapsen in denen Noradrenalin freigesetzt wird, bezeichnet man als **adrenerge Synapsen**[5], solche in denen Dopamin die Überträgersubstanz ist, werden als **dopaminerge Synapsen**[6] bezeichnet. **Adrenerg** sind die sympathischen postganglionären Fasern und Synapsen im Zentralnervensystem. **Dopaminerge Synapsen** kommen in den Basalganglien des Endhirns vor.

Erregungsvorgänge an Nervenzellen

Die Nervenzellen haben die Fähigkeit, auf einen physikalischen oder chemischen Reiz hin mit einer bestimmten Reaktion zu antworten, die man **Erregung** nennt. Die Eigenschaft der Erregbarkeit haben sonst noch die Muskelzellen und die Rezeptorzellen (Empfängerzellen) in den Sinnesorganen. Die Nervenzellen leiten die Erregung fort und verarbeiten im Zentralnervensystem die erhaltenen Informationen (Nachrichten). Die Leistungen des Nervensystems lassen sich daher folgendermaßen zusammenfassen:
1. Aufnahme von Reizen durch die Sinnesorgane
2. Weiterleitung der dabei entstehenden Erregung zum Zentralnervensystem, wo die Erregung verarbeitet wird
3. Reizantwort, wobei vom Zentralnervensystem aus über wegleitende Bahnen eine Erregung zu dem entsprechenden Erfolgsorgan geleitet wird, welche dieses dann mit einer Reaktion beantwortet

Die Beantwortung von Reizen kann willkürlich, das heißt in Abhängigkeit von unserem Willen, oder unwillkürlich erfolgen. Die unwillkürliche, stets gleichbleibende Beantwortung eines sensiblen Reizes nennt man **Reflex**[1].

Das Ruhe- und Aktionspotential der Nervenzellen

Die Entstehung und Fortleitung einer Erregung in einer Nervenzelle kommt durch **Ionenverschiebungen** im Bereich der Zellmembran zustande. Diese aus Lipiden und Eiweiß bestehende Membran trennt den Innenraum der Nervenzelle von ihrer Umgebung. Da die Ionen im Zellinneren und der Umgebung (Außenraum) unterschiedlich verteilt sind, entsteht zwischen dem Innen- und Außenraum eine Spannung *(Potentialdifferenz)*, die als **Membranpotential** bezeichnet wird. Eine Änderung des Membranpotentials ist die Grundlage für die Auslösung und Fortleitung von Erregungen.

---

[2] cholinerg (ergon (gr.): Tätigkeit): Wirkung des Acetylcholins betreffend
[3] präganglionär (prae (lat.): vor; ganglion (gr.): Nervenknoten)
[4] postganglionär (post (lat.): hinter, nach)
[5] adrenerg: Wirkung des Adrenalins oder Noradrenalins betreffend
[6] dopaminerg: Wirkung des Dopamins betreffend
[1] Reflex (reflectere (lat.): rückwärts biegen)

Ruhepotential

Das Innere einer Nervenzelle ist gegenüber ihrer Umgebung negativ geladen. Die Spannungsdifferenz zwischen dem Zellinneren und ihrem Außenraum beträgt etwa -80 mV. Dieses **Membranpotential** der ruhenden Zelle wird als **Ruhepotential** bezeichnet. Die Ursache für die Negativität im Zellinnern liegt in der unterschiedlichen Verteilung der Kalium-Ionen im Zellinnern und Außenraum. Im Zellinnern ist die Kalium-Ionenkonzentration nämlich 30 mal höher. Wegen dieses Konzentrationsunterschiedes haben die Kalium-Ionen das Bestreben, durch die für sie relativ leicht durchlässige (permeable) Zellmembran in den Außenraum zu diffundieren. Da die Eiweiß-Anionen im Zellinnern zurückgehalten werden, entsteht das negative Ruhepotential, das vor allem ein Kalium-Diffusionspotential ist (Abb. 231).

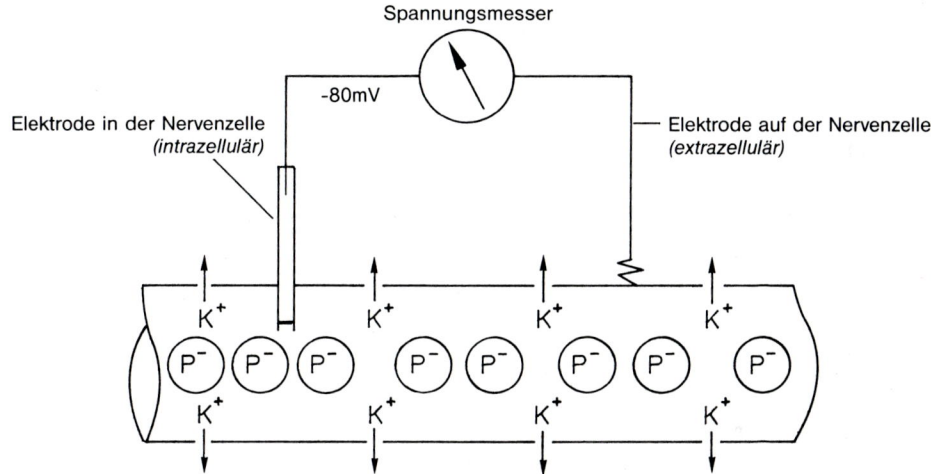

Abb. 231: Ruhemembranpotential einer Nervenfaser. Im Inneren der Nervenfaser werden die Protein-Anionen (P^-) zurückgehalten, die Kalium-Ionen (K^+) diffundieren nach außen

Aktionspotential

Der Erregungsvorgang einer Nervenzelle (**Depolarisation**) besteht in einer kurzfristigen Veränderung des Membranpotentials. Diese Potentialänderung, bei der das Zellinnere gegenüber dem Außenraum vorübergehend positiv geladen ist, wird als **Aktionspotential** bezeichnet. Danach kehrt das Membranpotential wieder auf den Ruhewert zurück (**Repolarisation**).

Auslösung des Aktionspotentials

Das Aktionspotential wird durch die Aktivität der erregenden Synapsen oder durch einen physikalischen oder chemischen Reiz an einer Sinneszelle (Rezeptorzelle) ausgelöst (s. Abb. 232). Dabei wird der stabile Zustand des Ruhepotentials durch eine teilweise erfolgende Spannungsminderung (**Depolarisation**) gestört, die auf das Ruhepotential bezogen + 15 bis + 20 mV betragen muß. Wird die **Schwelle des Membranpotentials** von − 60 mV überschritten, so erfolgt die weitere Änderung des Membranpotentials stets selbständig. Der Anstieg des Aktionspotentials und die anschließende Wiederherstellung des Ruhepotentials haben dabei immer den gleichen Verlauf. Der gleichbleibende Verlauf des Aktionspotentials wird als **«Alles-oder Nichts»-Gesetz der Erregung** bezeichnet. Dieses Gesetz besagt, daß ein Reiz in

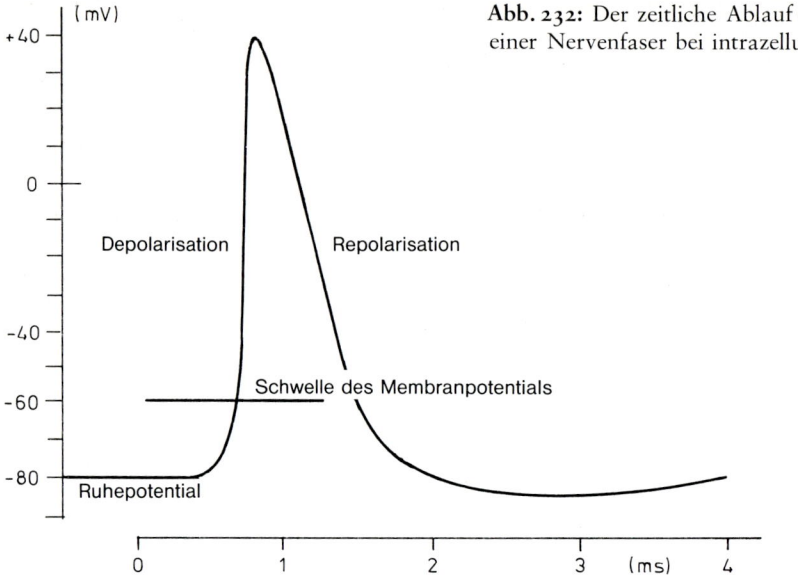

Abb. 232: Der zeitliche Ablauf eines Aktionspotentials einer Nervenfaser bei intrazellulärer Ableitung

Abhängigkeit von seiner Stärke bei einer Nervenzelle entweder eine maximale oder überhaupt keine Erregung auslöst.

Ionenverschiebungen während des Aktionspotentials

Ursache des plötzlichen Anstiegs der Spannung zu Beginn des *Aktionspotentials* ist eine plötzliche Zunahme der Durchlässigkeit der Zellmembran für Natrium-Ionen, für die sie in Ruhe weitgehend undurchlässig ist. Die Durchlässigkeitsänderung für Natrium-Ionen wird durch einen physikalischen oder chemischen Reiz bzw. durch die Aktivität erregender Synapsen ausgelöst. Die Natrium-Ionen, die im Außenraum in 10 mal höherer Konzentration als im Zellinneren vorkommen, können dann durch Diffusion in die Zelle einströmen. Dadurch wird die Zahl der positiven Ladungen im Zellinneren vermehrt und die Depolarisation nimmt weiter zu, was die Durchlässigkeit für Natrium-Ionen der Zellmembran noch verstärkt. Bevor aber das **Natrium-Gleichgewichtspotential** von etwa + 60 mV erreicht ist, setzt die *Repolarisation* ein, durch die das *negative Ruhepotential* wieder aufgebaut wird. Dies erfolgt durch eine schnelle Abnahme der Natrium-Durchlässigkeit und langsame Zunahme der Kalium-Durchlässigkeit der Zellmembran. Durch beide Vorgänge steigt die negative Ladung im Zellinnern an, indem weniger positiv geladene Natrium-Ionen nach innen und mehr positiv geladene Kalium-Ionen nach außen gelangen.

Einflüsse auf die Erregbarkeit

Die Erregbarkeit der Nervenzellen wird vor allem durch Calcium-Ionen beeinflußt. Ist die Calcium-Konzentration erniedrigt, so nimmt die Erregbarkeit der Zelle zu. Eine geringe Depolarisation löst dann bereits eine Erregung aus. Ein Anstieg der Calcium-Konzentration führt dagegen zu einer Herabsetzung der Erregbarkeit.

Refraktärphasen

Wird eine Nervenzelle während des Aktionspotentials oder direkt danach gereizt, so bleibt die Erregung als Reizantwort aus. Sie ist dann für kurze Zeit unerregbar. Dieser Zustand wird als **absolute Refraktärphase**[1]bezeichnet und dauert etwa 2 ms (Millisekunde = 1000-stel s). Der absoluten Refraktärphase folgt eine Zeit der verminderten Erregbarkeit, die als **relative Refraktärphase** bezeichnet wird. In ihr können zwar Aktionspotentiale entstehen, doch sind diese dann schwerer auszulösen.

Ionenpumpen

Der Strom der Natrium- und Kalium-Ionen während des Aktionspotentials erfolgt **passiv** in Abhängigkeit von der Durchlässigkeit der Zellmembran aufgrund der unterschiedlichen Ionen-Konzentration, die zwischen dem Innen- und Außenraum besteht. Bei einem einzelnen Aktionspotential gelangen nur wenige Natrium-Ionen nach innen und wenige Kalium-Ionen nach außen. Es können daher viele 1000 Aktionspotentiale hintereinander über eine Nervenfaser geleitet werden, bevor ein Konzentrationsausgleich erzielt würde. Um die Erregbarkeit jedoch auf Dauer aufrecht zu erhalten, müssen die eingeströmten Natrium-Ionen wieder nach außen und die Kalium-Ionen nach innen transportiert werden. Da dies gegen ein Konzentrationsgefälle geschehen muß, ist dafür Energie notwendig. Dieser **aktive** Transport der Ionen erfolgt über sogenannte «**Ionenpumpen**» in der Zellmembran.

Erregungsleitung

Die Erregung breitet sich auf einer Nervenfaser mit einer bestimmten Geschwindigkeit aus, die von der Faserdicke und der Ausbildung der Myelinschicht abhängt. Dicke, markhaltige Nervenfasern leiten die Erregung wesentlich schneller als dünne, markarme Fasern. Bei motorischen Nervenfasern mit einem Durchmesser von 15 μm beträgt die Erregungsleitungsgeschwindigkeit zwischen 70 und 120 m/s, bei sympathischen Nervenfasern mit einem Durchmesser von 1 μm dagegen nur 0,5 bis 2 m/s. Die Fortleitung der Erregung erfolgt durch die **Spannungsunterschiede** *(Potentialunterschiede)* zwischen der erregten und der benachbarten noch nicht erregten Stelle des Neuriten. Dadurch bilden sich im Innern der Faser **Stromlinien** aus, die von den positiven Ladungen des erregten Nervenfaserabschnittes zu den negativen Ladungen des benachbarten, noch unerregten Abschnittes ziehen. Im Außenraum bilden sich ebenfalls Stromlinien, die in die entgegengesetzte Richtung führen. Dadurch entsteht ein kleiner, **geschlossener Stromkreis** (s. Abb. 233). Wo die Stromlinien die noch nicht erregte Membran

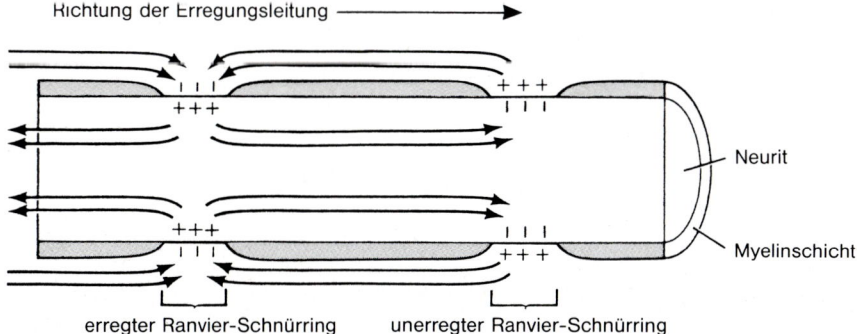

Abb. 233: Sprunghafte Erregungsleitung einer markhaltigen Nervenfaser. Die Strecke zwischen den Ranvier-Schnürringen wird von den Stromlinien übersprungen

---

[1] Refraktärphase (refractarius (lat.): widerspenstig, unempfänglich)

erreichen, kommt es zum Abbau des Membranpotentials und somit über diese Depolarisation zu einem Anstieg der Membrandurchlässigkeit für Natrium-Ionen. Damit hat die Erregung die benachbarte Stelle erfaßt. Die Erregungsleitung besteht also darin, daß sich eine Welle innerer positiver Ladung und äußerer negativer Ladung über die Faser hinweg ausbreitet. Diese **kontinuierliche Erregungsleitung** findet man aber nur bei marklosen Nervenfasern und bei Muskelfasern. Bei markhaltigen Nervenfasern erfolgt die Erregungsleitung dagegen sprunghaft von einem *Ranvier-Schnürring* zum anderen, da durch die isolierende Wirkung der Markscheide nur im Bereich der Schnürringe der Ionenaustausch erfolgen kann. Die Stromlinien greifen dabei von einem aktivierten zum nächsten ruhenden Schnürring und erzeugen dort durch Depolarisation das Aktionspotential. Durch diese **sprunghafte Erregungsleitung** wird eine hohe Erregungsleitungsgeschwindigkeit bei den markhaltigen Nervenfasern erreicht (Abb. 233).

Informationsvermittlung

Da Aktionspotentiale aufgrund des *Alles- oder Nichts-Gesetzes* immer die gleiche Stärke und Form haben, enthält das einzelne Aktionspotential keine mengenmäßige Information. Die **mengenmäßige Information** ist dagegen in der **Zahl der Aktionspotentiale** pro Zeiteinheit enthalten. Eine dichte Folge von Aktionspotentialen, die über eine Schmerzfaser geleitet wird, vermittelt dem Gehirn die Nachricht von der Einwirkung eines starken Schmerzes, weniger Aktionspotentiale dagegen von einem schwachen Schmerzreiz. Die **Art der Nachricht** wird dagegen dadurch eindeutig übermittelt, daß jede einzelne Nervenfaser nur eine bestimmte Übertragungsfunktion hat. So gibt es für die sensiblen Impulse, die von den besonderen Rezeptoren für Licht-, Schall-, Druck-, Temperatur- oder Schmerzreize ausgehen, bestimmte Nervenbahnen, die jeweils nur die von dem dazugehörigen Sinnesorgan ausgehende Erregung leiten. Andere Nervenfasern haben dagegen die Aufgabe motorische Impulse vom Gehirn zur Skelettmuskulatur zu übermitteln. Wiederum andere dienen allein der vegetativen Steuerung des Organismus.

Die bei der Erregung des nervösen Gewebes auftretenden elektrischen Ströme lassen sich mit empfindlichen Meßinstrumenten ableiten und aufzeichnen. Die bei der Gehirntätigkeit auftretenden bioelektrischen Ströme werden als **Elektroencephalogramm**[1] (EEG) registriert. Aus dem **EEG** ergeben sich wichtige diagnostische Informationen bei Hirnerkrankungen, vor allem bei Anfallsleiden.

Das zentrale Nervensystem

Entwicklungsgeschichte

Der komplizierte Aufbau des zentralen Nervensystems wird leichter verständlich, wenn man seine Entwicklungsgeschichte kennt. Zuerst entsteht in einem frühen Embryonalstadium um den 22. Tag aus der Neuralplatte des äußeren Keimblattes das Nervenrohr (**Neuralrohr**), das den Embryo der Länge nach durchzieht. Das Neuralrohr verlagert sich schon bald in die Tiefe. Aus dem vorderen Teil des Neuralrohres entwickelt sich das **Gehirn,** aus seinem hinteren Anteil das **Rückenmark.**

---

[1] Elektroencephalogramm (elektro (von gr.): Elektrizität; enkephalos (gr.): Gehirn; gramma (gr.): Schrift)

Aus dem vorderen Teil des Neuralrohres bilden sich zuerst drei hintereinanderliegende Gehirnbläschen, welche die Grundlage der Gehirnanlage liefern (s. Abb. 234). Es sind dies:

1. das **Vorderhirnbläschen** *(Prosencephalon[1])*
2. das **Mittelhirnbläschen** *(Mesencephalon[2])*
3. das **Rautenhirnbläschen** *(Rhombencephalon[3])*

Aus diesen drei primären Hirnbläschen entstehen fünf sekundäre Hirnabschnitte (Abb. 234).

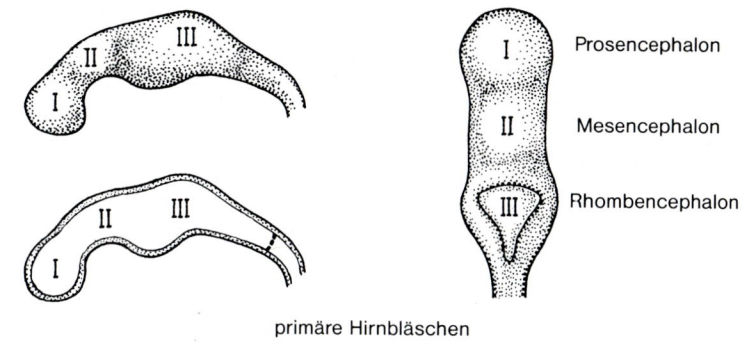

primäre Hirnbläschen

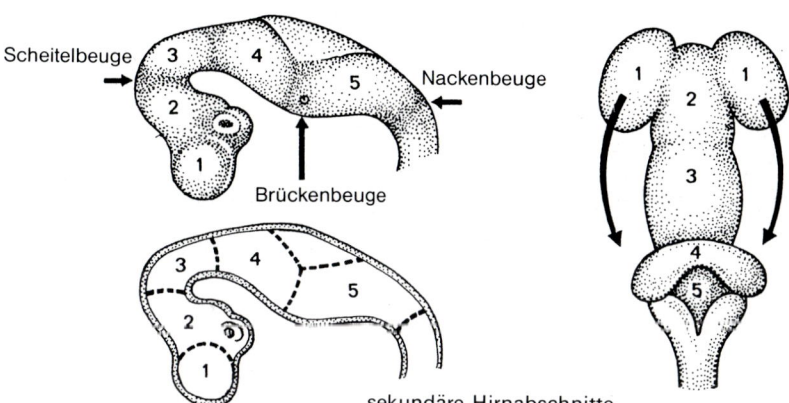

sekundäre Hirnabschnitte

Abb. 234: Primäre und sekundäre Hirnbläschen. 1 Endhirn, 2 Zwischenhirn, 3 Mittelhirn, 4 Hinterhirn, 5 Nachhirn (nach G.-H. Schumacher)

Aus dem **Vorderhirnbläschen** entwickelt sich das *Endhirn* und das *Zwischenhirn*, aus dem **Rautenhirnbläschen** das *Hinterhirn* und *Nachhirn*, während aus dem **Mittelhirnbläschen** lediglich das *Mittelhirn* hervorgeht. Die Tabelle 37 zeigt die unter entwicklungsgeschichtlichen Gesichtspunkten vorgenommene Unterteilung des Gehirns.

Die weitere Entwicklung der fünf Hirnabschnitte wird durch ihr verschieden starkes Wachstum geprägt. Da der Raum, der dem Gehirn in der Schädelkapsel zur Verfügung steht, begrenzt ist, kommt es während des Gehirnwachstums zu komplizierten Verschiebungen und Faltungen der Gehirnanlage, so daß der ursprüngliche Bauplan später nicht mehr ohne weiteres

---

[1] Prosencephalon (proso (gr.): nach vorn; enkephalos (gr.): Gehirn)
[2] Mesencephalon (mesos (gr.): mittlere)
[3] Rhombencephalon (rhombos (gr.): Raute)

zu erkennen ist. Am stärksten wächst das *Vorderhirn*. Am Ende seines Wachstums bedeckt dann sein *Endhirn* als **Großhirn** mit der rechten und linken *Großhirnhemisphäre* den größten Teil der übrigen Hirnanlage, die auch als **Hirnstamm** bezeichnet wird und zum großen Teil aus den stammesgeschichtlich älteren Hirnteilen besteht. Aus dem Zellmaterial des *Hinterhirnabschnittes* formt sich die *Brücke* (Pons[4]) und das *Kleinhirn* (Cerebellum[5]), aus dem Abschnitt des *Nachhirns* das *verlängerte Mark* (Medulla oblongata[6]), das den Übergang zum Rückenmark bildet.

Tab. 37:

Primäre Hirnbläschen	Sekundäre Hirnabschnitte
1. Vorderhirnbläschen *(Prosencephalon)*	1. Endhirn *(Telencephalon)*
	2. Zwischenhirn *(Diencephalon)* mit Augenblasen
2. Mittelhirnbläschen *(Mesencephalon)*	3. Mittelhirn *(Mesencephalon)*
3. Rautenhirnbläschen *(Rhombencephalon)*	4. Hinterhirn *(Metencephalon)*: Brücke *(Pons)* und Kleinhirn *(Cerebellum)*
	5. Nachhirn *(Myelencephalon)*: Verlängertes Mark *(Medulla oblongata)*

Das Ventrikelsystem

Die ursprünglich in einer Linie hintereinander angelegten Hohlräume der Hirnbläschen machen die komplizierten Verschiebungen und Faltungen der zugehörigen Hirnabschnitte mit. An einigen Stellen erweitern sie sich zu den Hirnkammern, an anderen Stellen werden sie bis auf einen engen Kanal oder Spalt eingeengt (s. Abb. 235). Man unterscheidet vier Hirnkammern:

1. und 2. **Ventrikel** als **Seitenventrikel** im Endhirn
3. **Ventrikel** im Zwischenhirn
4. **Ventrikel** im Rautenhirn

Diese vier Hirnkammern stehen miteinander in Verbindung.

Die **Seitenventrikel** liegen in den beiden Großhirnhemisphären und werden ringsum vom Endhirn umschlossen. Jeder Großhirnlappen enthält einen als **Horn** *(Cornu*[1]*)* bezeichneten Abschnitt des Seitenventrikels. Beide Seitenventrikel stehen jeweils über das **Zwischenkammerloch** *(Foramen interventriculare*[2]*)* mit dem 3. Ventrikel in Verbindung.

Der 3. **Ventrikel** gehört zum Zwischenhirn und ist ein schmaler, senkrecht stehender Spalt, der größtenteils zwischen dem rechten und linken *Thalamus* liegt. Der 3. Ventrikel wird durch einen dünnen Kanal im Bereich des Mittelhirns, den **Aquaeductus**[3] *mesencephali (Sylvii*[4]*)*, mit dem 4. Ventrikel verbunden.

---

[4] Pons (lat.): Brücke
[5] Cerebellum (lat.): Kleinhirn
[6] Medulla oblongata (medulla (lat.): Mark; oblongare (lat.): verlängern)
[1] Cornu (lat.): Horn
[2] Foramen interventriculare (foramen (lat.): Loch; inter (lat.): zwischen; ventriculus (lat.): Kammer)
[3] Aquaeductus (aquaeductus (lat.): Wasserleitung (röm.))
[4] Sylvius, Franciscus (1614–1672), holländischer Anatom

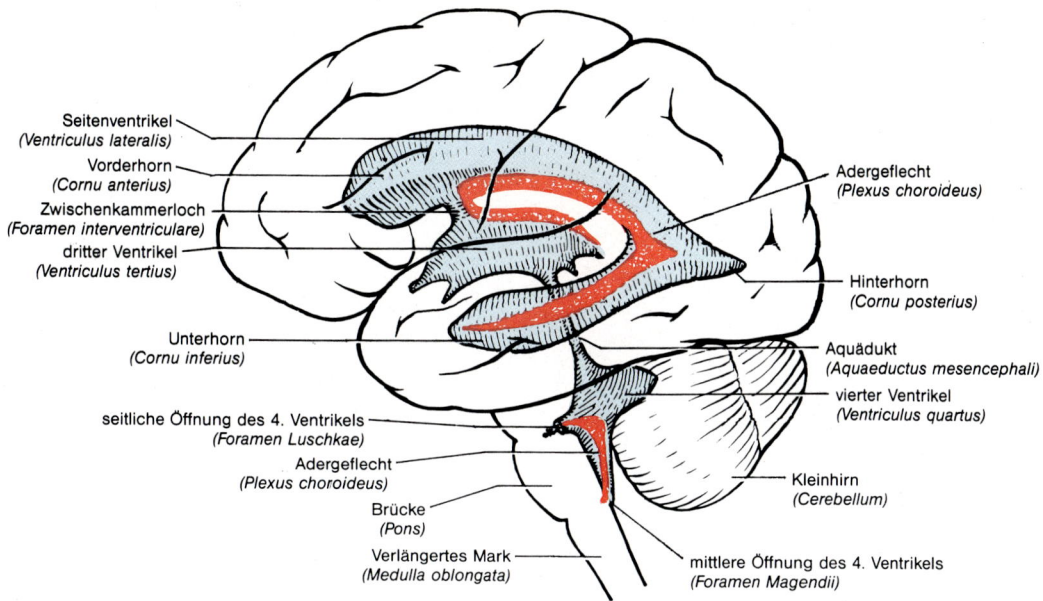

Seitenventrikel
(Ventriculus lateralis)

Vorderhorn
(Cornu anterius)

Zwischenkammerloch
(Foramen interventriculare)

dritter Ventrikel
(Ventriculus tertius)

Unterhorn
(Cornu inferius)

seitliche Öffnung des 4. Ventrikels
(Foramen Luschkae)

Adergeflecht
(Plexus choroideus)

Brücke
(Pons)

Verlängertes Mark
(Medulla oblongata)

Adergeflecht
(Plexus choroideus)

Hinterhorn
(Cornu posterius)

Aquädukt
(Aquaeductus mesencephali)

vierter Ventrikel
(Ventriculus quartus)

Kleinhirn
(Cerebellum)

mittlere Öffnung des 4. Ventrikels
(Foramen Magendii)

Abb. 235: Lage der Ventrikel im Gehirn mit ihren Adergeflechten

Dieser **4. Ventrikel** gehört zum Rautenhirn. Der Boden des 4. Ventrikels hat die Form einer Raute. Man nennt ihn deshalb *Rautengrube.* Der 4. Ventrikel setzt sich direkt in den **Zentralkanal** *(Canalis centralis[5])* des Rückenmarks fort.

Das Hohlraumsystem des Gehirns wird durch die **Hirn-Rückenmark-Flüssigkeit,** den *Liquor cerebrospinalis[6],* ausgefüllt. Man bezeichnet daher dieses Hohlraumsystem auch als **innere Liquorräume,** die über 3 Öffnungen im 4. Ventrikel mit den **äußeren Liquorräumen** *(Subarachnoidalräume)* in Verbindung stehen. Diese Öffnungen sind das beiderseits im seitlichen Fortsatz des 4. Ventrikels liegende *Foramen Luschkae[7]* und das in der Mittellinie einzeln angelegte *Foramen Magendii[8].* Sind diese Öffnungen nicht angelegt oder verlegt, so kommt es zu einer krankhaften Erweiterung des Gehirns (*«Wasserkopf»*), die aber auch andere Ursachen haben kann. Der Liquor wird von **Adergeflechten** *(Plexus choroideus[9])* gebildet, die ein zottenförmiges Aussehen haben und in die Ventrikel hineinragen. Solche *Adergeflechte* gibt es in den beiden Seitenventrikeln, am Dach des 3. Ventrikels und vor der Kleinhirnunterfläche im 4. Ventrikel (s. Abb. 235).

Die Hüllen des Rückenmarks und Gehirns

Das Zentralnervensystem wird im Wirbelkanal und der Schädelhöhle von 3 Hüllen umgeben, die als **Meningen[1]** bezeichnet werden (s. Abb. 236, 237). Die äußere Hülle ist fest, dick und derb.

[5] Canalis centralis (canalis (lat.): Röhre, Kanal; centralis (lat.): im Mittelpunkt liegend)
[6] Liquor cerebrospinalis (liquor (lat.): Flüssigkeit; cerebrum (lat.): Gehirn; cerebralis: zum Gehirn gehörend; spina (lat.): Rückgrat; spinalis: zum Rückgrat gehörend)
[7] Luschka, Hubert von (1820–1875), Anatom, Tübingen
[8] Magendie, Francois (1783–1855), Physiologe, Paris
[9] Plexus choroideus (plexus (lat.): Geflecht; chorioidea (lat.): Aderhaut): Adergeflecht der Hirnkammern
[1] Meninx (meninx, meningos (gr.): Hirnhaut)

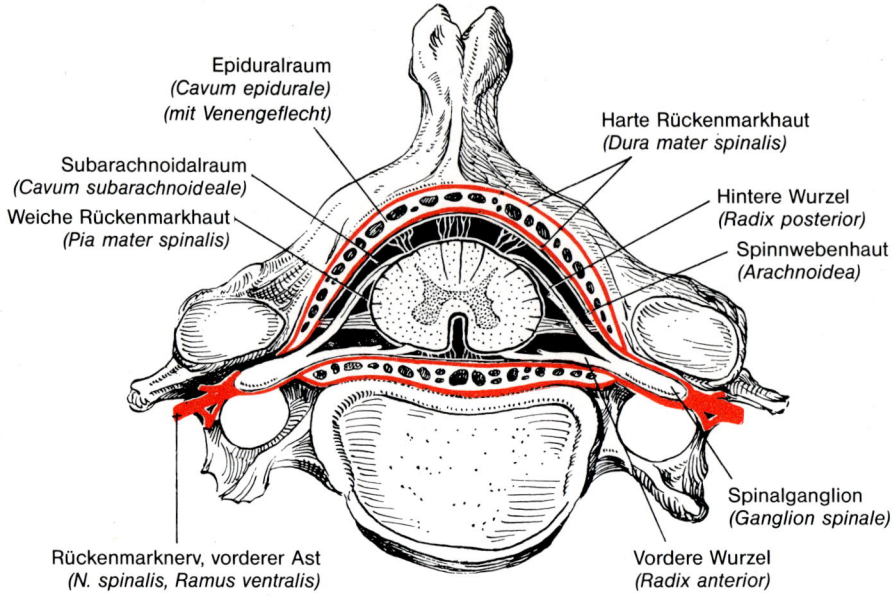

Epiduralraum
(Cavum epidurale)
(mit Venengeflecht)

Subarachnoidalraum
(Cavum subarachnoideale)

Weiche Rückenmarkhaut
(Pia mater spinalis)

Harte Rückenmarkhaut
(Dura mater spinalis)

Hintere Wurzel
(Radix posterior)

Spinnwebenhaut
(Arachnoidea)

Spinalganglion
(Ganglion spinale)

Rückenmarknerv, vorderer Ast
(N. spinalis, Ramus ventralis)

Vordere Wurzel
(Radix anterior)

Abb. 236: Rückenmarkhäute im Bereich der Halswirbelsäule. Harte Rückenmarkhaut rot, Spinnwebenhaut weiß

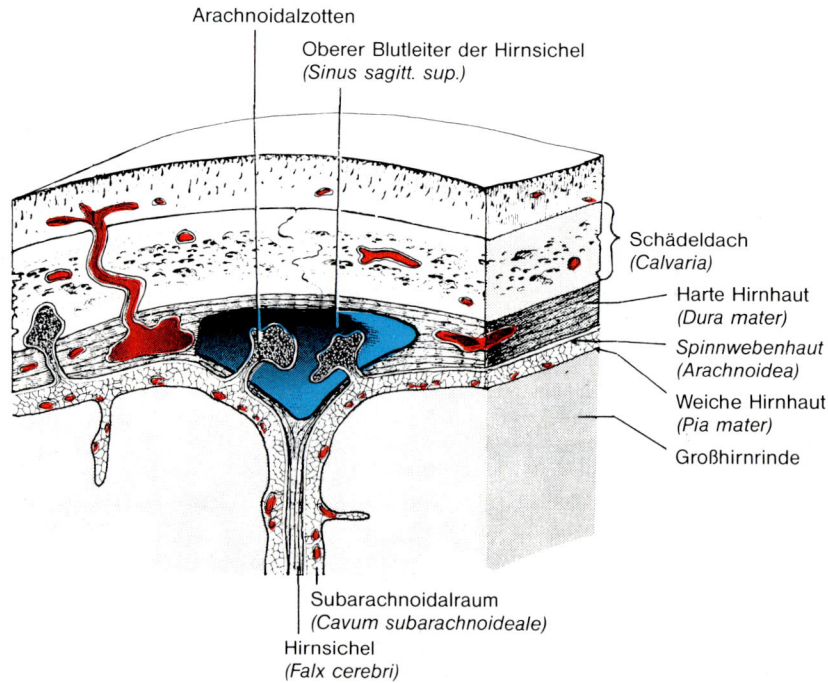

Arachnoidalzotten

Oberer Blutleiter der Hirnsichel
(Sinus sagitt. sup.)

Schädeldach
(Calvaria)

Harte Hirnhaut
(Dura mater)

Spinnwebenhaut
(Arachnoidea)

Weiche Hirnhaut
(Pia mater)

Großhirnrinde

Subarachnoidalraum
(Cavum subarachnoideale)

Hirnsichel
(Falx cerebri)

Abb. 237: Lage der Hirnhäute zwischen Schädeldecke und Gehirn

Sie wird deshalb **harte Hirn-** bzw. **Rückenmarkhaut** *(Dura mater cerebri* bzw. *spinalis[2])* genannt. Die beiden inneren Hüllen sind dagegen zart und dünn. Sie bilden als äußere **Spinnwebenhaut** *(Arachnoidea[3])* und innere **weiche Hirn-** bzw. **Rückenmarkhaut** *(Pia mater[4] cerebri* bzw. *spinalis)* die weichen Hirn- bzw. Rückenmarkhäute. Zwischen diesen drei Hüllen liegen 2 Spalträume. Die harte Hirn- und Rückenmarkhaut werden durch einen kapillären Spalt (**Subduralraum[5]**) von der Spinnwebenhaut *(Arachnoidea)* getrennt. Zwischen der Spinnwebenhaut und weichen Hirn- bzw. Rückenmarkhaut befindet sich als zweiter Spaltraum der *Subarachnoidalraum[6]*, der mit Liquor angefüllt ist *(äußerer Liquorraum)*. Hirn und Rückenmark werden somit innen *(Ventrikelsystem* oder *innere Liquorräume)* und außen *(Subarachnoidalraum* oder *äußerer Liquorraum)* allseitig vom Liquor wie von einem Wasserkissen umgeben.

Die **harte Rückenmarkhaut** *(Dura mater spinalis)* besteht aus einem äußeren Blatt, das den Wirbelkanal auskleidet und einem inneren Blatt, in dem das Rückenmark wie in einem Sack steckt.

Der Spaltraum zwischen diesen beiden Blättern enthält Venengeflechte, Fett und lockeres Bindegewebe. Durch diesen Spaltraum (**Epi-** oder **Extraduralraum[7]**), der für die Epiduralanästhesie klinische Bedeutung hat, wird das Rückenmark vor Zerrungen bei den Bewegungen der Wirbelsäule geschützt (Abb. 236).

Die **harte Hirnhaut** *(Dura mater cerebri)* besteht in der Anlage zwar auch aus zwei Blättern, doch sind diese dann miteinander verschmolzen. Die harte Hirnhaut ist gleichzeitig die innere Knochenhaut des Schädels *(inneres Periost)* und eine Schutzhülle des Gehirns. Sie kleidet die Schädelhöhle aus und bildet in Form der Großhirn- und Kleinhirnsichel sowie des Kleinhirnzeltes zusätzlich bindegewebige Trennwände.

Die **Großhirnsichel** *(Falx cerebri[8])* ist eine senkrecht stehende Duraplatte, welche die beiden Großhirnhälften trennt (s. Abb. 237). In der hinteren Schädelgrube ist die **Kleinhirnsichel** *(Falx cerebelli)* die wesentlich kleinere Fortsetzung der Großhirnsichel. Das Kleinhirnzelt *(Tentorium cerebelli[9])* ist eine horizontal verlaufende Duraplatte, welche Groß- und Kleinhirnhemisphären trennt. In der harten Hirnhaut verlaufen die **venösen Blutleiter** *(Sinus)* (Abb. 237).

Die innen liegende weiche Hirn- bzw. Rückenmarkhaut *(Pia mater)* und außen liegende Spinnwebenhaut *(Arachnoidea)* sind funktionell ein einheitliches Bindegewebsorgan *(Leptomeninx[10])*.

Dem Gehirn und Rückenmark liegt die dünne, gefäßreiche weiche Hirnhaut *(Pia mater)* direkt auf und dringt in sämtliche Furchen und Vertiefungen ein. Funktionell ist die weiche Hirnhaut *(Pia mater)* eine Stoffwechselmembran. Sie bildet auch zusammen mit einer äußerst dünnen Schicht gliöser Hirnsubstanz die **Adergeflechte** *(Plexus choroidei)*, die den Liquor herstellen (s. Abb. 235).

Die zwischen harter und weicher Hirnhaut liegende Spinnwebenhaut *(Arachnoidea)* ist frei von Gefäßen. Sie ist lediglich eine Abschlußmembran der Liquorräume *(Subarachnoidalraum)* nach außen.

---

[2] Dura mater (durus (lat.): hart; mater (lat.): Mutter, hier im Sinne von Umhüllung, vgl. Schraubenmutter)
[3] Arachnoidea (arachnoidea (gr.): Spinnwebenhaut)
[4] Pia mater (pius (lat.): zart)
[5] Subduralraum (sub (lat.): unter): unter der harten Hirnhaut (Dura mater) liegender Raum
[6] Subarachnoidalraum: unter der Spinnwebenhaut (Arachnoidea) liegender Raum
[7] Epi- oder Extraduralraum (epi- (gr.): auf; extra (lat.): außerhalb): der zwischen den beiden Blättern der harten Rückenmarkhaut (Dura mater spinalis) liegende Raum
[8] Falx (lat.): Sichel
[9] Tentorium (lat.): Zelt
[10] Leptomeninx (leptos (gr.): zart; meninx (gr.): Hirnhaut)

Im Wirbelkanal ist sie ein weiter Sack, dessen Form dem Durasack genau entspricht. Von der harten Hirnhaut *(Dura mater)* wird sie durch den Subduralraum getrennt. Im Gegensatz zur weichen Hirnhaut zieht die Spinnwebenhaut nicht in die Vertiefungen der Hirnoberfläche, sondern überbrückt sie. Dadurch entstehen an der Hirnbasis größere Räume (**Zisternen**). Eine klinisch wichtige und die zugleich größte Zisterne *(Cisterna cerebellomedullaris*[11]*)* liegt zwischen der Unterseite des Kleinhirns und der Rückseite des verlängerten Marks *(Medulla oblongata)*. Aus ihr kann durch **Suboccipitalpunktion**[12] Liquor für diagnostische Zwecke entnommen werden.

Die Spinnwebenhaut *(Arachnoidea)* bildet in der Schädelhöhle besondere Strukturen, die als zottenartige Auswüchse in die *venösen Blutleiter* (**Sinus**) der Dura mater hineinragen (s. Abb. 237). Die Funktion dieser gefäßlosen *Arachnoidalzotten* besteht wahrscheinlich darin, aus dem Subarachnoidalraum Liquor in die venösen Sinus abzugeben.

Die Hirn- und Rückenmarkflüssigkeit

Die inneren und äußeren Liquorräume enthalten zusammen etwa 100 bis 150 ml **Liquor** *(Liquor cerebrospinalis)*. Davon befinden sich etwa 25 % in den inneren Liquorräumen des Ventrikelsystems und der Rest im Subarachnoidalraum. Über die Verbindung dieser beiden Räume, das *Foramen Luschkae* und *Foramen Magendii*, erfolgt der Druckausgleich zwischen dem Ventrikelsystem und den äußeren Liquorräumen. Der beim liegenden Patienten bei einer **Lumbalpunktion** gemessene **Liquordruck** beträgt zwischen 100 und 150 mm Wassersäule, beim Sitzenden 150 bis 250 mm Wassersäule. Der Liquor ist eine wasserklare Flüssigkeit, die bis zu 8 Leukozyten (meist Lymphozyten) pro Kubikmillimeter enthalten darf. Sein Eiweißgehalt schwankt zwischen 15 und 40 mg/100 ml, der Zuckergehalt beträgt etwa 60 mg/100 ml. Da bei Erkrankungen des Zentralnervensystems die Anzahl der Zellen, der Eiweißgehalt und dessen Zusammensetzung sowie die Zuckerkonzentration des Liquors deutlich verändert sein können, ist seine Untersuchung von großer diagnostischer Bedeutung. Man gewinnt ihn meist durch Lumbal-, aber auch durch Suboccipitalpunktion und mißt dabei gleichzeitig seinen Druck mit Hilfe eines Steigrohres. Bei der **Lumbalpunktion** wird die Punktionsnadel zwischen dem Dornfortsatz des 3. und 4. oder 4. und 5. Lendenwirbels eingeführt und dabei der Subarachnoidalraum angestochen. Bei der **Suboccipitalpunktion** wird die Nadel zwischen dem Hinterhauptsknochen *(Os occipitale)* und dem 1. Halswirbel in die Cisterna cerebellomedullaris eingeführt.

Die radiologische Untersuchung des Rückenmarks und des Duralsackes ist durch die **Myelographie**[13] möglich, indem in den Duralsack Luft oder ein Röntgenkontrastmittel eingefüllt wird. Die Hirnkammern lassen sich durch die **Luftencephalographie** darstellen, bei der ein Teil des Liquors durch Luft ersetzt wird. Diese Untersuchungsmethoden haben durch die Entwicklung neuer technischer Verfahren wie der **Computertomographie** und der **Kernspintomographie** an Bedeutung verloren, da diese Verfahren nicht mit größeren Risiken für den Patienten belastet sind und hervorragende diagnostische Ergebnisse liefern.

---

[11] Cisterna cerebellomedullaris (cisterna (lat.): Wasserbehälter, Zisterne; cerebellaris (lat.): zum Kleinhirn gehörend; medullaris (lat.): zum Rückenmark gehörend)

[12] Suboccipitalpunktion (sub (lat.): unter; occiput (lat.): Hinterhaupt; punctio (lat.): Einstich)

[13] Myelographie (myelos (gr.): Mark; grapho (gr.): schreibe)

Gefäßversorgung des Gehirns

Arterielles Gefäßsystem des Gehirns

Das Zentralnervensystem hat einen hohen Sauerstoffbedarf und wird durch Sauerstoffmangel schnell geschädigt. Es besitzt daher eine reiche arterielle Blutversorgung (s. Abb. 238). Das Gehirn wird beidseits von 2 großen Arterien versorgt, der **inneren Kopfschlagader** *(A. carotis interna)* und der **Wirbelschlagader** *(A. vertebralis)*. Die Hirnhäute erhalten ihre Blutversorgung durch Äste der **äußeren Kopfschlagader** *(A. carotis externa)*.

Die innere Kopfschlagader teilt sich, nachdem sie zuvor noch 2 Äste abgegeben hat, in ihre beiden Endäste, die **vordere** und **mittlere Großhirnschlagader** *(A. cerebri anterior und media)*. Die **Wirbelschlagadern** *(A. vertebralis dextra und sinistra)*, die beidseits von der **Unterschlüsselbeinarterie** *(A. subclavia)* abgehen, vereinigen sich am oberen Rand des verlängerten Marks zu der **Arteria basilaris,** der an der Hirnbasis in sagittaler Richtung verlaufenden Arterie. Die Arteria basilaris steigt auf der Vorderseite der Brücke nach oben und teilt sich an ihrem oberen Ende in die rechte und linke **hintere Großhirnschlagader** *(A. cerebri posterior)*. Die mittlere und hintere Großhirnschlagader stehen durch einen Verbindungsast *(A. communicans posterior)* miteinander in Verbindung. Die Blutversorgung des Rückenmarks erfolgt aus den Wirbelschlagadern (A. vertebralis) über eine **vordere** und zwei **hintere Rückenmarkarterien** *(A. spinalis anterior und posterior)* sowie zusätzlich über Seitenäste der Aorta.

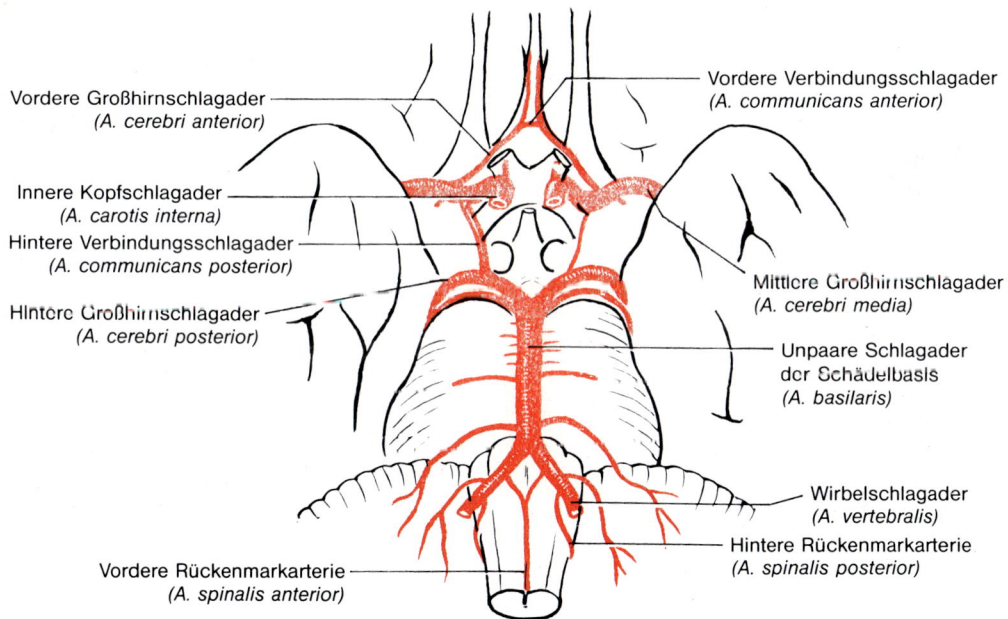

Vordere Großhirnschlagader
(A. cerebri anterior)

Vordere Verbindungsschlagader
(A. communicans anterior)

Innere Kopfschlagader
(A. carotis interna)

Hintere Verbindungsschlagader
(A. communicans posterior)

Hintere Großhirnschlagader
(A. cerebri posterior)

Mittlere Großhirnschlagader
(A. cerebri media)

Unpaare Schlagader
der Schädelbasis
(A. basilaris)

Wirbelschlagader
(A. vertebralis)

Hintere Rückenmarkarterie
(A. spinalis posterior)

Vordere Rückenmarkarterie
(A. spinalis anterior)

Abb. 238: Die arteriellen Blutgefäße des Hirns im Bereich der Hirnbasis

Venöses Gefäßsystem des Gehirns

Die Venen des Gehirns verlaufen von den Arterien getrennt. Nachdem das Venenblut das Gehirn verlassen hat, fließt es nur eine kurze Strecke durch die weiche Hirnhaut *(Pia mater)* und wird dann in besonders gebaute Abflußkanäle, die *Hirnblutleiter* (**Sinus**), geleitet. Diese Sinus verlaufen entweder dicht unter der Schädeldecke in der harten Hirnhaut *(Dura mater)* oder in den Rändern der Hirnhautsicheln. Sie sind äußerst starrwandig. Dadurch ist der ungestörte Abfluß des Blutes aus dem Schädelraum in die große **innere Drosselvene** *(Vena jugularis interna,* s. S. 212) gewährleistet, und es kann nicht so leicht zu einer schädlichen Blutstauung in den Venen kommen.

Das Gehirn

Das Gehirn, dessen Gewicht beim Erwachsenen durchschnittlich 1330 g beträgt, liegt von den Hirnhäuten umgeben in der knöchernen Schädelkapsel. Seine Unterfläche ruht als Hirnbasis auf den Knochen der Schädelbasis. Dem Profil der Hirnbasis ist die Form der 3 Schädelgruben angepaßt. Die konvexe Oberfläche des Gehirns, die ganz überwiegend aus den Großhirn-hemisphären besteht, entspricht in der Form den Knochen der Schädelkalotte. Die äußerst komplizierte Form des menschlichen Gehirns ist Folge der Umbauvorgänge, die sich während der Stammesgeschichte vollzogen haben. Sehr vereinfachend kann man das Gehirn aber in das Großhirn und den Hirnstamm unterteilen. Das Großhirn entwickelt sich nur aus dem ersten Hirnbläschen, das entwicklungsgeschichtlich zuletzt entstanden ist. Der **Hirnstamm** entsteht dagegen aus allen drei Hirnbläschen. Angefangen von den Fischen bis zu den Affen zeigt er mit gewissen Abwandlungen bei allen Wirbeltieren den grundsätzlich gleichen Aufbau, wie er auch beim Menschen besteht. In ihm liegen die steuernden Zentralen für die unbewußt ablaufenden Lebensvorgänge wie Atmung, Kreislauf und Stoffwechsel. Der Sitz des Verstandes ist dagegen das Großhirn. Bei seiner Geburt ist der Mensch noch ein Stammhirnwesen. Er besitzt zwar schon sein Großhirn, doch greift dieses noch nicht bewußt regulierend in die vom Stammhirn ausgehenden Reaktionen ein. Erst langsam werden dann aus den anfänglichen unbewußten Reaktionen bewußte Handlungen.

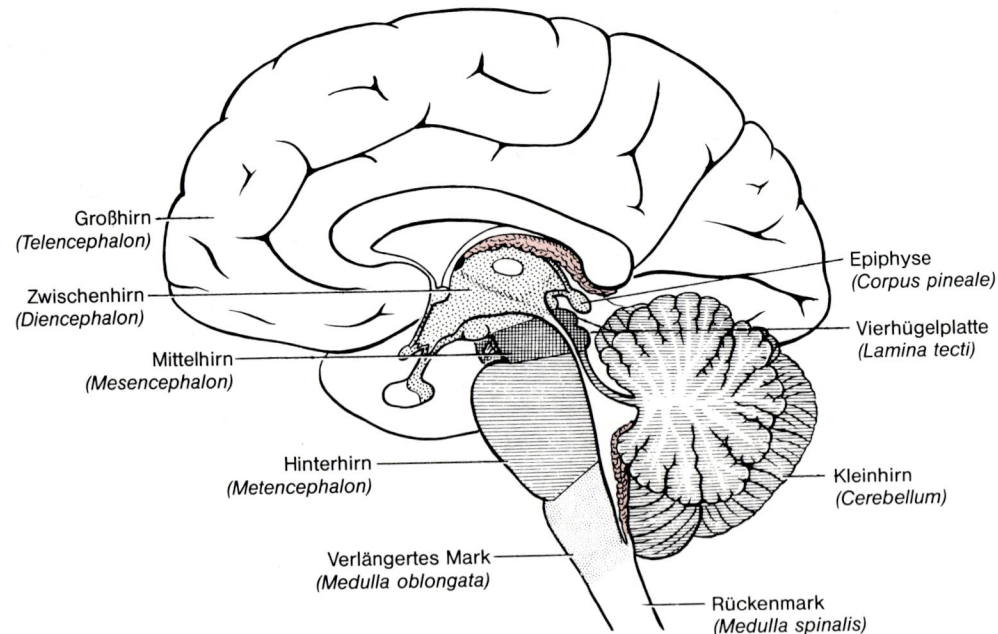

Großhirn
(Telencephalon)

Zwischenhirn
(Diencephalon)

Mittelhirn
(Mesencephalon)

Hinterhirn
(Metencephalon)

Verlängertes Mark
(Medulla oblongata)

Epiphyse
(Corpus pineale)

Vierhügelplatte
(Lamina tecti)

Kleinhirn
(Cerebellum)

Rückenmark
(Medulla spinalis)

Abb. 239: Medianschnitt durch das Gehirn

Anatomischer Aufbau des Endhirns

Der Aufbau des Endhirns *(Telencephalon[1])* wird bei der Betrachtung eines Frontalschnitts am deutlichsten (Abb. 240). Der größte Teil des Endhirns wird von den beiden **Großhirnhemisphären** gebildet, die das Zwischenhirn und den größten Teil des Hirnstammes bedecken. Ihre Oberfläche zeigt Windungen (**Gyri[2]**) und Furchen (**Sulci[3]**). Durch einen tiefen, längsgestellten Einschnitt *(Fissura longitudinalis[4])* werden die beiden Großhirnhemisphären voneinander getrennt. In diesem Einschnitt liegt die Hirnsichel *(Falx cerebri)* der harten Hirnhaut. Im Bereich der Schläfen bildet die seitliche Furche *(Sulcus lateralis)* einen tiefen Einschnitt, der sich zur seitlichen Grube *(Fossa lateralis* oder *Fossa Sylvii[5])* erweitert. In dieser Grube liegt die Insel *(Insula[6],* s. Abb. 241).

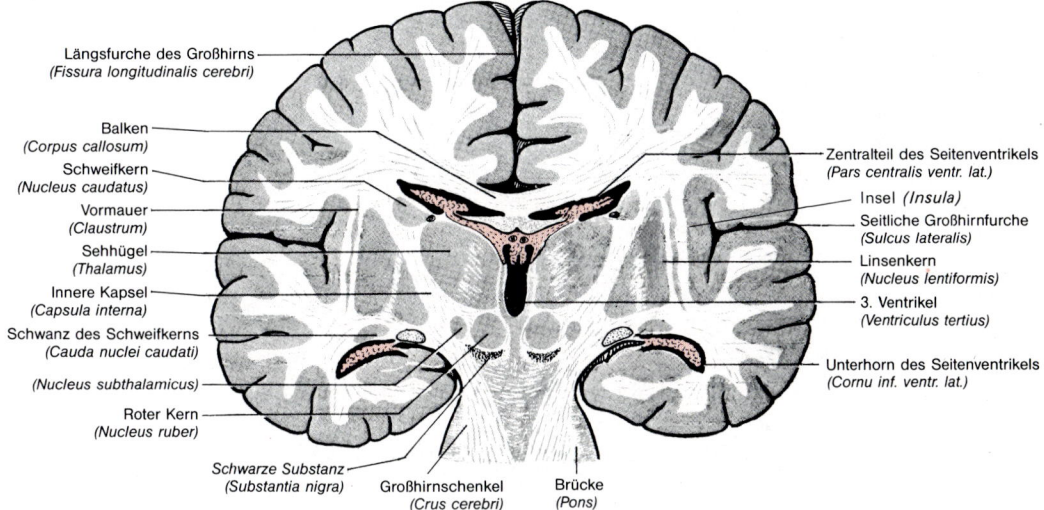

Längsfurche des Großhirns
(Fissura longitudinalis cerebri)

Balken
(Corpus callosum)

Schweifkern
(Nucleus caudatus)

Vormauer
(Claustrum)

Sehhügel
(Thalamus)

Innere Kapsel
(Capsula interna)

Schwanz des Schweifkerns
(Cauda nuclei caudati)

(Nucleus subthalamicus)

Roter Kern
(Nucleus ruber)

Schwarze Substanz
(Substantia nigra)   Großhirnschenkel   Brücke
(Crus cerebri)   *(Pons)*

Zentralteil des Seitenventrikels
(Pars centralis ventr. lat.)

Insel *(Insula)*

Seitliche Großhirnfurche
(Sulcus lateralis)

Linsenkern
(Nucleus lentiformis)

3. Ventrikel
(Ventriculus tertius)

Unterhorn des Seitenventrikels
(Cornu inf. ventr. lat.)

Abb. 240: Frontalschnitt durch das Großhirn im Bereich des III. Ventrikels. Die Adergeflechte sind rot eingezeichnet

Auf der Schnittfläche sieht man neben der **grauen Substanz** der Hirnrinde *(Cortex[7])* und der inneren Kerne die **weiße Substanz** *(Medulla[8])*, das Marklager. Die graue Substanz wird hier und auch sonst im Zentralnervensystem von den Ganglienzellen, die weiße Substanz von den Nervenfasern (Neuriten) gebildet. Beide Großhirnhemisphären werden durch die weiße Substanz des **Balkens** *(Corpus callosum[9])* miteinander verbunden. In der Tiefe der Großhirnhemisphären liegt beiderseits als großes, graues Kerngebiet der **Streifenkörper** *(Corpus striatum[10])*. Er wird durch die Nervenfasern der **inneren Kapsel** *(Capsula interna)* in den

[1] Telencephalon (telos (gr.): Ende; enkephalos (gr.): Gehirn)
[2] Gyrus (lat.): Windung
[3] Sulcus (lat.): Furche
[4] Fissura longitudinalis (fissura (lat.): Spalt; longitudinalis (lat.): längsgerichtet)
[5] Sylvius, Franciscus (1614–1672), Anatom, Leyden
[6] Insula (lat.): Insel
[7] Cortex (lat.): Rinde
[8] Medulla (lat.): Mark
[9] Corpus callosum (corpus (lat.): Körper; callosus (lat.): schwielig)
[10] Corpus striatum (striatus (lat.): gestreift)

Schweifkern *(N. caudatus[11])* und den Linsenkern *(N. lentiformis[12])* unterteilt. Der Linsenkern besteht aus dem seitlich gelegenen Schalenkern *(Putamen[13])* und dem innen liegenden blassen Kern *(Globus pallidus* oder *Pallidum[14]).* Diese Kerne des Endhirns werden auch als **Basalganglien** bezeichnet. An der Außenseite des Schalenkerns sieht man dann noch eine schmale Schicht grauer Substanz, die Vormauer *(Claustrum[15])* genannt wird. Ein weiterer Kern des Endhirns ist der Mandelkern (Corpus amygdaloideum), der an der Innenseite des Schläfenlappens liegt. Funktionell gehört dieser Kern jedoch zum limbischen System.

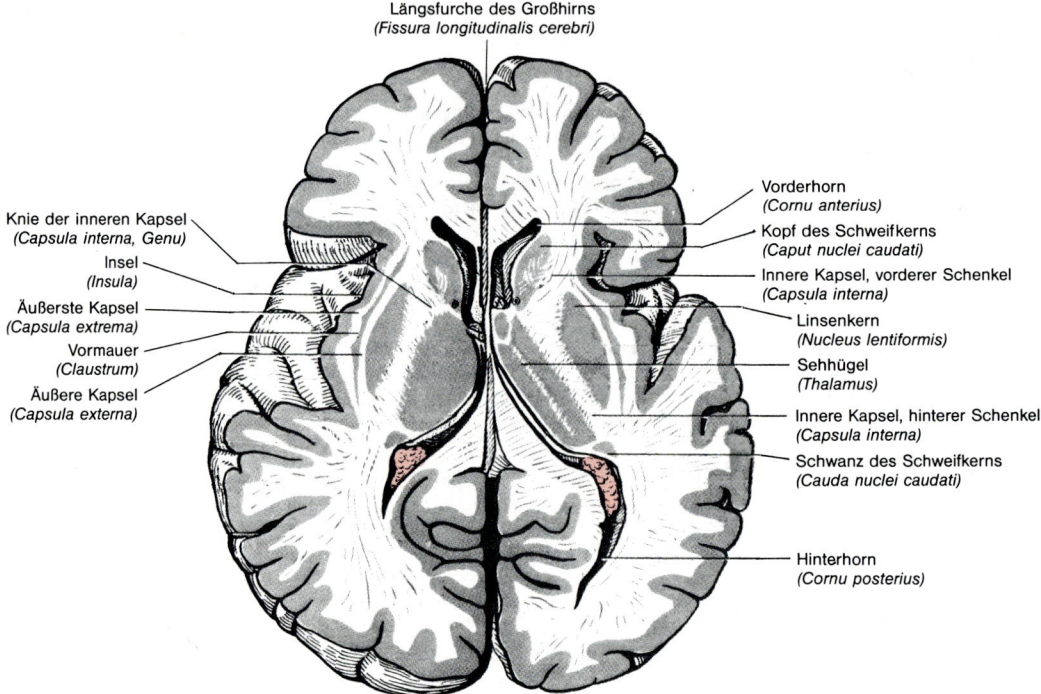

Längsfurche des Großhirns
(Fissura longitudinalis cerebri)

Knie der inneren Kapsel
(Capsula interna, Genu)

Insel
(Insula)

Äußerste Kapsel
(Capsula extrema)

Vormauer
(Claustrum)

Äußere Kapsel
(Capsula externa)

Vorderhorn
(Cornu anterius)

Kopf des Schweifkerns
(Caput nuclei caudati)

Innere Kapsel, vorderer Schenkel
(Capsula interna)

Linsenkern
(Nucleus lentiformis)

Sehhügel
(Thalamus)

Innere Kapsel, hinterer Schenkel
(Capsula interna)

Schwanz des Schweifkerns
(Cauda nuclei caudati)

Hinterhorn
(Cornu posterius)

Abb. 241: Horizontalschnitt durch das Gehirn. Die Schnittebene liegt links etwas tiefer als rechts. Die Adergeflechte sind rot eingezeichnet

Das limbische System

Das limbische System umgibt wie ein Saum *(Limbus[1])* den Balken und die Stammhirnganglien. Zu ihm gehört der Hippocampus[2] und das Gewölbe *(Fornix[3],* s. Abb. 243). Der Hippocampus bildet eine längliche Vorwölbung an der Innenwand des Unterhorns des Seitenventrikels. Von ihm aus ziehen Nervenfasern zum Hypothalamus im Mittelhirn (s. S.

---

[11] Nucleus caudatus (nucleus (lat.): Kern; caudatus (lat.): mit einem Schwanz versehen)
[12] Nucleus lentiformis (lentiformis (lat.): linsenförmig)
[13] Putamen (lat.): Schale
[14] Pallidum (pallidus (lat.): blaß)
[15] Claustrum (lat.): Schranke, Verschluß
[1] Limbus (lat.): Schranke, Verschluß
[2] Hippocampus: Fabeltier der griech. Mythologie mit Pferdekopf, Tatzen und Fischschwanz
[3] Fornix (lat.): Gewölbebogen

412). Zu den bisher bekannten Funktionen des limbischen Systems gehört unter anderem die Geruchswahrnehmung und die Erinnerung an Gerüche. Seine Bedeutung liegt aber vor allem in der Regulierung **unbewußter Verhaltensweisen.**

Verhaltensformen wie Wut, Angst, Freude und Lust werden im limbischen System erzeugt. Das limbische System beeinflußt aber auch die Tätigkeit innerer Organe wie den Darm, das Herz und die Gallenblase. Dieses System wurde daher auch als **Eingeweide-Gehirn** bezeichnet.

Die Großhirnrinde

Das Relief der Großhirnrinde wird durch die **Großhirnwindungen** *(Gyri)* und **Großhirnfurchen** *(Sulci)* geprägt. Durch die Großhirnwindungen wird die Hirnoberfläche beträchtlich vergrößert. Die Großhirnrinde bedeckt als 1,5-4,5 mm dicke Ganglienzellschicht von gleichmäßig grauer Farbe die gesamte Großhirnoberfläche. Die Zahl der Nervenzellen in der Rinde wird auf 10 bis 16 Milliarden geschätzt. Sie liegen in 6 Zellschichten übereinander.

Die Großhirnhemisphären bestehen aus jeweils 4 Hirnlappen (s. Abb. 242, 243). Es sind dies:
1. **Stirnlappen** *(Lobus frontalis)*
2. **Scheitellappen** *(Lobus parietalis)*
3. **Schläfenlappen** *(Lobus temporalis)*
4. **Hinterhauptlappen** *(Lobus occipitalis)*

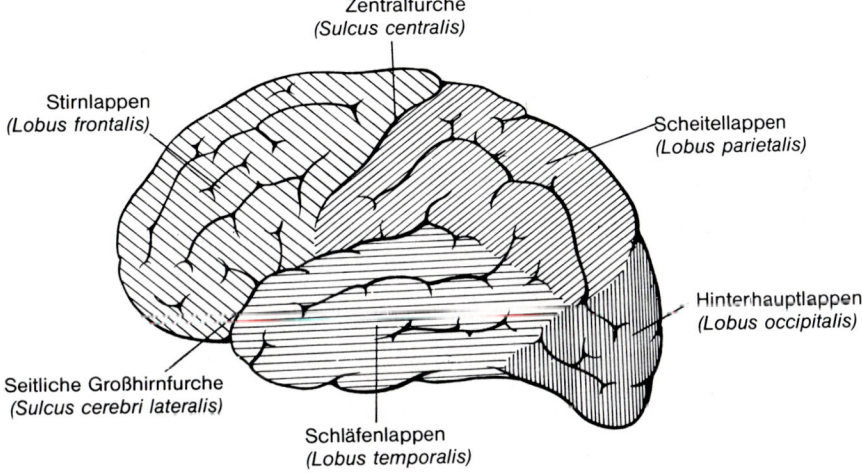

Abb. 242: Die Lappen der Großhirnhemisphären (Außenseite)

Der **Stirnlappen** wird vom Scheitel- und Schläfenlappen durch die **Zentralfurche** *(Sulcus centralis)* getrennt. Im Stirnlappen liegen vorwiegend die Rindenfelder für die Bewegungsfunktionen (motorische Funktionen). In der Gehirnwindung, die direkt vor der Zentralfurche liegt, der vorderen Zentralwindung *(Gyrus precentralis)*, liegen die **primären motorischen Rindenfelder,** von denen die Pyramidenbahn ausgeht (s. Abb. 244, 245). In der unteren Fronatalwindung *(Gyrus frontalis inferior)* des Stirnlappens liegt das **motorische Sprachzentrum** *(Broca-Zentrum[1])* als wichtige Schaltstelle für die Sprachfunktion. Hinter der Zentralfurche beginnt der **Scheitellappen.** In dessen vorderster Windung, der hinteren Zentralwindung *(Gyrus*

---

[1] Broca, Paul (1824–1880), Anthropologe, Chirurg, Paris

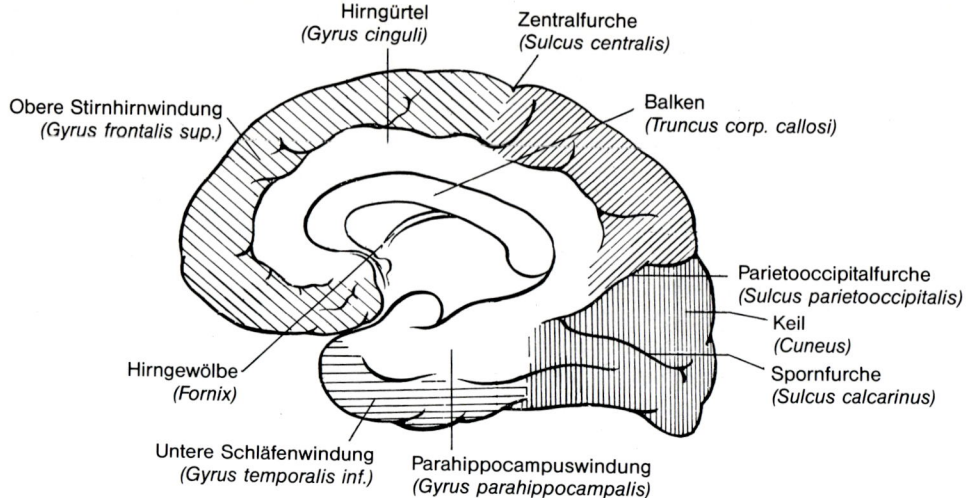

Abb. 243: Windungen und Furchen an der Innenseite der Großhirnhemisphäre. Die Schraffierung der Lappen entspricht der Abb. 242

postcentralis), und den angrenzenden Bezirken enden die sensiblen Nervenbahnen. Diese Rindenfelder sind primär für die körperlichen Empfindungen zuständig. Man bezeichnet sie daher auch als **Körperfühlsphäre.** Im Gebiet der Winkelwindung *(Gyrus angularis[2])* des Scheitellappens liegt das **Lesezentrum,** das dafür zuständig ist, daß man das geschriebene Wort auch versteht. Unterhalb der seitlichen Großhirnfurche *(Sulcus lateralis)* liegt der **Schläfenlappen.** Im Bereich der Innenseite der oberen Schläfenwindung *(Gyrus temporalis superior),* die der

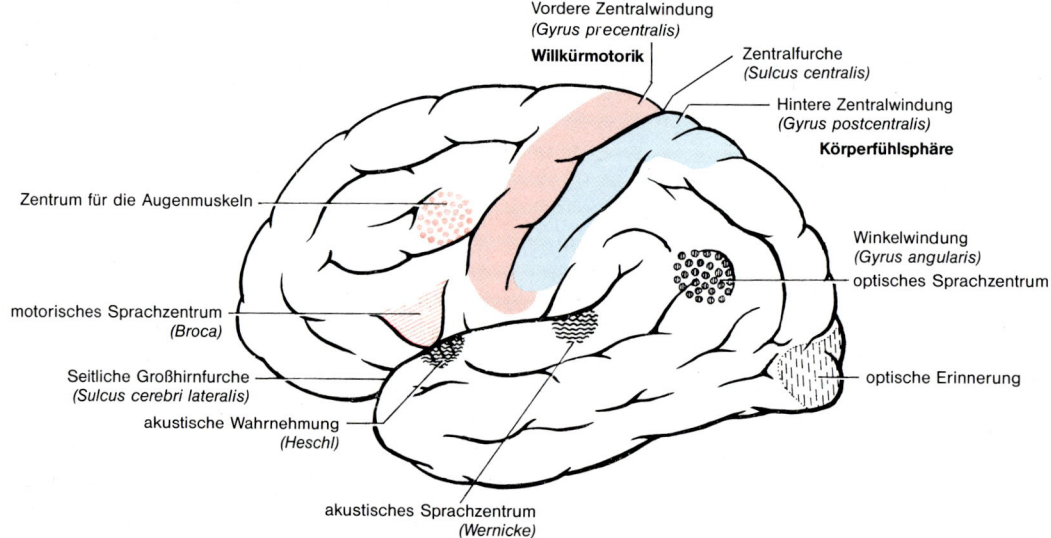

Abb. 244: Rindenfelder an der Außenseite der linken Großhirnhemisphäre

---

[2] angularis (lat.): winkelig

seitlichen Großhirnfurche *(Sulcus lateralis)* zugewandt ist, endet die Hörbahn im Gebiet einer querverlaufenden Windung *(Heschl-Querwindung[3])*. Dieses Rindenfeld ist das **primäre Hörzentrum.** Fällt es aus, so ist man taub. In seiner unmittelbaren Nähe liegt die für das Sprachverständnis wichtige Rindenregion (sensorisches Sprachzentrum, Wernicke-Zentrum). Im Bereich des **Hinterhauptlappens** enden die Sehbahnen an der medialen Hemisphärenfläche in der Rindenregion, welche die Spornfurche *(Sulcus calcarinus[4])* umgibt. Diese Rindenregion ist das **primäre Sehzentrum.** Fällt es aus, so ist man blind. In seiner Umgebung liegt auch das **optische Erinnerungsfeld,** das dafür zuständig ist, daß man sich an bereits gesehene Dinge wieder erinnert.

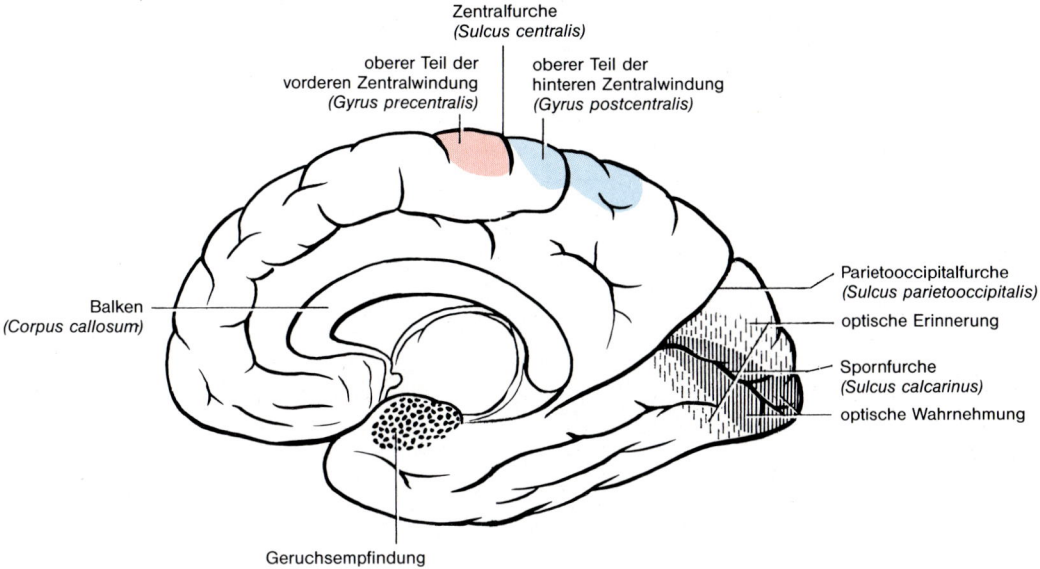

Abb. 245: Rindenfelder an der Innenseite der rechten Großhirnhemisphäre

Anatomischer Aufbau des Hirnstamms

Die Definition des Hirnstamms wird unterschiedlich getroffen. Dabei finden entwicklungsgeschichtliche, anatomische und funktionelle Gesichtspunkte unterschiedliche Berücksichtigung. Im folgenden werden unter dem Begriff des Hirnstamms das verlängerte Mark, die Brücke, das Mittelhirn und das Zwischenhirn zusammengefaßt.

Das verlängerte Mark

Das verlängerte Mark *(Medulla oblongata)* verbindet das Rückenmark mit der Brücke. An der Unterseite (Ventralseite) der Medulla oblongata sieht man in der Mitte einen Einschnitt *(Fissura mediana anterior[1])*, der von der Pyramidenbahnkreuzung unterbrochen wird (s. Abb. 246). Neben diesem Einschnitt verlaufen in der Mittellinie jeweils in einem Strang die absteigenden Bahnen des Gehirns, die den Vordersträngen des Rückenmarks entsprechen. Sie

---

[3] Heschl, Richard (1824–1881), Anatom, Pathologe, Wien
[4] Sulcus calcarinus (sulcus (lat.): Furche; calcarinus (lat.): zum Sporn gehörend)
[1] Fissura (lat.): Spalte

verdicken sich unterhalb der Brücke zu den Pyramiden *(Pyramis²)*. Seitlich der Pyramiden sieht man beidseits auf die Olive *(Oliva³)*, die in ihrem Innern einen grauen Kern, den Olivenkern, enthält. Die Rückseite des Hirnstamms wird von dem Kleinhirn bedeckt. Um es zu entfernen muß man beidseits die Kleinhirnschenkel durchschneiden. Dadurch wird der 4. Ventrikel eröffnet, und man sieht dann auf seinem Boden die **Rautengrube.** Auf dem Boden der Rautengrube befinden sich Vorwölbungen, die durch Hirnnervenkerne verursacht werden. Nach dieser Rautengrube werden das verlängerte Mark, die Brücke und das Kleinhirn auch gemeinsam als **Rautenhirn** *(Rhombencephalon)* bezeichnet.

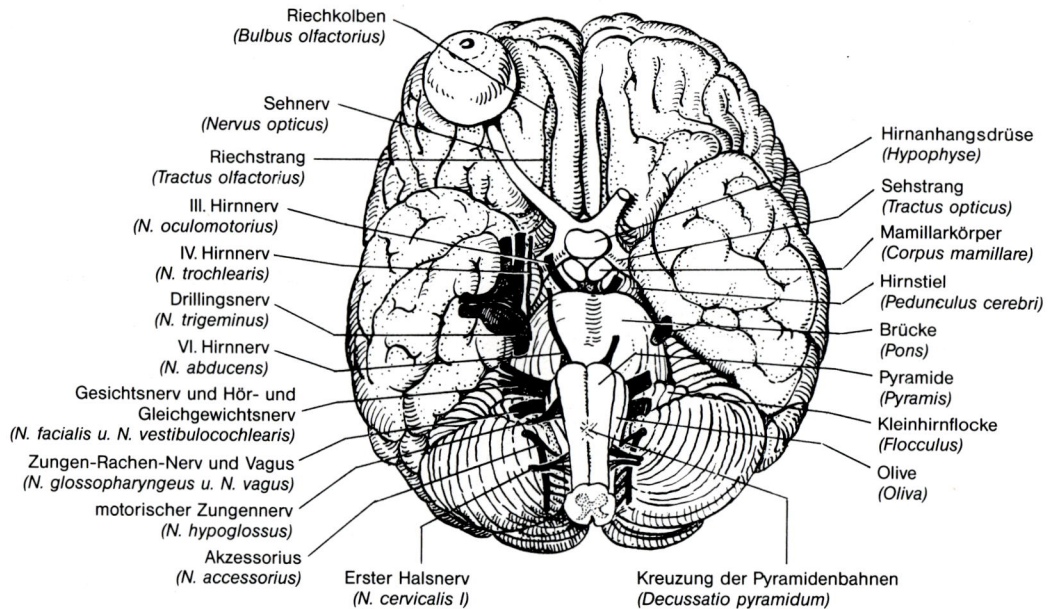

Abb. 246: Hirnbasis mit dem rechten Augapfel. Die Hirnnerven sind durchtrennt

Die Brücke

Die Brücke *(Pons)* bildet einen mächtigen Wulst an der Hirnbasis. Sie liegt in einer Länge von ca. 3 cm unterhalb des Kleinhirns zwischen dem verlängerten Mark und dem Mittelhirn. Ihr dorsaler Teil entspricht der vorderen Hälfte der Rautengrube. Seitlich wird die Brücke beidseits durch die mächtigen Kleinhirnschenkel (Pedunculi cerebellares medii = Brückenarme⁴) mit dem Kleinhirn verbunden (s. Abb. 246).

Das Mittelhirn

An die Brücke schließt sich nach vorne das Mittelhirn *(Mesencephalon)* an, welches der kleinste Hirnabschnitt ist (s. Abb. 239). Es besteht aus 3 Stockwerken. Das obere (dorsale) Stockwerk ist das Dach des Mittelhirns und bildet die **Vierhügelplatte** *(Lamina tecti¹)* mit

---

² Pyramide (pyramis (lat.): Pyramide)
³ Oliva (lat.): Olive
⁴ Pedunculus (lat.): Stiel
¹ Lamina tecti (lamina (lat.): Blatt; tectum (lat.): Dach)

beidseits einem hinteren und vorderen Hügel. Zwischen dem vorderen Hügelpaar der Vierhügelplatte sieht man die **Epiphyse** *(Corpus pineale[2])*, die jedoch zum Zwischenhirn gehört. Das mittlere Stockwerk des Mittelhirns wird als **Haube** *(Tegmentum[3])* bezeichnet. Das untere Stockwerk wird von den beiden **Großhirnschenkeln** *(Crura cerebri[4])* gebildet, in denen die absteigenden Großhirnbahnen verlaufen. Auf dem Querschnitt durch das Mittelhirn sind 2 wichtige Kerne zu erkennen, die zu dem vom Pyramidenbahnsystem unabhängigen motorischen System gehören *(extrapyramidales System)*. Es sind dies beidseits die halbmondförmigen Platten der schwarzen Substanz *(Substantia nigra[5])*, die zwischen dem Hirnschenkel und der Haube liegend bis zum Zwischenhirn reichen und der rote Kern *(Nucleus ruber[6])*, der sich beidseits etwa im Zentrum der Haube des Mittelhirns befindet (s. Abb. 240). Das Mittelhirn wird in seiner ganzen Länge von einem Kanal, dem **Aquaeductus Sylvii**, durchzogen, der den 3. Ventrikel des Zwischenhirns mit dem 4. Ventrikel im Rautenhirn verbindet.

In wesentlichen Punkten ist der Hirnstamm in seinen verschiedenen Teilen im Inneren nach dem gleichen Prinzip aufgebaut. So verlaufen die absteigenden motorischen Bahnen des Großhirns an der Basis des Hirnstamms. Ihr Weg führt von den Hirnschenkeln des Mittelhirns über den basalen Anteil der Brücke und dann über die Pyramiden des verlängerten Marks zu den Vordersträngen des Rückenmarks. Die aufsteigenden, sensiblen Bahnen verlaufen dagegen in den weiter dorsal gelegenen Gebieten des Hirnstamms. Die Kerngebiete des Stammhirns befinden sich in der Haube *(Tegmentum)* des Mittelhirns und den dorsal gelegenen Anteilen des übrigen Hirnstamms. Auch die 12 Paare der Hirnnerven haben ihre Kerne in den dorsalen Gebieten des Hirnstamms vom verlängerten Mark bis hin zum Mittelhirn. Dabei liegen die motorischen Ursprungskerne der Hirnnerven mehr zur Mitte und die sensiblen Endkerne weiter zur Seite hin. Zwischen den Kernen des Hirnstamms verlaufen die sensiblen aufsteigenden Bahnen. Außerdem wird der ganze Hirnstamm noch von netzförmig zusammenhängenden Ansammlungen von Neuronen durchzogen, die bis hinauf zum Zwischenhirn reichen und in ihrer Gesamtheit als netzförmige Struktur (**Formatio reticularis**) bezeichnet werden. Diese Formatio reticularis hat wichtige Aufgaben im Rahmen des motorischen, sensiblen und vegetativen Nervensystems. Zu ihr gelangen unter anderem auf zuführenden Nervenbahnen Impulse vom Rückenmark, von den Hirnnervenkernen, vom Kleinhirn und den Großhirnhemisphären. Sie selbst senden wieder Impulse zu den gleichen Strukturen zurück. Man vermutet, daß dieses System beim Menschen auch eine Bedeutung für die **Bewußtseinslage** und den **Wach-Schlaf-Rhythmus** hat.

Das Kleinhirn

Das Kleinhirn *(Cerebellum)*, welches aus dem Material des Rautenhirnbläschen hervorgeht, liegt in der hinteren Schädelgrube. Es bildet zusammen mit dem verlängerten Mark und der Brücke einen Teil des Rautenhirns, gehört aber selbst nicht zum Hirnstamm. Es wird von den Großhirnhemisphären überlagert und bedeckt selbst das verlängerte Mark und die Rautengrube (s. Abb. 239). Von den Großhirnhemisphären wird es durch eine horizontal stehende Platte der harten Hirnhaut getrennt, die als Kleinhirnzelt *(Tentorium cerebelli)* bezeichnet wird. Das Kleinhirn besteht aus den beiden **Kleinhirnhemisphären** *(Hemispherium cerebelli)*, die durch ein

---

[2] Corpus pineale (corpus (lat.): Körper; pinealis (lat.): fichtenzapfenförmig)
[3] Tegmentum (lat.): Decke
[4] Crus (lat.): Schenkel
[5] Substantia nigra (substantia (lat.): Bestand, Körper; niger (lat.): schwarz)
[6] Nucleus ruber (nucleus (lat.): Kern; ruber (lat.): rot)

seitlich gelegenes Mittelstück, den **Wurm** *(Vermis cerebelli[1])*, miteinander verbunden werden. Die dorsale Fläche des Kleinhirns ist nur schwach, die basale wesentlich stärker gewölbt. Im Bereich seiner basalen Seite befindet sich im Bereich des Wurms eine tiefe Einsenkung, das Kleinhirntälchen *(Vallecula cerebelli[2])*. Die Oberfläche des Kleinhirns zeigt zahlreiche Furchen *(Fissurae cerebelli)* und blattförmige Windungen. An seiner Unterseite erkennt man besondere Strukturen, welche Zünglein *(Lingula[3])*, Knötchen *(Nodulus[4])* und Flocke *(Flocculus[5])* genannt werden und zu den entwicklungsgeschichtlich ältesten Teilen des Kleinhirns gehören (s. Abb. 247). Sie stehen mit den Kernen des Gleichgewichtsorgans *(Vestibulariskerne)* in Verbindung. Teile des Kleinhirnwurms wie Zentralläppchen *(Lobulus centralis)*, Gipfel *(Culmen[6])*, Zäpfchen *(Uvula)* und Pyramide *(Pyramis)* stehen mit aufsteigenden, das heißt sensiben Bahnen des Rückenmarks in Verbindung. Die Großhirnrinde hat über Bahnen, die zunächst zu Kernen in der Brücke führen, Verbindungen zu den Kleinhirnhemisphären. Diese Bahnen dienen vorwiegend der Feineinstellung der willkürlichen Bewegungen.

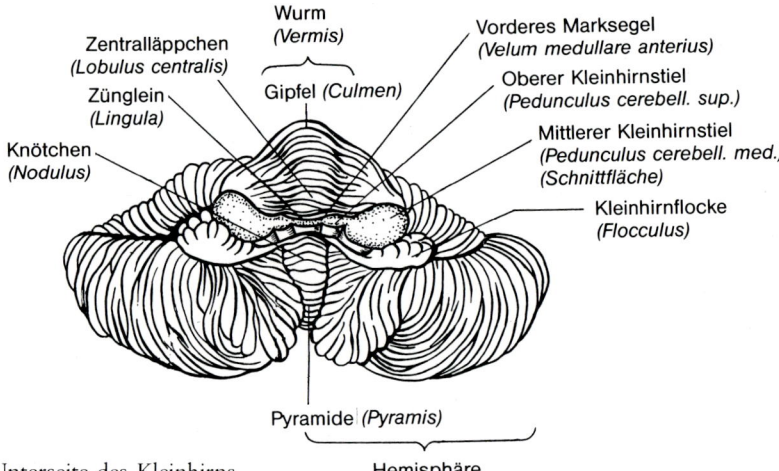

Abb. 247: Unterseite des Kleinhirns

Durchschneidet man das Kleinhirn, so sieht man, daß eine etwa 1 mm dicke, graue Schicht die gesamte Kleinhirnoberfläche bedeckt. Diese Schicht wird als **Kleinhirnrinde** *(Cortex cerebelli)* bezeichnet. Sie umhüllt die weiße Substanz der Nervenbahnen, den **Markkörper** *(Corpus medullare)*. Von diesem Marklager ziehen die *Markblätter* zu den Kleinhirnwindungen und bilden den Unterbau der Rinde (s. Abb. 248). Die Verzweigungen der Markblätter erzeugen auf dem Längsschnitt durch das Kleinhirn ein Bild, das als Lebensbaum *(Arbor vitae[7])* bezeichnet wird (s. Abb. 239, 248).

Das Mark setzt sich als *Kleinhirnstiele* zu den benachbarten Hirnteilen fort. Der vordere Stiel zieht zur Haube des Mittelhirns. Der mittlere Stiel verbindet das Kleinhirn mit der Brücke. Er enthält die Bahnen, die vom Großhirn über die Brücke zum Kleinhirn ziehen. Der untere Kleinhirnstiel stellt die Verbindung zu den Hintersträngen des verlängerten Markes her.

---

[1] Vermis (lat.): Wurm
[2] Vallecula (lat.): Tälchen
[3] Lingula (lat.): Zünglein
[4] Nodulus (lat.): Knötchen
[5] Flocculus (lat.): Flöckchen
[6] Culmen (lat.): Gipfel
[7] Arbor vitae (arbor (lat.): Baum; vita (lat.): Leben: Lebensbaum)

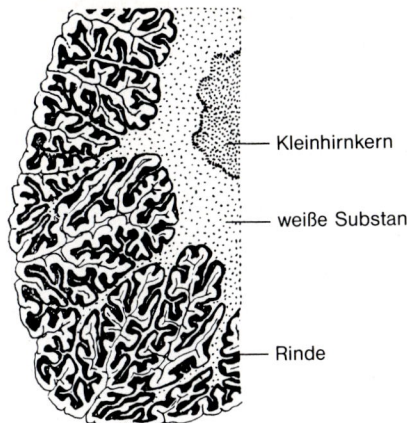

Kleinhirnkern

weiße Substanz

Rinde

Abb. 248: Schnitt durch eine Kleinhirnhemisphäre (schwache Vergrößerung)

In der Marksubstanz liegen beidseits 4 Kleinhirnkerne, die sich durch ihre graue Farbe deutlich von der weißen Marksubstanz abheben.

Das Kleinhirn dient der normalen Motorik. Es ist jedoch kein übergeordnetes, sondern nur ein beigeordnetes Zentrum, das die Bewegungsabläufe miteinander in Verbindung setzt und dadurch deren Ausmaß, Kraft und Geschwindigkeit steuert. Es hält außerdem den normalen Muskeltonus aufrecht. Weitere Aufgaben liegen auf dem Gebiet der Steuerung des Gleichgewichts- und Raumsinnes. Damit ist es für die aufrechte Körperhaltung und die gezielte Bewegung von Bedeutung.

Das Zwischenhirn

Neben dem 3. Ventrikel liegt beidseits unterhalb der Seitenventrikel das Zwischenhirn *(Diencephalon[1])*. Es ist aus 4 übereinanderliegenden Stockwerken aufgebaut. Dies sind von dorsal nach ventral der *Epithalamus[2]*, der *Thalamus*, der *Subthalamus[3]* und der *Hypothalamus[4]*.

Der Epithalamus

Der Epithalamus ist der auf dem weitaus mächtigeren Thalamus liegende obere Abschnitt des Zwischenhirns. Er besteht aus Strukturen, welche die hinteren Abschnitte des Daches vom 3. Ventrikel bilden. Zu ihnen gehören die Zügel *(Habenula[5])*, welche zur Zirbeldrüse (**Epiphyse[6]**) ziehen und beidseits deren Stiel bilden. Die Epiphyse *(Corpus pineale[7])* selbst ist eine kleine, zapfenförmige Vorwölbung des Epithalamus, die zwischen dem oberen Hügelpaar der Vierhügelplatte liegt (s. Abb. 239). Die Kerne im Epithalamus stehen mit zuleitenden *(afferenten)* Nervenfasern aus dem limbischen System des Großhirns, der Riechbahn und dem Hypothalamus in Verbindung. Wegleitende *(efferente)* Fasern führen von hier aus zum

---

[1] Diencephalon (dia (gr.): zwischen; enkephalos (gr.): Gehirn)
[2] Epithalamus (epi (gr.): auf; thalamos (gr.): Kammer, Hügel)
[3] Subthalamus (sub (lat.): unter)
[4] Hypothalamus (hypo- (gr. Vorsilbe): unter-, unterhalb)
[5] Habenula (lat.): kleiner Zügel
[6] Epiphyse (epiphyomai (gr.): auf etwas oder an etwas wachsen)
[7] pinealis (pinea (lat.): Fichtenzapfen)

Mittelhirn und der netzförmigen Struktur *(Formatio reticularis)* des Hirnstamms. Diese epithalamischen Verbindungen sollen den Stoffwechsel-, Hormon- und Wärmehaushalt beeinflussen. Die Funktion der Epiphyse ist beim Menschen bisher nicht gesichert, es wird teilweise vermutet, daß sie auf den Pubertätsbeginn hemmend wirkt.

Der Thalamus

An die obere, äußere Wand des 3. Ventrikels grenzen beidseits der **Sehhügel** *(Thalamus)* der rechten und linken Hirnhälfte. Seitlich vom Thalamus liegt dann der bereits zum Endhirn gehörende **Schweifkern** *(N. caudatus)*. Der Thalamus ist ein etwa 4 cm langer Körper, dessen seitliche Fläche mit der inneren Kapsel und dessen untere Fläche mit dem Hypothalamus verwachsen sind. In den Kerngruppen des Thalamus, die von weißen Markblättern getrennt werden, erfolgt die Umschaltung der meisten Sinnesbahnen. Die aufsteigenden sensiblen Bahnen werden vorwiegend in den ventralen (bauchwärts gelegenen) und medialen Kerngruppen umgeschaltet. Die Umschaltung der **Sehbahn** erfolgt im seitlichen Kniehöcker *(Corpus geniculatum laterale[7])*, während die **Hörbahn** in dem mittleren Kniehöcker *(Corpus geniculatum mediale)* umgeschaltet wird. Von sämtlichen Kerngebieten des Thalamus aus verlaufen Bahnen zur Großhirnrinde. Der Thalamus ist aber auch durch Nervenfasern mit dem Streifenkörper *(Corpus striatum)* des Endhirns, dem Kleinhirn, dem Sub- und Hypothalamus verbunden.

Der Subthalamus

Der Subthalamus liegt zwischen Thalamus und Mittelhirnhaube *(Tegmentum)*. Er steht im Dienste des nicht zur Pyramidenbahn gehörenden motorischen Systems (**extrapyramidalmotorisches System**). Sein wichtigster Kern ist der ziemlich weit kaudal unter dem Sehhügel *(Thalamus)* liegende *Nucleus subthalamicus* (s. Abb. 240). Dieser Kern steht mit anderen Kernen des Subthalamus und Thalamus aber auch mit der netzförmigen Struktur *(Formatio reticularis)* und Kernen des Mittelhirns (schwarze Substanz *(Substantia nigra)* und roter Kern *(N. ruber)*) in Verbindung.

Der Hypothalamus

Der Hypothalamus bildet den unteren Teil der Seitenwand und den Boden des 3. Ventrikels. Er ist gleichzeitig der unterste Teil des Zwischenhirns. In ihm liegen die übergeordneten Zentren des vegetativen Nervensystems. An seiner Außenseite sind 2 halbkugelige, weiß aussehende Wülste, die **Mamillarkörper** *(Corpora mamillaria[1])* zu sehen. An die Mamillarkörper grenzt in Richtung des Stirnhirns ein grauer Höcker *(Tuber cinerium[2])* an, der den Stiel der Hirnanhangsdrüse trägt. Im vorderen Anteil des Hypothalamus liegen 2 Kerne mit auffallend großen Zellen. Es sind dies der beidseits oberhalb der Sehnervenkreuzung *(Chiasma opticum[3])* liegende *Nucleus supraopticus[4]* und der ebenfalls beidseits neben dem 3. Ventrikel liegende *Nucleus paraventricularis[5]*. Die Ganglienzellen dieser Kerngebiete sind über Axone (Neurite), die im

---

[7] Corpus geniculatum (corpus (lat.): Körper; geniculatus (lat.): mit Knoten versehen)
[1] Corpus mamillare (corpus (lat.): Körper; mamillaris (lat.): der Brustwarze ähnlich)
[2] Tuber cinereum (tuber (lat.): Höcker; cinereus (lat.): aschgrau)
[3] Chiasma opticum (chiasma (gr.): Kreuzung; opticus (lat.): zum Auge gehörend)
[4] Nucleus supraopticus (nucleus (lat.): Kern; supra (lat.): oberhalb)
[5] Nucleus paraventricularis (nucleus (lat.): Kern; para (gr.): neben; praraventricularis: neben der Kammer (ventriculus) gelegen)
[6] Infundibulum (lat.): Trichter

Hypophysenstiel *(Infundibulum[6])* verlaufen, mit der Neurohypophyse verbunden. An die Neurohypophyse geben sie das von ihnen gebildete Hormon ab (**Neurosekretion**), wo es dann gespeichert und bei Bedarf freigesetzt wird. Der Nucleus supraopticus bildet das **Adiuretin,** das die Wasserrückresorption in den Sammelrohren der Niere steuert. Im Nucleus paraventricularis wird das **Oxytocin** hergestellt, das die Kontraktion der glatten Muskulatur fördert. In anderen Kernen des Hypothalamus werden verschiedene weitere Hormone produziert, die auf die Zellen des Vorderlappens der Hirnanhangsdrüse steuernd einwirken, indem sie die Hormonproduktion und Hormonfreisetzung dieser Zellen fördern oder hemmen *(releasing hormones[7]* und *release inhibiting hormones[8]).*

Die Hirnanhangsdrüse

Die Hirnanhangsdrüse (**Hypophyse**[9]) besteht aus einem Vorder- und Hinterlappen. Sie liegt in dem knöchernen Türkensattel *(Sella turcica)* in der mittleren Schädelgrube der Schädelbasis.

Der **Vorderlappen** *(Adenohypophyse)* besteht aus hormonbereitenden Zellen und ist eine Drüse mit innerer Sekretion. Da die Adenohypophyse nicht aus Nervengewebe hervorgegangen ist, wird sie auch nicht direkt auf dem Nervenwege, sondern über ein Blutgefäßsystem (**hypophysäres Pfortadersystem**) gesteuert, das den Hypothalamus mit dem Hypophysenvorderlappen verbindet.

Über das Kapillarnetz dieses Pfortadersystems werden die hormonbereitenden Zellen des Hypophysenvorderlappens von den steuernden Hormonen des übergeordneten Hypothalamus erreicht.

Der **Hypophysenhinterlappen** *(Neurohypophyse)* ist dagegen eine Ausstülpung des Zwischenhirnbodens, in den das im Hypothalamus hergestellte Adiuretin und Oxytocin entlang von Nervenfasern transportiert und gespeichert wird, um im Bedarfsfall freigesetzt zu werden. Der Vorgang der Hormonproduktion im Bereich des Hypothalamus und des Hormontransportes zur Neurohypophyse wird als Neurosekretion bezeichnet.

Die Hirnnerven

Betrachtet man die Hirnbasis, so sieht man die zwölf paarig angelegten Hirnnerven, welche das Innere der Schädelkapsel durch knöcherne Kanäle und Spalten verlassen (s. Abb. 246). Die Hirnnerven werden in der Reihenfolge ihres Austritts aus dem Gehirn von oben (kranial) nach unten (kaudal) gezählt und nach ihren Funktionen benannt.

Der 1. und 2. Hirnnerv gehören zum Vorderhirn, die übrigen 10 Hirnnerven zum Stammhirn. Sie haben äußerst unterschiedliche Aufgaben. Ihre motorischen Hirnnervenkerne sind Ursprungskerne, von denen motorische Nervenfasern ausgehen. Die sensiblen und sensorischen Kerne sind dagegen Endkerne, zu denen die sensiblen bzw. sensorischen Fasern hinführen. Sensorische Nervenfasern gehören zu den klassischen Sinnesorganen wie Auge, Ohr usw.. Hinzu kommen noch die vegetativen Kerne des parasympathischen Nervensystems.

---

[7] releasing hormones (to release (engl.): freisetzen)
[8] release inhibiting hormones (to inhibit (engl.): hemmen)
[9] Hypophyse (hypophysis (gr.): Hirnanhang)

Übersicht über die 12 Hirnnerven und ihre Funktion

I. Hirnnerv: **Riechnerv** *(N. olfactorius*[1]*)*
Der Riechnerv ist ein rein sensorischer Nerv, der aus 15 bis 20 Riechfäden besteht. Diese Riechfäden, welche durch die Siebplatte des Siebbeines ziehen, enthalten die Neuriten der Riechzellen in der Nasenschleimhaut. Der Riechnerv zieht zum **Riechkolben** *(Bulbus olfactorius*[2]*)* des Riechhirns, der beidseits auf der Siebbeinplatte unter dem Stirnhirn liegt.

II. Hirnnerv: **Sehnerv** *(N. opticus)*
Auch der Sehnerv ist ein rein sensorischer Nerv. Er wird durch die Neuriten des 3. Neurons der Netzhaut gebildet (s. Auge S. 455).

III. Hirnnerv: **Augenmuskelnerv** *(N. oculomotorius*[3]*)*
Der N. oculomotorius versorgt die quergestreiften Augenmuskeln mit Ausnahme des oberen schrägen Augenmuskels *(M. obliquus bulbi superior)* und des seitlichen geraden Augenmuskels *(M. rectus bulbi lateralis).* Außerdem enthält er parasympathische Nervenfasern für die glatte Muskulatur des Pupillenverengerers *(M. sphincter pupillae)* und des Ziliarmuskels *(M. ciliaris*[4]*)* im Inneren des Auges (s. Auge S. 453, 459).

IV. Hirnnerv: **Augenmuskelnerv** *(N. trochlearis*[5]*)*
Der N. trochlearis ist ein rein motorischer Nerv, der den oberen schrägen Augenmuskel *(M. obliquus bulbi superior)* innerviert. Als einziger Hirnnerv verläßt er den Hirnstamm auf der dorsalen Seite.

V. Hirnnerv: **Drillingsnerv** *(N. trigeminus*[6]*)*
Der N. trigeminus besteht zum größten Teil aus zuführenden (afferenten) sensiblen Nervenfasern und nur in seinem 3. Ast auch aus wegführenden (efferenten) motorischen Nervenfasern. Er ist somit ein gemischter Nerv. Man unterscheidet an ihm drei Hauptäste: den **Augenhöhlennerv** *(N. ophthalmicus*[7]*)*
den **Oberkiefernerv** *(N. maxillaris)*
den **Unterkiefernerv** *(N. mandibularis)*
Der N. trigeminus versorgt mit seinen sensiblen Anteilen einen großen Teil der Haut im Gesicht und der Schleimhaut in der Mundhöhle. Er ist der Nerv, der u. a. die Zahnschmerzen vermittelt. Mit seinem Unterkiefernerv innerviert er die Kaumuskulatur.

VI. Hirnnerv: **Augenmuskelnerv** *(N. abducens*[8]*)*
Der N. abducens ist ein rein motorischer Nerv, der den seitlichen geraden Augenmuskel *(M. rectus bulbi lateralis)* versorgt. Fällt dieser Nerv aus, so schielt das betreffende Auge einwärts.

VII. Hirnnerv: **Gesichtsnerv** *(N. facialis*[9]*)*
Der N. facialis ist überwiegend ein motorischer Nerv, der die mimische Gesichtsmuskulatur versorgt. Er ist u. a. für den Schluß der Lidspalte und des Mundes zuständig. Er enthält aber auch sensorische Fasern, die als Geschmacksfasern aus den vorderen $2/3$ der Zunge kommen und parasympathische Anteile. Seine parasympathischen Fasern versorgen die Tränen-, Unterzungen- und Unterkieferdrüse.

---

[1] N. olfactorius (lat.): dem Riechen dienend
[2] Bulbus olfactorius (bulbus (lat.): Zwiebel)
[3] N. oculomotorius (lat.): zu den das Auge bewegenden (Muskeln) gehörend
[4] N. ciliaris (lat.): zum Augenlid bzw. den Wimpern gehörend
[5] N. trochlearis (gr.): in Beziehung zur Rolle stehend
[6] N. trigeminus (lat.): dreifach
[7] N. ophthalmicus (gr.): zum Auge gehörend
[8] N. abducens (lat.): wegführend
[9] N. facialis (lat.): zum Gesicht gehörend

VIII. Hirnnerv: **Hör- und Gleichgewichtsnerv** *(N. vestibulocochlearis[10])*
Der N. vestibulocochlearis ist ein rein sensorischer Nerv, der die Erregungen des im Innenohr liegenden Hör- und Gleichgewichtsorganes weiterleitet. Er besteht daher aus 2 Anteilen. Sein vom Gleichgewichtsorgan kommender Teil *(Pars vestibularis)* leitet die Erregungen des Gleichgewichtsorgans, sein von der Schnecke *(Cochlea)* kommender Teil *(Pars cochlearis)* die vom Gehörorgan kommenden Erregungen zum Gehirn.

IX. Hirnnerv: **Zungen-Rachen-Nerv** *(N. glossopharyngeus[11])*
Der N. glossopharyngeus besteht aus sensiblen, motorischen und parasympathischen Fasern. Er ist somit ein gemischter Nerv. Er vermittelt die Geschmacksempfindungen aus dem hinteren Drittel der Zunge, aber auch die Berührungs- und Schmerzempfindungen im hinteren Zungen- und Rachenbereich sowie der Paukenhöhle. Mit motorischen Fasern innerviert er die Rachenmuskulatur. Durch die parasympathischen Fasern dieses Nerven wird die Ohrspeicheldrüse versorgt.

X. Hirnnerv: **«Vagus»** *(N. vagus[12])*
Der N. vagus ist ein gemischter Nerv, der parasympathische, motorische und sensible Fasern enthält. Sein größter Teil besteht aus parasympathischen Fasern. Er gibt Äste zum Kopf-, Hals-, Brust- und Bauchraum ab. Den Bauchraum versorgen seine parasympathischen Anteile bis einschließlich des querverlaufenden Dickdarms *(Colon transversum)*. Durch seine motorischen Fasern werden alle Kehlkopfmuskeln innerviert. Sein sensibles Versorgungsgebiet liegt im äußeren Gehörgang, Rachen und Kehlkopf.

XI. Hirnnerv: **«Akzessorius»** *(N. accessorius[13])*
Der N. accessorius ist ein rein motorischer Nerv, der den Kopfwender *(M. sternocleidomastoideus)* und den Kapuzenmuskel *(M. trapezius)* versorgt.

XII. Hirnnerv: **Motorischer Zungennerv** *(N. hypoglossus[14])*
Der N. hypoglossus ist ebenfalls ein rein motorischer Nerv, der die gesamte Zungenmuskulatur versorgt.

Das Rückenmark

Das Rückenmark *(Medulla spinalis[1])* ist ein 40-45 cm langer Stab aus Nervengewebe, der im Wirbelkanal liegt und ohne scharfe Grenze am oberen Rand des Atlaswirbels in das verlängerte Mark des Gehirns übergeht. Sein unteres Ende liegt in Höhe des 1. bis 2. Ledenwirbels (s. Abb. 249).

Entsprechend den Abschnitten der Wirbelsäule wird auch das Rückenmark in ein **Hals** *(Pars cervicalis)*, **Brust-** *(Pars thoracica)*, **Lenden-** *(Pars lumbalis)* und **Sakralmark** *(Pars sacralis)* unterteilt.

Der Hals- und Lendenabschnitt des Rückenmarks sind spindelförmig verdickt, da hier besonders viele Nervenzellen liegen, welche die Muskulatur der Arme und Beine innervieren. Das spitz auslaufende untere Ende des Rückenmarks geht in einen 1 mm dicken und 20 bis

---

[10] N. vestibulocochlearis (vestibularis (lat.): zum Vorhof gehörend; cochlearis (gr.): zur Schnecke (cochlea) gehörend)

[11] N. glossopharyngeus (glossus (gr.): zur Zunge gehörend; pharyngeus (gr.): zum Schlund gehörend)

[12] N. vagus (lat.): umherschweifend

[13] N. accessorius (lat.): hinzukommend

[14] N. hypoglossus (gr.): unter der Zunge liegend

[1] Medulla spinalis (medulla (lat.): Mark; spinalis (lat.): zum Rückgrat gehörend)

25 cm langen Endfaden *(Filum terminale[2])* über, mit dem das Rückenmark an der Rückseite des 2. Steißwirbels befestigt ist. An der Oberfläche des Rückenmarks sieht man mehrere Furchen. Durch eine tiefe vordere Längsspalte *(Fissura mediana anterior)* und eine flache hintere Längsrinne *(Sulcus medianus dorsalis)* wird das Rückenmark symmetrisch unterteilt. An jeder Rückenmarkhälfte sind dann noch zwei deutliche Seitenfurchen zu erkennen, die durch die vordere und hintere Wurzel der Rückenmarknerven verursacht werden (s Abb. 250). Durch die Längsfurchen wird die Oberfläche des Rückenmarks beidseits in 3 Hauptstränge aufgeteilt, die als **Vorder-, Seiten-** und **Hinterstrang** bezeichnet werden.

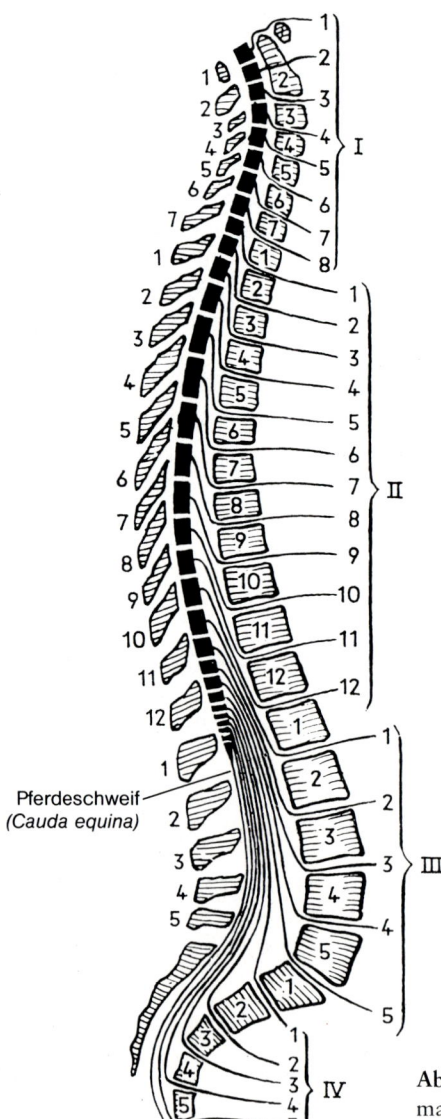

Pferdeschweif
(Cauda equina)

Abb. 249: Schematische Darstellung des Rückenmarks mit den Abgängen der vorderen Äste der Rückenmarknerven

---

[2] Filum terminale (filum (lat.): Faden; terminalis (lat.): das Ende bezeichnend)

Aus dem Rückenmark treten seitlich die 31 bis 32 **Rückenmarknerven** *(N. spinalis)* aus, die den Wirbelkanal durch die Zwischenwirbellöcher *(Foramina intervertebralia)* verlassen. Es sind dies 8 Halsnerven *(Nn. cervicales)*, 12 Brustnerven *(Nn. thoracici)*, 5 Lendennerven *(Nn. lumbales)*, 5 Kreuzbeinnerven *(Nn. sacrales)* und 1–2 Steißbeinnerven *(Nn. coccygei)*. Der Rückenmarkabschnitt, aus dem ein solches Nervenpaar hervorgeht, wird als **Segment**[3] bezeichnet. Beim Embryo liegen die Austrittstellen dieser Spinalnerven aus dem Rückenmark und dem Wirbelkanal in gleicher Höhe. Während der Entwicklung des Feten bleibt das Wachstum des Rückenmarks aber dann gegenüber dem Wachstum der Wirbelsäule immer stärker zurück. Dadurch werden die Austrittsstellen der Rückenmarknerven aus dem Wirbelkanal von kranial nach kaudal immer mehr verschoben, so daß die Wurzeln der Lenden-, Kreuz- und Steißbeinnerven nach ihrem Austritt aus dem Rückenmark bis zu 20 cm im Wirbelkanal verlaufen müssen, bevor sie ihr entsprechendes Zwischenwirbelloch erreichen. Dadurch bilden die Wurzeln der unteren Rückenmarknerven ein Bündel, das als Pferdeschweif *(Cauda equina*[4]*)* bezeichnet wird (s. Abb. 249).

Da das Rückenmark selbst bereits im Bereich des 1. bis 2. Lendenwirbels endet, laufen unterhalb dieser Stelle nur noch Nerven durch den Wirbelkanal. Man kann daher unterhalb dieser Stelle eine Lumbalpunktion vornehmen, ohne dadurch das Rückenmark zu gefährden.

Die Rückenmarkwurzeln (Spinalwurzeln)

Die Rückenmarknerven treten mit dem Rückenmark über eine vordere *(Radix ventralis*[5]*)* und hintere Wurzel *(Radix dorsalis)* in Verbindung (s. Abb. 250). Jede Wurzel besteht aus 5 bis 10 Bündeln von Nervenfasern, den Wurzelfäden, die fächerförmig zu dem entsprechenden Zwischenwirbelloch zusammenlaufen. Kurz vor der Vereinigung der vorderen und hinteren

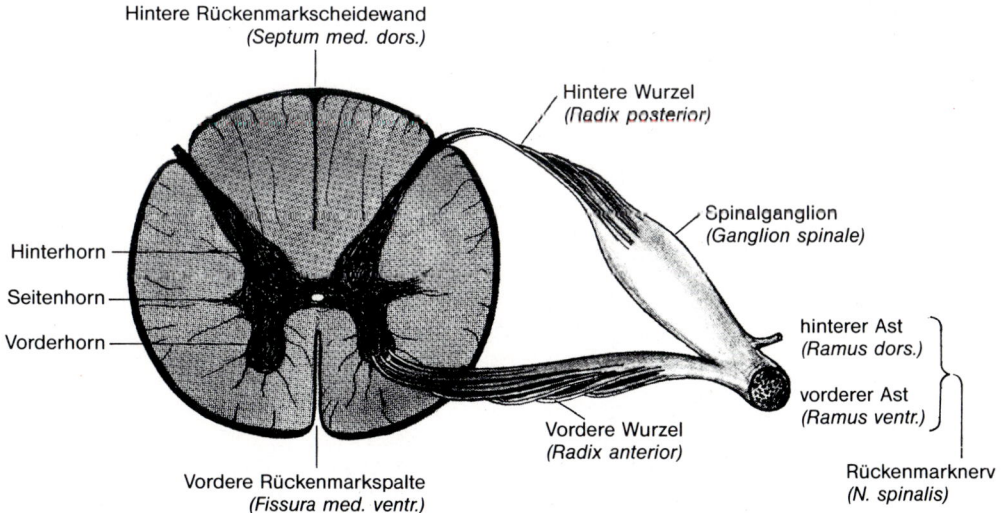

Abb. 250: Querschnitt durch das Rückenmark mit der vorderen und hinteren Wurzel eines linken Rückenmarknerven

---

[3] Segment (segmentum (lat.): Abschnitt)
[4] Cauda equina (cauda (lat.): Schwanz; equinus (lat.): zum Pferde gehörend): Pferdeschwanz
[5] Radix (lat.): Wurzel

Wurzel schwillt die hintere Wurzel zu dem **Spinalganglion** *(Ganglion spinale)* an, in dem Ganglienzellen liegen. Hinter diesem Spinalganglion vereinigen sich die vordere und hintere Wurzel zu dem **Rückenmarknerven** *(Spinalnerven)*. Die hintere Wurzel enthält nur zuleitende (afferente) Bahnen aus der Peripherie des Körpers zum Rückenmark, die vordere Wurzel dagegen nur wegleitende (efferente) Bahnen vom Rückenmark zur Peripherie.

Innerer Aufbau des Rückenmarks

Ein Querschnitt durch das Rückenmark zeigt 2 deutlich unterschiedlich gefärbte Schichten. Eine schmetterlingsförmige, graue Innenzone (graue Substanz) wird von einer weißen Außenzone (weiße Substanz) umgeben.

Das Material der **grauen Substanz** *(Substantia grisea)* besteht überwiegend aus den Nervenzellkörpern, die umhüllende **weiße Substanz** *(Substantia alba)* aus den Leitungsbahnen der Neuriten.

Graue Substanz

Im Rückenmarkquerschnitt besteht die graue Substanz aus einem Vorder- und Hinterhorn, die von dem kleinen Seitenhorn verbunden werden und einem schmalen Mittelstück, in dessen Zentrum der enge Zentralkanal liegt (s. Abb. 250). Als räumliches Gebilde formt die graue Substanz eine schmale Hintersäule *(Columna posterior*[6]*)*, eine breite Vordersäule *(Columna anterior)*, eine kleine Seitensäule *(Columna lateralis)* sowie ein zentrales Verbindungsstück, durch das der Zentralkanal zieht.

Das Vorderhorn enthält die Nervenzellen, deren Neuriten das Rückenmark durch die vordere Wurzel verlassen und als motorische Neurone die quergestreifte Muskulatur des Körpers innervieren. Die Nervenzellen des Hinterhorns stehen mit Neuriten in Verbindung, die über die hintere Wurzel in das Rückenmark gelangen und sensible Impulse aus der Peripherie zum Rückenmark leiten. Die Nervenzellen des Seitenhorns gehören zum vegetativen (autonomen) Nervensystem.

Weiße Substanz

Die weiße Substanz wird durch Neuriten gebildet, die vom Gehirn kommen oder durch die hinteren Wurzeln in das Rückenmark eintreten und zum Gehirn ziehen. Diese Neuriten werden in beiden Rückenmarkhälften jeweils zu einem Vorder- *(Funiculus anterior*[7]*)*, Seiten- *(Funiculus lateralis)* und Hinterstrang *(Funiculus posterior)* zusammengefaßt. In diesen 3 Strängen des Rückenmarks sind Neuriten, die der gleichen Funktion dienen, in nicht scharf gegeneinander abgegrenzten Faserbündeln *(Tractus*[8]*)* angeordnet. Diese Faserbündel werden meist nach ihrem Ursprungs- und Zielort benannt. Man unterscheidet auf- und absteigende Rückenmarkbahnen.

Absteigende Rückenmarkbahnen

Die absteigenden Rückenmarkbahnen (s. Abb. 251) leiten Erregungen vom Gehirn zu den motorischen Zellen des Vorderhorns. Dort erfolgt die Umschaltung auf die im Vorderhorn liegenden Ganglienzellen, die dann die Skelettmuskulatur innervieren. Man unterscheidet bei

---

[6] Columna (lat.): Säule

[7] Funiculus (lat.): (kleiner) Strang

[8] Tractus (lat.): Zug

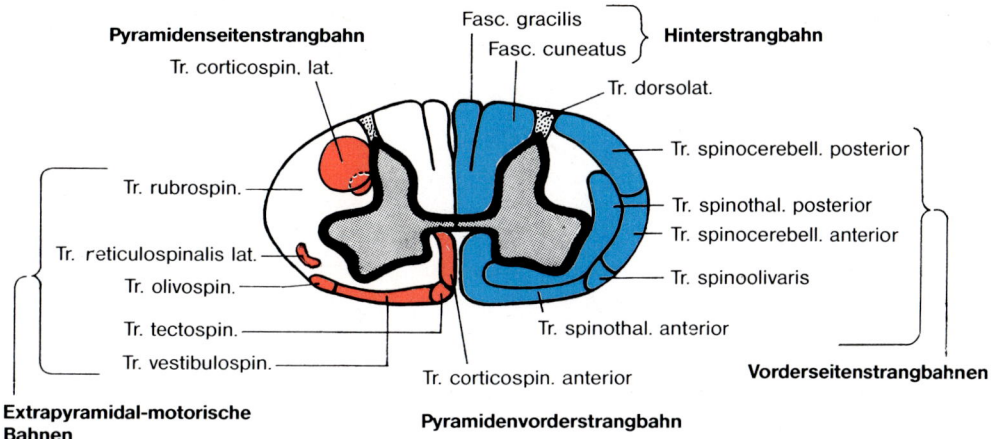

Abb. 251: Lage der wichtigsten Rückenmarkbahnen. Absteigende Bahnen rot, aufsteigende Bahnen blau. Graue Substanz gepunktet

den absteigenden Bahnen die Pyramidenbahn und das extrapyramidale System, sowie absteigende autonome Nervenfasern.

Die **Pyramidenbahn,** die der willkürlichen Bewegung dient, kommt aus dem motorischen Zentrum in der Großhirnrinde *(Gyrus precentralis)* und verläuft in 2 getrennten Faserbündeln, die als dünne vordere und wesentlich stärkere seitliche Pyramidenbahn, zu motorischen Zellen im Vorderhorn *(Tractus corticospinalis anterior* und *Tractus corticospinalis lateralis)* ziehen.

Die **extrapyramidalen Bahnen** sind für die unwillkürliche Bewegung und den Spannungszustand der Muskulatur (Muskeltonus) zuständig. Sie gehen von Zentren aus, die unter der Hirnrinde liegen und enden direkt oder indirekt an motorischen Ganglienzellen der Vorderhörner. Sie verlaufen entweder im Vorder- oder Seitenstrang. Man unterscheidet beim extrapyramidalen System u. a. folgende wichtige Bahnen:

1. Den vorderen und seitlichen *Tractus reticulospinalis*, der von der netzförmigen Struktur *(Formatio reticularis)* im Hirnstamm ausgeht und der rhythmischen, unwillkürlichen Bewegung dient (z. B. Atembewegung).
2. Den von den oberen Hügeln des Mittelhirndaches *(Tectum)* ausgehenden *Tractus tectospinalis* für die optischen Stellreflexe.
3. Den von den Kernen des Gleichgewichtsorganes ausgehenden *Tractus vestibulospinalis*. Er dient der Erhaltung des Gleichgewichts.
4. Den vom roten Kern *(Nucleus ruber)* des Mittelhirns ausgehenden *Tractus rubrospinalis*.

Neben den absteigenden Fasern des pyramidalen und extrapyramidalen Systems gibt es zusätzlich absteigende autonome Fasern, die im Hypopthalamus und den vegetativen Kernen des Rautenhirns beginnen und an Ganglienzellen der Seitensäule des Rückenmarks umgeschaltet werden. Sie steuern vor allem die Kontraktionen der glatten Muskulatur in den Eingeweiden und die Sekretion von Drüsen.

Aufsteigende Rückenmarkbahnen

Die aufsteigenden Rückenmarkbahnen (s. Abb. 251) verlaufen in den Vorder-, Hinter- und Seitensträngen in verschiedenen Faserbündeln und leiten die sensiblen Impulse zum Gehirn. Die sensiblen (afferenten) Impulse aus der Haut und den tiefergelegenen Körperorganen (Knochen,

Muskeln, Gelenke, Sehnen) erreichen das Rückenmark über die hinteren Rückenmarkwurzeln. Die Ursprungszellen (1. **Neuron**) dieser aufsteigenden Rückenmarkbahnen liegen alle in den **Spinalganglien**. Man unterscheidet folgende wichtige aufsteigenden Bahnen:

1. Die vordere und seitliche Bahn vom Hinterhorn zum Thalamus (*Tractus spinothalamicus anterior* und *lateralis*), die sich um das Vorderhorn lagern. Der vordere Teil dieser Bahn (*Tractus spinothalamicus anterior*) dient der primitiven Druck- und Berührungsempfindlichkeit, der hintere Teil (*Tractus spinothalamicus posterior*) dem Schmerz- und Temperatursinn.
2. Die vorderen und hinteren aufsteigenden Kleinhirnbahnen (*Tractus spinocerebellaris anterior* und *posterior*), welche vor allem Fasern für die Tiefen- aber auch Oberflächensensibilität zum Kleinhirn führen. Über diese Bahnen wird der Muskeltonus der Skelettmuskulatur kontrolliert. Ihre Ganglienzellen liegen ebenfalls im Hinterhorn.
3. Die innere und äußere Hinterstrangbahn (*Fasciculus gracilis* und *Fasciculus cuneatus*) verlaufen von der Hinterwurzel direkt zum verlängerten Mark (*Medulla oblongata*). Diese Bahn wird auch *Tractus spinobulbaris* genannt, weil das verlängerte Markt früher als *Bulbus spinalis* bezeichnet wurde. Die innere und äußere Hinterstrangbahn vermittelt Druck-, Tast- und Berührungseindrücke aber auch Informationen über die Gelenkstellung.

Funktionen des Gehirns

Das Nervensystem erfüllt motorische, sensible und vegetative Aufgaben. Seine Funktionen sollen daher unter diesen Gesichtspunkten getrennt dargestellt werden, da dies die Übersicht über die komplizierten funktionellen Verhältnisse erleichtert.

Der **motorische Anteil** des Nervensystems steuert die willkürlichen und unwillkürlichen Muskelbewegungen und paßt deren Aktionen den wechselnden Umweltbedingungen an.

Der **sensible Anteil** des Nervensystems leitet die Erregungen von den Sinnesorganen zu übergeordneten Zentren, wo sie unbewußt die Motorik beeinflussen oder zu bewußten Empfindungen und Wahrnehmungen verarbeitet werden können.

Der **vegetative Anteil** des Nervensystems regelt die Tätigkeit der verschiedenen Organe und paßt ihre Funktion den jeweiligen Erfordernissen des Gesamtorganismus an.

Das motorische System des Gehirns

Willkürliche Motorik

Die übergeordnete Kontrolle der Bewegung der Skelettmuskeln erfolgt im Großhirn. Dabei haben die **motorischen Rindengebiete,** die in der vorderen Zentralwindung (*Gyrus precentralis*) und den angrenzenden Regionen liegen, eine ganz besondere Bedeutung (s. Abb. 244, 245). Die Bewegungsantriebe und Bewegungspläne gehen jedoch nicht von diesen motorischen Zentren selbst aus. Bisher ist jedoch nicht sicher bekannt, wo der eigentliche Ursprungsort für die motorischen Antriebe und Pläne liegt. Für die aus diesem Ursprungsort ausgehenden Antriebe sind die motorischen Rindengebiete lediglich die Schaltstätten für die eintreffenden Erregungen, in denen dann die Bewegungspläne in Impulse zur Erregung der beteiligten Muskulatur umgesetzt werden. Diese Impulse werden über die **Pyramidenbahn,** die zum überwiegenden Teil in der **vorderen Zentralwindung** (*Gyrus precentralis*) entspringt, zu den motorischen Vorderhornzellen im Rückenmark geleitet. Das Pyramidenbahnsystem wird durch das **extrapyramidal-motorische System** ergänzt, das über den fein abgestuften Bewegungsablauf jeder Willkürmotorik wacht und die in der Hirnrinde liegenden Systeme der willkürlichen Bewegung zu einer höheren Funktionseinheit ergänzt. Als **extrapyramidale Bahnen** werden alle motorischen Bahnen bezeichnet, die nicht durch die Pyramiden im verlängerten Mark (Medulla oblongata) hindurchziehen. Pyramidales und extrapyramidales System sind parallel geschaltet.

Die motorische Hirnrinde

Die Erregungen, welche willkürlich die Muskeltätigkeit steuern, werden in den motorischen Pyramidenzellen gebildet und verlaufen auf langen Nervenfasern von der Hirnrinde bis zu den Vorderhornzellen im Rückenmark. Die Bahn, die durch diese Fasern gebildet wird, ist die **Pyramidenbahn** *(Tractus corticospinalis)*. Die Ganglienzellen dieser Fasern befinden sich in der motorischen Region der **vorderen Zentralwindung** *(Gyrus precentralis)* und angrenzenden Rindengebieten, entsprechend dem dortigen Vorkommen von motorischen Pyramidenzellen. Der größte Teil der Pyramidenbahn, der für gezielte Einzelbewegungen zuständig ist, hat aber seinen Ursprung im Gebiet der vorderen Zentralwindung (Gyrus precentralis). Die Ganglienzellen der Pyramidenbahn bilden in der vorderen Zentralwindung ein Band, das sich unten von der seitlichen Großhirnfurche *(Sulcus lateralis)* nach oben über die Mantelkante hinweg bis zur medialen Seite der Hirnhemisphäre erstreckt (s. Abb. 244, 245). Die Zellen für den Schlund und Kehlkopf befinden sich am weitesten unten. Weiter nach oben folgen dann die Zellen für das Gesicht, die Arme, den Rumpf und die Beine.

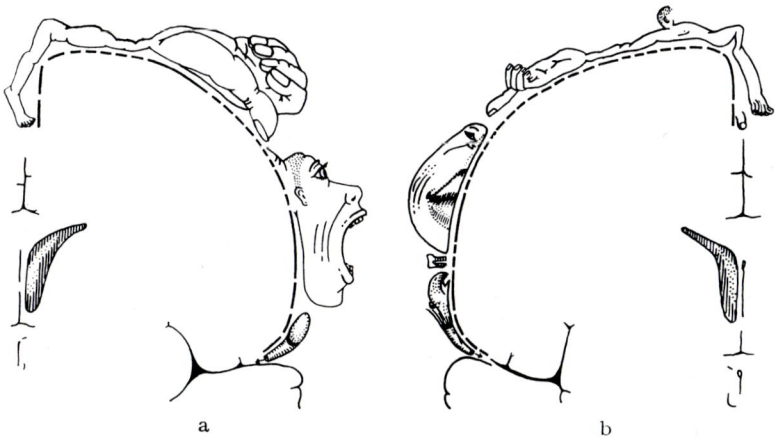

a   b

Abb. 252: Motorisches Rindenfeld der Pyramidenbahn (a) und sensorisches Rindenfeld der Körperfühlsphäre (b) mit symbolischer Darstellung der einzelnen Körperabschnitte

Im Bereich der vorderen Zentralwindung *(Gyrus precentralis)* sind die Körperregionen also auf dem Kopf stehend angeordnet (s. Abb. 252a). Andere Regionen der motorischen Hirnrinde sind vorwiegend für die Ordnung von Bewegungen und die Steuerung von komplizierten Bewegungsabläufen zuständig, wie sie beim Sprechen oder Schreiben notwendig sind (Sprachzentrum, Schreibzentrum).

Für die Bildung der Impulsmuster in den Ganglienzellen der Pyramidenbahn, die der willkürlichen Motorik dienen, ist zuvor eine Informationsverarbeitung erforderlich, an der andere Hirnregionen als **Erinnerungssysteme** beteiligt sind. Zu diesen Erinnerungssystemen gehören das in der Hirnrinde liegende Sprachzentrum (Broca-Zentrum) und Schreibzentrum (s. Abb. 244).

Die Pyramidenbahn

Die Pyramidenbahn *(Tractus corticospinalis)* zieht von der motorischen Rinde durch das Knie und den hinteren Teil der inneren Kapsel *(Capsula interna)*, wo ihre Fasern zusammengedrängt sind, durch den Hirnschenkel *(Pedunculus cerebri)* und die Brücke *(Pons)* zum verlängerten Mark *(Medulla oblongata)*, an dessen Basis sie auf beiden Seiten die Pyramiden bildet, die ihr den Namen gegeben haben (s. Abb. 253). Am unteren Ende des verlängerten Marks kreuzen 80–85 % der Pyramidenbahnfasern auf die Gegenseite und bilden den starken, seitlich gelegenen *Tractus corticospinalis lateralis*. Der Rest der Pyramidenbahnfasern verläuft vorne als schwacher *Tractus corticospinalis anterior* ungekreuzt bis zur Höhe der entsprechenden Rückenmarksegmente, um erst dort auf die Gegenseite zu ziehen. Die Fasern der Pyramidenbahn enden teils direkt an den motorischen Vorderhornzellen, zum größten Teil aber an Schaltzellen, die erst die Verbindung zu den motorischen Vorderhornzellen herstellen.

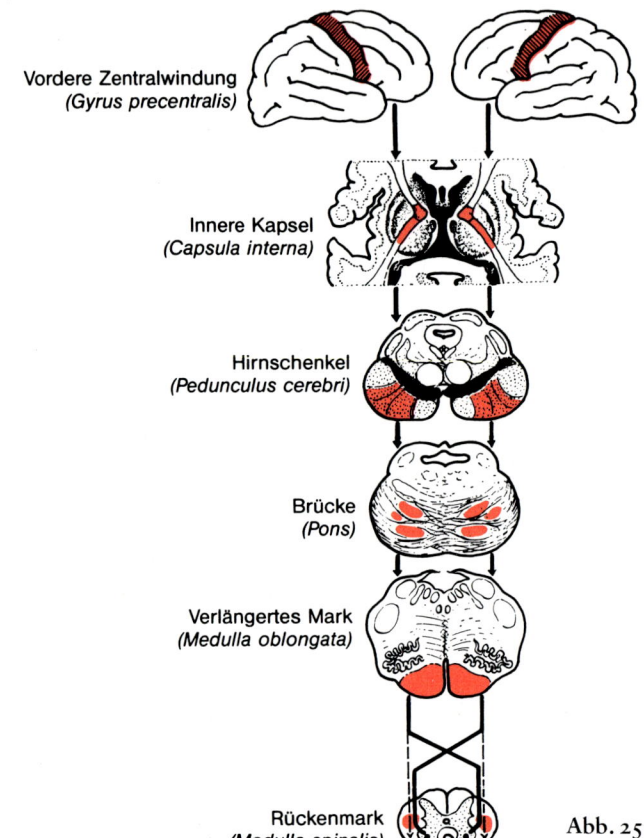

Vordere Zentralwindung
(Gyrus precentralis)

Innere Kapsel
(Capsula interna)

Hirnschenkel
(Pedunculus cerebri)

Brücke
(Pons)

Verlängertes Mark
(Medulla oblongata)

Rückenmark
(Medulla spinalis)

Abb. 253: Die wichtigsten Abschnitte im Verlauf der Pyramidenbahn

Das extrapyramidal-motorische System

Das zweite zentral-nervöse System, das an der Steuerung der Bewegungen der quergestreiften Muskulatur beteiligt ist, wird **extrapyramidales System** genannt. Der Begriff extrapyramidal-motorisches System umfaßt alle motorischen Bahnen, die nicht durch die Pyramiden des verlängerten Marks laufen und wesentlichen Einfluß auf die motorischen Reflexe des

Rückenmarks, des Hirnstamms und Kleinhirns sowie auf die motorische Hirnrinde selbst nehmen. Bestimmte Fasern des extrapyramidal-motorischen Systems ziehen von der Hirnrinde *(Cortex)* über die Brücke *(Pons)* zum Kleinhirn *(Cerebellum)*. Sie werden als *corticopontocerebellare Bahnen* bezeichnet.

Andere Fasern dieses Systems ziehen von der Hirnrinde zu den Stammganglien, vor allem zum Streifenkörper *(Corpus striatum)*, zum roten Kern *(Nucleus ruber)* und zur schwarzen Substanz *(Substantia nigra)*, zur netzförmigen Struktur *(Formatio reticularis)* und zu den *Vestibulariskernen* des Gleichgewichtsorgans, die im Hirnstamm und im Mittelhirndach liegen. Dort erfolgt die Umschaltung auf weitere Neurone. Vom Hirnstamm aus verlaufen die Fasern des extrapyramidal-motorischen Systems dann als Bahnen (z. B. *tectospinale-*, *rubrospinale-*, *reticulospinale-*, *vestibulospinale Bahnen*) zu den motorischen Vorderhornzellen. Der vom roten Kern kommende *Tractus rubrospinalis* wird dabei vorwiegend vom Kleinhirn, der von den Kernen des Gleichgewichtsorgans kommende *Tractus vestibulospinalis* ausschließlich vom Gleichgewichtsorgan aktiviert. Über seine verschiedenen Bahnen beeinflußt das extrapyramidale System die motorischen Zellen in den Vorderhörnern des Rückenmarks.

An diesen **motorischen Vorderhornzellen** enden sowohl die Pyramidenbahn (über ein Schaltneuron) als auch das extrapyramidale System. Das extrapyramidale System hat folgende Aufgaben:

1. Den Spannungszustand und damit die Haltefunktion der Muskulatur zu kontrollieren
2. Das Gleichgewicht zu erhalten
3. Automatische Bewegungsabläufe zu steuern
4. Die Muskeltätigkeit bei zielgerichteten Bewegungen aufeinander abzustimmen

Kleinhirnfunktionen

Im Rahmen des motorischen Systems hat das Kleinhirn koordinierende Aufgaben. Es ist dafür mit den anderen motorischen Zentren im Nebenschluß verbunden und erhält seine Informationen von Rezeptoren in Muskeln, Sehnen, Gelenkkapseln, der Haut und vom Gleichgewichtsorgan. Über seitliche Verbindungen zur Pyramidenbahn wird es im voraus von Willkürbewegungen informiert, so daß es über das extrapyramidale System rechtzeitig den Bewegungsablauf beeinflussen kann. Außerdem gelangen auch ständig Rückmeldungen über willkürliche und unwillkürliche Bewegungen zum Kleinhirn. Dadurch können noch während des Erregungsablaufes Korrekturen ausgeführt werden. So kontrolliert das Kleinhirn den feineren Ablauf zielgerichteter Bewegungen.

Ein weiteres Kontrollsystem der Motorik ist die netzförmige Struktur *(Formatio reticularis)*. Sie paßt den Spannungszustand der Muskulatur den jeweiligen Erfordernissen an.

Störungen des motorischen Systems

Die geschilderten Funktionen des motorischen Systems werden durch Erkrankungen der betreffenden Hirnregionen besonders deutlich.

Verletzung der Hirnrinde

Eine umschriebene Zerstörung im Ursprungsbereich der Pyramidenbahn *(Gyrus precentralis)* führt zu einer Lähmung der Muskelgruppen, die von den Pyramidenzellen dieser Stelle innerviert werden. Werden dagegen Erinnerungsfelder der motorischen Hirnrinde (**Assoziationsfelder**) zerstört, so ergibt sich daraus ein Ausfall der besonderen Koordinierungsfähigkeit dieser Felder. Solche Ausfälle werden als **Apraxie**[1] bezeichnet. Wird etwa das motorische Sprachzentrum in der unteren Frontalhirnwindung (Broca-Zentrum), das bei Rechtshändern meistens in der linken Hirnhälfte, bei Linkshändern dagegen in der rechten Hirnhälfte liegt, oder dessen Bahnen zerstört, so kann man nicht mehr sprechen. Die an der Lautbildung beteiligten Muskeln sind dann zwar nicht gelähmt, jedoch können sie nicht mehr gemeinsam für die Lautbildung eingesetzt werden. Dieser Zustand wird **motorische Aphasie**[2] genannt. Ein zusätzliches Beispiel der Apraxie ist die **motorische Agraphie**[3]. Bei ihr fehlt die Koordinierungsfähigkeit für die Schreibbewegungen, obwohl Hand und Arm bewegt werden können.

Verletzung der motorischen Leitungsbahnen im Gehirn

Eine häufige Ursache für Bewegungsstörungen ist eine Blutung oder ein Gefäßverschluß im Bereich der inneren Kapsel *(Capsula interna)*. Ein solcher Zustand mit plötzlicher Unterbrechung der Sauerstoffzufuhr im Gebiet der mittleren Hirnarterie *(A. cerebri media)* wird als Schlaganfall *(Apoplexie*[4]*)* bezeichnet. Bei ihm sind die absteigenden motorischen Bahnen, die in der inneren Kapsel verlaufen, besonders stark beteiligt. Daraus folgt zuerst eine **schlaffe Lähmung** der Muskulatur auf der Gegenseite durch Ausfall der kreuzenden Pyramidenbahn. Diese schlaffe Lähmung geht später in eine **spastische Lähmung**[5] über, bei der dann der Muskeltonus erhöht ist. Die anschließende Erhöhung des Muskeltonus kommt dadurch zustande, daß gleichzeitig hemmende Bahnen des extrapyramidalen Systems unterbrochen werden, die in der inneren Kapsel *(Capsula interna)* in engster Nachbarschaft zur Pyramidenbahn verlaufen. Bei einem Schlaganfall im Bereich der inneren Kapsel sind also gleichzeitig pyramidale und extrapyramidale Bahnen betroffen.

Störungen der extrapyramidalen Motorik

Störungen im extrapyramidal-motorischen System können die Anzahl der Bewegungen vermehren (**Hyperkinese**[6]) oder vermindern (**Hypokinese**[7]). Sie können aber auch den Spannungszustand *(Tonus)* der Muskulatur verändern, wodurch dann ein vermehrter (**Hypertonus**) oder verminderter Spannungszustand der Muskulatur (**Hypotonus**) entsteht. Außerdem führen Störungen im extrapyramidal-motorischen System zu Gleichgewichtsstörungen und einer Beeinträchtigung der Bewegungsabläufe (Koordinationsstörung). Typische klinische Krankheitsbilder des extrapyramidalen Systems sind u. a. die *Chorea*[8] und die *Parkinson-Erkrankung*[9]. Durch Untergang von Ganglienzellen im Streifenkörper *(Corpus striatum)* kommt es bei der Chorea durch Wegfall hemmender Impulse auf den inneren Teil des Linsenkerns *(Globus pallidus)* und der Großhirnrinde zur Bewegungsunruhe mit kurzen, ruckartigen Bewegungen bei häufig gleichzeitig erniedrigtem Tonus der Muskulatur.

Beim Morbus Parkinson (Schüttellähmung) kommt es zu Veränderungen in den motorischen Kerngebieten des Hirnstamms, vor allem in der schwarzen Substanz *(Substantia nigra)*, weniger

---

[1] Apraxie (a-: verneinde gr. Vorsilbe, ohne, nicht; praxis (gr.): Tun)
[2] Aphasie (phasis (gr.): Sprechen)
[3] Agraphie (grapho (gr.): schreibe)
[4] Apoplexie (apoplexia (gr.): Schlagfluß)
[5] Spastische Lähmung (spasmos (gr.): Krampf)
[6] Hyperkinese (hyper- (gr. Vorsilbe): über – hinaus; kinesis (gr.): Bewegung)
[7] Hypokinese (hypo- (gr. Vorsilbe): unter, unterhalb)
[8] Chorea (choreia (gr.): Tanz)
[9] Parkinson, James (1755–1824), Arzt, London

häufig auch zu Veränderungen in anderen Kernen des Hirnstamms *(Globus pallidus, Formatio reticularis, Nucleus dentatus, Thalamus)*. Dies führt u. a. zu einem grobschlägigen Schütteln (Ruhetremor[10]), einer Bewegungsarmut *(Hypokinese)* mit starrem Gesichtsausdruck und kleinen Schritten beim Gehen sowie erhöhtem Muskeltonus *(Hypertonus)*.

Störungen der Kleinhirntätigkeit

Bei Störungen der Kleinhirntätigkeit ist der Muskeltonus herabgesetzt (**Hypotonus**), und es kommt bei zielgerichteten Bewegungen zum Zittern (**Intentionstremor[11]**). Außerdem besteht Unsicherheit beim Gehen (**Ataxie[12]**). Komplizierte Bewegungen können dann nicht mehr schnell hintereinander ausgeführt werden (**Adiadochokinese[13]**). Bewegungen werden dann überschießend durchgeführt (**Dysmetrie[14]**), und die Sprache wirkt abgehackt. Diese Ausfallserscheinungen des Kleinhirns können jedoch von anderen Teilen des Zentralnervensystems oft recht gut ausgeglichen werden.

Das zentrale sensible System

Das sensible System nimmt **physikalische** oder **chemische Reize** auf, leitet sie weiter und verarbeitet sie. Reizempfänger sind dabei die unterschiedlichen, aber spezifischen Rezeptoren in der Haut, in den inneren Organen, in den Muskeln und Gelenken sowie in den Organen des Geruchs-, Geschmacks-, Gehör-, Gleichgewichts- und Gesichtssinnes. Die von diesen Rezeptoren empfangenen Informationen werden in Nervenimpulse umgesetzt und als solche über Nervenfasern (Neurite) zum Zentralnervensystem geleitet.

Die **sensiblen Hinterstrangbahnen** des Rückenmarks werden im verlängerten Mark umgeschaltet. Sie ziehen dann auf die **Gegenseite** und gelangen zusammen mit dem *Tractus spinothalamicus* durch die mediale Schleife *(Lemniscus[1] medialis)* des verlängerten Marks *(Medulla oblongata)* zu ihren Kerngebieten im **Thalamus**. Es sind dies die Kerngebiete der Körpersensibilität des Thalamus. Im Thalamus erfolgt dann die letzte Umschaltung der aufsteigenden sensiblen Bahnen. Nach dieser Umschaltung im Thalamus werden die Informationen der Haut- Muskel- und Gelenkrezeptoren zur hinteren Zentralwindung weitergeleitet. Der Thalamus enthält aber auch spezifische Kerne, in denen die Seh- und Hörbahnen umgeschaltet werden.

Die sensiblen Felder der Hirnrinde

Die Bahnen für die Körpersensibilität, die durch die Dehnungsrezeptoren in den Sehnen und der Muskulatur sowie die Rezeptoren der Hautsinne (Druck, Schmerz, Temperatur) vermittelt werden, gelangen vom Thalamus über ein weiteres Neuron *(Tractus thalamocorticalis)* durch die innere Kapsel zur hinteren Großhirnwindung *(Gyrus postcentralis)* und zu den benachbarten Rindengebieten (**primäres sensibles Rindenfeld**). Diese Gegend des Großhirns wird auch als **Körperfühlsphäre** bezeichnet (s. Abb. 224, 245). Sie ist ähnlich gegliedert wie die motorische Hirnrinde (s. S. 405) Den Pyramidenbahnzellen entsprechend bilden hier nur die sensiblen

---

[10] Tremor (lat.): Zittern

[11] Intentionstremor (intentio (lat.): Streben, Absicht, Vorhaben)

[12] Ataxie (taxis (gr.): Ordnung)

[13] Adiadochokinese (diadochos (gr.): aufeinanderfolgend; kinesis (gr.): Bewegung)

[14] Dysmetrie (dys (gr. Vorsilbe): bedeutet die Störung eines Zustandes oder einer Tätigkeit; metron (gr.): Maß)

[1] Lemniscus (lat.): Schleife

Zellen der Hirnrinde ein Band, das sich von dem unteren Teil der hinteren Zentralwindung (**Gyrus postcentralis**) nach oben über die Mantelkante hinweg bis zur medialen Seite der Hemisphäre erstreckt. Auch hier befinden sich die sensiblen Zellen für den Kopfbereich im unteren Teil und die Zellen für Bein- und Fuß im oberen Teil dieses Zellbandes. Die Körperregionen sind also im sensiblen *Gyrus postcentralis*, ebenso wie im motorischen *Gyrus precentralis*, auf dem Kopf stehend angeordnet. Der Anteil, den eine Körperregion im Bereich dieser Hirnregion einnimmt, entspricht dem Grad des sensiblen Auflösungsvermögens im Bereich der Körperoberfläche. Daher sind die größten Teile des *Gyrus postcentralis* der Zunge, den Lippen, den Fingern und Zehen zugeordnet (s. Abb. 252 b).

Die sensiblen Rindenfelder für die höheren Sinnesorgane (Auge, Ohr, Geruch und Geschmack) liegen dagegen von der Körperfühlsphäre getrennt (s. Abb. 244, 245). Die Impulse der Sehbahn werden in die Gegend um die Spornfurche *(Sulcus calcarinus)* des Hinterhauptlappens und die der Hörbahn zu den *Heschl*-Querwindungen des Schläfenlappens geleitet. Auch die Geruchs- und Geschmacksrezeptoren vermitteln ihre Impulse an besondere Felder der Großhirnrinde. Für die Verarbeitung der Impulse, die von den Sinnesorganen zufließen, gibt es besondere sensible Erinnerungsfelder, die auch **sekundäre sensible Rindenfelder** *(sensible Assoziationsfelder)* genannt werden.

Diese sensiblen Erinnerungsfelder sind mit den zugehörigen primären sensiblen Rindenfeldern der Großhirnrinde verbunden. Verbindungen bestehen aber auch zwischen diesen Erinnerungszentren und dem Thalamus.

Ein wichtiges Erinnerungsfeld ist das *Wernicke[2]-Zentrum* für das Sprachverständnis. In ihm werden akustische Eindrücke verarbeitet. Das optische Erinnerungsfeld in der Umgebung der primären Sehrinde ermöglicht erst das «Erkennen» von Gegenständen durch die Erinnerung. Im Lesezentrum wird die Erinnerung an die Bedeutung von Schriftzeichen gespeichert. Erst dadurch wird das Lesen möglich.

Unspezifisches sensibles System

Neben dem spezifischen sensiblen System, das besondere, d. h. spezifische Reize aufnimmt, weiterleitet und verarbeitet, gibt es noch ein unspezifisches sensibles System (Aufsteigendes retikuläres Aktivierungssystem, **ARAS**), das die Aufgabe hat, die Großhirnrinde als Ganzes zu aktivieren. Um die Großhirnrinde zu aktivieren werden von allen Sinnesbahnen im Nebenschluß ständig Impulse zur **netzförmigen Struktur** *(Formatio reticularis)* geleitet. Von dort aus gelangen die zusammengefaßten Erregungen zum Thalamus und werden dann von den Thalamuskernen aus über die gesamte Hirnrinde hinweg verteilt. Das unspezifische sensible System hat beim Menschen eine bedeutende Rolle für den **Zustand der Bewußtseinslage** und für den **Wach-Schlaf-Rhythmus**. Man betrachtet die *Formatio reticularis* auch als **Schlaf-Wach-Zentrum**. Die Weckreaktion des schlafenden Menschen erfolgt über Licht-, Schall-, Kälte- und Berührungsreize. Die von spezifischen Rezeptoren ausgehenden Erregungen werden in der *Formatio reticularis* zusammengefaßt und über den Thalamus zur Großhirnrinde weitergeleitet, was dann zum Erwachen führt.

Im Gegensatz zum spezifischen und unspezifischen sensiblen System läßt sich kein Zentrum für die Vorgänge der Begriffsbildung, des Bewußtwerdens oder der Entschlußfassung nachweisen. Diese höchsten Leistungen des Gehirns kommen offensichtlich durch das Zusammenwirken verschiedenster Rindenteile zustande.

---

[2] Wernicke, Karl (1848–1905), Psychiater, Halle

Störungen der sensiblen Gehirnfunktion

Werden **primäre sensible Rindenzentren** der Körperfühlsphäre in der hinteren Zentralwindung *(Gyrus postcentralis)* zerstört, so hat dies zur Folge, daß in der Peripherie in den entsprechenden Körperstellen der Gegenseite keine Sensibilität mehr besteht. Entsprechendes gilt für die Sinnesorgane wie Auge und Ohr. Sofern die primären sensiblen Rindenzentren des Auges oder Ohres zerstört werden, so besteht Erblindung (**Rindenblindheit**) infolge des Ausfalls des **primären Sehzentrums** im Hinterhauptlappen bzw. Ertaubung (**Rindentaubheit**) durch Ausfall der Heschl-Querwindungen im Schläfenlappen (**primäres Hörzentrum**).

Werden dagegen die als Erinnerungsfelder dienenden **sekundären sensiblen Rindenzentren** zerstört, so bleiben die Wahrnehmungen selbst zwar erhalten, doch erkennt man das Wahrgenommene nicht mehr, da man sich an die Bedeutung des Sinneseindrucks nicht mehr erinnern kann. Solche Zustände werden als Nichterkennen (**Agnosie**[3]) bezeichnet. Beispiele für die Agnosie sind u.a. der Verlust des optischen Erinnerungsvermögens (**Seelenblindheit**) durch Zerstörung des optischen Erinnerungsfeldes im Hinterhauptlappen oder der Verlust des Sprachverständnisses (**Seelentaubheit**) bei Verletzungen des akustischen Erinnerungsfeldes *(Wernicke-Zentrum)*. Letzteres führt auch zum Verlust des Sprachvermögens (**sensorische Aphasie**), obwohl die Sprechmuskulatur selbst weiterhin normal innerviert wird.

Funktion der vegetativen (autonomen) Hirnzentren

Die vegetativen Zentren des Gehirns liegen im verlängerten Mark *(Medulla oblongata)* und im Hypothalamus.

Vegetative (autonome) Regulationszentren des verlängerten Marks

Am Boden des 4. Ventrikels liegen im verlängerten Mark *(Medulla oblongata)* das **Kreislaufzentrum** und das **Atmungszentrum** für die Ein- und Ausatmung. Außerdem findet man hier noch das **Schluck-, Saug-, Husten-** und **Nieszentrum**. Diese vegetativen Hirnzentren erhalten ihre Nachrichten von Chemo-, Druck- und Dehnungsrezeptoren aus verschiedenen Regionen des Körpers auf zuleitenden *(afferenten)* Bahnen des vegetativen Nervensystems. Zusätzlich werden der pH-Wert sowie die Partialdrucke des Sauerstoffs und Kohlendioxids im Atmungszentrum und Kreislaufzentrum überprüft. Diese Nachrichten lassen in den Zentren des verlängerten Marks Erregungsmuster entstehen, die dann über wegleitende *(efferente)* sympathische und parasympathische Nervenfasern zu den Organen des Organismus gelangen und deren Funktionen steuern.

Regulationszentren im Hypothalamus

Im Hypothalamus liegen übergeordnete vegetative Regulationszentren, die den **Wärmehaushalt**, den **Wasserhaushalt** und den **Stoffwechsel** steuern. Im Hypothalamus liegt auch das **übergeordnete Kreislaufzentrum**. Der Hypothalamus erhält seine Impulse von den aufsteigenden sensiblen und vegetativen Bahnen, aber auch vom Thalamus und dem limbischen System.

Die osmotische Konzentration sowie der Glukose- und Hormongehalt des Blutes können aber auch direkt den Hypothalamus beeinflussen. Von ihm werden diese Nachrichten verarbeitet und in steuernde Signale für die verschiedenen Organe umgesetzt. Diese Anweisungen des Hypothalamus erfolgen teils als *Nervenimpulse* über wegleitende (efferente) Nervenbahnen des autonomen Nervensystems, teils in Form von *Hormonen*.

---

[3] Agnosie (a-: verneinende gr. Vorsilbe: ohne, nicht; gnosis (gr.): Erkennen)

Das Abwehr- und Fluchtverhalten, das mit einer Zunahme der Sympathikusaktivität verbunden ist, und die Steuerung der Nahrungs- und Flüssigkeitsaufnahme, die mit der Aktivierung des Parasympathikus einhergeht, werden vom Hypothalamus aus kontrolliert. Die Steuerung der Sexualfunktionen erfolgt ebenfalls über den Hypothalamus. Damit dient der Hypothalamus der Erhaltung des Organismus selbst und der Nachkommenschaft.

Funktionen des limbischen Systems

Das limbische System ist dem Hypothalamus übergeordnet. Im limbischen System werden vegetative Erlebnisse bewertet und als Erfahrungen gespeichert (**vegetatives Gedächtnis**). Über das limbische System werden dann die hypothalamischen Reaktionen der jeweiligen Situation angepaßt. In diesem System wird aber auch das unbewußte emotionale[4] Verhalten reguliert. **Emotionale Reaktionen** wie Wut, Angst, Freude oder Lust entstehen im limbischen System. Da das limbische System eng mit dem Hypothalamus verbunden ist, kommt es bei solchen emotionalen Reaktionen zu vegetativen Erscheinungen wie beschleunigter Herzfrequenz, Blutdruckanstieg und vermehrter Schweißsekretion.

Funktionen des Rückenmarks

Rückenmarkmotorik und Reflexe

Die Skelettmuskulatur wird nicht nur durch die motorischen Zentren des Gehirns erregt und kontrolliert, sondern auch bereits auf der Rückenmarkebene durch reflektorische Vorgänge beeinflußt. Durch diese reflektorischen Vorgänge wird die Tätigkeit der Muskulatur den jeweiligen Umweltbedingungen angepaßt. Das Rückenmark ist somit nicht nur ein **Leitungsorgan**, sondern gleichzeitig ein **Reflexorgan**.

Unter einem **Reflex**[1] wird die immer gleichbleibende unwillkürliche Reaktion des Körpers auf einen bestimmten sensiblen Reiz verstanden. Grundlage für den Ablauf eines solchen Reflexes ist der **Reflexbogen.** Im einfachsten Fall besteht ein motorischer Reflexbogen des Rückenmarks aus einem Rezeptor, der den Reiz aufnimmt, einer zuleitenden (*afferenten*[2]) sensiblen Nervenfaser, einer Synapse im Vorderhorn des Rückenmarks, einer wegleitenden (*efferenten*[3]) motorischen Nervenfaser und dem Erfolgsorgan (Effektor), dem Muskel (s. Abb. 254). Da dieser Reflexbogen nur eine einzige Synapse hat, wird er auch als **monosynaptischer Reflexbogen** bezeichnet. Ein solcher monosynaptischer Reflexbogen ist die Grundlage für den **Patellarsehnenreflex,** bei dem es nach einem Schlag auf die Sehne des vierköpfigen Schenkelstreckers (*M. quadriceps femoris*) unterhalb der Kniescheibe zu einer kurz dauernden, unwillkürlichen Kontraktion dieses Muskels kommt, wodurch das gebeugte Bein im Kniegelenk gestreckt wird. Durch den Schlag auf die Sehne kommt es nämlich zu einer plötzlichen Dehnung des Muskels, wodurch die Dehnungsrezeptoren im Muskel gereizt werden. Von den Dehnungsrezeptoren aus wird die dabei entstehende Erregung mit der zuleitenden Bahn (*afferente Bahn*) über die hintere Wurzel im Rückenmark zur motorischen Vorderhornzelle geleitet, wo dann im Bereich der Synapse die Umschaltung auf die wegleitende Bahn (*efferente Bahn*) erfolgt. Auf dieser efferenten Bahn erreicht dann die Erregung den Muskel und löst an ihm eine Einzelzuckung aus.

---

[4] emotionale (emoveo, emotum (lat.): erschüttere)
[1] Reflex (reflectere, reflexum (lat.): rückwärts biegen)
[2] afferent (lat.): zuführend, heranführend
[3] efferent (lat.): wegtragend, wegführend

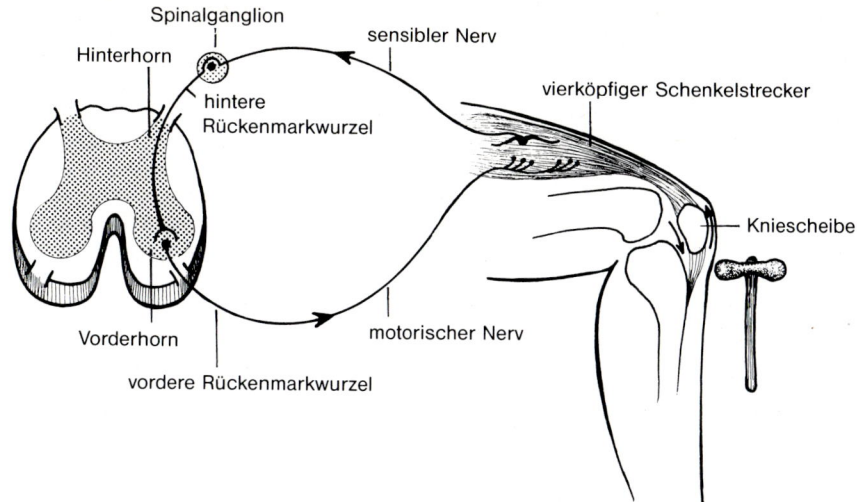

Spinalganglion

Hinterhorn

sensibler Nerv

hintere
Rückenmarkwurzel

vierköpfiger Schenkelstrecker

Kniescheibe

Vorderhorn

motorischer Nerv

vordere Rückenmarkwurzel

Abb. 254: Monosynaptischer Reflexbogen am Beispiel des Patellarsehnenreflexes

Da bei dieser Form des Reflexbogens der Rezeptor (Dehnungsrezeptor) und der Effektor (Muskelfaser) im gleichen Organ (Muskel) liegen, wird diese Reflexform auch als **Eigenreflex** bezeichnet. Weitere Beispiele für solche Eigenreflexe sind der *Achillessehnenreflex*, der *Tricepssehnenreflex* und der *Bicepssehnenreflex*. Die motorische Reaktion dieser Reflexe ist von der Reizstärke unabhängig.

Neben diesem einfachen Reflexbogen mit nur einer Synapse sind aber noch weitere Systeme des Nervensystems an dem Reflexgeschehen beteiligt. Ihre Aufgabe liegt darin, die motorische Reaktion eines solchen Eigenreflexes in ihrem Ausmaß zu begrenzen. Sind diese Hemmungsmechanismen gestört, so kommt es nach einem Dehnungsreiz zu einer Serie aufeinander folgender Kontraktionen, die dann als **Kloni**[4] bezeichnet werden.

Fremdreflexe

Bei den Fremdreflexen liegt der reizaufnehmende Teil (Rezeptor) und der den Reiz beantwortende Teil (Effektor[1]) des Reflexbogens nicht im gleichen Organ. Bei diesen Reflexen sind immer mehrere Synapsen in den Reflexbogen eingeschaltet, den man deshalb auch **polysynaptischen**[2] **Reflexbogen** nennt (s. Abb. 255). Zu den Fremdreflexen, die bei der neurologischen Untersuchung geprüft werden, gehört u. a. der **Bauchdeckenreflex,** bei dem durch Reizung von Berührungsrezeptoren der Bauchhaut eine Kontraktion der darunterliegenden Bauchmuskulatur ausgelöst wird. Dabei gelangen die in den Hautrezeptoren ausgelösten Impulse über die hintere Wurzel in das Rückenmark *(afferenter, sensibler Schenkel des Reflexbogens)*. Dort erfolgt die Umschaltung der Erregung auf ein Zwischenneuron *(Schaltneuron)*. Von diesem Schaltneuron aus geht die Erregung durch Umschaltung über eine weitere Synapse auf die motorische Vorderhornzelle über. Von hier aus wird dann über den wegleitenden Schenkel *(efferenter, motorischer Schenkel des Reflexbogens)* die Bauchmuskulatur *(Effektor)* innerviert.

---

[4] Klonus (klonos (gr.): heftige, verworrene Bewegung)
[1] Effektor (lat.): Urheber, Schöpfer
[2] polysynaptisch (poly (gr.): viel, zahlreich; synhapsis (gr.): Verknüpfen)

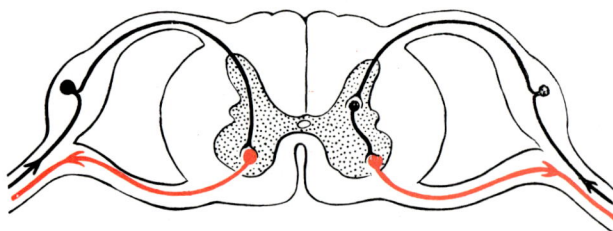

Abb. 255: Links schematische Darstellung des direkten und rechts des indirekten Reflexbogens

Die Schaltneurone verbinden aber nicht nur den afferenten und efferenten Schenkel dieses Reflexbogens, sondern gleichzeitig motorische Neurone benachbarter Segmente. Dadurch kommt eine Einzelbewegung zustande, an der meist mehrere Muskelgruppen beteiligt sind. So erfolgt beispielsweise das reflektorische Zurückziehen bei der Berührung eines heißen Gegenstandes in Form eines Fremdreflexes. Solche Reflexe sind **Schutzreflexe,** die den Organismus möglichst vor größerem Schaden bewahren sollen. An zahlreichen Fremdreflexen ist aber auch das vegetative Nervensystem beteiligt. Zu dieser Gruppe gehören u. a. der Husten- und Niesreflex. Charakteristisch für Fremdreflexe ist das Phänomen der schnellen Ermüdbarkeit und das Phänomen der Summierung von unterschwelligen Reizen. So führen einerseits gleich starke Reize zu immer schwächeren Reaktionen *(Verringerung der Effektorantwort),* andererseits kleine Reize durch ständige Wiederholung zu einer reflektorischen Reaktion *(Auslösung der Effektorantwort durch Reizsummation).* Ein Beispiel der **Reizsummation** ist eine längere, unterschwellige Reizung von Rezeptoren in der Kehlkopfschleimhaut, die dann eine Hustenreaktion auslöst.

Bedeutung der motorischen Reflexe des Rückenmarks

Durch die motorischen Reflexe werden Einflüsse auf die Bewegungsabläufe der Muskulatur in ihrer Wirkung gemildert und komplizierte Bewegungsabläufe kontrolliert. Voraussetzung für dieses **spinale Reflexverhalten** ist der ständige Zufluß von sensiblen Impulsen aus den Rezeptoren der Haut, der Gelenke und Muskulatur. Zusätzlich wird aber auch die Muskulatur durch die Reflexe des Rückenmarks in einem gewissen Spannungszustand gehalten (**reflektorische Muskelspannung**). Die reflektorische Muskelspannung beruht auf den Eigenreflexen. Es werden nämlich in den Rezeptoren der Muskulatur (Muskelspindeln) nicht nur bei plötzlicher Dehnung, sondern auch im ruhenden Muskel ständig Erregungen gebildet, welche die Muskelfasern reflektorisch in einem bestimmten Spannungszustand halten.

Erregungsleitungsfunktion des Rückenmarks

Über die hinteren Wurzeln gelangen die sensiblen Impulse auf zuleitenden *(afferenten)* Bahnen in das Rückenmark. Die Fasern der hinteren Wurzel verteilen sich so im Rückenmark, daß die von ihnen geleiteten Erregungen drei verschiedene Wege einschlagen (Abb. 256).

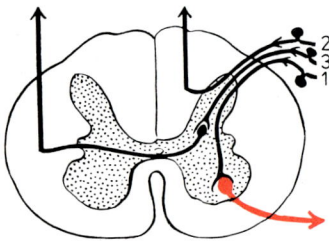

Abb. 256: Schematische Darstellung der drei Wege des afferenten Wurzelsystems

In den Reflexbögen werden sie teils direkt oder indirekt über Schaltzellen auf die wegleitenden (efferenten) motorischen Neurone umgeschaltet (1. Weg, s. Abb. 255, 256: 1), teils über
lange aufsteigende Bahnen zum Gehirn geleitet. Diese aufsteigenden Bahnen sind zu den verschiedenen Rückenmarkssträngen zusammengefaßt (siehe Anatomie des Rückenmarks S. 403).
Im Hinterstrang ziehen solche zuleitenden (afferenten) sensiblen Bahnen ohne vorherige Umschaltung zu den Kernen im Hirnstamm (2. Weg, s. Abb. 256: 2, 257). Diese Hinterstrangbahnen
übertragen vorwiegend Impulse von Rezeptoren, welche in der Haut, den Muskeln und Gelenken liegen und auf mechanische Reize ansprechen. Dadurch werden Informationen über die
Gelenkstellung sowie über Druck- und Berührungsreize im Hautbereich vermittelt.

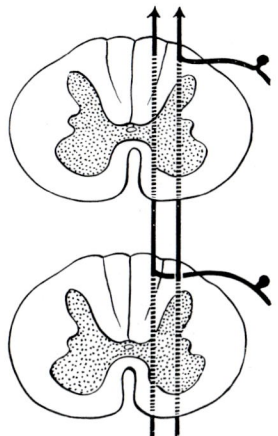

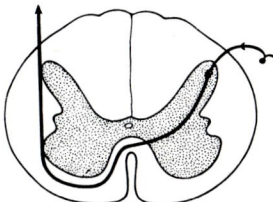

Abb. 257: Schematische
Darstellung des
Hinterstrangsystems

Abb. 258: Schematische Darstellung des
Vorderseitenstrangsystems

Der 3. Weg der Fasern in der hinteren Wurzel führt zu Ganglienzellen in der Hintersäule des
Rückenmarks, wo die Umschaltung in einer Synapse auf die Neuronen der Vorderseitenstrang-
bahn erfolgt, deren Nervenfortsätze (Neurite) auf die Gegenseite kreuzen und zum Thalamus
ziehen (Tractus spinothalamicus). Die Vorderseitenstrangbahnen übertragen Impulse der
Schmerz- und Temperaturrezeptoren (Abb. 256: 3, 258).

Die vorderen und hinteren Kleinhirnbahnen (Tractus spinocerebellares) erhalten ihre Impulse
aus mechanischen Rezeptoren der Haut, Muskeln und Gelenke. Von diesen Rezeptoren führen
die Erregungen auf aufsteigenden (afferenten) Bahnen zu Ganglienzellen in der Hintersäule des
Rückenmarks. Dort wird die Erregung in einer Synapse auf ein 2. Neuron umgeschaltet. Die
Neuriten dieses 2. Neurons ziehen entweder direkt (Tractus spinocerebellaris posterior) zum
Kleinhirn oder erst dann, wenn sie zuvor auf die Gegenseite gezogen sind (Tractus spinocerebellaris anterior).

Aufbau des peripheren Nervensystems

Die **Rückenmarknerven** (Spinalnerven) enthalten motorische, sensible und vegetative Ner-
venfasern. Sie sind aufgrund der 3 verschiedenen Nervenfasertypen gemischte Nerven. Die
Rückenmarknerven teilen sich sofort nach ihrem Austritt aus dem Zwischenwirbelloch
(Foramen intervertebrale) in jeweils 3 Äste (Abb. 259).

Ein **hinterer Ast** innerviert einen Teil der Haut und Muskulatur (Wirbelsäulenmuskulatur)
im Bereich des Rückens. Ein **vorderer Ast** versorgt den übrigen Teil des Rumpfes und der
Gliedmaßen. Das Versorgungsgebiet der vorderen Rückenmarknerven ist damit wesentlich
größer als das der hinteren. Der **3. Ast** verbindet das sympathische Nervensystem des Grenz-

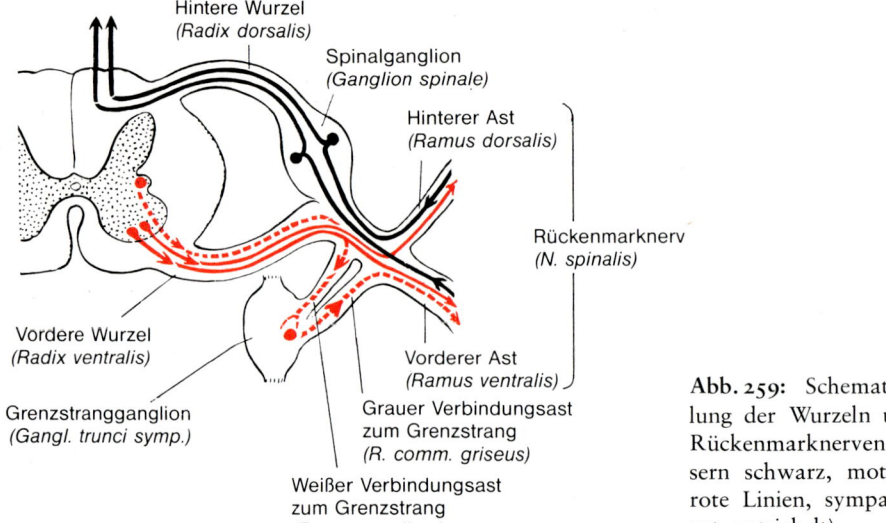

Abb. 259: Schematische Darstellung der Wurzeln und Äste eines Rückenmarknerven. (Sensible Fasern schwarz, motorische Fasern rote Linien, sympathische Fasern rot gestrichelt)

Im Diagramm enthaltene Beschriftungen:

Hintere Wurzel
(Radix dorsalis)

Spinalganglion
(Ganglion spinale)

Hinterer Ast
(Ramus dorsalis)

Rückenmarknerv
(N. spinalis)

Vordere Wurzel
(Radix ventralis)

Grenzstrangganglion
(Gangl. trunci symp.)

Grauer Verbindungsast
zum Grenzstrang
(R. comm. griseus)

Vorderer Ast
(Ramus ventralis)

Weißer Verbindungsast
zum Grenzstrang
(R. comm. albus)

strangs (S. 420) mit dem sensiblen und motorischen Nervensystem. Die vorderen Äste der Rückenmarknerven aus mehreren Segmenten bilden **Nervengeflechte** *(Plexus[1])*, aus denen dann die **peripheren Nerven** hervorgehen.

Diese Nervengeflechte sind:

1. Das **Halsnervengeflecht** *(Plexus cervicalis)*, das aus den Spinalnerven des 1. bis 4. Cervicalsegmentes hervorgeht. Die aus dem Halsnervengeflecht hervorgehenden Nerven versorgen sensibel die Hals- und Schulterregion, motorisch das Zwerchfell *(N. phrenicus[2])* und die tiefen Halsmuskeln.

2. Das **Armnervengeflecht** *(Plexus brachialis)* bilden die Spinalnerven aus dem 5. Hals- bis 1. Brustsegment. Aus ihm gehen, neben kleineren Ästen zur motorischen und sensiblen Versorgung von Brust und Rücken, die großen Armnerven hervor. Dies sind der Speichennerv *(N. radialis)*, der Ellennerv *(N. ulnaris)* und der Mittelnerv *(N. medianus)*.

Der **N. radialis** versorgt vorwiegend die Streckmuskulatur am Ober- und Unterarm, sowie große Hautbezirke an der Streckseite von Arm und Hand. Durch den **N. ulnaris** werden vor allem die Beugemuskeln der Hand und Finger sowie die Haut an der Kleinfingerseite versorgt. Der **N. medianus** innerviert hauptsächlich die Beugemuskeln am Unterarm und Daumenballen, ferner die Haut der radialen Handseite.

3. Das **Lendengeflecht** *(Plexus lumbalis)* wird von den Spinalnerven des 1. bis 3. und zum Teil auch des 4. Lendensegmentes gebildet. Seine Äste versorgen die Bauchmuskulatur mit und zusätzlich die Extensoren- und Adduktorenmuskulatur des Oberschenkels. Sensibel versorgen seine Äste den unteren Abschnitt der vorderen Bauchwand, die vorderen und seitlichen Anteile des Oberschenkels und die Innenseite des Unterschenkels bis zum Knöchel.

4. Das **Kreuzgeflecht** *(Plexus sacralis)* wird zum Teil von den Spinalnerven gebildet, die von dem unteren Anteil des 4. und dem 5. Lumbalsegment ausgehen. Zusätzlich sind an seinem Aufbau auch die 5 Spinalnerven des Sakralmarks und die 1-2 Steißbeinnerven beteiligt. Das Kreuzgeflecht ist das stärkste Nervengeflecht des menschlichen Körpers. Es versorgt die Gesäß-

---

[1] Plexus (plectere, plexum (lat.): flechten)
[2] N. phrenicus (phrenicus (gr.): zum Zwerchfell (phrenes) gehörend)

muskeln und bildet den **Ischiasnerven** *(N. ischiadicus[3])*, den stärksten Nerven des menschlichen Körpers, der vorwiegend die Muskulatur und Haut des Unterschenkels und Fußes innerviert. Die Abb. 260 zeigt seinen Verlauf in der Gesäßgegend. Bei einer intramuskulären Injektion in die Gesäßregion muß streng darauf geachtet werden, daß im oberen seitlichen Anteil (oberer seitlicher Quadrant) injiziert wird, damit der N. ischiadicus nicht verletzt wird. Der N. ischiadicus teilt sich in Höhe der Kniekehle in den **Schienbeinnerv** *(N. tibialis)*, der die Unterschenkelbeuger versorgt und den **Wadenbeinnerv** *(N. peroneus)* für die Streckmuskulatur des Unterschenkels und Fußes.

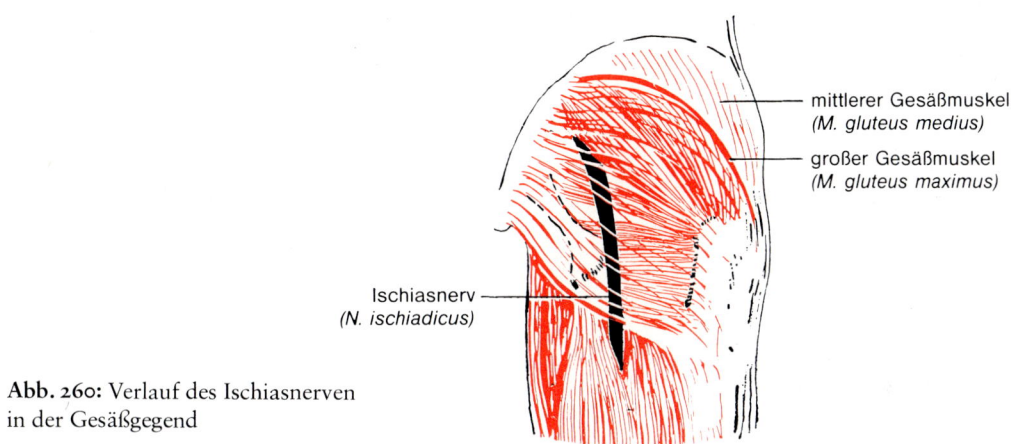

mittlerer Gesäßmuskel
(M. gluteus medius)

großer Gesäßmuskel
(M. gluteus maximus)

Ischiasnerv
(N. ischiadicus)

Abb. 260: Verlauf des Ischiasnerven
in der Gesäßgegend

Die sensiblen (afferenten) Nerven der Haut

Die zum Zentralnervensystem ziehenden afferenten, sensiblen Nervenfasern, die von den Wärme-, Kälte-, Druck- und Schmerzpunkten der Haut kommen, werden zu den Bündeln der **Hautnerven** zusammengefaßt. Wird ein Hautnerv durchschnitten, dann können in einer eng umschriebenen Hautregion keine Hautreize mehr wahrgenommen werden, da sich die Versorgungsgebiete von benachbarten Hautnerven nur wenig überlappen. Wird dagegen ein **Spinalnerv** durchtrennt, so kommt es zu weniger deutlichen Ausfällen. Das liegt daran, daß die Spinalnerven ihre sensiblen Fasern immer gleichzeitig aus den Hautnerven mehrerer benachbarter Hautbezirke beziehen. Dadurch kommt es zu einer Überlappung in den Versorgungsgebieten der Spinalnerven, so daß es beim Ausfall von nur einem Spinalnerven zu geringfügigen, nicht scharf umschriebenen sensiblen Ausfällen in der Peripherie kommt.

Das sensible Versorgungsgebiet eines Spinalnerven in der Haut wird **Dermatom**[4] genannt. Die Dermatome sind im Bereich der Körperoberfläche in der Reihenfolge ihrer entsprechenden Rückenmarksegmente angeordnet (Abb. 261).

Head-Zonen

Neben der Reizung von Rezeptoren in der Haut selbst kann aber auch die Reizung von Schmerzrezeptoren im Bereich der Eingeweide zu einer Schmerzempfindung an der Körperoberfläche führen. Eine solche falsche Zuordnung von Schmerzen wird als **übertragener Schmerz**

---

[3] N. ischiadicus (gr.): zum Sitzbein (ischium) gehörend
[4] Dermatom (derma (gr.): Haut): Hautabschnitt

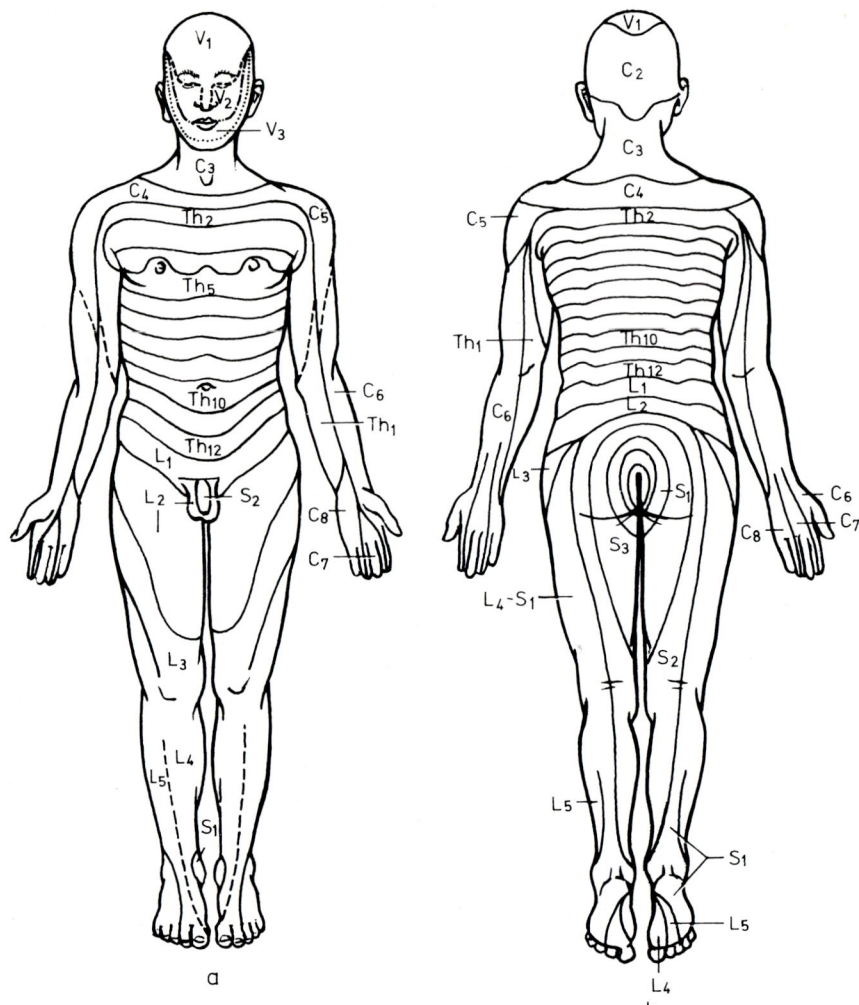

Abb. 261: Dermatome von vorne (a) und von hinten (b) gesehen

bezeichnet. Die übertragenen Schmerzen treten immer in dem Hautabschnitt auf, der von dem gleichen Rückenmarksegment versorgt wird wie das betroffene innere Organ *(Head[5]-Zonen)*. So werden beispielsweise bei einem Sauerstoffmangel des Herzmuskels Schmerzen im Bereich der linken Innenarmseite und der linken Brust empfunden. Die übertragenen Schmerzen kommen dadurch zustande, daß die Impulse der Haut- und Eingeweidenerven eines Rückenmarksegmentes zu denselben Ursprungsneuronen des seitlichen *Tractus spinothalamicus* geleitet werden. Erregungen dieser Neurone werden nur deshalb als Schmerzen in der Haut gewertet, weil solche Schmerzen dem Körper von Hautreizen her bereits bekannt sind.

---

[5] Head, Henry (1861–1940), Neurologe, London

Das vegetative Nervensystem

Das vegetative Nervensystem steuert die Funktionen der Organe. Es kann durch unseren Willen nicht beeinflußt werden und wird deshalb auch als **autonomes Nervensystem** bezeichnet. Durch das vegetative Nervensystem werden die Herz- und Kreislauffunktion, die Atmung, Verdauung und der Stoffwechsel sowie die Fortpflanzungsorgane ständig kontrolliert. Enge Beziehungen bestehen zwischen dem vegetativen Nervensystem und seelischen Vorgängen wie Angst, Freude, Lust oder Unlust. Diese psychischen Vorgänge können u.a. zu vegetativen Reaktionen wie Erbleichen, Erröten, Angstschweiß, Weinen oder Herzklopfen führen. Umgekehrt wirkt der Erregungszustand des vegetativen Nervensystems auf unsere psychologische Stimmung ein, wie das beispielsweise im Hunger- oder Übermüdungszustand zu beobachten ist.

Das cerebrospinale- und vegetative Nervensystem hängen anatomisch und funktionell eng zusammen, so daß eine scharfe Trennung nicht möglich ist.

Aufbau des peripheren vegetativen Nervensystems

Beim vegetativen Nervensystem wird ein sympathischer und parasympathischer Anteil unterschieden. Das vegetative Nervensystem ist teilweise in Segmente gegliedert (Grenzstrang des Sympathikus), teilweise müssen aber auch lange Nervenbahnen die Lücken zwischen den vegetativen Zentren überbrücken (parasympathische Fasern des *Nervus vagus*, des X. Hirnnerven). Die inneren Organe werden ohne Ausnahme sowohl von sympathischen als auch von parasympathischen Anteilen des vegetativen Nervensystems mit efferenten (wegleitenden) Nervenfasern versorgt.

Im Gegensatz zum Zentralnervensystem besteht der **efferente Teil** des vegetativen Nervensystems jedoch aus zwei und nicht aus einem Neuron (s. Abb. 262). Das erste Neuron leitet die Erregung vom Rückenmark oder Hirnstamm zu einem **vegetativen Ganglion**[1] (Ganglien sind Ansammlungen von Nervenzellen). In diesen Ganglien erfolgt dann die Umschaltung der Erregung auf das 2. efferente (wegführende) Neuron, das dann zum Erfolgsorgan (Effektor)

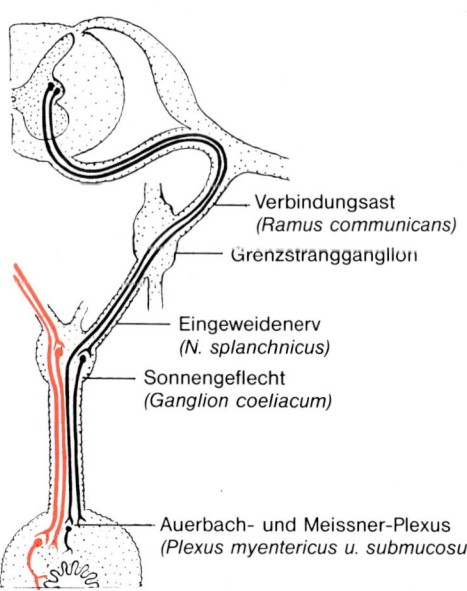

Verbindungsast
(*Ramus communicans*)

Grenzstrangganglion

Eingeweidenerv
(*N. splanchnicus*)

Sonnengeflecht
(*Ganglion coeliacum*)

Auerbach- und Meissner-Plexus
(*Plexus myentericus u. submucosus*)

Abb. 262: Schematische Darstellung der Nervenversorgung des Darms. (Sympathische Nervenfasern schwarz, parasympathische rot)

zieht. Aufgrund seiner Lage zum vegetativen Ganglion wird das 1. Neuron als **präganglionäres Neuron,** das 2. Neuron als **postganglionäres Neuron** bezeichnet.

Die Informationen von den Eingeweiden erfolgen von Rezeptoren aus, welche Reize im Innern des Körpers in Nervenimpulse umsetzen, die dann auf zuleitenden (afferente) sensiblen Bahnen zum Zentralnervensystem gelangen. Diese zuleitenden vegetativen Bahnen treten wie die sensiblen Bahnen des cerebrospinalen Nervensystems durch die Hinterwurzeln in das Rückenmark ein. Eine Ausnahme machen dabei lediglich die zuleitenden parasympathischen Nervenfasern des X. Hirnnerven *(Nervus vagus)*, die einen Großteil der sensiblen Erregungen aus dem Brust- und Bauchraum direkt zum Hirnstamm leiten. Druckrezeptoren des vegetativen Nervensystems registrieren u. a. den Blutdruck, den Füllungszustand der Venen, der Harnblase und des Darmes. Schmerzrezeptoren reagieren auf Schmerzreize im Bereich der inneren Organe und chemische Rezeptoren kontrollieren den pH-Wert des Blutes und den Partialdruck der Atemgase.

Der periphere Sympathikus

Die Ursprungskerne des Sympathikus liegen vom 8. Hals- bis zum 2. bis 3. Lendensegment ausschließlich in der Seitensäule des Rückenmarks. Die efferenten (wegleitenden) Nervenfasern dieser sympathischen Ganglienzellen verlassen das Rückenmark über die vordere Wurzel und ziehen zum Grenzstrang. Der Grenzstrang besteht aus sympathischen Ganglien[1], die beidseits der Wirbelsäule liegen und untereinander durch Nervenfasern verbunden sind (s. Abb. 259). Mit den Rückenmarknerven steht der Grenzstrang durch weiße und graue Verbindungsäste in Verbindung. Durch ihren weißen Verbindungsnerven *(Ramus communicans albus)* sind die Ganglien des Grenzstranges mit dem Rückenmark, durch ihren grauen Verbindungsast *(Ramus communicans griseus)* mit dem zugehörigen Spinalnerven verbunden. Die *weißen Verbindungsäste* bestehen aus den präganglionären Fasern des *1. Neuron*, die grauen Verbindungsäste aus den postganglionären Fasern des *2. Neuron*, die aus den Ganglienzellen der Grenztrangganglien entspringen. Die efferenten Nervenfasern der präganglionären Neurone für die Kopf- und Brustorgane werden in den beiden Hals- und oberen Brustganglien umgeschaltet. Die Nervenfasern der präganglionären Neurone zur Versorgung der Bauch- und Beckenorgane ziehen dagegen durch die Grenzstrangganglien hindurch und werden erst in Ganglien umgeschaltet, die vor der Aorta im Bauchraum liegen (unpaare sympathische Ganglien). Die präganglionären Fasern des Sympathikus sind meist kurz, die postganglionären dagegen lang.

Die Erregungsübertragung von dem präganglionären auf das postganglionäre Neuron erfolgt in den sympathischen Ganglien durch Acetylcholin. Der Überträgerstoff von postganglionären Fasern auf das jeweilige Erfolgsorgan ist dagegen Noradrenalin.

Der periphere Parasympathikus

Der periphere Parasympathikus wird von den Fasern gebildet, die neben dem Sympathikus (daher der Name) die inneren Organe innervieren, aber nicht über den Grenzstrang verlaufen. Die Ganglienzellen der präganglionären parasympathischen Fasern liegen im Stammhirn und Kreuzmark (Sakralmark). Mit Ausnahme des *Nervus vagus* (X. Hirnnerv) und Nerven im Becken *(Nn. pelvini[2])* bilden die parasympathischen Nervenfasern keine eigenen Nerven, sondern schließen sich den Hirn- und Rückenmarknerven an, die sie dann als Leitbahnen benutzen.

Die efferente parasympathische Nervenbahn setzt sich wie die sympathische aus 2 Neuronen zusammen (s. Abb. 262). Der Neurit des 1. parasympathischen Neurons liegt vor dem Ganglion

---

[1] Ganglion (gr.): Nervenknoten
[2] Nn. pelvini (lat.): zum Becken (pelvis) gehörend

(präganglionäres Neuron). In den parasympathischen Ganglien, in denen die Ganglienzellen des 2. Neurons liegen, wird die Erregung dann von dem präganglionären Neuron auf das postganglionäre Neuron umgeschaltet. Der Neurit des 2. Neuron verläßt dann das Ganglion und zieht zu den entsprechenden Erfolgsorganen *(Effektor)*. Ein besonderes Merkmal der parasympathischen Fasern ist es, daß sie erst in relativ weiter Entfernung vom Zentralnervensystem auf das postganglionäre Neuron umgeschaltet werden. Die Umschaltung erfolgt entweder in frei liegenden, gut umschriebenen **peripheren Ganglien,** oder erst in Nervengeflechten, die an- oder in der Wand von Hohlorganen wie Herz, Magen, Darm, Blase und Gebärmutter liegen und zahlreiche Ganglienzellen enthalten (**intramurale Nervengeflechte**). Zu den intramuralen Nervengeflechten gehören u. a. der *Meissner-* und *Auerbach*-Plexus in der Darmwand. Die präganglionären Nervenfasern des Parasympathikus sind daher meist lang, die postganglionären dagegen kurz.

Die parasympathischen Fasern, die ihre Ursprungskerne im Hirnstamm haben verlaufen mit dem III., V., VII. und IX. Hirnnerven zu den Organen des Kopfes und mit dem X. Hirnnerv zu den Brust- und Bauchorganen. Die Beckenorgane werden überwiegend von parasympathischen Fasern versorgt, die ihren Ursprung im Sakralabschnitt des Rückenmarks haben. Die Erregungsübertragung erfolgt im gesamten parasympathischen Nervensystem durch Acetylcholin.

Arbeitsweise des vegetativen Nervensystems

Die Arbeitsweise des vegetativen Nervensystems erfolgt ebenso wie beim motorischen und sensiblen Nervensystem zuerst einmal auf der Grundlage von segmental angeordneten Reflexbögen. Dabei gilt das Prinzip, daß der Reflex auf ein Organ beschränkt bleibt, sofern die Reflexschaltung allein im Rückenmark erfolgt. Liegt die Schaltung des Reflexbogens jedoch im Stammhirn, so handelt es sich um übergeordnete vegetative Funktionen, wie etwa die Regulierung der Atmung und des Kreislaufs. Die umfassendste vegetative Regulation geht jedoch von den **hypothalamischen Zentren** aus, von denen die Funktion verschiedener Organsysteme gesteuert wird. Dort bestehen auch direkte Beziehungen zu dem übergeordneten, hormonbereitenden System *(endokrines System)*.

Im autonomen Nervensystem können sehr unterschiedliche Reflexabläufe nachgewiesen werden. Sofern Erregungen aus inneren Organen reflektorisch die Motorik oder Sekretion des gleichen Organs beeinflussen, handelt es sich um einen rein vegetativen Reflexbogen (**Eingeweide-Eigenreflex**; z.B. Blasen- und Mastdarmreflex).

Sensible afferente Erregungen eines inneren Organs können aber auch Reflexe auslösen, an

Tab. 38: Wirkung der vegetativen Innervation

Erfolgsorgan	Erregung des Sympathikus	Erregung des Parasympathikus
Herz	Beschleunigung der Herzfrequenz	Verlangsamung der Herzfrequenz
	Erweiterung der Herzkranzgefäße	Verengung der Herzkranzgefäße
	Verkürzung der Überleitungszeit	Verlängerung der Überleitungszeit
Gefäße	Verengung	Erweiterung
Bronchien	Erweiterung	Verengung
Magen-Darm	Hemmung der Peristaltik und der Drüsentätigkeit	Anregung der Peristaltik und der Drüsentätigkeit
Harnblase	Harnverhaltung	Harnentleerung
Pupillen	Erweiterung	Verengung
Schweißdrüsen	wenig klebriger Schweiß (Angstschweiß)	reichlich dünner Schweiß

denen das motorische Nervensystem beteiligt ist. So führt eine Entzündung des Wurmfortsatzes (Appendizitis) zu einer reflektorischen Anspannung der Bauchmuskulatur (**Eingeweide-Muskelreflex**).

Andererseits kann eine Erregung von Hautrezeptoren reflektorisch auch zu einer verstärkten Durchblutung von inneren Organen führen (**Haut-Eingeweide-Reflex**). Auf solchen Reflexen beruht die Wirkung von Wärmepackungen. Von den beiden Anteilen des vegetativen Nervensystems wirkt der Sympathikus arbeitssteigernd und energiefreisetzend; der Parasympathikus bremst dagegen die Arbeitsleistung und den Energieverbrauch. Beispiele der gegensätzlichen Wirkung des Sympathikus und Parasympathikus am gleichen Organ sind in der Tabelle 38 aufgeführt.

Die endokrinen Drüsen und ihre Hormone

Die Steuerung der Körperfunktionen erfolgt zusätzlich zum Nervensystem über das System der hormonbereitenden Drüsen *(endokrine Drüsen)*. Während im Nervensystem die Informationen auf dem Leitungsweg der Nervenbahnen zu den verschiedenen Organen übermittelt werden, erfolgt die Nachrichtenübermittlung im endokrinen System mit chemischen Substanzen, die als **Hormone** bezeichnet werden und von den Drüsen, die sie herstellen, auf dem Blutweg zu ihren Zielorganen gelangen.

Dient das Nervensystem vorwiegend der schnellen Informationsübertragung, so ist das endokrine System für die länger dauernde Steuerung der Organe zuständig. Dies erfordert ständige, dem wechselnden Bedarf angepaßte Produktion, Abgabe und Abbau *(Inaktivierung)* der Hormone.

Die Hormone werden überwiegend von **epithelialen Drüsen,** zum Teil aber auch von spezialisierten **Nervenzellen** hergestellt und in das Blutgefäßsystem abgegeben. Die Abb. 263 zeigt in schematischer Übersicht welche Drüsen Hormone herstellen. Dabei entspricht bei den Hormonen des Hypophysenhinterlappens die Produktionsstätte nicht dem Ort der Speicherung und Abgabe, da diese Hormone im Hypothalamus hergestellt und im Hypophysenhinterlappen gespeichert und bei Bedarf freigesetzt werden.

Die **Freisetzung der Hormone** erfolgt teils gleichmäßig, um im Blut einen möglichst gleichmäßigen Hormonspiegel zu garantieren (z.B. *Schilddrüsenhormone*), teils in Abhängigkeit von der jeweiligen Stoffwechselsituation oder bestimmten Reizen (z.B. *Adrenalin, Noradrenalin,*

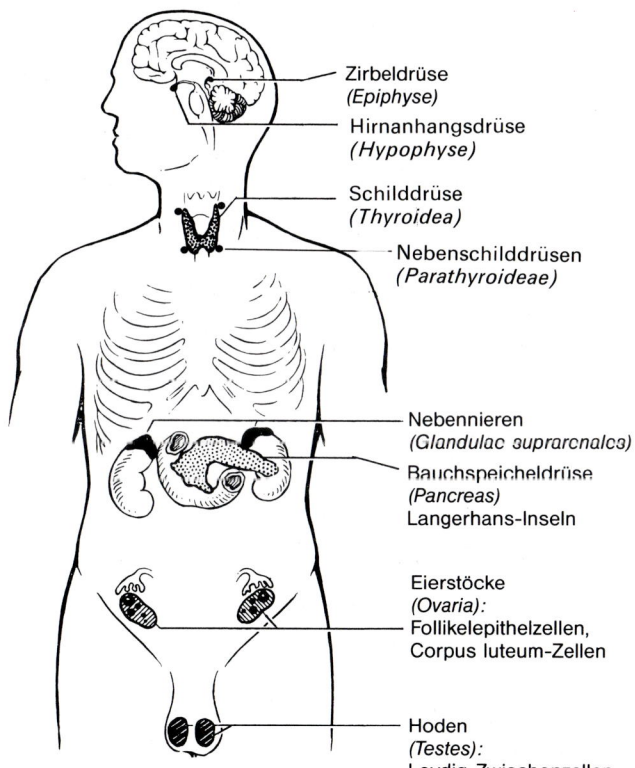

Zirbeldrüse
(Epiphyse)

Hirnanhangsdrüse
(Hypophyse)

Schilddrüse
(Thyroidea)

Nebenschilddrüsen
(Parathyroideae)

Nebennieren
(Glandulae suprarenales)

Bauchspeicheldrüse
(Pancreas)
Langerhans-Inseln

Eierstöcke
(Ovaria):
Follikelepithelzellen,
Corpus luteum-Zellen

Hoden
(Testes):
Leydig-Zwischenzellen

Abb. 263:   Übersichtsdarstellung der hormonbereitenden Drüsen

Adiuretin, Aldosteron). Bei einer dritten Gruppe ist bei der Hormonabgabe ein Rhythmus zu erkennen, der sich bei den *Glucocorticoiden* und männlichen Sexualhormonen *(Androgenen[1])* der Nebennierenrinde über 24 Stunden, bei den weiblichen Sexualhormonen über wesentlich längere Zeitabschnitte erstreckt. Die Hormone lösen an der Zelle ihrer Zielorgane **Reaktionen** aus, durch die dann biochemische Vorgänge in den Zellen gefördert oder gehemmt werden. Dadurch werden **Transportvorgänge** an den Zellemembranen beeinflußt und der Stoffwechsel über die **Aktivierung von Enzymsystemen** in den Zellen gesteuert.

Damit das hormonelle System seine Aufgaben erfüllen kann, muß aber auch verhindert werden, daß es zu einer übermäßigen Anhäufung dieser Substanzen im Körper kommt. Dies geschieht durch chemische Veränderungen der Hormone *(Inaktivierung)* in den Erfolgsorganen selbst oder der Leber. Zum Teil wird die Hormonwirkung aber auch dadurch aufgehoben, daß entgegengesetzt wirkende Hormone freigesetzt werden.

Regulierung der Hormonfreisetzung

Die Freisetzung vieler Hormone wird durch ein übergeordnetes System gesteuert, das auf der Basis von **Regelkreisen** arbeitet, wie sie in der Technik bekannt sind. Das bisher bekannte höchste übergeordnete **Regulationszentrum** in diesem System liegt in Teilen des Hypothalamus. Dort werden von sezernierenden Nervenzellen verschiedene spezifische Hormone hergestellt, die als Freisetzungshormone (**Releasing-Hormone**) bezeichnet werden. Sie gelangen als erste Hormone dieser Regelkreise auf dem Blutweg zu den ihnen jeweils zugeordneten unterschiedlichen Zellsystemen der Hirnanhangsdrüse (**Hypophyse**) und steuern dort die Bildung und Freisetzung weiterer Hormone. Die verschiedenen Hypophysenvorderlappen-Hormone wirken dann auf endokrine Drüsen ein, die in der Peripherie liegen (z. B. Hoden, Eierstock, Nebennierenrinde, Schilddrüse). Diese Hormone des Hypophysenvorderlappens werden als *glandotrope[1] Hormone* bezeichnet und sind die zweiten Hormone in diesem als Regelkreis arbeitenden System. Die unter ihrem Einfluß in den peripheren endokrinen Drüsen hergestellten und freigesetzten Hormone (dritte Hormone im Regelkreis) erreichen mit dem Blut sämtliche Organe und bewirken an den Zellen spezifische Reaktionen. Sie werden auch *effektorische[2] Hormone* genannt. Der Spiegel der effektorischen Hormone wird zum Teil zentral kontrolliert und über einen Rückmeldekreis reguliert. Steigt der Spiegel des effektorischen Hormons zu stark an, so hemmt dies die Freisetzung des entsprechenden Releasing-Hormons im Hypothalamus *(1. Hormon)* und des nachgeordneten glandotropen Hormons *(2. Hormon)*. Dadurch sinkt die Hormonproduktion in der peripheren Drüse und damit der Hormonspiegel des effektorischen Hormons *(3. Hormon)*. Dieser Steuerungsvorgang wird als negative Rückkopplung (negative feedback) bezeichnet (s. Abb. 264). Dieses Schema der endokrinen Regulation gilt jedoch nur für einen Teil der effektorischen Hormone.

---

[1] Androgen (aner, andros (gr.): Mann; gen- (von gr.): entstehend, erzeugend)
[1] Glandotrop (glandula (lat.): Drüse; trop (von gr. trepo wende): auf etwas wirkend, auf etwas gerichtet)
[2] effektorisch (efficere (lat.): bewirken)

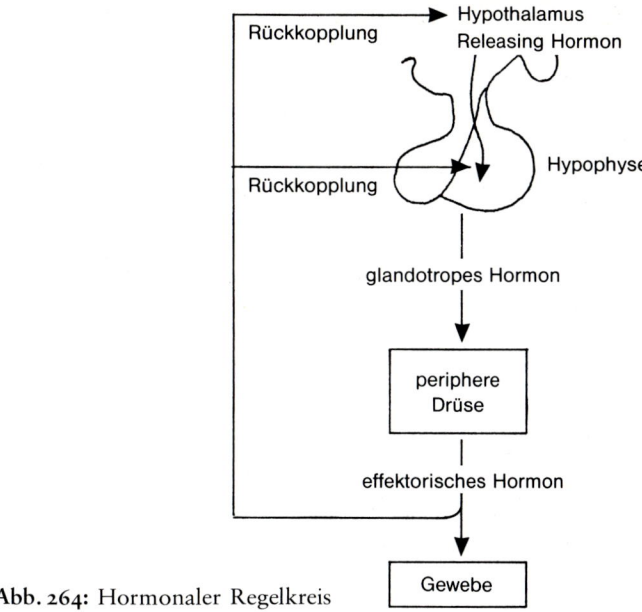

Abb. 264: Hormonaler Regelkreis

Das Zwischenhirn-Hypophysen-System

Im Bereich des Zwischenhirns liegen die übergeordneten Zentren, welche die Aktivität des autonomen Nervensystems und die Herstellung und Freisetzung der Hypophysenhormone steuern. Das autonome Nervensystem und das endokrine System sind in diesem Hirnanteil in ihrem Aufbau auf das Engste miteinander verbunden. Eine entsprechend enge Verknüpfung besteht auf endokrinem Gebiet zwischen dem Hypothalamus und der Hirnanhangsdrüse *(Hypophyse)*.

Der Hypothalamus

Der Hypothalamus enthält markreiche und markarme Nervenfasern. Die markarmen Fasern liegen in der Nähe der Hirnanhangsdrüse. In diesem markarmen Anteil erfolgt vor allem die Steuerung der vegetativen Funktion des Organismus. Oberhalb der Sehnervenkreuzung und neben dem 3. Ventrikel befinden sich 2 wichtige Hirnkerne *(Nucleus supraopticus* und *Nucleus paraventricularis)* für das endokrine System, von denen markarme Nervenfasern zum Hinterlappen der Hirnanhangsdrüse ziehen (s. Abb. 265). Durch diese Nervenfasern wird ein Sekret, das von den Ganglienzellen dieser Hirnkerne hergestellt wird und die Hypophysenhinterlappen-Hormone enthält, zur Hirnanhangsdrüse transportiert. Dieser Vorgang wird als **Neurosekretion**[1] bezeichnet.

---

[1] Neurosekretion (neuron (gr.): Nerven; secretio (lat.): Absonderung)

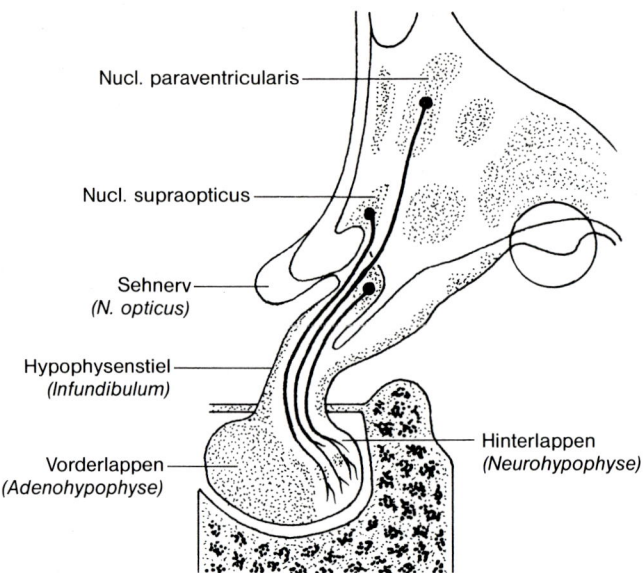

Nucl. paraventricularis

Nucl. supraopticus

Sehnerv
(N. opticus)

Hypophysenstiel
(Infundibulum)

Vorderlappen
(Adenohypophyse)

Hinterlappen
(Neurohypophyse)

Abb. 265: Hypothalamuskerne und ihre neurosekretorischen Bahnen zur Hirnanhangsdrüse

Die Hirnanhangsdrüse

Die Hirnanhangsdrüse *(Hypophyse)* ist ein 0,6 bis 0,7 g schweres Organ, das den Türkensattel *(Sella turcia)* im Bereich der mittleren Schädelgrube zur Hälfte ausfüllt. Sie ist über den **Hypophysenstiel** *(Infundibulum)* mit dem Hypothalamus des Zwischenhirns verbunden. Die Hirnanhangsdrüse besteht aus zwei entwicklungsgeschichtlich, histologisch und daher auch funktionell verschiedenen Anteilen, dem **Vorderlappen** *(Drüsenteil* oder *Adenohypophyse)* und **Hinterlappen** *(Neurohypophyse)*. Zwei Drittel der Hypophyse bestehen aus dem Vorderlappen. Dieser Vorderlappen wird aus epithelartigen Zellen aufgebaut, die zu Zellsträngen und Platten zusammenliegen. Zwischen diesen hormonbereitenden Zellen verläuft ein dichtes Kapillarsystem.

Der Hypophysenvorderlappen entstammt dem Ektoderm der embryonalen Mundbucht *(orales Ektoderm)*.

Der Hinterlappen der Hyophyse geht aus der Anlage des Nervensystems hervor *(neurales Ektoderm)* und wird von Nervenbahnen und Gefäßen durchzogen, die aus den Kerngebieten des Hypothalamus ins Zwischenhirn kommen (s. Abb. 265). Im Bereich des Hypophysenvorderlappens unterscheidet man aufgrund von speziellen histologischen Färbemethoden bisher fünf verschiedene Zelltypen, die mit den ersten fünf Buchstaben des griechischen Alphabetes benannt werden. Bei den β- und γ-Zellen werden aufgrund histochemischer Kriterien noch Untergruppen unterschieden. Man weiß inzwischen, daß die verschiedenen Zellarten auch verschiedene Hormone herstellen und speichern.

Hormone des Hypophysenhinterlappens

Der Hypophysenhinterlappen enthält die Hormone **Adiuretin** *(antidiuretisches Hormon)* und **Oxytocin,** die im Hypothalamus von Ganglienzellen hergestellt werden und über Nervenfasern zum Hypophysenhinterlappen gelangen. Beide Hormone wirken direkt auf ihre Erfolgsorgane ein, ohne daß zuvor noch eine periphere Drüse in den hormonellen Regelkreis eingeschaltet wurde.

Adiuretin ist ein Eiweißhormon (Peptidhormon), das aus 8 Aminosäuren besteht. Es erweitert am distalen Tubulus und den Sammelrohren der Nieren die Poren der Zellmembran und erleichtert dadurch den osmotisch bedingten Wassertransport aus den Harnkanälchen in das Blut. Fehlt dieses Hormon, so besteht ein **Diabetes insipidus,** und der Betroffene scheidet große Mengen Urin mit sehr niedrigem spezifischen Gewicht aus. Die Freisetzung des Adiuretins wird über **Osmorezeptoren** im Hypothalamus gesteuert, die den osmotischen Druck des Blutes ständig kontrollieren. Zusätzlich wird die Adiuretin-Ausschüttung aber auch von **Volumenrezeptoren** in den Vorhöfen des Herzens beeinflußt. Bei Abnahme des Blutvolumens (z. B. im Rahmen einer Blutung) wird Adiuretin freigesetzt und damit die Harnausscheidung verringert. Nimmt das Blutvolumen dagegen zu, so wird die Adiuretinabgabe gehemmt und die Urinausscheidung nimmt zu.

Oxytocin[1] ist ebenfalls ein aus 8 Aminosäuren bestehendes Eiweißhormon, das sich in seinem chemischen Aufbau vom Adiuretin nur dadurch unterscheidet, daß es 2 andere Aminosäuren enthält. Es wird auch im Hypothalamus gebildet und über Nervenbahnen zum Hypophysenhinterlappen transportiert. Oxytocin löst am Ende einer Schwangerschaft an der glatten Muskulatur der Gebärmutter **rhythmische Kontraktionen** *(Wehen)* aus. Außerdem fördert es die Auspressung der Milch aus der Brust der stillenden Mutter. Die Freisetzung des Oxytocin erfolgt über das sensible Nervensystem in Form eines Regelkreises.

Hormone des Hypophysenvorderlappens

Der Hypophysenvorderlappen stellt Eiweißhormone *(Proteinhormone)* her, die zum Teil die Hormonproduktion in peripheren Drüsen steuern (**glandotrope Hypophysenvorderlappen-Hormone**), zum Teil aber direkt Gewebereaktionen auslösen (**effektorische Hypophysenvorderlappen-Hormone**). Zu den **effektorischen Hypophysenvorderlappen-Hormonen** gehört das **Wachstumshormon** *(Somatotropes Hormon, STH)*, das streng artspezifisch ist und beim Menschen aus 245 Aminosäuren besteht. Wegen der artspezifischen Wirkung kann das Wachstumshormon von Tieren, im Gegensatz zum Insulin, beim Menschen nicht eingesetzt werden. Inzwischen ist es aber gelungen, menschliches Wachstumshormon auch künstlich herzustellen. Wachstumshormon hat sehr unterschiedliche Wirkungen, die zum Teil nicht durch das Wachstumshormon selbst, sondern durch Eiweißkörper *(Somatomedine)* auf Zellebene vermittelt werden. Die **Somatomedine** werden unter dem Einfluß des Wachstumshormons in der Leber hergestellt. Somatomedine fördern beim Kind den Knorpelaufbau und damit das Knochenwachstum. Fehlt Wachstumshormon bei Kindern, so kommt es zu einem Minderwuchs. Eine direkte Wirkung hat das Wachstumshormon auf den **Fett-** und **Kohlenhydrathaushalt.** Es setzt Fettsäuren aus dem Depotfett frei und fördert die Fettverbrennung. Außerdem hemmt es die Glukoseaufnahme in die Skelettmuskulatur und erhöht dadurch den Blutzuckerspiegel. Wachstumshormon ist damit an der Blutzuckerregulierung beteiligt, wobei die Konzentration der Glukose im Blut im Hypothalamus kontrolliert wird.

Zu den effektorischen Hormonen des Hypophysenvorderlappens gehört auch das **Melanozyten-stimulierende**[1] **Hormon** *(Melanotropin*[2]*)*. Es fördert die Pigmentbildung und Ausbreitung der Melaninkörperchen in der Haut.

Auch **Prolactin** ist ein effektorisches Hypophysenvorderlappen-Hormon, das die Milchproduktion in der Brustdrüse fördert. Seine Freisetzung erfolgt auf dem Nervenwege durch das Saugen an der Brust.

---

[1] Oxytocin (oxys (gr.): scharf; tokos (gr.): Geburt)
[2] Melanozyten-stimulierendes Hormon (melan (gr.): schwarz; kytos (gr.): Zelle; stimulare (lat.): antreiben)
[3] Melanotropin (melan (gr.): schwarz; trope (gr.): Wendung)

Die *glandotropen Hormone* des Hypophysenvorderlappens steuern dagegen die Hormon-produktion und Freisetzung in peripheren Drüsen. Das **Thyreoidea-stimmulierende Hormon** (**TSH,** *Thyreotropin*) wirkt in diesem Sinne auf die Schilddrüse, das **adrenocorticotrope Hormon** (**ACTH,** *Corticotropin*) auf die Nebennierenrinde, das **follikelstimulierende Hormon** (**FSH**) und **luteinisierende Hormon** (**LH**) auf die Keimdrüsen ein. Die glandotropen Hypophysenvorderlappen-Hormone und die von ihnen gesteuerten Drüsen sind in Form von Regelkreisen miteinander verbunden. Daher erfolgt die Besprechung dieser Regelkreise im Zusammenhang mit der Beschreibung der peripheren hormonproduzierenden Drüsen. Die Herstellung und Freisetzung der Hypophysenvorderlappen-Hormone wird durch fördernd- und hemmend wirkende Hormone des Hypothalamus gesteuert, die relativ einfach aufgebaut sind und nur aus 3 bis 14 Aminosäuren bestehen *(Oligopeptid-Hormone)*. Als *Freisetzungshormone* (**Releasing-Hormone**) wirken sie auf den Hypophysenvorderlappen fördernd, als *Release-Inhibiting-Hormone* (**Statine**[3]) dagegen hemmend.

Diese hypothalamischen Hormone gelangen auf dem Blutwege zum Hypophysenvorderlappen. Dabei münden die Kapillaren des unteren Hypothalamus und Hypophysenstiels in ein Gefäßsystem (**Pfortadersystem**), das sich im Hypophysenvorderlappen verzweigt.

Die Schilddrüse

Die Schilddrüse *(Glandula thyroidea[1])* ist ein hufeisenförmiges Organ, das aus einem rechten und linken Seitenlappen sowie einem schmalen Mittellappen *(Isthmus[2])* besteht und unterhalb des Schildknorpels vor der Luftröhre liegt (Abb. 266).

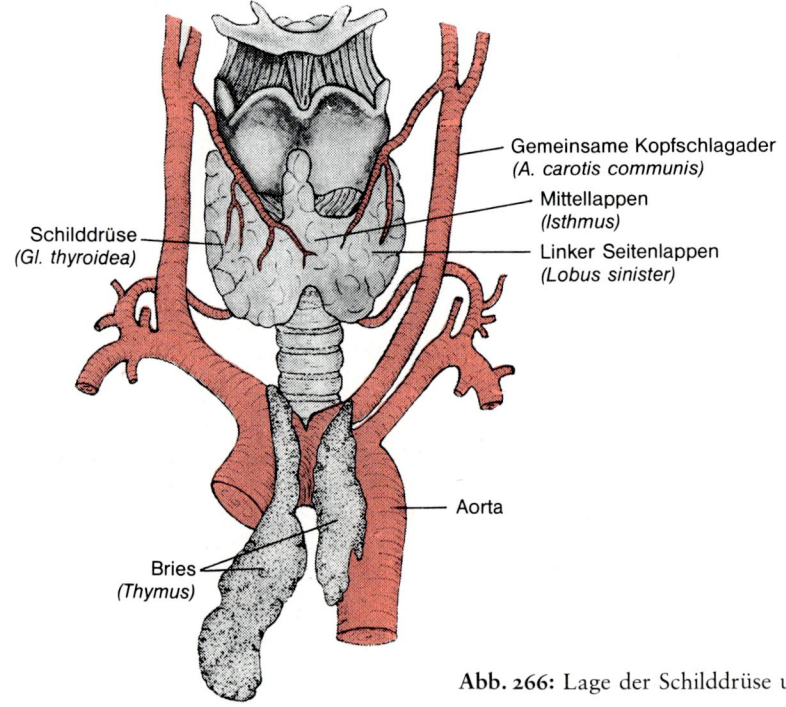

Gemeinsame Kopfschlagader
(A. carotis communis)

Mittellappen
(Isthmus)

Linker Seitenlappen
(Lobus sinister)

Schilddrüse
(Gl. thyroidea)

Aorta

Bries
(Thymus)

Abb. 266: Lage der Schilddrüse und des Bries

[3] Statine (statio (lat.): Stillstehen, Anhalten)
[1] Glandula thyroidea (thyreoides (gr.): schildförmig): Schilddrüse
[2] Isthmus (gr.): eine schmale Verbindung (Landenge)

Sie wiegt etwa 20 bis 30g und ist beim Gesunden nicht sichtbar. Außen wird sie von einer bindegewebigen Hülle umgeben, von der Septen ausgehen, die das Drüsengewebe in mehrere unterschiedlich große Läppchen unterteilen. In diesen Bindegewebssepten verlaufen Blutgefäße und Nerven. Das die Schilddrüsenhormone bereitende Gewebe besteht aus 0,1 bis 0,5 mm großen Bläschen, die als **Follikel** bezeichnet werden (s. Abb. 267). Die Wand dieser Follikel wird von einem einreihigen Epithel gebildet, dessen Zellen in Abhängigkeit vom Funktionszustand der Schilddrüse unterschiedliche Höhe haben. Das Innere der Follikelhöhlen enthält als Produkt der Follikelzellen das **Kolloid**[3], in dem die Schilddrüsenhormone gespeichert sind. Im Bedarfsfall wird das Kolloid verflüssigt; die Schilddrüsenhormone werden dann von den Epithelzellen aufgenommen und in die benachbarten Blutkapillaren abgegeben. Außer den Follikelzellen, welche die Schilddrüsenhormone **Thyroxin** und **Trijodthyronin** herstellen, enthält die Schilddrüse als weitere hormonbereitende Zellen die **parafollikulären**[4] **C-Zellen,** die das Hormon **Thyreocalcitonin** produzieren, das den Calcium-Stoffwechsel beeinflußt. Diese C-Zellen liegen in kleinen Gruppen zwischen den Follikeln.

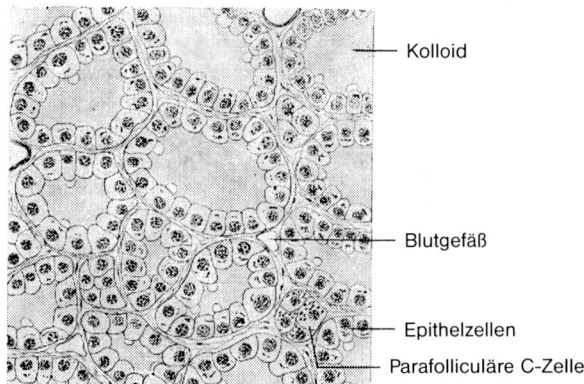

Kolloid

Blutgefäß

Epithelzellen

Parafolliculäre C-Zellen

Abb. 267: Mikroskopisches Bild der Schilddrüse mit mehreren Follikeln, die mit Kolloid gefüllt sind

Schilddrüsenhormone

Die Follikelzellen bilden aus 2 Molekülen der Aminosäure *Tyrosin* die Hormone **Thyroxin** und **Trijodthyronin.** Thyroxin enthält 4, Trijodthyronin 3 Jodatome. Dazu müssen von den Follikelzellen Jodid-Ionen aus dem Blut aufgenommen und zu freiem Jod oxidiert werden. Für die ausreichende Schilddrüsenhormonproduktion ist eine ausreichende Jodzufuhr mit der Nahrung Voraussetzung. Enthält die Nahrung zu wenig Jod, so vergrößert sich die Schilddrüse. Jodmangel ist die weitaus häufigste Ursache des Kropfes (**Struma**[5]).

Thyroxin und das fünffach stärker wirkende Trijodthyronin fördern die **oxidativen Stoffwechselvorgänge** und steigern dadurch den Energieumsatz des Körpers. In physiologischer Konzentration fördern die Schilddrüsenhormone den Eiweißaufbau und den oxidativen Abbau von Kohlenhydrat und Fett. Bei einer Überfunktion der Schilddrüse wird aber auch Eiweiß vermehrt abgebaut. Die Aktivität der Enzyme in den Mitochondrien wird durch die Schilddrüsenhormone gesteigert. Ausreichende Schilddrüsenhormonkonzentrationen sind die Voraus-

---

[3] Kolloid (kolla (gr.): Leim; eides (gr.): ähnlich)
[4] parafollicullär (para (gr.): neben; folliculus (lat.): Bläschen, kleiner Beutel)
[5] Struma (lat. Drüsenschwellung): Kropf

setzung für ein **normales Längenwachstum,** die **Knochenreifung** und die **Gehirnentwicklung.** Wird ein Säugling mit einer Unterfunktion der Schilddrüse nicht rechtzeitig behandelt, so führt dies zu bleibenden Hirnschäden.

Steuerung der Schilddrüsenhormon-Konzentration

Die Konzentration der Schilddrüsenhormone wird im Hypothalamus kontrolliert und über einen Regelkreis gesteuert. Sinken die Spiegel der Schilddrüsenhormone, so gibt der Hypothalamus vermehrt **Thyreotropin-Releasing-Hormon (TRH)** ab. Dieses Hypothalamus-Hormon bewirkt die Bildung und Freisetzung des *Thyreoidea-stimulierenden Hormons* (**TSH,** *Thyreotropin*) im Hypophysenvorderlappen. Thyreotropin steigert die Jodaufnahme in der Schilddrüse, die Jodierung der Aminosäure *Tyrosin* und die Kopplung (Zusammenlagerung) von jodiertem Tyrosin zu den Schilddrüsenhormonen Thyroxin und Trijodthyronin sowie die Freisetzung gespeicherter Schilddrüsenhormone aus dem Thyreoglobulin der Follikel. Mit dem Anstieg der Schilddrüsenhormone im Blut wird dann die TRH-Freisetzung aus dem Hypothalamus gedrosselt (negative Rückkopplung).

Die Regulation der Schilddrüsenhormonkonzentration wird durch äußere Faktoren beeinflußt. Streß und Kältereize erhöhen den Sollwert der Schilddrüsenhormonkonzentration, Wärmereize und Ruhe senken ihn.

Die Nebenschilddrüsen und die Steuerung des Calcium- und Phosphathaushaltes

Die 4 Nebenschilddrüsen *(Glandula parathyreoidea[1])* liegen als 2 obere und untere, weizenkorngroße Organe an der Rückseite der Schilddrüse (s. Abb. 268). Das Gewicht einer einzelnen Nebenschilddrüse beträgt nur 30 bis 40 mg. Schilddrüse und Nebenschilddrüsen werden durch lockeres Bindegewebe voneinander getrennt. Bei der mikroskopischen Untersuchung sieht man epithelartige Zellen, die zu Strängen oder Gruppen angeordnet sind und von einem dichten Kapillarnetz umgeben werden. Man unterscheidet helle und dunkle Hauptzellen sowie eosinophile Zellen.

Die Nebenschilddrüsen produzieren das *Parathormon,* das von den hellen Hauptzellen hergestellt wird.

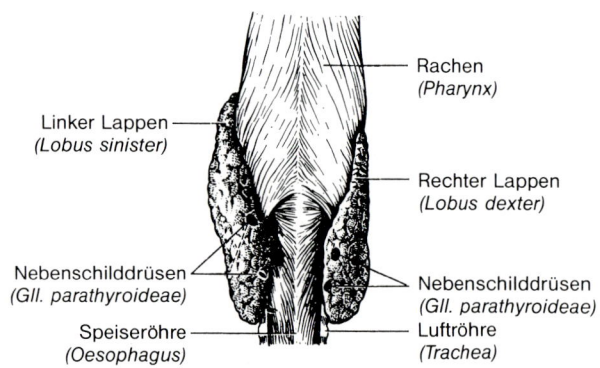

Rachen
(Pharynx)

Linker Lappen
(Lobus sinister)

Rechter Lappen
(Lobus dexter)

Nebenschilddrüsen
(Gll. parathyroideae)

Nebenschilddrüsen
(Gll. parathyroideae)

Speiseröhre
(Oesophagus)

Luftröhre
(Trachea)

Abb. 268: Schilddrüse und Nebenschilddrüsen von hinten gesehen

---

[1] Glandula parathyroidea (glandula (lat.): Drüse; para (gr.): neben; thyreoides (gr.): schildförmig): Nebenschilddrüse

Parathormon

Das Parathormon besteht aus zahlreichen Aminosäuren (Polypeptid). Es reguliert den Calcium- und Phosphathaushalt des Körpers. Eine **Unterfunktion** der Nebenschilddrüsen führt zu einer Calciumverarmung mit Übererregbarkeit des Nervensystems und Krämpfen (**Tetanie**[2]), eine **Überfunktion** zu einer vermehrten Phosphatausscheidung und dadurch zu einem vermehrten Calciumabbau im Knochen. Durch die Überfunktion werden die Knochen weich, und es entstehen häufig infolge der vermehrten Calciumausscheidung Nierensteine.

Das Parathormon hat drei verschiedene Angriffspunkte. Im Darm fördert es die Calciumaufnahme, im Nierentubulus hemmt es die Phosphatrückresorption und im Knochen setzt es Phosphat und Calcium frei. Dadurch wird der Calciumspiegel im Serum angehoben und der Phosphatspiegel gesenkt. Die Parathormonbildung und Freisetzung wird über die Konzentration des ionisierten Calciums im Serum gesteuert.

Calcitonin

Das in den *parafollikulären C-Zellen* der Schilddrüse gebildete Calcitonin ist an der Regulierung des Calcium-Phosphat-Haushaltes beteiligt. Auch Calcitonin ist ein Polypeptid. Es **hemmt** die Calcium- und Phosphatfreisetzung im Knochen und **fördert** zusätzlich deren Einbau in den Knochen. Dadurch wird die Calcium-Konzentration im Blut gesenkt.

Die Nebenniere

Die paarig angelegten pyramiden- bis halbmondförmigen Nebennieren *(Glandula suprarenalis*[1]*)* sitzen dem oberen Nierenpol auf und werden von der Niere durch eine dünne Fettgewebsschicht getrennt (s. Abb. 194). Eine Nebenniere wiegt beim Erwachsenen etwa 5-7 g. Die Nebennieren werden durch 3 Arterien besonders intensiv durchblutet. Man unterscheidet an den Nebennieren eine Rinde und Marksubstanz (s. Abb. 269). Die Rinde entwickelt sich aus dem Mesoderm, das Mark aus der ektodermalen Anlage des Sympathikus. Daher haben die Nebennierenrinde und Marksubstanz auch einen völlig unterschiedlichen Aufbau und Funktion.

Die Nebennierenrinde

Die Nebennierenrinde, die 80 % der Nebennieren beansprucht, besteht aus epithelähnlichen (epithcloiden) Zellen, die in Form von Strängen und Haufen angeordnet sind und von weiten Kapillaren umgeben werden. Man unterscheidet an der Rinde aufgrund der Zellanordnung 3 Zonen. In der äußersten und besonders schmalen Zone liegen die Zellen knäuelförmig zusammen *(Zona glomerulosa*[2]*)*. Darauf folgt eine breite Schicht, in der die Zellen zu Strängen angeordnet sind *(Zona fasciculata*[3]*)*. Diese Zellen enthalten reichlich Lipide (Cholesterin und Cholesterinester) wodurch die Nebennierenrinde ihre gelbliche Farbe erhält. In der innersten Schicht sind die Zellen dann netzförmig angeordnet *(Zona reticularis*[4]*)*. Die Ausdehnung der einzelnen Zonen ist alters- und funktionsabhängig.

---

[2] Tetanie (tetanos (gr.): Spannung)
[1] Glandula suprarenalis (glandula (lat.): Drüse; supra (lat.): oberhalb; ren (lat.): Niere): Nebenniere
[2] Zona glomerulosa (zona (gr.): Gürtel; glomerulosus (lat.): knäuelartig)
[3] Zona fasciculata (fasciculus (lat.): kleine Bündel)
[4] Zona reticularis (reticularis (lat.): netzförmig)

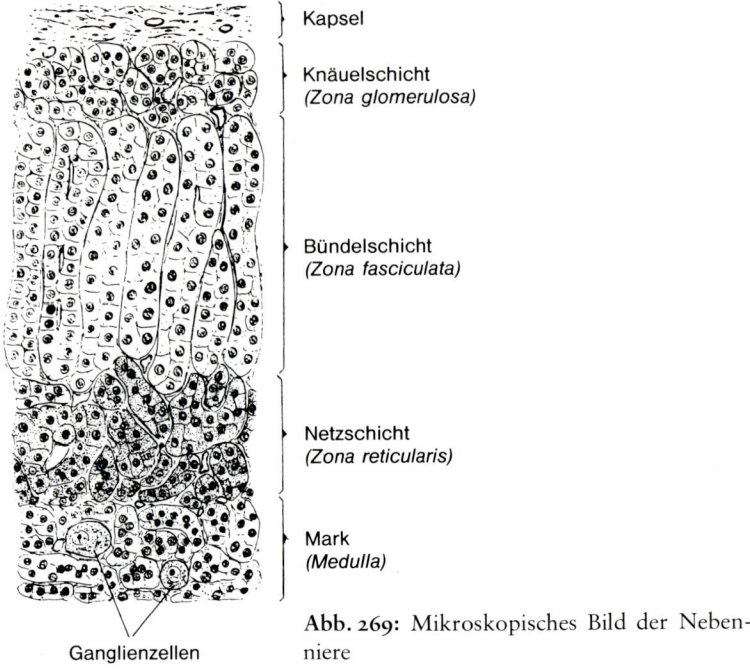

Kapsel

Knäuelschicht
(Zona glomerulosa)

Bündelschicht
(Zona fasciculata)

Netzschicht
(Zona reticularis)

Mark
(Medulla)

Ganglienzellen

Abb. 269: Mikroskopisches Bild der Nebenniere

Die Nebennierenrindenhormone

Die Nebennierenrinde stellt Glucocorticoide, Mineralocorticoide und Androgene her.

Die Glucocorticoide

Die Glucocorticoide werden von der mittleren Zone, der *Zona fasciculata*, gebildet. Sie hemmen entzündliche Reaktionen und sind an der Regulierung des Glukose-Haushaltes beteiligt. Das wirksamste Glucocorticoid ist das **Cortisol** *(Hydrocortison)*. Zusätzlich stellt die Nebennierenrinde als weitere Glucocorticoide *Cortison* und *Corticosteron* in geringeren Mengen her. Die Herstellung geht vom Cholesterin als der Muttersubstanz der Nebennierenrindensteroide aus und verläuft in mehreren enzymatischen Schritten.

Cortisol fördert die **Glukosebildung** aus Aminosäuren und die Herstellung von **Glykogen** *(Stärke)* in der Leber. In anderen Organen wirkt Cortisol dagegen substanzabbauend, d. h. katabol[5]. Bei verminderter Glukoseaufnahme wird durch Cortisol Eiweiß abgebaut und die dabei freiwerdenden Aminosäuren werden zum Teil in Glukose umgewandelt. Die Glucocorticoide wirken aber auch entzündungshemmend. Durch hohe Glucocorticoidspiegel wird das Austreten von Leukozyten aus den Blutgefäßen und die Phagozytose dieser Zellen gehemmt und die Antikörperbildung unterdrückt. Glucocorticoide mildern Gewebsreize, die durch Antigen-Antikörper-Reaktionen und Toxinwirkungen ausgelöst werden. Daher werden die Glucocorticoide u. a. bei allergischen Reaktionen und rheumatischen Erkrankungen eingesetzt.

Die Freisetzung der Glucocorticoide erfolgt im Rahmen eines Regelkreises. Sinkt der Cortisolspiegel ab, so gibt der Hypothalamus **Corticotropin-Releasing-Hormon** (CRH) ab, das in dem Hypophysenvorderlappen die Bildung und Freisetzung des *adrenocorticotropen Hormons*

---

[5] katabol (katabole (gr.): Niederlegen): zum Abbaustoffwechsel, speziell zum Eiweißabbau gehörig

(ACTH) stimuliert. **ACTH** fördert dann die Synthese und Abgabe der Glucocorticoide in der Nebennierenrinde. Bei genügend hohem Cortisolspiegel wird dann durch einen negativen Rückkopplungsvorgang durch Cortisol die **CRH-** und **ACTH-***Sekretion* gehemmt. Im Rahmen von *Streßreaktionen* wird Cortisol akut vermehrt ausgeschüttet (Streßhormon für Notfall-situationen).

Die Mineralocorticoide

Die Mineralocorticoide werden überwiegend in der äußersten Zone, der *Zona glomerulosa* der Nebennierenrinde, hergestellt. Das wichtigste Mineralocorticoid ist das **Aldosteron.** Es ist wie die anderen Mineralocorticoide an der Regulierung des Elektrolyt- und Wasserhaushaltes beteiligt. Es fördert die **Natrium-Rückresorption** der Niere und damit osmotisch die **Wasser-rückresorption.** Die **Kalium-** und **Wasserstoffionen-Ausscheidung** wird durch Aldosteron ge-fördert. In gleichem Sinne wirkt Aldosteron im Bereich des Darms, der Speicheldrüsen und Schweißdrüsen.

An der Regulierung der Mineralocorticoidproduktion und Abgabe sind mehrere Faktoren beteiligt. Dabei sind ein niedriger Natriumspiegel im Serum und eine Abnahme des Blutvolu-mens besonders wirksame Reize. Durch den Natriummangel und eine Minderdurchblutung der Nieren wird aus den Zellen des *juxtaglomerulären Apparates* der Nieren (s. S. 324) **Renin** freigesetzt, das die Bildung von *Angiotensin II* und *Angiotensin III* ermöglicht. Diese Angio-tensine stimulieren die Aldosteronbildung und Freisetzung. Bei plötzlichem Blutverlust kann die Aldosteronfreisetzung aber auch durch Volumenrezeptoren im Blutgefäßsystem erfolgen. Unter physiologischen Bedingungen wird der Mineralocorticoidhaushalt durch das **ACTH** kaum beeinflußt.

Die Androgene

In der innersten Zone, der *Zona reticularis*, werden die Androgene der Nebennierenrinde gebildet. Es sind dies vor allem *Dehydroepiandrosteron, Androsteron* und *Androstendion.* Sofern diese Androgene vermehrt gebildet werden (z.B. Nebennierenrindentumor, erhöhte ACTH-Spiegel bei enzymatischen Störungen der Cortisolsynthese) führt dies bei Mädchen und Frauen zu Zeichen der Vermännlichung (Vergrößerung der Clitoris, männlicher Behaarungstyp und Körperbau), bei Knaben zur vorzeitigen Entwicklung der sekundären Geschlechtsmerkmale. Bei Kindern kommt es durch die erhöhten Nebennierenrinden-Androgene zu einem vorzeitigen Verschluß der Wachstumsfugen und dadurch zu Minderwuchs. Die Behandlung besteht bei der enzymatisch bedingten Störung der Cortisolsynthese in der Zufuhr von Cortisol, bei Tumo-ren in deren Entfernung.

Das Nebennierenmark und seine Hormone

Das im Zentrum der Nebennieren liegende Nebennierenmark besteht aus einem Netzwerk von Zellsträngen, die von weiten Kapillaren umgeben werden. Das Nebennierenmark stellt die Hormone **Adrenalin** und **Noradrenalin** her. Diese Hormone reduzieren Chrom- und Silbersalze, wodurch sich die Zellen der Marksubstanz der Nebennieren anfärben lassen. Man spricht daher von chromaffinen[6] Zellen. Es handelt sich um spezialisierte Nervenzellen des Sympathikus, die nur der Hormonproduktion dienen.

Ausgangssubstanz des Adrenalin und Noradrenalin ist die Aminosäure *Tyrosin*. Die weitere Synthese dieser Hormone verläuft über **Dopa** *(Dihydroxyphenylalanin)* und **Dopamin** zum

---

[6] chromaffin (chroma (gr.): Farbe; affinis (lat.): verwandt)

Noradrenalin, das in einem weiteren Syntheseschritt in Adrenalin umgewandelt werden kann. Adrenalin und Noradrenalin beeinflussen beide das Herz-Kreislauf-System. Dabei bewirkt Adrenalin eine Zunahme des Herzzeitvolumens und Noradrenalin einen Blutdruckanstieg. Adrenalin erweitert die Bronchien und hemmt die Peristaltik des Magens und Darms. In der Leber und Muskulatur fördert es den Glykogenabbau und erhöht dadurch den Glukosespiegel im Blut. Noradrenalin ist gleichzeitig die Überträgersubstanz des Sympathikus auf die Erfolgsorgane.

Die Freisetzung von Adrenalin und Noradrenalin aus dem Nebennierenmark wird durch vegetative Zentren im Hypothalamus und Stammhirn gesteuert, durch die den jeweiligen Erfordernissen entsprechend mehr oder weniger Adrenalin und Noradrenalin freigesetzt wird.

Die Langerhans-Inseln der Bauchspeicheldrüse

Die Langerhans-Inseln *(Inselorgan)* bestehen aus hormonbereitenden Zellgruppen, die inselförmig verstreut zwischen dem übrigen exkretorischen Gewebe der Bauchspeicheldrüse liegen. Die Langerhans-Inseln haben einen Durchmesser von 75 bis 200 μm und bestehen zu 80 % aus den nur schwach färbbaren *B-Zellen* sowie den stark granulierten *A-Zellen*. Die *B-Zellen* bilden das **Insulin**, die *A-Zellen* das **Glucagon** (siehe auch S. 297 und 298).

Insulin

Das Insulin ist ein Eiweißkörper *(Polypeptid)*, der aus 2 Peptidketten *(A- und B-Kette)* aufgebaut ist, die durch Schwefelbrücken *(Disulfidbrücken)* miteinander verbunden werden. Die Insuline der verschiedenen Tierarten unterscheiden sich in der Reihenfolge ihrer Aminosäuren nur gering von dem menschlichen Insulin. Daher ist das Insulin vom Schwein und Rind auch beim Menschen wirksam. Inzwischen kann menschliches Insulin aber auch bereits künstlich hergestellt werden.

Insulin verbessert die Verwertung von Glukose. Es steigert den Glukosetransport durch die Zellmembranen der Muskulatur und fördert den oxidativen Glukoseabbau, die Glykogenbildung in Leber und Muskel sowie die Eiweiß- und Fettbildung (anabole[1] **Insulinwirkung**). Durch diese Maßnahmen wird der Glukosespiegel im Blut gesenkt. Fehlt Insulin, so besteht ein **Diabetes mellitus**.

Glucagon

Das Glucagon ist ebenfalls ein Polypeptidhormon, das aber im Gegensatz zu Insulin nur aus einer einzigen Eiweißkette besteht. Glucagon ist der Gegenspieler des Insulin. Es steigert wie Adrenalin den Glykogenabbau in der Leber und erhöht dadurch den Glukosespiegel im Serum. Außerdem fördert es die Glukosebildung aus Laktat. Im Fettstoffwechsel steigert es die Oxidation von Fettsäuren in der Leber und die Speicherung von Fettsäuren in Form von Triglyceriden.

Regulierung des Blutzuckerspiegels

Der **Glukosespiegel** liegt normalerweise im Serum konstant zwischen 70 und 120 mg %, obwohl die Kohlenhydrataufnahme mit der Nahrung stark schwankt und je nach körperlicher Tätigkeit auch ganz unterschiedliche Glukosemengen verbraucht werden. Die Konzentration

---

[1] anabol (anabole (gr.): Aufwurf): zum Aufbaustoffwechsel gehörig

des Glukosespiegels im Serum ist dabei das Ergebnis von Glukose liefernden und verbrauchenden Vorgängen im Körper.

Steigt der Glukosespiegel, so wird vermehrt Insulin ausgeschüttet und dadurch der Glukosespiegel gesenkt. Man vermutet, daß die Glukosekonzentration in der Bauchspeicheldrüse selbst kontrolliert wird, und dort auch die Insulinausschüttung gesteuert wird. Sinkt dagegen die Glukosekonzentration im Serum, so wird vermehrt Glucagon, Adrenalin und Wachstumshormon freigesetzt. Für die Adrenalin- und Wachstumshormonfreisetzung ist die Kontrolle des Glukosespiegels im Hypothalamus gesichert. *Glucagon, Adrenalin* und *Wachstumshormon* sind bei der Blutzuckerregulierung die **Gegenspieler** des *Insulins.*

Die Zirbeldrüse

Die Zirbeldrüse hat Ähnlichkeit mit einem Pinienzapfen und liegt als etwa 170 mg schweres Gebilde auf dem Mittelhirn. Entwicklungsgeschichtlich ist sie jedoch aus dem Dach des Zwischenhirns hervorgegangen, mit dem sie auch noch in Verbindung steht. Sie besteht aus eigenartigen, vielgestaltigen Zellen mit zahlreichen Fortsätzen *(Pinealzellen)*, Gliazellen, marklosen und markhaltigen Nervenfasern sowie weiten Kapillaren. Beim Erwachsenen enthält sie kalkartige Einlagerungen, die oft auf Röntgenaufnahmen des Schädels zu sehen sind. Die Bedeutung der Zirbeldrüse ist beim Menschen noch unklar. Man hat in ihr das Epiphysenhormon *Melatonin*[1] nachgewiesen, das den Pigmentstoffwechsel bei niederen Wirbeltieren beeinflußt. Es wird jedoch auch immer wieder vermutet, daß die Epiphyse den Beginn der Pubertät herauszögert. Gesichert ist dies jedoch nicht.

Hormone der männlichen und weiblichen Keimdrüsen

Die Keimdrüsen bilden die **Sexualhormone,** die der Erhaltung der Art dienen. Hoden und Ovar produzieren beide in unterschiedlichen Mengen männliche **und** weibliche Sexualhormone.

Männliche Sexualhormone

Das wichtigste männliche Sexualhormon ist das **Testosteron,** welches in den Leydig-Zwischenzellen der Hoden hergestellt wird (s. S. 342). Es ist ein Steroidhormon. Sein Abbau erfolgt in der Leber. Unter dem Einfluß von Testosteron entwickeln sich die **sekundären** männlichen Geschlechtsmerkmale (**androgene Wirkung**). Außerdem erfolgt unter der Wirkung von Testosteron die Absonderung der Sekrete der Nebenhoden, Samenblasen und Vorsteherdrüse, die eine Voraussetzung für die Fruchtbarkeit des Spermas (Samen) sind. Testosteron prägt zusätzlich maßgeblich das Sexualverhalten des Mannes. Neben diesen geschlechtsbezogenen Wirkungen beeinflußt Testosteron den Eiweißhaushalt (**anabole Wirkung**). Es fördert über den Eiweißaufbau das Längenwachstum, das in der Pubertät schließlich mit der Verknöcherung der Wachstumsfugen endet. Andere männliche Sexualhormone wie Androsteron, Dehydroepiandrosteron und Androstendion haben eine weitaus schwächere androgene Wirkung.

---

[1] Melatonin (melas, melan (gr.) : schwarz, dunkel)

Kontrolle der Testosteronproduktion und Abgabe

Die Kontrolle der Testosteronproduktion und Abgabe erfolgt über einen Regelkreis, dessen Kontrollzentrum im Hypothalamus liegt. Sinkt der Testosteronspiegel, so gibt der Hypothalamus **LH-Releasing-Hormon (LH-RH)** in das Blut ab, das dann den Hypophysenvorderlappen zur Produktion und Freisetzung von *luteinisierendem Hormon* (**LH**) stimuliert. Das luteinisierende Hormon steigert dann die Testosteronproduktion der Leydig-Zwischenzellen. Mit steigendem Testosteronspiegel wird dann über einen negativen Rückkopplungsmechanismus die Produktion und Abgabe des *LH-Releasing-Hormons* (**LH-RH**) im Hypothalamus und des *luteinisierenden Hormons* (**LH**) im Hypophysenvorderlappen gebremst. Das *follikelstimulierende Hormon* (**FSH**) als zweites Gonadotropin des Hypophysenvorderlappens fördert beim Mann die Entwicklung der Samenfäden im Hoden.

Weibliche Sexualhormone

Die weiblichen Sexualhormone werden in den Eierstöcken *(Ovarien)* hergestellt (s. S. 352). Ihre Produktion erfolgt unter dem Einfluß der **Gonadotropine** im Rahmen eines Regelkreises. Die Follikel stellen **Östrogene**[1], der Gelbkörper *(Corpus luteum)* stellt **Gestagene**[2] her. Das am stärksten wirksame Östrogen ist das **Östradiol;** *Östron* und *Östriol* haben dagegen eine wesentlich schwächere Wirkung. Östrogene fördern das Wachstum der weiblichen Sexualorgane. Unter ihrem Einfluß entwickeln sich auch die *sekundären* weiblichen Geschlechtsmerkmale (Brust, weiblicher Körperbau und Verteilungsform des Unterhautfettgewebes). Auch der Aufbau der Gebärmutterschleimhaut und die Bildung ihrer Drüsen (Endometriumdrüsen) während der *Proliferationsphase* erfolgt unter dem Einfluß der Östrogene.

Das wichtigste Gestagen ist das **Progesteron,** dessen Spiegel in der zweiten Zyklushälfte stark ansteigt. Es ist vor allem für die zyklischen Änderungen der Gebärmutterschleimhaut verantwortlich. Gemeinsam mit dem Östrogen wandelt es in der zweiten Zyklushälfte die Gebärmutterschleimhaut um und leitet die *Sekretionsphase* ein. Kommt es nicht zur Befruchtung einer Eizelle in einem Zyklus, so wird durch den Abfall des Progesteronspiegels die Abbruchblutung eingeleitet (s. Abb. 217).

Unter dem Einfluß von Progesteron steigt in der zweiten Zyklushälfte die Körpertemperatur um 0,3 bis 0,5 °C an. Auf diesem Temperaturanstieg in der zweiten Zyklushälfte beruht die Methode von *Knaus* und *Ogino* zur Berechnung der fruchtbaren und unfruchtbaren Tage der Frau. Durch regelmäßige Temperaturmessungen läßt sich aber auch ein unzureichendes Funktionieren des Gelbkörpers (**Gelbkörperinsuffizienz**) bei Blutungsstörungen erfassen. Eine weitere Wirkung des Progesterons ist die Entwicklung von Alveolen in der Brustdrüse.

Steuerung der Ovarialfunktion und des Zyklus

Das übergeordnete Zentrum, durch das die zyklischen Abläufe an den Eierstöcken und der Gebärmutter gesteuert werden, liegt im Hypothalamus. Es reagiert auf die Höhe der Sexualhormonspiegel und gleichzeitig auf Impulse, die ihm von übergeordneten Zentren zugeleitet werden. Dies erklärt die Beeinflussung des Monatszyklus durch psychische Faktoren. Dies kann im Extremfall zum Aufhören der Monatsblutungen führen *(sekundäre Amenorrhoe*[1]*)*, wie dies bei gefangen gehaltenen Frauen berichtet wird.

---

[1] Östrogen (oistros (gr.): Leidenschaft; genes (gr.): erzeugend)
[2] Gestagen (gestatio (lat.): Tragen, Schwangerschaft; genes (gr.): erzeugend)
[1] Amenorrhoe (a-: verneinende gr. Vorsilbe, nicht, ohne; men (gr.): Monat; rhoe (gr.): Fluß)

Das übergeordnete hypothalamische Zentrum der Frau arbeitet rhythmisch. Über das **LH-Releasing-Hormon (LH-RH)** stimuliert es die Produktion und Abgabe des *follikelstimulierenden* **(FSH)** und *luteinisierenden Hormons* **(LH)**. Das *follikelstimulierende Hormon* **(FSH)** fördert das Wachstum und die Reifung der Follikel. Dadurch wird gleichzeitig die Östrogen-Herstellung vorbereitet. Das *luteinisierende Hormon* **(LH)** fördert die Eireifung und löst den Eisprung **(Follikelsprung)** sowie die Gelbkörperbildung aus. Gleichzeitig stimuliert es die Östrogen- und Gestagen-Produktion. Die bremsende Rückmeldung in diesem Regelkreis erfolgt über die Östrogene und Gestagene im Hypothalamus und Hypophysenvorderlappen. Die Östrogene bremsen die Produktion und Abgabe des *follikelstimulierenden* **(FSH)** und *luteinisierenden Hormons* **(LH)**, die Gestagene die Produktion und Abgabe des *luteinisierenden Hormons* **(LH)**. Durch den Rückkopplungsmechanismus wird u. a. ein weiterer Follikelsprung in der Zyklushälfte und während der Schwangerschaft verhindert. Die Abb. 217 zeigt die hormonellen und morphologischen Vorgänge während eines Zyklus.

Steuerung der Sexualhormonproduktion in der Schwangerschaft

Kommt es zur Befruchtung einer Eizelle, so bildet die Plazenta **Choriongonadotropin**[1] **(HCG)** und **Chorionmammotropin.** Unter dem Einfluß der Plazentahormone vergrößert sich der Gelbkörper im Ovar beträchtlich und die Östrogen- und Gestagenspiegel bleiben erhöht, so daß die Gebärmutterschleimhaut nicht abgestoßen werden kann. Der Gelbkörper bildet sich erst im 4. Schwangerschaftsmonat zurück, wenn die Plazenta selbst genügend Östrogene und Gestagen zur Erhaltung der Schwangerschaft bildet.

Milchproduktion und Sekretion der Brustdrüsen

Die Herstellung und Absonderung der Milch wird hormonell gesteuert. In der Schwangerschaft kommt es infolge der erhöhten Östrogen- und Gestagenspiegel, sowie der Chorionmammotropin-Wirkung zu einer Zunahme des Drüsengewebes in der Brust. Die nach der Geburt beginnende Milchproduktion wird durch das Hypophysenvorderlappenhormon Prolactin stimuliert. Das Hypophysenhinterlappenhormon Oxytocin fördert die Milchfreisetzung. Die Steuerung der beiden Hypophysenhormone erfolgt unter Beteiligung des Nervensystems, wobei der Saugreiz auf die Hormonfreisetzung stimulierend wirkt.

---

[1] Choriongonadotropin (chorion (gr.): Haut, Zottenhaut; gone (gr.): Geschlecht; aden (gr.): Drüse; tropos (gr.): Richtung)

Die Haut und ihre Anhangsorgane

Die Haut bedeckt die äußere Oberfläche des Körpers als lebensnotwendiges Organ. Ihre Gesamtfläche beträgt bei mittlerer Körpergröße etwa 2 m^2. Über die Haut erfolgt ständig eine gewisse Verdunstung von Wasser *(Perspiratio insensibilis[1])*. Die Haut schützt die unter ihr liegenden Gewebe gegen physikalische und chemische Schäden und vor dem Eindringen von Krankheitserregern (z. B. Bakterien). Durch ihre Blutgefäße, die sich entsprechend den Wärmebedingungen im Körper selbst und der Umgebung erweitern oder verengen und die Verdunstung von Wasser, ist sie entscheidend an der Regulierung des Wärmehaushaltes beteiligt. Sie verhindert außerdem eine zu starke Austrocknung des Organismus und unterstützt als Absonderungsorgan mit der Schweißproduktion die Nierentätigkeit. Mit ihren verschiedenen Sinnesrezeptoren vermittelt sie Druck-, Temperatur- und Schmerzreize. Für den Fetthaushalt ist sie mit ihrem Unterhautfettgewebe ein Speicherorgan.

Anatomischer Aufbau der Haut

Die Haut besteht aus drei Schichten. Dies sind:
1. Die **Oberhaut** *(Epidermis[2])*
2. Die **Lederhaut** *(Corium[3])*
3. Die **Unterhaut** *(Subcutis[4])*

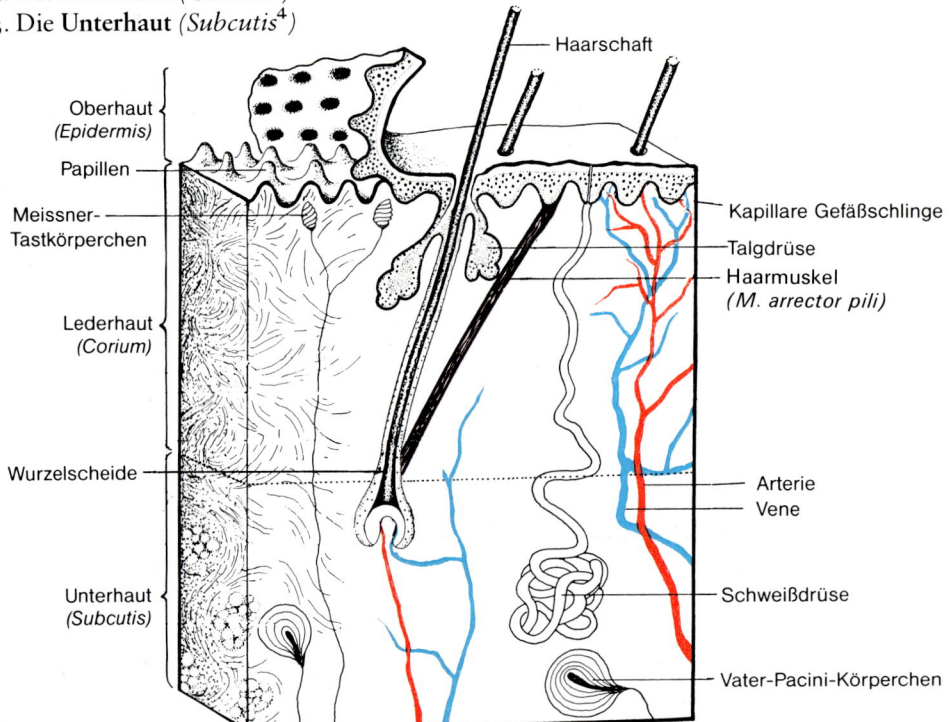

Abb. 270: Schematische Darstellung der Haut (Felderhaut) mit ihren Anhangsorganen

---

[1] Perspiratio insensibilis (per (lat.): durch; spirare (lat.): atmen; insensibilis (lat.): nicht wahrnehmbar)
[2] Epidermis (epi (gr. Vorsilbe): auf, darüber; derma (gr.): Haut)
[3] Corium (lat.): Lederhaut
[4] Subcutis (sub (lat.): unter; cutis (lat.): Haut)

Die Schicht der Oberhaut und Lederhaut werden gemeinsam als **Cutis**[5] bezeichnet. Durch die lockere, bindegewebige Verschiebeschicht des Unterhautgewebes wird die Cutis mit ihrer Unterlage (Muskelfaszien oder Periost der Knochen) verschieblich verbunden.

Die Oberfläche der Haut ist überwiegend in Form von Rhomben gefeldert (Felderhaut, ca. 97 %). In ihren Furchen wachsen, von den Hand- und Fußflächen abgesehen, Haare; auf den Kuppen der Hautfelder münden Schweißdrüsen. Im Bereich der Hand- und Fußflächen bildet die Haut Leisten (Leistenhaut), deren Muster (Bogen, Schleifen, Wirbel) bei jedem Menschen ganz individuell angeordnet sind und daher als Fingerabdrücke für die Erkennung von Personen genutzt werden können (Abb. 271).

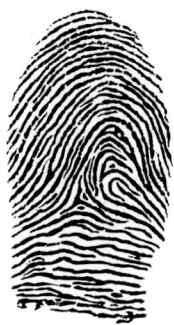

Abb. 271: Hautleisten eines Fingerendglieds (Fingerabdruck)

Die Oberhaut

Die Oberhaut *(Epidermis)* ist ein mehrschichtiges Plattenepithel, dessen obere Schichten verhornt sind. Dadurch gliedert sich die Oberhaut in 2 Hauptschichten. Dies sind die **Keimschicht**, die für den Zellnachschub sorgt und die äußere **Hornschicht.** Die Dicke der Oberhaut hängt von der mechanischen Beanspruchung ab. In der Felderhaut ist sie meist 0,1 mm dick, in der Leistenhaut bis 2 mm oder mehr. Die Unterschiede in ihrer Stärke werden vor allem durch die Hornschicht verursacht. Mit der darunterliegenden Lederhaut ist die Oberhaut durch ihre zerklüftete und gerillte untere Fläche verzahnt (s. Abb. 270). Diese Verzahnung mit der Lederhaut ist an mechanisch stark beanspruchten Stellen besonders ausgeprägt, so daß Oberhaut und Lederhaut *(Corium)* vor einer mechanischen Abscherung geschützt werden.

Von innen nach außen setzt sich die Oberhaut mikroskopisch (s. Abb. 272) aus folgenden Schichten zusammen:

1. Die **Keimschicht** *(Stratum germinativum*[6]*)*, die aus einer Basalschicht *(Stratum basale)* und einer Stachelzellschicht *(Stratum spinosum*[7]*)* besteht
2. Die **Körnerschicht** *(Stratum granulosum*[8]*)*
3. Die **Hornschicht** *(Stratum corneum*[9]*)*

Die zylindrischen Zellen der *Basalschicht* der **Keimschicht,** die durch zytoplasmatische Fortsätze (Wurzelfüßchen) mit der Lederhaut verbunden sind, zeigen zahlreiche Zellteilungen und sorgen für den Zellnachschub der Oberhaut. Die vieleckigen Zellen der *Stachelzellschicht* zeigen stachelige Ausziehungen *(Desmosomen*[10]*)*, durch welche die Zellen dieser Schicht fest

---

[5] Cutis (lat.): Haut
[6] Stratum germinativum (stratum (lat.): Schicht; germinare (lat.): keimen)
[7] Stratum spinosum (spinosus (lat.): an Dornen reich)
[8] Stratum granulosum (granulosus (lat.): körnerreich)
[9] Stratum corneum (corneus (lat.): hörnern)
[10] Desmosomen (desmos (gr.): Band; soma (gr.): Körper)

untereinander verbunden sind. Die darauffolgende **Körnerschicht** besteht aus 2 bis 5 Schichten flacher Zellen, die Hornkörnchen (*Keratohyalingranula*[11]) enthalten. Diese Schicht zeigt bereits deutliche Übergänge zur Hornschicht. Die **Hornschicht** besteht aus abgeflachten, vollständig verhornten, kernlosen Zellen, die sich abstoßen und aus den nachrückenden tieferen Zellschichten ersetzt werden. Die Verhornung der Epithelzellen ist ein chemischer Umwandlungsprozeß der absterbenden Epithelzellen. Horn ist ein schwefelhaltiger Eiweißkörper, der einen besonderen mechanischen Schutz bietet.

In den unteren Schichten der Oberhaut liegen besondere Zellen (Melanozyten), die stark verzweigt sind und das braun-schwarze Pigment **Melanin**[12] herstellen und speichern. Ihr Pigmentgehalt ist von der Rasse abhängig. Das Pigment Melanin schützt die Haut vor zu starker Belichtung. Besonders zahlreiche Pigmentzellen kommen im Bereich der Brustwarzen, dem Warzenhof, der Haut der Achselhöhle und der äußeren Geschlechtsorgane auch bei sonst eher pigmentarmen Menschen vor. Die Oberhaut ist frei von Gefäßen. Ihre Ernährung erfolgt durch die Gefäße der Lederhaut.

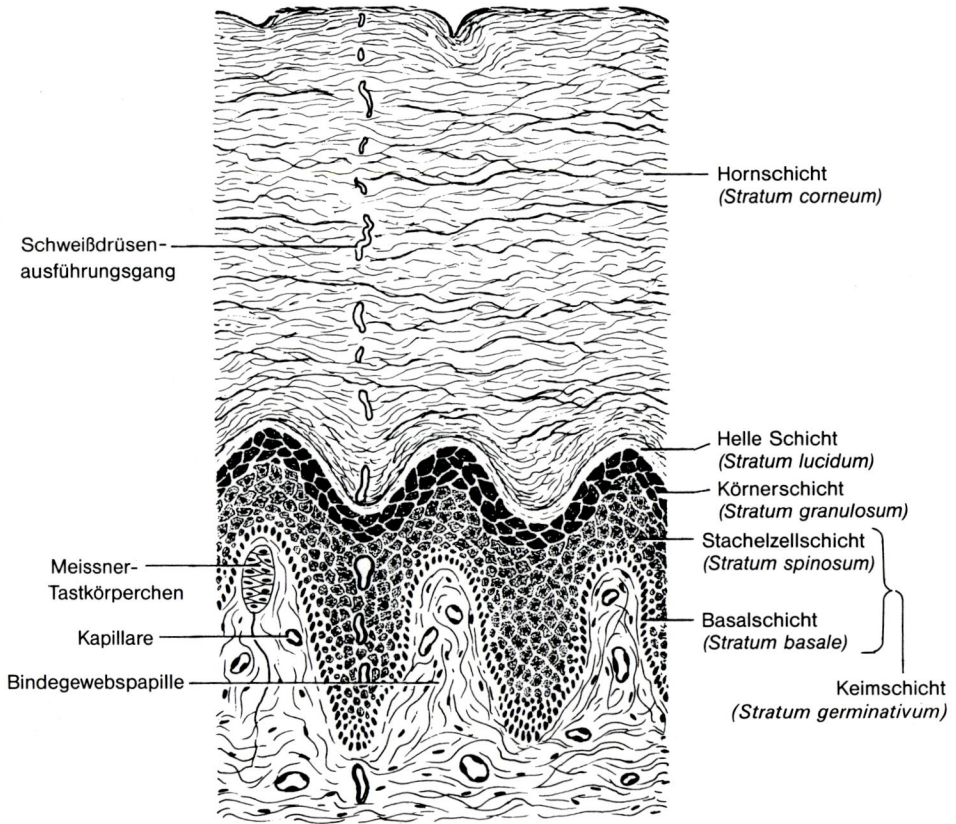

Abb. 272: Schichten der Oberhaut (Leistenhaut) im mikroskopischen Bild

---

[11] Keratohyalingranula (kera, keratos (gr.): Horn, Hornhaut; hyalos (gr.): Glas; granula (lat.): Körnchen; granularis (lat.): körnig)
[12] Melanin (melan (gr.): schwarz)

Die Lederhaut

Der Name Lederhaut *(Corium)* weist darauf hin, daß aus ihr bei tierischen Häuten durch das Gerben Leder hergestellt werden kann. Sie besteht histologisch aus straffem Bindegewebe, das vor allem kollagene Fasern enthält, die sich überkreuzen und wellenförmig verlaufen. Dazwischen liegen aber auch Netze grober elastischer Fasern, die der Haut ihre Elastizität verleihen. Die Elastizität der Haut ist in der Jugend am größten und nimmt mit zunehmendem Alter ab, so daß dann Falten und Furchen auftreten. Man unterscheidet an der Lederhaut eine äußere Schicht *(Stratum papillare*[1]*)* mit feinen, warzenartigen Erhebungen, die Papillen genannt werden, von einer inneren, netzförmigen Schicht *(Stratum reticulare)*. Die Lederhaut wird durch ihre Papillen mit entsprechenden Fortsätzen der Oberhaut verzahnt. Die **Hautleisten** an der Innenfläche von Händen, Fingern, Füßen und Zehen werden von leistenförmig angeordneten Papillen gebildet. In der äußeren Schicht *(Stratum papillare)* sind die Bindegewebsfasern dünn und bilden ein sehr dichtes Geflecht. Die Bindegewebsfasern der netzförmigen Schicht der Lederhaut *(Stratum reticulare)* sind dagegen dicker und verlaufen als ein grobmaschiges, zugfestes Netzwerk.

Die Papillen der Lederhaut enthalten entweder eine kapillare Gefäßschlinge (**Gefäßpapillen**) oder als Reizaufnahmeapparate ein *Meissner*[2]*-Tastkörperchen* (**Nervenpapillen**). In der Lederhaut kommen aber auch glatte Muskelfasern vor, die in der Haut des Hodensacks (Scrotum) und der Brustwarze sogar eine durchgehende Schicht bilden.

Die Unterhaut

Die Unterhaut *(Subcutis)* besteht aus lockerem Bindegewebe, in das unterschiedlich stark Fettgewebe eingelagert ist. In der Unterhaut liegen die Schweißdrüsen, die unteren Abschnitte der Haarbälge und als Druckrezeptoren die *Vater-Pacini-Körperchen*. Besondere Gebilde der Subcutis sind die **Schleimbeutel** *(Bursa*[1] *synovialis)*, die dort vorkommen, wo die Haut oft gegen die harte knöcherne Unterlage gedrückt wird (z. B. an der Kniescheibe oder Ferse). Das Bindegewebe der Unterhaut wird für die Injektion von gelösten Arzneimitteln genutzt (**subcutane Injektion**). Ihr Fettgewebe dient vor allem als Kälteschutz und Energiespeicher.

Die Anhangsorgane der Haut

Zu den Anhangsorganen der Haut gehören die Nägel, Haare und Hautdrüsen.

Die Nägel

Die Nägel *(Unguis*[1]*)* sind gewölbte Hornplatten, welche die Rückseite der Finger- und Zehenglieder als Schutzorgane bedecken. Bis auf ihren vorderen, freien Rand sind diese Hornplatten mit ihrer **Nagelwurzel** etwa $^1/_2$ cm tief in eine Hauttasche, den **Nagelfalz**, eingelassen, dessen äußerer Anteil **Nagelwall** genannt wird. Der Nagel liegt auf dem **Nagelbett,** über das er sich nach vorne schiebt. Das Nagelbett besteht aus der Keimschicht der Oberhaut. Mit den

---

[1] Stratum papillare (stratum (lat.): Schicht; papillaris (lat.): warzenartig)
[2] Meissner, Georg (1829–1905), Anatom, Physiologe, Basel, Göttingen
[1] Bursa (lat.): Beutel
[1] Unguis (lat.): Nagel

darunterliegenden Knochen sind die Nägel durch senkrecht verlaufende Bindegewebsbündel der Lederhaut unverschieblich verbunden. Die Lederhaut enthält hier zahlreiche sensible Nervenendorgane. Das Wachstum der Nagelplatte erfolgt im proximalen Teil des Nagelbettes in einer Zone, deren vorderer Teil als halbmondförmiger, heller Bezirk (Lunula[2]) durch die Nagelplatte hindurchscheint. Die **Nagelplatte** selbst besteht aus fest verbundenen, verhornten Zellen. Von dem Nagelwall schiebt sich das **Nageloberhäutchen** (Eponychium[3]) auf die Nagelplatte vor. Das tägliche Nagelwachstum beträgt etwa 0,04 bis 0,1 mm.

Die Haare

Die Haare (Pili[4]) sind zugfeste, biegsame, 5-200 μm dicke Hornfäden, die von der Oberhaut gebildet werden. Ihr über die Haut herausragender Teil wird **Haarschaft,** der in der Haut steckende Teil **Haarwurzel** genannt (Abb. 273).

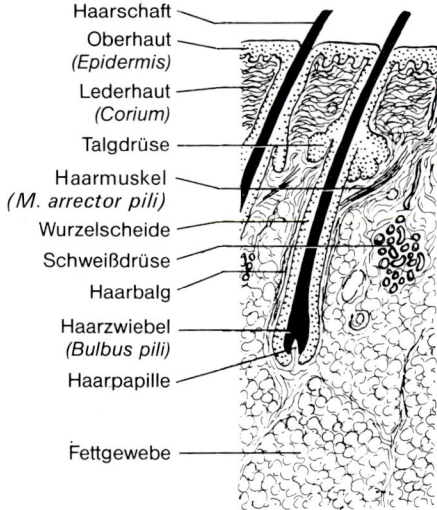

Haarschaft
Oberhaut (Epidermis)
Lederhaut (Corium)
Talgdrüse
Haarmuskel (M. arrector pili)
Wurzelscheide
Schweißdrüse
Haarbalg
Haarzwiebel (Bulbus pili)
Haarpapille
Fettgewebe

Abb. 273: Mikroskopisches Bild der Kopfhaut

Haare dienen als Wärmeschutz, vergrößern die Verdunstungsoberfläche für den Schweiß und wirken als Tasthebel. Nach ihrer Länge und Dicke werden Wollhaare, Kurz- oder Borstenhaare und Langhaare unterschieden.

Die **Wollhaare** sind äußerst dünne, bis zu 14 mm lange Haare, die im Gesicht am Rumpf und den Extremitäten vorkommen. Das erste Haarkleid des Feten besteht nur aus Wollhaaren.

Kurz- oder **Borstenhaare** sind $^1/_2$ bis $1^1/_2$ cm lang. Es sind die Haare der Augenbrauen, Wimpern, des Nasen- und Gehöreingangs.

Zu den **Langhaaren** gehören die Kopf-, Bart-, Achsel-, Scham- und Brusthaare.

Die **Haarwurzel** steckt in der Hülle des *Haarbalges.* Sie schwillt in ihrem Ende zur *Haarzwiebel* an, in die sich die *Haarpapille* als bindegewebige und gefäßhaltige Fortsetzung des Haarbalges hineinschiebt. Diese Haarpapille dient der Ernährung der Haare.

Die **Haare** bestehen aus dem *Mark*, der *Rinde* und dem *Haaroberhäutchen* (Cuticula[5]).

---

[2] Lunula (lat.): kleiner Mond
[3] Eponychium (epi (gr.): auf; onyx (gr.): Nagel)
[4] Pilus (lat.): (einzelne) Haar
[5] Cuticula (lat.): Häutchen

Der **Haarbalg** besteht aus einem inneren epithelialen Anteil, welcher zur Oberhaut *(Epidermis)* gehört und einem äußeren bindegewebigen Anteil, der zur Lederhaut *(Corium)* gehört.

Für die **Haarfarbe** ist die Haarrinde der entscheidende Teil, da in ihr das Haarpigment liegt. Erlischt die Pigmentbildung, so ergrauen die Haare.

Die Haare werden durch dünne, schmale Bündel glatter Muskelzellen mit der Lederhaut verbunden (Haarbalgmuskeln). Diese Muskelfasern richten unter Kälteeinwirkung die Haare auf, wodurch das Bild der Gänsehaut entsteht. Außerdem fördern sie aber auch die Entleerung der Talgdrüsen, die in den Haarbalg münden. Die Kopfhaare wachsen täglich etwa 0,4 mm, ihre Lebensdauer beträgt 4-5 Jahre. Sterben die Haarpapillen ab, so kommt es zur Glatzenbildung.

Die Hautdrüsen

Die Talgdrüsen

Die Mehrzahl der Talgdrüsen *(Glandula sebacea[1])* leitet sich vom Epithel der Haaranlage ab. Sie liegen als alveolär gebaute Einzeldrüsen in der Lederhaut und münden nahe der Hautoberfläche in den Haarbalg. Sie werden daher auch Haarbalgdrüsen genannt. Es gibt aber auch Talgdrüsen, die nicht den Haaren zugeordnet sind. Sie liegen am Lippenrot, der Nasenöffnung, der Brustwarze, im Bereich der äußeren Geschlechtsorgane und am After. Die Talgdrüsen bestehen überwiegend aus großen Talgzellen, deren Zelleib mit Fetttröpfchen durchsetzt ist. Diese Zellen lösen sich in den zentralen Teilen der Talgdrüsen auf *(holokrine[2] Sekretion)* und bilden einen Fettbrei, der bei den an Haare gebundenen Talgdrüsen über ihren Ausführungsgang in den Haarbalg und von dort aus auf die Oberfläche der Haut abgegeben wird. Der Hauttalg überzieht die Haut und Haare mit einer schützenden Fettschicht. Im Bereich der Leistenhaut gibt es keine Talgdrüsen.

Die Schweißdrüsen

Die tubulär gebauten Schweißdrüsen *(Glandula sudorifera[3])* liegen direkt unterhalb der Lederhaut in der Unterhaut. Sie bestehen aus einem knäuelartigen *Endstück*, das den Schweiß herstellt und dem *Ausführungsgang*, der leicht gewunden zur Hautoberfläche durch die Leder- und Oberhaut zieht und dann auf einer Hautkuppe mit einer *Schweißpore* mündet. Man schätzt die Zahl der über die Körperoberfläche verteilten Schweißdrüsen auf etwa 2 Mio. Im Bereich der Hand- und Fußflächen (Leistenhaut) liegen sie mit 300-400 Drüsen pro cm² am dichtesten. Am Nacken und Rücken ist ihre Zahl mit 50-100 Drüsen pro cm² am geringsten. Ihr Sekret, der Schweiß, enthält vor allem 0,6 bis 0,8 % Natriumchlorid, aber auch Harnstoff, Ammoniak, Aminosäuren, Milchsäure und Brenztraubensäure. Das Gemisch von Schweiß und Talg bedeckt als Säuremantel die gesamte Haut und bildet einen wirksamen Schutz gegen Bakterien. Die Schweißproduktion ist aber zusätzlich für die Regulierung des Wärmehaushalts wichtig.

Die **Duftdrüsen** sind den Schweißdrüsen ähnlich. Sie sondern aber keinen gewöhnlichen Schweiß ab, sondern Sekrete, die den Körpergeruch des Menschen prägen (Daher der Ausdruck: «Den kann ich nicht riechen»). Sie liegen in der Achselhöhle, dem äußeren Gehörgang, dem Genitalbereich, den Augenlidern und im Bereich der Brustwarze. Sie sondern von Beginn der Pubertät an ein alkalisches, fetthaltiges Sekret ab. Im Alter läßt ihre Absonderung deutlich nach.

---

[1] Glandula sebacea (glandula (lat.): Drüse; sebaceus (lat.): aus Talg bestehend): Talgdrüse
[2] holokrin (holos (gr.): ganz; krinein (gr.): scheiden): ganz absondernd
[3] sudorifer (sudor (lat.): Schweiß; ferre (lat.): tragen): schweißbringend

Die Brustdrüse

Die weibliche Brustdrüse *(Mamma[4])* ist die größte Hautdrüse. Vor der Pubertät besteht die Brustdrüse bei Mädchen und Jungen nur aus der Brustwarze, dem Warzenhof und der runden Anlage des Drüsenkörpers. Zu Beginn der Pubertät bildet sich dann beim weiblichen Geschlecht unter dem Einfluß der Östrogene und des Progesterons die Alveolaranlage aus, und die Milchgänge fangen an zu sprießen. Es entwickelt sich die weibliche Brustdrüse, die aus 15 bis 20 Lappen aufgebaut ist, die durch Bindegewebe voneinander getrennt werden. Die Lappen setzen sich aus mehreren größeren und kleineren Läppchen und diese wieder aus **Alveolen** zusammen, die von einem Zylinderepithel ausgekleidet werden. Jeder Lappen mündet mit einem Ausführungsgang *(Milchgang)* auf der Brustwarze *(Mamilla[5])*. Außer dem eigentlichen Drüsenkörper enthält die Brust reichlich Fettgewebe und im Bereich des Warzenhofes glatte Muskulatur, welche die Aufrichtung der Brustwarze ermöglicht.

Die Haut der in der Brustmitte liegenden Brustwarze ist gefältelt und ebenso wie der sie umgebende **Warzenhof** *(Areola[6] mammae)* stärker pigmentiert. Die Milchgänge erweitern sich zu den *Milchsäckchen*, bevor sie mit den *Milchporen* auf der Brustwarze münden. In den Milchsäckchen sammelt sich die Milch, bevor sie nach außen abgegeben wird. Die Entwicklung der Alveolen der Milchdrüse, die beim weiblichen Geschlecht mit der Pubertät einsetzt, findet am Ende der Schwangerschaft und zu Beginn der Milchabsonderung (**Laktation**[7]) ihren Höhepunkt. Sie erweitern sich dann zu richtigen Bläschen, deren Wand von dem einreihigen *Milchepithel* ausgekleidet wird. Das Milchepithel sitzt auf einer Basalmembran und bildet die Milch, eine Flüssigkeit, welche zahlreiche Fetttröpfchen enthält.

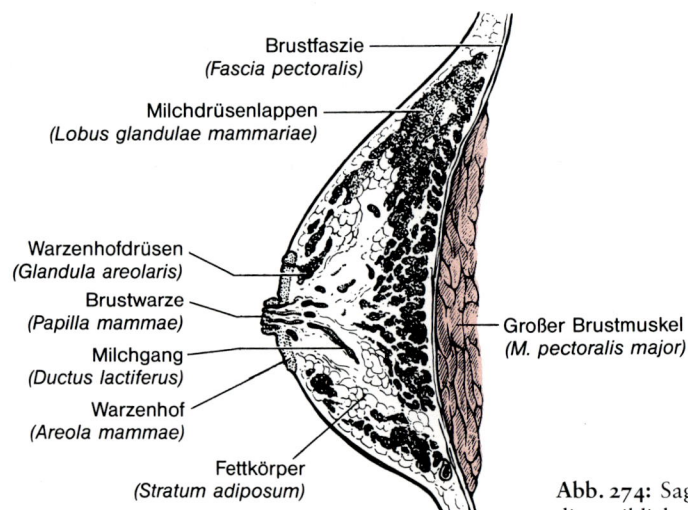

Brustfaszie
(Fascia pectoralis)

Milchdrüsenlappen
(Lobus glandulae mammariae)

Warzenhofdrüsen
(Glandula areolaris)

Brustwarze
(Papilla mammae)

Milchgang
(Ductus lactiferus)

Warzenhof
(Areola mammae)

Fettkörper
(Stratum adiposum)

Großer Brustmuskel
(M. pectoralis major)

Abb. 274: Sagittalschnitt durch die weibliche Brustdrüse

Die Brustdrüsen nehmen bereits im ersten Drittel der Schwangerschaft an Größe zu, doch findet dann noch keine Milchabsonderung statt. Erst nach der Geburt des Kindes kommt es in den ersten Tagen zum Einschießen der Milch. Die Brüste schwellen an und sind dann in den

---

[4] Mamma (lat.): weibliche Brust
[5] Mamilla (lat.): Brustwarze
[6] Areola (lat.): kleines Feld, Warzenhof
[7] Laktation (lac (lat.): Milch)

Alveolen und Ausführungsgängen prall mit Milch gefüllt. Die normale Tagesproduktion beider Brustdrüsen beträgt 1 Woche nach der Geburt zusammen etwa 250 bis 350 g, sie kann aber später auf 1000 g pro Tag ansteigen. Die Auslösung der Milchproduktion hängt mit dem Abfall des Östrogen- und Progesteronspiegels nach der Geburt zusammen. Diese beiden Hormone hemmen zuvor die Absonderung des Hypophysenvorderlappenhormons Prolactin und das Ansprechen des Alveolarepithels auf das Prolactin.

Die Muttermilch besteht zu 87 % aus Wasser und enthält verschiedene Eiweißsorten, einschließlich Casein und Immunglobulinen, Fett, Milchzucker, Salze, Vitamine und Enzyme. Sie ist im Vergleich zur Kuhmilch eiweißärmer und kohlenhydratreicher, was bei der Ernährung eines Säuglings berücksichtigt werden muß, sofern Kuhmilch zur Nahrung verwendet wird.

Der Wärmehaushalt

Die Körpertemperatur des Menschen wird relativ gleichbleibend auf 37 °C einreguliert. Dies ist nur möglich, wenn die im Körper ständig entstehende Wärme mit der Wärmeabgabe des Körpers im Gleichgewicht steht. Die gleichbleibende Körpertemperatur des Menschen ist aber Voraussetzung für das richtige Arbeiten der Körperzellen, da deren Enzyme nur in einem eng umschriebenen Temperaturbereich voll wirksam sind. Somit ist die gleichbleibende Körpertemperatur eine Voraussetzung für den ungestörten Ablauf der Lebensvorgänge.

Kern- und Schalentemperatur

Durch die im Inneren des Körpers infolge des Zellstoffwechsels entstehende Wärme besteht ein Temperaturgefälle zwischen den inneren und äußeren Anteilen des Körpers. Im Bereich der Arme und Beine besteht aber nicht nur ein Temperaturgefälle zwischen der Innen- und Außenzone, sondern auch zwischen den proximalen und distalen Abschnitten der Extremitäten, wie man dies besonders leicht bei kalten Händen und Füßen deutlich feststellen kann. Die Temperatur im Körperkern wird relativ gleichbleibend gehalten. Im Bereich der Körperschale ändert sich die Temperatur in Abhängigkeit von der Umgebungstemperatur. Zur **Körperschale** werden die Haut und Extremitäten, zum **Körperkern** das Innere des Rumpfes und Kopfes gerechnet. Die Temperaturdifferenzen zwischen Kern und Schale sind bei hohen Außentemperaturen gering. In kalter Umgebung sinkt die Schalentemperatur dagegen deutlich ab, es kommt zur Auskühlung. Die Kerntemperatur läßt sich mit der **Rektaltemperatur** (Temperaturmessung im Rectum) gut erfassen.

Wird die Temperatur unter der Zunge gemessen (**Mundhöhlentemperatur**), so liegt sie 0,2-0,5 °C niedriger als im Rectum. Die Messung unter der Achsel sollte dagegen unterbleiben, da sie zu ungenau ist (**Axillartemperatur**). Der Normalwert der Kerntemperatur liegt bei 37 °C, die Hauttemperatur hingegen bei normaler Kleidung bei etwa 32 bis 33 °C, sofern die Umgebungstemperatur 22 °C beträgt.

Wärmebildung

Die Wärmebildung des Körpers wird durch die Umgebungstemperatur stark beeinfluß. Sinkt die Körpertemperatur in kalter Umgebung ab, so nimmt der Spannungszustand der Muskulatur zu. Durch die Zunahme des Muskeltonus kann die Wärmeproduktion maximal auf das Dreifache der Norm gesteigert werden (**Kältezittern**). Reicht diese Mehrproduktion an Wärme nicht aus, so fällt die Kerntemperatur ab. Bei körperlicher Arbeit steigt die Wärmebildung bis auf das Zehnfache des Ruhewertes, da dann in der Muskulatur wesentlich mehr Energie umgesetzt wird.

Wärmetransport

Die Gewebe selbst leiten die Wärme schlecht. Der Wärmetransport erfolgt daher mit dem Blut. Die Wärmeabgabe des Körpers nach außen setzt aber voraus, daß die Hauttemperatur unter der Kerntemperatur liegt. Die Wärmeabgabe in die Umgebung wird durch Durchblutungsänderungen der Haut stark beeinflußt. So bewirkt der Sympathikus bei Kälte eine Gefäßverengung der Haut (Hautblässe). In der Wärme läßt die Aktivität des Sympathikus dagegen nach, und die Hautdurchblutung nimmt zu (Hautrötung).

Wärmeabgabe

Die Wärmeabgabe erfolgt vor allem über die Haut (90 %) und die Lungen (10 %) durch *Wärmeleitung* und *Luftbewegung*, *Wärmestrahlung* und *Wasserverdunstung*.

Da die Körperoberfläche meist von kühlerer Luft umgeben ist, kann vom Körper Wärme an die Umgebung abgegeben werden, wodurch sich die umgebende Luftschicht erwärmt. Die **Wärmeleitung** ist umso größer, je größer die Temperaturdifferenz zur Umgebung ist. Durch **Luftbewegungen** *(Konvektion[1])* wird die in die umgebende Luft abgeleitete Wärme weitertransportiert. Luftbewegungen erhalten daher eine Temperaturdifferenz zwischen dem Körper und der umgebenden Luftgrenzschicht. Daher erhöht Wind die Wärmeabgabe, die durch Wärmeleitung erfolgt.

Die wichtigste Form der Wärmeabgabe erfolgt jedoch durch **langwellige Strahlung** (etwa 45 % der Wärmeabgabe). Zusätzlich wird dem Körper durch **Wasserverdunstung** Wärme entzogen (28 % der Wärmeabgabe, davon 20 % über die Haut und 8 % über die Lungen). Dabei gelangt 1 Liter Wasser pro Tag als Wasserdampf an die Haut- und Schleimhautoberflächen und wird von dort an die Umgebung abgegeben *(Perspiratio insensibilis)*. Bei höheren Außentemperaturen (ab 30 °C) wird die Wärmeabgabe in Form der Wasserverdunstung durch die Schweißsekretion verstärkt *(Perspiratio sensibilis[2])*. Bei Außentemperaturen, die oberhalb der Körpertemperatur liegen, kann die Wärmeabgabe nämlich nur noch durch Verdunstung erfolgen, da dann die Wärmeleitung und Wärmestrahlung nicht mehr wirkt.

Die **Schweißsekretion** der Schweißdrüsen wird durch sympathische Nervenimpulse gefördert. Auch bei körperlicher Arbeit nimmt die Wärmeabgabe durch Verdunstung stark zu. Die Wärmeabgabe durch Verdunstung wird durch hohe Luftfeuchtigkeit jedoch eingeschränkt, da eine hohe Luftfeuchtigkeit die Wasserverdunstung auf der Körperoberfläche erschwert. Daher wird auch eine große Hitze bei trockener Luft besser vertragen als bei feuchter Luft. Die Körpertemperatur wird durch **Temperaturrezeptoren** in der Haut, dem Hypothalamus und im oberen Rückenmark ständig kontrolliert und an das Wärmeregulationszentrum übermittelt. Von dort aus wird dann bei Wärmebelastung die Hautdurchblutung und Schweißsekretion gesteigert. Bei Kältebelastung wird dagegen die Hautdurchblutung verringert und die Wärmeproduktion durch einen erhöhten Muskeltonus vermehrt.

---

[1] Konvektion (convehere (lat.): zusammenbringen)
[2] Perspiratio sensibilis (per (lat.): durch, hindurch; spirare (lat.): atmen; sensibilis (lat.): wahrnehmbar)

Die Sinnesorgane

Mit den Sinnesorganen werden Informationen aus der Umwelt und auch aus dem eigenen Körper aufgenommen. Diese Informationen erreichen die Rezeptoren der Sinnesorgane als Reize, die von den Rezeptoren in Nervenerregungen umgewandelt werden. Diese Nervenerregungen werden an übergeordnete Zentren im Zentralnervensystem geleitet und in der Großhirnrinde verarbeitet. Die 5 **klassischen Sinne** sind der *Tast-, Geschmacks-, Geruchs-, Gesichts-* und *Gehörsinn.* Diese Sinne sind auf unsere **Umwelt** bezogen. Es gibt aber noch weitere Sinne, die Informationen über die Vorgänge im Inneren unseres Körpers zu den Zentren des Zentralnervensystems vermitteln. So werden über Pressorezeptoren Informationen über den Blutdruck und über Osmorezeptoren Informationen über den osmotischen Druck zum Zentralnervensystem vermittelt. Durch ein Sinnesorgan können unterschiedliche **Reizqualitäten**[1] unterschieden werden. So werden durch den Gesichtssinn die verschiedenen Farbeindrücke und durch den Geschmackssinn die Geschmacksqualitäten sauer, süß, bitter und salzig vermittelt. In der Sinnesphysiologie wird die Intensität[2] (Stärke) eines Sinneseindruckes als **Quantität**[3] bezeichnet. Solche Quantitäten von Sinneseindrücken sind die Lautstärke beim Gehörsinn und die Helligkeitsgrade beim Gesichtssinn.

Die Sinnesrezeptoren der Haut

In der Haut liegen Sinnesorgane zur Wahrnehmung von Berührung, Druck, Erschütterung, Schmerz, Kälte und Wärme. Auf 1 cm² Haut kommen durchschnittlich 2 Wärme-, 13 Kälte-, 25 Druck- und 200 Schmerzpunkte. Wird die Haut mechanisch schwach gereizt, so kommt es zu einer **Berührungsempfindung.** Die *Berührungsrezeptoren* der nicht behaarten Haut sind die *Meissner-Tastkörperchen,* die in den Papillen der Lederhaut liegen. Im Bereich der Handfläche und Fußsohle sind sie besonders zahlreich. Die *Meissner-Tastkörperchen* sind eiförmig gestaltet (s. Abb. 270, 272). Sie bestehen aus flach aufeinander liegenden Zellen, die außen von einer dünnen, bindegewebigen Hülle umgeben werden. In diesen *Meissner-Tastkörperchen* ziehen ein oder mehrere Neuriten, die mit einer kolbenförmigen Auftreibung enden. Diese kolbenförmigen Auftreibungen werden als die eigentlichen Druckrezeptoren angesehen. In die Kapsel der Tastkörperchen ziehen kollagene Bindegewebsfasern von den unteren Zellen der Oberhaut *(Epidermis),* die jede Verformung der Hautoberfläche auf diese Tastrezeptoren übertragen. Als Berührungsrezeptoren der behaarten Haut dienen Nervengeflechte um die Haarscheiden, welche die Haarwurzeln umgeben.

Wird die Haut mechanisch stärker gereizt, so wird dadurch eine **Druckempfindung** ausgelöst. Als *Druckrezeptoren* dienen die Merkel[1]-Tastscheiben. Sie bestehen aus Epithelzellen, in die marklose Nervenfasern eintreten und liegen im mehrschichtigen Plattenepithel der Haut.

Auch die Vater-Pacini-Körperchen dienen der Druckempfindung. Die *Vater*[2]*-Pacini*[3]*-Körperchen* kommen in der Unterhaut, aber auch in der Knochenhaut, den Sehnen, Faszien und Gelenkkpaseln vor. Sie bestehen aus zwiebelschalenartig übereinanderliegenden Lamellen, die außen

---

[1] Qualität (qualitas (lat.): Beschaffenheit)
[2] Intensität = Energie, die pro Zeiteinheit durch eine Fläche hindurchtritt
[3] Quantität (von (lat.): quantum = wieviel): Menge
[1] Merkel, Johann Freidrich (1845–1919), Anatom, Rostock, Göttingen
[2] Vater, Abraham (1684–1751), Anatom, Botaniker, Wittenberg
[3] Pacini, Filippo (1812–1883), Anatom Florenz

von einer Kapsel umgeben werden (s. Abb. 270). In ihrem Zentrum liegt der sogenannte Innen-kolben, in den der Neurit hineinzieht. Wird das *Vater-Pacini-Körperchen* verformt, so wird dadurch der Neurit im Innenkolben erregt.

Die **Druck-** und **Berührungsempfindungen** lassen sich nur an den **Tastpunkten** auslösen, die an der Fingerspitze und den Lippen besonders zahlreich, am Rumpf dagegen selten vorkommen.

Von *Kalt-* und *Warmrezeptoren* werden **Temperaturempfindungen** aufgenommen. Bei den *Temperaturrezeptoren* handelt es sich wahrscheinlich um freie Nervenendigungen, die als Kaltrezeptoren in der Oberhaut *(Epidermis)* und als Warmrezeptoren in der Lederhaut *(Corium)* liegen. Setzt man auf der Haut punktförmige Kälte- und Wärmereize, so werden nur an bestimmten Punkten Temperaturempfindungen ausgelöst. Dabei kommen die *Kältepunkte* sechsmal häufiger vor als die *Wärmepunkte.* Zu anhaltender Kälteempfindung kommt es, wenn die Hauttemperatur unter 20 °C liegt, zu anhaltenden Wärmeempfindungen, wenn die Hauttemperatur auf über 40 °C ansteigt. In den dazwischen liegenden Temperaturbereichen werden nur Temperaturänderungen bemerkt. Die Warm- und Kaltrezeptoren sind gleichzeitig Fühler für die Wärmeregulation des Organismus. Weitere Temperaturfühler für die Wärmeregulation liegen im Hypothalamus.

Der Schmerzsinn

Jeder Reiz kann eine **Schmerzempfindung** auslösen, wenn die Reizstärke einen bestimmten Wert übersteigt. Durch den Schmerz wird der Körper über schädigende Einflüsse unterrichtet. Nach dem Ursprungsort des Schmerzes unterscheidet man einen **Körperschmerz** *(somatischer Schmerz)* von einem **Eingeweideschmerz** *(viszeraler Schmerz).* Der Körperschmerz besteht aus dem *Oberflächenschmerz* und *Tiefenschmerz.* Der *Oberflächenschmerz* geht von der Haut, der *Tiefenschmerz* von Muskeln, Gelenken, Knochen und Bindegewebe aus.

Der **Oberflächenschmerz** ist anfangs scharf und spitz, gut zu lokalisieren und klingt nach Beendigung des Reizes schnell ab. Durch ihn werden vor allem reflektorische Fluchtreaktionen ausgelöst (z.B. nach einem Nadelstich). Ihm folgt oft ein dumpfer oder brennender zweiter Schmerz, der schwer lokalisierbar ist und nur langsam abklingt.

Der **Tiefenschmerz** ist dagegen dumpf und schwer zu lokalisieren, da er in die Umgebung ausstrahlt. Mit dem Tiefenschmerz sind oft Blutdruckabfall, Schweißausbruch und Übelkeit verbunden.

Der **Eingeweideschmerz** ist dem Tiefenschmerz ähnlich. Er wird u.a. durch spastische Zusammenziehungen der glatten Muskulatur, Mangeldurchblutung, übermäßige Dehnung der Bauchorgane und entzündliche Erkrankungen ausgelöst.

Die Schmerzpunkte der Haut sind etwa zehnmal häufiger als die Druck-, Kalt- und Wärmepunkte. Die **Schmerzrezeptoren,** bei denen es sich um freie Nervenendigungen handelt, reagieren entweder auf mechanische Reize (z.B. Nadelstich), Wärmereize oder chemische Reize. Der Reiz für eine Schmerzempfindung ist eine Störung des Gewebestoffwechsels oder eine Gewebeschädigung, wodurch körpereigene Substanzen freigesetzt werden (Schmerzstoffe), die dann zu einer Erregung der Schmerzrezeptoren führen.

Die Tiefensensibilität

Die Tiefensensibilität erfaßt die Winkelstellung der Gelenke zueinander *(Stellungssinn),* Bewegungen in den Gelenken *(Bewegungssinn)* und den Widerstand, gegen den diese Bewegungen ausgeführt werden *(Kraftempfindung).* Die Rezeptoren der Tiefensensibilität liegen in den

Muskeln, Sehnen, Bändern und Gelenkkapseln. Die Rezeptoren der Tiefensensibilität sind Muskelspindeln, Sehnenrezeptoren *(Golgi-Apparate)* und spezielle Rezeptoren in den Gelenkkapseln. Der physiologische Reiz der Tiefensensibilität ist immer eine mechanische Verformung dieser Rezeptoren.

Der Geschmackssinn

Die Sinneszellen des Geschmackssinnes befinden sich in den **Geschmacksknospen** der Zunge. Die Geschmacksknospen bestehen aus *Stütz-, Basal-* und *Sinneszellen*. Sie liegen im Epithel (s. Abb. 275) der Wallpapillen *(Papillae vallatae)*, der pilzförmigen Papillen *(Papillae fungiformes)* und der blattförmigen Papillen *(Papillae foliatae)*. Einzelne Geschmacksknospen kommen aber auch an der Epiglottis des Kehlkopfes, am weichen Gaumen und an der Rachenwand vor.

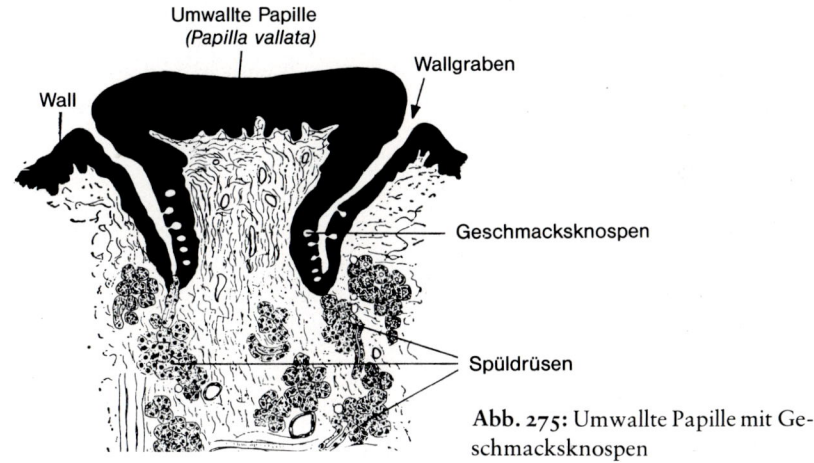

Abb. 275: Umwallte Papille mit Geschmacksknospen

Für die Geschmacksknospen ist in dem sie umgebenden Epithel eine kleine Öffnung vorhanden *(Geschmacksporus)*, durch die die geschmackserregenden Stoffe an die Sinneszellen gelangen (s. Abb. 276). Die Sinneszellen sind langgestreckt und tragen an ihrem freien Ende die *Geschmacksstiftchen* als reizaufnehmenden Zellabschnitt. Die Geschmackszellen werden von den Verästelungen der geschmacksfaserführenden Nerven umgeben. *(N. glossopharyngeus* und *N. facialis)*, die mit den Sinneszellen Synapsen bilden. Zwischen den Papillen liegen Drüsen, deren Sekret die Geschmacksknospen umspült und die aufgenommenen Geschmacksstoffe wieder auswäscht.

Durch die Geschmackszellen werden die **Geschmacksqualitäten** *süß, sauer, salzig* und *bitter* wahrgenommen .Die Nahrungsstoffe lösen üblicherweise Mischempfindungen aus. Man nimmt an, daß es für die 4 verschiedenen Geschmacksqualitäten auch vier verschiedene Rezeptortypen gibt, die unterschiedlich verteilt sind (s. Abb. 178).

Die Bedeutung des Geschmackssinns liegt in der Kontrolle der Nahrung. Durch ihn werden aber auch Reflexe ausgelöst (Speichel- und Magensaftsekretion, Brechreiz).

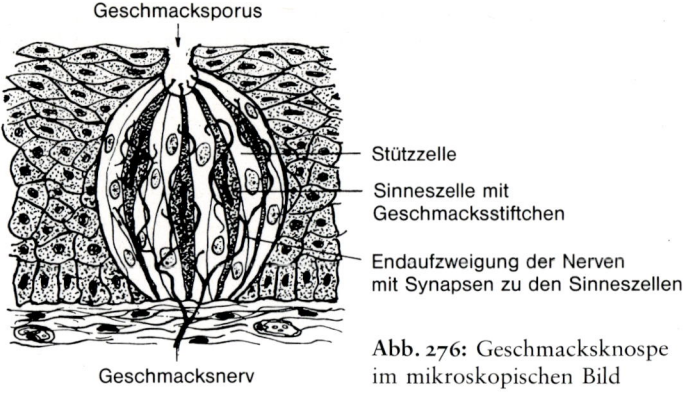

Geschmacksporus

Stützzelle

Sinneszelle mit
Geschmacksstiftchen

Endaufzweigung der Nerven
mit Synapsen zu den Sinneszellen

Geschmacksnerv

Abb. 276: Geschmacksknospe
im mikroskopischen Bild

Der Geruchssinn

Das Geruchsorgan liegt als **Riechfeld** *(Regio olfactoria)* im Bereich der oberen Nasenmuschel und dem benachbarten Abschnitt der Nasenscheidewand zu Beginn des Atemweges (Abb. 277).

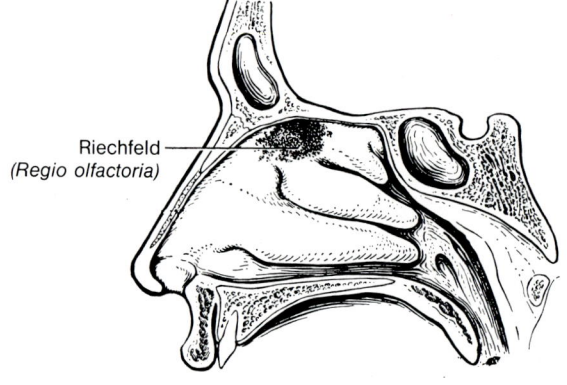

Riechfeld
(Regio olfactoria)

Abb. 277: Seitliche Nasenwand
mit Riechfeld

Durch die Sinneszellen des jederseits etwa 250 mm² großen Riechfeldes wird die Qualität der Luft kontrolliert. Makroskopisch unterscheidet sich das Riechfeld durch seine gelblich-braune Farbe von dem rötlich aussehenden Flimmerepithel der übrigen Nasenschleimhaut. Mikroskopisch sieht man *Sinnes-, Stütz-* und *Basalzellen*, durch die das Riechepithel aufgebaut wird (Abb. 278). Die spindelförmigen Sinneszellen sind an ihrem freien Ende kolbenförmig aufgetrieben und tragen dort die Riechhärchen, die in einer das Riechepithel bedeckenden Flüssigkeitsschicht liegen. Riechzellen sind unipolare Ganglienzellen und gleichzeitig das 1. Neuron der Riechbahn. Ihre Basis geht in einen Neurit über, der zum *Riechkolben (Bulbus olfactorius)* zieht. Die Stützzellen liegen zwischen den Sinneszellen. Drüsen liefern die Flüssigkeitsschicht des Riechepithels, in der die gasförmigen Moleküle gelöst werden, welche die Riechhärchen reizen.

Streng umschriebene **Geruchsqualitäten** gibt es im Gegensatz zu den Geschmacksqualitäten nicht. Die Geruchsempfindungen werden deshalb zu **Duftklassen** zusammengefaßt. So unterscheidet man u. a. blumige, faulige oder stechende Gerüche.

Die Aufgabe des Geruchssinnes besteht darin, vor verdorbenen Speisen und verunreinigter Luft zu warnen und außerdem die Speichel- und Magensaftsekretion reflektorisch auszulösen.

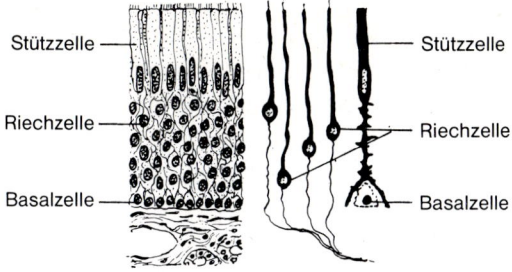

Stützzelle

Riechzelle

Basalzelle

Stützzelle

Riechzelle

Basalzelle

Abb. 278: Links mikroskopisches Bild des Riechfeldes. Rechts schematische Darstellung der Zellen des Riechfeldes

Der Gesichtssinn

Im Auge werden die Gegenstände der Umgebung auf der Netzhaut abgebildet. Dabei gehören die Hornhaut und Linse zu den bildentwerfenden Teilen des Auges. Die Netzhaut ist dagegen der bildaufnehmende Teil. In den Sinneszellen der Netzhaut entstehen durch den physikalischen Reiz der elektromagnetischen Wellen des Lichtes durch photochemische Vorgänge Erregungen, die zu dem Sehzentrum im Hinterhauptlappen des Großhirns weitergeleitet werden.

Anatomischer Aufbau des Auges

Der **Augapfel** (*Bulbus*[1] *oculi*[2]) ist annähernd kugelförmig gebaut. Er liegt im vorderen Teil der knöchernen Augenhöhle und wird dort bis auf seinen vorderen Abschnitt von Fettgewebe umgeben, das sein Lager bildet. Der Stiel des Augapfels ist der **Sehnerv** (*2. Hirnnerv*), der von der Unterseite des Gehirns aus als rundlicher Strang durch den knöchernen Sehnervenkanal in die Augenhöhle zieht.

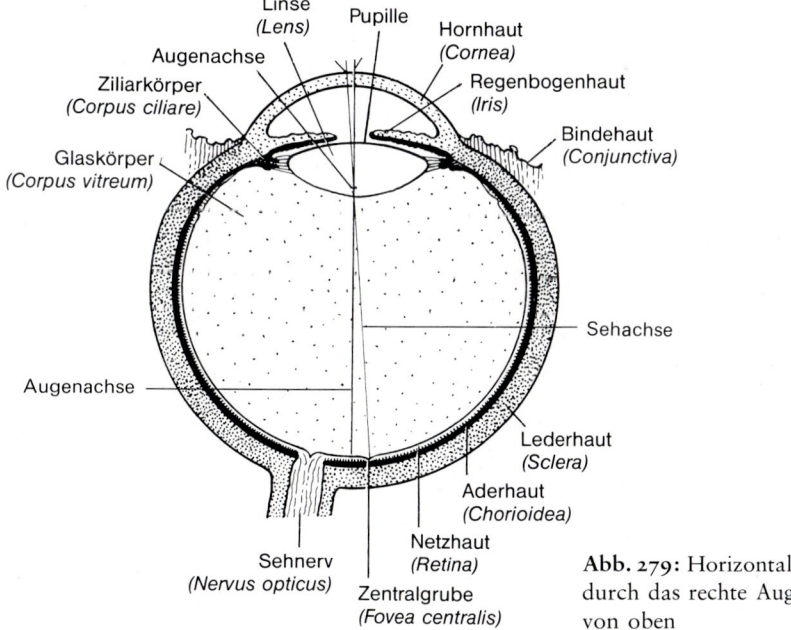

Linse
(Lens)

Pupille

Hornhaut
(Cornea)

Augenachse

Ziliarkörper
(Corpus ciliare)

Regenbogenhaut
(Iris)

Bindehaut
(Conjunctiva)

Glaskörper
(Corpus vitreum)

Sehachse

Augenachse

Lederhaut
(Sclera)

Aderhaut
(Chorioidea)

Sehnerv
(Nervus opticus)

Zentralgrube
(Fovea centralis)

Netzhaut
(Retina)

Abb. 279: Horizontalschnitt durch das rechte Auge von oben

[1] Bulbus (lat.): Zwiebel
[2] Oculus (lat.): Auge

Entwicklungsgeschichtlich ist die Netzhaut eine Vorstülpung des Gehirns. Daher ist der Sehnerv auch kein peripherer Nerv, sondern eine **Hirnbahn**. Er besteht aus markhaltigen Nervenfasern *(Neuriten)* und Gliagewebe. Seine Nervenfasern leiten die Erregungen der Sinneszellen zu den Zentralen im Gehirn. Als Bestandteil des Gehirns wird der Sehnerv von den 3 Hirnhäuten *(Dura mater, Pia mater, Arachnoidea)* umgeben.

Die Wand des Augapfels besteht aus der *äußeren, mittleren* und *inneren Augenhaut* (s. Abb. 279). Der Inhalt des Augapfels besteht aus den drei hintereinanderliegenden lichtdurchlässigen Medien, dem *Kammerwasser,* der *Linse* und dem *Glaskörper.*

Die äußere Augenhaut

Die äußere Augenhaut besteht aus der derben, undurchsichtigen weißen **Lederhaut** *(Sclera[2])* und der durchsichtigen *Hornhaut (Cornea[3])*. Die Lederhaut besteht überwiegend aus kollagenen Bindegewebsfasern, die als feste Kapsel die gleichbleibende Form des Augapfels erhalten. In ihrem vorderen Abschnitt wird die Lederhaut von der **Bindehaut** *(Conjunctiva[4])* überzogen. Sie geht dann vorne in die durchsichtige, glasklare Hornhaut über, die selbst nicht von der Bindehaut bedeckt wird. Die **Hornhaut** ist wie ein Uhrglas in die Lederhaut eingelassen. Sie ist ebenfalls von derber Konsistenz.

Die Hornhaut besteht aus kollagenen Fasern, die in Form von Bindegewebslamellen angeordnet sind und durch eine dazwischenliegende Kittsubstanz zusammengehalten werden. Zwischen den Bindegewebslamellen bestehen spaltförmige Lücken, die von einer klaren Flüssigkeit ausgefüllt sind. Vorne und hinten wird die Hornhaut von einem Epithel überzogen. Das vordere Hornhautepithel besteht aus einem mehrschichtigen, nicht verhornenden Plattenepithel, das hintere Hornhautepithel dagegen nur aus einer einfachen Schicht platter Zellen. In der Grenzschicht zwischen Hornhaut und Lederhaut liegt ein venöses Ringgefäß, das als *Schlemm[5]-Kanal*

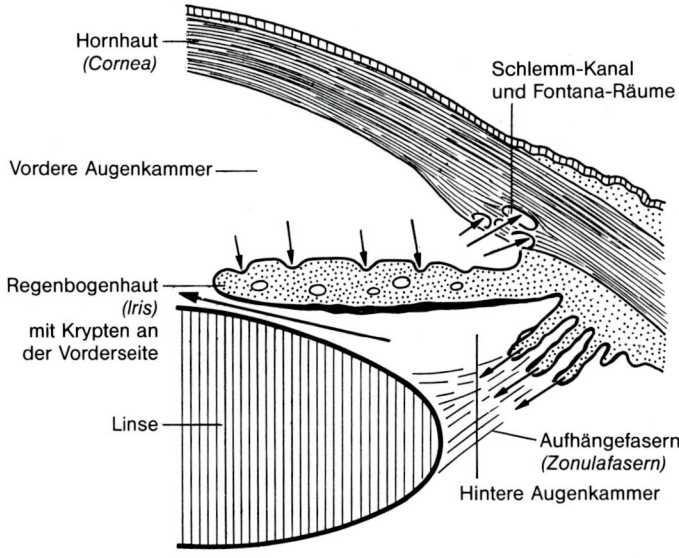

Abb. 280: Vordere und hintere Augenkammer mit dem Schema der Bewegung des Kammerwassers aus der hinteren Augenkammer durch die Pupille in die vordere Augenkammer. Das Kammerwasser verläßt das Auge vor allem durch den Schlemm-Kanal und die Vorderseite der Iris (Pfeile)

---

[2] Sclera (skleros (gr.): hart): die feste Hülle des Augapfels
[3] Cornea (corneus (lat.): hörnern): Hornhaut
[4] Conjunctiva (conjungere (lat.): verbinden): Bindehaut des Auges
[5] Schlemm, Friedrich (1795–1858), Anatom, Berlin

bezeichnet wird (s. Abb. 280). Es steht mit den Venen des Augapfels in Verbindung und ermöglicht den Abfluß des Kammerwassers. Die Hornhaut ist gefäßfrei, aber reich an sensiblen Nerven. Ihre Ernährung erfolgt durch das Kammerwasser, die Tränenflüssigkeit und Kapillaren am Hornhautrand.

Die mittlere Augenhaut

An der mittleren Augenhaut werden drei Abschnitte unterschieden. Dies sind:
1. Die **Aderhaut** *(Chorioidea)*
2. Der **Ziliarkörper** *(Corpus ciliare[1])*
3. Die **Regenbogenhaut** (Iris[2])

Die aus mehreren Schichten bestehende **Aderhaut** liegt der Lederhaut und der Netzhaut dicht an (s. Abb. 279). Sie enthält in ihrer äußersten Schicht Bindegewebe, das in Lamellen angeordnet ist. Zwischen diesen Bindegewebslamellen bestehen zahlreiche Lücken und Spalträume, die von Endothel ausgekleidet werden und Lymphe enthalten. In der darauf folgenden Gefäßschicht *(Lamina vasculosa[3])* verzweigen sich die Aderhautgefäße, die vor allem die angrenzenden Schichten ernähren. Die Aderhaut enthält aber auch zahlreiche **Pigmentzellen,** die den braunschwarzen Farbstoff **Melanin** enthalten und dadurch der Aderhaut die dunkle Farbe geben.

In ihrem vorderen Abschnitt bildet die mittlere Augenhaut den **Ziliarkörper.** An ihm sieht man Blutgefäße enthaltende Leisten, die in Richtung zur Iris hin in Fortsätze übergehen *(Processus ciliares).* In diesen Fortsätzen wird das **Kammerwasser** gebildet, das aus den Gefäßen austritt und in die hintere Augenkammer gelangt. In dem Ziliarkörper liegt der *Ziliarmuskel (M. ciliaris),* der den Krümmungsgrad der Linse reguliert *(Akkommodation[4]).* Dieser Muskel besteht aus glatten Muskelfasern.

An den Ziliarkörper schließt sich nach vorne die **Regenbogenhaut** *(Iris)* an. Sie liegt zwischen Hornhaut und Linse und teilt so den zwischen diesen beiden Augenteilen liegenden Raum in die größere vordere und kleinere hintere Augenkammer (s. Abb. 280).

Der freie Rand der Regenbogenhaut (Iris) umschließt das Sehloch, die **Pupille**[5], deren Weite durch glatte Muskelfasern in der Iris geändert werden kann. Die gefäßreiche Iris besteht überwiegend aus einer Schicht zarten Bindegewebes *(Irisstroma),* deren Rückseite von einer schwarz gefärbten *Pigmentschicht* überzogen ist. Je mehr Pigment das Stroma selbst enthält, um so dunkler ist die Augenfarbe. Bei blauer Augenfarbe enthält das Irisstroma nur wenig Pigmentzellen. Fehlen alle Pigmentzellen, so erscheint die Iris rot (Albino), da dann die blutgefüllten Kapillargefäße durchscheinen.

Die Regenbogenhaut *(Iris)* enthält zwei glatte Muskeln, durch welche die Pupille reflektorisch verengt und erweitert wird. Der **Schließmuskel der Pupille** *(M. sphincter pupillae)* ist ein ringförmig angeordneter Muskel. Der **Erweiterer der Pupille** *(M. dilatator[6] pupillae)* verläuft dagegen radiär. Die Innervation des *Schließmuskels der Pupille* erfolgt durch den Parasympathikus, die des *Erweiterers der Pupille* durch den Sympathikus. Je stärker der Lichteinfall ist, umso enger wird die Pupille. Die Regenbogenhaut (Iris) wirkt somit wie die Blende eines Photoapparates.

Im Bereich der Übergangsstelle von Lederhaut und Iris befinden sich in der Wand der Lederhaut spaltförmige Räume (Fontana[7]-Räume), über die das Kammerwasser in den *Schlemm-*

---

[1] Corpus ciliare (corpus (lat.): Körper; cilium (lat.): Wimper): Ziliarkörper des Auges
[2] Iris (iris (gr.): Regenbogen): Regenbogenhaut des Auges
[3] Lamina vasculosa (lamina (lat.): Blatt; vasculosus (lat.): gefäßreich)
[4] Akkommodation (accommodare (lat.): anpassen)
[5] Pupilla (lat.): Pupille, Sehloch
[6] M. dilatator pupillae (dilatator (lat.): Erweiterer)
[7] Fontana, Felice (1730–1805), Anatom, Bologna

Kanal abfließt. Das aus den Fortsätzen des Ziliarkörpers kommende **Kammerwasser** füllt die vordere und hintere Augenkammer. Das Kammerwasser befindet sich in ständiger Bewegung, da es kontinuierlich durch die spaltförmigen Räume im Kammerwinkel der vorderen Augenkammer in den *Schlemm-Kanal* und von dort in kleine Venen fließt und daher nachgebildet werden muß (s. Abb. 280). Es wird pro Tag mehrmals erneuert. Ist der Abfluß des Kammerwassers behindert, so steigt der Augeninnendruck an (**Glaukom**[8] = *grüner Star*). Eine solche Abflußbehinderung ist die häufigste Ursache des Glaukoms.

Die innere Augenhaut

Die innere Augenhaut besteht aus dem außen liegenden Blatt der Pigmentschicht und dem innen liegenden Blatt der Netzhaut *(Retina[1])*.

Die **Pigmentschicht** liegt der Innenseite der mittleren Augenhaut auf. Sie besteht aus einem einschichtigen Epithel prismatischer Zellen, die reichlich **Melanin** enthalten. Diese Zellen ragen mit schmalen Forstätzen zwischen die Stäbchen- und Zapfensehzellen der Netzhaut. Bei Belichtung der Netzhaut strömt in diese Fortsätze Pigment ein. Im Dunkeln zieht sich das Pigment dann wieder in die Zellkörper zurück. Die Pigmentzellen schützen das Augeninnere vor störendem Lichteinfall. Außerdem dienen sie der Ernährung der Sinneszellen.

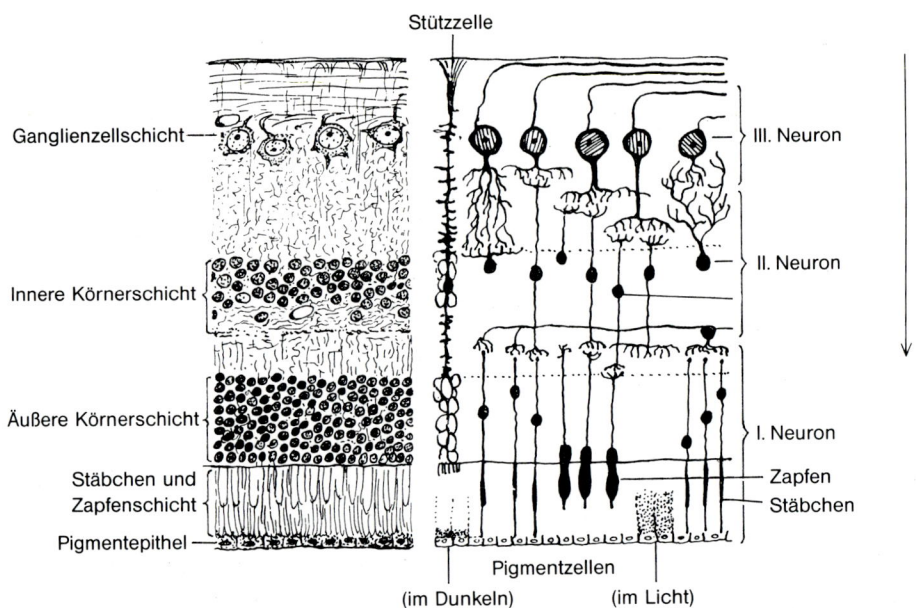

Abb. 281: Schnittbild durch die Netzhaut (links) und schematische Darstellung der drei Neurone der Sehbahn (rechts). Der Pfeil zeigt den Weg der Lichtstrahlen durch die Netzhaut an

Die **Netzhaut** *(Retina)* enthält in ihrem hinteren Teil *(Pars optica[2])* die lichtempfindlichen Rezeptoren. Dieser Teil ist im Dunkeln durch den Sehpurpur rot gefärbt, bei Belichtung wird er farblos. Der vordere Teil ist Licht gegenüber unempfindlich *(Pars caeca[3])*. Die Netzhaut wird

---

[8] Glaukom (glaukos (gr.): graublau)
[1] Retina (rete (lat.): Netz): Netzhaut
[2] Pars optica (pars (lat.): Teil; opticos (gr.): zum Sehen gehörend)
[3] Pars caeca (caecus (lat.): blind)

in ihrem lichtempfindlichen Teil aus 3 Zellschichten aufgebaut (s. Abb. 281). Dies sind die Schicht der Photorezeptoren *(Stratum neuroepitheliale)*, die Schicht bipolarer Ganglienzellen *(Stratum ganglionare retinae)* und die Schicht großer Ganglienzellen, deren Neurite den Sehnerven bilden *(Stratum ganglionare nervi optici)*.

Die Zellen in der Schicht der Photorezeptoren sind die lichtempfindlichen **Stäbchen** und **Zapfen**. Sie liegen direkt auf dem Pigmentepithel und bilden mit ihren Zellkernen die *äußere Körnerschicht*. Das Licht muß also erst die beiden anderen Schichten der Netzhaut durchdringen, bevor es auf die Stäbchen und Zapfen trifft. Die Zahl der Zapfen wird auf 3-4 Millionen, die der Stäbchen auf 75 Millionen geschätzt. Betrachtet man den Augenhintergrund durch einen Augenspiegel, so sieht man die Austrittstelle des Sehnerven *(Papille[4])* als weißen Fleck, in dessen Zentrum Äste der **Netzhautarterie** *(A. centralis retinae)* und **Netzhautvene** *(V. centralis retinae)* zu sehen sind. Im Bereich der Sehnervenaustrittsstelle *(Papille)* gibt es keine Rezeptoren; diese Stelle der Retina ist daher blind (**blinder Fleck**). Etwa 4 mm seitlich von der Papille liegt ein gelblich gefärbter Bezirk, der **gelbe Fleck** *(Macula lutea[5])*. Im Bereich des gelben Flecks ist die Retina verdünnt, wodurch die Zentralgrube *(Fovea centralis[6])* entsteht. Sie entspricht dem hinteren Augenpol und ist die Stelle des schärfsten Sehens. Im Gebiet des gelben Flecks liegen ausschließlich Zapfen, die lediglich von einer dünnen Schicht von Nervenfasern der bipolaren Nervenzellen bedeckt werden. Das einfallende Licht kann daher direkt auf die Zapfen treffen. In der Umgebung der Zentralgrube kommen auf einen Zapfen zwei Stäbchen. Die Zahl der Zapfen nimmt zur Peripherie der Netzhaut immer stärker ab. Dort gibt es überwiegend nur noch Stäbchen.

Die bipolaren Nervenzellen der zweiten Schicht der Netzhaut *(Stratum ganglionare retinae)* bilden als Schaltzellen mit dem einen ihrer Neuriten eine Synapse zu den Stäbchen oder Zapfen, mit ihrem anderen Neurit eine Synapse zu Ganglienzellen der dritten Schicht, die aus großen Neuronen besteht. Die Zellkerne der bipolaren Ganglienzellen bilden die *innere Körnerschicht*. In dieser Schicht liegen auch die Zellkerne der schmalen, faserartigen Stütz- oder Gliazellen der Retina *(Müller-Zellen)*.

In der dritten und obersten Netzhautschicht *(Stratum ganglionare nervi optici)* liegen die Ganglienzellen des Sehnerven. Ihre Neuriten haben erst dann eine Markscheide, wenn sie durch die Lederhaut hindurchgetreten sind.

Die Linse

Die kreisrunde Linse *(Lens[1])* ist der wichtigste Bestandteil des lichtbrechenden Apparates des Auges. Sie wird hinter der Iris durch einen Kranz von Aufhängefasern *(Zonulafasern)* am Ziliarkörper befestigt (s. Abb. 280). Ihre Vorderseite ist schwächer gekrümmt als die Rückseite (s. Abb. 279). Die Linse ist ein elastischer Körper, der seine Brechkraft durch stärkere Krümmung erhöhen kann.

Man unterscheidet an ihr eine *Rindenschicht* und einen *Linsenkern*, die ohne scharfe Grenze ineinander übergehen. Der Linsenkern kann sich eintrüben, es besteht dann ein grauer Star *(Katarakt[2])*. Die Linse wird außen von der elastischen *Linsenkapsel* umgeben, in die ihre Aufhängefasern einstrahlen. Unter der Linsenkapsel liegt an der Vorderseite der Linse das einreihige, kubische Linsenepithel. Aus dem Linsenepithel der Hinterwand entstehen während der

---

[4] Papille (papilla (lat.): warzenartige Erhebung)
[5] Macula lutea (macula (lat.): Fleck; luteus (lat.): gelb): der gelbe Fleck
[6] Fovea centralis (fovea (lat.): Grube; centralis (lat.): am Mittelpunkt liegend)
[1] Lens (lat.): Linse
[2] Katarakt (katarrhaktes (gr.): herabstürzend)

Entwicklung des Auges die *Linsenfasern*, die lamellenförmig aneinander liegen. Es sind bandförmige Zellen, die im Bereich des Linsenkerns kernlos sind. Die Linse ist frei von Nerven und Gefäßen.

Der Glaskörper

Der Glaskörper *(Corpus vitreum*[3]*)* füllt den Raum zwischen Linse und Netzhaut im Augapfel aus (s. Abb. 279). Seine gallertartige, glasklare Substanz besteht zu 98 bis 99 % aus Wasser. Sie ist so flüssig, daß sie bei Verletzungen abfließt. Die Aufgabe des Glaskörpers besteht vor allem darin, dem Augapfel eine bestimmte Spannung zu geben und dadurch dessen Wandschichten glatt zu halten.

Die Augenmuskeln

Die Augäpfel werden durch sechs quergestreifte Augenmuskeln nach allen Richtungen bewegt (Abb. 282). Vier dieser Augenmuskeln verlaufen gerade, zwei schräg. Die vier geraden Augenmuskeln entspringen von einem Sehnenring in der Umgebung des Sehnervenkanals. Es sind dies:

1. Der **obere gerade Augenmuskel** *(M. rectus bulbi superior)*
2. Der **untere gerade Augenmuskel** *(M. rectus bulbi inferior)*
3. Der **innere gerade Augenmuskel** *(M. rectus bulbi medialis)*
4. Der **äußere gerade Augenmuskel** *(M. rectus bulbi lateralis)*

Diese vier Muskeln bilden zusammen einen Muskelkegel, dessen Spitze im Bereich des Sehnervenkanals und dessen Basis im vorderen Abschnitt des Augapfels liegt.

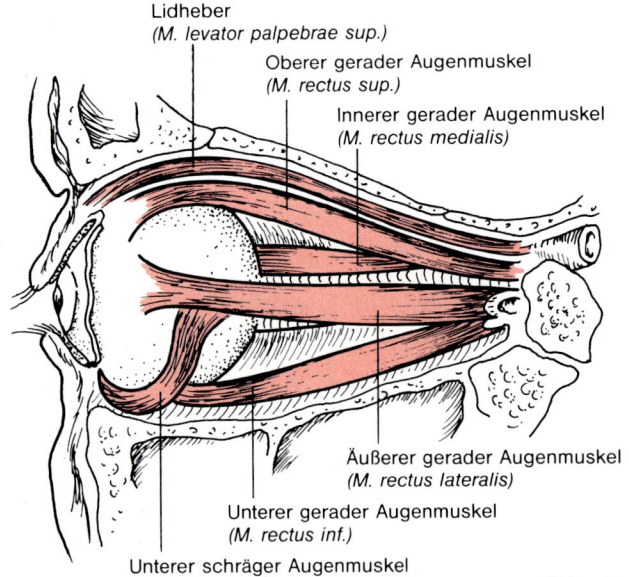

Lidheber
(M. levator palpebrae sup.)

Oberer gerader Augenmuskel
(M. rectus sup.)

Innerer gerader Augenmuskel
(M. rectus medialis)

Äußerer gerader Augenmuskel
(M. rectus lateralis)

Unterer gerader Augenmuskel
(M. rectus inf.)

Unterer schräger Augenmuskel
(M. obliquus inf.)

Abb. 282: Die Augensmuskeln

---

[3] Corpus vitreum (vitreus (lat.): gläsern): Glaskörper

Der **obere schräge Augenmuskel** *(M. obliquus bulbi superior)* entspringt wie die vier geraden Augenmuskeln an der Spitze der Augenhöhle, jedoch weiter nach innen. Seine Sehne wird durch eine besondere Einrichtung *(Trochlea[4])* so abgelenkt, daß sie in einem spitzen Winkel wieder rückwärts zum Augapfel zieht, wo sie dann an der seitlichen hinteren Bulbushälfte ansetzt.

Der **untere schräge Augenmuskel** *(M. obliquus bulbi inferior)* entspringt vom vorderen Boden der Augenhöhle und setzt nach schräg aufsteigendem Verlauf an der äußeren hinteren Bulbushälfte an. Die Funktion der Augenmuskeln ist in der Tabelle 39 aufgeführt.

Tab. 39: Wirkung der Augenmuskeln

Muskel	Wirkung
Innerer gerader Augenmuskel (M. rectus bulbi medialis)	reine Adduktion
Äußerer gerader Augenmuskel (M. rectus bulbi lateralis)	reine Abduktion
Oberer gerader Augenmuskel (M. rectus bulbi superior)	Hebung, Adduktion und Drehung der oberen Bulbushälfte nach innen
Unterer gerader Augenmuskel (M. rectus bulbi inferior)	Senkung, Adduktion und Drehung der oberen Bulbushälfte nach außen
Oberer schräger Augenmuskel (M. obliquus bulbi superior)	Abduktion, Senkung und Drehung der oberen Bulbushälfte nach innen
Unterer schräger Augenmuskel (M. obliquus bulbi inferior)	Abduktion, Hebung und Drehung der oberen Bulbushälfte nach außen

Der **äußere gerade Augenmuskel** *(M. rectus bulbi lateralis)* wird vom **N. abducens** *(VI. Hirnnerv)* und der **schräge obere Augenmuskel** *(M. obliquus bulbi superior)* vom **N. trochlearis** (IV. Hirnnerv) versorgt. Der **N. oculomotorius** *(III. Hirnnerv)* versorgt die übrigen vier Augenmuskeln. Bei den Augenbewegungen wirkt das Fettpolster der Augenhöhle wie die Gleitfläche einer Gelenkpfanne.

Die Hilfsorgane des Auges

Die Hilfsorgane des Auges schützen vor allem die Hornhaut. Zu ihnen werden die Augenlider, die Bindehaut und der Tränenapparat gerechnet.

Die Augenlider

Die Augenlider *(Palpebra[1])* bedecken den aus dem Fettgewebe der Augenhöhle vorne hervorragenden Augapfel und begrenzen als *Ober-* und *Unterlid* die Lidspalte (s. Abb. 282). Die Augenlider sind bewegliche Weichteilfalten, die durch eine Bindegewebsplatte versteift werden. Im Bereich des freien Lidrandes geht die äußere Hautfläche der Augenlider in die innere Schleimhautfläche (Bindehaut) über. Ihr Lidrand trägt die *Augenwimpern*. In die Haarbälge der Augenwimpern münden Drüsen, die sich in Form eines Gerstenkorns *(Hordeolum[2])* entzünden können. Die Augenlider enthalten den Ringmuskel des Auges *(M. orbicularis oculi)*, durch den die Lidspalte geschlossen wird.

---

[4] Trochlea (lat.): Rolle
[1] Palpebra (lat.): Augenlid
[2] Hordeolum (hordeum (lat.): Gerste): Gerstenkorn

Die Bindehaut

Die Innenseite der Augenlider wird durch die **Augenbindehaut** *(Conjunctiva)* bedeckt, die im Bereich des oberen und unteren Bindehautgewölbes auf die Vorderseite des Augapfels übergeht und von dort mit ihrem mehrschichtigen, nicht verhornenden Plattenepithel bis zum Rand der Hornhaut zieht. Sie verbindet die Augenlider mit dem Augapfel. Sie wird reichlich mit sensiblen Nerven versorgt und ist daher sehr schmerzempfindlich.

Der Tränenapparat

Der Tränenapparat besteht aus der Tränendrüse und den ableitenden Tränenwegen (Abb. 283).

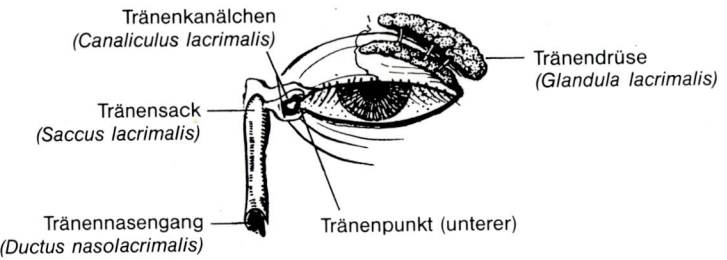

Tränenkanälchen
(Canaliculus lacrimalis)

Tränendrüse
(Glandula lacrimalis)

Tränensack
(Saccus lacrimalis)

Tränennasengang
(Ductus nasolacrimalis)

Tränenpunkt (unterer)

Abb. 283: Halbschematische Darstellung der Tränenorgane

Die seröse **Tränendrüse** *(Glandula lacrimalis[3])* liegt oberhalb des äußeren Augenwinkels im vorderen Abschnitt der Augenhöhle. Von ihr wird die **Tränenflüssigkeit** gebildet. Die Ausführungsgänge der Tränendrüse münden im oberen Gewölbe des Bindehautsackes *(obere Umschlagfalte)*. Von dort aus wird die Tränenflüssigkeit durch den Lidschlag über die Hornhaut hinweg zum inneren Augenwinkel gewischt. Dort gelangt sie im Tränensee über den oberen und unteren Tränenpunkt in das obere und untere **Tränenkanälchen** *(Canaliculus lacrimalis)*, die in den **Tränensack** *(Saccus[4] lacrimalis)* münden. Von dort aus fließt die Tränenflüssigkeit durch den **Tränen-Nasen-Gang** *(Ductus nasolacrimalis)*. Dieser Gang mündet unter der unteren Nasenmuschel in der Nasenhöhle. Die kochsalzreiche, eiweißarme Tränenflüssigkeit reinigt, ernährt und befeuchtet die Hornhaut, die dadurch gleichzeitig vor Austrocknung geschützt wird. Durch psychische Erregung oder auch durch Fremdkörperreizung der Bindehaut wird vermehrt Tränenflüssigkeit gebildet, die dann als Tränen über die Wangen rinnen, da sie nicht vollständig durch die Tränenwege aufgenommen werden kann.

Funktion der bildentwerfenden Augenabschnitte

Die bildentwerfenden Augenabschnitte *(dioptischer[1] Apparat)* erzeugen auf der Netzhaut ein umgekehrtes und verkleinertes Bild der betrachteten Gegenstände (s. Abb. 284), das durch die Brechung der Lichtstrahlen an den gekrümmten Flächen des Auges erzeugt wird, die Medien von unterschiedlicher Dichte voneinander trennen (z.B. Luft und Hornhaut). Im Bereich der vorderen Augenabschnitte befinden sich mehrere solcher Flächen, die diese lichtbrechende

---

[3] Glandula lacrimalis (lacrima (lat.): Träne): Tränendrüse
[4] Saccus (lat.): Sack
[1] dioptisch (diopter (gr.): Späher, Kundschafter)

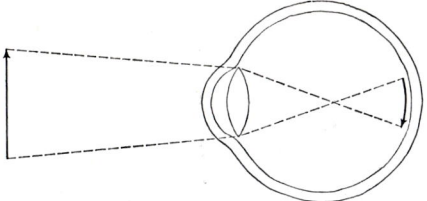

Abb. 284: Schema des Strahlenganges im Auge. Auf der Netzhaut wird ein umgekehrtes, verkleinertes Bild entworfen

Wirkung haben *(Hornhaut, Kammerwasser, Linse* und *Glaskörper).* Somit erfolgt die Abbildung eines Gegenstandes auf der Netzhaut durch ein zusammengesetztes optisches System, dessen Brennweite 17 mm beträgt. Die **Brechkraft** von optischen Systemen wird in **Dioptrien** angegeben (Brechkraft (dpt) = $\dfrac{1}{\text{Brennweite (m)}}$). Die Brechkraft des menschlichen Auges beträgt somit 59 dpt. Zu dieser Gesamtbrechkraft trägt allein die Hornhaut 43 dpt bei. Dies ist auf die starke Hornhautkrümmung und die unterschiedlichen Brechungseigenschaften der Luft und der Hornhaut zurückzuführen. Die Brechkraft der Linse beträgt in Ruhestellung 14,5 bis 15 dpt. Dagegen kann die Brechkraft des Kammerwassers und Glaskörpers vernachlässigt werden.

Akkommodation

Durch Formveränderung der Linse ändert sich die Brechkraft des optischen Apparates. Dadurch können unterschiedlich weit entfernte Gegenstände auf der Netzhaut scharf abgebildet werden. Dieser Vorgang wird Akkommodation *(Anpassung)* genannt. Man unterscheidet eine Fern- und Nahakkommodation.

Bei der **Fernakkommodation** ist der ringförmige Ziliarmuskel nicht kontrahiert und die Aufhängefasern der Linse sind daher gespannt *(Akkommodationsruhe).* Diese Spannung wird von den Aufhängefasern auf die Linsenkapsel übertragen, wodurch die elastische Linse flacher wird (Abb. 285 a).

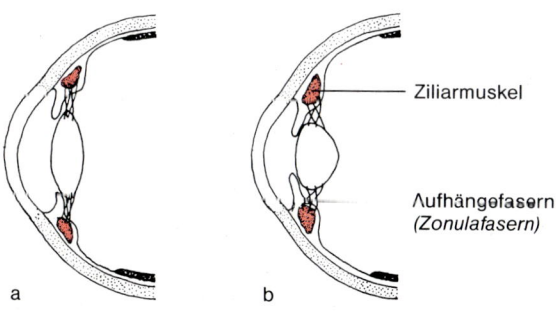

Ziliarmuskel

Aufhängefasern
(Zonulafasern)

a   b

Abb. 285: Akkommodationsvorgang. A Akkomodationsruhe (Fernakkommodation). Der Ziliarmuskel ist erschlafft, die Aufhangefasern sind gespannt. B Nahakkommodation. Der Ziliarmuskel ist kontrahiert, die Aufhängefasern sind entspannt und die Linsenkrümmung nimmt zu

Bei der **Nahakkommodation** zieht sich der Ziliarmuskel zusammen, sobald Gegenstände betrachtet werden, die weniger als 5 m entfernt sind. Durch Kontraktion des Ziliarmuskels wird die Spannung der Aufhängefasern der Linse aufgehoben, und die Linse nimmt dann aufgrund ihrer Elastizität eine stärker gekrümmte Form an, was ihre Brechkraft erhöht (s. Abb. 285 b). Durch den Akkommodationsvorgang kann die Brechkraft der Linse bei Jugendlichen um 10 dpt zunehmen. Mit zunehmendem Alter läßt die **Akkommodationsbreite** nach. Der auslösende Reiz für die Akkommodation ist ein unscharfes Bild auf der Netzhaut.

Funktion der Netzhaut

Die Lichtreize, elektromagnetische Wellen mit einer Wellenlänge von 400-700 millionstel Millimeter, werden in der Netzhaut von den Stäbchen und Zapfen aufgenommen. Die **Licht-wellen** liegen zwischen dem noch unsichtbaren Ultraviolett und den nicht mehr sichtbaren Infrarotstrahlen. Das Farbspektrum reicht von violett (kleinste Wellenlänge) über indigo, blau, grün, gelb, orange bis rot (größte Wellenlänge).

Der reizaufnehmende Abschnitt der Photorezeptoren ist ihr Außenglied, in das die **Sehfarb-stoffe** eingelagert sind. Diese Sehfarbstoffe *(Photopigmente)* sind lichtempfindliche Verbindungen, die bei der Absorption von Licht ihren chemischen Aufbau ändern und dadurch Nervenimpulse vermitteln. Der lichtempfindliche Sehfarbstoff der *Stäbchen* ist der **Sehpurpur** *(Rhodopsin*[1]*)*. Zerfällt er, so löst er in den betreffenden Stäbchen ein **Rezeptorpotential** aus. Anschließend wird er unter Mitwirkung der Pigmentzellen der Netzhaut wieder aufgebaut. Über die Sehfarbstoffe der *Zapfen* ist dagegen bisher wenig bekannt.

Hell-Dunkel-Sehen und Farbsehen

Die *Stäbchen* ermöglichen das **Dämmerungssehen.** Durch das Dämmerungssehen werden nur *Helligkeitsunterschiede* vermittelt, die Unterscheidung von Farben ist dagegen nicht möglich. Das **Tageslichtsehen** wird durch die *Zapfen* vermittelt. Mit ihnen werden Farbunterschiede erkannt. Da der gelbe Fleck *(Macula lutea)* nur Zapfen enthält, besteht beim Tageslichtsehen eine große *Sehschärfe* und *Kontrastempfindlichkeit.*

Die **Farbenwahrnehmung** beruht auf dem Unterscheidungsvermögen der Zapfen gegenüber elektromagnetischen Wellen unterschiedlicher Wellenlänge. Dadurch können etwa 300 verschiedene Farbtöne unterschieden werden. Neben der Wellenlänge des Lichts wird der Farbeindruck aber auch durch die Beimischung von Graustufen zwischen Weiß und Schwarz bestimmt *(unbunte Reize).* So entsteht der Farbeindruck Braun durch die Beimischung von Schwarz zur Spektralfarbe rot. Wird dem Rot dagegen Weiß beigemischt, so entsteht der Farbeindruck Rosa.

Theorie des Farbsehens

Die Dreifarbentheorie von *Young* und *Helmholtz*[1] nimmt drei verschiedene Zapfentypen für die **Primärfarben** Blau, Grün und Rot an. Jeder dieser drei Zapfentypen ist nach dieser Theorie gegenüber Licht einer bestimmten Wellenlänge besonders empfindlich. Das Unterscheidungsvermögen für die verschiedenen Farbtöne kommt dann dadurch zustande, daß die Zapfentypen bei farbiger Belichtung unterschiedlich stark aktiviert werden. Für diese Theorie spricht, daß drei Primärfarben für die Erzeugung sämtlicher Farbtöne ausreichen *(Farbfernsehen)* und bisher auch nur drei photoempfindliche Sehfarbstoffe in der Netzhaut nachgewiesen werden konnten.

Die **Farbtüchtigkeit** *(Farbsehen)* wird mit Farbsehprüftafeln oder Farbmischgeräten geprüft. Dabei werden bei fast 10% der Bevölkerung Störungen des Farbsehens gefunden, die über das X-Chromosom rezessiv vererbt werden. Völlige *Farbenblindheit* ist dagegen selten (0,01% der Bevölkerung).

---

[1] Rhodopsin (rhodeos (gr.): rosenfarbig; opsis (gr.): Sehen)
[1] Helmholz, Hermann Ludwig Ferdinand (1821–1894), Arzt, Pathologe, Physiologe, Physiker, Königsberg, Heidelberg, Berlin

Gesichtsfeld und zentrale Sehbahn

Die Umgebung, die von einem unbewegten Auge wahrgenommen werden kann, wenn ein zentraler Punkt fixiert wird, nennt man **Gesichtsfeld** (s. Abb. 286). Dieses Gesichtsfeld wird durch die Ausdehnung der Netzhaut und die äußere Begrenzung der Augenhöhle (Augenhöhlenrand und Nase) bestimmt. Ausfälle im Gesichtsfeld werden *Skotome*[1] genannt und kommen durch Schäden der Netzhaut oder der Sehbahn zustande. Ein Skotom kann der erste Hinweis auf einen Hirntumor sein. Fixiert man gleichzeitig mit beiden Augen, so überschneiden sich die Gesichtsfelder bis auf den seitlich (temporal) gelegenen Teil. Das physiologische Skotom der Netzhaut ist die Austrittsstelle des Sehnerven, der *blinde Fleck*. Er wird jedoch beim beidäugigen Sehen nicht wahrgenommen, da sich die Gesichtsfelder des rechten und linken Auges überschneiden.

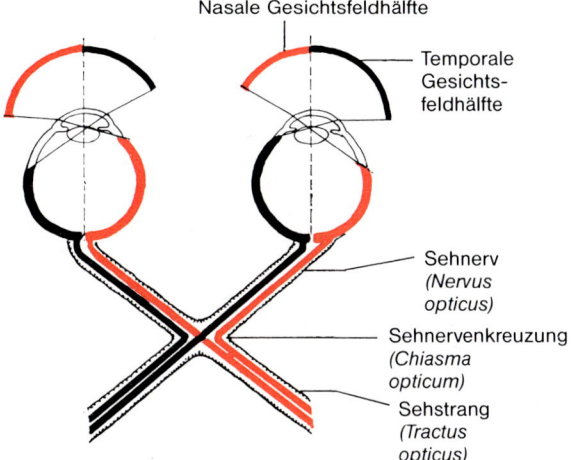

Nasale Gesichtsfeldhälfte

Temporale Gesichtsfeldhälfte

Sehnerv
(Nervus opticus)

Sehnervenkreuzung
(Chiasma opticum)

Sehstrang
(Tractus opticus)

Abb. 286: Schematische Darstellung des Faserverlaufes im vorderen Abschnitt der zentralen Sehbahn

Die Neuriten der großen Ganglienzellen in der Netzhaut lagern sich zum **Sehnerven** *(N. opticus)* zusammen, der eine Leitungsbahn des Gehirnes ist. Die beiden Sehnerven bilden dann am Boden des Zwischenhirnes die **Sehnervenkreuzung** *(Chiasma[2] opticum)*. In der Sehnervenkreuzung ziehen die von der inneren (nasalen) Netzhauthälfte kommenden Fasern auf die Gegenseite und bilden zusammen mit den ungekreuzt verlaufenden Fasern des anderen Auges, die aus der äußeren *(temporalen)* Netzhauthälfte kommen, die **Sehbahn** *(Tractus opticus)*. Der überwiegende Teil der Fasern der Sehbahn endet im seitlichen Kniehöcker *(Corpus geniculatum laterale)* des Thalamus, der die erste Schaltstelle der Sehbahn enthält. Dort wird die Erregung auf Neurone umgeschaltet, deren Neuriten als **Sehstrahlung** zur *primären Sehrinde* im Hinterhauptslappen ziehen. Von dieser primären Sehrinde aus gelangen dann die Neuriten zur **sekundären Sehrinde**, dem *optischen Erinnerungsfeld*, das in unmittelbarer Nähe der primären Sehrinde liegt. Die restlichen Fasern des Tractus opticus ziehen zu den oberen vier Hügeln des Mittelhirndaches. Sie bilden die zuführende Bahn für den **Pupillen-** und **Akkommodationsreflex** des Auges.

---

[1] Skotom (skotos (gr.): Dunkelheit)
[2] Chiasma opticum (chiasma (gr.): Kreuzung; opticus: zum Sehen gehörend)

Das Hör- und Gleichgewichtsorgan

Die Sinneszellen des Hör- und Gleichgewichtsorgans liegen zwar in der Felsenbeinpyramide in engster Nähe zusammen, doch haben sie völlig unterschiedliche Aufgaben. Das *Hörorgan* dient der Wahrnehmung **akustischer Reize,** das *Gleichgewichtsorgan* vermittelt dagegen **Gleichgewichts-** und **Raumsinnesempfindungen.**

Das Hörorgan

Anatomie des Hörorgans

Das Hörorgan wird üblicherweise als Ohr *(Auris[1])* bezeichnet. An ihm werden drei Abschnitte unterschieden. Dies sind das *äußere Ohr*, das *Mittelohr* und das *Innenohr* (Abb. 287).

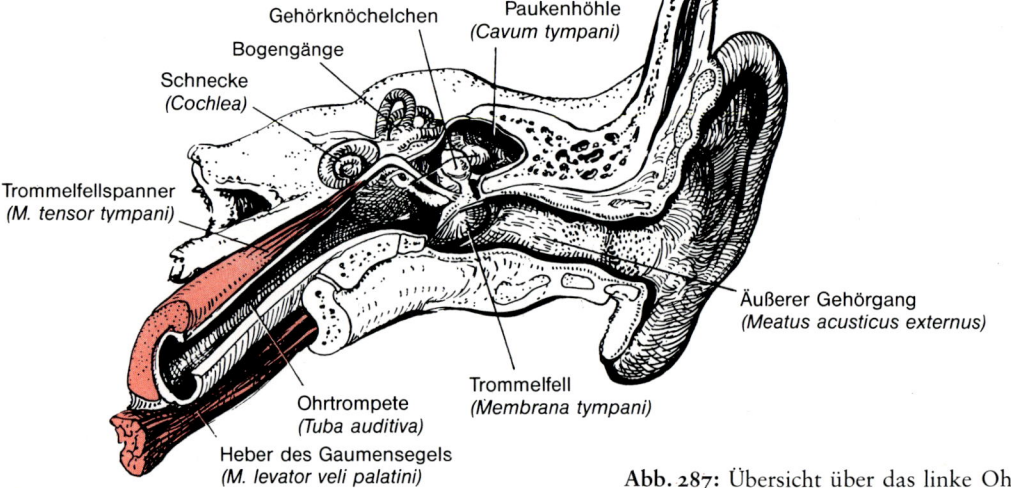

Abb. 287: Übersicht über das linke Ohr

Das äußere Ohr

Zum äußeren Ohr *(Auris externa)* gehören die Ohrmuschel, der äußere Gehörgang und das Trommelfell. Die **Ohrmuschel** *(Auricula[2])* besteht im wesentlichen aus Haut und Knorpel. Der Ohrmuschelknorpel entspricht weitgehend der Form der Ohrmuschel, reicht jedoch nicht bis in das Ohrläppchen hinein. Er geht in den Gehörgangsknorpel über.

Der etwa 3 cm lange **äußere Gehörgang** *(Meatus[3] acusticus externus)* besteht aus einem äußeren ringförmigen, knorpeligen Anteil, der die direkte Fortsetzung der Ohrmuschel ist und einem inneren knöchernen Teil. Sein Verlauf ist nicht gerade, sondern schwach gewinkelt. Will man daher das Trommelfell betrachten, so muß die Krümmung durch einen nach oben und

---

[1] Auris (lat.): Ohr
[2] Auricula (lat.): das kleine Ohr; Ohrmuschel
[3] Meatus acusticus (meatus (lat.): Gang)

hinten gerichteten Zug ausgeglichen werden. Der äußere Gehörgang wird von Haut ausgekleidet. In seinem knorpeligen Anteil liegen Drüsen, die einen Teil des **Ohrenschmalzes** *(Cerumen[4])* bilden. Neben dem Sekret dieser Drüsen enthält das Ohrenschmalz abgeschilferte Epithelzellen. Kräftige Haare am Eingang des Gehörgangs sollen das Eindringen von kleinen Fremdkörpern verhindern. Der äußere Gehörgang endet innen an dem Trommelfell. Das **Trommelfell** *(Membrana tympani[5])* ist eine 0,1 mm dicke Membran, die den äußeren Gehörgang von dem Mittelohr trennt. Es besteht aus straffem, fibrösem Bindegewebe, das außen von einer *Hautschicht*, innen von einer *Schleimhautschicht* überzogen wird. Die Hautschicht ist eine verdünnte Fortsetzung der Gehörgangshaut, die Schleimhautschicht eine Fortsetzung der Schleimhaut der Paukenhöhle.

Das Trommelfell ist schräg in die seitliche Wand der Paukenhöhle eingelassen. Es ist wie ein flacher Trichter geformt, dessen Spitze in den Mittelohrraum ragt. Hinter dem Trommelfell beginnt das Mittelohr.

Das Mittelohr

Das Mittelohr *(Auris media)* besteht aus der Paukenhöhle, in der die Gehörknöchelchen liegen, der Ohrtrompete, durch welche die Paukenhöhle mit dem Schlund verbunden wird und den Nebenhöhlen der Paukenhöhle (s. Abb. 287, 288).

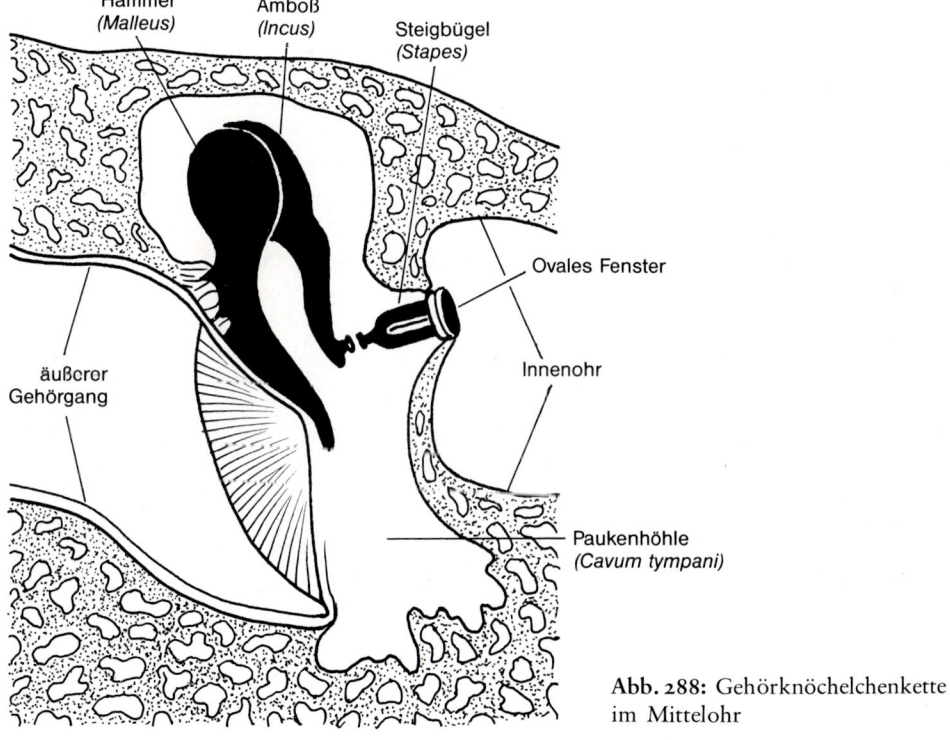

Abb. 288: Gehörknöchelchenkette im Mittelohr

---

[4] Cerumen (cera (lat.): Wachs): Ohrenschmalz
[5] Membrana tympani (membrana (lat.): Haut; tympanum (lat.): Trommel, Pauke)

Die Paukenhöhle

Die Paukenhöhle *(Cavum tympani[1])* ist ein spaltförmiger, lufgefüllter Raum. In ihre dem Trommelfell gegenüberliegende knöcherne Wand wölbt sich im mittleren Abschnitt die untere Windung der Schnecke hinein *(Promontorium[2])*. Diese Wand hat zwei Öffnungen zum Innenohr hin, die als rundes und ovales Fenster bezeichnet werden. Das **runde Fenster** liegt am vorderen Ende des Promontoriums, das **ovale Fenster** an dessen lateralem Rand. Das Dach der Paukenhöhle wird von der knöchernen Basis der mittleren Schädelgrube gebildet.

In den oberen Teil der vorderen Wand der Paukenhöhle mündet die **Ohrtrompete** *(Tuba auditiva[3])*, die das Mittelohr mit dem Rachenraum verbindet. Beim Schlucken wird die Ohrtrompete durch die Gaumensegelmuskulatur geöffnet. Dadurch wird jeweils ein **Druckausgleich** zwischen der Paukenhöhle und dem Rachenraum erreicht. Ohne diesen Druckausgleich kann das Trommelfell nicht normal schwingen, da es dann durch den entstehenden Unterdruck in die Paukenhöhle gezogen wird, was die Beweglichkeit des Trommelfells einschränkt. Dies kann man u. a. bei Erkältungen beobachten, wenn durch eine Entzündung im Nasen-Rachen-Raum die Ohrtrompete zuschwillt. Man hört dann schlechter.

Vom hinteren Teil der Paukenhöhle aus führt eine offene Verbindung zu dem Hohlraumsystem des Warzenfortsatzes *(Processus mastoideus)*. Diese Warzenfortsatzzellen können sich bei einer Mittelohrentzündung ebenfalls entzünden.

Die Verbindung zwischen Trommelfell und Innenohr erfolgt durch die in der Paukenhöhle liegende Gehörknöchelchenkette, die aus **Hammer** *(Malleus[4])*, **Amboß** *(Incus[5])* und **Steigbügel** *(Stapes[6])* besteht (s. Abb. 288). Der lange Griff des Hammers reicht bis in die Mitte des Trommelfells, mit dem er fest verwachsen ist. Zwischen dem Kopf des Hammers und dem Amboß besteht eine gelenkige Verbindung. Eine weitere gelenkige Verbindung befindet sich zwischen dem langen Schenkel des Amboß und dem Steigbügel. Der Steigbügel selbst liegt mit seiner Fußplatte in dem ovalen Fenster des Innenohres. Durch zwei dünne Muskeln in der Paukenhöhle wird die Gehörknöchelchenkette in ständiger Spannung gehalten. Der eine, **Trommelfellspanner** *(M. tensor tympani)* genannt, setzt am Hals des Hammers an (s. Abb. 287). Beim Anklingen von hohen Tönen kontrahiert er sich reflektorisch, wodurch das Trommelfell gespannt wird. Der andere Muskel ist der **Steigbügelmuskel** *(M. stapedius)*. Er zieht zum Köpfchen des Steigbügels und kippt die Steigbügelfußplatte im ovalen Fenster, wenn er sich zusammenzieht. Beide Muskeln dämpfen die Schwingungen des Trommelfells.

Das Innenohr

Während die Aufgabe des äußeren Ohres und Mittelohres lediglich in der Schalleitung besteht, enthält das Innenohr die **Sinnespithelien** für das Hör- und Gleichgewichtsorgan. Das Innenohr ist aus verschiedenen Hohlräumen aufgebaut, die in der Felsenbeinpyramide liegen. Wegen seines komplizierten Aufbaus wird es als **Labyrinth** bezeichnet. Man unterscheidet ein *knöchernes* und *häutiges Labyrinth* (s. Abb. 289, 290). Das häutige Labyrinth ist in das knöcherne Labyrinth eingelagert, in dem es in einer Flüssigkeit schwimmt, die als **Perilymphe[1]** bezeichnet wird.

---

[1] Cavum tympani (cavum (lat.): Hohlraum; Höhle
[2] Promontorium (lat.): Vorsprung
[3] Tuba auditiva (tuba (lat.): Tube, Trompete; auditivus (lat.): dem Hören dienend)
[4] Malleus (lat.): Hammer
[5] Incus (lat.): Amboß
[6] Stapes (lat.): Steigbügel
[1] Perilymphe (peri (gr.): um herum; lympha (lat.): klares Wasser)

Aber auch das häutige Labyrinth wird von einer Flüssigkeit ausgefüllt, die **Endolymphe**[2] genannt wird. Das Labyrinth enthält in der knöchernen Schnecke *(Cochlea[3])* das **Hörorgan** *(Corti[4]-Organ* oder *Ductus cochlearis)* und in den Hohlräumen des Vorhofsäckchens (Utriculus[5] *(Schläuchlein)* und Sacculus[6] *(Säcklein))* sowie den drei Bogengängen *(Ductus semicircularis)* das **Gleichgewichtsorgan.**

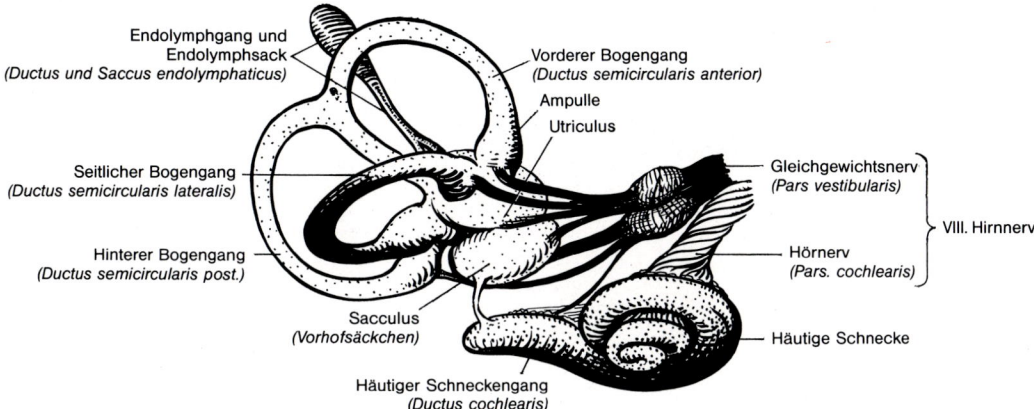

Abb. 289: Das rechte häutige Labyrinth von der Seite gesehen

Die knöcherne Schnecke

Die knöcherne Schnecke *(Cochlea)* bildet den vorderen Abschnitt des Labyrinths. Man unterscheidet an ihr eine fast senkrecht stehende *Basis,* die dem Anfang des inneren Gehörgangs anliegt, in dem der VIII. Hirnnerv verläuft, und eine seitlich gerichtete, dem Mittelohr zugewandte *Spitze.* Das knöcherne Zentrum der Schnecke wird *Schneckenspindel* genannt und verläuft in der Längsachse der Schnecke. Um diese Schneckenspindel herum legt sich in $2^1/_2$ Windungen das *Schneckenrohr.* Von der Schneckenspindel aus springt eine dünne Knochenplatte bis in die Mitte des Schneckenkanals vor, die an ihrem freien Rand in eine bindegewebige Membran übergeht (**Basilarmembran**), die an der seitlichen Schneckenwand ansetzt (s. Abb. 291). Durch diese spiralförmig verlaufende, teils bindegewebige, teils knöcherne Platte wird das Schneckenrohr in 2 übereinanderliegende Gänge aufgeteilt, die wie eine Wendeltreppe um die Schneckenspindel herumziehen. Der obere Gang wird als **Vorhoftreppe** *(Scala vestibuli[1])* bezeichnet und grenzt an das ovale Fenster. Der untere Gang, die **Paukentreppe** (Scala *tympani*), grenzt an das runde Fenster (s. Abb. 290). Im Bereich der Schneckenspitze stehen diese beiden Gänge miteinander in offener Verbindung. Ein in der Paukenhöhle am ovalen Fenster beginnender Rundgang durch die Schnecke würde daher auf der oberen Treppe zur Schneckenspitze und von dort aus auf der unteren Treppe über das runde Fenster zurück zur Paukenhöhle führen. Der obere und untere Gang sind mit der **Perilymphe** gefüllt. Zwischen diesen beiden Gängen liegt in der seitlichen Hälfte des Schneckenrohres der **häutige Schneckengang** *(Ductus cochlearis)* mit dem *Corti-Organ.* In dem *Corti-Organ,* das von **Endolymphe** ausgefüllt wird, befinden sich die Sinneszellen des Hörorganes.

---

[2] Endolymphe (endo (gr.): innen)
[3] Cochlea (lat.): Schnecke
[4] Corti, Alfonso Marchese (1822–1876), Pathologe, Wien, Würzburg, Utrecht, Pavia
[5] Utriculus (lat.): Schläuchlein
[6] Sacculus (lat.): Säckchen
[1] Scala vestibuli (scala (lat.): Treppe; vestibularis (lat.): zum Vorhof gehörend)

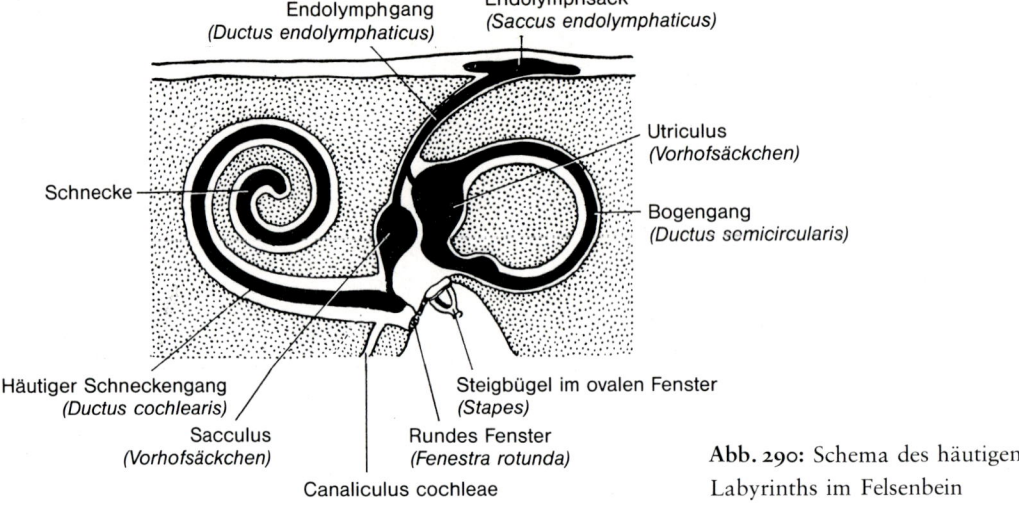

Abb. 290: Schema des häutigen Labyrinths im Felsenbein

Aufbau des Corti-Organs

Das *Corti-Organ* ist im Querschnitt dreiseitig aufgebaut. Man unterscheidet an ihm eine seitliche Wand, sowie eine zur Vorhoftreppe (vestibulare Wand = *Reissner[2]-Membran)* und zur Paukentreppe (tympanale Wand = *Basilarmembran)* hin begrenzende Wand (Abb. 291).

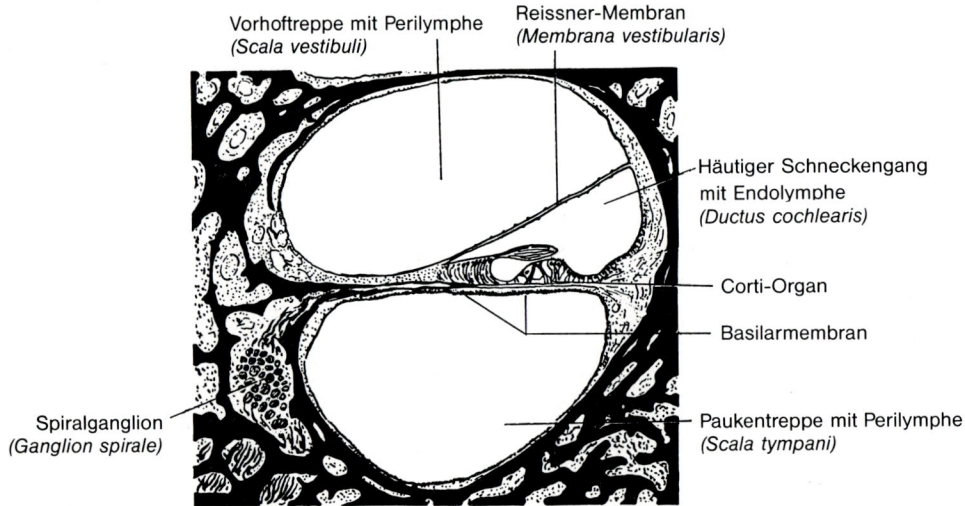

Abb. 291: Schnitt durch eine Schneckenwindung

Das *Corti-Organ* enthält Stützzellen und Sinneszellen (Rezeptorzellen), welche innere und äußere **Haarzellen** genannt werden (s. Abb. 292). An ihrer freien Oberfläche tragen diese Haarzellen feine Sinneshärchen. Die inneren Haarzellen sind im Querschnitt nur in einer Reihe, die äußeren Haarzellen dagegen in mehreren Reihen angeordnet. Beide Haarzelltypen werden von

---

[2] Reissner, Ernst (1824–1878), Anatom, Dorpat

einem Hohlraum getrennt, der mit einer Flüssigkeit gefüllt ist, die der Perilymphe weitgehend entspricht. Über den Haarzellen liegt die gallertige Deckmembran (*Membrana tectoria*[3]). Man vermutet, daß die Härchen der Haarzellen mit dieser bedeckenden Membran verbunden sind.

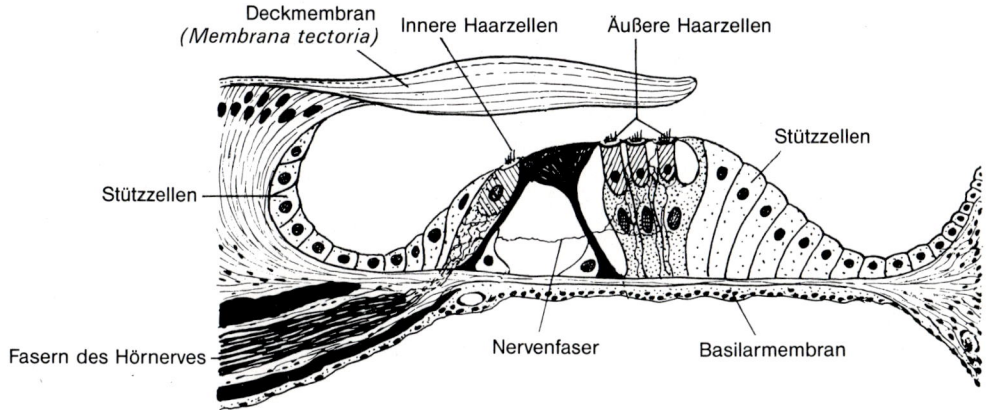

Abb. 292: Halbschematische Darstellung des Corti-Organs

Schallreize

Der physiologische Reiz für den Gehörsinn besteht in Längsschwingungen der Luftmoleküle in einer bestimmten Häufigkeit (*Frequenz*) und Stärke (*Intensität*), die man kurz als **Schall** bezeichnet. Der Schall wird durch schwingfähige Körper hervorgerufen (z.B. Stimmgabel, Stimmbänder), die in ihrer Umgebung (z.B. Luft, Flüssigkeit) regelmäßige Verdichtungen und Verdünnungen bewirken, die als **Schallwellen** das Hörorgan erreichen. Solche regelmäßig (*periodisch*) auftretenden Schwingungen werden als **Töne** oder **Klänge,** unregelmäßige (*unperiodische*) Schwingungen als **Geräusche** bezeichnet. Im Gegensatz zu den elektromagnetischen Wellen des Lichts sind die Schallwellen an Materie gebunden. So kann sich im luftleeren Raum kein Schall ausbreiten, wie das einfache Experiment mit einem Wecker zeigt, den man unter einer luftleeren Glasglocke läuten läßt.

Die Schallwellen sind aber auch langsamer als die Lichtwellen. So wird bei einem fernen Gewitter der Blitz wesentlich früher als der Donner bemerkt. Flüssigkeiten und feste Körper sind bessere Schalleiter als Luft. Die Schallgeschwindigkeit in der Luft beträgt nur 340 m pro Sekunde, im Wasser dagegen 1460 m pro Sekunde, im Knochen sogar bis zu 3200 m pro Sekunde.

Das menschliche Hörorgan kann lediglich Töne in einem bestimmten Frequenzbereich wahrnehmen, der beim Jugendlichen zwischen 20 und 16000 *Hertz*[4] liegt (1 Schwingung pro sec entspricht einem Hertz = 1 Hz). Die **Tonhöhe** hängt von der Schwingungszahl pro Zeiteinheit ab. Je größer die Zahl der Schwingungen pro Sekunde ist, umso höher ist der Ton. Mit zunehmendem Alter werden hohe Töne schlechter gehört.

Schallstärke

Die Schallwahrnehmung hängt aber nicht nur von der Zahl der Schwingungen, sondern auch davon ab, wie stark diese Schwingungen erfolgen (Intensität des Schalls = **Schallenergie**). Die

---

[3] Membrana tectoria (membrana (lat.): Haut; tectorius (lat.): zum Bedecken dienend)
[4] Hertz, Heinrich (1857–1894), Physiker, Berlin

objektive Schallintensität wird in *Dezibel*[1] (dB) gemessen. Der Nullpunkt dieser Maßeinheit entspricht dem Schalldruck, bei dem ein Ton mit einer Schwingung von 1000 Hz noch gerade wahrgenommen wird.

Der **subjektive Eindruck** eines Schalls wird in *Phon* angegeben *(Lautstärkepegel).* Der Nullwert der Phon-Skala entspricht der Hörschwelle. Unter **Hörschwelle** wird der geringste Schalldruck verstanden, bei dem ein Ton mit beliebiger Frequenz noch wahrnehmbar ist. Diese Hörschwelle ist frequenzabhängig. Die größte Empfindlichkeit des menschlichen Gehörs liegt zwischen 2000 und 4000 Hz. Im folgenden sind die Lautstärkepegel verschiedener Geräusche aufgeführt.

Geräusche	Lautstärke in Phon
mittlere Hörschwelle	4 Phon
Flüstersprache	10 Phon
Umgangssprache	50- 70 Phon
Straßenlärm	70 Phon
Preßluftbohrer	100-120 Phon
Düsenflugzeug	130 Phon
Kesselschmiede	130 Phon

Bei 130 Phon ist die **Schmerzgrenze** erreicht. Eine ständige Belastung mit über 90 Phon ergibt nach längerer Zeit Hörschäden.

Vorgang der Schallübertragung

Schallübertragung im Mittelohr

Die Schallwellen werden zuerst von der *Ohrmuschel* trichterförmig aufgefangen und dann in den *äußeren Gehörgang* geleitet. Sie treffen dort auf das Trommelfell, das durch sie in Schwingung gerät. Das *Trommelfell* überträgt seine Schwingungen auf die *Gehörknöchelchenkette,* die durch ihre Konstruktion als Winkelhebel die Kraft der Schallwellen verstärken, da der *Hammergriff* ein um den Faktor 1,3 längerer Hebelarm ist als der Fortsatz des *Amboß.* Hinzu kommt, daß die Trommelfellfläche etwa 16-mal größer ist, als die auf dem ovalen Loch ruhende Steigbügelplatte. Dadurch wird der Schalldruck zusätzlich verstärkt. Im Bereich des Mittelohres ergibt sich daraus eine etwa 20-fache Druckverstärkung der Schallwellen.

Neben dieser **Luftleitung des Schalls** kann aber auch ein schwingender Körper wie eine Stimmgabel, der auf den Schädel gesetzt wird, Schallempfindungen hervorrufen, da dies zu Schwingungen der Schädelknochen führt, die sich auf das Innenohr übertragen (**Knochenleitung des Schalls**).

Reizaufnahme im Corti-Organ

Die Schallenergie wird von der *Fußplatte des Steigbügels* im Bereich des ovalen Fensters auf die **Perilymphe** in der *Vorhoftreppe* der Schnecke übertragen. Die Schwingungen des *ovalen Fensters* erzeugen in der Perilymphe der Vorhoftreppe **Wellen** *(Wanderwellen),* die bis zur Schneckenspitze verlaufen und das gesamte Corti-Organ in Schwingung versetzen. Dabei gerät auch die Perilymphe der Paukentreppe in Schwingung. In der Paukentreppe, der unteren Hälfte des Schneckenkanals, gelangen die Wellen zum *runden Fenster,* dessen Bindegewebsmembran die Wellenbewegung elastisch abfängt. Dadurch wird ein Druckausgleich ermöglicht, da die Perilymphe als Flüssigkeit ja nicht zusammendrückbar ist.

---

[1] Dezibel: logarithmische Maßeinheit für die Intensität des Schalldruckes

Da die *Reissner-Membran* und die *Basilarmembran* als Wände des *Corti-Organs* nicht starr sind, übertragen sich diese Wellenbewegungen der Perilymphe auf die **Endolymphe** des *Corti-Organs*. Dadurch erfolgt die Übertragung der Schallwellen von der Perilymphe auf die Endolymphe. Die **Schwingungen** der zähflüssigen Endolymphe wirken dann als **Reiz** auf die Nervenzellen des *Corti-Organs*.

Die von den Schwingungen des *ovalen Fensters* erzeugten Wanderwellen in der Perilymphe nehmen in Richtung der Schneckenspitze ständig an Geschwindigkeit ab, weil die bindegewebige *Basilarmembran* in dieser Richtung zunehmend breiter wird und dadurch besser schwingen kann. Die zunehmende Beweglichkeit der *Basilarmembran* läßt gleichzeitig die Höhe *(Amplitude)* der Wanderwellen ansteigen. Da aber das Fortschreiten der Welle mit einem Energieverlust verbunden ist, kommt es auch bald wieder zu einer Abnahme der Wellenhöhe. Zwischen dem Ursprungsort der Wanderwelle am ovalen Fenster und der Stelle, wo sie durch Energieverlust ausläuft, liegt die Stelle, an der die Welle am höchsten ist. An dieser Stelle werden die Sinneszellen im *Corti-Organ* dann auch am stärksten erregt. Weil die Wanderwellen je nach ihrer Frequenz an verschiedenen Stellen der Basilarmembran die größte Wellenhöhe erreichen, sind auch bestimmten Haarzellen im Corti-Organ umschriebene Schallfrequenzen zugeordnet. Für hohe Frequenzen liegen die entsprechenden Haarzellen des Corti-Organs in der Nähe des ovalen Fensters, für niedrige Frequenzen in der Nähe der Schneckenspitze.

An der Stelle, an der die Wanderwelle am höchsten ist, kommt es jeweils zu einer Scherbewegung zwischen der Basilarmembran und der gallertigen Deckmembran *(Membrana tectoria)*, welche die Haarzellen bedeckt. Dadurch werden die Härchen der Sinneszellen bewegt und damit der Reiz übertragen.

Das Gleichgewichtsorgan

Anatomie des Gleichgewichtsorgans

Das mit **Endolymphe** gefüllte Gleichgewichtsorgan besteht aus den drei **Bogengängen** mit ihren Ampullen und dem **Utriculus** und **Sacculus,** die zusammen als *Vorhofsäckchen* bezeichnet werden. Das Gleichgewichtsorgan liegt wie das Hörorgan im Felsenbein (s. Abb. 287, 289. 290).

Der Utriculus und Sacculus befinden sich als Teile des häutigen Labyrinths im Vorhof *(Vestibulum[1])* des knöchernen Labyrinths. Sie enthalten jeweils ein 2×3 mm großes Sinnesepithelfeld, das als **Macula** des Sacculus und Utriculus bezeichnet wird (Abb. 293).

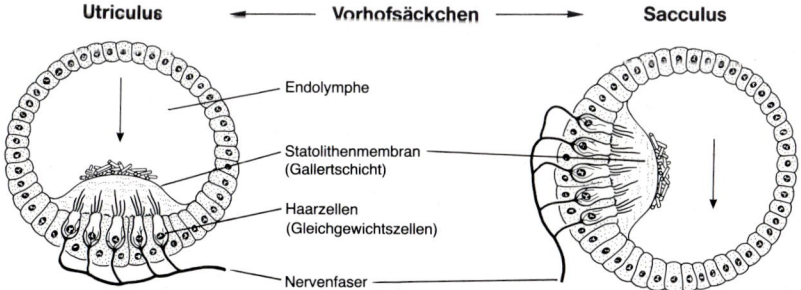

Abb. 293: Aufbau des Sinnesfeldes im Vorhofsäckchen (Sacculus und Utriculus). Die Statolithenmembran ist im Utriculus horizontal, im Sacculus senkrecht angebracht

[1] Vestibulum (lat.): Vorhof

Sacculus und Utriculus werden durch einen häutigen Gang *(Ductus endolymphaticus[2])* miteinander verbunden, der als sackartige Auftreibung *(Saccus endolymphaticus)* endet (s. Abb. 290). Vom Utriculus gehen die 3 häutigen, halbkreisförmigen, annähernd senkrecht zueinander stehenden Bogengänge aus, in den sie auch wieder münden (s. Abb. 289, 290). Sie sind wesentlich dünner als die knöchernen Bogengänge in denen sie liegen und denen sie in ihrem Verlauf entsprechen.

Es gibt einen vorderen, einen hinteren und einen seitlichen Bogengang, die sich alle in der Nähe des Utriculus zu jeweils einer **Ampulle** erweitern. In der Ampulle befindet sich der quer zur Längsachse des Bogengangs stehende Sinneskamm *(Crista[3] ampullaris)*, der das Sinnesepithel trägt (s. Abb. 294). Außen wird das gesamte häutige Gleichgewichtsorgan von Perilymphe umgeben.

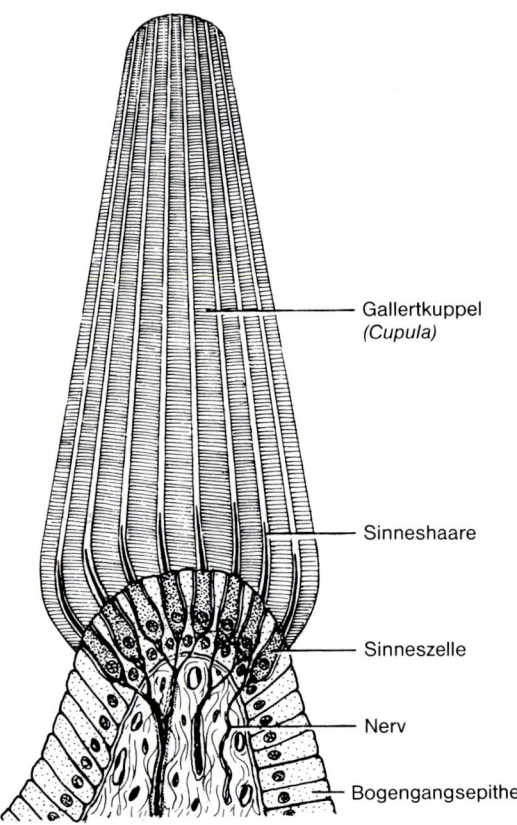

Gallertkuppel
(Cupula)

Sinneshaare

Sinneszelle

Nerv

Bogengangsepithel

Abb. 294: Sinneskamm eines Bogengangs
in Längsrichtung durchschnitten

Mikroskopischer Aufbau des Gleichgewichtsorgans

Das Sinnesepithel im Utriculus und Sacculus *(Macula utriculi* und *Macula sacculi)* wird ebenso wie das der Ampullen aus Stütz- und Haarzellen aufgebaut (s. Abb. 293, 294). Die Sinneszellen des Gleichgewichtsorgans sind die Haarzellen. Auf dem Sinnesepithel der Macula des

---

[2] Saccus endolymphaticus (saccus (lat.): Sack; endo (gr.): innen; lymphaticus von (lat.): lympha: klares Wasser)

[3] Crista ampullaris (crista (lat.): Kamm; ampullaris (lat.): zur Ampulle (ampulla: kolbenförmiges Gefäß) gehörend

Sacculus und Utriculus liegt eine Gallertschicht *(Statolithenmembran[1])*, auf der Calciumcarbonatkristalle angelagert sind (s. Abb. 293). Die Härchen ihrer Sinneszellen ragen in diese gallertige Membran hinein und werden bei entsprechenden Kopfbewegungen geneigt (**Raumsinn**). Auf den Sinneszellen der Ampullen *(Crista ampullaris)* liegt statt einer Membran eine kuppelförmige Gallertmasse *(Cupula[2] ampullaris)* in welche die Haare dieser Sinneszellen hineinragen (s. Abb. 294). Bei Kopfbewegungen werden diese Sinneshaare gebogen, was als entsprechender Reiz empfunden wird (**Beschleunigungssinn**).

Funktion des Gleichgewichtsorgans

Funktionsweise der Macula im Utriculus und Sacculus

Bei einer Beschleunigung auf gerader Bahn (**Linearbeschleunigung**) wirken auf die Endolymphe und die bedeckende Membran *(Statolithenmembran)* der Sinneszellen im Utriculus und Sacculus unterschiedlich starke Kräfte ein, da Endolymphe und Statolithenmembran von unterschiedlicher Dichte sind. Dies führt zu einer geringen Verschiebung dieser Membran über dem Sinnesepithel. Dadurch kommt es zu einer passiven Bewegung der Härchen dieser Haarzellen, was als entsprechender physiologischer Sinnesreiz empfunden wird. Der wichtigste Reiz für diese Zellen ist die **Schwerkraftbeschleunigung.** Die Sinneszellen in der Macula des **Utriculus** werden vorwiegend durch eine **horizontale Beschleunigung** (z. B. Geschwindigkeitsänderung im Auto) in Erregung versetzt, da die Macula horizontal auf dem Boden des Utriculus liegt. Die Macula des **Sacculus** ist dagegen senkrecht an dessen Vorderseite befestigt. Ihre Sinneszellen reagieren daher überwiegend auf **vertikale Beschleunigungen** (z. B. Geschwindigkeitsänderung im Fahrstuhl). Von den Sinneszellen des Utriculus und Sacculus gehen aber auch bereits ohne verstärkte Ablenkung der Sinneshaare in Ruhe ständig Impulse aus (**Ruheaktivität**), die zum Gehirn fortgeleitet werden. Bei Kopfbewegungen erfolgt durch vermehrte oder verminderte Scherwirkung auf die Sinneshaare in die eine oder andere Richtung eine Zu- oder Abnahme der Ruheaktivität. Dadurch wird das Gehirn laufend über die Kopfstellung im Raum und Beschleunigungen oder Verzögerungen in der horizontalen oder vertikalen Richtung informiert.

Funktionsweise der Sinneszellen in den Bogengängen

Die Funktionsweise des Bogenapparates beruht auf der **Drehbeschleunigung** *(Rotationsbeschleunigung[1])*. Wird der Kopf in der Ebene eines Bogenganges bewegt, so bleibt die Bewegung der trägen, zähflüssigen **Endolymphe** in diesem Bogengang hinter der Drehbewegung des Bogenganges zurück. Daraus ergibt sich eine relative Bewegung der Endolymphe in die zur Kopfdrehung entgegengesetzte Richtung, wodurch dann das Sinnesfeld der **Cupula** ebenfalls in die entgegengesetzte Drehrichtung des Kopfes bewegt wird (s. Abb. 295). Die Ablenkung der Sinneshärchen aus der Ruhelage wird dann von den Sinneszellen als Reiz empfunden. Die dadurch ausgelösten Erregungen werden an das Zentralnervensystem weitergeleitet, das dadurch über jede Drehbewegung des Kopfes informiert wird.

Bei lange anhaltender Drehung mit gleichbleibender Geschwindigkeit bewegt sich das Sinnesfeld der Cupula wieder langsam in seine Ruhelage zurück, da die Endolymphe dann der Drehbewegung folgt. Erst durch schnelle Unterbrechung der Drehbewegung kommt es erneut zu einer Ablenkung der Cupula in die zur Drehrichtung des Kopfes entgegengesetzte Richtung.

---

[1] Statolithenmembran (statos (gr.): stehend; lithos (gr.): Stein: statolithi: Gleichgewichtssteinchen)
[2] Cupula ampullaris (cupula (lat.): Kuppel; ampullaris (lat.): zur Ampulle gehörend
[1] Rotationsbeschleunigung (rotatio (lat.): Drehen)

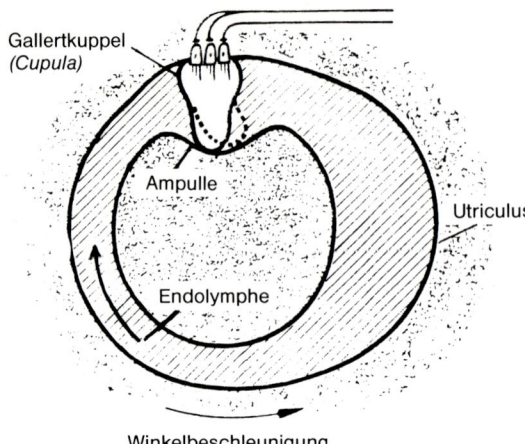

Abb. 295: Winkelbeschleunigung im linken horizontalen Bogengang. Der durchgezogene Pfeil zeigt die Richtung der Winkelbeschleunigung an. Die Endolymphe bewegt dann die Cupula in entgegengesetzter Richtung (Pfeil im Bogengang)

Leitungsbahnen des Gleichgewichtsorgans

Die Sinneszellen des Gleichgewichtsorganes vermitteln ihre Information an die bipolaren Ganglienzellen eines Ganglion *(Ganglion vestibulare)*, das im inneren Gehörgang liegt. Die Fortsätze der Ganglienzellen, die zum Gehirn ziehen, bilden den **Gleichgewichtsnerv** *(N. vestibularis)*, der zusammen mit dem **Hörnerv** *(N. cochlearis)* als Hör- und Gleichgewichtsnerv *(N. vestibulocochlearis,* VIII. Hirnnerv) in die mittlere Schädelgrube zieht. Die Neuriten des Gleichgewichtsnerven enden überwiegend an den Vestibulariskernen im verlängerten Mark *(Medulla oblongata)*. Zu diesen Vestibulariskernen ziehen außerdem Nervenfasern, die von Rezeptoren kommen, die im Bereich der Halsmuskulatur und der Halsgelenke liegen. Dadurch werden diesen Hirnkernen zusätzlich Informationen über die Stellung und Bewegung des Kopfes zum Rumpf vermittelt. Von den Vestibulariskernen ziehen wegleitende (efferente) Nervenfasern zum Rückenmark, zum Kleinhirn, zu den Kerngruppen der Augenmuskeln, zur netzförmigen Struktur *(Formatio reticularis)* des Stammhirns und zum Thalamus. Diese efferenten Nervenfasern, die von den Vestibulariskernen ausgehen, werden sekundäre Vestibularisbahnen genannt.

Die Tonuseinstellung der Muskulatur (**Haltereflexe**), die Aufrechterhaltung des Gleichgewichts bei Bewegungen (**Stellreflexe**) und die **Fixierung des Gesichtsfeldes** bei Kopfbewegungen erfolgt in Abhängigkeit von Impulsen des Gleichgewichtsorgans und Sinneszellen, die in der Muskulatur, den Gelenken und der Haut liegen. Die Informationen dieser Sinneszellen werden gemeinsam im Zentralnervensystem verarbeitet und lösen reflektorische Kontraktionen der Muskulatur aus.

Sachregister

Die kursiv gesetzten Ziffern beziehen sich auf Stichworte in den Abbildungen und den Abbildungslegenden.

ANATOMISCHER ATLAS DES MENSCHEN

ZUSAMMENGESTELLT VON
Dr. J. P. Schadé, Amsterdam

7., durchgesehene Aufl. 1991. 192 S., 120 z. T. farb. Abb., 11 farb. Ausschlagtafeln, 20 x 27 cm, geb. DM 54,–(Mengenpreis für Endbezieher ab 20 Exemplare je DM 49,50)

Aus einer Rezension der 6. Auflage:

Der Atlas eignet sich in vorzüglicher Weise, das anatomische Wissen auf eine sichere Basis zu stellen. Das von einem Fachmann zusammengestellte Buch besticht durch didaktisch kluge textliche Konzeption. Elf hervorragend ausgeführte, ausklappbare Farbtafeln unterstützen den knappen, aber klar und prägnant gehaltenen Text. Skelett, Gelenke, das Muskel- und Nervensystem werden ebenso ausführlich und anschaulich besprochen wie Herz und Blutgefäße sowie die Sinnes- und inneren Organe. Die ärztlichen Hilfskräfte wie auch der anatomisch interessierte Laie werden durch das Studium des preiswerten Buches bleibenden Gewinn haben.   (Deutsches Ärzteblatt)

TAFELN

A Skelett (Vorderansicht)
B Skelett (Rückansicht)
C Muskulatur (Vorderansicht oberflächliche Muskelschicht)
D Muskulatur (Rückansicht oberflächliche Muskelschicht)
E Muskulatur (tiefe Schichten, Vorderseite)
F Muskulatur (tiefe Schichten, Rückseite)
G Herz und Blutgefäße
H Nervensystem (Vorderseite)
J Nervensystem (Rückseite)
K Das Auge – Das Hörorgan
L Innere Organe

Preisänderungen vorbehalten

INHALTSÜBERSICHT:

Atlas des menschlichen Körpers

Übersicht über die Ausschlagtafeln · Zelle als Baustein · Zellteilung · Epithelgewebe · Bindegewebe · Knorpel und Knochen · Muskulatur und Nervengewebe

Mikroaufnahmen von Zellen und Geweben Skelett und Gelenke

Einteilung in Körperebenen · Skelett · Knochenentwicklung · Gebiß · Schädel · Wirbelsäule · Brustkorb · Arme · Beine · Gelenke · Gelenktypen · Kiefergelenk · Kopfgelenk · Wirbel- und Rippengelenke · Gelenke des Armes · Schultergelenk · Ellenbogengelenk · Handgelenke · Gelenke des Beines · Hüftgelenk · Kniegelenk · Fußgelenke

Das Muskelsystem

Muskeltypen · Antagonisten – Synergisten · Muskeltabelle

Herz und Blutgefäße

Bau der Blutgefäße · Lymphgefäßsystem · Körperschlagadern · Armgefäße · Brust- und Bauchgefäße · Beingefäße · Schlagadertabelle

Das Nervensystem

Nervenzelle – Neuron · Das autonome Nervensystem · Gehirn · Schädel · Rückenmark · Wirbelsäule · Armnerven · Beinnerven

Die Sinnesorgane

Auge · Hilfsorgane des Auges · Ohr · Hör- und Gleichgewichtsorgan · Nase · Zunge · Haut · Hirnnerven

Die Inneren Organe

Rumpf · Verdauungsorgane · Mundhöhle bis Dünndarm · Leber, Bauchspeicheldrüse, Dickdarm · Herz und Blutgefäße · Atemtrakt · Nasen-Rachenraum · Kehlkopf · Luftröhre und Lungen · Ausscheidungsorgane · Der weibliche Geschlechtsapparat · Der männliche Geschlechtsapparat

GUSTAV FISCHER VERLAG

SEMPER BONIS ARTIBUS

Stuttgart
New York

TIPS FÜR FACHBERUFE IM GESUNDHEITSWESEN

Voss/Herrlinger
Taschenbuch der Anatomie
Band 1 · Einführung in die Anatomie · Bewegungs-
apparat
18., neubearb. Aufl. 1986. 305 S., 206 Abb., 11 Tab.,
Schlüssel zum GK, kt. DM 24,80

Band 2 · Histologie 1 · Allgemeine Anatomie der
Eingeweide · Verdauungssystem · Atmungssystem ·
Urogenitalsystem und Beckenboden · Brust-, Bauch-,
Becken- und Retrositus · Kreislaufsystem · Abwehr-
system
17., neubearb. Aufl. 1988. XVI, 573 S., 238 z. T. farb.
Abb., Schlüssel zum GK, kt. DM 24,80

Band 3 · Nervensystem · Sinnessystem · Hautsystem ·
Inkretsystem
17., überarb. Aufl. 1986. 437 S., 168 Abb., Schlüssel
zum GK, kt. DM 24,80

Band 4 · Embryonale Entwicklung des Menschen
9., überarb. Aufl. 1989. 284 S., 199 Abb., Schlüssel
zum GK, kt. DM 22,–

Gesamtwerk zum ermäßigten Komplettpreis bei
geschlossener Abnahme von Band 1 – 4: DM 77,–

Jecklin
Arbeitsbuch Anatomie und Physiologie
**für Krankenschwestern, Krankenpfleger und andere
Medizinalfachberufe**
6., durchges. Aufl. 1990. XII, 318 S., 147 teilweise farb.
Abb., kt. DM 29,80

Jecklin
Arbeitsbuch Krankenbeobachtung
als Teil der Krankenpflege
1988. X, 222 S., zahlr. Abb. und Tab., kt. DM 29,80

Stringham/Gußmann
Anamnese und körperliche Untersuchung/Patient Interview and Physical Examination
**Eine Anweisung für Ärzte und Fachberufe im
Gesundheitswesen
English-German/Deutsch-Englisch**
1990. XV, 259 S., kt. DM 29,80

Schönberger
Kinderheilkunde
**Besonders für Krankenschwestern und andere
Medizinalberufe**
1991. Etwa 740 S., etwa 420 Abb., geb. etwa
DM 78,– (Mengenpreis für Endbezieher ab 20 Expl.
je etwa DM 71,–)

Pomykala
Altenpflege
Ein praxisorientiertes Lehrbuch
1991. XIV, 218 S., 87 Abb., 3 Tab., kt. DM 48,–

Hirt/Bubser
Handbuch der Anästhesie für Schwestern und Pfleger
1989. 301 S., 121 Abb., 29 Tab., kt. DM 32,–

Steuer/Lutz-Dettinger
Leitfaden der Desinfektion, Sterilisation und Entwesung
**mit Grundlagen der Mikrobiologie, Infektionslehre,
Epidemiologie und der tierischen Schädlinge**
6., neubearb. Aufl. 1990. XIV, 386 S., 21 Abb., zahlr.
Tab. u. Formelbilder, kt. DM 29,80 (Mengenpreis für
Endbezieher ab 20 Expl. je DM 26,80)

Brenner
Rechtskunde für das Krankenpflege-personal
**einschließlich Altenpflegepersonal und anderer
Berufe im Gesundheitswesen
Lehrbuch und Nachschlagewerk für die Praxis**
4., völlig neubearb. u. erw. Aufl. 1990. XIV, 372 S.,
kt. DM 29,80 (Mengenpreis für Endbezieher ab
20 Expl. je DM 26,80)

Preisänderungen vorbehalten

GUSTAV FISCHER VERLAG

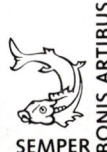

SEMPER BONIS ARTIBUS

Stuttgart
New York